ACUTE CORONARY SYNDROME

急性冠脉综合征

主编 吴素华 马虹 董吁钢

廣東省出版集團
广东科技出版社
·广 州·

图书在版编目（CIP）数据

急性冠脉综合征/吴素华等主编．—广州：广东科技出版社，2007.11
ISBN 978-7-5359-4389-7

Ⅰ．急…　Ⅱ．吴…　Ⅲ．冠状血管—综合征—诊疗
Ⅳ．R543.3

中国版本图书馆CIP数据核字（2007）第105852号

责任编辑：周　良
封面设计：林少娟
责任校对：陈杰锋　陈静　陈翔　天雨
责任技编：严建伟
出版发行：广东科技出版社
（广州市环市东路水荫路11号　邮码：510075）
E－mail：gdkjzbb@21cn.com
http://www.gdstp.com.cn
经　　销：广东新华发行集团股份有限公司
排　　版：广东科电有限公司
印　　刷：广东九州阳光传媒股份有限公司印务分公司
（广州市白云区太和镇北太路1633号　邮码：514540）
规　　格：787mm×1 092mm　1/16　印张38.5　字数800千
版　　次：2007年11月第1版
2007年11月第1次印刷
定　　价：148.00元

《急性冠脉综合征》编委名单

主编　吴素华　马　虹　董吁钢

编写人员（按姓氏笔画排列）

马　虹	王礼春	王治平	王　星
冯　冲	李玉杰	李　怡	刘子由
刘东红	刘志军	卢　章	伍贵富
杜志民	何旭瑜	何建桂	吴　杏
吴钟凯	吴素华	肖平喜	杨达雅
张雪姣	张　焰	张　蓉	林　红
罗初凡	周　立	胡承恒	胡春林
荆小莉	姚尖平	高修仁	陶　军
唐安丽	徐明国	黄慧玲	梁　宏
梁　崎	董吁钢	程允就	彭龙云
詹　红	廖晓星	廖新学	翟原生

前　言

近年，我国心血管病，特别是冠心病的发病率逐年增加，已成为危害人民健康的最主要疾病之一。资料显示，冠心病是80%以上心脏性猝死的病因，在世界上冠心病发病较低的许多国家和地区中，冠心病也是最常见的心脏病猝死原因。急性冠脉综合征是冠心病的危重形式，包括不稳定型心绞痛、急性非ST段抬高型心肌梗死和急性ST段抬高型心肌梗死。最近几年来，有关急性冠脉综合征的流行病学、基础研究、诊断与治疗方法等已取得很大的进展。本书覆盖了急性冠脉综合征的基因和生化基础、病理生理变化，最新的诊断技术及药物、介入、外科及干细胞治疗方法以及急性冠脉综合征相关并发症如心律失常、心力衰竭、心源性休克、心脏穿孔等的诊治方法。同时，本书引入了当今世界医学发展的新理念，如胸痛中心和绿色通道的建立，急性冠脉综合征的院前评估和院前处理，早期再灌注的治疗策略，急性心肌梗死的干细胞治疗和冠心病报告卡的建立等，这些新的理念将对冠心病诊治产生积极有益的影响。

本书作者是从事心血管专业临床工作的专家和骨干，多数作者具有博士学位，有坚实的理论基础和丰富的临床实践经验。约半数作者近年在欧美留学，对欧美发达国家的医学实践有亲身的体会。优秀的作者保证了本书的高水平。

本书可作为心血管专业的高级参考书，供住院医师、研究生、进修医师、实习医师以及中高级职称心血管专科医师参考。

吴素华　马　虹
于广东广州中山大学附属第一医院
2007年5月

目 录

1 急性冠脉综合征概述

冠心病是危害人类健康的重要疾病，已成为西方发达国家的主要死亡原因。目前我国冠心病的发病率低于西方发达国家，但流行病学资料显示，我国冠心病的发病率正逐年增加，已成为危害人民健康的最主要疾病之一。

研究资料显示，冠心病是80%以上心脏性猝死的病因，在世界上冠心病发病较低的许多国家和地区中，冠心病也是最常见的心脏性猝死原因。急性冠脉综合征（acute coronary syndrome，ACS）是冠心病的危重形式，包括不稳定心绞痛（unstable angina，UA）、非ST段抬高型心肌梗死（non ST-segment elevation myocardial infarction，NSTEMI）和ST段抬高型心肌梗死（ST-segment elevation myocardial infarction，STEMI）。

1.1 急性冠脉综合征的病理生理

易损斑块或高危斑块破裂并发血栓形成是导致不同程度心肌缺血急性冠脉综合征的最常见共同病

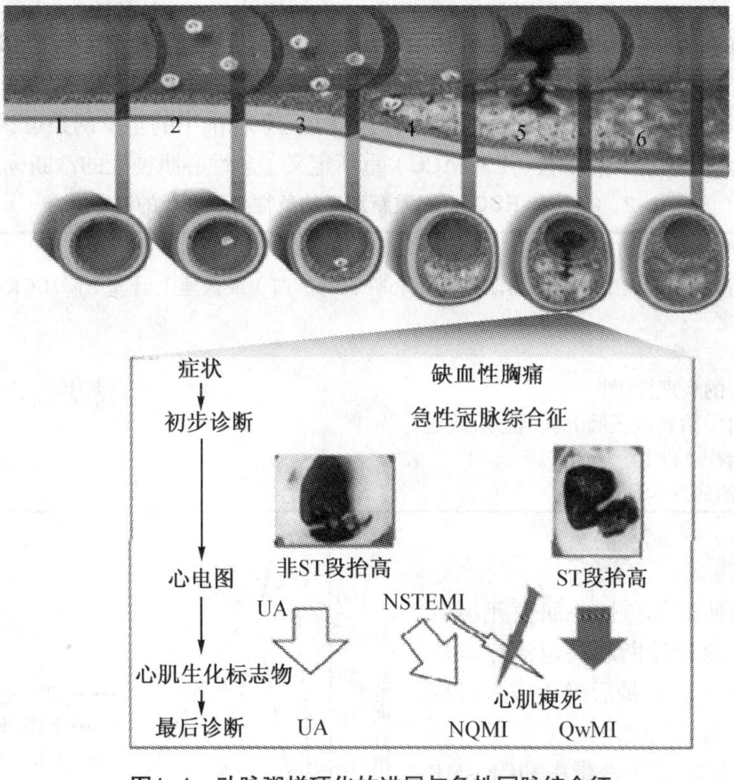

图1-1 动脉粥样硬化的进展与急性冠脉综合征

动脉的纵向切面显示正常冠状动脉发展为粥样硬化的过程。1. 正常动脉；2. 动脉损伤开始；3. 纤维脂质阶段；4. 损伤进展，促凝血状态，纤维帽变薄；5. 易损斑块纤维帽破裂并血栓形成，导致急性冠脉综合征；6. 血栓吸收后，胶原积聚，平滑肌细胞生长，管腔进一步狭窄，冠状动脉血流减少，因而引起患者缺血性胸痛。冠脉血流减少可由完全阻塞性血栓（下图右半部分）或次全阻塞性血栓（下图左半部分）所致。缺血性胸痛患者根据心电图可分为ST段抬高和非ST段抬高两类。ST段抬高患者中，多数最终发展为Q波心肌梗死（QwMI），少数发展成为非Q波心肌梗死（NQMI）。非ST段抬高患者可为不稳定心绞痛（UA）和非ST段抬高心肌梗死（NSTEMI），两者鉴别要点是血液中血清心肌标记物（如CK-MB或肌钙蛋白）是否升高。多数非ST段抬高心肌梗死患者最终发展为非Q波心肌梗死，少数发展成为Q波心肌梗死理生理机制（图1–1）。ST段抬高型心肌梗死常因罪犯冠状动脉完全被血栓闭塞所致，需进行紧急再灌注治疗，而不稳定心绞痛/非ST段抬高型心肌梗死则为冠状动脉严重阻塞但尚未完全闭塞，抗血小板、抗凝治疗至关重要。

1.2 急性冠脉综合征的诊断与鉴别诊断

1.2.1 诊断 心绞痛一般为深部、定位不明确的胸痛、胸部不适或颌、肩、背、臂部不适，常因体力活动或情绪激动诱发。不稳定心绞痛的诊断主要基于临床表现之上，患者可表现为静息性心绞痛、初发性心绞痛或恶化性心绞痛（表1–1）。不稳定心绞痛发作时心电图可出现ST段压低或一过性ST段抬高（变异型心绞痛）及T波改变。

表1–1 不稳定心绞痛的三种类型

静息性心绞痛	心绞痛发作于静息时，持续时间通常＞20 min
初发性心绞痛	首发症状后1个月内出现的心绞痛，严重程度≥CCS分级Ⅲ级
恶化性心绞痛	原先诊断的心绞痛发作次数频繁，持续时间延长，或痛阈降低（心绞痛的严重程度至少增加了CCS分级Ⅰ级或严重程度至少达到CCS分级Ⅲ级）

注：CCS：加拿大心脏协会

急性心肌梗死的诊断主要根据胸痛或胸部不适症状，动态演变的心电图变化，以及血清心肌坏死标记物升高。世界卫生组织（WHO）急性心肌梗死诊断标准为：①缺血性胸痛的病史；②心电图的动态演变；③血清心肌坏死标记物浓度的动态改变；符合以上三条标准中的至少两条可诊断急性心肌梗死。2000年欧洲心脏协会/美国心脏病学会（ESC/ACC）重新定义了急性心肌梗死的诊断标准（表1–2）。

表 1–2 2000年 ESC/ACC重新定义的急性心肌梗死的诊断标准

满足下列条件的任何之一可诊断急性心肌梗死：

（1）心肌坏死标记物浓度的典型升高和逐渐降低（心脏肌钙蛋白）或快速上升和下降（CK–MB），并至少伴有下列任意情况之一：

①心肌缺血症状

②心电图中有发展的病理性Q波

③心电图变化（ST段抬高或压低）提示心肌缺血

④冠状动脉介入治疗（PCI）

（2）急性心肌梗死的病理学证据

笔者认为，为使疑诊急性心肌梗死患者得到及时的救治，急诊诊断和决定治疗策略时可按WHO诊断标准，而最后确诊病人时应按ESC/ACC诊断标准。

急性心肌梗死后心脏肌钙蛋白和CK–MB呈动态变化，ST段抬高型心肌梗死成功再灌注治疗后CK–MB和心脏肌钙蛋白峰值前移（图1–2）。急性心肌梗死的心电图变化见表1–3。

疑诊急性冠脉综合征的患者初步处理流程见图1–3。

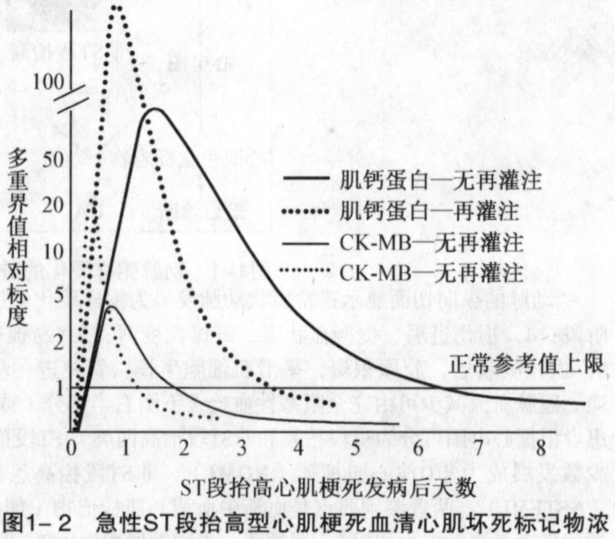

图1–2 急性ST段抬高型心肌梗死血清心肌坏死标记物浓度变化曲线

表1-3 可能进展为或已进展为心肌梗死的心电图变化

可能进展为心肌梗死	已进展为心肌梗死
●ST 段抬高患者 连续两个或以上导联新的或可能是新的ST段抬高（V_1–V_3导联≥0.2 mV，其他导联≥0.1 mV） ●非ST 段抬高患者 ST 段压低 T波异常	●V_1–V_3导联任何Q波 ●连续两个或以上导联（Ⅰ，Ⅱ，aVL，aVF，V_4–V_6）Q波时间≥30 ms且振幅≥0.1 mV

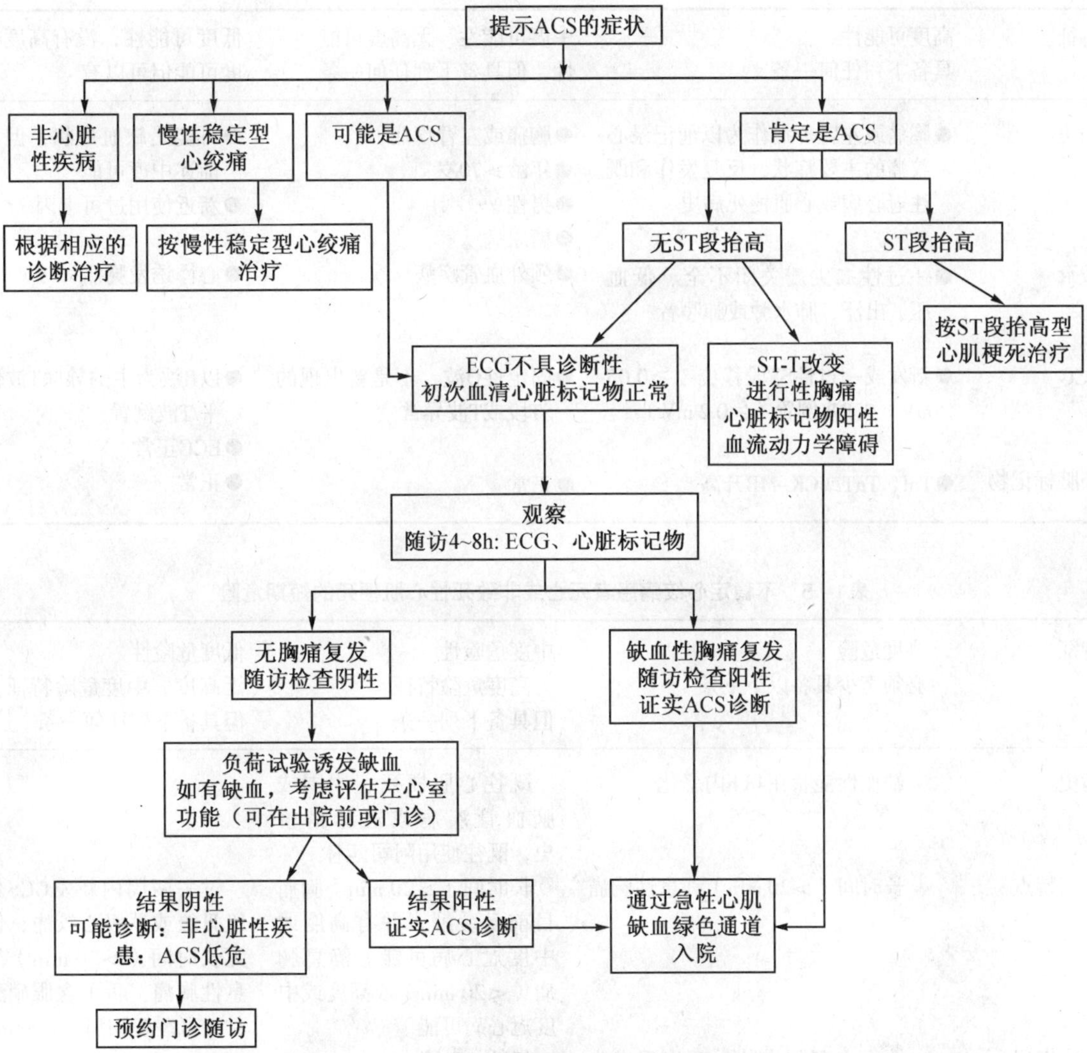

图1-3 疑诊急性冠脉综合征患者的初步诊断流程

1.2.2 鉴别诊断 急性冠脉综合征需与一些疾病鉴别，如某些威胁生命的疾病（主动脉夹层，肺栓塞，溃疡穿孔，食管的自发性破裂等），其他心血管疾病（如不典型心绞痛，心包炎，早期复极综合，预激综合征，左室肥厚，Brugada综合征，心肌炎，高血钾，束支传导阻滞，变异型心绞痛，肥厚性心肌病等），非心源性疾病（如胃、食道反流、痉挛，胸壁痛，胸膜疾病，消化性溃疡，胰、胆源性疼痛，躯体性和精神性疼痛，椎间盘或神经源性疼痛等）。

1.3 急性冠脉综合征的危险分层

患者症状和体征提示ACS时应评估患ACS的可能性（表1–4）。不稳定心绞痛/非ST段抬高型心肌梗死患者应进行危险分层（表1–5）。

ST段抬高型心肌梗死患者高危情况包括前壁心肌梗死、高龄、低血压（＜13.33 kPa）、心动过速（HR＞100次/分）、Killip Ⅱ–Ⅳ级和合并糖尿病等。

表 1–4 症状和体征提示急性冠脉综合征的可能性

特征	高度可能性 具备下列任何一条	中度可能性，无高度可能性，但具备下列任何一条	低度可能性，没有高度中度可能但可以有
病史	●胸痛或左臂疼痛作为以前记录心绞痛的主要症状，反复发作和既往冠心病或心肌梗死病史	●胸痛或左臂疼痛 ●年龄＞70岁 ●男性 ●糖尿病	●可能是缺血症状，但无前述中度可能 ●新近使用过可卡因
检查	●一过性二尖瓣关闭不全、低血压、出汗、肺水肿或肺啰音	●颅外血管疾病	●心悸诱发胸痛
ECG	●新发或一过性ST段移位（≥0.05 mV）或T波倒置（≥0.2 mV）	●固定性Q波，不是新出现的ST段或T波异常	●以R波为主的导联T波低平/T波倒置 ●ECG正常
心脏标记物	●TnI、TnT或CK-MB升高	●正常	●正常

表1–5 不稳定心绞痛患者死亡或非致死性心肌梗死的短期危险

特征	高度危险 必须至少具备以下一条	中度危险性 无高度危险特征但具备下列一条	低度危险性 无高度、中度危险特征，但具备下列任何一条
病史	缺血性症状在48 h内恶化	既往心肌梗死、周围或脑血管疾病或冠脉搭桥史，既往使用阿司匹林	
疼痛特点	长时间（＞20 min）静息性胸痛	长时间（＞20 min）胸痛目前已缓解，并有高度或中度冠心病可能。静息胸痛（＜20 min）或高度或中度冠心病可能	过去两周内新发CCS分级Ⅲ级或Ⅳ级心绞痛，但无长时间（＞20 min）静息性胸痛，舌下含服硝酸甘油可缓解胸痛
临床表现	缺血引起肺水肿，新出现二尖瓣反流杂音或原杂音加重，S_3或新出现肺啰音或原啰音加重，低血压，心动过缓，心动过速，年龄＞75岁	年龄＞70岁	
心电图	静息性心绞痛伴一过性ST段移位（＞0.05 mV），新出现的束支传导阻滞或新出现的持续室速	T波倒置＞0.2 mV，病理性Q波	胸痛期间ECG正常或无变化

1.4 急性冠脉综合征的治疗策略

ST段抬高型心肌梗死和非ST段抬高型心肌梗死治疗策略有所不同，前者强调紧急再灌注治疗，后者强调危险分层和抗血小板、抗凝治疗。

1.4.1 再灌注治疗 ST段抬高型心肌梗死的急诊再灌注治疗时间窗一般为发病12 h内。再灌注治疗手段有经皮冠状动脉介入治疗（PCI）、溶栓治疗和冠状动脉搭桥术（CABG）。直接PCI和溶栓治疗是常用的急诊再灌注治疗手段，临床上可根据具体情况选用（表1–6）。

表1–6 ST段抬高型心肌梗死的经皮冠状动脉介入治疗（PCI）与溶栓治疗的优选情况

首选PCI的情况	首选溶栓治疗的情况
●有熟练PCI技术的导管室及心外科支持：就诊到球囊扩张时间小于90 min，就诊到球囊扩张比就诊到开始溶栓治疗时间小于1 h	●发病时间≤3 h且不能及时行PCI治疗
●高危ST段抬高型心肌梗死病人：心源性休克、Killip 3级以上	●PCI不可行：导管室被占用或不能使用，不能到达熟练的导管室
●有溶栓禁忌证	●不能及时行PCI：转运延迟，就诊到球囊扩张时间大于90 min
●发病时间超过3 h	
●ST段抬高型心肌梗死的诊断有疑问	

ST段抬高型心肌梗死早期再灌注治疗至关重要，从症状开始至球囊扩张时间与患者死亡率密切相关（图1–4）。

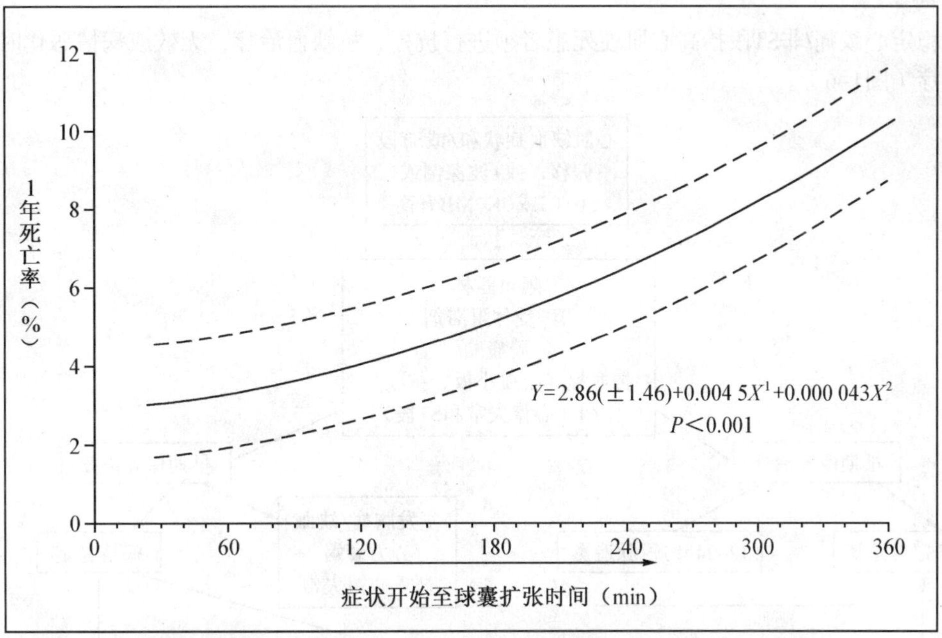

图1–4 急性ST段抬高心肌梗死患者症状开始至球囊扩张时间与1年死亡率的关系

资料来自6个随机试验（n=1 791）（引自De Luca，et al. Circulation，2004，109：1223～1225）

溶栓治疗的适应证：①2个或2个以上相邻导联ST段抬高（胸导联≥0.2 mV，肢体导联≥0.1 mV），或胸痛病史伴左束支传导阻滞，起病时间<12 h，年龄<75岁；②对ST段抬高，年龄>75岁的患者慎重权衡利弊后仍可考虑溶栓治疗；③ST段抬高，发病时间在12～24 h的患者如有进行性缺血性胸痛和广泛ST段抬高，仍可考虑溶栓治疗。

高龄患者溶栓治疗出血风险大，特别是脑出血。然而，研究显示高龄（75岁或以上）患者仍可从溶栓治疗获益（图1–5）。

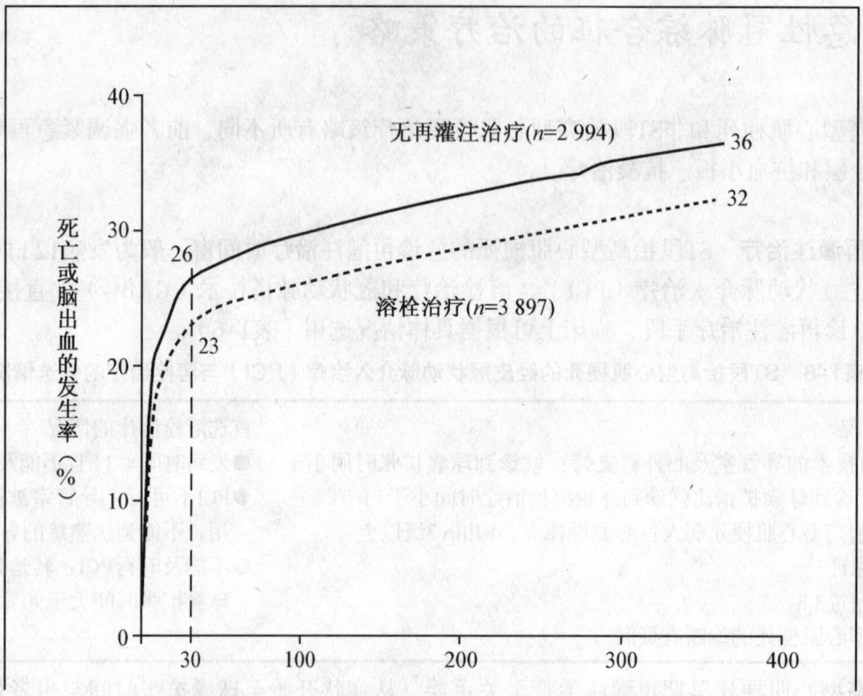

图1–5　≥75岁的急性ST段抬高心肌梗死患者接受溶栓与不接受溶栓治疗死亡或脑出血事件发生率

（引自Stenestrand U，et al. Arch Intern Med，2003，169：965～971）

对不稳定心绞痛/非ST段抬高心肌梗死患者须进行抗栓、抗缺血治疗，无效或病情恶化时需进行早期侵入治疗（图1–6）。

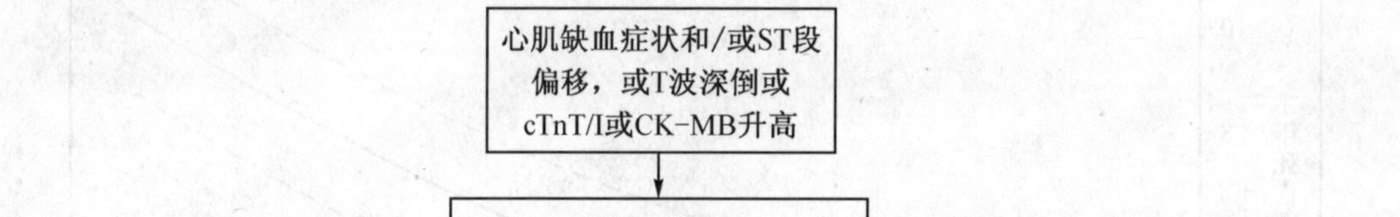

图1–6　不稳定心绞痛/非ST段抬高心肌梗死的初步处理流程图

1.4.2　抗血小板治疗

阿司匹林：通过抑制环氧化酶和血栓素A_2（TXA_2）的合成达到抗血小板作用。急性冠脉综合征患者无禁忌证时应尽早使用阿司匹林。由于过敏或严重胃肠道反应不能口服阿司匹林者，应给予氯吡格雷治疗。

氯吡格雷：通过抑制血小板ADP受体而抑制血小板聚集、延长出血时间及降低血黏度。由于阿司匹林和ADP受体拮抗剂的抗血小板作用位点不同，联合应用可以提高疗效。进行了诊断性心脏导管检查和准备行PCI的病人，应服用氯吡格雷，置入裸金属支架病人至少应用1个月，置入药物涂层支架病人要用至数月时间（如使用紫杉醇支架者应服用氯吡格雷 3个月，使用雷帕霉素支架者应服用氯吡格雷 6个月），没有出血危险的病人可服用长达12个月。

血小板糖蛋白（GP）Ⅱb/Ⅲa受体抑制剂：主要通过抑制血小板聚集的最后共同通路，即通过GPⅡb/Ⅲa受体纤维蛋白介导的血小板跨膜联结。现已有三种制剂可用于急性冠脉综合征患者，即阿昔单抗（abciximab）、埃替巴肽（eptifibatide）和替罗非班（tirofiban）。应用GPⅡb/Ⅲa抑制剂时应考虑药物种类。目前的临床试验证据支持阿昔单抗和埃替非巴肽用于PCI患者，而埃替非巴肽和替罗非班则用于不稳定心绞痛/非ST段抬高型心肌梗死患者。

1.4.3　抗凝治疗　易损或高危斑块破裂后，其内容物会直接暴露于血流之中，进而激活内源性凝血的瀑布样连锁反应，因此对于急性冠脉综合征来说，抗凝治疗非常重要。

普通肝素：对体循环栓塞高危病人（如大面积或前壁心肌梗死，心房颤动，既往有栓塞病史或已知左室血栓形成）使用非纤维蛋白选择性溶栓剂（如链激酶，尿激酶）治疗后，应皮下注射普通肝素；对使用纤维蛋白选择性溶栓剂（如阿替普酶、瑞替普酶和替奈普酶）进行再灌注治疗的病人，应静脉给予普通肝素，用法为：静脉注射60 U/kg（最大4 000 U），再用维持剂量12 U/(kg·h)（最大1 000 U/h）静脉滴注，调整维持aPTT为正常的1.5～2.0倍（约为50～70 s）。

低分子量肝素：低分子量肝素（LMWH）由普通肝素降解而得，许多临床试验证实低分子量肝素在急性心肌梗死治疗中的益处。如果病人没有严重的肾功能不全，低分子量肝素可替代普通肝素以辅助治疗年龄小于75岁的溶栓病人。在不稳定心绞痛/非ST段抬高型心肌梗死抗凝治疗中，低分子量肝素（如依诺肝素）可替代普通肝素。

1.4.4　硝酸甘油　硝酸甘油是内皮依赖性血管扩张剂，通过扩张容量血管（即静脉床）增加静脉血聚积，降低心脏前负荷，因而减轻决定心肌氧耗（MVO_2）的心室室壁张力。硝酸甘油对动脉系统也有轻度作用，可减少收缩期室壁张力（后负荷），从而进一步降低MVO_2。硝酸酯能够扩张心外膜冠状动脉和侧支血管，使冠状动脉血流重新分布到缺血区域。硝酸甘油除了能减轻和防止缺血性疼痛的再发生外，还能改善整体和局部的左室功能。

患者出现缺血性疼痛时，应先舌下含服硝酸甘油（0.5 mg）。若舌下连续含服3片后疼痛持续，可使用β-受体阻滞剂和静脉硝酸甘油。静脉硝酸甘油应以5～10 μg/min的剂量开始持续滴注，每5～10 min增加10 μg/min。

心肌梗死后48 h内应使用静脉滴注硝酸甘油来治疗持续性心肌缺血、充血性心力衰竭或高血压。对于收缩压低于12 kPa（90 mmHg）或较基础血压降低大于或等于4 kPa（30 mmHg）、严重心动过缓（＜50次/min）、心动过速（＞100次/min）或诊断为右室梗死的患者应避免应用硝酸甘油。

1.4.5　β-受体阻滞剂　β-受体阻滞剂通过减慢心率、抑制心肌收缩力和降低动脉压力而降低心肌氧耗。β-受体阻滞剂减慢心率，较慢的心率反过来增加心动周期的舒张时间，同时相应增加了冠状动脉灌注的有效时间。β-受体阻滞剂还能降低因运动引起的血压升高和限制运动引起的收缩力增加，因此，β-受体阻滞剂减少心肌氧耗主要是在活动时或在突然增加交感神经活动刺激时。

对急性冠脉综合征患者，β-受体阻滞剂可通过降低心率、体循环动脉血压和心肌收缩力来降低心肌耗氧，此外还可以通过降低心率延长舒张期，增加缺血心肌尤其是心内膜下心肌的灌注。因此，只要没有禁忌证，应立即给予病人口服β-受体阻滞剂治疗。无禁忌证的急性冠脉综合征病人特别是合并快速心律失常或高血压者，可静脉应用β-受体阻滞剂。

在急性冠脉综合征的恢复期和高危患者的二级预防中β-受体阻滞剂的治疗也很重要，如无禁忌证，应持续使用。

1.4.6 血管紧张素转化酶抑制剂（ACEI） 急性心肌梗死的关键病理生理变化是心室重构，即心室梗死段和非梗死段的大小、形态和厚度发生变化。

许多大型随机临床试验都显示心肌梗死患者早期使用ACEI可降低死亡率。因此对伴前壁心肌梗死、肺水肿、或左室射血分数<0.40的心肌梗死病人，若无低血压或ACEI禁忌证，应该口服ACEI。血管紧张素转化酶受体拮抗剂（ARB）可用于不耐受ACEI的急性心肌梗死病人。

1.4.7 调脂药物 早期开始调脂治疗可以减少心血管事件的发生。临床研究支持在所有的急性冠脉综合征患者都应使用他汀类药物，目标LDL-C水平应当<2.60 mmol/L，可考虑使LDL-C降至1.82 mmol/L以下。所有LDL-C≥2.60 mmol/L的病人出院时应进行调脂药物治疗，优先使用他汀类药物；LDL-C<2.60 mmol/L或LDL-C水平未知的病人出院时也应给予他汀类药物。

1.5 急性冠脉综合征并发症的处理

1.5.1 并发心力衰竭、心源性休克 急性冠脉综合征并发心力衰竭、心源性休克时可参考图1-7

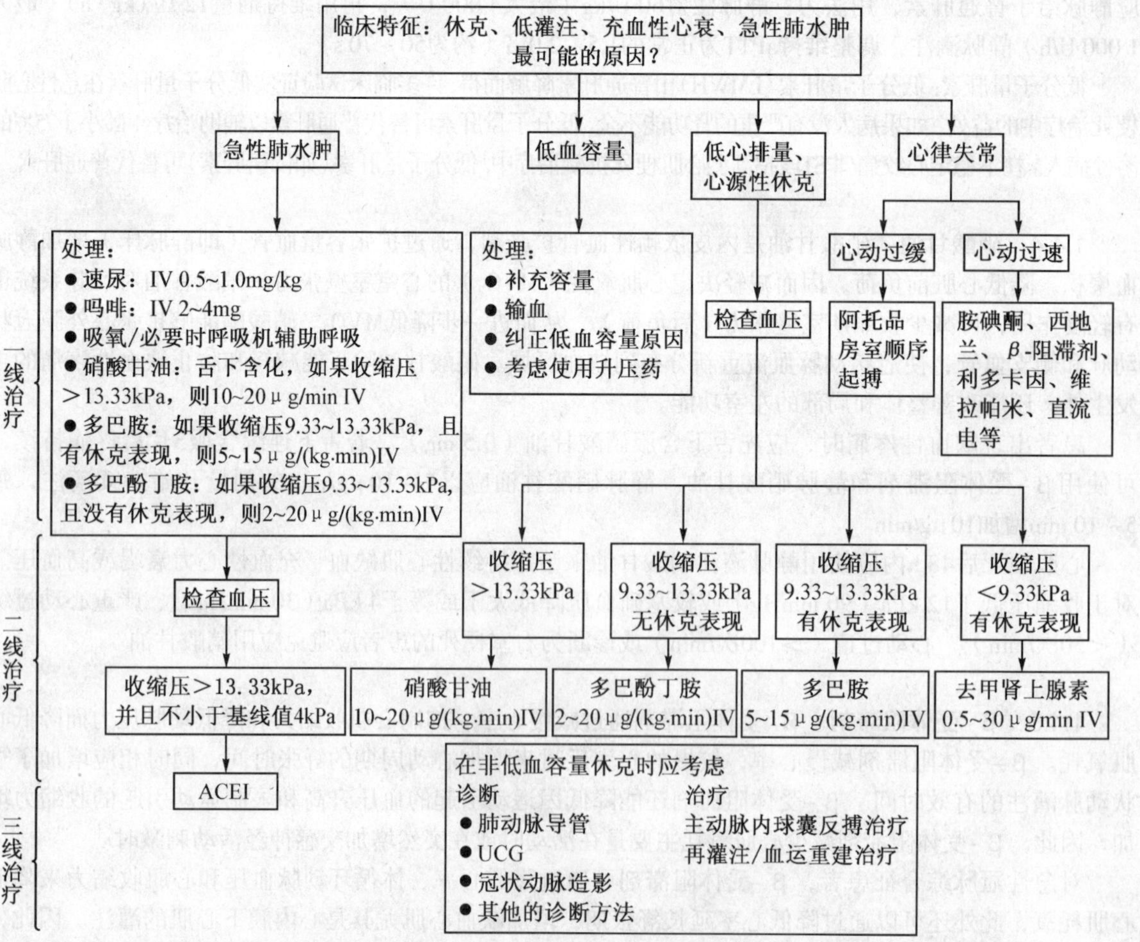

图1-7 急性心肌梗死并发心力衰竭、心源性休克的处理流程图

进行治疗。

1.5.2　并发心律失常　急性心肌梗死常并发心律失常，以室性心律失常最为多见，如室性早搏、室速、室颤。各种程度的房室传导阻滞和束支传导阻滞也常见。室上性心律失常多发生在有泵功能衰竭的患者中。

室颤时应立即行非同步除颤。起始的除颤能量为200 J（单相波）；如果不成功，第二次电击能量为200～300 J；如果需要，第三次电击能量应为360 J。双相波除颤器比单相波除颤器更有效，初始除颤能量为120～150 J。对于成功转复的患者，可静脉滴注胺碘酮24～48 h。

对于3次电击无效的患者应该施行以下措施：气管插管和开通静脉通道；纠正存在的低血钾和低血镁；静脉给予1 mg肾上腺素，然后在30～60 s内重复电除颤（单相波360 J，双相波150～170 J）。每3～5 min重复肾上腺素1 mg。血管加压素（单次静脉注射40 U）可替代首次肾上腺素。如果室颤持续，静脉注射胺碘酮（5 mg/kg，最大300 mg），然后在30～60 s内重复除颤（能量同前）。如无胺碘酮，利多卡因可作为替代用药，用法为：首次剂量为 1～1.5 mg/kg静脉注射，间隔 5～10 min可增加0.5～0.75 mg/kg，最大静脉注射剂量 3 mg/kg，同时持续静脉输注1～4 mg/min。

持续性多形性室速和无脉性单形性室速应选择200 J非同步电转复；如不成功，选择200～300 J再次电击；必要时选择360 J第三次电击。对于难治性多形性室速患者，应考虑更加积极的措施减轻心肌缺血，如主动脉内球囊反搏（IABP）、急诊冠状动脉血运重建等。

持续性单形性室速引起心绞痛、肺水肿或低血压（收缩压＜12 kPa）时，应选用100 J同步电转复；必要时增加能量再次电击。复发性室速，若没有可逆的因素（如低血钾、缺血或心力衰竭），可用静脉胺碘酮治疗。不推荐静脉使用利多卡因治疗复发持续性室速。利多卡因仅在无胺碘酮情况下作为替代药物使用。

持续性单形性室速未引起心绞痛、肺水肿或低血压时，可选用静脉胺碘酮治疗（用法同前），药物无效时用同步电转复。

急性心肌梗死出现室性早搏时，应检查患者是否存在复发心肌缺血、电解质紊乱或代谢异常等诱因。如这些引起室性早搏的可能原因已去除，仍存在频发室性早搏，可静脉应用胺碘酮，先静脉注射150 mg负荷量，继之1 mg/min输注6 h，然后改为0.5 mg/min维持。如无胺碘酮，可用利多卡因50～100 mg静脉注射（必要时可每隔10 min左右重复1～2次），继而利多卡因1～4 mg/min维持静滴。心肌梗死早期，窦性心动过速合并室性早搏常由交感兴奋引起，如无禁忌，可使用β-受体阻滞剂。

急性心肌梗死并发缓慢性心律失常的处理原则见表1-7。

表1-7　2004年ACC/AHA关于ST段抬高心肌梗死患者并发房室及室内传导阻滞的治疗建议

			Ⅰ度房室传导阻滞				Ⅱ度Ⅰ型房室传导阻滞				Ⅱ度Ⅱ型房室传导阻滞			
			前壁MI		非前壁MI		前壁MI		非前壁MI		前壁MI		非前壁MI	
	措施	级别	措施	级别	措施	级别	措施	级别	措施	级别	措施	级别	措施	级别
正常	O	Ⅰ	O	Ⅰ	O	Ⅰ	O	Ⅱb	O	Ⅱa	O	Ⅲ	O	Ⅲ
	A	Ⅲ	A	Ⅲ	A	Ⅲ	A	Ⅲ	A	Ⅲ	A	Ⅲ	A	Ⅲ
	TC	Ⅲ	TC	Ⅱb	TC	Ⅱb	TC	Ⅰ	TC	Ⅰ	TC	Ⅰ	TC	Ⅰ
	TV	Ⅲ	TV	Ⅲ	TV	Ⅲ	TV	Ⅲ	TV	Ⅲ	TV	Ⅱa	TV	Ⅱa
陈旧性/新发的BBB（左前/左后分支阻滞）	O	Ⅰ	O	Ⅱb	O	Ⅱb	O	Ⅱb	O	Ⅱb	O	Ⅲ	O	Ⅲ
	A	Ⅲ	A	Ⅲ	A	Ⅲ	A	Ⅲ	A	Ⅲ	A	Ⅲ	A	Ⅲ
	TC	Ⅱb	TC	Ⅰ	TC	Ⅱa	TC	Ⅰ	TC	Ⅰ	TC	Ⅰ	TC	Ⅰ
	TV	Ⅲ	TV	Ⅲ	TV	Ⅲ	TV	Ⅲ	TV	Ⅲ	TV	Ⅱa	TV	Ⅱa

续表

	Ⅰ度房室传导阻滞				Ⅱ度Ⅰ型房室传导阻滞				Ⅱ度Ⅱ型房室传导阻滞			
	前壁MI		非前壁MI		前壁MI		非前壁MI		前壁MI		非前壁MI	
	措施	级别	措施	级别	措施	级别	措施	级别	措施	级别	措施	级别
陈旧性BBB	O	Ⅰ	O	Ⅲ	O	Ⅲ	O	Ⅲ	O	Ⅲ	O	Ⅲ
	A	Ⅲ	A	Ⅲ	A	Ⅲ	A	Ⅲ	A	Ⅲ	A	Ⅲ
	TC	Ⅱb	TC	Ⅰ	TC	Ⅰ	TC	Ⅰ	TC	Ⅰ	TC	Ⅰ
	TV	Ⅲ	TV	Ⅱb	TV	Ⅱb	TV	Ⅱb	TV	Ⅱb	TV	Ⅱa	TV	Ⅱa
新发BBB	O	Ⅲ	O	Ⅲ	O	Ⅲ	O	Ⅲ	O	Ⅲ	O	Ⅲ	O	Ⅲ
	A	Ⅲ	A	Ⅲ	A	Ⅲ	A	Ⅲ	A	Ⅲ	A	Ⅲ
	TC	Ⅰ	TC	Ⅰ	TC	Ⅰ	TC	Ⅰ	TC	Ⅰ	TC	Ⅰ	TC	Ⅱb
	TV	Ⅱb	TV	Ⅱa	TV	Ⅱa	TV	Ⅱa	TV	Ⅱb	TV	Ⅱa	TV	Ⅰ
分支阻滞+RBBB	O	Ⅲ	O	Ⅲ	O	Ⅲ	O	Ⅲ	O	Ⅲ	O	Ⅲ	O	Ⅲ
	A	Ⅲ	A	Ⅲ	A	Ⅲ	A	Ⅲ	A	Ⅲ	A	Ⅲ	A	Ⅲ
	TC	Ⅰ	TC	Ⅰ	TC	Ⅰ	TC	Ⅰ	TC	Ⅰ	TC	Ⅱb	TC	Ⅱa
	TV	Ⅱb	TV	Ⅱa	TV	Ⅱa	TV	Ⅱa	TV	Ⅱa	TV	Ⅰ	TV	Ⅰ
交替性LBBB和RBBB	O	Ⅲ	O	Ⅲ	O	Ⅲ	O	Ⅲ	O	Ⅲ	O	Ⅲ	O	Ⅲ
	A	Ⅲ	A	Ⅲ	A	Ⅲ	A	Ⅲ	A	Ⅲ	A	Ⅲ	A	Ⅲ
	TC	Ⅱb	TC	Ⅱb	TC	Ⅱb	TC	Ⅱb	TC	Ⅱb	TC	Ⅱb	TC	Ⅱb
	TV	Ⅰ	TV	Ⅰ	TV	Ⅰ	TV	Ⅰ	TV	Ⅰ	TV	Ⅰ	TV	Ⅰ

注：BBB：束支传导阻滞；RBBB：右束支传导阻滞；LBBB：左束支传导阻滞；O：观察；A：阿托品；TC：经皮起搏；TV：经静脉起搏；MI：心肌梗死

（吴素华）

参考文献

1. Antman EM，Anbe DT，Armstrong PW，et al. ACC/AHA Guidelines for the Management of Patients with ST-Elevation Myocardial Infarction：A report of the American College of Cardiology/American Heart Association Task Force on Practice （Committee to Revise the 1999 Guidelines for the Management of patients with acute myocardial infarction）. J Am Coll Cardiol，2004，44：1～211
2. Braunwald E，Antman EM，Beasley JW，et al. ACC/AHA guideline update for the management of patients with unstable angina and non-ST-segment elevation myocardial infarction-2002：summary article：a report of the American College of Cardiology/American Heart Association Task Force on Practice Guidelines （Committee on the Management of Patients With Unstable Angina）. Circulation，2002，106：1893～1900
3. Cannon CP，Braunwald E. Unstable angina and non-ST elevation myocardial infarction. In：Zipes DP，Libby P，Bonow RO，Braunwald E. Braunwald's Heart Disease：A Textbook of Cardiovascular Medicine，7th edition. Elsevier Pte Ltd. 2006. 1243～1280
4. Antman EM. ST-Elevation myocardial infarction：Management. In：Zipes DP，Libby P，Bonow RO，Braunwald E. Braunwald's Heart Disease：A Textbook of Cardiovascular Medicine，7th edition. Elsevier Pte Ltd. 2006. 1167～1226
5. Antman EM，Braunwald E. ST-Elevation myocardial infarction：Pathology，Pathophysiology，and Clinical Features. Management. In：Zipes DP，Libby P，Bonow RO，Braunwald E. Braunwald's Heart Disease：A Textbook of

Cardiovascular Medicine，7th edition. Elsevier Pte Ltd. 2006. 1141 ~ 1166

6. Hamm CW，Bertrand M，Braunwald E. Acute coronary syndrome without ST elevation：implementation of new guidelines. Lancet，2001，358：1533 ~ 1538
7. De Luca G，Suryapranata H，Ottervanger JP，Antman EM. Time delay to treatment and mortality in primary angioplasty for acute myocardial infarction：every minute of delay counts. Circulation，2004，109：1223 ~ 1225
8. Stenestrand U，Wallentin L. Fibrinolytic therapy in patients 75 years and older with ST-segment elevation myocardial infarction：one-year follow-up of a large prospective cohort. Arch Intern Med，2003，169：965 ~ 971

2 急性冠脉综合征的基因基础

基因易感性是冠心病重要的危险因素之一。尽管在过去的几十年中，对于冠心病危险因素的认识取得了巨大的成功，但是对于冠心病特异性易感基因的识别却无多大进展。然而，随着人类基因组图谱的完成、分子遗传学技术的不断进步和高通量基因型测定技术的出现，在未来的十多年里，对于冠心病基因基础的认识将会得到进一步深入。

在临床实践中，我们已经认识到，心肌梗死病人可能没有严重的冠状动脉粥样硬化。对于冠状动脉狭窄程度相似的病人，血清炎症标志物有助于把不同危险层的病人区分开来。动脉粥样硬化过程可以认为是一种长期持续动脉损伤的过程，而心肌梗死则是非连续的心血管事件，起因于血流动力学改变、炎症因素、细胞外基质的不平衡等因素导致动脉粥样硬化斑块破裂和血小板以及凝血系统的激活。尽管有大量的基因参与了动脉粥样硬化和心肌梗死这两个病理过程，但是这些基因对于这两个过程的影响不尽相同。

2.1 心肌梗死的孟德尔和非孟德尔遗传模式

动脉粥样硬化和心肌梗死都具有复杂的基因特质。这一基因特质的复杂性表现为任何表现型均不展示某一个基因位点的经典孟德尔隐性或者显性遗传模式。当基因型和表现型之间单一的对应关系被打破，比如同一基因型显示出不同的表型，或者不同的基因型展现出相同的表现型，这时基因特质的复杂性就显现出来了。尽管复杂性疾病倾向于在家族中聚集，但是它们并不以孟德尔方式进行分离遗传。而且，大多数易感等位基因对于疾病的发生既不是必要的也不是充分的条件，而仅仅是在一定程度上增加疾病发生的相对危险。

因而，由于基因特质的复杂性，绝大多数心肌梗死病人都没有展示出传统的孟德尔遗传形式。有一些罕见的临床综合征表现为孟德尔遗传模式，它们可以伴有心肌梗死的临床表现，但是其中没有一个综合征仅仅与心肌梗死有关。迄今为止，惟一例外的是编码心肌细胞增强因子（myocyte enhancer factor，MEF-2A）基因缺失有着完全的外显性，总是会发生心肌梗死。

对于大多数心肌梗死的病人，疾病的发生都是多基因和环境相互作用的结果。因此，对于某一单个基因的评价都是看其对疾病发生相对危险的影响。为了发现易感基因，目前采取的基因技术可以大致地分为两类，包括连锁分析和候选基因关联研究。我们将简要讨论这两项技术以及总结用这两项技术发现的与心肌梗死相关的潜在罪犯基因。

2.2 心肌梗死易感基因的检测方法

2.2.1 连锁分析和全基因组筛查 连锁分析基于这样一个前提：普通遗传变异是感兴趣家族性疾病的主要原因。因而，受累个体在染色体上有相同的等位基因，包含易感基因的概率远远高于随机概率。受累个体带有罪犯基因的概率不同于遗传随机分布概率的现象称为连锁。连锁分析方法不需要事前了解罪犯基因在基因组中的位点，否则就是全基因组系统分析或者更多地被称为全基因组筛查。

传统地，连锁分析和全基因组筛查用于识别高外显率单基因疾病的易感基因。为了克服方法本身的局限性，满足复杂性疾病比如心肌梗死的多基因和环境因素共同参与发病的特性，传统连锁分析经过适当变化调整而形成的一些所谓混合模型方法被采纳，比如等位基因均分法和同胞配对分析法。近年来，这些技术成功地用于识别许多复杂基因特质性疾病比如克隆病、哮喘和中风等的易感基因。然而，全基因组筛查技术应用于复杂基因特质性疾病如心肌梗死的易感基因识别受到以下情况的限制：①大部分全基因组筛查方法只能在几百至几千个碱基对的范围里查找相关的易感基因。而在更大数目碱基对的范围内筛查疾病的易感基因是困难的；②不完全外显性，在家族中的年轻病人尽管带有易感基因，但是没有临床征象；③与其他冠心病危险因素如高血压、糖尿病和脂质代谢紊乱的易感基因位点重叠，这就限制了识别真正与疾病相关的易感基因，尤其是基因表型的纳入标准是动脉粥样硬化而不是心肌梗死时；④如果有多个家族纳入分析，而不同的家族又可能有不同的单个易感基因，在整体的定群研究中某一单个易感基因的重要性降低。尽管存在这些局限性，有五个研究小组成功地运用全基因组筛查技术识别出许多与心肌梗死关联的连锁位点，分别是印度东北家族的16p13、澳洲同胞对子的2q36～37、西欧家族的14q、高加索家族的1p34～36以及单个高加索家族的15q26（心肌细胞增强因子-2A）等位点。

有一个与心肌梗死关联的连锁位点位于6号染色体短臂上，6p21。有超过50多种不同疾病与这一染色体区域的基因有关，可能是由于主要组织相容性复合物（Major histocompatibility complex，MHC）和免疫相关基因位于此区域有关。起初有研究显示，在高血压的高加索病人，这一区域与冠状动脉钙化有关。随后有人在日本人群中，应用单个核苷酸多态性高密度图谱分析法，在这一区域识别出与心肌梗死关联的淋巴细胞毒素-α基因的两种变异形式，带有该变异基因的个体心肌梗死的相对危险度为1.8。随后，同一研究小组发现，位于22q12～13编码半乳凝素（淋巴细胞毒素-α的配体）的LGALS2基因的C3279T变异显著降低心肌梗死的相对危险，携带该变异基因的个体心肌梗死的相对危险度为0.4。

第二个令人感兴趣的染色体区域是1p34～36。起初，Yamada等利用散发性心肌梗死病例对照研究方法证实，在日本男性病人中，1p34～36区域的连接蛋白37（connexin37，一种内皮缝隙连接蛋白）基因变异与心肌梗死危险存在关联。新近Topol 等利用全基因组筛查方法对428个早发心肌梗死的高加索家族进行了调查，结果发现1p34～36区域存在与心肌梗死关联的基因变异。

在三代都发生心肌梗死的单个家族中，Topol利用全基因组筛查法成功地识别出染色体15q26区域与心肌梗死有关。接下来，他们应用候选基因测序法发现MEF-2A（一种心脏转录因子）基因第21碱基对缺失与这个家族心肌梗死的发生有关。目前的研究不支持这一基因突变在普通人群中的高发性。而后有其他更普通的MEF-2A基因变异与心肌梗死关联性得到证实。而且，有趣的是，大规模谱系研究显示该基因变异的孟德尔常染色体显性遗传模式和心肌梗死的完全外显性，并且不伴有其他相互影响的情况。新近Helgadottir等利用全基因组筛查法识别出两个基因与心肌梗死有关，一个是ALOX5AP（编码5-脂氧合酶激活蛋白），位于13q12～13，携带该基因的个体心肌梗死发生的相对危险度为1.8，另一个是LTA4H（编码白三烯A4水解酶），位于12q22，带有该基因的欧洲裔美国人心肌梗死的相对危险度为1.2，而带有该基因的非洲裔美国人心肌梗死的相对危险度为3.5。对于其他的基因复杂特质性疾病，病因性孟德尔基因阐明方法有利于揭示出那些不遵循经典孟德尔遗传模式的罪犯基因。

2.2.2 候选基因关联法 候选基因关联研究一般采取病例对照研究方法，比较某种表型与对照组之间基因变异（多是单个核苷酸多态性）发生的频度。这种方法不受基因遗传方式的限制，可以进行以人群为基础的病例对照研究，不同于与以家系为基础的连锁分析。

目前大部分研究都是用关联方法来识别与心肌梗死相关的基因。尽管有数百篇已发表的论文报道了不同的等位基因与心肌梗死有关，但经得起重复研究证实与心肌梗死相关的基因变异却寥寥无几。大部分研究的主要缺陷是研究设计存在问题，导致研究结果可重复性差。①对照组问题：与其他任何病例对照研究一样，对照组的条件往往匹配得不充分。除了传统的年龄和性别匹配以外，要更多注意其他临床和环境因子，这些因素可能影响罪犯基因的作用或者与罪犯基因产生相互作用。而且，不同种族某一基因多态性的发生率明显不同，对照组必须严格匹配，以弥补种族差异的影响，避免人群层化。对于冠心病的研究，对照组的匹配更是存在问题，因为冠心病相对来说是迟发性疾病，有些没有症状，需要冠状动脉造影来确认合适的对照病例。②表型定义问题：缺乏一致的临床表型定义可能会改变研究结果。例如在不同的研究中，心肌梗死的诊断依据不同，或依据血清学诊断、出院诊断、冠状动脉造影结果或尸体解剖结果等。这种临床表型定义的不一致性可能使不同研究的结果之间缺乏可比性。③样本大小问题：基于普通等位基因频率为0.1～0.5，大部分研究都纳入数百例病例，这能够检测出疾病发生相对危险在2～4之间的易感基因，但是可以得到假阴性结果，特别是对于那些疾病发生相对危险小于2的基因。而且，大部分研究只报道阳性结果，在检测几个候选单个核苷酸多态性后没有为多重比较作相应的校正。因此，潜在的假阳性结果应该是比较高的。④基因-环境相互作用问题：限制性等位基因只是在一定环境因素下影响基因的表达，除非是这些环境因素的影响已知或者可以解释，否则判别该基因与某一特定临床表型相关性的能力势必下降。照此，对于揭示复杂基因特质临床表型如心肌梗死的易感基因，认识基因环境的相互作用显得非常重要。

从组织学角度来看，目前已经被研究证实与心肌梗死有关的单个核苷酸基因多态性可以大致分为8大类，包括血小板表面蛋白和酶、凝血因子、炎症细胞因子、黏附分子、基质调节蛋白、内皮功能相关蛋白和酶、脂质代谢有关的酶和受体以及全身性危险因子（表2-1）。尽管各类之间有些基因的作用相互重叠，不过这仅仅是一种大体的分类方法而已。下面将简单讨论一些与心肌梗死关系较为密切的基因变异。

表2-1 用候选基因法筛选出的与心肌梗死有关的基因变异

血小板表面蛋白和酶类	糖蛋白Ⅲa/Pla2、糖蛋白Ⅰbα/VNTR、糖蛋白Ⅰbα/HPA-2、糖蛋白Ⅰa/C807T、血小板凝血酶敏感蛋白-Ⅰ/A8831G、富含组氨酸糖蛋白/A-G、前列环素合成酶C1117A以及血小板激活因子/V279F等基因变异。
凝血因子类	Ⅴ因子/G1691A、Ⅶ因子/R353Q、Ⅷ因子/V34L、凝血酶原/G20210A、纤溶酶原激活物抑制剂-1/4G-5G、纤溶酶原激活物抑制剂-2/u5C-G、纤溶酶原激活物抑制剂-2/u4C-G、纤溶酶原激活物抑制剂-2/u1A-G、血栓素合成酶/-386T-G、血栓调节蛋白/C1418T、血栓调节蛋白/G-33A、纤维蛋白素原/BCL-1以及纤维蛋白素原/G-455A等基因变异
炎症细胞因子类	磷脂酶γⅠ/T-C、CD14/C-260T、CD14/T-159C、白介素-1/RN、白介素-6/G-174C以及肿瘤坏死因子-α /G-308A等基因变异
黏附分子类	P-选择素/T715P、P-选择素/S290N、P-选择素/N562D、E-选择素/S128R、血小板-内皮细胞黏附分子-1/V125L、血小板-内皮细胞黏附分子-1/N563S、血小板-内皮细胞黏附分子-1/G670R以及细胞间黏附分子/W478R等基因变异
基质调节蛋白类	基质金属蛋白酶-3/5A6A、基质金属蛋白酶-9/C-1562T和转化生长因子-β1/T29C等基因变异
内皮功能相关蛋白和酶类	血管紧张素转换酶/I-D、血管紧张素1型受体/A1166C、血管紧张素/T235M、内皮型一氧化氮合酶/Int4、内皮型一氧化氮合酶/G298A、内皮型一氧化氮合酶/T-786C和心房利钠肽/T2238C基因变异
脂质代谢有关的酶和受体类	低密度脂蛋白受体/G-T、载脂蛋白E/epsilon4、载脂蛋白E/G-1219T、载脂蛋白A PNR/-1373、胆固醇酯转运蛋白/Taq1b、载脂蛋白B/SP-D和氧化低密度脂蛋白受体1/G501C等基因变异
全身危险因子类	亚甲基四氢叶酸还原酶p677/C-T、甲硫氨酸合酶基因变异、α2肾上腺素能受体/dd、β2肾上腺素能受体/E27、p22^{phox}/C242T、还原型辅酶I/A518C、连接蛋白37/C1019T、膜联蛋白Ⅳ/C-T以及膜联蛋白Ⅴ/C-1T等基因变异

2.3 血小板表面蛋白和酶类

动脉粥样硬化斑块破裂后血小板激活致局部形成血小板血栓是急性心肌梗死发生的重要病理机

制。血小板表面蛋白在血小板激活以及血栓形成的一系列病理过程中起启动促发作用，近年来针对这些血小板表面蛋白而设计的治疗干预措施，在急性冠状动脉综合征病人中取得成功。在所有的血小板表面蛋白中起中心作用的是糖蛋白Ⅱb/Ⅲa受体，与纤维蛋白原的结合有关。有研究显示，糖蛋白Ⅱb和糖蛋白Ⅲa分子存在几种单个核苷酸多态性，最引人注目的是PLA（蛋白亮氨酸33）多态性，即糖蛋白Ⅲa分子密码子第196位核苷酸由胞嘧啶替代了胸腺嘧啶。尽管还没有充分的证据说明这一基因多态性与糖蛋白Ⅲa的表达和活性有关，然而有研究提示这一多态性影响血小板与纤维蛋白原的结合和聚集。大量的研究显示，糖蛋白Ⅲa的PLA（T196C）这一多态性与一系列临床情况有关，包括不稳定型心绞痛、心肌梗死、中风、冠状动脉和颈动脉粥样硬化、血管成形术后再狭窄、支架植入后血栓形成以及腹主动脉瘤。不幸的是，尽管PLA（T196C）吸引了众多的关注，然而迄今为止还没有大规模的病例对照研究和前瞻性研究证实PLA（T196C）这一多态性与心肌梗死发生危险之间的关系。

其他一些令人感兴趣的血小板蛋白有血小板凝血酶敏感蛋白（thrombospondin，TSP）。至少有一个研究显示，TSP的钙结合基序的变化是心肌梗死发生的危险因素。有一个确认性研究显示，多态性影响TSP的钙结合能力以及 TSP 的二级结构。血小板激活因子是一炎症磷脂，与化学吸附和白细胞激活有关。通过乙酰水解酶而激活血小板激活因子是急性冠状动脉综合征的标志。编码乙酰水解酶的基因突变与多种疾病有关，包括哮喘、中风和心肌梗死。

2.4 与凝血和纤溶有关的因子类

血栓形成因子的基因变异作为心肌梗死的易患因素得到广泛的研究。由于某种凝血因子水平的增高而导致心肌梗死发生的危险性增加，因此有多个研究试图证实这些和血栓形成有关的基因的单个核苷酸多态性与其蛋白表达水平之间存在相关。这些研究的重点是调查相关基因序列的5′端上游和3′端下游区域，因为这些区域与基因的表达有关。我们将讨论一些研究相对深入的基因。

研究显示，Ⅴ因子变异（A506G）和Ⅱ因子变异（G20210A）都影响各自蛋白表达和活性，而且这两个基因变异都是静脉血栓形成的危险因素。尽管这两个基因的突变对基因功能有显著影响，而且也与静脉血栓形成有确切关系，然而这两个基因的突变与心肌梗死的发生没有关系。不过，对于低度危险人群特别是年轻人群，Ⅴ因子变异（A506G）和Ⅱ因子变异（G20210A）可能轻度增加心肌梗死发生的相对危险。

纤维蛋白原水平也是动脉粥样硬化和心肌梗死的重要危险因素。纤维蛋白原基因启动子区域的变异G455A导致纤维蛋白原表达增加。然而，这一基因变异与心肌梗死的临床表型没有直接联系，其原因可能是这一基因变异只引起纤维蛋白原轻度增加（增加幅度小于20%）。有研究显示，环境因素例如吸烟和慢性感染（如牙周炎）与这一变异基因携带者的纤维蛋白原增高有关。基因–环境相互作用在证实这类基因变异对心肌梗死发生危险性影响中的作用有待进一步评价。

血清纤溶酶原激活物抑制剂–1（plasminogen activator inhibitor–1，PAI–1）水平是许多临床相关情况的危险因素，包括心肌梗死、再狭窄、成功纤维蛋白溶解、心肌梗死后存活和血管成形术后血栓形成等。研究显示，PAI–1基因启动子区域的鸟嘌呤插入/缺失变异多态性与PAI–1的表达增加有关。有几个研究试图证实这一基因型与心肌梗死发生危险的关系，但是结果都不一致。

一些研究显示，XⅢ因子突变（Val134Leu）携带可以降低心肌梗死发生的危险，尽管研究结果不尽一致。研究提示，由于突变的位点靠近凝血酶的酶切位点，缬氨酸替换为亮氨酸可以通过凝血酶的作用增强XⅢ因子的激活，然而对于服用阿司匹林的病人却又降低XⅢ因子的激活，这就存在潜在的有益作用。

2.5 与内皮功能相关的蛋白和酶类

血管紧张素转换酶基因第16位内含子的插入/缺失（I/D）多态性可能是目前研究得最多的与心血管疾病有关的单个基因突变。研究显示，该内含子双重缺失基因型（DD）有更高血浆血管紧张素转换酶（ACE）水平。Cambien等研究报道，携带该纯合子（DD）的病人心肌梗死的危险性轻度增加，相对危险度为1.1，这一初步研究结果随后被Kearny等完成的人群研究（10 000例病人）所证实。对于心肌梗死发生低度危险的病人，这一基因突变的重要性显得更为突出，相对危险度增加到3.2。由于血管紧张素转换酶抑制剂是许多心血管疾病包括高血压、左室肥厚等治疗的重要药物，有几个研究试图揭示血管紧张素转换酶等位基因（ACE I/D）的药物基因组学意义，但没有取得成功。

有关ACE I/D等位基因变异的另外一个引人注目之处是，血管紧张素转换酶上游底物和下游受体基因变异与ACE I/D的相互作用，这可能是等位基因表型与基因-基因相互作用有关的典型例子。Tiert等的研究显示，ACE I/D基因多态性与血管紧张素1型受体基因多态性（AT-1 A1666C）存在相互作用和影响。基因变异各自单独存在时只轻度增加心肌梗死发生危险，而两种基因变异同时存在时对心肌梗死发生危险具有协同增加作用，相对危险指数增加3～4。Fomicheva等研究显示，ACE I/D基因多态性与血管紧张素原基因单个核苷酸多态性M235T对于心肌梗死危险性增高具有叠加作用。一个较小型的、入选142例早发冠心病病人（年龄＜55岁）的定群研究显示，对于心肌梗死危险性的增加，ACE I/D与AT-1 A1666C、血管紧张素原M235T基因多态性都具有协同作用。

2.6 与脂质代谢有关的酶和受体类

早期的早发动脉粥样硬化家系研究都把目光集中在与胆固醇转运和摄取有关基因的罕见突变上，由此促使了罕见单基因特质的发现。然而，这类基因更多的普通突变和与胆固醇代谢有关的新基因发现近年来得到了更多的关注。在大多数研究中，特异性的单个核苷酸多态性只与中间表型如胆固醇代谢情况有关。也有研究显示，基因突变和临床疾病比如动脉粥样硬化、心肌梗死有直接关系。

迄今为止研究过的一些基因包括载脂蛋白E（apolipoprotein E，ApoE）、脂蛋白脂酶、脂蛋白受体相关蛋白、载脂蛋白B（apolipoprotein B，ApoB）、氧化低密度脂蛋白受体以及与胆固醇逆向转运有关的基因如胆固醇酯转运蛋白（cholesterol ester transfer protein，CETP），其中研究最为深入的当属ApoE基因。在高加索人群中，ApoE4等位基因变异的发生率为15%，与早发动脉粥样硬化、寿命降低、中风、阿尔茨海默病以及心肌梗死有关联。而且，即便基因变异对中间表型的影响比如说与低密度脂蛋白水平增高有关得到很好的证实，然而基因变异对疾病表现的影响不仅仅限于对低密度脂蛋白的影响。

胆固醇酯转运蛋白基因变异（Taq1b）关系到胆固醇酯的转运，是脂质代谢调节基因功能突变另一很好的例子。这一基因突变与酶活性以及中间表型高密度脂蛋白水平有关。有研究进一步显示，这一基因突变与临床表型动脉粥样硬化和心肌梗死有关联。有趣的是，单个核苷酸多态性的基因变异对表型的影响显然存在有基因-环境的相互作用。特别是在CETP基因变异携带者中，酒精消耗量和高密度脂蛋白水平对基因变异影响表型的作用有协同效应。而且，至少有一个研究显示，只有在CETP基因变异携带者中，应用普伐他汀才有消除动脉粥样硬化进展的选择性收益。果真如此，诊断性检测CETP基因单个核苷酸多态性对于未来药物基因组学有应用价值。

新近有研究显示，前体蛋白转换酶subtilisin/kexin 9（proprotein convertase subtilisin/kexin type 9，PCSK9）的编码基因是LDL-C水平高低的主要决定因素，其错义突变可导致高胆固醇血症伴有进展性冠心病，与LDL受体缺陷表型相似。PCSK9基因无义突变包括Y142X 、C679X和R46L突变则使LDL-C

水平显著降低，冠脉事件发生危险显著降低。

2.7 炎症细胞因子类

在过去的十多年里，已经证实炎症是动脉粥样斑块不稳定的潜在机制。尽管近年来的研究显示，多种炎症标志物与心肌梗死发生的危险性有很强的关联性，然而相关炎症等位基因的变异与心肌梗死危险性之间的关联性还未建立。一个可能的解释是，在急性冠状动脉综合征病人群中，环境因素对于相关炎症基因的表达有深刻影响。因而，很少有资料显示相关炎症基因的变异与心肌梗死发生危险有关联。然而，对于已经得到充分证实的炎症标志物C-反应蛋白，研究显示具有遗传倾向性的证据。另一个可能的解释是，在急性冠状动脉综合征病人群中，炎症细胞因子是一个极大的网络，相互之间的作用非常复杂，因此炎症基因变异与心肌梗死危险之间不存在一种简单的直接联系。更广泛地关注其他细胞因子及其受体、相关辅因子等基因，同时进一步研究这些基因之间的相互作用，可能能为这一问题提供更多更重要的解释。

2.8 黏附分子类

黏附分子参与细胞-细胞信号传递和相互作用，在炎症细胞迁徙趋附到动脉粥样斑块过程中发挥重要作用。在这一组分子中，令人感兴趣的基因变异是编码P-选择素基因序列的单个核苷酸多态性T715P。这一基因变异与中间表型低水平可溶性P-选择素有关，降低心肌梗死危险。迄今为止，已在两种不同种族人群中证实P-选择素T715P基因多态性降低心肌梗死危险。

2.9 基质调节蛋白类

动脉粥样硬化斑块破裂的前提条件是基质降解。随着对动脉粥样硬化分子机制研究的逐渐深入，我们现在认识到动脉粥样硬化斑块一直就经历着基质酶降解和基质稳定因子之间的相互抗衡。在这个过程中的一个关键性酶是基质金属蛋白酶-3（matrix metalloproteinase-3，MMP-3），MMP-3存在于动脉粥样硬化斑块中，尤其是斑块的易损部位纤维帽周围。MMP-3启动子区域的基因多态性影响该酶的表达。MMP-3这一基因多态性与动脉粥样硬化、冠状动脉瘤和心肌梗死危险性增加有关。值得注意的是，MMP-3这一基因多态性与心肌梗死之间的关联性在几个不同种族人群的大规模研究都得到证实，而且有两个独立的研究显示，吸烟和MMP-3基因多态性可以协同增加心肌梗死的危险性。这一基因-环境相互作用的潜在机制有待阐明。

研究显示，血清MMP-9水平升高与心肌梗死危险性增高有关。MMP-9启动子区域的单个核苷酸多态性（C1562T）可以影响其表达。尽管几个研究都提示，MMP-9基因多态性影响动脉粥样硬化、冠状动脉瘤和复杂动脉粥样硬化斑块的表型，然而目前尚未证明两者之间的直接相互关系。

2.10 其他组织因子

Yamada等对2 189例日本心肌梗死病人进行定群研究，该研究分两个阶段进行。在第一阶段，对909例病人筛查了112个单个核苷酸多态性与心肌梗死的关系，初步挑选出37个单个核苷酸多态性，然后在第二阶段调查了2 000例病人对37个单个核苷酸多态性进行确证研究。结果发现，在男性病人中连接蛋白37（connexin 37）基因多态性和p22^{phox}基因多态性与心肌梗死密切相关，值得注意的是，这种关联性只见于男性病人。其他两个单个核苷酸多态性MMP-3 5A-1171/6A和PAI-1 4G-668/5G与心肌梗死的关联性却只见于女性病人。这种性别差异可能缘于该研究中男女病人临床特点存在显著差异。这些结果有待于其他研究以及不同人群研究进一步证实。

2.11 心肌梗死易感基因识别的意义和展望

上述基因多态性在心肌梗死诊断和一级预防中起何作用？谁应该接受筛查？问题的关键取决于易感基因影响大小。因为迄今为止大多数与心肌梗死关联的普通基因变异对心肌梗死发生危险只有轻度影响（相对危险<2），因此对病人进行普遍筛查显然是不合适的。

然而，在未来几年里，与心肌梗死有关的普通基因变异会越来越多地被发现。如此，我们可以想象有一个与心肌梗死相关的“基因集”出现，在特定情况下，病人可以接受心肌梗死关联基因变异的筛查。然而，如果要进行全面基因易感性的评价，必须考虑不同等位基因与环境的相互作用。对于这一问题，进行基因-基因相互作用、基因-环境相互作用的研究是至关重要的。有几个小型的研究已经开始探讨特异性等位基因变异的基因易感性与环境的相互作用。最后，只有当预防性措施对危险因素具有纠正作用时，基因易感性筛查才有价值。未来当我们对这些复杂问题的研究进一步深入后，相信基因易感性筛查最终会从基础研究步入到临床应用。

对于已经发生心肌梗死的病人，基因易感性筛查可能也是有意义的。首先，从基因易感性筛查所得到的信息有助于对病人进行危险分层，对是否采取介入性干预治疗具有指导意义。一个相关的例子是V Lieden因子基因突变筛查用于深静脉血栓形成的二级预防中。如果某个特异易感基因有诊断学意义并且可以传递给子代，那么子代可以从积极的预防措施中获益。

而且，与心肌梗死遗传危险性相关的不同等位基因的筛查可能能够使我们识别出某些特异基因，它们影响到具体个体病人的特殊发病机制与途径。二级预防干预措施的个体化有助于直接针对特殊的发病机制和途径，以期最大程度地达到危险因素的降低。例如，对于因前列环素合酶基因缺陷而致阿司匹林抵抗的心肌梗死易感病人，可以从相应的个体化危险因素纠正措施中获益，血管紧张素转换酶基因缺陷所致心肌梗死易感病人，当然也需要相应的个体化危险因素纠正措施，这两种易感病人所需要的个体化预防措施显然不同。

最后，大多数临床研究显示，对于相同的治疗措施，不同的病人有不同的治疗反应。这种不同源于遗传药理学差异，从而导致个体特异性的药物代谢和活性。遗传药理学差异在某一特定人群中最高和最低个体之间的差异一般可达10倍，甚或达40倍。在大多数药物临床试验中，为了克服这种显著的遗传药理学差异，同时达到最大的治疗反应，往往选用最高的可耐受剂量范围。照此，由于个体药物反应的巨大差异，在美国不良药物反应是人口死亡第四或第五位原因。随着人们对药物治疗反应个体差异的逐渐认识，更多的个体化剂量治疗方案产生，有利于达到最大的治疗反应同时使副反应最小化。

目前，有意义的心肌梗死遗传危险因素正开始被识别。近年来随着研究技术、基因组描绘技术的不断提高，我们从纷繁复杂的基因组中识别与心肌梗死有关基因的能力显著增强。尤其引人注目的是，人类基因组图谱的描绘和高通量基因型测定技术的发展，对这一领域的进步有着重要影响。有了这些现代研究手段包括关联研究和连锁分析或者关联研究与连锁分析结合应用等，我们进行全基因组筛查识别易感基因的能力大大增强，一些更低危险的基因型也可以识别出来。而且，我们能够逐步认识基因-基因相互作用和基因-环境相互作用，作为蛋白组学研究领域的合理补充。

不久的将来，在心肌梗死的一级和二级预防中，我们可以常规根据遗传学背景对病人进行危险分层。而且，随着罪犯基因的发现，我们可能揭示疾病发生的一些新的机制和途径，从而找到新的治疗靶点。有理由相信，分子遗传学技术的进展与广泛使用、个体化的生活方式和个体化药物治疗将大大促进急性冠状动脉综合征的预防效果。

（彭龙云）

参考文献

1. Wang L, Fan C, Topoi SE, et al. Mutation of MEF2A in an inherited disorder with features of coronary artery disease. Science, 2003, 302: 1578～1581
2. Broeckel U, Hengstenberg C, Mayer B, et al. A comprehensive linkage' analysis for myocardial infarction and its related risk factors. Nat Genet, 2002, 30: 210～214
3. Francke S, Manraj M, Lacquemant C, et al. A genome–wide scan for coronary heart disease suggests in Indo–Mauritians a susceptibility locus on chromosome 16p13 and replicates linkage with the metabolic syndrome on 3q27. Hum Mol Genet, 2001, 10: 2751～2765
4. Harrap SB, Zammit KS, Wong ZY, et al. Genome–wide linkage analysis of the acute coronary syndrome suggests a locus on chromosome 2. Arterioscler Thromb Vasc Biol, 2002, 22: 874～878
5. Topol EJ. Genome–wide linkage analysis of familial, premature myocardial infarction identifies novel susceptibility loci. Circulation, 2003; 108: IV–49
6. Lange LA, Lange EM, Bielak LF, et al. Autosomal genome–wide scan for coronary artery calcification loci in sibships at high risk for hypertension, Arterioscler Thromb Vasc Biol, 2002, 22: 418～423
7. Ozaki K, Ohnishi Y, Lida A, et al. Functional SNPs in the lymphotoxin–alpha gene that are associated with susceptibility to myocardial infarction. Nat Genet, 2002, 32: 650～654
8. Ozaki K, Inoue K, Sato H, et al. Functional variation in LGALS2 confers risk of myocardial infarction and regulates lymphotoxin–a secretion in vitro. Nature, 2004, 429: 72～75
9. Helgadottir A., Manolescu A., Thorleifsson G, et al. The gene encoding 5–lipoxygenase activating protein confers risk of myocardial infarction and stroke. Nat Genet, 2004, 36: 233～239
10. Helgadottir A., Manolescu A., Helgason A, et al. A variant of the gene encoding leukotriene A4 hydrolase confers ethnicity–specific risk of myorcardial infarction. Nat Genet, 2005, 38: 68～74
11. Hannah BL, Misenheimer TM, Annis DS, et al. A polymorphism in thrombospondin I associated with familial premature coronary heart disease causes a local change in conformation of the Ca2+–binding repeats. J Biol Chem, 2003, 278: 8929～8934
12. Yamada Y, Ichihara S, Fujimura T, et al. Identification of the G994→T missense in exon 9 of the plasma platelet–activating factor acetylhydrolase gene as an independent risk factor for coronary artery disease in Japanese men. Metabolism, 1998, 47: 177～181
13. Rallidis LS, Belesi CI, Manioudaki HS, et al. Myocardial infarction under the age of 36: prevalence of thrombophilic disorders. Thromb Haemost, 2003, 90: 272～278
14. De Lorenzo F, Xiao H, Kakkar VV. Prognostic role of plasminogen–activator–inhibitor–I（PAI–l）levels in treatment with streptokinase of patients with acute myocardial infarction. Clin Cardiol, 2000, 23: 877～878
15. Undas A, Sydor WJ, Bmmmel K, et al. Aspirin alters the cardioprotective effects of the factor XIII Va134Leu polymorphism. Circulation, 2003, 107: 17～20
16. Cohen J, Pertsemlidis A, Kotowski IK, et al. Low LDL cholesterol in individuals of African descent resulting from frequent nonsense mutations in PCSK9. Nat Genet., 2005, 37: 161～165
17. Kotowski, IK, Pertsemlidis A, Luke A, et al. A spectrum of PCSK9 alleles contributes to plasma levels of low–density lipoprotein cholesterol. Am. J Hum Genet, 2006, 78: 410～422
18. Cohen JC, Boerwinkle E, Mosley TH, et al. Sequence variations in PCSK9, low LDL, and protection against coronary heart disease. N Engl J Med, 2006, 354: 1264～1272

19. Beyzade S, Zhang S, Wong YK, et al. Influences of matrix metalloproteinase-3 gene variation on extent of coronary atherosclerosis and risk of myocardial infarction. J Am Coll Cardiol, 2003, 41: 2130 ~ 7213

20. Blankenberg S, Rupprecht HJ. Poirier O, et al. Plasma concentrations and genetic variation of matrix metalibproteinase 9 and prognosis of patients with cardiovascular disease. Circulation, 2003, 107: 1579 ~ 1585

21. Morgan AR, Zhang B, Tapper W, et al. Haplotypic analysis of the MMP-9 gene in relation to coronary artery disease. J Mol Med, 2003, 81: 321 ~ 326

22. Moore JH, Williams SM. New strategies for identifying gene-gene interactions in hypertension. Ann Med, 2002, 34: 88 ~ 95

3 冠状动脉炎症

炎症是具有血管系统的生活机体对损伤因素所发生的复杂的防御反应。研究表明，炎症在冠心病和其他动脉粥样硬化性疾病中起关键作用。动脉粥样硬化（atherosclerosis，AS）不再被认为是单纯的动脉壁脂质堆积的疾病。1999年，Ross教授在其损伤反应学说的基础上，明确提出“动脉粥样硬化是一种炎症性疾病”。炎症反应贯穿于动脉粥样硬化病变发生发展的全过程之中。动脉粥样硬化的病理表现具有炎症病理的基本表现形式：变质、渗出和增生。动脉粥样硬化病变中不仅含有大量的脂质，还有大量炎症细胞浸润，以单核细胞和淋巴细胞积聚为特征。多种炎症介质参与动脉粥样硬化病变的形成与发展。因此，动脉粥样硬化是一种机体免疫机制与代谢危险因素相互作用而触发、加剧动脉损伤的慢性炎症，是对血管壁损害的反应和修复过程。

冠状动脉炎症导致内皮功能紊乱、斑块形成和进展，最终引发斑块的破裂和血栓形成，引起急性冠脉综合征（ACS）。研究发现斑块破裂的发生率与炎症标志物水平增高成正比。破裂的斑块引起局部炎症介质的产生，心肌坏死又可诱发全身性炎症反应。无论全身性炎症反应或动脉局部炎症反应均可预示并且参与ACS的病理过程。炎症过程的重要标志物如C-反应蛋白（CRP）等可作为动脉粥样硬化疾病极具敏感性的检测指标。在一级二级预防中进行心血管危险的综合评估，除根据传统危险因素外，炎症标志物的测定有助于对患者进行危险分层，对临床诊断、治疗及预后判断也具有一定价值。研究炎症反应不仅能使我们对动脉粥样硬化的发病机制有更深入的了解，而且以炎症反应为靶标的干预措施可为动脉粥样硬化的防治提供新的策略。

3.1 动脉粥样硬化过程中炎症的触发机制

3.1.1 脂质代谢紊乱 进入内膜的低密度脂蛋白（low density protein，LDL）被血管壁细胞的脂氧合酶及反应性氧基团（各种氧自由基）氧化修饰成氧化低密度脂蛋白（ox-LDL）是血管内皮损伤的主要原因，ox-LDL分子中的某些脂类，如溶血磷脂、氧固醇、血小板活化因子样磷脂等作为信号分子，与细胞受体结合后可激活一系列基因，诱导巨噬细胞和血管内皮细胞表达黏附分子、化学趋化因子、促炎因子及其他炎症反应中介物。也可以引起全身和局部的免疫应答。极低密度脂蛋白（VLDL）、中密度脂蛋白（IDL）、载脂蛋白、磷脂等同样可以被氧化修饰，激活炎症反应并促进As的发生。激发炎症反应的氧化脂质也可为花生四烯酸或亚油酸经脂氧酶和环氧化酶途经的代谢产物。相反，高密度脂蛋白（HDL）可以转运抗氧化酶从而终止脂质氧化及其致炎效应。

3.1.2 高血压 高血压可以通过炎症反应促进动脉粥样硬化的发展。高血压可能是一种炎性疾病，高血压和血管炎症互为因果，互相促进。高血压时血管内皮一氧化氮（NO）生成减少，而管壁活性氧化物质产生增多，单核细胞浸润增加，动脉壁本身的炎症反应会释放出大量炎性细胞因子，包括CRP等。高水平的CRP可以上调血管紧张素Ⅱ（AngⅡ）的表达，从而升高血压和促进动脉粥样硬化。AngⅡ除了引起血管收缩外，也可以激活炎症反应。AngⅡ可以诱发血管内皮细胞和血管平滑肌细胞产生超氧阴离子，直接损伤血管壁，并激活核因子NF-κB，促进一系列促炎症基因的表达。AngⅡ还可诱导血管内皮细胞和血管平滑肌细胞产生炎症细胞因子和黏附分子，促进炎症和动脉粥样硬化的发生发展。

3.1.3 糖尿病 糖尿病是冠心病的等危性疾病。感染、炎症通过分子机制诱发血糖升高，炎症本身也是B细胞功能减退的原因之一，2型糖尿病实际是这种慢性系统性低度炎症反应等因素诱发胰岛素抵抗和B细胞功能障碍导致葡萄糖代谢调节受损，高糖血症又可加剧炎症反应。炎症是发生糖尿病和动脉粥样硬化的共同土壤，而后两者是炎症的不同结果。高血糖状态可以引起生物大分子糖基化修饰，形成糖基化终产物（advanced glycation end products，AGE），与血管内皮细胞表面的特异性受体（RAGE）结合，促进血管内皮细胞产生炎性细胞因子。高血糖也可通过非受体介导机制激活致炎途径。高血糖可激活蛋白激酶C，使细胞内氧自由基和超氧阴离子等产生增加，增强氧化应激而加剧炎症反应。高葡萄糖还可介导CD36 mRNA翻译效率升高，导致巨噬细胞清道夫受体CD36的表达增加，促进动脉粥样硬化病变的发展。

3.1.4 代谢综合征与肥胖 代谢综合征已证实伴有CRP等炎症标志物水平的增高。代谢综合征患者动脉壁的脂肪沉积增多，可触发免疫细胞的募集。脂质过氧化过程中产生的分子在发挥保护作用的同时也诱发炎症反应。从病理形态上来看，肥胖的主要改变是脂肪细胞体积变大和数量增多，但同时还伴随着脂肪组织中大量巨噬细胞浸润，且该类细胞所占比例随着肥胖程度的增加而增大。肥胖本身就是一种炎症状态，即“肥胖炎（obesitis）”。肥胖有利于形成致As的高脂蛋白血症。脂肪细胞本身就可分泌IL-6 和肿瘤坏死因子（tumor necrosis factor- α，TNF- α）等炎性细胞因子。脂肪组织细胞因子（adipokines），包括瘦素、脂联素（adiponectin）、resistin等对全身炎症反应有影响。研究发现白细胞和单核细胞计数、CRP、IL-6水平与体重指数（BMI）明显相关。肥胖是最强的CRP水平升高决定因素之一。减轻体重可以降低CRP。

3.1.5 血流动力学异常 在动脉粥样硬化病灶部位的分布上，血流动力学因素起主要作用。血流的变化可改变血管内皮细胞和血管平滑肌细胞相关基因的表达，而这些基因的启动子内含有剪切应力反应元件。动脉粥样硬化病变好发于动脉分支开口处及弯曲处，这些部位正是血流由定常流变为涡流、振荡流、甚至停滞之处，其血流剪切应力明显降低或异常增高，并且方向紊乱，局部血管内皮细胞所分泌的是以内皮素、血管紧张素等缩血管活性物质、血小板源性生长因子（PDGF）、炎症介质、黏附分子、促血管内皮细胞增生和凋亡的活性物质为主，导致炎症和动脉粥样硬化发生。

3.1.6 感染 研究发现，儿童期的急性轻度感染就可引起内皮功能不全。人类在较小年龄发生的动脉粥样硬化与一些感染如伤寒、猩红热、麻疹等有关。已观察到肺炎衣原体、巨细胞病毒、肠道病毒、EB病毒、柯萨奇病毒、疱疹病毒、幽门螺杆菌、人类免疫缺陷病毒等与动脉粥样硬化有关系。感染引起的炎症反应对动脉粥样硬化的影响包括急性作用（促进斑块破裂）和慢性作用（促进斑块生长）。流行病学调查显示前驱的上呼吸道感染与急性缺血事件相关，近年来更发现流感疫苗可降低心血管事件的风险。慢性牙周病也与冠心病密切相关并增加了未来心血管事件的危险。研究发现牙周病的严重程度与颈动脉斑块大小、内皮功能不全及CRP、IL-6等炎症因子水平升高相关。虽然生物化学、组织病理学、临床和流行病学的研究提供了慢性感染对动脉粥样硬化起促进作用的证据，但对其直接的病因学作用尚有争议。临床试验也未能显示抗生素治疗可减少心血管事件。目前认为，病原微生物可以通过释放内毒素和热休克蛋白作用于血管内皮细胞和血管平滑肌细胞产生前炎症反应，并可导致血管壁脂质代谢紊乱及影响血液的凝集状态，造成各类促炎因子和急性时相蛋白的升高，从而触发炎症反应，促进动脉粥样硬化的发生发展。

3.1.7 自身免疫性疾病 系统性红斑狼疮和类风湿性关节炎等自身免疫性疾病患者心血管疾病发病率明显增高。这些患者的冠心病症状部分由于血栓形成导致，部分由内皮功能不全和动脉粥样硬化引起。SLE尤其是并有抗磷脂综合征的患者体内存在高滴度自身抗体，如阴离子磷脂抗体（anionic phospholipids，aPLs）可抑制抗凝血浆蛋白与内皮的结合而促进血栓形成，抗内皮细胞抗体可激活内皮诱发炎症反应。以低LDL、高TG为特征的脂代谢紊乱、LDL氧化增强、炎症因子如急性时相蛋白、

TNF、IL-10等水平增高均可引起炎症反应，导致动脉粥样硬化。

3.1.8 其他全身性疾病 甲状腺功能不全、肾功能不全等全身性疾病常伴有CRP及IL-6水平的异常增高及较高的动脉粥样硬化和心血管事件的发生率。

3.2 炎症在动脉粥样硬化进程中的作用

动脉粥样硬化病变发生发展过程中，从内皮功能不全、脂质条纹到纤维斑块和粥样斑块，乃至不稳定斑块的生成、破裂和血栓形成，始终都有各种炎症细胞和大量炎症介质参与。炎症反应贯穿于动脉粥样硬化病变的各个时期（图3-1～图3-4）。

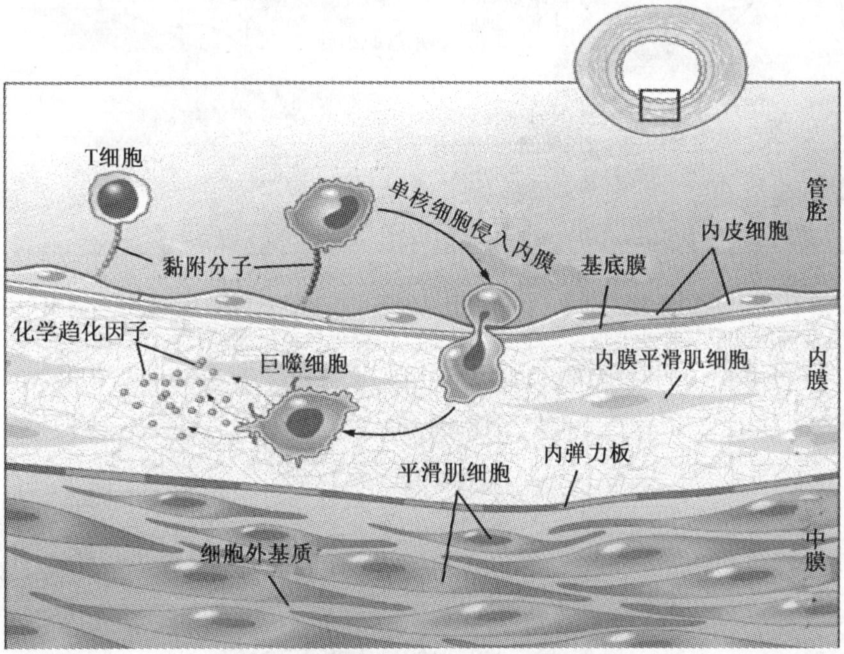

图3-1 炎症与动脉粥样硬化病变的起始

正常动脉壁由外膜、中膜、内膜三层结构组成，内膜表面覆盖单层内皮细胞。内弹力板构成了内膜与中膜之间的界限。危险因素相关分子刺激炎症反应和氧化应激，诱导白细胞黏附分子和趋化因子的表达，吸引外周血中单核细胞侵入内膜层，转变为巨噬细胞

3.2.1 炎症与动脉粥样硬化的起始

内皮活化：在动脉粥样硬化的早期，最主要的变化是内皮功能障碍。内皮功能障碍的一个重要原因就是血管壁的慢性炎症刺激。动物实验和人体研究均证实高胆固醇血症等危险因素可通过激活动脉内皮从而启动动脉粥样硬化进程。LDL渗入并滞留在动脉内膜中触发了炎症反应。 修饰型LDL通过氧化或酶类侵袭内膜，释放出磷脂激活内皮细胞。这种情况尤其多见于动脉粥样硬化的好发部位，即动脉分支和弯曲处，局部发生了血流动力学改变，平均剪切应力降低但高度振荡，引起内皮细胞黏附分子和炎症基因的表达增加。故此，血脂的聚集和血流动力学劳损共同启动了动脉的炎症进程。

血小板是首先到达内皮活化部位的血细胞。血小板糖蛋白Ⅰb和Ⅱb/Ⅲa 与内皮细胞表面相连接，可能促进内皮激活。活化血小板释放细胞因子如CD40L和IL-1β，导致内皮细胞活化。活化血小板能与白细胞，特别是单核巨噬细胞发生相互作用，形成血小板-白细胞聚合体。活化血小板表面表达多种黏附分子，引起单核巨噬细胞、中性粒细胞等的黏附和浸润。实验证实抑制血小板的黏附可减少高胆固醇血症动物白细胞侵入和动脉粥样硬化病变的形成。

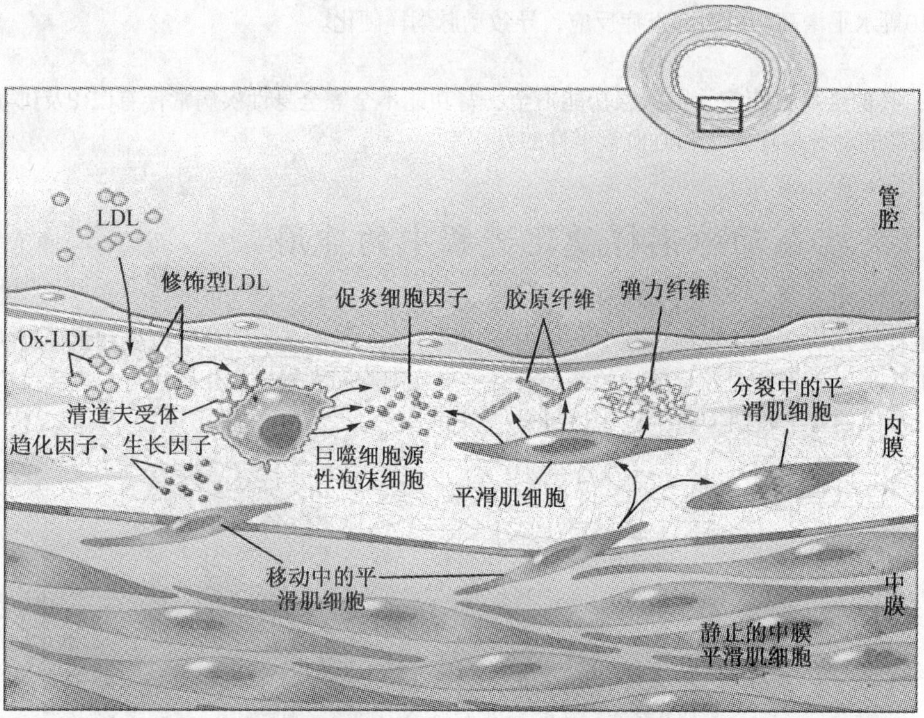

图3-2 炎症与纤维斑块的形成

脂质条纹向纤维斑块的转变过程中，血管平滑肌细胞由中膜穿过内弹力板移行至内膜，并合成大量细胞外基质成分如胶原纤维、弹性硬蛋白。单核巨噬细胞释放化学趋化因子、炎症介质包括白三烯和前列腺素及活性氧介质（Reactive oxidant species，ROX），并通过清道夫受体摄取修饰的脂蛋白转变为泡沫细胞

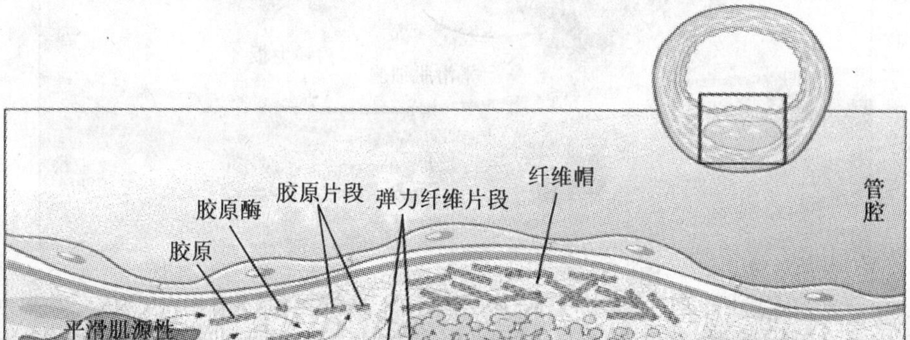

图3-3 炎症与动脉粥样硬化斑块的成熟

成熟斑块表面形成了由胶原纤维和弹性硬蛋白等致密细胞外基质成分组成的纤维帽盖，其下方是由巨噬细胞、凋亡细胞、细胞外脂质堆积所形成的脂质池。活化的白细胞、内皮细胞和血管平滑肌细胞释放的炎症介质可促进细胞凋亡。随着平滑肌细胞的陆续死亡，纤维帽中的细胞外基质成分更新减少。此外，斑块中的活化细胞，主要是巨噬细胞也分泌蛋白酶尤其是间质胶原酶，降解细胞外基质大分子，削弱纤维帽。弹性蛋白酶可破坏弹性硬蛋白易化斑块内细胞迁徙。动脉发生扩张型重塑，甚至形成动脉瘤。内膜中新生血管形成，极易破裂导致斑块内出血

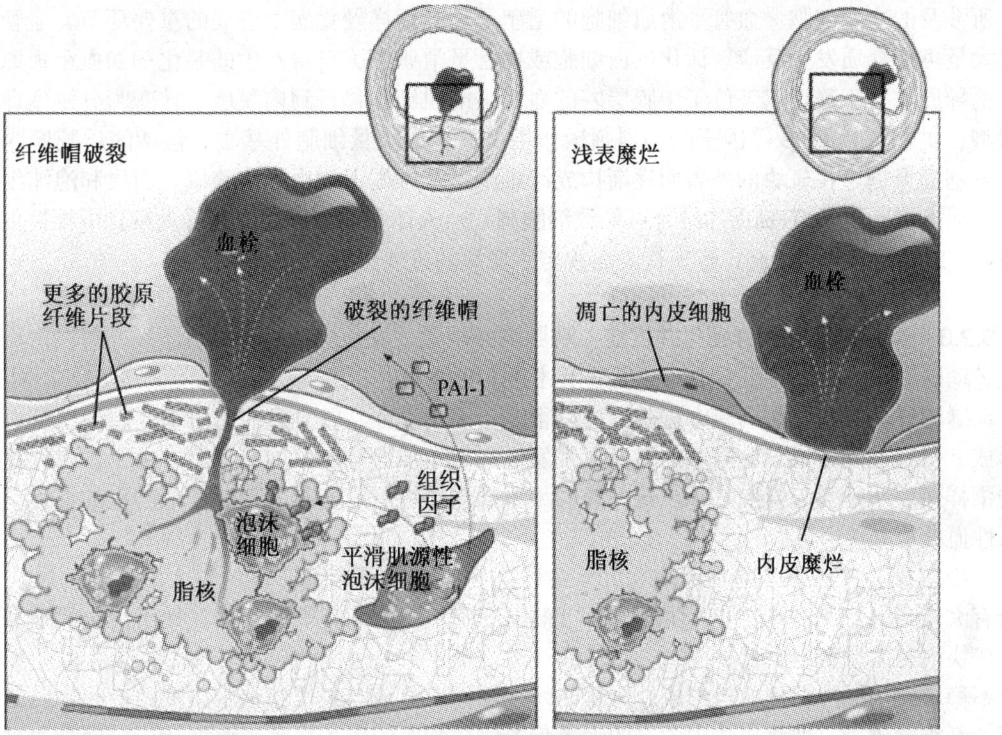

图3-4　动脉粥样硬化血栓形成

涉及两种机制。其一（左图）：斑块的纤维帽逐渐破裂，血液和凝血因子得以与巨噬细胞和平滑肌细胞表达的组织因子接触，启动凝血过程形成血栓。并且，斑块内活化的细胞包括内皮细胞和平滑肌细胞产生大量内源性纤溶酶原激活物抑制剂（PAI-1）。其二（右图）：内皮细胞浅表糜烂（可能由内皮细胞凋亡和脱落所致）导致血栓形成

活化的内皮细胞表达数种白细胞黏附分子，使血中白细胞（主要是单核细胞和淋巴细胞）被趋化于血管内皮损伤处顺着血管表面滚动、黏附。高胆固醇血症时出现典型的血管细胞间黏附分子（VCAM-1）应答性上调，携带VCAM-1反受体的细胞（如单核细胞和淋巴细胞）即优先黏附于这些部位。一旦与内皮细胞发生黏附后，局部内膜即产生趋化因子如MCP-1，刺激白细胞穿过内皮细胞间连接迁移至内皮下，并在内皮下聚集。实验证实基因敲除或药物阻断趋化因子或单核细胞黏附分子可抑制动脉粥样硬化的发生发展。

单核/巨噬细胞、T 细胞活化与血管炎症：炎症内膜可产生巨噬细胞集落刺激因子（GM-CSF），诱导单核细胞进入斑块分化为巨噬细胞。此为动脉粥样硬化发展的关键步骤，一些炎症介质增加巨噬细胞表面清道夫受体的表达，使巨噬细胞大量吞噬氧化修饰的脂蛋白转变为动脉粥样硬化病变典型的泡沫细胞。吞入过多脂质的泡沫细胞破裂，脂质流出细胞外形成脂质池。巨噬细胞还与激活的内皮细胞一起，分泌多种细胞因子、趋化因子扩大炎症的级联反应。

动脉粥样硬化病灶中常出现T细胞的浸润，主要是CD4+T辅助淋巴细胞，还有T细胞的一个亚群，自然杀伤细胞，辅助T淋巴细胞2等参与。

激活的T细胞分泌干扰素-γ、TNF-α等导致细胞因子级联中大量细胞分子的产生。通过这种方式，有限数量的免疫细胞激活能够启动动脉粥样硬化病变局部乃至全身的强大的炎症级联反应。

单核/巨噬细胞和T淋巴细胞是主要的炎症细胞，这个阶段是急性炎症阶段。如给大鼠注射人LDL后4 h LDL即出现、积聚于主动脉内。6～12 h可检出OX-LDL，12～24内皮细胞表达黏附分子。

3.2.2　炎症在进展期斑块形成中的作用　如果危险因素未消除，清除毒性脂蛋白失败，血管壁即转入慢性炎症阶段。炎症是修复的主要信号，而纤维化是修复的主要结果。

在这一时期，动脉粥样硬化病变从主要由巨噬细胞源性泡沫细胞组成的脂质条纹向纤维斑块转

变。所涉及的主要细胞：血管平滑肌细胞的增殖是动脉粥样硬化病变进展的重要环节。血管平滑肌细胞对大量炎症介质发生反应。活化的白细胞或血管平滑肌细胞自身产生的趋化剂如血小板源性生长因子，诱导原本处于静止状态位于中膜层内的血管平滑肌细胞移行到内膜层，转变为分泌型即成纤维细胞表型，继而在TGF-β等因子的强烈刺激作用下，合成大量细胞外基质，包括间质胶原、弹性硬蛋白、氨基葡聚糖，在斑块的外表面逐渐构成纤维帽。纤维帽下为由细胞碎屑、脂质和泡沫细胞组成的脂核。促炎细胞因子与Fas受体结合可导致细胞凋亡。人体和动物斑块内均可观察到中枢性促炎信号通路CD40/CD40配体水平增高，也支持炎症参与了斑块的进展过程。

3.2.3 炎症与动脉粥样硬化并发症 动脉粥样硬化并发症包括易损斑块破裂、斑块内出血、血栓形成、动脉瘤形成。炎症反应参与并促进上述并发症的发生。

动脉粥样硬化斑块在内膜中进展，可以很多年不出现症状，直到血流阻塞受限出现缺血症状或血栓形成。研究发现造成管腔阻塞的血栓更常发生在未造成严重狭窄的斑块上。由于扩张性重塑，相当多的粥样斑块可不引起管腔狭窄。这种外向型重塑的斑块可能实际上蕴涵了最严重的炎症，最易于引起急性血栓栓塞综合征。

不稳定斑块又称为“易损斑块”，其组织学特点包括具有偏心性的较大的质软的脂质核心，斑块内有大量炎性细胞包括单核/巨噬细胞、T淋巴细胞、肥大细胞等聚集并且处于活化状态，纤维帽薄弱、斑块内有大量新生血管。

不稳定斑块破裂促使血栓形成。斑块的纤维帽隔在血液与斑块脂核中高度致栓的物质之间，一旦变薄的纤维帽破裂，即将斑块中含有的大量促凝物质如组织因子暴露于血循环，启动凝血过程，导致局部血栓形成，血管闭塞，由此引发的急性冠脉综合征占70%～75%。另有25%～30%的急性心肌梗死则是在冠脉狭窄的基础上，斑块表面内皮糜烂、腐蚀性病变促使冠状动脉局部血栓形成。

冠状动脉壁的炎症反应参与了动脉粥样硬化和斑块破裂、血栓形成过程。在血管收缩、舒张、痉挛和血栓形成等过程中发挥了巨大的作用。炎症反应使斑块不稳定的机制主要涉及4方面：

①炎症反应使脂质中心扩大：单核细胞侵入内膜后转变为巨噬细胞，吞噬脂质成为泡沫细胞，当细胞吞噬过量的修饰脂蛋白后凋亡或破裂，脂质中心逐渐扩大。

②细胞外基质合成减少而降解增加：活化的T淋巴细胞产生的干扰素γ可显著削弱血管平滑肌细胞合成新的胶原以修复维持纤维帽、防止斑块破裂的能力。许多炎症细胞因子可增加蛋白酶的表达，而这种蛋白酶特异性地降解构成纤维帽的细胞外基质大分子。例如：巨噬细胞可分泌基质金属蛋白酶，包括间质胶原酶，使细胞外基质降解，纤维帽削弱。半胱氨酰蛋白酶如组织蛋白酶S可分解细胞外基质主要成分之一的弹性硬蛋白。此外，丝氨酸蛋白酶包括中性粒细胞弹性硬蛋白酶和血浆凝血酶原激活物也参与了细胞外基质重塑，可能也促进斑块破裂和血栓形成。中性粒细胞及单核细胞释放的髓过氧化物酶可发挥强大的氧化功能，生成大量活性氧介质，一方面激活基质金属蛋白酶（MMP），另一方面可使由单核巨噬细胞分泌的组织金属蛋白酶抑制剂（TIMP）失活，导致MMP/TIMP比例失调，细胞外基质被降解，纤维帽变薄容易破裂。

③粥样斑块内细胞凋亡：在动脉粥样硬化区内可以检测到明显的凋亡事件，主要累及平滑肌细胞、巨噬细胞。活化的单核/巨噬细胞是干扰素γ、TNF-α、IL-1的主要来源，这些细胞因子不但能抑制平滑肌细胞合成分泌细胞外基质，还能抑制平滑肌细胞增殖，诱导平滑肌细胞、巨噬细胞凋亡。平滑肌细胞数量减少及细胞外基质的减少直接导致纤维帽强度减弱，当血压、心率由于机体活动或交感神经周期性变化而骤然增加时，斑块易于发生破裂。

④斑块内新生血管增多：导致斑块破裂的另一个重要因素是斑块内的病理性血管新生。炎症刺激长期存在以及炎症细胞分泌的多种生长因子可以诱导病变处新生血管的形成。现已明确血管内皮细胞生长因子（VEGF）是作用最强的诱发血管新生的细胞因子，内皮细胞及斑块内的平滑肌细胞、单核/巨噬细胞、T淋巴细胞均可表达VEGF。此外，血小板源性生长因子、转化生长因子、整合素、内皮素-1等大量细胞因子均与血管新生有关。在动脉粥样硬化病变早期，新生血管对局部缺氧有改善作

用，但在动脉粥样硬化病变晚期，新生血管是脂质持续进入斑块的主要通道，对病变发展扩大具有重要意义。同时也是炎性细胞进入晚期动脉粥样硬化斑块的重要通道。并且这些新生血管发育不成熟。血管壁多由单层内皮细胞构成，细胞间连接不紧密，血管壁周围缺少结缔组织的包绕，所以极易破裂导致斑块内出血。故血管新生对于动脉粥样硬化斑块的增大及破裂都有重要作用，控制血管新生对延缓动脉粥样硬化病变的发展及斑块破裂具有重要意义。

此外，炎症反应使细胞外基质分解增强而合成减少，且斑块中多种细胞成分分泌的细胞因子可抑制平滑肌细胞增殖、促进平滑肌细胞凋亡，使平滑肌细胞数量减少，合成胶原减少。加上随着动脉粥样硬化病变的进展，动脉壁的中膜层也可以受到破坏，血管壁的机械强度降低，在血流的长期冲击下，血管壁局部变薄、膨出形成动脉瘤。

动脉栓塞事件的发生，不仅仅依赖于“固态”的斑块内促凝物质，也与“液态”的血液有关。存在全身性促凝状态如代谢综合征或糖尿病的患者，体内纤维蛋白原水平增高，纤维蛋白原是血栓的主要成分纤维蛋白的前体。在这些全身性炎症状态下，主要的内源性纤溶酶抑制剂：纤溶酶原激活物抑制剂（PAI-1）水平也增高。因此，在斑块局部炎症和全身性炎症的共同作用下，斑块趋于不稳定并易于破裂，促进血栓形成而抑制纤溶。

故此，炎症反应在动脉粥样硬化病变起始、进展乃至斑块破裂、血栓形成各个阶段发挥重要作用。

3.3　炎症致动脉粥样硬化的机制

炎症通过多种途径和一系列病理生理变化促进动脉粥样硬化的发生发展。炎症反应的重要标志是免疫反应。动脉粥样硬化与免疫密切相关，有人认为，动脉粥样硬化本身也是一种自身免疫性疾病，其抗原可能包括ox-LDL、细菌及病毒蛋白、肺炎衣原体或内源性热休克蛋白。

目前认为，动脉粥样硬化部位的免疫反应包括先天性免疫和获得性免疫。获得性免疫又包括细胞免疫和体液免疫。免疫细胞可分为两大类：免疫效应细胞和抗原呈递细胞。免疫效应细胞主要有巨噬细胞、T细胞、肥大细胞、有时还有B细胞。抗原呈递细胞主要有巨噬细胞、树突状细胞，它们将抗原肽与主要组织相容复合物结合后构成的细胞表面复合物呈递给邻近的T细胞，促进细胞因子分泌，产生细胞毒效应或抗体。抗体与抗原结合后，激活补体，最终形成膜攻击复合物导致靶细胞损伤。

3.3.1　细胞免疫与动脉粥样硬化　动脉粥样硬化病灶内存在内皮细胞、血管平滑肌细胞、巨噬细胞和淋巴细胞等主要细胞成分。其中巨噬细胞和淋巴细胞是典型的免疫活性细胞，内皮细胞和血管平滑肌细胞也具有产生某些免疫介质的功能。

斑块中的单核/巨噬细胞：单核/巨噬细胞是机体固有免疫的重要效应细胞，同时又是主要的抗原呈递细胞，能够将外源性抗原呈递给T淋巴细胞，启动特异性免疫应答，在特异性免疫应答的诱导与调节中发挥重要作用。单核细胞是白细胞中体积最大的细胞，胞质内有许多吞噬泡、线粒体、粗面内质网和溶酶体颗粒结构。颗粒内含过氧化物酶、酸性磷酸酶、非特异性酯酶和溶菌酶，与单核细胞的吞噬杀伤功能有关。单核细胞分化为巨噬细胞，体积增大5 ~ 10倍，细胞器数量增加，功能更为复杂，吞噬能力加强。成熟的单核巨噬细胞表达多种表面分子，如免疫球蛋白的Fc受体、补体受体、多种细胞因子、激素、神经肽、脂蛋白、病原体相关的脂多糖等受体。

单核/巨噬细胞在动脉粥样硬化的发生发展过程中起着重要作用。

①单核/巨噬细胞能够有效地吞噬和清除侵入机体的致病原，启动炎症级联反应。已知动脉粥样硬化病灶内的巨噬细胞来源于循环中的单核细胞，入侵过程与黏附分子和趋化因子有关。单核细胞趋化蛋白 1（MCP-1）招募血液循环中单核细胞至炎症反应部位，炎症内膜可产生巨噬细胞集落刺激因子

（GM-CSF），诱导单核细胞进入斑块分化为巨噬细胞。此为动脉粥样硬化发展的关键步骤，与抗原识别受体，包括清道夫受体和Toll样受体上调有关。

清道夫受体内化清除一系列分子和含致病分子的颗粒。细菌内毒素、凋亡细胞碎片和ox-LDL颗粒，均通过这一途经被摄取破坏。如果来源于摄取的ox-LDL颗粒的胆固醇不能够充分地从细胞中移除，则作为溶质小滴堆积在细胞内。最终，巨噬细胞转变为动脉粥样硬化病变典型泡沫细胞。巨噬细胞通过清道夫受体摄取脂质介导非特异性免疫反应。

Toll样受体也与致病性分子结合，但与清道夫受体不同，它启动导致细胞活化的信号级联反应。活化的巨噬细胞产生炎性细胞因子、蛋白酶、细胞毒性氧自由基。在树突状细胞、肥大细胞、内皮细胞也观察到类似的效应。这些细胞也表达Toll样受体。细菌毒素、应激蛋白、DNA片段、ox-LDL均可激活Toll样受体。人动脉粥样硬化病灶内含有一系列Toll样受体，斑块的炎症可能部分依赖于这一受体途径。在apoE基因敲除小鼠，基因剔除Toll样受体信号通路的某个分子能抑制动脉粥样硬化，也支持上述观点。

②单核/巨噬细胞能够介导并促进炎症反应，是炎症反应以及免疫应答中的一个重要参与者。一方面炎症部位产生的巨噬细胞趋化因子MCP-1、IFN-γ、G-CSF、GM-CSF等因子与单核巨噬细胞表面的相应受体结合，诱导细胞活化并向炎症部位募集。活化后的单核巨噬细胞分泌巨噬细胞炎症蛋白-1α/β（MIP-1α/β）、MCP-1、IL-8等多种趋化因子，诱导更多的巨噬细胞活化和募集，产生多种促炎因子如IL-1β、IL-6、TNF-α，以及大量炎性介质如白三烯、前列腺素、弹性蛋白酶等，加强局部的炎症反应。另一方面，活化巨噬细胞分泌的因子能够同时进一步促进全身的炎症反应，扩大炎症的级联反应。

③单核/巨噬细胞在粥样斑块破裂和继发血栓形成过程中也起着重要作用。巨噬细胞合成分泌的MMPs，能够降解各种类型的细胞外基质成分，巨噬细胞并通过分泌TNF-α、Fas配体、Ag Ⅱ，进一步刺激MMPs的分泌。另外，巨噬细胞溶酶体的组织蛋白酶，通过主动分泌或被动泄露，参与细胞外基质的降解。

④激活的巨噬细胞和平滑肌细胞是抗原提呈细胞（Antigen presentingcell，APC），它们表达2类组织相容性抗原，可将抗原提呈给T细胞。

T 细胞与血管炎症：当抗原与T细胞抗原受体相结合，激活的级联反应导致一系列细胞因子、细胞表面分子和酶的表达。在近亲交配小鼠有两类免疫应答：辅助T淋巴细胞亚型1（T helper1，Th1）应答激活巨噬细胞，启动类似于迟发型超敏反应的炎症反应，其作用为清除细胞内病原体。辅助性T淋巴细胞亚型2（Th2）应答引发过敏性炎症。

动脉粥样硬化病灶中常出现T细胞的浸润，以 CD4+T细胞为主，可识别巨噬细胞呈递的以及内源性途径产生的蛋白抗原，是一种处于慢性激活状态的记忆细胞，属于辅助性T淋巴细胞亚型1（Th1）。目前已经从人粥样硬化病灶中克隆出了对致病抗原ox-LDL、热休克蛋白60、衣原体蛋白起作用的CD4+T细胞。这些细胞大约占人类晚期斑块部位T细胞的2/3。

动脉粥样硬化病灶中有促进Th1应答的细胞因子。活化的T细胞分化成为Th1效应细胞后，分泌干扰素γ（IFN－γ）、IL-2和TNF-α等，激活巨噬细胞并促进炎症的发生。IFN－γ提高抗原递呈的效率，增加炎性细胞因子TNF和IL-1的合成。这些因子协同作用，促进巨噬细胞和血管细胞内大量炎性和细胞毒性分子的产生，加剧动脉粥样硬化。IFN－γ还可以诱导分泌型磷脂酶A2的表达，后者引起炎症性脂质介质如花生四烯酸和血小板活化因子的产生。并可以抑制血管平滑肌细胞的反应性增殖和胶原合成，激活巨噬细胞引起胶原蛋白和弹力蛋白的降解，因而削弱纤维帽影响其稳定性。在apoE基因敲除小鼠，剔除干扰素γ或其受体，动脉粥样硬化的发生即被阻断。同样，通过药理学方法或遗传学方法抑制Th1途径，可减轻动脉粥样硬化的进展。

Th2细胞因子包括IL-4、Il-5和IL-10等。在人粥样硬化斑块中，Th2细胞因子明显少于Th1细胞因子。IL-4和IL-10被认为具有抗动脉粥样硬化功能。

第三种辅助性T细胞被称为Th3，是一种新发现的细胞亚型，能够产生TGF-β。TGF-β可以促进胶原合成和纤维化，而且还有很强的抗炎功能。动脉粥样硬化斑块中有TGF-β的表达，其作用是促进胶原合成以及纤维帽形成。另外，巨噬细胞和平滑肌细胞也能分泌TGF-β，对维持斑块的稳定性至关重要。

T细胞的其中一个亚群，自然杀伤细胞，多见于早期的粥样硬化病灶中。它可识别脂质抗原，其激活加剧了apoE基因敲除小鼠的动脉粥样硬化。粥样硬化病灶中也有CD8+T细胞，这些细胞特异性地识别病毒抗原。病毒也被发现存在于动脉粥样硬化病变中。apoE基因敲除小鼠CD8+T细胞的激活能导致动脉细胞的死亡，加速动脉粥样硬化。

内皮细胞和血管平滑肌细胞：内皮细胞和血管平滑肌细胞并非免疫细胞，但在动脉粥样硬化发病过程中对免疫介质有反应，甚至可以产生一些免疫介质。两者均能表达IL-1和Il-6，这些介质对淋巴细胞的激活有明显的放大效应。此外，在IFN-γ的诱导下表达MHC Ⅱ的内皮细胞也可以作为免疫呈递细胞，在免疫反应初期代替巨噬细胞，对局部免疫反应的启动和发展均有重要意义。同时，内皮细胞和血管平滑肌细胞可以产生MCP-1。MCP-1高度表达是动脉粥样硬化斑块中单核巨噬细胞募集和泡沫细胞形成的主要因素。

肥大细胞：研究发现，动脉粥样硬化斑块的肩部是炎症的好发部位，有大量激活的肥大细胞存在。活化的肥大细胞释放一系列物质，如中性丝氨酸蛋白酶、细胞因子、蛋白聚糖。肥大细胞起源的递质，如类胰蛋白酶、TNF-α、组胺，能够激活内皮细胞表达黏附分子，特别是P-选择素和血管细胞黏附分子-1（VCAM-1）。通过分泌TNF-α和TGF-β，肥大细胞也能刺激MCP-1的产生，因而有潜在地引起单核细胞向粥样斑块渗透的作用。肥大细胞也渗透入粥样斑块部位，在斑块变薄和破裂过程中起一定的作用。体外实验发现，通过释放TNF-α，肥大细胞诱导巨噬细胞MMP-9的合成和释放。激活的肥大细胞本身也能分泌MMP-1和MMP-9。此外，肥大细胞释放的类胰蛋白酶和类糜蛋白酶，能够直接降解细胞外基质成分，也能够活化MMP-1和MMP-3以降解细胞外基质。在体外实验中，类糜蛋白酶能够抑制平滑肌细胞增殖，诱导平滑肌细胞的凋亡，抑制平滑肌细胞合成细胞外基质。

3.3.2　体液免疫与动脉粥样硬化　体液免疫也参与了动脉粥样硬化的形成。B淋巴细胞和自然杀伤淋巴细胞（NK细胞）在斑块处较少见，但在病变动脉的外膜和外膜周围结缔组织中却有大量的B淋巴细胞浸润，形成病理性血管周围淋巴细胞聚集，称为主动脉周围炎。B细胞发育的终末阶段即浆细胞，可分泌产生免疫球蛋白即抗体。抗体除具有中和作用和调理作用外，还可以激活补体，发挥体液免疫效应。在人和实验动物动脉粥样硬化斑块中发现免疫球蛋白明显增多、并可见C1～9等补体固有成分及多种补体活化片段，以及补体受体。

补体系统不仅是机体免疫防御的重要机制，同时也是主要的体液免疫效应机制之一。补体根据生物学功能分为三类，即补体固有成分包括C1～9等、补体调节蛋白包括C1抑制分子、衰变加速因子等以及补体受体包括CR1-CR5、C2aR、C3aR、C5a等。生理状态下，血清中大多数补体成分均以无活性的酶前体形式存在，只有在某些活化物的作用下，或在特定的固相表面上，补体成分才依次被激活，发挥作用。补体激活途径有三条：即经典途经、甘露聚糖结合凝集素（mannose binding lectin，MBL）途径和旁路途径。

补体是炎症反应发展的中心环节。在炎症过程中，补体活化所产生的多种裂解片段C3a、C3b、C5a等与其广泛表达于肥大细胞、粒细胞、单核/巨噬细胞和内皮细胞的受体结合，介导肥大细胞和单核细胞释放炎症介质，增加血管通透性，引起血管扩张。C5a还能激活花生四烯酸代谢的脂氧合酶途径，促进中性粒细胞合单核细胞进一步释放炎症介质。C5a可直接作用于血管内皮细胞，导致血管通透性增加并表达黏附分子。

以往认为动脉粥样硬化病灶中的补体主要来自血浆补体的渗透弥散，后来研究发现，在动脉粥样硬化病灶存在几乎所有补体固有成分及许多补体调节蛋白的mRNA表达，表明动脉粥样硬化病灶本身可产生补体，巨噬细胞、平滑肌细胞、内皮细胞都可能是补体的来源。粥样硬化病灶不但有补体沉积而且有补体活化和由此造成的组织损伤。在动脉内膜中可能触发补体激活的物质包括免疫复合物、C反应蛋白、修饰的脂蛋白、凋亡细胞和胆固醇结晶。

补体活化终末产物C5b-9（又称膜攻击复合物）沉积是动脉粥样硬化病灶的一大特点。C5b-9作用于细胞膜上形成一个孔，能引起红细胞溶解，如果数量大，C5b-9沉积也能导致有核细胞的溶解。C5b-9有多种致动脉粥样硬化性，能刺激内皮细胞分泌VWF、组织因子和PAI-1，它们促进纤维蛋白原与内皮细胞结合以及血小板聚集和血栓形成；刺激内皮细胞表达P-selection、E-selectin、ICAM-1、MCP-1等细胞黏附分子和趋化因子，从而促进单核细胞和T淋巴细胞浸润。而且C5b-9直接激活G-蛋白、3-磷酸肌醇激酶、ERK1/2、C-Junk、NF-κB等，导致多种炎性基因的激活，并促进细胞增殖。实验发现，亚溶细胞浓度的C5b-9能刺激生长因子的表达，促进内皮细胞和血管平滑肌细胞的增生。在动脉粥样硬化形成过程中，亚溶细胞浓度的补体的激活是平滑肌细胞增生和单核细胞入侵内膜的重要因素。

沉积于组织的IgG可能导致斑块内局部的补体激活，非抗体物质也可以通过C3旁路途径诱导血管壁内补体活化。补体激活过程中产生的C3a、C5a等活性片段属过敏毒素，有趋化作用，并触发巨噬细胞呼吸爆发，刺激肥大细胞脱颗粒，释放组织因子等增加毛细血管通透性，引起和加重炎症反应。

脂质和补体都能在粥样硬化病灶中检测到，胆固醇沉积早期即可发生补体激活，提示脂质和脂蛋白可能是激活补体的因素。高脂血症患者血清C3、C4水平升高。C3基因缺陷可导致脂代谢异常。2型糖尿病患者和糖耐量减低者血清C3升高。补体固有成分、活化片段和终末补体活化产物C5b-9广泛沉积在糖尿病患者的视网膜血管、肾小球基底膜、系膜细胞和神经组织中。普通人群中观察到，C3水平与传统冠心病传统危险因素相关；冠心病患者中血清C3、C4水平升高。回顾性研究发现，血脂正常的冠心病患者C3水平仍高于正常对照。一项前瞻性研究选严重冠心病患者随访5年，发现冠心病患者基线C3水平明显高于正常人，C3是心脏性死亡、心肌梗死等严重心脏事件的独立预测因素。另一组研究也有相似发现，认为C3能反映动脉粥样硬化的进展。冠心病患者C3升高除受遗传、血脂、血压等危险因素影响外，主要与动脉粥样硬化的炎症状态有关。冠心病尤其是ACS患者，血清TNF-α、IL-6等炎症介质增加，刺激肝脏分泌C3。ACS患者亦证实血浆可溶性C5b-9升高，心肌梗死区有补体、补体活化片段和C5b-9沉积。

动脉粥样硬化打破了补体与补体调节蛋白之间的平衡，体内多种成分经一定的物理作用和化学修饰可激活补体，活化补体可趋化单核细胞，诱导巨噬细胞产生IL-1，诱导内皮细胞表达黏附分子，并使巨噬细胞转化为泡沫细胞。促进了炎症反应，导致组织损伤，广泛参与动脉粥样硬化、糖尿病血管并发症以及缺血再灌注损伤。

3.4 炎症介质及炎症标志物

动脉粥样硬化发生发展中，炎性细胞可表达大量的炎性介质，参与调节细胞的增殖或凋亡、细胞外基质的合成与降解以及血管重塑等过程。这些炎症介质可分为两类：一类是促动脉粥样硬化发生的介质，另一类是抗动脉粥样硬化的介质。

大量的炎症标志物已被发现，其中大多起到炎症介质的作用。炎症标志物的临床检测对ACS等动脉粥样硬化性疾病的诊断、治疗及预后的判断具有一定的价值（图3-5，图3-6及表3-1）。通常能用于临床的较为理想的炎性标志物应具备以下一些特点：①测定方法能够标准化，变异系数小；②与已确认的危险因子无关；③有观察性研究与临床试验，可预测近期和远期预后；④有确定的正常值；⑤检测方法的敏感性和特异性较高；⑥结果可推广至各类人群；⑦检测费用不宜过高，患者有可能接受。2003年美国疾病预防控制中心和美国心脏协会“炎症标志与心血管疾病”报告中指出，目前较适宜用于临床和公共卫生事业的心血管炎性标志物是hs-CRP。

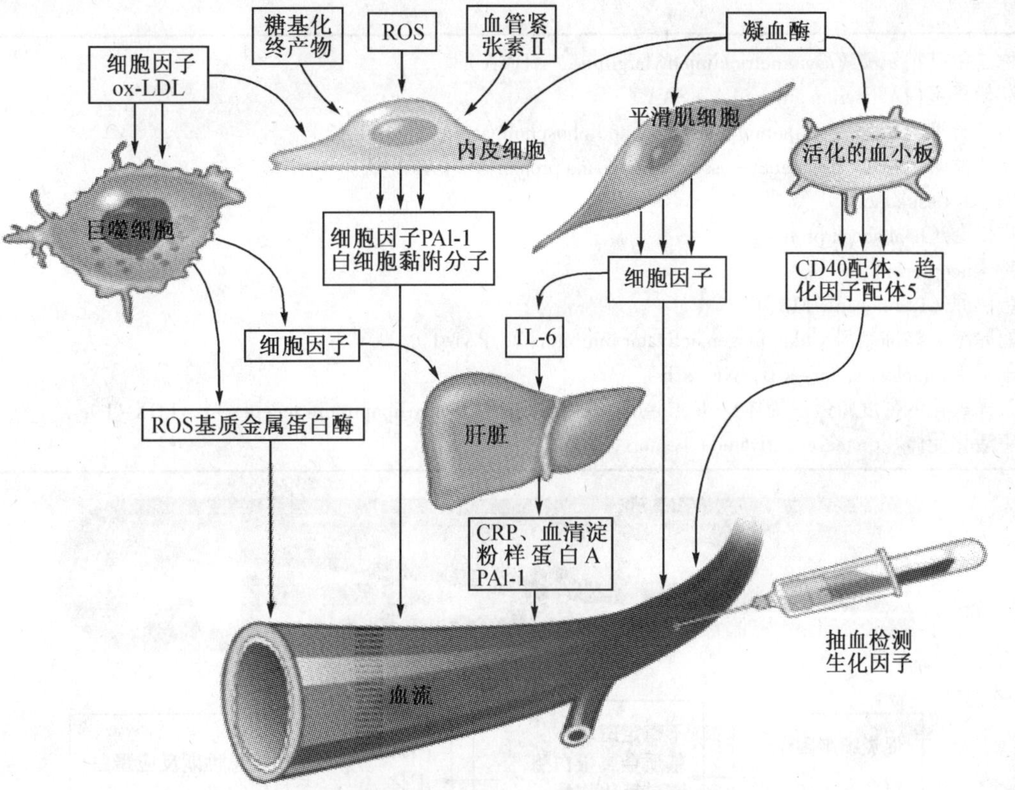

图3-5　炎症信号通路与外周血中的炎症标志物

促炎危险因素激活血小板及动脉粥样硬化病变中的主要细胞，包括巨噬细胞、内皮细胞、平滑肌细胞。这些细胞继而分泌炎症介质和活性氧介质。内皮细胞表达白细胞黏附分子，并以可溶性形式出现于外周血中。初级促炎细胞因子，包括IL- 1 、TNF- α 可刺激血管壁固有细胞产生大量IL- 6。IL- 6的合成是炎症效应放大的关键环节，一个分子的初级炎症因子可诱导多个IL- 6分子的表达。IL- 6具信号分子的作用，通过血循环到达肝脏，改变一系列基因表达促进急性期反应。IL-6是诱导肝细胞合成急性期急性期反应物包括CRP、SAA、纤维蛋白原、PAI- 1等的最重要诱导剂。激活的血小板释放一系列的炎症介质，包括CD40配体，也可以可溶形式表达，它能激活组织因子的表达，反馈促进炎症状态下的血栓形成

表3-1　炎症标志物/炎症介质

C反应蛋白（C-reactive protein，CRP）
CD40/CD40配体（CD40/CD40 ligand，CD40/CD40L）
P-选择素（P- selectin）
基质金属蛋白酶（matrix metalloproteinases，MMPs）
血管细胞间黏附分子（vascular cell adhension molecule，VCAM）
细胞间黏附分子（intercellular cell adhesion molecule，ICAM）
白介素-1（interleukin-1）
白介素-6（interleukin-6）
肿瘤坏死因子- α（tumor necrosis factor- α，TNF- α）
干扰素 γ（interferon γ）
白介素-18（interleukin-18）
单核细胞趋化蛋白（monocyte chemoattractant protein- 1，MCP-1）
巨噬细胞集落刺激因子（macrophage colony stimulating factor，M- CSF）
巨噬细胞抑制因子（macrophage colony stimulating factor，MIC-1）
白细胞计数（white blood cell count）
髓过氧化物酶（myeloperoxidase）
亚硝基酪氨酸（nitrotyrosine）

续表

非对称二甲基精氨酸（asymmetric dimethylarginine，ADMA）
血清淀粉样蛋白A（serum amyloid A，SAA）
脂蛋白结合型磷脂酶A2（lipoprotein- associated phospholipase A2，LpPLA2）
妊娠相关血浆蛋白A（pregnancy- associated plasma protein A，PAPP- A）
组织因子（tissue factor）
热休克蛋白（heat shock proteins）
新蝶呤（neopterin）
纤维蛋白原（fibrinogen，FIB）
纤溶酶原激活物抑制剂（plaminogen activator inhibitor-1，PAI-1）
核因子κB（nuclear factor- κB，NF- κB）
血凝素样氧化低密度脂蛋白受体1（lectin-like oxidized low-density lipoprotein receptor-1，LOX- 1）
蛋白酶活化受体（protease-activated receptors，PARs）

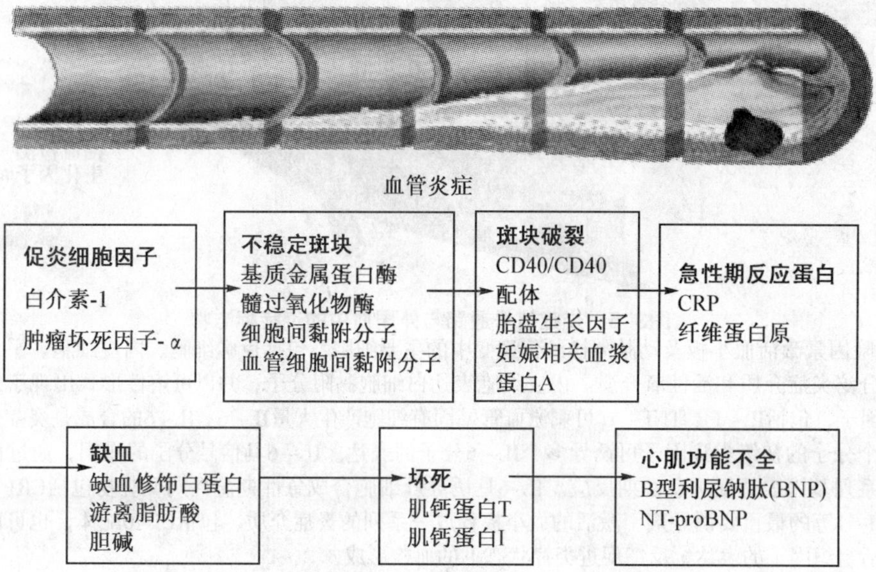

图3-6　急性冠脉综合征患者的生化标志物

从血管炎症至斑块破裂、心肌缺血、心肌细胞坏死、心肌功能不全各阶段的生化标志物

3.4.1　急性时相反应蛋白（acute-phase reactants）

C反应蛋白：（C-reactive protein，CRP）

①CRP：心血管事件的预测因子（图3-7）。CRP是对各种组织损伤、感染、炎症刺激的急性期反应产物，其本质是一种γ球蛋白。1930年由Tillet和Frances首先发现。正常人血清中含量极微在急性炎症反应阶段可迅速增加1 000多倍，普遍认为是一种非常敏感的炎症和组织损伤标记物。人类CRP由5个相似的非糖基化多肽亚单位组成。CRP主要由肝脏合成，总分子量为118 000 Da。但肝脏并非合成CRP的唯一场所，在人

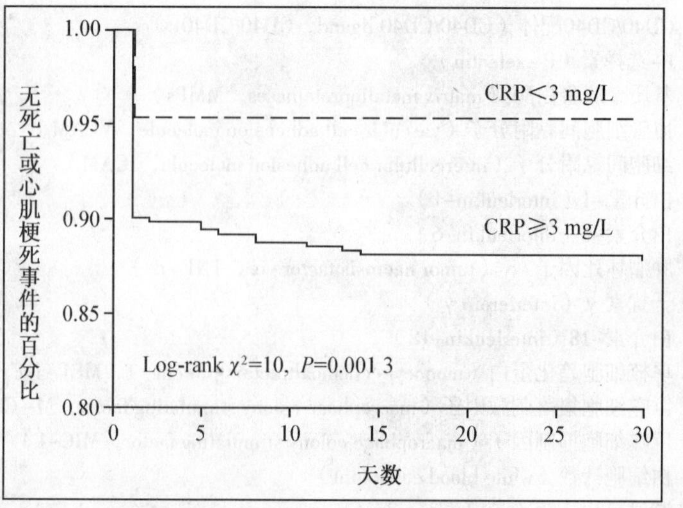

图3-7　冠脉介入患者不同基线CRP水平的30天Kaplan-Meier生存曲线

动脉粥样硬化活动进展期斑块内也能产生CRP，且这些局部产生的CRP是动脉粥样硬化时血清CRP水平升高的重要来源。新近的临床荟萃研究表明，所有的炎症与细胞因子中，CRP是预测未来心血管危险最有力的炎症标记物。

自1944年Lofstrom发现急性心肌梗死患者伴随体温和白细胞水平的升高出现血清CRP水平的升高以来，大量流行病学研究发现CRP水平的增高与亚临床动脉粥样硬化性心血管病、初发心血管事件、复发性心血管事件的危险密切相关。高敏CRP（high-sensitivity-CRP，hs-CRP）的测定使用了更灵敏的方法，可检测到小于0.2 mg/L的水平，便于区分低水平的炎症状态。至今已有20多个前瞻性研究证实，hs-CRP水平是无冠心病人群以后发生首次心血管事件的独立预测因子。2000年发表的荟萃分析中，未来心血管事件的Framingham危险评分，初始基线hs-CRP值在上1/3分位者与一般人群所在的下1/3分位相比，未来冠状动脉事件的相对危险为2.0。2005年发表的另一项荟萃分析表明，经传统危险因素校正后，hs-CRP预测未来心血管事件的相对危险为1.5～1.8。基于这些研究结果，2003年美国疾病控制预防中心和美国心脏协会建议在无症状者人群中测量hs-CRP以识别那些“中度”冠心病危险者（Ⅱa级建议）。可根据至少间隔两周以上的两次hs-CRP平均值对患者进行危险分层：血hs-CRP 水平＜1 mg/L，1～3 mg/L，＞3 mg/L者的心血管事件危险分别为低危、中危、高危。2006年中国“多重心血管病危险综合防治建议”中亦将“慢性炎症（hs-CRP升高）”列为心血管病潜在危险因素，但同时指出：在复习了关于“新”危险因素（主要有CRP、载脂蛋白a、纤维蛋白原和同型半胱氨酸）的有关文献后，未能证实它们在传统危险因素之外增加对冠心病的预测效果。因此，从疾病防治角度看，首要的目标仍然是已明确的传统危险因素。

ACS患者中，CRP水平亦有很强的预后预测价值。不稳定型心绞痛患者，入院时hs-CRP水平＞3mg/L与心绞痛复发、冠状动脉血运重建、心肌梗死和心血管死亡事件的增加有关。心肌梗死患者CRP水平增高预示更高的死亡率。PCI成功后，CRP水平的异常增高提示预后不良，包括增高的死亡率。斑块破裂致猝死者不但死后血清CRP呈高水平，且斑块处也显示更强的CRP免疫组化染色。在颈动脉狭窄患者手术中发现抬高的CRP水平与不稳定斑块相关，这些患者的斑块中有巨噬细胞和T淋巴细胞浸润。而在冠状动脉痉挛患者（变异性心绞痛），尽管ST段抬高频繁发作，但CRP水平却持续保持正常，提示CRP升高继发于一种潜在的促炎症状态，并非心肌缺血所致。

需要指出的是CRP所反映的炎症反应毕竟是非特异性的，可由急性感染等与心血管疾病无关的状态所激发，在判断时应综合考虑，注意排除其他影响因素。

②CRP：心血管疾病的致病因子。传统上认为CRP仅为血管炎症标志物，但近几年来，越来越多的证据表明，CRP在动脉粥样硬化病变形成过程中不仅仅是一个旁观者，而是罪魁祸首，在血管损伤中起着直接的作用。

CRP引起内皮功能不全和促进内皮细胞的活化。CRP导致人主动脉内皮细胞eNOS的mRNA和蛋白表达水平及活性下降。故此，CRP可抑制NO依赖的生理反应如血管形成、血流介导的血管扩张反应（FMD），促进内皮细胞凋亡。CRP抑制前列腺素PGI2的释放，而前列腺素是很强的血管扩张剂并发挥抗血小板聚集和抑制平滑肌细胞增殖的作用。实验证实人重组CRP可减少动脉基础NO水平及受刺激后NO的释放导致内皮功能不全。

CRP亦经证实促进内皮源性血管收缩因子ET-1的释放，并激活内皮细胞NF-κB信号转导通路，促进NF-κB依赖的单核-内皮细胞黏附。CRP并通过其在单核细胞上的受体促进单核—内皮之间的相互作用。CRP诱导内皮细胞表达黏附分子和趋化因子如ICAM-1、VCAM-1、MCP-1、IL-8。此外，CRP上调糖基化终产物的表达，增强高甘油三酯血症对内皮的活化作用，减弱PPARγ激动剂的效用。CRP还增强内皮细胞炎症介质如LDL受体（LOX-1）、CD40/CD40配体的表达。CRP除了通过抑制NO和PGI2的释放影响凝血和血栓形成外，也通过稳定PAI-1 mRNA，增加PAI-1水平和减少组织凝血酶原激活剂（tissue plasminogen activator inhibitor-1，tPA）起到抑制纤溶的效果，使血液处于高凝状态。CRP还可减少冠状动脉内皮细胞血栓调节蛋白和内皮蛋白C受体的表达，促进血栓形成。

CRP促进粥样斑块的形成和易损斑块的破裂。在人类动脉粥样硬化斑块中存在CRP的沉积，且沉积的范围与粥样硬化损伤的严重程度有关。CRP促进血管平滑肌细胞增殖移行及内膜增生，介导不利的血管重塑。实验证实CRP显著上调血管紧张素1型受体（AT1-R）的mRNA和蛋白表达水平，增加平滑肌细胞AT1-R的数量。CRP增加活性氧介质的产生，增强氧化应激。更为重要的是，CRP加强了血管紧张素Ⅱ在上述过程中的作用。CRP作用于其在巨噬细胞表面的CRPCD32受体，增加调理素作用及对LDL的摄取，促进巨噬细胞转化为泡沫细胞。CRP是补体激动剂可诱导补体生成与激活，CRP与膜攻击复合物C5b-9共同存在于早期动脉粥样硬化病变内。CRP对补体的激活作用在ACS患者中尤为显著，潜在导致了斑块的不稳定。

CRP通过与FcγRⅡ受体结合激活巨噬细胞，诱导组织因子和一系列炎症细胞因子IL-6、IL-8、IL-1β、TNF-α和PGE的分泌，加剧炎症反应，此与激活P38MAPK信号转导途径有关。CRP减少抗炎细胞因子IL-10的表达。CRP还可激活基质金属蛋白酶（MMP），影响细胞外基质的完整性，促进基质降解，使易损斑块容易破裂。

综上所述，CRP不但是炎症标志物，是心血管危险的强预测因子，实际上CRP也是与动脉粥样硬化发生和进展有关的促炎症因子。见表3-2。

表3-2 CRP在动脉粥样硬化病变中的多重作用

促进巨噬细胞摄取LDL胆固醇
氧化LDL胆固醇
激活补体
诱导单核细胞组织因子产生
促进单核细胞募集及侵入动脉壁
迟钝内皮细胞反应性
稳定PAI-1 mRNA
降低内皮型一氧化氮合酶的表达
增加细胞黏附分子的表达
激活核因子NF-κB

血清淀粉样蛋白A（serum amyloid A，SAA）：SAA如同CRP和纤维蛋白原一样，是由肝脏产生的急性时相蛋白。在急性和慢性炎症时血浆SAA水平明显升高。IL-1和IL-6可诱导SAA的表达。SAA的生物学功能目前尚不清楚。研究提示，SAA可调节免疫反应。在人动脉粥样硬化斑块内绝大多数内皮细胞、巨噬细胞、平滑肌细胞和泡沫细胞中均发现了SAA的mRNA。研究发现，SAA对ASC患者预后的判断有一定价值，可作为远期心血管事件的风险预测指标。而且SAA和其他几种炎症标志物如CRP、ICAM-1、IL-6之间有较强的相关性。

组织型纤溶酶原激活剂（tissue-type plasminogen activator，tPA）：纤维蛋白溶解系统简称纤溶系统，主要作用是降解沉积在血管壁上的纤维蛋白，清除已形成的血栓，保持血流通畅。纤溶是正常人体的重要生理功能，tPA及其负调控因子PAI-1之间的平衡被破坏造成纤溶系统功能障碍是血栓形成的机制之一。

tPA是一种丝氨酸蛋白酶，是血液系统主要的纤溶酶原激活物。由血管内皮细胞、肝细胞、单核巨噬细胞等合成。其作用是将纤溶酶原转换成有活性的纤溶酶，降解纤维蛋白。基线tPA水平和血块溶解时间对初次心肌梗死和脑卒中具有预测价值。血浆tPA水平升高可能为亚临床动脉粥样硬化的标志物。血浆tPA水平升高通常伴有血浆PAI-1活性升高。

纤溶酶原激活物抑制剂（plaminogen activator inhibitor-1，PAI-1）：PAI-1属丝氨酸蛋白酶抑制剂超家族成员，是纤溶系统中主要的负调控物质。血小板颗粒中富含PAI-1，活化血小板释放PAI-1至血栓附近是富含血小板的动脉血栓不易被溶栓剂溶解的原因之一。主要由血管内皮细胞、肝细胞、脂肪细胞和平滑肌细胞合成，多种因素可影响PAI-1的合成，包括PAI-1的4G/5G基因多态性、血糖、胰岛素、神经内分泌因素、糖尿病和急性期反应物。PAI-1可以看作是炎症、代谢综合征、神经内分泌激活的综合标志物，而上述因素可独自或协同增加心血管疾病的风险。

PAI-1的调控失常可导致血栓性疾病。PAI-1水平升高出现于一系列的血栓性疾病，如不稳定型心绞痛、心肌梗死、深静脉血栓、弥散性血管内凝血（DIC）等。一项欧洲3 000名心绞痛患者的研究显示由冠状动脉因素导致的心绞痛患者的血浆PAI-1活性比其他患者高30%。新近发作不稳定型心绞痛患者继发急性心肌梗死和严重复发性心绞痛的几率随血浆PAI-1活性的增加而增加。PAI-1水平增高预示着冠脉事件危险增高。降低血浆PAI-1水平能防止血栓形成。

纤维蛋白原（fibrinogen，FIB）：FIB占血浆总蛋白的2%～3%，是一种主要由肝细胞合成和分泌的糖基化蛋白。FIB及其降解产物在参与动脉粥样硬化的炎症反应中起关键作用。

①研究表明，FIB及其降解产物可促进炎性细胞黏附和迁移，显示出趋化活性。

②FIB是一种急性时相蛋白，又称为凝血因子Ⅰ，参与凝血/止血过程的最后关键环节。血栓形成是动脉粥样硬化发展的重要环节之一，一方面，血流动力学异常改变、内皮损伤、高脂血症和炎症反应等因素激活了机体的凝血系统，诱导血栓形成；另一方面，FIB具有多价配基，能与血小板表面的糖蛋白GPⅡb/Ⅲa受体结合，促进活化的血小板黏附和聚集。

③FIB还是公认的增加血液黏滞度和促进红细胞聚集的决定性因素，可引起血液流变学改变。有研究显示，当FIB浓度高于3.03g/L时，发生心肌梗死和卒中的风险可增高近2倍。

④FIB及其释放的不同降解产物能刺激血管增殖，通过直接或间接作用引起血管活性效应，导致血管舒缩障碍和血管通透性增加，FIB的降解产物是多种类型细胞的有丝分裂原，可促进内皮细胞、成纤维细胞、平滑肌细胞增殖和移行以及细胞间隙胶原合成增加和胆固醇沉积，促进动脉粥样硬化发展。

体内FIB水平随年龄增高而增高。高脂血症、恶性肿瘤、炎症反应、应激状态、高血压、肥胖、糖尿病等情况下FIB水平明显升高。有效控制血糖并不能有效降低糖尿病患者的FIB水平，这可以解释为什么降糖治疗并不能降低动脉血栓栓塞性疾病的风险。现认为可能与糖尿病患者体内存在较高水平的脂蛋白a［LP（a）］损伤血管内皮导致FIB水平升高有关。FIB水平升高反过来又可以促进血小板膜糖蛋白的表达，促进血小板黏附和聚集。目前认为FIB水平升高是糖尿病患者并发心血管疾病的重要机制之一，凝血指标尤其是FIB往往提示微血管病变的发生和程度。目前已明确，FIB与冠心病的发病密切相关，是冠心病的独立的、重要的危险因素，血浆中FIB水平的升高能促进冠状动脉粥样硬化的发展，导致冠脉内血栓形成的发生率提高，引起急性冠脉综合征。FIB水平与冠脉的急性事件正相关，具有重要的预测价值。

血浆D-二聚体（D dimer，DD）：D-二聚体是纤维蛋白原降解的终产物，既反映体内的纤溶活性，又反映凝血活动，血浆D-二聚体浓度升高，是血栓形成和继发性纤溶的标记。最初，D-二聚体用于诊断深静脉血栓形成和肺栓塞，近来发现急性心肌梗死患者血循环中D-二聚体与血栓形成相关。纤溶、凝血系统异常在冠心病的发生、发展中起重要作用。D-二聚体水平可以反映ACS时活化斑块部位血栓形成和溶解的过程。循环中D-二聚体水平可预测急性心肌梗死、反复冠脉事件和外周血栓形成。其原因可能与下面机制有关：冠脉内膜的损伤诱发血小板聚集，失去正常内皮细胞保护的血管内膜及组织因子激活凝血机制，产生凝血酶，凝血酶促使纤维蛋白形成和聚合，使FIB消耗增加，从而使FIB的合成及释放增加，在凝血过程中，血中FIB在凝血因子作用下最终形成较坚固的凝块。冠状动脉的上述变化导致内、外凝血系统过度激活，同时也启动了机体的纤溶系统，继发性纤溶亢进，使血浆D-二聚体水平升高。由于它在组织中的早期出现，因此ACS时其升高早于其他心肌损伤标志物如肌球蛋白等。D-二聚体和FIB对冠心病和特别是急性冠脉综合征中冠状动脉病变程度的判断可以提供有益的帮助。但由于多种因素可以影响D-二聚体的浓度，如脑血管疾病、外周血管疾病、肝肾功能不全等，对心血管事件的预测，D-二聚体不如CRP有效。

热休克蛋白（heat shock proteins，HSPs）：HSPs作为一种分子伴侣，帮助蛋白质维持其空间结构而发挥作用，是一种急性时相蛋白。广泛存在于各种生物的细胞质、内质网、线粒体中，并能由各种细胞如胰岛细胞、血管平滑肌细胞、内皮细胞、神经胶质细胞分泌至细胞间液中充当细胞信号传递分子。其中，HSP60、HSP65、HSP70、HSP90等与心血管疾病的发生发展密切相关。

HSP能够促进炎症反应。HSP60、HSP70等能够激活内皮细胞表达E-选择素、VCAM-1、ICAM-1，促使内皮细胞、平滑肌细胞、巨噬细胞释放IL-1、IL-6、IL-12、IL-15、TNF-α而促进炎症反应（TH1型反应）。

HSP参与免疫调节，可以起免疫监督和抗原提成作用。T细胞对自身HSP60、HSP70发生反应能下调免疫反应的程度，抑制TNF-α、分泌大量IL-10而抑制炎症（TH2型反应）。HSP60可能同时存在抗炎症和致炎症的动脉粥样硬化抗原表位，自身HSP诱导T细胞主要发生TH2型反应抑制炎症，外源性HSP则诱导促炎症T细胞发生TH1型反应促进炎症。

动脉粥样硬化是慢性炎症和自身免疫的交互过程，许多报导显示HSP与动脉粥样硬化的程度正相关。对HSP的自身免疫促进动脉粥样硬化，临床研究显示动脉粥样硬化患者血清可溶性HSP60水平升高，并且与颈动脉和前臂内膜-中膜厚度比增厚有关。经历冠脉搭桥手术的冠心病病人，HSP60抗体较健康人明显升高。HSP65抗体水平增高与糖尿病患者出现视网膜病变有关。HSP70在人和兔动脉粥样硬化斑块中的平滑肌细胞、巨噬细胞、树突状细胞中的表达增多，并与细胞坏死相关。

HSP亦与动脉粥样硬化斑块的稳定性有关。肺炎衣原体诱导产生的HSP60可促进巨噬细胞释放TNF-α，激活MMPs导致斑块不稳定。HSP65抗体与冠心病高危人群的心血管事件发生正相关，是一项独立的危险因素。另一方面，HSP也通过抗氧化、抗凋亡、抑制炎症介质等机制发挥细胞保护作用。

3.4.2 白细胞 白细胞计数仅仅是一种粗略的衡量炎症的方法。尽管如此，仍有大量数据支持白细胞计数有助于ACS和PCI术后患者危险分层。白细胞计数较高的ACS患者从血管重建中获益较大。白细胞计数在正常范围的ACS患者，较高的白细胞水平也与较差的预后有关。在颈动脉支架植入术中，观察到基线白细胞水平较高的患者栓塞的发生率较高。ACS病理机制的两个关键步骤：炎症与血栓形成互相联系。也许，白细胞计数较高的患者并存疾病较多，白细胞升高只是表面现象。但更可能的是白细胞直接参与了ACS病理过程，增加ACS发病风险。研究发现中性粒细胞有直接的促进斑块破裂的作用。最近，研究提示白细胞中的髓过氧化物酶可促进心血管疾病的恶化。

3.4.3 白细胞介素 白细胞介素是细胞之间沟通时介导多种功能的细胞因子。白细胞介素可以引起慢性炎症反应，而这种炎症反应见于感染、自身免疫性疾病、风湿性疾病，近年来发现还见于动脉粥样硬化病变。不同的白细胞介素具有促动脉粥样硬化或抗动脉粥样硬化作用。

IL-6：IL-6是一种多功能细胞因子，也可以介导免疫和炎症反应。活化的单核/巨噬细胞是血液中IL-6的最重要来源，活化的T淋巴细胞、B淋巴细胞、血管内皮细胞、平滑肌细胞、成纤维细胞、肝细胞及骨髓细胞也能在不同条件下产生IL-6。

IL-6的主要生物学效应有：①促进B淋巴细胞增殖、分化为成熟浆细胞并产生免疫球蛋白。②参与T淋巴细胞的活化、生长和分化。③刺激诱导肝脏合成急性期反应物，引起急性期炎症反应。④促进骨髓造血干细胞生长。

IL-6的某些生物学特性与IL-1相似，如可引起发热和产生急性时相蛋白等。初级促炎细胞因子如IL-1和TNF可上调彼此的表达并通过激活NF-κB诱导血管壁固有细胞大量合成IL-6。IL-6的合成是炎症效应放大的关键环节，因为一个分子的初级炎症因子可诱导许多个IL-6分子的表达。IL-6具信号分子功能，通过血循环到达肝脏，改变一系列基因表达促进急性期反应。IL-6是诱导肝细胞合成急性期蛋白如CRP的最重要诱导剂。故此，IL-6在扩大炎症的级联反应中发挥核心作用。

IL-6的异常高表达与多种慢性炎症以及自身免疫疾病有关，如2型糖尿病、类风湿性关节炎、Crohn病等。研究发现IL-6水平增高是ACS患者死亡风险增高的独立预测因子。而且，IL-6水平增高的病人早期接受介入性治疗死亡率明显下降，获益最明显。即使是在正常人，抬高的IL-6基线水平也预示着未来心肌梗死的风险增高。IL-6通过以下作用参与了ACS的病理过程。①刺激急性期反应物的产生。ACS患者、2型糖尿病尤其是伴代谢综合征者，IL-6水平增高使肝细胞处于应激状态而大量分泌急性期反应物，导致纤维蛋白原和CRP等增加，血液黏稠度加大易于血栓形成；②刺激巨噬细胞产生组织因子和基质金属蛋白酶，使易损斑块容易破裂；③促进血小板聚集；④促进黏附分子和TNF-α的表达；⑤促进平滑肌细胞增殖。

IL-6还通过与胰岛素的相互作用而影响2型糖尿病的发生。在正常情况下，IL-6是胰岛功能的促进因子，而在病理状态下则成为损伤因子。在糖尿病早期，IL-6的增加促进胰岛素分泌并导致高胰岛素血症，但IL-6增加到一定程度则抑制胰岛素的分泌且对细胞产生损害，进一步加重糖尿病的发生发展。另外，由于IL-6与瘦素竞争结合位点，使瘦素无法发挥抑制胰岛素分泌的作用，从而造成高胰岛素血症和胰岛素抵抗综合征。

IL-18：属于IL-1细胞因子家族，最初是作为一个能够诱导T细胞产生干扰素-γ的因子被发现存在于巨噬细胞和库否细胞中（Kupffer cell）。干扰素-γ已证实是中枢性的促动脉粥样硬化因子，缺乏干扰素-γ的高胆固醇小鼠动脉粥样硬化病灶明显减少。IL-18通过与其受体结合发挥作用，其受体表达于淋巴细胞亚群T辅助淋巴细胞、内皮细胞。平滑肌细胞和巨噬细胞，均为粥样斑块的组成细胞。促炎细胞因子如IL-1β、IL-6、TNF-α都诱导人巨噬细胞表达IL-18，反过来，IL-18与受体结合又诱导这些促动脉粥样硬化因子的产生，从而建立了一个正反馈轴加剧了持续的炎症状态，促进粥样硬化斑块的形成和发展。

IL-18在动脉粥样硬化斑块中较正常动脉表达明显增多，主要见于斑块中的巨噬细胞。易损斑块中IL-18 mRNA水平显著增高。血清IL-18水平在心肌梗死和不稳定性心绞痛患者中明显增高。一项1 229名心绞痛患者的前瞻性研究表明，IL-18水平升高预示心绞痛病人的死亡率升高。在一项随访5年的10 600名健康男性的心肌梗死前瞻性研究（Prospective Epidemiological Study of Myocardial Infaction，PRIME）中，基线IL-18水平升高独立于CRP、IL- 1、纤维蛋白原之外增加冠脉事件的危险。另一项研究表明，经射血分数、IL-6、CRP校正后，血清IL-18水平仍然是冠心病人心血管原因死亡的独立预测因子。

动物实验亦支持IL-18具有促动脉粥样硬化作用，抑制IL-18可延缓动脉粥样硬化病变的进展。

IL-18的促炎作用参与了动脉粥样硬化病变进展的全过程。脂质条纹期，局部炎症反应产生的IL-1β、TNF-α促进IL-18的分泌，继而IL-18促进巨噬细胞和平滑肌细胞产生干扰素-γ，使IL-1β、TNF-α的产量达到最高点，也促进Th1免疫反应，产生更多的干扰素-γ，而这三者又促进IL-18受体的表达，形成了一个炎症恶性循环。

IL-18还可以增加炎性细胞在斑块中的聚集，诱导黏附分子的表达。IL-18本身也作为T细胞的趋化因子，促进T细胞在斑块中聚集。更为重要的是，IL-18所诱导的炎症反应可削弱纤维帽。IL-18诱导人平滑肌细胞和巨噬细胞表达间质胶原酶MMP-1、MMP-13、MMP-9，降解细胞外基质，使易损斑块容易破裂。抑制IL-18的干预措施具有延缓动脉粥样硬化病变进展，减少斑块内炎症细胞和脂质含量，增加平滑肌细胞和胶原含量，维持斑块稳定性防止血栓形成的作用。

IL-1：IL-1主要由单核/巨噬细胞表达，也表达于内皮细胞、中性粒细胞、滑液细胞、角化细胞、成骨细胞及许多其他细胞。很多诱导剂可促进IL-1的产生，如内毒素、其他细胞因子、微生物和抗原。IL-1最重要的生物学功能是刺激IL-2和IL-2受体的产生从而激活T淋巴细胞。在无IL-1的情况下免疫反应降低，出现免疫耐受。IL-1并促进B细胞增殖和抗体产生。IL-1作用于中枢神经系统会引起发热、疲倦、嗜睡和食欲减退。IL-1作用于肝脏抑制某些管家蛋白如白蛋白的产生并刺激急性期反应物如CRP、补体等的产生。

IL-1是参与动脉粥样硬化过程的一个重要因子。单核细胞在吞噬ox-LDL后大量产生IL-1。IL-1一方面可激活单核巨噬细胞，产生多种细胞因子和生长因子如TNF-α、PDGF、干扰素-γ，另一方面还促进VCAM-1、ICAM-1等黏附分子的表达刺激白细胞与内皮细胞的黏附，并可诱导MMP-9的分泌降解细胞外基质，促使易损斑块破裂。

3.4.4 其他白细胞相关炎症介质

细胞黏附分子（cell adhesion molecules，CAM）：细胞黏附分子大多为跨膜糖蛋白，大致分5类：①整合素家族；②选择素家族；③免疫球蛋白超家族；④钙粘素家族；⑤未归类黏附分子。

整合素家族是一类在体内分布很广泛的细胞表面糖蛋白，整合素家族的黏附分子与配体结合后，可形成配体-整合素分子-细胞骨架跨膜信息系统，调节细胞内信号，影响细胞生长、分化、凋亡，同时在炎症反应、凝血、创伤修复等过程中发挥重要作用。

选择素家族包括P-选择素、E-选择素、L-选择素三个成员，因为这三个分子分别在血小板（platelet）、活化内皮细胞（endothelial cell）、白细胞（leukocyte）上被发现，均与细胞黏附运动有关。P-选择素存储于巨核细胞和血小板的α颗粒内，或血管内皮细胞内，参与白细胞与内皮细胞和血小板之间的黏附反应和凝血血栓形成过程。E-选择素主要表达于活化了的内皮细胞，静态或未激活的内皮细胞基本不表达。当内皮细胞受到内毒素或TNF、IL-1之类的细胞因子刺激后1个多小时，即有E-选择素表达于其表面。L-选择素与炎症反应时白细胞与内皮细胞的黏附及随后向炎症组织游走有关，又被称为淋巴细胞归巢受体，它促进淋巴细胞向外周淋巴结的回归。

免疫球蛋白超家族包括ICAM-1（CD54）、ICAM-2（CD102）、ICAM-3（CD50）、VCAM-1（CD106）、PECAM-1（CD31）等，其共同特点是细胞膜外部分结构类似于免疫球蛋白功能区。主要表达于内皮细胞上，与细胞上相应受体结合后，参与细胞的游走、外渗、淋巴细胞的增殖激活等过程。

完整的内皮发挥着维持正常的血液循环，避免血液中白细胞聚集黏附的作用，但组织损伤后内皮激活，表达细胞黏附分子，介导了白细胞和血小板与内皮细胞之间的黏附过程。对动脉粥样硬化的免疫性研究表明，斑块内的内皮细胞、巨噬细胞、平滑肌细胞可以表达细胞黏附分子，且水平明显上升，而正常的动脉仅有弱的表达或无表达。血浆中CRP浓度的增高可以诱导VCAM-1和E-选择素的表达。

内皮细胞表面黏附分子的细胞外部分能够被酶催化分解，形成血液中的可溶性黏附分子，而且两者的水平变化是一致的，因此，检测血液中的可溶性黏附分子水平可以作为判断动脉粥样硬化病变的指标。一项内科医生健康研究发现ICAM-1水平处于上1/4者较处于下1/4者心血管危险显著增高。冠心病和颈动脉粥样硬化患者的sICAM-1、sVCAM-1、sE-选择素的水平明显高于正常对照组，且sVCAM-1等与颈动脉内-中膜厚度（IMT）直接相关。而在致死性心肌梗死患者，上升更为明显，提示可溶性黏附分子可能是预测冠心病和心肌梗死预后的因素之一。体重减轻、他汀类、ARB类药物可明显降低可溶性黏附分子表达。

单核细胞趋化蛋白-1（MCP-1）：MCP-1招募血液循环中单核细胞至炎症反应部位，在动脉粥样硬化发生和发展的多个阶段如脂质条纹形成的初期至不稳定斑块破裂血栓形成及心肌梗死后心室重塑过程中均发挥重要作用。在动脉粥样硬化病变部位活化的血小板及血栓素等诱导内皮细胞表达MCP-1，局部的MCP-1除具有趋化活性外，还可以诱导组织因子的表达，促进血栓形成。在中等长度的随访中发现ACS患者MCP-1基线水平升高与死亡率或心肌梗死的发生率增高有关。血清MCP-1水平是一个独立的心血管事件预测因子。

肿瘤坏死因子-α（TNF-α）：TNF-α是由多种细胞如激活的单核/巨噬细胞、T淋巴细胞产生的一致具有多种生物学效应的细胞因子，主要参与了炎症反应的级联过程。TNF-α也可来自于其他一些细胞如淋巴细胞、中性粒细胞、成纤维细胞、内皮细胞和平滑肌细胞。心、肝、肺、肾既是TNF-α作用的靶器官，又是其生物合成的场所。TNF-α的主要刺激因素为脂多糖、病毒、真菌、免疫复合物、IL-1等。研究发现TNF-α几乎能完全抑制平滑肌细胞表达间质胶原基因，使斑块向不稳定方向发展。但由于其血浆半衰期短，限制了其作为预测因子作为临床筛查的应用。

研究发现心绞痛患者和急性心肌梗死患者血浆中TNF-α水平升高，并证明血清TNF-α水平随梗死面积的增大而升高。急性心肌梗死后血清TNF-α水平持续升高患者心血管事件的发生率明显高于对照组，这可能和冠状动脉内持续的炎症反应导致斑块不稳定有关。血清TNF-α水平可以作为急性心肌梗死预后的指标。TNF-α通过活化核因子κB（NF-κB），能够激活心肌组织MMPs，引起心肌重构，导致心功能减退。

髓过氧化物酶（myelopeoxidase，MPO）：MPO储存在中性粒细胞及单核细胞的初级颗粒中，在白细胞激活后脱颗粒释放。MPO与过氧化氢相作用，生成大量活性氧介质，增强氧化应激，在先天性宿主防御反应和炎症反应中具有重要意义。MPO及其氧化产物具有强大的促动脉粥样硬化特性，MPO水平增高提示较高的ACS发病风险，血清MPO水平是ACS的独立预测因子。MPO与易损斑块破裂密切相关。破裂的斑块中表达MPO的巨噬细胞明显增多，而脂质条纹中的巨噬细胞很少表达MPO。MPO可氧化修饰LDL及HDL、载脂蛋白等，导致胆固醇逆向转运功能受损，脂质充填的泡沫细胞形成，从而增大脂核，促进易损斑块的发生发展。MPO衍生的强氧化剂次氯酸能够激活基质金属蛋白酶（MMP），另一方面可使由单核巨噬细胞分泌的组织金属蛋白酶抑制剂（TIMP）失活，导致MMP/TIMP比例失调，细胞外基质被降解，纤维帽变薄容易破裂。此外，MPO氧化修饰产生的ox-LDL可抑制平滑肌细胞合成胶原，并诱发平滑肌细胞凋亡，导致平滑肌细胞相对减少，纤维帽强度减弱。MPO氧化修饰产生的ox-LDL可诱导巨噬细胞表达血管内皮生长因子（VEGF），促进斑块内病理性新生血管生成，极易破裂导致斑块内出血，增加易损斑块的不稳定性。

MPO作为易损斑块的一个标志物，可用于判断患者是否处于重大心血管事件的风险之中。对MPO的研究有助于进一步阐明易损斑块的发病机制，MPO抑制剂可能是预防干预ACS的新策略。

新蝶呤：新蝶呤是巨噬细胞激活的标志物。心肌梗死和不稳定性心绞痛患者的新蝶呤水平高于稳定性心绞痛者。冠状动脉血管成形术中发现复合病变的ACS患者，新蝶呤水平较高。肾功能不全患者，新蝶呤及其他一些炎症因子水平增高。他汀类治疗可降低新蝶呤水平。

脂蛋白结合型磷脂酶A2和分泌型磷脂酶A2：磷脂酶A2（PLA2）能水解LDL和HDL内的磷脂酰胆碱（phosphatidylcholine，PC）产生两个具有生物活性的产物：溶血磷脂酰胆碱（lysophosphatidylcholine，LysoPC）和游离脂肪酸，具有促动脉粥样硬化作用。

脂蛋白结合型磷脂酶A2（lipoprotein-associated phospholipase A2，LpPLA2）是与分泌型磷脂酶A2不同的一种水解酶，由单核/巨噬细胞、T淋巴细胞和肥大细胞合成，血浆中80%与LDL结合，20%与HDL结合。LpPLA2水解PC产生的LysoPC是很强的单核细胞趋化因子，诱导内皮细胞表达单核细胞黏附分子，促进粥样硬化病变的产生。一旦T淋巴细胞在进展期斑块内聚集，lysoPC就与肽类形成复合体作为抗原激活T淋巴细胞，使血管壁内的免疫反应持续且不断加强。随着斑块的进展，lysoPC又可促进平滑肌细胞增殖。高浓度的lysoPC促进平滑肌细胞凋亡及死亡。因此，LpPLA2活化最终导致了斑块不稳定，容易破裂和血栓形成。LpPLA2活化还增加ox-LDL对巨噬细胞的毒性，导致泡沫细胞死亡，释放出致粥样硬化物质。用选择性阻断剂抑制LpPLA2不能够阻断LDL的氧化，但可以明显减少LysoPC的生成。因此，抑制LpPLA2可能代表一种抑制动脉粥样硬化的新策略。

已证实在高脂血症男性，血浆LpPLA2水平是一种新的冠心病预测因子，但一项同时将LDL和CRP纳入研究范围的健康女性大型研究未能证实LpPLA2对女性心血管风险的预测价值。分泌型磷脂酶A2（secretory phospholipase A2，sLpPLA2）属急性时相蛋白，也是一种新的冠心病独立预测因子。sLp-PLA2可以在动脉粥样硬化斑块中发现，但不见于无炎症的正常动脉中。其生物学功能包括抗菌、移除受损和凋亡的细胞，增强胆固醇从血中清除等。在斑块内，sLpPLA2促动脉粥样硬化，也与lysoPC的促炎作用有关。斑块内的平滑肌细胞、内皮细胞、肥大细胞、巨噬细胞有能力合成sLpPLA2，其分泌由促炎因子如IL-1、IL-6、TNF-α、干扰素-γ、ox-LDL等诱导。sLpPLA2促进巨噬细胞内脂质积聚形成泡沫细胞，增加单核细胞分泌MCP-1，诱导单核细胞表面表达CD40。因此，sLpPLA2成为脂质与动脉粥样硬化炎症学说之间的桥梁。表达sLpPLA2的转基因小鼠更易于发生显著的动脉粥样硬化病变也支持这个观点。慢性炎症性疾病时，循环sLpPLA2水平明显增高。在不稳定性心绞痛和经证实的冠心病患者，sLpPLA2是临床冠脉事件的独立预测因子。

基质金属蛋白酶（matrix metalloproteinases，MMPs）：MMPs是含锌原子的具有蛋白水解活性的内肽酶家族，能特异性地与细胞外基质成分相结合并降解细胞外基质。正常血管壁的中膜平滑肌细胞可分泌MMPs，在血管重塑中起重要作用，使血管能够适应变化及自我修复。但是，MMPs过度表达和激活，或伴有组织金属蛋白酶抑制剂（tissue inhibitor of metalloproteinases，TIMPs）下降，则会导致心血管的不适当重塑引起功能障碍、动脉瘤样扩张、再狭窄及动脉粥样硬化。

人动脉粥样硬化病灶中可检测到MMPs，尤其是在斑块的肩部和泡沫细胞聚集部位。斑块内巨噬细胞和平滑肌细胞是产生MMPs的主要细胞。动脉粥样硬化发生中，单核巨噬细胞可大量分泌酶原状态的MMPs。单核巨噬细胞、T淋巴细胞、血管平滑肌细胞、内皮细胞分泌的促炎细胞因子如IL-1、TNF-α、干扰素-γ、PDGF可刺激MMPs的表达，肥大细胞分泌的蛋白酶可激活以酶原状态存在的MMPs，而被激活的MMPs又通过正反馈激活其他酶原。上述作用使MMPs生成量不断扩大。

MMP-9参与了动脉粥样硬化形成过程中的数个关键步骤。单核细胞募集首先需要降解基质，以穿破基底膜通过内皮层，动脉损伤时MMP-9 表达增多，增强了单核—内皮细胞相互作用。动脉壁内，MMP-9激活降解平滑肌细胞周围的基质，使平滑肌细胞能够移行。但过度激活则导致细胞外基质降解，纤维帽削弱，斑块破裂。MMP-9水平在急性心肌梗死和不稳定性心绞痛病人中明显增高。在ACS、慢性冠心病甚至正常对照组，CRP水平和MMPs水平相关。研究表明，MMP-9是冠心病患者心血管死亡的预测因子，并可以作为斑块不稳定的一个标记物。在颈动脉狭窄患者，MMP-9水平升高者心血管病死亡和同侧脑卒中的危险为正常者的两倍。

CD40/CD40配体（CD40/CD40 Ligand，CD40/CD40L）：CD40/CD40L是一对互补的肿瘤坏死因子受体和肿瘤坏死因子家族跨膜糖蛋白，是炎症信号传递的重要途径，它参与抗原呈递和淋巴细胞及巨噬细胞的激活。CD40主要表达于B细胞、单核细胞、树突状细胞、内皮细胞、纤维母细胞和上皮细胞，其功能与炎症的放大和调节有关。CD40L主要表达于成熟的活化CD4+T细胞、B细胞、单核/巨噬细胞、自然杀伤细胞、血管内皮细胞和平滑肌细胞。CD40与其配体CD40L结合后激活蛋白酪氨酸激酶（protein tyrosine kinase，PKT）、磷脂酶Cr2和蛋白激酶A等，最终激活了特定的转录因子如NF-κB，引起相应基因的表达。CD40和 CD40配体以一种天然的可溶的无活性形式大量存在于血小板中。当血小板被ADP、凝血酶和胶原等激活后，可迅速产生可溶性CD40L（soluble CD40L，sCD40L），具有多种生物学功能。

近年发现，CD40/ CD40配体共同表达于动脉粥样硬化病变的主要细胞成分如激活的T淋巴细胞、血管内皮细胞、血管平滑肌细胞及巨噬细胞中，介导多种促动脉粥样硬化效应。免疫组化显示早期和进展期斑块中都存在CD40/CD40L。CD40/CD40L信号途径在动脉粥样硬化过程中的重要作用在LDL受体缺陷（$LDLR^{-/-}$）小鼠身上也得到了证实，使用CD40L单克隆抗体可使粥样硬化病变的范围显著减少，而且斑块内VCAM-1 的表达显著降低，巨噬细胞含量减少，平滑肌细胞和胶原含量增加，斑块趋于稳定。另一项研究也发现在CD40基因敲除和应用CD40L抑制剂的载脂蛋白$E^{-/-}$小鼠动脉粥样硬化斑块中富含平滑肌细胞和胶原，但仅含少量巨噬细胞和T淋巴细胞，斑块稳定。有人用CD40L抗体分别在早期和晚期连续处理载脂蛋白$E^{-/-}$小鼠12周，发现CD40L抗体对早期斑块的形态影响不大，但对晚期斑块影响显著，表明CD40和CD40L的相互作用对于动脉粥样硬化病变的发展必不可少，且使斑块趋于不稳定。在斑块由早期向晚期的进展过程中，阻断该系统可使晚期斑块更稳定。研究发现重组CD40可促进平滑肌细胞增殖，提示CD40L在冠脉介入治疗后再狭窄中也发挥重要作用。

测定血液循环中sCD40L的水平为CD40/ CD40配体的促炎效应与动脉粥样硬化之间的联系提供了进一步的证据。不稳定心绞痛患者血浆sCD40L水平明显增高，对女性患者的高危斑块和未来心血管事件具有预测价值。ACS患者sCD40L水平增高提示死亡和心肌梗死的风险显著增高。研究显示中度高胆固醇血症者和糖尿病患者，sCD40L水平亦明显增高。

CD40/CD40L的致病机制主要包括以下几方面。

①促进炎症介质的表达：CD40配体与CD40的结合是淋巴细胞激活的重要条件，它能显著促进Th1细胞因子（IL-1、IFN-γ等）和Th2细胞因子（IL-4、IL-5、IL-10等）的产生。CD40配体与CD40的相互作用可激活巨噬细胞、B淋巴细胞、内皮细胞、平滑肌细胞表达与动脉粥样硬化有关的活性因子，诱导黏附分子E-选择素、VCAM-1、ICAM-1、TF和MCP-1的表达，促进内皮活化及白细胞与内皮细胞

的黏附。在动脉损伤部位，激活的血小板表面的CD40L能够触发内皮细胞炎症反应，分泌趋化因子和表达黏附分子，促进白细胞聚集和活化。这些细胞因子和趋化因子放大了炎症效应，形成促动脉粥样硬化病变的环境。

②增加内皮细胞促凝活性：在动脉粥样硬化斑块中的内皮细胞、平滑肌细胞和巨噬细胞均大量表达组织因子TF，这是斑块破裂后导致局部血栓形成的关键因素。斑块内的主要促凝因子—组织因子受促炎细胞因子，主要是CD40配体的调控。人的动脉粥样硬化病灶内包含组织因子的巨噬细胞邻近发现有CD40配体阳性细胞。一旦斑块破裂，组织因子暴露就会启动凝血过程形成血栓。

研究发现重组CD40L能诱导内皮细胞、平滑肌细胞、巨噬细胞TF表达，并伴有细胞促凝活性增强，这种效应可被CD40L抗体抑制。CD40L不仅使内皮细胞TF表达增强且使血栓调节素表达下调，这就增强了内皮细胞的凝血活性，同时降低了内皮细胞的纤溶活性，有利于局部血栓形成。

③与ox-LDL的协同作用：ox-LDL是动脉粥样硬化重要的致病因子，可诱导内皮细胞表达多种黏附分子，增强单核/巨噬细胞与内皮细胞的黏附及向内皮下移行，诱导血管紧张素Ⅱ，促进血管平滑肌细胞增殖、迁移，诱导斑块中炎症细胞释放多种炎症介质。近年研究发现CD40/CD40L途径可介导ox-LDLd1上述致动脉粥样硬化效应。ox-LDL诱导斑块中内皮细胞、平滑肌细胞、巨噬细胞表达CD40和CD40L。内皮功能障碍及血流动力学改变通过下调CD40信号途径阻断剂的表达而促进CD40介导的内皮活化。内皮细胞中的CD40刺激活性氧介质（ROS）的产生，继而削弱内皮源性NO的产生，加剧内皮功能障碍。

④导致斑块不稳定，促进血栓形成：CD40可破坏纤维帽的主要成分胶原的合成与降解之间的平衡，促进胶原降解。CD40与CD40L的相互作用可诱导内皮细胞、血管平滑肌细胞、巨噬细胞表达MMPs家族，包括间质胶原酶（MMP-1），基质溶解素（MMP-3），胶原酶B（MMP-9）。内皮和平滑肌细胞中无活性的胶原酶A（MMP-2）在CD40L作用后也以激活的形式被释放，而且CD40/CD40L的诱导效应比TNF-α或IL-1-β的效应还要强。阻断CD40信号途径可增强斑块中的胶原含量和稳定性。除导致斑块更易损外，CD40信号还可诱导内皮和平滑肌细胞表达组织因子，组织因子通过启动外源性凝血途径促进破裂斑块处血栓形成。近年来还发现CD40可以表达于血小板表面，CD40与CD40L的相互作用可激活血小板，进一步促进血小板源性血栓形成。最后，CD40L还可以抑制内皮移行，影响斑块糜烂处再内皮化，增加了急性心血管事件的可能性。研究认为血小板源性sCD40L可作为急性冠状动脉血栓形成的标志物。

炎症介质CD40/CD40L在动脉粥样硬化、血栓形成等疾病中起直接的调控作用，干扰或抑制CD40/CD40L对动脉粥样硬化病变进展、促进斑块的稳定和预防再狭窄具有潜在治疗价值。

3.4.5 核因子κB（Nuclear factor-κB，NF-κB） NF-κB是普遍存在于细胞中调节炎症、免疫、细胞周期等的快反应转录因子。可被多种刺激因子如氧化应激、炎症介质、血管活性物质、剪切应力等激活。静息细胞内NF-κB存在于胞浆中，与抑制性的IκB结合，受刺激时，NF-κB迅速与IκB解离，并向细胞核内转移，与特定基因启动子上的结合位点结合。VCAM-1、E-选择素（E-selectin）、TF、IL-1、IL-8、c-myc等基因的启动子上都有NF-κB的结合位点。

近年发现NF-κB可介导血管内皮细胞的损伤，在动脉粥样硬化组织中有明显的激活现象，是动脉粥样硬化病变中对免疫和炎症相关因子的表达调控的中间环节。并且，NF-κB可诱导平滑肌细胞的增生，是平滑肌细胞增生时必经的激活通路，与血管重塑关系密切。在动脉粥样硬化病灶中，NF-κB主要表达于内皮细胞、血管平滑肌细胞，其水平比正常动脉壁显著增多并且呈激活状态。NF-κB的表达及其调控的一系列下游靶基因的变化与动脉粥样硬化病变的发生发展密切相关。心绞痛患者ox-LDL和外周血分离淋巴单核细胞NF-κB活性水平较正常对照组明显增高。并且不稳定型心绞痛患者的ox-LDL和外周血分离淋巴单核细胞NF-κB活性水平也较稳定型心绞痛患者明显增高。其机制与细胞因子、氧化物、破裂斑块释放的物质等激活血液循环中的单核细胞有关。这种选择性的白细胞中NF-κB的激活可以作为斑块破裂的标志物之一。

3.4.6 妊娠相关血浆蛋白A（Pregnancy-associated plasma protein A，PAPP-A） PAPP-A是最早在孕妇血清中检测到的一种大分子糖蛋白，在母体血浆中随着孕周的增加逐渐增多，并认为是产前监护胎儿核型异常及宫内生长迟缓，妊高征等高危妊娠的有效指标之一。此后研究证实，PAPP-A属于锌结合蛋白超家族成员中的金属蛋白酶。存在于人成纤维细胞、成骨细胞、骨髓基质细胞、血管平滑肌细胞，以及动脉粥样硬化的斑块中。TNF-α、白细胞介素4（IL-4）、白细胞介素-1（IL-1）等致炎症细胞因子可刺激PPAP-A的表达。

由心血管系统分泌的胰岛素样生长因子1（insulin-like growth factor-1，IGF-1）及其调节蛋白，是动脉组织细胞生长启动因子，参与冠状动脉粥样硬化和再狭窄的发生发展。研究发现，PAPP-A可通过蛋白水解的作用裂解IGFBP 4，促使结合状态的IGF-1转变成游离状态的IGF-1而被活化，因此PAPP-A促进了IGF-1的生物效应，促进动脉粥样硬化的发展。

研究结果显示，在男女两性体内均存在PAPP-A，其血清水平增高是局部炎症状态增加的潜在标记因子，PAPP-A在不稳定性动脉粥样硬化斑块内含量高，而在稳定斑块中少见，提示升高的PAPP-A可能参与动脉粥样硬化不稳定斑块的形成。

PAPP-A对PTCA术后再狭窄形成也有一定影响。研究提示，IGF-1参与局部平滑肌细胞聚集和增生，可造成冠状动脉血管成形术后再狭窄。并发现，当血管发生损伤时如PTCA术后，血管平滑肌细胞内的PAPP-A表达也会上调。通过水解IGFBP4，PAPP-A以类似旁分泌的方式使血中游离IGF-1水平升高，由此促进了血管损伤后的内膜增生过程。

研究发现，不稳定性心绞痛患者循环血中的PAPP-A水平大大高于慢性稳定心绞痛患者和正常对照组，急性心肌梗死者则增高更显著。PAPP-A早期升高可用于识别不稳定斑块的存在，PAPP-A在急性冠状动脉综合征患者的早期诊断中可能具有应用价值，并有助于ACS患者的危险分层和预后判断。另一项研究发现，在急性心肌梗死和不稳定型心绞痛患者，血清PAPP-A浓度明显增高，其浓度不受年龄、性别、传统危险因素和临床用药的影响、患者血清PAPP-A浓度大于10mIU/L提示可能发生ACS。

研究还发现，在ACS患者PAPP-A水平与CRP显著相关，与游离IGF也存在相关性，但与反映心肌损伤的指标（CK-MB和TnT，TnI）无关。有研究表明，循环PAPP-A水平是未来心肌缺血事件及需要PCI术或冠脉搭桥手术的独立预测因子，也是无症状高脂血症患者心血管危险的标志物，提示PAPP-A水平增高并不仅局限于ACS，也可以反映早期动脉粥样硬化病变。

3.4.7 血凝素样氧化低密度脂蛋白受体1（Lectin-like oxidized low-density lipoprotein receptor-1，LOX-1） ox-LDL对内皮的损伤、激活导致内皮功能不全引起动脉粥样硬化病变是通过LOX-1介导的。LOX-1最早被认为是内皮细胞的主要ox-LDL受体，后来发现也可表达于巨噬细胞和平滑肌细胞。LOX-1为Ⅱ型膜蛋白，具有C型血凝素样细胞外区域可被蛋白酶裂解，释放出可溶性LOX-1。除了作为ox-LDL的主要受体，LOX-1还能够与受损的或凋亡的细胞、激活的血小板、糖基化终产物及病原体结合并将其吞噬。生理状态下，LOX-1发挥宿主防御作用并有助于清除细胞碎片。但在病理情况下，LOX-1与ox-LDL结合诱导炎症反应和内皮活化。在动脉粥样硬化起始和进展病灶均可见LOX-1表达水平升高。

LOX-1在动脉粥样硬化病变的起始即内皮功能不全发生过程中起重要作用。高胆固醇血症、高血压、糖尿病及其他一些损伤血管的疾病状态下，AngⅡ和ET-1等诱导血管壁大量表达LOX-1，引起ox-LDL内吞摄取增多，反过来又进一步增强LOX-1的表达。Ox-LDL通过LOX-1增加血管紧张素转换酶的表达并减少细胞内NO的浓度，加剧了内皮功能不全。Ox-LDL亦通过LOX-1介导内皮细胞凋亡，此作用与NF-κB的激活有关，可导致内皮细胞剥脱和损伤，进一步加重了炎症反应。

LOX-1的活化也参与了动脉粥样硬化病变的进展。Ox-LDL通过上调LOX-1，增加内皮黏附分子如P-选择素、VCAM-1、ICAM-1的表达诱导单核细胞黏附于内皮，并增加MCP-1的表达促进单核细胞侵入内膜下随后转化为泡沫细胞。在淋巴细胞因子如TNF-α等作用下，LOX-1的表达进一步上调，更促进了脂质的聚集。研究证实，Ox-LDL通过LOX-1激活CD40/CD40L信号通路，使炎症反应持续，并抑制胶原酶，削弱纤维帽，促进斑块的破裂。LOX-1的激活也可直接加剧斑块的不稳定性。

Ox-LDL通过与LOX-1结合，增加活性氧介质产生，促进平滑肌细胞凋亡，增加MMPs的活性，促进斑块破裂。LOX-1可作为血小板与内皮之间的黏附分子，促进血小板的活化及与内皮细胞之间的相互作用。血小板－LOX-1的相互作用刺激内皮细胞释放ET-1，产生活性氧介质使NO失活。因此，LOX-1信号途径能够引发恶性循环，最终导致血管阻塞和缺血事件发生。

3.4.8 蛋白酶活化受体（Protease-activated receptors，PARs） PARs是一类G蛋白偶联的跨膜受体，氨基末端被丝氨酸蛋白酶（凝血酶和胰蛋白酶）水解而活化，启动细胞内信号转导，介导对组织损伤的细胞反应，如炎症和组织修复。控制该类受体酶解活化可防治心血管炎症，增强该类受体酶解活化可能促进心血管修复。目前，已能辨别出4种PARs分子结构，PAR-1，PAR-3，PAR-4被凝血酶激活，PAR-2被胰蛋白酶、组织因子等激活。

在动脉粥样硬化病灶和血管损伤的炎症环境下，PAR表达明显增多。血管及血管周围许多细胞表达PARs，包括内皮细胞、血管平滑肌细胞、血小板。这些细胞中的PARs均对动脉粥样硬化病变的发生、发展及并发症的形成有影响。心血管传统危险因素导致内皮功能障碍，不但升高了PARs的水平，也触发了组织损伤，使凝血酶得以发挥作用。内皮细胞PAR-1的激活通过NF-κB途径促进ICAM-1的表达从而促进单核细胞黏附。PAR-4也与PAR-3协同增强白细胞的黏附与聚集。PAR-1和PAR-2活化诱导内皮细胞释放含有P-选择素和von Willebrand因子的颗粒，促进白细胞和血小板黏附。PARs的活化也与IL-6的分泌有关，IL-6促进CRP的合成，启动炎症级联反应。已证实IL-1和 TNF-α能通过增加PARs的表达而促进炎症反应。PARs的活化促进内膜炎症反应而促进动脉粥样硬化的发生和发展。

在进展期斑块中，平滑肌细胞由中膜向内膜移行并增殖是关键步骤，部分与平滑肌细胞内的PARs活化有关。体外试验发现PAR-2能够诱导平滑肌细胞迁移，并可被PAR-2的阻断剂所抑制。活化的PAR-2进一步成为冠状动脉平滑肌细胞的丝裂素原刺激，提示PAR-2抑制剂可能可以防治动脉粥样硬化和再狭窄。活化的PAR-1促进平滑肌细胞合成胶原，加强纤维帽的形成。

PARs介导的血小板激活在动脉粥样硬化发展全过程中亦起到重要作用。内皮细胞PAR的活化使von Willebrand因子得以释放，血小板在病灶聚集，为单核淋巴细胞聚集提供反应表面。凝血酶介导的PAR活化通过上调血小板糖蛋白Ⅱb/Ⅲa复合体介导了斑块破裂后血小板的活化与聚集，由此形成的不稳定斑块的血小板血栓可阻塞冠状动脉。近年来试验证实PAR-1是介导凝血酶的促栓效应的主要受体，所以，PAR-1拮抗剂有助于防止血栓形成和血管阻塞。

3.5 抗动脉粥样硬化的炎性介质

3.5.1 白细胞介素10（Interlukin- 10，IL-10） IL-10主要由Th2细胞产生，是最重要的免疫抑制因子，具有明显的免疫抑制作用。IL-10在炎症反应中一方面可抑制炎性细胞的黏附、浸润，另一方面可抑制各种炎性介质引起的细胞因子的合成与分泌，同时诱导抗炎因子如IL-1受体（IL-1ra）及IL-4的表达，因此被视为一种抗炎因子。动物实验发现，IL-10基因缺如的小鼠更易于发生动脉粥样硬化。IL-10的抗动脉粥样硬化作用包括几个方面：①抑制炎症细胞的激活：IL-10可以抑制单核/巨噬细胞、T淋巴细胞等炎症细胞的激活及产生TNF-α、IL-1β、IL-6、IL-12等细胞因子和呈递抗原。②对黏附分子和趋化因子具有下调作用。③抑制血栓形成：IL-10可抑制激活的单核细胞合成组织因子，从而抑制动脉粥样硬化中的血栓形成。

3.5.2 过氧化体增殖物激活型受体（Peroxisome proliferator activated receptor，PPAR） PPAR属于核受体超家族中的一员，是依赖配体活化的转录因子。有PPARα、PPARβ、PPARγ3种亚型。

PPAR的主要功能是调节基因的转录活性。PPAR在巨噬细胞、内皮细胞、血管平滑肌细胞及动脉粥样硬化斑块中表达，参与了动脉粥样硬化形成的多个环节，具有抗炎和抗动脉粥样硬化作用。

研究认为在动脉硬化斑块中PPARγ可以抑制单核巨噬细胞表达炎性物质，减轻炎性反应，并具有抑制血管平滑肌细胞游走和增生的作用。更多的实验证明配体激活的PPARγ在体内可以促进脂肪细胞分化，减少胆固醇生成，提高胰岛素敏感性，并通过多种途径抑制炎症介质的表达，延缓动脉粥样硬化发生和发展的进程。PPARγ能通过增加内皮型一氧化氮合酶（eNOS）和凝血酶调制素（抗凝物质）的表达，降低血小板聚集和延缓动脉内血栓形成。因此，有学者认为PPARγ表达降低是心血管疾病的预警指标。胰岛素抵抗是多种代谢异常和心血管疾病的致病基础，PPARγ能通过改善胰岛素抵抗及抗炎作用而发挥其血管内皮保护作用，其机制是参与了抗氧化作用。抗糖尿病药塞唑烷二酮类是PPARγ的激活物，是PPARγ的高亲和力的人工合成的配体，研究发现PPARγ激动剂罗格列酮能明显降低无糖尿病的冠心病患者E-选择素、血管性假血友病因子（vWF）、C反应蛋白、纤维蛋白原，减轻炎症反应。其表达与冠脉病变呈负相关，对动脉粥样硬化具有负调控作用。贝特类药物是PPARα的激活物。近来有研究发现HDL可以通过激活MAPK信号途径来增强PPARγ的表达、转位和磷酸化，进而抑制PPARγ应答基因CD36的表达，起到抗炎、抗粥样硬化的作用。

3.5.3 内皮祖细胞（Endothelial progenitor cells，EPCs） EPCs是骨髓源性干细胞，能够迁移到外周循环中，并且可以分化为成熟的内皮细胞。在胚胎发育的过程中，EPCs参与了最初的血管形成（vasculogenesis）。成人中，内皮祖细胞定居于骨髓，并且可以被细胞因子或者来自于外周血中的血管生长因子信号动员到外周循环而进入外周血管组织中，通过整合进血管壁或提供生长因子两种方式来促使新生血管的形成。

一般来说，EPCs的特征是表达以下3种标记：CD133、CD34和KDR。随着分化，明显的失去造血干细胞标记CD133的表达，开始表达CD31（血小板内皮细胞黏附分子）、血管内皮钙连蛋白和von Willebrand因子等内皮特异性标记。EPCs在血液中循环，趋向于在血管或组织损伤部位着床，促进复内皮化（reendothelialization）和新生血管形成。EPCs对维持内皮的完整性和正常功能从而发挥抗动脉粥样硬化作用具有重要意义。如果EPCs从骨髓中移出并聚集于血管损伤部位的能力受损，则血管稳态遭受破坏，内皮功能发生障碍，易于动脉粥样硬化。研究表明，EPCs可以作为血管功能以及心血管风险的生化标志物。EPCs数目减少与EPC迁移障碍或持续内皮损害致EPCs被耗竭有关。更进一步，循环EPCs的数目和迁移能力在有冠心病危险因素的患者中明显减少，提示缺乏EPCs可能导致了这些患者的血管形成障碍。他汀类药物对减少冠心病的发生率死亡率明显有效，他汀类可以增加EPCs从骨髓移出，抑制EPCs老化，促进EPCs增殖，因而导致循环EPCs数目增多。EPCs功能不全可导致内皮功能障碍。炎症介质CRP破坏EPCs的分化和存活，增强了炎症与心血管疾病之间的联系。EPCs减少不仅参与了动脉粥样硬化病变的起始阶段，也导致糜烂斑块的复内皮化受阻，易于血栓形成和阻塞动脉。

目前，对缺血性心脏病和外周缺血性疾病的细胞治疗已经可以做到治疗性新血管形成，即通过直接将纯化的EPCs注入缺血区或者运用诸如细胞因子、趋化因子和药物等来动员EPCs，达到增加缺血区血供，缩小梗死面积，改善缺血后心脏功能以及减少缺血再灌注损伤等作用。因此，动员的或移植的自体来源的内皮祖细胞为缺血性疾病的治疗提供了新的靶点

鉴于内皮损伤和脱失是血管成形术或冠脉搭桥术后动脉粥样硬化和再狭窄的一个重要病理基础，用自体的EPCs移植来修复损伤血管和对移植血管或支架做生物工程学上的处理，能够加快损伤后的复内皮化，恢复内皮功能进而稳定血管内环境，有效预防血栓形成、血管痉挛，减少平滑肌细胞增殖和新内膜过度增生，因此可以早期防止血管成形术或冠脉搭桥术后的动脉粥样硬化和再狭窄，保持桥血管的持久开通。

关于EPCs与炎症和动脉粥样硬化之间的关系尚有大量研究工作要做。这些研究将有助于应用EPCs调动人体自身的再生修复潜能以发挥保护血管内皮防治动脉粥样硬化的目的。

3.5.4 脂联素（Adiponectin） 脂联素是近年来新发现的由脂肪细胞分泌的脂肪组织特异性血浆蛋白，在血浆的浓度范围是5～30 mg/L，约占人血浆总蛋白的0.01%，是至今发现的唯一一个与肥胖呈负性相关的脂肪细胞因子，也是人脂肪组织中含量最丰富的转录产物之一。脂联素通过作用于内皮细胞、巨噬细胞和平滑肌细胞等多个环节发挥增加胰岛素敏感性、抗糖尿病和抗动脉粥样硬化、抗炎症等生物学效应。其水平的降低是发生胰岛素抵抗、糖尿病和动脉粥样硬化的独立危险因素。在腹型肥胖、胰岛素抵抗、冠心病或2型糖尿病患者中，脂联素的循环浓度降低。

脂联素对动脉粥样硬化的整个过程都有保护作用。

①体外研究显示生理剂量脂联素即可强烈抑制TNF-α诱导的内皮细胞中NF-κB的激活及细胞间黏附分子的表达，从而明显减少单核细胞的黏附。

②脂联素还可减弱丝裂原活化蛋白激酶（MAPK）的活性，从而抑制ox-LDL诱发的内皮细胞增殖及超氧化物的产生，增强内皮细胞中一氧化氮的合成，改善内皮功能，扩张血管。

③脂联素抑制单核祖细胞分化及巨噬细胞炎性因子如TNF-α的产生，抑制清道夫受体A1及胆固醇酰基转移酶E1在巨噬细胞中的表达，从而减少ox-LDL摄取及泡沫细胞的形成；且诱导巨噬细胞IL-10的表达，不影响MMP-9的表达，从而减少基质降解，稳定粥样斑块。

④脂联素通过与PDGF-BB直接连接及广泛抑制生长因子激活的细胞外信号相关激酶（ESK）的磷酸化途径两方面遏制了平滑肌细胞的增殖和迁移。提示脂联素在血管重塑中起调节剂的作用。

低脂联素血症与一些众所周知的心血管疾病危险因素如男性、2型糖尿病、血脂异常、高血压及肥胖相关，可作为一个敏感的心血管危险因子和判断冠心病病情的重要指标。且脂联素水平与冠心病严重程度的相关。有研究结果显示，脂联素水平随动脉粥样硬化程度的加重呈进行性下降；血浆脂联素水平与冠状动脉的狭窄程度、体质量指数及甘油三酯呈负相关，与胰岛素敏感性指数及高密度脂蛋白呈正相关。

脂联素显著改善胰岛素抵抗而发挥心血管保护作用。胰岛素抵抗是代谢综合征等多种疾病发生发展的病理生理基础，改善胰岛素抵抗是防治心血管疾病的根本方法。研究表明，脂联素与组织细胞胰岛素敏感性密切相关。肥胖及2型糖尿病的患者和动物中，循环中脂联素水平与胰岛素抵抗程度、体重及空腹胰岛素水平呈负相关，且脂联素水平下降早于高糖血症的发生。给鼠补充脂联素后在饮食不变情况下可减轻其体重，其机制可能为：脂联素可以通过大脑屏障使脑脊液中脂联素含量升高从而通过刺激能量消耗来减少体重；此外，脂联素还有促进瘦素对产热和血脂水平的调节作用。

脂联素具有抗炎作用。研究发现血浆脂联素水平在慢性低度炎症过程中明显降低，血浆脂联素水平与IL-6和TNF-α、hs-CRP呈明显负相关。IL-6和脂联素间可能通过旁分泌和自分泌方式相互作用。

增加脂联素的生成，针对脂联素受体的靶点研究，将为2型糖尿病、动脉粥样硬化症及肥胖症等与胰岛素抵抗相关疾病的治疗提供新的思路，为新药的研发提供新的方向。

3.6 多种炎症标志物

应用多种炎症标志物进行ACS的危险分层比测量单一炎症标志物更有效。联合应用炎症标志物如hs-CRP、血栓标志物、心肌坏死标志物如肌钙蛋白和血流动力学应激标志物如B型利尿钠肽（BNP）有助于更准确地更早期地预测心血管风险，及时识别高危患者。一项大型ACS患者研究发现肌钙蛋白和CRP均对30天死亡率有预测价值，但仅肌钙蛋白可预测30天心肌梗死风险。故此，不同的标志物在不同时间点可预测不同的心血管风险。图3-6总结了血管炎症至斑块破裂、心肌缺血、心肌坏死、心肌功能不全各阶段的生化标志物。

3.7 动脉炎症的检测方法

尽管血清炎症标志物具有一定的实用价值，但目前的血清炎症标志物受特异性不高的局限。取而代之的是直接检测动脉炎症的方法。直接检测多民族粥样硬化斑块炎症的方法包括血管内温度记录器测量斑块温度。研究表明，斑块表面温度的不均匀提示斑块内存在炎症。冠状动脉斑块的温度与外周血CRP水平相关。有研究测定ACS患者冠状动脉内温度并随访预后。如果能够准确识别哪些斑块易于破裂，则可有针对性地介入治疗。理论上，这种斑块应该比较“热”，即使没有影响血流，也应采用药物涂层支架或别的方法“封闭”斑块防止其破裂导致血栓形成继而造成缺血或阻塞症状。另一有助于判断斑块内成分及识别富于炎症细胞易于破裂斑块的方法为血管内超声。它可以定位斑块内的钙化、脂质、纤维成分。如与血管内温度记录器结合起来可更深入地认识斑块。

侵入性方法可以准确地定位测量斑块，但更适用于已进入导管室的病人而非普查筛选病人。磁共振技术正迅速提高其成像水平，可识别斑块及其内容物，使我们能看见升高的炎症标志物所提示的动脉炎症。例如，一项研究用MRI将颈动脉粥样硬化患者分为有或无斑块内脂质池两组，发现血清sCD40L水平在有脂质池的患者明显升高，尽管不一定反应了管腔的狭窄。因此，CD40水平升高提示斑块更易于破裂。

炎症介质水平的升高也与颈动脉内膜－中膜厚度（IMT）相关，进一步证明斑块与炎症之间的密切联系。IMT增大的患者CRP、WBC、纤维蛋白原、VCAM-1、ICAM-1水平通常也增高。

3.8 以炎症为靶标的治疗策略

目前已有多个心血管疾病治疗药物证实有额外抗炎作用。抗炎对其疗效起主要或轻微作用尚不得而知。然而，这些有抗炎效应的药物使我们能够进一步了解炎症在心血管疾病中的作用，有助于控制相关的危险因素。

3.8.1 抗血小板药物 与ACS关系最为密切的要数以下针对血小板的药物。

阿司匹林：几个血栓形成级联中的重要组成部分也活跃参与了炎症级联反应。因此，过去被视为抗栓药物者多具有抗炎活性。阿司匹林在ACS中的作用无可辩驳，其疗效主要源自于其抗血小板特性。多个研究证实阿司匹林在心血管疾病一级二级预防中的重要作用。

血小板糖蛋白Ⅱb/Ⅲa受体阻滞剂：血小板糖蛋白Ⅱb/Ⅲa受体阻滞剂具有抗炎效应。阿昔单抗（Abciximab）是首个证实能够阻断冠脉介入手术后炎症介质水平升高的药物。但是，基线CRP水平抬高的患者未显示能够从阿昔单抗治疗中获益。这与CD40水平升高不同，CD40水平升高的介入患者证实能够从静脉应用血小板糖蛋白Ⅱb/Ⅲa抑制剂获益。血小板通过糖蛋白Ⅱb/Ⅲa受体黏附导致CD40L水平升高，诱导MMP-2和MMP-9的蛋白水解活性，导致了斑块的不稳定，这可能可以解释短期应用血小板糖蛋白Ⅱb/Ⅲa抑制剂所引起的长期效应

二磷酸腺苷（ADP）受体拮抗剂：PCI术前应用氯吡格雷对基线CRP水平位于上四分之一的患者显示出最大的疗效，提示氯吡格雷具有特殊的抗炎作用，氯吡格雷在高危患者可以显示更显著的疗效。有研究比较了接受或未接受氯吡格雷预处理的PCI患者的hs- CRP水平，发现接受氯吡格雷预处理者CRP水平明显降低。另一项关于脑卒中的研究亦证实氯吡格雷治疗与CRP水平降低有关。一项小样本健康志愿者体外实验发现氯吡格雷显著降低ADP刺激所致的CD40释放，但Aspirin无此效应。此实验结果与一项大型研究证实氯吡格雷预处理能显著降低PCI患者CD40表达相一致。该研究中亦观察到其他炎症介质水平的降低。氯吡格雷还证实可抑制血小板与白细胞之间的相互作用。

3.8.2 抗凝药物 肝素早就被认为具有抗炎效应。其抗炎效应至少部分通过阻断P-选择素和E-选择素介导的细胞黏附而达到。肝素的化学衍生物使其抗炎活性达致最大，而抗凝活性变为最小。研究证实依诺肝素比未裂解肝素更能降低ACS患者的CRP和von Willebrand因子水平，提示在低分子肝素中，不同药物仍可具有重要的差异，这可能可以解释为什么不同的低分子肝素临床疗效如此不同。凝血酶也可以起炎症介质的作用，因此，直接的凝血酶抑制剂如bivolinrudin也具有抗炎潜能。

3.8.3 他汀类药物 他汀类药物具有独立于其降脂作用之外的抗炎症效应。可降低CRP水平。这可以解释为什么胆固醇水平低的患者也能从他汀类中获益。同时测量CRP和LDL胆固醇水平可以更准确地反应ox-LDL水平、导致斑块不稳定的原因以及动脉粥样硬化病变的进程。Ox-LDL与CRP相结合，ox-LDL抗体存在预示心血管预后较差。一些研究显示CRP水平和LDL水平的降低常合并出现。高剂量的他汀比低剂量更能显著降低CRP水平。且临床实验证实了这种炎症标志物的差异可导致心血管事件的降低。

PCI术前他汀类预处理可改善预后，包括降低死亡率，且这种益处主要见于基线CRP水平升高的患者，不仅仅得益于降脂作用，更主要是因为相对起效快的抗炎效应：他汀类治疗开始一周内即可检测到CRP水平的下降。故ACS患者提倡早期使用他汀类药物。

3.8.4 其他降脂疗法 降脂治疗药物通常具有抗炎作用。依折麦布（ezetimibe）联合他汀类治疗可进一步降低CRP水平。烟酸联合他汀类治疗亦进一步降低CRP水平。fibrates，作为PPAR激动剂的核受体，可降低CRP水平，并证实能够减轻IL-1诱导的肝细胞合成CRP。fibrates治疗也能够降低纤维蛋白原、IL-6、TNF的水平，其降低CRP的同时并能够改善内皮功能。

3.8.5 过氧化体增殖物激活型受体（PPAR）激动剂 PPAR-γ激动剂噻唑烷二酮类罗格列酮已证实能够降低糖尿病患者的hs-CRP及MMP-9水平。即使在无糖尿病只有冠心病者，罗格列酮治疗也可以降低CRP、E-选择素、von Willebrand因子核纤维蛋白原的水平。PPAR-γ激动剂抑制载脂蛋白E缺乏大鼠的活化内皮细胞表达VCAM-1及ICAM-1，防止单核细胞向动脉粥样硬化斑块聚集。

3.8.6 血管紧张素阻滞剂 血管紧张素转换酶抑制剂（ACEI）对患心血管疾病者或高危人群有益，且这种益处与其降压效应不成比例。但实验发现ACEI类降低炎症标志物的效果并不像预期的那么大。有研究证实血管紧张素受体阻滞剂（ARB）可降低炎症介质包括CRP水平，进一步的确证实验有待进行。

3.8.7 非甾体类抗炎药物 非甾体类抗炎药物（NSAIDS）显然具有抗炎作用，但是否对心血管有益尚不完全清楚。关于环氧化酶-2（COX-2）抑制剂对心血管有益或有害的临床资料互相矛盾。COX-2抑制剂当然是抗炎药物，且COX-2在动脉粥样硬化病灶上调表达增多。一项为期2周的研究，其对象为14名正在服用Aspirin和他汀类的严重冠心病病人，发现COX-2抑制剂塞来西布（celecoxib）可降低hs-CRP水平。但另一项关于60名服用小剂量Aspirin经造影证实的冠心病患者的随机双盲安慰剂对照研究并未显示rofecoxib对炎症标志物包括hs-CRP有任何影响。在不稳定型心绞痛非甾体类抗炎药物治疗研究（NUT-2）中，除使用Aspirin和肝素之外，随机服用30天meloxicam的60名患者其缺血事件明显减少。COX-2抑制剂对动脉病变无论起促炎作用抑或抗炎作用均有临床资料支持，也许不同的COX-2抑制剂具有显著的异质性，这个问题只能靠在心血管病人中进行足够大的安慰剂对照临床试验来解决。

3.8.8 类固醇 类固醇可以产生许多不良副作用。尽管如此，类固醇具有抗炎作用，人们会想到短期应用也许对心血管有益。事实上，预防冠脉支架植入术后再狭窄免疫抑制治疗试验（IMPRESS）

提供了这样的证据。成功植入支架后72 h抽血测量CRP水平增高（>5 mg/L）的83名患者随机分配到口服强的松或安慰剂45天两组，强的松组6个月时的再狭窄率显著降低（7%对33%）。如果可重复的话，它可能可以成为减少裸支架再狭窄的一种非常经济有效的方法。除此之外，IMPRESS试验也证实了PCI术后炎症反应的重要性。

3.8.9 抗生素 鉴于感染在动脉粥样硬化中可能起作用，有研究观察抗生素是否有利于防治动脉粥样硬化。某些抗生素可能有独立于杀菌或抑菌效果之外的抗炎作用。但到目前为止，大型抗生素试验未显示可减少心血管事件，至少在用药剂量和用药时间内未出现阳性结果。

3.8.10 抗炎药物 以炎症为靶点的治疗方法目前仍处于起步阶段。其中之一是单核细胞MCP-1受体CCR2阻滞剂。这种阻滞剂可减少猿猴支架植入术后的新生内膜形成。中性粒细胞CD18阻滞剂也在这种动物模型上证实可减少内膜增生。重组免疫球蛋白可溶性P-选择素糖蛋白配体在球囊损伤猪动物模型上证实可阻断P-选择素，明显减少球囊损伤部位新生内膜形成和巨噬细胞浸润，免疫组化显示TNF-α和IL-1β表达水平下降，结果管腔面积显著增大。

3.8.11 改善生活方式-天然的抗炎疗法 改善生活方式也可降低CRP水平。减轻体重与炎症标志物水平降低有关。体育运动和饮食控制均也可降低CRP水平。鱼油、油酸、α-亚油酸和不饱和脂肪酸可以降低CRP水平。这也许可以解释摄入鱼油与心脏性猝死减少之间的关系。饱和脂肪酸和反式脂肪酸均可升高CRP等炎症标志物的水平。长期补充维生素E和维生素C不能够降低炎症标志物水平，临床试验未显示有心血管益处。戒烟可降低CRP水平，适量饮酒亦较不饮酒或偶尔饮酒者CRP水平低。故良好的抗炎抗动脉粥样硬化饮食疗法包括：摄入足够的omega-3脂肪酸，水果、蔬菜、坚果、粗粮，减少细粮、糖、饱和脂肪酸和反式脂肪酸的摄入。

空气污染升高人体CRP水平，抑郁的情绪也可导致CRP升高。毫无疑问，ACS患者出院前，健康的饮食、体育运动、减轻体重、心理状态及其他一些生活方式问题都必须考虑到，以改善患者的生活质量、降低未来缺血危险、对抗动脉炎症。

3.8.12 炎症基因 目前，炎症在ACS中的作用已毋庸置疑，下一步就是详细阐述调控炎症介质产生的有关基因。第一步就是研究单核苷酸多态性（SNPs）。例如，Berger等证实CRP水平（及纤维蛋白原水平）受IL-1基因多态性的影响。CRP基因3’未转译端的多态性影响基础CRP水平及受刺激如冠脉搭桥术后的CRP水平。CRP内含子的多态性也影响CRP水平。因此，一系列的CRP变异性是受其基因多态性的影响。

IL-6启动子的一个特殊单核苷酸多态性增加了术后发生房颤的危险。术后房颤的病人的IL-6水平较高，可能存在发生房颤的易感基因。IL-6是ACS预后的决定因素之一，故有此SNP者也许更易于发生合并症如复发性缺血，这种假说尚有待进一步证实。

IL-10基因启动子的SNPs影响IL-10的产生从而影响动脉粥样硬化病变的进程。一项关于透析病人的研究发现：携带一个导致IL-10低水平的等位基因的患者发生心血管事件的风险增高近三倍。关于IL-10基因SNPs的进一步研究有望深入了解基因对炎症的作用。导致髓过氧化物酶低水平的一个SNP也已得到鉴定，此SNP与心血管疾病患病率低有关。

SNP联合单基因多态性研究具有更重要的价值。例如，股腘动脉血管成形术后再狭窄被认为与IL-1β基因的SNP和IL-1受体诘抗基因内含子2的序列多态性有关。

在洛杉矶动脉粥样硬化研究中，研究者们发现携带两个变异5-脂氧化酶启动子等位基因者颈动脉IMT明显增大。6%携带变异基因者颈动脉IMT显著增大，同时CRP水平达双倍。有趣的是，富含花生四烯酸的饮食增加了携带变异等位基因者的颈动脉斑块进展，而不饱和脂肪酸的摄入减少了变异基因型的影响。因此，越来越多的证据将基因类型与动脉炎症相联系，而这种动脉炎症通过非侵入性的斑块成像技术可视化，从而允许根据基因类型度身定做饮食计划，最终采用个体化的治疗方案。

总之，炎症在动脉粥样硬化和急性冠脉综合征中的作用毋庸置疑。冠状动脉疾病是一种动脉炎症反应失调性的疾病。许多炎症标志物有助于ACS患者的危险分层。未来，患者入院时联合检测多个炎症标志物不仅可以提高危险分层的能力，也使那些有特殊炎症表现的患者能够得到有针对性的治疗。

最终，动脉炎症的基因基础将被破解，有助于更准确地进行危险分层和个体化治疗。

（张 焰 吴素华）

参考文献

1. Goran K. Hansson. Inflammation，atherosclerosis，and coronary artery disease. The New England Journal of Medicine，2005，352：1685～1695
2. Peter Libby，Paul M Ridker. Inflammation and atherothrombosis：from population biology and bench research to clinical practice. Journal of the American College of Cardiology，2006，48：33～46
3. Luigi M. Biasucci. CDC/AHA workshop on markers of inflammation and cardiovascular disease. Circulation，2004，110：560～567
4. 范乐明. 动脉粥样硬化炎症机制的再认识. 中国动脉硬化杂志，2005，13：249～253
5. Kwang Kon Koh，Seung Hwan Han，Michael J. Quon. Inflammatory markers and the metabolic syndrome：insights from therapeutic intervention. Journal of the American College of Cardiology，2005，46：1978～1985
6. David P. Faxon，Valentin Fuster，Peter Libby，et al. Atherosclerotic vascular disease conference writing group Ⅲ：pathophysiology. Circulation，2004，109：2617～2625
7. Zachary T. Bloomgarden. Inflammation，atherosclerosis，and aspects of insulin action. Diabetes Care，2005，28：2312～2319
8. 张焰，马虹，郑振声. 血管内皮细胞的剪切应力信号转导机制与动脉粥样硬化. 中国动脉硬化杂志，2005，13：513～516
9. Johan Frostegard. Atherosclerosis in patients with autoimmune disorders. Arterioscler Thromb Vasc Biol，2005，25：1776～1785
10. Tetsuya Oshima，Ryoji Ozono，Yoko Yano，et al. Association of Helicobacter pylori infection with systemic inflammation and endothelial dysfunction in healthy male subjects. Journal of the American College of Cardiology，2005，45：1219～1222
11. 李永强，马虹，董吁钢. 肺炎衣原体感染加强C57BL/6J小鼠氧化应激加速动脉粥样硬化发展. 中华心血管病杂志，2005，33：395～398
12. Jorg J. Goronzy，Cornelia M. Weyand. Immunosuppression in atherosclerosis. Circulation，2006，114：1901～1904
13. 杨永宗，阮长耿，唐朝枢，范乐明，陈纪言. 动脉粥样硬化性心血管病：基础与临床. 北京：科学出版社，2004：90～119
14. Paul M. Ridker，Nancy J. Brown，Douglas E. Vaughan，et al. Established and emerging plasma biomarkers in the prediction of first atherothrombotic events. Circulation. 2004，109：Ⅳ6～19
15. Tedgui A，Mallat Z. Cytokines in atherosclerosis：pathogenic and regulatory pathways. Physiol Rev，2006，86：515～581
16. Thomas A. Pearson，George A. Mensah，R. Wayne Alexander，et al. Markers of inflammation and cardiovascular disease：application to clinical and public health practice：a statement for healthcare professionals from the Centers for Disease Control and Prevention and the American Hearth Association. Circulation，2003，107：499～511
17. 中华医学会心血管病学分会，中华心血管病杂志编辑委员会. 多重心血管病危险综合防治建议. 中华心血管病杂志，2006，34：1061～1071

18. Benjamin M. Scirica, David A. Morrow. Is C-reactive protein an innocent bystander or proatherogenic culprit? Circulation, 2006, 113: 2128 ~ 2151
19. Subodh Verma, Sridevi Devaraj, Ishwarlal Jialal. C- reactive protein promotes atherothrombosis. Circulation, 2006, 113: 2135 ~ 2150
20. John F. Keaney. Circulating biomarkers in acute coronary syndromes: something different or more the same? Circulation, 2005, 112: 778 ~ 780
21. 程翔，廖玉华. 炎症与动脉粥样硬化. 中华心血管病杂志，2004，32：475 ~ 477
22. Nick Newall, Antony D. Grayson, Aung Y. et al. Preoperative white blood cell count is independently associated with higher perioperative cardiac enzyme release and increased 1-year mortality after coronary artery bypass grafting. Ann Thorac Surg, 2006, 81: 583 ~ 590
23. Jun-o Deguchi, Masanori Aikawa, Ching- Hsuan Tung, et al. Inflammation in atherosclerosis: visualizing matrix metalloproteinase action in macrophages in vivo. Circulation, 2006, 114: 55 ~ 62
24. Luciano Cominacini, Maurizio Anselmi, Ulisse Garbin, et al. Enhanced plasma levels of oxidized low- density lipoprotein increase circulating nuclear factor- kappa B activation in patients with unstable angina. Journal of the American College of Cardiology, 2005, 46: 799 ~ 806
25. u, Johannes Mair, Jan Ravkilde, et al. Future biomarkers for detection of ischemia and risk stratification in acute coronary syndrome. Clinical Chemistry, 2005, 51: 810 ~ 824
26. Arpita Basu, Sridevi Devaraj, Ishwarlal Jialal. Dietary factors that promote or retard inflammation. Arterioscler Thromb Vasc Biol, 2006, 26: 995 ~ 1001
27. Dario Giugliano, Antonio Ceriello, Katherine Esposito. The effects of diet on inflammation. Journal of the American College of Cardiology, 2006, 48: 677 ~ 685
28. J.P. Empana, D. H. Sykes, G. Luc, et al. Contributions of depressive mood and circulating inflammatory markers to coronary heart disease in healthy Europe men: the Prospective Epidemiological Study of Myocardial Infarction (PRIME). Circulation, 2005, 111: 2299 ~ 2305
29. Claudio Napoli, Lilach O. Lerman, Filomena de Nigris, et al. Rethinking primary prevention of atherosclerosis-related disease. Circulation, 2006, 114: 2517 ~ 2527
30. Sergio Waxman, Fumiyuki Ishibashi, James E. Muller. Detection and treatment of vulnerable plaques and vulnerable patients: novel approaches to prevention of coronary events. Circulation, 2006, 114: 2390 ~ 2411

4 动脉硬化粥样斑块破裂

人的冠状动脉硬化始于幼年期，在发展成为成熟的斑块导致缺血性心脏病之前，可能需要几十年时间。血管平滑肌的增生、基质的合成以及脂质的堆积，使管腔逐渐地变窄，最终导致心肌缺血。即使如此，如果血栓栓塞能被预防，其预后尚佳。斑块表面的血栓形成，使这个疾病变成危及生命的严重状况，即急性冠状动脉综合征，包括不稳定性心绞痛、急性心肌梗死和冠心病猝死。所以，对于存活者而言，最重要的问题不是动脉硬化是如何发展的，而是为什么有些硬化斑块能保持稳定，不会导致血栓形成，而另一些斑块却在无声无息地生长若干年以后，变成致血栓形成以至威胁生命的斑块（彩图2）。管腔内的血栓形成起自三种不同类型的斑块：破裂、侵蚀和钙化结节。其中斑块破裂是主要的原因，60%～80%的急性冠脉综合征均可归结于此。斑块破裂使富含脂质的粥样核心暴露于循环血液，导致斑块表面血栓形成。斑块侵蚀与25%～40%的冠脉内血栓形成有关，侵蚀的斑块一般没有坏死的核心，即使有，也和管腔内的血栓没有直接联系，因为此类斑块的纤维帽较厚且完整。侵蚀斑块富含蛋白多糖，平滑肌细胞丰富而炎症细胞较少。较少见的致冠脉内血栓形成的原因还有钙化结节，占2%～7%。典型的病变应包括钙化层、突向管腔的骨化小结和相应的内皮层断裂。本章仅讨论斑块破裂可能的机制、触发因素、临床相关表现和预防措施。

4.1　动脉硬化粥样斑块的发展过程

动脉硬化粥样斑块发展可分为5个阶段。

一期（早期）：病变小，通常发生在年轻人，可分为3种类型：①Ⅰ型病变：又称初始病灶（initial lesion），指仅能在显微镜下或用化学法才能检测到的动脉内膜脂质沉积及由此引起的细胞反应。镜下可见在动脉内膜部位巨噬细胞数量增加，无脂的巨噬细胞是正常部位的2倍，有些巨噬细胞内充满脂滴，形成了少量的、散在聚集的泡沫细胞。②Ⅱ型：又称脂质条纹（fatty streak），是最早肉眼可见的病灶，在动脉内膜表现为黄色条纹、斑纹或斑点，脂质条纹可被苏丹Ⅲ或苏丹Ⅳ染为红色。与Ⅰ型病灶相比，镜下可见若干层巨噬细胞源性泡沫细胞（而不是孤立的或散在的几个泡沫细胞），在病灶局部也有更多的不荷脂的巨噬细胞，内膜部位的平滑肌细胞也荷脂。由泡沫细胞释放出少量的脂质，形成散在的细胞外脂滴（lipid droplets），但病灶内的脂质主要是在细胞内，其中胆固醇酯占77%。此期亦可见少量的T淋巴细胞、肥大细胞。在Ⅱ型病灶表面已有一定程度的内皮细胞损伤。99%的2～15岁儿童的主动脉存在脂质条纹，Ⅱ型病灶不会引起临床症状。③Ⅲ型：由平滑肌细胞以及包绕平滑肌细胞的细胞外结缔组织，纤维及脂质沉积组成，又称中间型病灶（intermediate lesions）、过渡型病灶（transitional lesions）或粥样瘤前期病灶（preatheroma）。Ⅲ型病灶在形态学特点上介于Ⅱ型和Ⅳ型病灶之间，其特征性的镜下改变是在内膜平滑肌细胞层中间，细胞外脂质滴聚集成散在、孤立的脂质池（lipid pools）。Ⅲ型病灶最早可见于30岁人的动脉。Ⅲ型病灶可致动脉变形，但也不会出现临床缺血事件。

二期（进展期）：该期病变虽未必会导致管腔狭窄，但是由于此期的斑块脂质丰富、炎症反应强以及纤维帽薄，具有破裂的倾向。这些斑块在形态学上可分为2种：①Ⅳ型病变：又称为粥样瘤（atheroma），属于晚期动脉粥样硬化病灶的第一阶段，病灶表面逐渐有结缔组织（主要是胶原纤维）增生（纤维帽），但纤维组织增加不是本期的主要改变。本期特征性形态学改变是细胞外脂质增多，由小的、孤立的脂质池聚集成为脂质核（lipid core）。脂质核区域界限明确，内含有胆固醇结晶，脂质核的出现使动脉内膜增厚，形成肉眼可见的一个偏心病灶。因为动脉腔也有相应的扩张，此时动脉管腔不狭窄，病灶表面无血栓。在脂质池和内皮细胞表面之间，有荷脂或不荷脂的巨噬细胞、孤立的平滑肌细胞和少量胶原，也有淋巴细胞和肥大细胞。在病灶最深部近中膜和脂质核边缘有较多的巨噬细胞、巨噬细胞源性泡沫细胞、淋巴细胞和新生的毛细血管，此部位是容易破裂的部位。②Ⅴa型：Ⅴ型病灶又称纤维粥样瘤（fibroatheroma），Ⅴ型病灶因有增多的平滑肌细胞和大量新生成的纤维结缔组织，使纤维帽明显增厚。在脂质核的周边有大量的毛细血管，常有淋巴细胞、单核-巨噬细胞和浆细胞，可有极少量的出血。紧邻Ⅴ型病灶的中膜平滑肌细胞排列改变，数量减少。脂质核靠近中膜，在中膜和相邻的外膜有淋巴细胞、巨噬细胞和巨噬细胞源性泡沫细胞聚集。在外膜滋养血管周围有大量淋巴细胞聚集。有纤维组织明显增生的Ⅴ型病灶又命名为Ⅴa型病灶。2期斑块可发展为急性的3期或4期斑块。

三期：该期病变可定义为急性的复杂性的Ⅵ型斑块，源自破裂的或被侵蚀的Ⅳ型和Ⅴa斑块，表面有贴壁的非阻塞性的血栓形成。这一期病变通常不会在临床上出现症状，仅偶尔可导致心绞痛的发作。

四期：该期病变特点亦为急性的复杂性的Ⅵ型斑块，但具有固定的或反复出现的阻塞性血栓。有斑块表面破裂的病灶为Ⅵa型；有血肿（或出血）为Ⅵb型；有血栓形成的病灶为Ⅵc病灶；三种表现均有的病灶为Ⅵabc型。Ⅵ型病灶是动脉粥样硬化症引起临床事件和死亡的主要原因。这个过程在临床上表现为急性冠脉综合征，但无症状者也并非少见。

五期：该期为Ⅴb（钙化性斑块）或Ⅴc（纤维化斑块）型病变，可导致心绞痛。即使存在该期病变，如心肌受侧支循环的保护，也可能无症状或症状轻微。

4.2 斑块破裂的前驱病变

典型的破裂斑块通常有一个相对较大的坏死核心，上面覆盖一层薄的、破裂的纤维帽，帽内有大量的巨噬细胞和T细胞浸润，平滑肌细胞缺乏。既往把那些和破裂的斑块形态接近（坏死的核心和薄的纤维帽）的斑块称之为易损斑块。由于易损一词可用于所用导致冠脉内血栓形成的病变，包括病理性的内层增厚、厚或薄帽的纤维粥样瘤以及有钙化结节的斑块，所以，有研究者将这类破裂的前驱病变斑块称为薄帽纤维粥样瘤（thin cap fibroatheroma，TCFA），而不是笼统地称为易损斑块。简单地说，TCFA指的是一类有破裂倾向的斑块，这些斑块具有较大的坏死核心、上面覆盖着一层薄的纤维帽，厚度通常小于65 μm，且斑块内有较多的巨噬细胞浸润。

虽然TCFA在形态上和已破裂的斑块相似，但两者之间仍有差异。TCFA的坏死核心比破裂斑块小，在2～17 mm之间，平均约8 mm，纤维帽厚度在65 μm以下，而破裂斑块纤维帽厚度为（23±19）μm；致管腔狭窄的面积大部分均小于75%；TCFA的巨噬细胞较少；钙化分数低于破裂斑块。

尸体解剖结果发现，死于急性心肌梗死的患者，男性的冠脉平均有3个TCFA，女性则约有1.5个。猝死的患者，男女的TCFA数量相仿。死于意外而非冠心病的患者，则冠脉中几乎无TCFA。TCFA通常位于动脉的近端，最常见于前降支。42%的TCFA位于左前降支的近端和中段，这也是急性斑块破裂的区域；其次是右冠脉近端和中段，约20%的TCFA分布于此；大约有20%的TCFA分布于回旋支。

4.3 斑块破裂的内在因素

4.3.1 斑块内容物和斑块破裂之间的关系 患缺血性心脏病的病人，冠状动脉均广泛地出现斑块。但是每个斑块的成分、黏稠度、稳定性和致血栓性变异程度很大，和众所周知的疾病相关的危险因素关系并不明确。更重要的是，在斑块类型、大小和狭窄严重程度之间无明确的简单关系。

正如“粥样硬化”这个名称所言，成熟的斑块典型地由两部分组成：富含脂质的柔软的粥样的胶质和胶原丰富的坚韧的硬化组织。虽然这些硬化的组织占据了斑块体积的绝大部分，平均在70%以上，但是它是相对良性的病变。由平滑肌细胞合成的胶原组织起到稳定斑块的作用，避免斑块出现破裂。相反，粥样的组成部分是最危险的。这些柔软的粥样成分和局部炎症反应一起，使斑块稳定性下降，容易破裂，导致继发的血栓形成的危险性增加。

斑块内的粥样核心缺乏支撑的胶原组织，富含细胞外脂质，大部分为胆固醇和胆固醇酯，没有血管，细胞很少，但是在核心的边缘常可见巨噬性泡沫细胞。通常认为，通过清道夫受体被巨噬细胞摄取进入胞内的氧化型低密度脂蛋白（oxLDL）具有细胞毒作用，使巨噬细胞或泡沫细胞坏死或凋亡。这些坏死或凋亡的细胞沉积，导致细胞外脂质堆积，这种脂质的堆积在斑块核心的形成过程中起着非常重要的作用。脂蛋白陷落和停留在细胞外区域，可能也参与细胞外脂质堆积，核心形成和扩大的过程。当脂质以胆固醇晶体的形式存在时，在体温下呈胶状，粥样斑块不易破裂。而当脂质以胆固醇酯的形式存在时，在体温下呈液状，易于破裂。

具破裂危险的斑块形态学特征有：①大的细胞成分缺少的脂核（≥40%斑块体积）；②胶原和平滑肌细胞缺失的薄的纤维帽；③外层扩张伴正性重塑；④炎症细胞浸润（纤维帽、核心周围及外膜均有单核-巨噬细胞，激活的T细胞，树突状细胞及脱粒肥大细胞浸润）；⑤斑块内新生血管增加及斑块内出血。

无细胞的脂核由游离的胆固醇、胆固醇晶体及胆固醇酯构成，这些脂质或来源自动脉壁浸润的脂质，或来自泡沫细胞，大多为巨噬细胞凋亡及坏死崩解后释放的脂质组成。大量游离的胆固醇堆积，通过激活内质网介导的与半胱天冬酶有关的凋亡基因程序，诱使巨噬细胞凋亡。大量巨噬－泡沫细胞的凋亡导致非细胞性的脂核增大。近期的研究显示，红细胞膜亦参与了脂核扩张的过程，这些红细胞来源于斑块内新生血管破裂出血。大的偏心脂核使整个斑块所受到的环形张力重新分布，使张力集中在斑块肩部，导致斑块不稳定，事实上60%的破裂均发生在肩部。最近的基因谱研究发现，在破裂的斑块内可检测到脂滴包被蛋白（Perilipin）基因的异常表达。脂滴包被蛋白可抑制脂质的水解，使脂质在核心堆积，导致斑块不稳定。另外，脂核内含促血栓形成的氧化脂质，而且被来自凋亡的巨噬细胞的促凝血的组织因子浸润，当脂核暴露于循环血液的时候，很容易触发凝血。

脂核的大小和黏稠度在不同的个体存在很大的差异，同时对斑块稳定性的影响很大。Gertz等人对死于心肌梗死的尸体解剖结果显示，破裂斑块的脂核占斑块面积的32%，而表面完整的非破裂斑块，其脂核大小只有斑块面积的5%～12%。Davies等研究了主动脉斑块脂核大小和破裂的关系，发现脂核占据斑块面积40% 以上的稳定性差，容易出现破裂和血栓形成。

脂核的黏稠度取决于脂质成分和温度。在室温下的尸体，脂核是柔软的，形状类似牙膏，在体内，体温下脂核更加柔软。半流体性的胆固醇酯使斑块变软，而胆固醇晶体作用相反，使斑块变硬。降脂治疗可望去除斑块脂质，总体上减少胆固醇酯而相对增加胆固醇晶体，理论上来说可使斑块变硬，稳定性增加。

脂核的增大是斑块破裂发生的关键环节。巨噬细胞浸润是一个动脉硬化斑块形成的初始步骤。体外研究发现，巨噬细胞摄取低密度脂蛋白（LDL）需经过两个氧化过程。首先是脂质的轻度的氧化，接着是apo脂蛋白B的氧化。经过氧化修饰的apoB脂蛋白才能被清道夫受体识别摄取，这个过程不受细胞内的胆固醇含量的影响。暴露于氧化LDL的体外培养的巨噬细胞内游离胆固醇较胆固醇酯多。巨噬细胞内的游离胆固醇的阈值水平部分受酰基辅酶A（酰基胆固醇转移酶，ACAT1）相关的再酯化作用的调节。在培养的细胞或动物模型中调节ACAT1的活性或表达有利于游离胆固醇的堆积。坏死核心的形成主要归结于巨噬细胞的死亡。在脂质条纹向具有坏死核心的斑块发展过程中，游离胆固醇逐渐增加，而胆固醇酯逐渐减少。游离胆固醇的增加和斑块的不稳定有着密切的关系。Felton等人对人的主动脉硬化斑块的研究发现，非破损病变向破损病变发展的过程中伴随着斑块内游离胆固醇、胆固醇酯和游离胆固醇/胆固醇酯比值的升高，甘油三酯的水平维持不变。在冠心病猝死患者中脂质成分对斑块稳定性的影响也是明显的，破裂斑块中的胆固醇结晶比侵蚀的或稳定的斑块均明显增多。

通常认为斑块内游离胆固醇主要来源于凋亡的巨噬细胞，但除此以外，斑块内的游离胆固醇还可来源于红细胞膜。红细胞膜的胆固醇含量超过机体内其他的所有细胞，脂质占据了其重量的40%。红细胞膜的胆固醇含量在高胆固醇血症的患者中增加，且对短期的他汀类药物治疗敏感。由于红细胞没有再次合成胆固醇的能力，大部分的脂质成分均来自于血浆脂蛋白的交换。斑块内的神经磷脂酶的活性水平必须足够高才能水解释放红细胞膜的胆固醇。另外，过多的膜上的胆固醇可出现位相分离，形成相对稳定的区域，这些区域含纯胆固醇，排列成尾接尾方向，形成“小巢”以便于晶体状胆固醇的晶核形成。

早在20世纪20年代，病理学家就推测斑块内出血与冠状动脉硬化发展有很大关系。近来的研究发现，死于斑块破裂的患者与死于斑块侵蚀及稳定的大于75%狭窄的斑块的患者比较，其冠脉斑块内出血更常见。猝死的冠心病患者中，具有破裂倾向的斑块比具有早期坏死核心的斑块及病理性内层增厚（PIT）的斑块更常见斑块内出血。重要的是，斑块内的血型糖蛋白A及铁的沉积和坏死核心的大小有关，且与巨噬细胞密度的增加相平行，提示出血本身也可能成为一种炎症刺激因素。动物实验发现，直接将红细胞注入静止的主动脉粥样硬化斑块可引起过度的巨噬细胞浸润伴游离胆固醇及铁沉积。进入斑块内的红细胞体积在数日内逐渐变小，但是膜上的胆固醇分子不能内部代谢，于是成为核心脂质的来源。吞噬这些来自红细胞膜的胆固醇的巨噬细胞，凋亡后最终仍将这部分脂质释放至核心。核磁共振显像（MRI）数据显示，18个月内颈动脉粥样斑块内发生的出血是坏死核心体积以及整个斑块增大的促进因素，并且在基线时即有斑块内出血的患者更容易反复出现斑块内出血。由于斑块内出血可能在几年内反复发生，所以红细胞膜的胆固醇堆积对斑块坏死核心体积的增大起着重要的作用。总而言之，通过斑块内出血进入斑块的红细胞膜在斑块内的堆积增加了游离胆固醇的沉积和巨噬细胞的浸润，并使斑块核心增大，从而增加斑块的不稳定性，使稳定型斑块向不稳定型转变。

对不稳定斑块的病理研究发现斑块内出血和斑块破裂均和毛细血管密度增加有关。但是，红细胞进入斑块坏死核心的明确机制尚未完全清楚，可能的原因之一为斑块内新生的血管破裂或红细胞从血管内漏出进入核心，另外也可能是斑块表面侵蚀，红细胞通过侵蚀的区域进入核心。

对100多例冠心病猝死的病例进行冠脉斑块切片病理研究发现，与伴随管腔狭窄的稳定性斑块比较，不稳定斑块内滋养血管数目增加2倍，破裂斑块内的滋养血管更增加至4倍。并且发现，由外膜侵入至斑块内的滋养血管呈现树枝状，由外膜进入内膜的入口正好在早期坏死核心形成点下方的动脉中层。到达核心外周是滋养血管的2级和3级分支。接近中层的血管壁被血管平滑肌包绕，形态良好。相反，内膜的接近管腔的血管则很少平滑肌，表现为一种尚未成熟的血管模式。滋养血管进入中层的切入点周围及坏死核心基底部T细胞数目明显增加。有可能T辅助细胞启动的免疫反应通过γ干扰素作用抑制SMC增殖，使得中层断裂，新生血管SMC缺失。绝大部分斑块内的滋养血管是内皮化的，只有很少的一部分具有毛细血管外膜细胞和SMCs。壁细胞的缺乏和内皮细胞连接欠佳导致斑块内滋养血管通透性增高，红细胞可通过管壁漏入斑块内。

4.3.2 斑块大小和狭窄严重程度与斑块破裂之间的关系 回顾性分析发现，60%～70%的急性冠脉综合征患者在事件发生之前数周或数月行冠脉造影，罪犯斑块只造成70%以下（通常小于50%）的血管狭窄。这说明这些没有导致血流限制的、狭窄程度并不严重的斑块却比那些导致严重狭窄的斑块更多地出现斑块破裂和血栓栓塞。运动心肌核素显像和冠脉造影的研究结果类似，在检查时发现的缺血区域并不能预测将来发生急性心肌梗死的部位。尸体解剖结果发现，在160例成熟斑块中，斑块大小、狭窄严重程度和斑块的稳定性之间没有明确关系，这可以部分解释冠脉造影提示的斑块狭窄程度对将来的栓塞的发展和/或心肌梗死的预测作用很小的原因。这种临床表现和冠脉造影结果之间矛盾的可能原因是：①小斑块的数目远比引起严重狭窄的斑块的数目多；②狭窄程度严重的斑块可能促进侧支循环的形成，即使出现血栓栓塞但是在临床上不会表现出来；③冠脉造影低估了狭窄的严重程度；④狭窄严重程度低的斑块更易出现斑块破裂。

除了斑块的大小对管腔直径的影响外，血管的重塑也决定斑块对管腔大小的净作用。血管重塑有两种：正向重塑（血管向外扩张）和负向重塑（血管向内缩小）。不稳定的或易损斑块即使斑块很大，但如果伴正向重塑，则斑块对管腔的侵蚀就减少了。血管内超声检查发现，正向重塑更多见于引起不稳定性心绞痛的罪犯病变血管部位，而负向重塑则多见于稳定性心绞痛。计算机模型显示，大的管腔对斑块纤维帽产生的环形张力增大，可能增加斑块破裂的危险性。最近的组织学研究也提示：伴有明显正向重塑的斑块，比没有正向重塑的斑块具有更大的核心和更多的炎症细胞浸润。研究发现，致管腔轻至中度狭窄的斑块远比致严重狭窄的斑块多，且更易出现斑块破裂，这些易损的斑块似乎有一种特殊的能力，在斑块形成的过程中使管腔扩张，维持管腔的大小。所以，对于筛查易损斑块而言，冠脉造影不是一个好办法，部分由于这些斑块的体积小，部分也有血管重塑的原因。

4.3.3　纤维帽与斑块易损性　病理解剖研究确定了三个影响斑块稳定性的主要因素：富含脂质的核心的大小及黏稠度；核心上覆盖的纤维帽的厚度；纤维帽内的炎症和修复过程。

不同斑块的纤维帽在厚度、细胞成分、基质、强度和僵硬度方面有很大的差异，但是，通常最薄、最多巨噬细胞浸润的部位均为肩部，也是斑块破裂最常发生的部位。纤维帽越薄、斑块破裂的危险性越大。纤维帽内细胞成分的减少和钙化，均和纤维帽的僵硬度增加有关。但是，钙化本身并不增加纤维帽的张力，也不降低纤维帽的稳定性。

尸体解剖研究结果显示，破裂的纤维帽通常被大量激活的巨噬泡沫细胞浸润，提示破裂区域的持续的炎症存在。对偏心性斑块而言，活跃的炎症反应和破裂均好发于肩部。主动脉纤维帽机械测试体外试验表明，泡沫细胞浸润确实能降低纤维帽局部的强度，也降低纤维帽延展的张力。从斑块切除术中获取的组织进行的研究也肯定了尸体解剖的发现。急性冠脉综合征的罪犯斑块比引发稳定性心绞痛的斑块含有更多的巨噬细胞和中性粒细胞。而且，与稳定性心绞痛的患者比较，不稳定性心绞痛患者的脂蛋白更大程度地参与了冠脉斑块的形成。富含脂质的、有破裂倾向的斑块，微血管密度增加，内皮黏附分子包括细胞黏附分子（intercellular cell adhesion molecule ICAM-1）、血管细胞黏附分子（vascular cell adhesion molecule VCAM-1），PECAM 和E选择素的表达水平升高，一氧化氮合酶和血管紧张素Ⅱ的表达水平均升高。免疫调节信号分子CD40配基过去被认为只限于激活CD40的T淋巴细胞，如今发现能和它的受体在粥样硬化病变部位被血管内皮细胞、平滑肌细胞以及巨噬细胞同时表达。而血浆CD40 配基水平的增加，意味着心血管事件发生的危险性增加。

4.3.4　斑块炎症和斑块破裂之间的病理生理学关系　大量的研究表明，破裂的斑块较完整的斑块具有更多的炎症细胞。这些炎症细胞大多是单核—巨噬细胞，也包括激活的T细胞，树突状细胞，激活的脱颗粒肥大细胞，后者能产生蛋白水解酶、纤维蛋白酶及糜蛋白酶。破裂的纤维帽附近、脂核四周及包绕新生血管区域的外膜均可发现炎症细胞。

炎症细胞被募集到粥样斑块中可能是通过细胞黏附分子的作用，比如血管细胞黏附分子（VCAM）-1，趋化因子比如单核细胞化学引诱蛋白（MCP）-1，白介素8和嗜酸细胞活化趋化因子。募集到斑块的炎症细胞通过其他细胞因子比如巨噬细胞集落刺激因子的作用在血管壁内停留并激活。

另一个炎症细胞进入动脉粥样斑块的可能途径是通过外膜新生的血管，当动脉粥样硬化发生时，血管新生增加。也有认为炎症细胞来自定居血管和或骨髓源性的祖细胞。

与动脉硬化形成过程中炎症细胞的募集激活及炎症反应相关的因素有氧化脂质，细胞因子如巨噬细胞集落刺激因子（M-CSF），血管紧张素Ⅱ活性增加，动脉血压升高，糖尿病，肥胖，胰岛素抵抗，吸烟，远离动脉壁的其他部位的慢性炎症，血管壁的感染性微生物如肺炎支原体和巨细胞病毒等，以及免疫系统的激活如针对抗原氧化低密度脂蛋白释放的促炎症调节因子如γ干扰素及CD40 配基，热休克蛋白，β糖蛋白等等。除此以外，体内自然抗炎症分子如IL-10、转化生长因子β的缺乏也是导致斑块炎症、不稳定斑块形成的可能原因。也有研究证明Toll样受体4（TLR-4）及髓样分化因子（MyD88）介导的内在免疫信号在动脉硬化发展中起一定作用。

纤维帽的结构组成成分包括基质分子如胶原，弹性蛋白和蛋白多糖等，这些成分均来自平滑肌细胞。纤维帽保护斑块深层的成分不与循环血液接触，但在破裂之前，破裂点附近的纤维帽逐渐变薄。

纤维帽的变薄通常认为是破裂的前兆，也是斑块失稳的标志。纤维帽变薄后，可出现自发性的破裂，也可在血流动力学的或其他的触发因素作用下发生破裂。

在纤维帽变薄、破裂和血栓形成过程中，炎症反应起着最重要的作用。在具有心血管危险因素的情况下，如相关的遗传基因、血脂异常、胰岛素抵抗和糖尿病、吸烟 、高脂肪饮食和肥胖、绝经后状态、高血压、氧化应激水平增加等等均可能导致斑块的炎症反应。斑块的炎症反应有以下几方面的影响：①通过增加蛋白酶的活性，增加基质的降解；同时加速平滑肌细胞的死亡，使基质合成减少，两方面共同作用下，纤维帽逐渐变薄；②炎症反应促进脂核核心增大，使纤维帽张力增加，易于破裂；③炎症反应促进血管新生，新生的血管一方面带来更多的炎症细胞，一方面可导致斑块内出血，斑块内出血使脂核进一步增大，斑块的不稳定性增加；④炎症反应导致了斑块所处的血管正向重塑，斑块所受的环形张力增加；⑤炎症反应直接增加斑块的致栓性，促进血栓形成。

4.3.5 基质形成与降解之间的平衡丧失 纤维帽基质成分的损耗，尤其是纤维胶原的减少，与基质形成和降解之间失衡有关。首先不稳定斑块基质降解增加。在基质的降解中起着最主要作用的是基质金属蛋白酶及其他蛋白酶如组织蛋白酶、纤维蛋白酶和糜蛋白酶。大部分的基质金属蛋白酶及其他蛋白酶如组织蛋白酶、纤维蛋白酶和糜蛋白酶由动脉硬化斑块中的炎症细胞（巨噬细胞、泡沫细胞和巨细胞）表达，平滑肌细胞和内皮细胞也生成少量的这些酶。

基质金属蛋白酶是一种锌离子依赖性内肽酶，能够促进所有的蛋白及细胞外基质的蛋白多糖-核心-蛋白的降解，有20余种，按照位点及底物的特异性，分为胶原酶（MMP1，8，13），明胶酶（MMP2和MMP9），基质分解素（stromelysin，MMP3，10 和11），巨噬细胞弹性蛋白酶（MMP12）和膜型金属蛋白酶，前几种为经典型MMP，膜型金属蛋白酶为新型MMP。这些酶具有以下特性：①能够降解细胞外基质的所有成分，在体内及体外均显示出催化活性；②基质金属蛋白酶受基因转录水平的控制，经典型MMP以酶原的形式分泌，需要在细胞外激活，新型MMP以活性形式分泌，除可直接降解基质外，还起到活化经典MMP的作用；③活性位点存在锌离子，并需依赖钙离子维持活性与稳定性；④pH为中性时发挥作用；⑤其活性受组织金属蛋白酶抑制因子（TIMPs）的调控。MMPs在胚胎发育、形态发生、伤口修复和组织再吸收中起着重要作用，也参与血管和心脏的重塑过程。动脉硬化的发展中，MMPs扮演着重要角色，但更重要的是，MMPs在硬化斑块的巨噬细胞大量浸润的区域，尤其是纤维帽的肩部高度表达，促进纤维帽强度下降及之后的斑块失稳。

所有的可能激活MMP的途径均可在硬化斑块内存在。纤溶酶、胰岛素和来自退化的巨细胞的糜蛋白酶均可激活MMPs。氧化脂质、活性氧、热休克蛋白、CD-40 配子、炎症性组织因子、细胞黏合素C（tenascin-C）以及血流压力等均可促进MMP生成。组织金属蛋白酶抑制因子（TIMPs）可抑制MMPs的胶原降解作用，也主要由巨噬细胞以可溶性形式分泌，分泌后即与细胞外基质结合形成不溶性复合物，抑制MMPs降解基质。TIMPs也主要分布在MMPs高度表达的区域如纤维帽肩部和坏死的核心周围，MMPs和TIMPs之间的平衡失调对斑块的不稳定有很重要的影响。如此，金属蛋白酶基因转录增加、活性增加以及TIMPs活性下降，可单独地或共同地创造出一个基质降解的环境。

胶原是斑块的主要成分，斑块的稳定性依赖于间质的胶原含量，胶原的丢失尤其是Ⅰ型胶原的减少，是斑块易于破裂的一个原因。间质胶原具有三联螺旋结构，非常稳定，可以抵抗大多数蛋白酶的分解作用，但是胶原酶（MMP1，8，13）可以特异性地分解胶原，尤其是MMP-8，其分解胶原的能力是其他胶原酶的3倍多。在破裂斑块肩部，3种胶原酶均可检测到。在胶原被分解为1/4和3/4片断后，明胶酶（MMP2和MMP9）可进一步分解这些胶原片断。在人动脉粥样硬化不稳定性斑块中可检测到MMP2和MMP9的过度表达和活性增强。

除MMPs外，斑块内的纤维蛋白酶家族的半胱氨酸和天冬氨酸蛋白酶的表达增加，同时它们的抑制剂半胱氨酸蛋白酶抑制剂表达减少，均可促进硬化斑块基质的降解。

临床研究也发现，急性冠脉综合征患者的血浆MMPs浓度明显高于健康对照者和其他冠心病患者。有研究证明基线时的MMP-9浓度与经冠脉造影确诊的冠心病患者将来的心血管死亡相关，TIMP也能预测心血管死亡。

除了基质的降解之外，基质的减少也与基质的合成减少有关。胶原是最主要影响斑块的延展张力的基质成分，主要由平滑肌合成。平滑肌数目的减少，合成功能的减退等均可导致基质合成减少。激活的T细胞生成的细胞因子和γ干扰素均能够抑制体内平滑肌细胞胶原基因的表达。有研究证实斑块内平滑肌细胞通过凋亡途径死亡增加，同时在斑块中发现了几种死亡信号通路。

动脉硬化斑块中的平滑肌细胞处于一种复杂的促凋亡和抗凋亡的环境中，凋亡的过程受细胞-细胞间、细胞-基质间以及细胞-细胞因子间的相互作用的调节。体外培养的人和鼠的VSMCs可被巨噬细胞和T淋巴细胞诱导出凋亡，可能通过NO诱导的p53和Fas 途径。人的VSMCs表达Fas，T淋巴细胞、巨噬细胞和内皮细胞表达Fas配基，所以在高炎症细胞浸润区域可出现Fas/Fas配基介导的平滑肌凋亡。另外，VSMCs可表达TNF-α，巨噬细胞可以合成TNF-α，所以，TNF-α介导的凋亡也可在斑块内发生。T淋巴细胞则可以通过granzyme B/perforin和Fas途径诱导凋亡。

然而，Fas配基本身，或与抗-Fas抗体的竞争性结合产物在缺乏放线（菌）酮的情况下甚少能诱导VSMCs的凋亡。TNF-α、Il-1β和INF-γ单独也不能诱发VSMCs的凋亡。TNF-α、Il-1β和INF-γ的联合可以诱导VSMCs的凋亡，但要达到相当高的浓度水平。然而，这种细胞因子的联合可以通过上调细胞表面的Fas表达，使VSMCs对Fas诱导的细胞凋亡敏感性增加。很可能的是，一个途径诱导的凋亡启动另一个途径，使得对某一特定的凋亡刺激的反应逐渐增加。

除此以外，凋亡也可被传统的生长因子正向或负向调节。如胰岛素样生长因子（IGF-1）、血小板源性生长因子（PDGF）和纤维母细胞生长因子可能是VSMCs凋亡的保护因子。但是，有更多的证据表明，进展性的动脉硬化斑块内的VSMCs呈现为一种“衰老”的状态，不能增殖，并且有衰老标志物的生成。当迫使VSMCs进入细胞循环时，它们更多地表现为凋亡而非复制。

斑块内的VSMCs对p53调控的凋亡也十分敏感。在体内，由于细胞外的炎症性细胞因子如TNF-α、Il-1β的存在，使得斑块VSMCs过度表达p53。另一个潜在的凋亡诱导因素为Bcl-2蛋白家族。虽然在体外培养的斑块内VSMCs和正常的VSMCs比较，两者的Bcl-2的表达无差异，但是，动脉硬化斑块呈现出降低的Bcl-2/Bax免疫细胞化学染色水平，提示在这两个促凋亡和抗凋亡基因的产物之间的平衡倾斜对VSMCs凋亡可能会产生影响。

细胞和基质之间的相互作用也可调控VSMCs的凋亡。细胞外的基质可以通过特别的整联蛋白调控的信号系统保护很多类型的细胞免受凋亡。基质金属蛋白酶可降解细胞外基质，破坏这种基质对细胞的保护作用，从而促使凋亡的发生。另外，MMPs通过刺激细胞分泌Fas配基和膜结合型的TNF-α，直接促使凋亡的发生。

其他的可以诱发平滑肌细胞死亡的刺激因素包括氧化脂质、局部的氧化应激产物、表皮生长因子样巨噬细胞源性细胞黏合素-C和富含apo-C的高密度脂蛋白等。

凋亡除了使VSMCs减少外，还能直接地促进血栓形成。凋亡的VSMCs和内皮细胞在血栓形成过程中起着底物样作用。事实上，正在凋亡的斑块的VSMCs促进血栓形成的作用和血小板相同，凋亡的细胞在凋亡早期即在细胞表面暴露出磷脂酰丝氨酸，在因子Ⅴ和因子Ⅶ的作用下，磷脂酰丝氨酸作为底物，形成血栓。但是，到目前为止，这种血栓形成的机制在体内还未能被证实。

4.3.6 炎症反应与血管新生 血管生长依赖于多种细胞因子和浸润的炎症细胞分泌的生长因子的共同作用。血管新生通常伴随着慢性免疫和炎症反应，其特征是显著的T细胞和巨噬细胞浸润。

血管新生的区域，尤其是内膜深层、坏死核心下方、肩部等区域可见不同程度的T淋巴细胞分布。这些形态学上的表现高度提示T细胞在斑块内滋养血管形成和成熟过程中具有重要作用。已知激活的T细胞是血管生长因子包括血管内皮生长因子（VEGF）的来源，早期的淋巴细胞募集参与了刺激血管生长的过程。在动物实验中，去除了CD4 的小鼠暴露于急性的下肢缺血条件时，炎症反应和侧支循环的生成均较野生型的小鼠显著下降。如果将CD4阳性的T细胞注入这些CD4缺乏的小鼠体内时，可观察到巨噬细胞募集增加，结果下肢血流恢复。这些结果提示CD4细胞除了促进巨噬细胞的堆积外，还在血管生成中起着启动的作用，而募集的巨噬细胞能分泌一系列的细胞因子和生长因子，进一步促进血管的生成。

CD40/CD40配基的作用：有研究报告了CD40配基（CD40L）和CD40之间的相互作用在炎症反应中起的多种作用，包括细胞因子、趋化因子和血管生长因子的产生。通过CD40/CD40L信号系统，激活的T细胞可以调控内皮细胞MMPs分泌。培养在纤维蛋白基质胶体中的内皮细胞在这种作用下表现出血管生长反应。CD40/CD40L还与数种血管生长因子的表达相关，包括VEGF、纤维母细胞生长因子和Flt-1和Flt-4受体。

Toll样受体（TLRs）的作用：细胞因子介导的炎症反应和组织破坏是斑块失稳定的主要原因。细胞因子的生成通过TLRs介导的信号系统启动。TLRs通过激活核转录因子NF-κB和促分裂素原活化蛋白激酶（MAPK）途径，生成细胞因子，导致局部的炎症反应。TLRs识别自身的内源性配体如热休克蛋白、基质的降解产物后形成二聚体，发生构象改变。衔接分子蛋白髓样分化因子88（MyD88）以及其他的同源性的MyD88衔接子样蛋白可促进TLRs的信号传递。而这些因子与IL-1受体细胞内信号区域同源，可选择性地参与 NF-κB激活的各个阶段。在人的动脉硬化斑块内，内皮细胞和被炎症细胞浸润的区域TLR1、TLR2和TLR4 在mRNA和蛋白水平均上调。TLRs和MyD88高度影响动脉硬化斑块的发展。动物实验发现，在基因水平缺乏TLRs和MyD88的apoE缺失老鼠，即使在持续的高胆固醇情况下，主动脉的动脉硬化发生也显著下降。这种下降与循环血液中的前炎症因子IL-12或单核细胞化学吸附分子的低水平有关，同时伴斑块内的巨噬细胞数目降低及内皮白细胞黏附分子表达减少。另有研究发现，人体脂质丰富的斑块与纤维化斑块比较，TLR4表达上调。这些研究的结果均提示TLRs在动脉硬化形成过程中的炎症反应中的重要作用。

TLRs除了在炎症细胞的激活方面影响血管生成反应外，还能直接影响VEGF的生成。通过激活巨噬细胞表面的G蛋白偶联腺苷受体，可出现VEGF的上调。但是，TLRs和CD40/CD40L对斑块内血管新生的作用仍然在推测中，在动物实验中。抑制TLRs和CD40/CD40L之后并不能导致斑块和外膜血管生长的改变。

4.3.7 斑块炎症在血栓形成中的作用 斑块破裂后，致栓性的成分暴露于循环血液，触发血栓形成。致栓性成分包括胶原和脂核。脂核的致栓性最强部分由于氧化脂质对血小板的直接激活作用，更多的是由于脂核浸润在具有催化活性的组织因子里，直接激活外源性凝血系统，生成凝血酶，导致斑块破裂处的栓子形成。脂核内组织因子的主要来源为坏死的巨噬细胞。所以，炎症细胞对斑块致栓性的影响在于生成大量的组织因子。脂质的消化，暴露于氧化脂质，细胞因子如CD40 配子以及其他的促炎症刺激因素激活巨噬细胞产生组织因子。内皮细胞接触到炎症细胞髓过氧化物酶生成的次氯酸出现凋亡，也与硬化斑块的致栓性有关。

4.4 斑块破裂的触发因素

斑块破裂除了与斑块本身的内在特性（斑块的易损性）有关外，还与斑块表面所受的外力有关（破裂的触发因素）。前者使斑块具有破裂的倾向，后者加速破裂的过程。斑块破裂的先决条件为先有易损斑块的存在，在决定将来的心脏急性事件发作的危险性方面，内因占据主要地位。

冠脉斑块持续地受到一系列的生物机械力和血流动力学力的作用，这些因素可能成为加速斑块破裂的触发因素。斑块所承受的压力通常集中在最薄弱的一点，即纤维帽最薄，撕裂最容易发生的地方。理论上说，机械压力通常有三个主要的作用方向：圆周方向、长轴方向和半径方向。

4.4.1 环形变形性 在正常顺应性的动脉中，由于收缩期和舒张期的变化牵拉冠脉血管壁导致圆周径10%的变化。动脉的僵硬度随年龄增长而增加，但是，在动脉硬化和动脉僵硬度之间并无明确的关系。可以推测，动脉壁相对病变较轻的区域比病变严重的通常有钙化的区域的伸展性大。根据Laplace定律，在薄壁的管腔内，环形张力与半径方向的压力及管腔的半径成正比而与管壁的厚度成反比。根据此定律可解释在管壁变薄的血管如主动脉瘤的破裂的倾向性。虽然硬化的血管在几何形态上比较复杂，但是Laplace定律仍然适用。在动脉粥样斑块里，薄的纤维帽需承受很高的环形张力，导致斑块机械性的劳累。由于动脉壁圆周方向不均匀的牵拉所致的这些区域的压力梯度通常叠加于斑块的肩部，可以部分解释为何破裂常发生于此处。研究表明，在20岁以上有冠状动脉硬化的人群中，血管壁受压最明显的部位为斑块肩部，而且这种肩部的受压程度与年龄增加相关。冠脉成形术的研究数据也支持这一结论。

由于斑块结构的复杂性，研究者使用一种现代结构性计算技术有限元法来分析斑块内部机械力的分布情况。Richardson等人研究了死于急性冠脉栓塞的患者其纤维帽内机械力的作用。结果发现那些致死性斑块压力水平升高集中在纤维帽的肩部，而那些脂核很小的斑，最大压力作用点在斑块的中央。在血压升高或脉压导致反复的血流压力变化的情况下，产生巨大的机械压力，而柔软的脂核无法承受这种压力，所以机械压力就集中在纤维帽处。Cheng等人研究了斑块破裂的环形压力的分布和程度，发现有斑块破裂的区域的机械压力要高于无破裂的区域，同时也发现斑块破裂的位置并不总是位于压力最高处，这提示斑块的强度变化可能决定高压力区域破裂的发生。

在斑块的稳定性方面需要特别强调纤维帽的厚度。斑块是否破裂取决于纤维帽的结构和生理特性。有研究显示，纤维帽的厚度变薄会显著地提高峰值环形压力，而狭窄的严重程度增加反倒可减小环形压力，这也可部分解释冠脉造影结果和临床事件发生的不一致性。

心脏搏动导致的血管的反复出现的变形也可能影响斑块的稳定性。McCord等研究了心博过程中动脉形态和机械力的变化对病变血管的致疲劳作用，发现与正常组织比较，疲劳血管可见结构上的损害。这个发现提示心搏循环中压力的变化在斑块破裂中的作用，有如反复地弯曲一根别针最终将其折断。疲劳的发生与压力循环的数目、压力的大小和平均压力水平的高低相关，所受压力循环系数越多、压力越大、平均压力水平越高，越容易出现疲劳现象。

另外，反复地挤压纤维帽可使组织薄弱。如在狭窄的情况下，压力阶差导致的血管壁塌陷，可挤压纤维帽。血管痉挛也可能对纤维帽产生挤压。但是需要注意的是，非生物性的材料在反复变形时会出现疲劳，而生物性物质可在某些情况下通过增加组织强度来达到补偿作用。很可能的是，在粥样硬化斑块里残留的细胞不能够充分地得起到这种补偿作用，因而可能加剧斑块失稳。

4.4.2 纵形变形性 伴随每一次的心脏搏动，冠状动脉受到周期性的纵轴方向的牵拉，整条动脉血管壁都受到同样大小的拉力，其变形的方向与血管平行。在血管弯曲的地方，变形的方向就不能平行于血管的走形方向，此时动脉壁的某些部分受牵拉比其他的部分更多。在弯曲点，一部分的血管壁甚至可能被压缩，而它的对侧部分却被牵伸。动脉造影显示，有进展性病变的区域收缩期弯曲的角度较病变稳定的区域大，这种弯曲角度可评价纵轴的伸展性和弯曲的程度。而沿着血管内壁的弯曲方向，内皮下的von Mises应力（一种预测物质衰减的指标）比外壁要高。与引起临床症状的斑块比较，无临床症状的斑块的表面变形更趋向于同样的方向和程度。

4.4.3 辐射变形性 单独来自管腔半径方向的压力一般不可能导致斑块的破裂。有研究者为研究斑块的僵硬度对人腹主动脉的硬化斑块施加单向的压力，发现即使压力升高到超过20atm，仍未看到斑块破裂的迹象。研究者认为这种情况和斑块在试验条件下没有承受环形和纵形的压力有关。

理论上说，斑块破裂可从相反的方向发生，即由管腔向管壁方向出现破裂。在严重狭窄的部位，由于血流在狭窄的峡部加速通过，在病变的动脉在硬化区域的周围会受到一个负向的而非正向的跨壁压。采用一种二维的有限元模型分析法，研究者证明压力集中在斑块纤维帽的侧缘，随着狭窄部位的塌陷，这种压力增加，导致血管壁的翘屈变形。

血管痉挛和斑块破裂常常同时存在，但是一般认为常常是后者导致前者的发生。也有研究推测，血管痉挛可将纤维帽“吹”离斑块脱向管腔。Kaski的研究发现，药物诱发的冠脉痉挛甚少导致心肌梗死。相反，Noboyoshi等人却发现麦角新碱诱发的冠脉痉挛和之后的斑块发展甚有关联，虽然未必导致心肌梗死。

斑块内脆弱的滋养血管的出血也可能导致斑块破裂。虽然斑块内出血产生的压力不可能超过冠脉血管内压力，但是启动了血小板和红细胞的吞噬、铁沉积、巨噬细胞激活和泡沫细胞形成。

4.4.4 切应力 在动脉硬化形成的过程中，导致内皮细胞的损伤的血流因素主要是不平稳的血流特性如湍流或回流，而不是血流切应力的大小。但是切应力本身能否导致斑块破裂仍有争论。研究发现，血流的下游切应力低的区域与游切应力高的区域比较，动脉斑块的平滑肌含量高而巨噬细胞含量低，斑块破裂也更多见于上游区域。

斑块表面所受到的切应力小于血压，但是由于剪切作用，内皮细胞表面的切应力可能相当的高。在狭窄的区域，切应力可能削掉内皮细胞，更多地产生斑块侵蚀而非斑块破裂。值得一提的是，在两条具有同等狭窄程度的血管，如果斑块的形态不同，血流床的差异会很大。在斑块凹陷和表面不规则的地方，血流的切应力会明显升高。

4.4.5 疲劳和湍流 冠脉狭窄区域在塌陷和扩张之间产生的扑动以及在狭窄远端湍流的压力波动可使斑块表面疲劳，促进破裂的发生。张力的变化频率，即震荡压，能够改变斑块的机械特性。不管斑块属于哪一类型（细胞型、少细胞性或钙化型），振荡压在0.5～2 Hz之间时，纤维帽的僵硬度增加。当压力由0.1增加至3 Hz时，脂肪池的僵硬度也增加。斑块组织僵硬程度不同可以导致不同的破裂方式，如钙化的纤维帽破裂发生突然的类似玻璃的碎裂，而细胞型的纤维帽破裂则可能是渐进延展式的。

4.4.6 机械压力和细胞外基质的稳定性 动脉粥样瘤肩部既是机械压力高的区域，也是MMP-1过度表达的区域。研究表明在冠脉斑块机械压力增高区域的MMP-1的表达要增加好几倍。纤维帽的MMP-1主要来自血管平滑肌细胞，但在不稳定的斑块的纤维帽中平滑肌细胞减少。机械信号是强有力的细胞功能的调控信号。机械变形可以调节血管平滑肌细胞合成细胞外基质。许多传导通路可能参与将机械信号转变为生物信号的过程，包括牵拉激活离子通道、G蛋白、MAP激酶、结合素、酪氨酸激酶和磷脂代谢途径。没有基因或信号系统单独参与所有的机械信号传导，在不同的试验条件下有不同的途径的参与。机械应变并不直接诱导血管平滑肌分泌MMP-1，而且机械应变是血小板源性的生长因子和TNF-的抑制因素，而后两者可诱导MMP-1的合成。可能的机制是MMP-1直接升高或通过巨噬细胞的旁分泌途径。有研究表明机械应变可导致巨噬细胞的激活，牵拉激活的离子通道可能参与其中。

血管内超声弹性成像（elastography）可以通过测量局部的圆周方向的张力来判断局部血管组织的顺应度。体内研究表明这种技术在辨别易损斑块方面具有较高的敏感性和特异性。易损斑块的张力和巨噬细胞的数量成正比，而与平滑肌的数量成反比。按照药理学机制，β-受体阻滞剂艾司洛尔降低收缩高峰期冠状动脉壁的圆周压力的效果要比二氢吡啶类的钙离子拮抗剂尼卡地平要好。

4.5 斑块破裂的临床表现和治疗策略

4.5.1 斑块破裂的临床表现 急性冠脉综合征的发作并不是随机的，通常有外因诱发，如急性心肌梗死常发生于早晨、冬季、情绪激动和剧烈活动时。这些诱因导致急性心肌梗死的机制尚不明确，但可能和以下原因有关：交感神经张力增加导致血压、心率、心脏收缩和冠脉血流突然增加；血小板高聚集性、高凝状态和纤溶系统受损；动脉斑块附近血管收缩等。

斑块破裂本身是无症状的，斑块的快速生长在临床上也无表现。冠状动脉硬化和缺血性心脏病的发生和发展过程大部分是不能预测的。冠脉造影发现的具有同样斑块数目和同样狭窄程度的患者，有些人能长期无任何症状，有些被严重的心绞痛致残，或发生威胁生命的心脏事件或突然死亡。缺血性心脏病的临床表现和预后最重要取决于斑块的组成部分（类型）。

斑块破裂、斑块内出血、管腔内血栓形成和（或）血管痉挛可导致突然的血流梗阻，临床上出现新的症状或症状变化。罪犯血管通常在血流动力学方面导致间断的血流梗阻，临床表现和预后取决于心肌缺血的程度和持续时间。非梗阻性的或一过性的血栓通常可导致静息时的不稳定性心绞痛和非ST段抬高的心肌梗死。持续的和完全梗阻的血栓则导致ST段抬高的心肌梗死，整个过程可能受血管张力和侧支循环血流的影响。

4.5.2 稳定斑块的临床措施 斑块稳定指的是通过临床干预，使斑块和（或）覆盖其上的内皮结构、组成成分和功能发生改变，预防或降低斑块的侵蚀和破裂。斑块钝化指的是通过干预使血管表面的栓塞发生减少。

已明确的斑块不稳定的危险因素包括：脂核超过斑块体积的40%；变薄的纤维帽，胶原含量减少；炎症细胞，通常是巨噬细胞浸润增多；MMP升高；TIMP减少；巨噬细胞集落刺激因子MCSF增加；血流切应力因素。

对这些危险因素的治疗可能降低斑块侵蚀和破裂，减少ACS的发生。首先应确认不稳定斑块。冠脉造影对斑块的形态学和危险因素提供的信息有限，不是一个很好的发现不稳定斑块的方法。临床常用血管内超声（IVUS）去鉴别斑块类型。IVUS下见到偏心的斑块，透亮度增高，提示核心脂质丰富，纤维帽薄，可确定为不稳定斑块。IVUS能够发现ACS的大部分不稳定斑块，在79%的病例中可发现2个或2个以上的斑块破裂。其他检测不稳定斑块的方法还有：采用钆或铁氧化粒子作为造影剂的MRI，利用碘海醇脂质体作为造影剂的CT检查，超高速/电子束CT等。利用红外光谱学或冠脉内热敏成像法可了解斑块内炎症反应和代谢活跃情况。

调脂治疗：他汀类药物在动脉硬化性疾病以及在ACS治疗的地位毋庸置疑。 他汀类药物治疗冠脉斑块的研究发现，长期的治疗可使斑块体积中度降低，同时改善患者的预后。他汀类药物对斑块的可能作用包括：缩小斑块脂核，减少巨噬细胞浸润，减少泡沫细胞含量，减轻斑块炎症，促使纤维帽变厚，降低血小板反应性。

他汀治疗早期即可观测到内皮功能的改善，但需3个月治疗才能降低血栓事件，斑块脂肪池的减少则需要约6个月的治疗。降脂治疗动物实验表明斑块结构性改变包括：巨噬细胞数目减少，MMP-1表达减少，间质胶原成分增加，最终使斑块稳定性升高。临床他汀治疗研究发现，经过治疗后IVUS观测到斑块纤维性成分增加，脂池缩小，斑块体积中度减少。在MIRACL和PACT研究中，ACS早期降脂治疗改善预后，与斑块稳定、内皮细胞功能改善和降低血小板致栓性有关。

其他的降脂药物如烟酸和依折麦布可通过减少脂池和改善内皮功能来增加斑块的稳定性，但是能否改善ACS的预后则尚需验证。

增加高密度脂蛋白的药物如烟酸和贝特类，可与他汀类药物合用或单独使用以改善低高密度脂蛋白血症的高危患者的预后。

抗血栓药物：抗血栓药物的主要作用是减少血管内血栓形成，对血管壁也可能有直接的钝化作用。

阿司匹林通过与环氧化酶的共价结合，降低IL-6，CRP和MCSF，具有抗血小板和抗炎症的作用。在ACS治疗中，阿司匹林和肝素及氯吡格雷的合用是必不可少的，在改善ACS的预后中起着重要作用。

二磷酸腺苷受体拮抗剂如氯吡格雷等抑制血小板激活、脱颗粒和致栓及炎症物质的释放，同时也抑制GP Ⅱb/Ⅲa受体的激活。这类药物和阿司匹林合用可以稳定和钝化斑块，并且起效较快。

GP Ⅱb/Ⅲa抑制剂阻断血小板GP Ⅱb/Ⅲa受体，抑制纤维蛋白原结合及血小板聚集。这类药物对PCI后的患者益处更大。除此以外，Mac-1受体能被阿昔单抗结合，降低巨噬细胞诱导的平滑肌细胞凋亡。另外，由于血小板能促进炎症细胞的聚集，GP Ⅱb/Ⅲa抑制剂的抗血小板作用可减少斑块的巨噬细胞负荷。

血管紧张素转换酶抑制剂（ACEI）：能够改善内皮功能、抑制血管紧张素诱导的氧自由基生成，同时降低巨噬细胞活性，抑制平滑肌细胞的脂肪氧化酶活性。临床研究显示ACEI 能增加血管内皮功能和冠脉血流，这是斑块稳定的标志。在ACS的治疗中，ACEI改善预后的益处大于其中度的降压作用带来的益处，可能与其上调Ⅲ型的胶原蛋白合成，稳定斑块及抗动脉硬化作用有关。HOPE亚组的研究也发现ACEI能够降低颈动脉中层增厚，提示了ACEI的抗动脉硬化作用。

钙离子拮抗剂：钙离子拮抗剂可通过干扰脂质氧化、抑制泡沫细胞形成来达到稳定斑块的作用。在心血管疾病高危患者中，服用氨氯地平可显著减少颈动脉中层厚度，减少ACS 的发生。

其他措施：口服抗氧化剂可能通过抑制低密度脂蛋白的氧化起到稳定斑块作用，但是没有在临床研究中证实。富含抗氧化剂的饮食如地中海式饮食可降低心血管疾病的发生率。口服或经静脉给药虽然能稳定易损斑块，但是药物的全身性副作用也不能忽视，尤其是抗血栓药物的致出血作用。局部给药直接作用于病变处，可提高疗效，减少药物用量，降低副作用的发生。在PCI同时给予LDD能迅速地起到稳定和钝化斑块的作用。LDD可以通过导管或支架作为给药的平台。

总之，冠状动脉粥样硬化性病变是常见的病变，在通常情况下可能无害。然而，有若干种机制可将一个稳定的动脉硬化性斑块转变成一个快速进展的、高致栓性的斑块，继而导致不稳定心绞痛、心肌梗死和猝死。斑块破裂的危险和斑块的易损性及触发因素有关。斑块的组成部分、分布的位置以及作用于斑块的机械力等比斑块的大小本身在斑块破裂中的影响更大。易于破裂的斑块通常具有大的脂质丰富的核心、薄的纤维帽，炎症明显且机械压力集中。然而，即使具有同样特点的斑块，临床表现也有不同，可能与血液栓塞形成倾向（易损血液）以及心肌产生致死性心律失常的倾向（易损心肌）有关，于是有“心血管易损患者”（cardiovascular vulnerable patient）一词，用以描述在最近有很大可能性发生心血管事件的患者。对于心血管医生来说，正确识别出这些易损患者是将来要面临的挑战。

（梁　崎）

参考文献

1. Shah P. K. Insights into the molecular mechanisms of plaque rupture and thrombosis. Indian Heart J，2005，57（1）：21～30
2. Myeong-Ki Hong，Gary S. Mintz，Cheol Whan Lee，et al. Plaque ruptures in stable angina pectoris compared with acute coronary syndrome. International Journal of Cardiology，2007，114（1）：78～82
3. Kolodgie FD，Gold HK，Burke AP，et al. Intraplaque hemorrhage and progression of coronary atheroma. N Engl J Med，2003，349：2316～2325
4. RP，Kolodgie F，et al. Elevated C-reactive protein values and atherosclerosis in sudden coronary death：association with different pathologies. Circulation，2002，105：2019～2023
5. Kolodgie FD，Gold HK，Burke AP，Fowler DR，Kruth HS，Weber DK，Farb A，Guerrero LJ，Hayase M，Kutys R，Narula J，Finn AV，Virmani R. Intraplaque hemorrhage and progression of coronary atheroma. N Engl J Med，2003，349：2316～2325
6. Kolodgie FD，Virmani R，Burke AP，Farb A，Weber DK，Kutys R，Finn AV，Gold HK. Pathologic assessment of the vulnerable human coronary plaque. Heart，2004，90：1385～1391
7. Burke AP，Virmani R，Galis Z，Haudenschild CC，Muller JE. 34th Bethesda Conference：Task force 2—What is the pathologic basis for new atherosclerosis imaging techniques? J Am Coll Cardiol，2003，41：1874～1886
8. Dove DE，Su YR，Zhang W，Jerome WG，Swift LL，Linton MF，Fazio S. ACAT1 deficiency disrupts cholesterol efflux and alters cellular morphology in macrophages. Arterioscler Thromb Vasc Biol，2005，25：128～134
9. Leon ME，Chavez C，Fyfe B，Nagorsky MJ，Garcia FU. Cholesterol granuloma of the maxillary sinus. Arch Pathol

Lab Med，2002，126：217～219

10. Takaya N，Yuan C，Chu B，Saam T，Polissar NL，Jarvik GP，Isaac C，McDonough J，Natiello C，Small R，Ferguson MS，Hatsukami TS. Presence of intraplaque hemorrhage stimulates progression of carotid atherosclerotic plaques：a high-resolution magnetic resonance imaging study. Circulation，2005，111：2768～2775
11. Kockx MM，Cromheeke KM，Knaapen MW，Bosmans JM，De Meyer GR，Herman AG，Bult H. Phagocytosis and macrophage activation associated with hemorrhagic microvessels in human atherosclerosis. Arterioscler Thromb Vasc Biol，2003，23：440～446
12. Fleiner M，Kummer M，Mirlacher M，Sauter G，Cathomas G，Krapf R，Biedermann BC. Arterial neovascularization and inflammation in vulnerable patients：early and late signs of symptomatic atherosclerosis. Circulation，2004，110：2843～2850
13. Wilkinson-Berka JL，Babic S，De Gooyer T，Stitt AW，Jaworski K，Ong LG，Kelly DJ，Gilbert RE. Inhibition of platelet-derived growth factor promotes pericyte loss and angiogenesis in ischemic retinopathy. Am J Pathol，2004，164：1263～1273
14. Guo P，Hu B，Gu W，Xu L，Wang D，Huang HJ，Cavenee WK，Cheng SY. Platelet-derived growth factor-B enhances glioma angiogenesis by stimulating vascular endothelial growth factor expression in tumor endothelia and by promoting pericyte recruitment. Am J Pathol，2003，162：1083～1093
15. Stabile E，Burnett MS，Watkins C，Kinnaird T，Bachis A，la Sala A，Miller JM，Shou M，Epstein SE，Fuchs S. Impaired arteriogenic response to acute hindlimb ischemia in CD4-knockout mice. Circulation，2003，108：205～210
16. Russo S，Bussolati B，Deambrosis I，Mariano F，Camussi G. Platelet-activating factor mediates CD40-dependent angiogenesis and endothelial-smooth muscle cell interaction. J Immunol，2003，171：5489～5497
17. Hansson GK，Libby P，Schonbeck U，Yan ZQ. Innate and adaptive immunity in the pathogenesis of atherosclerosis. Circ Res，2002，91：281～291
18. Andreakos E，Foxwell B，Feldmann M. Is targeting Toll-like receptors and their signaling pathway a useful therapeutic approach to modulating cytokine-driven inflammation? Immunol Rev，2004，202：250～265
19. Edfeldt K，Swedenborg J，Hansson GK，Yan ZQ. Expression of toll-like receptors in human atherosclerotic lesions：a possible pathway for plaque activation. Circulation，2002，105：1158～1161

5 血栓栓塞的病理生理机制

引起急性冠脉综合征（ACS）最主要的原因是自发性斑块破裂。由于经皮冠脉成形术导致的医源性斑块破裂亦不少见。斑块破裂导致斑块表面血小板黏附、聚集和血栓形成。血小板内丰富的致栓性物质导致继发的血栓形成，阻塞微血管，使微血管出现功能障碍，最终导致心肌坏死。这种远端栓塞发作的真实频率和临床重要性近年来才逐渐被认识。虽然也存在其他的导致微血管阻塞的原因如组织炎症和水肿等，但是血栓栓塞仍越来越被认识到是引起血管阻塞的主要原因。致力于预防血栓形成以及减少血栓对微血管阻塞的影响的治疗措施在不断发展。在冠状动脉介入治疗过程和急性冠脉综合征中，血栓形成和微血管阻塞对预后有着显著的影响。远端血栓的影响最早是在经皮冠脉介入治疗中发现的。起初认为除非在冠脉造影中可以发现的血栓才会对疾病有进一步的影响。但是后来越来越多的证据表明，血栓形成并不像介入心脏病学家一厢情愿的认识一样，是一个良性的过程。Yadav等人在常规的冠脉球囊扩张成形术并支架植入术中使用一种栓子捕获装置，发现所有的进行冠脉介入治疗的患者均存在血栓性物质的证据。

5.1 急性冠脉综合征的血栓形成

急性冠脉综合征和经皮冠脉介入治疗一样可有远端血栓形成，血小板GPⅡa/Ⅲb抑制剂可以改善ACS 的预后。众多的研究已经证实血小板GPⅡa/Ⅲb抑制剂对ACS的死亡及心肌梗死发生有益的保护作用。血小板GPⅡa/Ⅲb抑制剂的益处主要是因为这类药物对血小板栓塞的抑制以及减少微血管对血栓负荷的反应。

远端血栓形成导致心肌坏死的机制包括以下几点：①血栓栓塞：血小板聚集和栓子形成；②炎症反应：细胞因子释放；单核细胞和中性细胞的募集；细胞凋亡；③血管收缩：内皮功能不全；血管活性胺、血栓素A2，5-羟色胺释放；④侧支循环失代偿，栓塞面积扩大。

5.1.1 血小板血栓 最初对ACS中的血栓形成的认识是从Davies等人对90例猝死患者的尸体解剖开始的。在这些患者中，30%的患者心肌内小血管存在血小板聚集。在死亡之前有不稳定性心绞痛的患者，44.4%的冠脉内有血小板聚集。有血小板栓子形成的患者更多见波及整个心室壁的多灶性镜下心肌坏死。心肌范围内的血小板聚集在心外膜动脉中与破裂的并其上有血栓形成的斑块有关。相似的结果见于一项对死于急性心肌梗死的患者进行的尸体解剖研究。在这项研究中，79%的病例发现有微血管的血小板栓子形成。另一项25例猝死病例的尸体解剖结果显示，81%的病例在心外膜动脉中有分层结构的栓子存在，这些栓子含有不同形成时间的血栓物质。这个重要的发现提示，心外膜的血栓形成是阶段性的，在73%的病例中，伴随间断性断裂和血栓形成，这就导致心肌内小血管阻塞，最终导致镜下的心肌梗死。更进一步发现，在急性心肌梗死发作期间，血小板性微血栓并不仅限于梗死病灶相关的动脉区域，在循环中也存在，并且与梗死病灶的扩展有关。在正常的心脏中并无血小板微血栓存在，但在心脏疾病的患者中则普遍存在。另外，血小板聚集和血栓形成降低了心室颤动（室颤）的发作阈值，使室颤易于发生。所以，血小板栓塞不仅导致心肌细胞坏死，更可触发猝死。

PURSUIT研究为血小板栓塞导致微血管阻塞的重要性提供了间接的证据。在这个研究中，病例均为在冠脉造影中未表现出冠脉显著病变的患者。这些患急性冠脉综合征但是心外膜血管的狭窄程度均在50%以下的患者从依替巴肽的治疗中获益。可能的机制为血小板GPⅡa/Ⅲb抑制剂将起自破裂斑块部位的血小板栓子减至最小。

5.1.2 内皮的作用 血小板栓塞导致的病变被并存的内皮功能障碍进一步加重。内皮能表达P选择素，P选择素可与血小板和白细胞结合，在远离的心外膜血管严重狭窄的部位亦可出现上调。另外，电镜下可观察到内皮的完整性受破坏。Mutin等人的研究发现，在急性心肌梗死及不稳定性心绞痛的患者，循环血液中可发现内皮细胞，而在稳定性心绞痛和正常对照中，外周循环血液中检测不到内皮细胞。内皮颗粒具有黏附性和促凝性。事实上，在ACS发生时，内皮细胞的栓子形成，并进一步导致微血管内的血小板激活和聚集，最终导致栓塞和心肌坏死。有一个有趣的假设解释阿昔单抗的部分有益作用，即除了它的抑制血小板GPⅡa/Ⅲb的作用外，它还能够和玻璃体结合蛋白受体结合。这种结合素在激活的内皮细胞中大量表达，当该受体被阿昔单抗结合后，内皮颗粒就不能和微血管中的其他组织成分相结合了。

5.1.3 炎症和血栓形成 炎症和血栓形成两个过程是紧密地交织在一起的。动脉的炎症导致斑块侵蚀、破裂和之后的远端血栓形成。动脉粥样硬化易碎的微小颗粒的栓塞，伴或不伴血小板栓子均可进一步地促进炎症反应。激活的血小板表面的CD40配基，可导致内皮细胞表达黏附分子，分泌细胞因子，吸附白细胞。与其他对照及稳定性心绞痛患者比较，不稳定心绞痛患者的CD40配基，无论是溶解型的还是结合型的，水平均升高。值得注意的是，ADP受体拮抗剂氯吡格雷可以抑制CD40。相似地，那些血浆溶解型CD40升高的ACS患者更易在阿昔单抗的治疗中获益。激活的血小板同时能导致内皮细胞表达组织因子，形成一种前血栓环境。通过血小板的P选择素和白细胞表面的sialyl Lewis（x）糖蛋白的相互作用，血小板和白细胞黏附在一起。和正常对照组比较，ACS患者的血小板微粒和血小板-白细胞结合水平升高。在急性心肌梗死的患者，血小板-白细胞黏附增多，导致IL-1β、Il-8和MCP-1升高，并激活核转录分子NF-κB。ACS发生时，血小板血栓诱导炎症反应，炎症反应导致多细胞成分的栓子形成，这种栓子的成分包括血小板、中性粒细胞和内皮细胞，继而导致微血管栓塞。

要停止这种一步步加重的级联反应，首先要预防血小板激活。血小板GPⅡa/Ⅲb抑制剂阿昔单抗除了可以和血小板GPⅡa/Ⅲb受体结合外，还能与白细胞整合素MAC-1结合，预防纤维蛋白原和细胞间黏附分子（ICAM-1）之间的联合。阿昔单抗还能和玻璃体结合蛋白受体结合，进一步降低血栓素的生成，这种作用是独立于抑制血小板GPⅡa/Ⅲb的作用之外的。阻断玻璃体结合蛋白受体还有另外的重要的生物学作用，在动物实验中，这种作用减少动脉损伤模型的新生内皮的增生。玻璃体结合蛋白能调控急性心肌梗死患者再灌注过程中的血小板附着于激活的内皮。阿昔单抗的这种对多种受体的非特异性结合作用，除了能增加其抗血小板和抗血栓形成作用外，对内皮细胞和中性粒细胞也有阻断作用，从而进一步增加微血管血流。在这个前提之下，阿昔单抗还显示出抑制PCI术后患者血浆的C-反应蛋白（CRP）水平升高的作用。但是，在基线CRP已升高的患者，阿昔单抗并无特别的益处。来自颈动脉支架置入术的一些数据显示，基线时白细胞计数升高（炎症的替代指标）的患者，在治疗过程中更易出现血栓。总的来说，炎症和血栓形成之间的关系是复杂的，而目前的认识还是初步的。

5.1.4 微血管功能 动脉粥样硬化性物质脱落导致的远端血栓之上可叠加栓子形成，通过触发一系列的级联生化反应，阻塞微血管血流。血小板激活、聚集和血管张力之间具有密切的联系。冠脉狭窄及与狭窄相关的内皮损伤以及继发的血小板聚集、脱落和远端血栓形成导致了周期性血流变异现象。抑制血小板聚集的治疗可以减少周期性血流变异现象的发生。治疗的药物已知有效的包括产生一氧化氮（NO）的药物、凝血酶抑制剂和ADP受体阻滞剂。

由激活的血小板释放的血管活性胺可致血管收缩及微循环障碍。前列腺素亦可以收缩血管。血小板和中性粒细胞均可释放血小板激活因子，导致冠脉血管收缩。激活的血小板释放的血栓素A2和5羟色胺是强大的缩血管因子。聚集的血小板可加速凝血酶的生成，而凝血酶本身也能导致血管收缩。多种的拮抗剂可以逆转血管收缩，是发生血栓时的治疗选择。Taniyama等人的研究发现，在进行PCI时冠脉内注射维拉帕米，可以增加微血管的血流。Ito等人则发现，静脉注射一种ATP敏感的钾通道开放剂尼可地尔，可以改善PCI后的冠脉血流。在急性心肌梗死发生时，即使是在非罪犯血管，也可能存在血流受损的情况。即使对罪犯血管进行了成功的PCI，相对于正常的心脏，总的血流还是减少的，导致这种情况发生部分因为微血管血流障碍。除了对微血管功能的影响外，血栓形成还减少了侧支循环的血流，进一步导致梗死范围的扩展。

5.2 围手术期的血栓形成

可以通过检测围手术期的心肌酶水平了解远端栓塞发生的情况。即使临床上没有心肌坏死的表现，围手术期的心肌酶升高和长期的不良预后包括心源性猝死均有关系。根据肌酸激酶升高的水平进行危险性分级，升高的水平越高，预后越差。最初，所谓的“微灶梗死”的重要性在心脏介入治疗学界仍存在争议。但是，一个评价血小板 GPⅡa/Ⅲb抑制剂预防缺血性并发症的研究（EPIC）结果证明了围手术期心肌梗死的危害性及血小板GPⅡa/Ⅲb抑制剂阿昔单抗治疗对改善预后的有效性。在EPIC研究中，全因死亡率随着围手术期的肌酸激酶水平升高而增加。如果肌酸激酶水平升高至正常高值的5倍时，其死亡的危险增加2倍。这些增加的死亡只有一部分发生在肌酸激酶升高的1个月内，其他的发生在1个月之后，并可以根据EPIC生存曲线去推测。其他的研究也证实了即使是很微小的心肌酶升高对预后影响的重要性。血小板GPⅡa/Ⅲb抑制剂对支架植入预后的研究（EPISTENT）发现，在支架植入的患者使用阿昔单抗与安慰剂比较，不仅降低围手术期的心肌梗死，也降低1年后的全因死亡率，说明使用能抑制栓塞形成的药物可预防围手术期心肌梗死的发生，最终减少长期的死亡率。这种由血小板GPⅡa/Ⅲb抑制剂带来的降低围手术期心肌梗死等缺血性并发症、最终降低长期死亡率的益处说明远端血栓形成作为一种重要的病理学实体应值得重视并积极地预防。

5.2.1 斑块旋切术与血栓形成 斑块旋切术可导致远端血栓形成。在行斑块旋切术后死亡的患者体内，可发现钙化的动脉栓子。斑块旋切术亦可导致明显的肌酸激酶升高。Braden等人的研究表明，阿昔单抗可降低肌酸激酶升高的水平，甚至预防肌酸激酶的升高。心肌核素显像常可发现在斑块旋切术后心肌有一过性的充盈缺损，而阿昔单抗可明显地减少这种充盈缺损。同时发现心肌酶升高的患者充盈缺损也较心肌酶正常的患者明显。这一证据再次说明，远端血栓形成导致心肌缺血，抗血小板治疗减轻微血管对致栓性物质的反应。

需要注意的是，定向冠脉旋切术（DCA）与冠状动脉斑块旋磨术、支架植入术及球囊扩张术比较致围手术期心肌梗死的危险性最高。CAVEAT研究发现，DCA比PCI具有更高缺血性并发症的发生率。EPIC研究也发现，DCA的非Q波心肌梗死发生率比PCI的要高，分别为9.6%和4.5%。在DCA的患者中使用阿昔单抗可降低心肌梗死的发生。所以DCA的大部分额外的危险是由血小板聚集、血栓形成所致，使用阿昔单抗可将其减至最小。

5.2.2 移植静脉的血栓形成 无复流现象指的是在心外膜动脉开放时，仍缺乏足够的血流的情况。这种现象在隐静脉移植治疗中受到持续的关注。一般认为，动脉硬化血栓性碎片导致的栓塞是无复流现象的主要原因。组织病理学检查结果发现，球囊扩张成形术可导致广泛的斑块破裂。斑块破裂使微血管的血栓形成。这种远端血栓形成在对退化的硬化性静脉移植血管行介入治疗时尤其多见。如果行旋切术，则更易出现栓塞。CAVEAT Ⅱ研究显示，如同时做DCA和静脉移植血管的介入治疗则预后更差。在EPIC研究的亚组，接受移植静脉的介入治疗的有18% 出现远端血栓形成。阿昔单抗可将远端血栓形成的发生率降低为2%。远端血栓发生的降低使非Q波心肌梗死的发生也降低了。

Trono等人对行隐静脉移植血管的介入治疗的患者进行了研究。对2名死者的解剖发现，曾行介入治疗的移植静脉产生大量的动脉硬化性栓子，阻塞了远端的心外膜血管。另外，和介入治疗导致的血栓形成相似，静脉移植血管内可出现自发性的血栓形成。

冠状动脉内膜切吸术最初就是为解决这个远端血栓形成问题而设计的，但事实上这种内膜切吸术同样可导致高栓塞发生率。并且在那些发生了远端血栓形成的患者，住院死亡率达18.5%，而未发生远端血栓形成的患者，住院死亡率为3.0%。有趣的是，在一个对阻塞的移植静脉进行的内膜切吸术的小型研究中，阿昔单抗显著降低血栓形成，进一步提示血小板聚集在这个过程中起的重要作用。

显然内膜切吸术不是解决远端血栓形成的方法，相反增加了远端血栓的形成。其他的技术被研制出来，以期能捕获或滤过出介入治疗导致的碎片，以预防其向下游迁移，导致远端血栓形成。在23例行静脉移植血管介入治疗的患者中，Webb等在21例的血管中捕获了动脉硬化性的颗粒，平均大小在83 × 240 μm。一个对隐静脉移植血管进行介入治疗的随机对照研究显示，使用了一种球囊阻塞栓子保护设置的患者，缺血性并发症的发生显著下降。另一个使用滤过式的栓子保护装置对缺血性并发症的保护同样有效。目前，在颈动脉支架植入术中已常规使用栓子保护装置。在急性心肌梗死的治疗中，也尝试使用这种装置，对预防ACS的血栓形成提供了一种机械和药物相结合的方法。

5.2.3 冠脉搭桥与血栓形成 心胸外科医生早已认识到，在冠脉搭桥手术中可能发生动脉栓塞。事实上和经皮介入治疗相比，冠脉搭桥更多见动脉栓塞。Keon报道了13例围手术期致死性心肌梗死的病例，其中5例栓子起源于主动脉根部溃疡样损害的动脉硬化性病变区域移植的静脉桥入口处，2例来自冠脉内膜切除区域，2例是手术导致的心外膜大血管斑块的机械性破坏，其余4例是在再次的搭桥过程中由先前的移植静脉内的粥样瘤脱落移位所致。

5.3 溶栓治疗与血栓形成

和介入治疗一样，溶栓治疗也可以激发远端血栓的形成。Mayo Clinic解剖了32例在球囊成形术或溶栓治疗3周内死亡的病例，其中81%发现存在微血栓。部分栓子的成分为血栓性，另一部分为粥样硬化性的。血栓的发生和治疗后的新的心电图异常、新近出现的心肌梗死以及前壁心肌梗死的扩展有关。研究者推测，在机体内反复发生的缺血与血管的血栓形成有关。既往也有研究证明，溶栓治疗本身可以导致远端血栓形成。另外，溶栓治疗确实可以造就一种促血栓形成的环境。例如，激活的血小板能分泌纤溶酶原激活抑制因子-1。另外，导管溶栓术是治疗血栓栓塞的另一种方法，但是也不能完全解决远端血栓形成的问题。在导管溶栓术后出现远端血栓亦时有发生。

5.4 糖尿病病人的血栓形成

糖尿病患者发生ACS的预后比非糖尿病患者更差。虽然有多方面的原因，但是也和糖尿病患者更易形成远端血栓有关。糖尿病患者血小板反应性过高，在血流切应力变化时更易与内皮附着。糖尿病患者的血小板还更易出现自发性聚集。即使是在前糖尿病状态，血小板的活性也是增高的。血管透照检查发现，糖尿病合并不稳定心绞痛患者更多出现斑块溃疡和冠脉内血栓形成。因此，这些患者出现微血管栓塞的危险性更高。他们的微血管常出现广泛的病变和功能障碍，表现为冠脉血流储备能力的下降，对栓子的承受能力更差，更易出现微血管栓塞和心肌坏死。另外，糖尿病患者血小板和白细胞之间的相互作用更强。这些发现可以解释阿昔单抗在降低行冠脉介入治疗的糖尿病患者死亡率的显著的作用。总之，糖尿病患者尤其容易出现远端血栓形成而且其临床预后也更差。血小板GPⅡa/Ⅲb抑制剂阿昔单抗治疗可减轻微血管血栓形成的不良影响。

5.5 血栓形成的检测

5.5.1 肌钙蛋白测定 在心肌细胞内，肌钙蛋白以肌钙蛋白-肌球蛋白复合物形式存在。在检出心肌损害方面，肌钙蛋白比肌酸激酶同工酶要灵敏得多，而且在ACS患者的危险性分层中很有作用。即使肌酸激酶仍在正常值范围中，肌钙蛋白升高仍和不良预后有关。Hamm等人报道了在CAPTURE研究中肌钙蛋白对ACS患者进行危险性分层的价值，在判断是否对患者进行静脉抗血小板治疗方面肌钙蛋白很有帮助。事实上对于患不稳定性心绞痛的患者而言，肌钙蛋白检测比冠脉造影更有利于危险性分层及进行阿昔单抗治疗的选择。同样，在PRISM研究中，肌钙蛋白T和肌钙蛋白I均可用于确定那些可从血小板GPⅡa/Ⅲb抑制剂替罗非班的治疗中获益最大的不稳定性心绞痛的患者。CAPTURE研究的结果证明了肌钙蛋白在高危险组患者中进行危险性分层的价值，而PRISM研究则进一步证实肌钙蛋白检测在低危险组中的价值。在PRISM研究中，替罗非班明显降低肌钙蛋白阳性组患者的死亡率，这些患者包括药物治疗者和介入治疗者。另外，在FRISC研究中发现，肌钙蛋白和CRP均能独立预测心血管死亡。总而言之，肌钙蛋白作为远端血栓形成的标志，可检出不同程度的心肌损害。炎症反应的检测如CRP和CD40可增加预后判断的价值。并且这些检测可有助于治疗的选择，即对那些有可能有远端血栓形成的患者进行静脉内抗血小板或抗血栓治疗。

5.5.2 影像学方法 影像学技术的迅速发展使远端血栓形成对微血管的影响可视化。心肌造影超声心动图和核磁共振显像均扩展了我们对血栓形成的认识。冠脉血流检测也加深了我们对微血管功能的理解。

心肌造影超声心动图：最初，Ito等人采用冠脉内心肌造影超声心动图研究急性心肌梗死患者血管成形术前后的变化情况。相当一部分TIMI 3级的患者在心外膜动脉已完全开放的情况下仍存在微血管灌注不足的情况。检测其射血分数，发现这些患者的心功能并没有明显恢复。在那些心肌造影超声中没有充足灌注的患者，心肌梗死后左室重塑的负面影响较大，表现为左心室舒张末期容积增加。心肌造影超声心动图也可用于检测急性心肌梗死后的再灌注情况。冠脉造影显示血流为TIMI 3级的患者，有29%在造影超声心动图中检测出灌注缺损。在那些检测出灌注的患者，收缩末期容积下降，而无灌注的患者，收缩末期容积升高。通过造影超声判断微血管整体功能情况对预测之后的临床事件亦很有帮助。造影超声心动图已逐渐成为一种检测血栓形成和微血管血流的临床应用方法。

核磁共振成像：和心肌造影超声心动图相似，核磁共振成像（MRI）可以定量地分析微血管栓塞程度，比组织病理学检测方法更好。MRI能定量分析心肌梗死后微血管栓塞情况，并且与放射活性微球检测血流法有良好的相关。Wu等人采用这种方法检测心肌梗死患者微血管栓塞情况，随访2年。那些被检出有微血管栓塞的患者心血管事件发生率明显升高（为45%），而无微血管栓塞者，心血管事件发生率仅为9%。重要的是，即使校正了心肌梗死面积的影响，微血管栓塞仍是具显著统计学意义的预测并发症的指标。在17例心肌梗死后6个月复查MRI的患者中，微血管栓塞与纤维性疤痕形成和左心室重塑均相关。虽然冠脉造影时达到TIMI 3级血流是再灌注治疗的金标准，但是新的核磁成像方法已证明单独依据TIMI 3级的血流标准并不足以证实组织有充足的血流灌注。更进一步说明，组织灌注不充分可导致心室重塑和功能受损，进而导致心血管事件发生增多。

5.5.3 心电图ST段分析 心电图ST段分析可用以判断心外膜血管开放情况及组织水平的再灌注情况。在急性心肌梗死后1周，有大于或等于70% 的ST段回落说明患者左心室功能保持。持续的ST段监测可检测出是否已经成功地再灌注抑或再次出现阻塞。ST段分析还可用于观察周期性血流变异现象。ST段分析和心肌造影超声心动图之间的相关性非常好。在进行药物或机械的再灌注治疗后，ST段分析可提供非常重要的预后判断信息。TIMI 14研究分析了冠脉造影血流恢复至TIMI 3级的患者ST段回落的百分数。接受阿昔单抗和减量tPA 治疗的患者，ST段回落百分数大于仅接受标准tPA治疗的患者，分别为69%和44%。总而言之，ST段回落是检测组织水平的再灌注的金标准，并且可以判断所采用的治疗方法是否能增加微血管的血流。

5.6　血栓形成的预防

微血管灌注受损除了与血栓形成有关以外，还与再灌注损伤、水肿及炎症有关。虽然机制是多方面的，但是证据表明针对血小板聚集（也可能包括内皮和中性粒细胞的黏附）的治疗对改善组织水平的血流灌注有效。在一项心肌梗死后进行支架植入治疗的研究中，Neumann等人证明阿昔单抗除了其众所周知的开放心外膜动脉的作用外，尚能增加微血管的血流灌注。与肝素组比较，阿昔单抗组多普勒检查的峰值血流速度较快。另外，组织水平的灌注提高使左室功能改善。阿昔单抗组的射血分数高于肝素组，分别为62%和56%。

另一项急性心肌梗死后接受溶栓或冠脉成形术治疗的研究中，Agati采用在冠脉内注射sonicated microbubbles方法检测微血管灌注情况。心肌梗死后1个月，在达到TIMI 3级血流的亚组患者中，接受tPA治疗的患者有72%出现灌注缺损，而在接受冠脉成形术的患者中只有31%出现灌注缺损。接受冠脉成形术的患者，其室壁运动分数亦较高，可见组织水平灌注改善可转化为心室功能提高。也进一步说明组织水平再灌注可通过药物如血小板GPⅡa/Ⅲb抑制剂治疗及机械性再灌注治疗来提高。在近期的TOPCARE-AMI研究中，经冠脉注入骨髓源性或外周血源性干细胞治疗4个月后，梗死动脉的血流储备基本恢复正常。因此，在已经发生显著栓塞的心肌梗死患者，注入干细胞可增加血管新生，挽救心肌细胞。

目前已逐渐认识到血栓形成在ACS发生发展中的严重影响。栓子碎片捕获设施、肌钙蛋白的检测以及新的影像学手段均证明了ACS中栓塞的普遍存在以及由其导致的心肌损害。显然，这些资料使ACS的治疗重点从单纯地开放心外膜血管转移到重建充分的微血管灌注。检测栓塞的方法仍在不断完善。在缺血区域远端血栓形成是导致微血管栓塞的主要原因，其形成是通过众多的细胞和生化途径。预防血栓形成可通过机械的和药物的治疗方法。未来的治疗应是多种再灌注治疗方法的结合，目前正在尝试，并且已初步获得鼓舞人心的结果。总之，减少栓塞的治疗可以改善ACS患者短期和长期的预后，是心血管领域的重要进展。

（梁　崎）

参考文献

1. Abdelmeguid AE，Topol EJ，Whitlow PL，et al. Significance of mild transient release of creatine kinase-MB fraction after percutaneous coronary interventions. Circulation，1996，94：1528～1536
2. Califf RM，Abdelmegald AE. Kantz RE，et al. Myonecrosis after revascularization procedures. J Am Call Cardiol，1998，31：241～251
3. Topol EJ，Mark DB，Lincoff AM，et al. Outcomes at 1 year and economic implications of platelet GPⅡb/Ⅲa blockade in patients undergoing coronary stenting：results from a multicentre randomised trial. EPISTENT Investigators. Evaluation of Platalet Ⅱb/Ⅲa Inhibitor for Stenting. Lancet，1999，354：2019～2024
4. Webb JG. Carere RG，Virmani R.et al. Retrieval and analysis of particulate debris after saphenous vein graft intervention. J Am Coll Cardiol，1999，34：468～475
5. Baim DS，Wahr D，George B，et al. Randomized trial of a distal embolic protection device during percutaneous intervention of saphenous vein aorto-coronary bypass grafts. Circulation，2002，105：1285～1290
6. Stone OW，Rogers C. Hermiller J，et al. Randomized comparison of distal protection with a filter-based catheter and a balloon occlusion and aspiration system during percutaneous intervention of diseased saphenous vein aorto-coronary bypass grafts. Circulation，2003，108：548～553
7. Lefkovits J，Topol EJ. Role of platelet inhibitor agents in coronary artery disease. In：Topol EJ，Ed. Textbook of

Interventional Cardiology. 3rd ed. Philadelphia: W. B, Saunders Company, 1999: 3 ~ 24

8. Rosenschein U, Gaul G, Erbel R, et al. Percutaneous transluminal therapy of occluded saphepous vein grafts: can the challenge be met with ultrasound thrombolysis? Circulation, 1999, 99: 26 ~ 29
9. PURSUIT Investigator. Inhibiition of platelel GPⅡb/Ⅲa with eptifibatide in patients with acute coronary syndromes. Platelett GPⅡb/Ⅲa in Unstable Angina: Receptor Suppression: Using Integrilin Therapy. N Engl J Med, 1998, 339: 436 ~ 443
10. Bbatt DL. Topol EJ. Current role of platelet GPⅡb/Ⅲa inhibitors in acute coronary syndromes. JAMA, 2000, 284: 1549 ~ 1558
11. PRISM Investigators. A comparison of aspirin plus tirofiban with aspirin plus heparin for unstable angina. Platelet Receptor Inhibition in Ischemic Syndrome Management (PRISM) Study. N Engl J Med, 1999, 338: 1498 ~ 1505
12. Heeschen C. Dimmeler S. Flamm CW. Et al. Soluble CD40 ligand in acute coronary syndromes. N Engl J Med, 2003, 348: 1104 ~ 1111
13. Coleman KR, Braden GA. Willingham MC, et al. Vitaxin, a Humanized Monclonal Antibody to the Vitronectin Receptor. Reduces Neointimal Hyperplasia and Total Vessel Area After Balloon Injury in Hypercholesterolemic Rabbits. Circ Res, 1999, 84: 1268 ~ 1276
14. Lincoff AM. Kereiakes DJ. Mascelli MA. Et al. Abciximab suppresses the rise in levels of circulating inflammatory markers after percutaneous coronary revasculalization. Circulation, 2001, 104: 163 ~ 167
15. Lenderink T, Boersma E. Heeschen C. et al. Elevated troponin T and C-reactive protein predict impaired outcome for 4 years in patients with refractory unstable angina, and troponin T predicts benefit of treatment with abciximab in combination with PTCA, Eur Heart J, 2003, 24: 77 ~ 85
16. Ito H, Taniyama Y, lwakura K, et al. Intravenous nicorandil can preserve microvascular integrity and myocardial viability in patients with reperfused anterior wall myocardial infarction. J Am Coll Cardiol, 1999, 33: 654 ~ 660
17. Gibson CM, Ryan KA, Murphy SA, et al. Impaired coronary blood flow in nonculprit arteries in the setting of acute myocardial infarction. The TIMI Study Group. Thrombolysis in myocardial infarction. J Am Coll Cardiol, 1999, 34: 974 ~ 982
18. Gowda MS, Vacek JL, Hallas D. One-year outcomes of diabetic versus nondiabetic patients with non-Q-wave acute myocardial infarction treated with percutaneous transluminal coronary angioplasty. Am J Cardiol, 1998, 81: 1067 ~ 1071
19. Gu K, Cowie CC, Harris MI. Diabetes and decline in heart disease mortality in US adults. JAMA, 1999, 281: 1291 ~ 1297
20. Tschoepe D, Roesen P. Heart disease in diabetes mellitus: a challenge for early diagnosis and intervention. Exp Clin Endocrinol Diabetes, 1998, 106: 16 ~ 24
21. Lindahl B, Toss H, Siegbahn A, et al. Long-term mortality in unstable coronary artery disease in relation to marker of myocardial damage and inflammation. Circulation, 1999, 100: 1 ~ 372

6 急性冠脉综合征在急诊室的早期识别

冠心病已经成为家喻户晓的名词，越来越多的人意识到急性心肌梗死（acute myocardial infarction，AMI）和心绞痛（angina pectoris，AP）是中老年人生命和健康的主要杀手。近年提出的急性冠脉综合征（acute coronary syndrome，ACS）的概念，将冠心病中最严重的类型归结在一起，包括不稳定心绞痛（UA）、非ST段抬高心肌梗死（NSTEMI）和ST段抬高心肌梗死（STEMI）。在成人中，ACS是心脏性猝死的最主要原因。

ACS的基本病理改变是动脉粥样硬化，以及在此基础上的粥样斑块的破裂、出血、冠状动脉痉挛和血栓形成。典型的ACS是由于斑块纤维帽破裂所引起。大多数情况下，斑块处于稳定状态，但由于某些因素的影响，比如炎性成分侵入血管内膜下，可能削弱斑块的稳固性，使之容易发生破裂。血流速率和涡流以及血管结构的改变，也是斑块破裂的重要原因。

斑块靡溃和破裂后，血小板聚积在破溃斑块的表面，称为血小板黏附。黏附的血小板填充斑块破裂处并产生聚积。纤维蛋白原与血小板相互结合产生的纤维蛋白进一步激活凝血系统，形成血栓。在这个过程中形成的血栓主要由血小板组成，故治疗上应使用抗血小板药物，如阿司匹林、氯比格雷和血小板GP Ⅱb/Ⅲa受体抑制剂，有良好的疗效。斑块表面出现靡溃的病人，会伴有明显的全身炎症反应。探讨ACS和炎症反应的关系，是近年冠心病研究的一个热点。

ACS病变的场所在冠状动脉，受害的是心肌，影响的是心输出量，导致的是重要脏器灌注不足或无灌注。病情轻微者只有胸部不适感，严重者可发生心源性猝死。

当发生ACS时，几乎都可捕捉到心电图的相关改变，包括ST段抬高的心肌梗死、ST段下移（不稳定心绞痛或非Q波心肌梗死）和无诊断意义的ST段/T波变化异常。有ST段抬高的大多数病人将发展为Q波型心肌梗死，仅有小部分伴有休息时缺血性胸部不适且无ST段抬高的病人可能发展为Q波型心肌梗死，而大多数无ST段抬高的病人最终诊断为非Q波心肌梗死和不稳定心绞痛。另有一小部分病人早期诊断为心绞痛，但却可能并非是缺血性心脏病。

6.1 胸痛或胸部不适的原因

以胸痛、胸部不适为主诉来急诊求诊的患者十分常见。虽然目前还没有准确的统计资料，但在我国大中城市的三级甲等医院急诊科中，这类患者所占比例约为3%～5%。不同地区和层次医院的这一比例可能不一样，但随着社会人口老龄化、脑力劳动者增多和人们对心脑疾病的重视，这类患者逐渐增多是可以预见的。本人在澳大利亚进修急诊医学期间，直接感受到急诊科病种的区别：我国的急诊人群仍以感染性疾病为主，西方发达国家则以心脑血管急症占首位。现在许多病人到急诊室时先测体温，将来越来越多的病人要先做心电图了。

由于解剖、生理和心理因素的相互影响，如牵扯痛、应激反应及心理暗示等机制的作用，使得许多危重疾病被误诊为普通疾病，而相反情况也时有发生。有些可能危及生命甚至发生猝死的疾病如ACS、主动脉夹层、肺动脉主干栓塞等与某些非致命性疾病如食管疾病、肺部疾病、出疹前的带状疱疹等，同样可有胸痛或胸背部不适。在许多时候，前一类疾病的胸部症状可能未被患者重视，而颅脑症状如头晕、头痛；消化道症状如上腹部不适、恶心、呕吐；呼吸道症状如气短等更明显。因此，从众多有胸痛或胸部不适症状患者中识别出有致命危险的疾病是第一接诊医生即急诊专业医师的职责。

胸痛或胸部不适是多种疾病患者共有的主诉，从颈、胸部到腹部，从皮肤、肌肉、骨骼到神经，从胸廓、肺直至纵隔内脏器，无论炎症、肿瘤、畸形或血管病变，由于牵扯痛或病变侵袭都可以出现酷似心绞痛的症状。常见有疑似ACS胸痛症状的所谓良性疾病，如食管弥散性痉挛、胃食管反流、食管憩室、食管炎、胆石症、胆囊炎以及膈疝等。脊柱疾病如胸椎肿瘤或结核，胸壁组织疾病如肋间神经痛、肋软骨炎、未出现疱疹前之带状疱疹等，这些疾病虽不致命但须识别。

及时检出有致命性危险的胸痛或胸部不适症状的患者以免延误治疗，需要在急诊科立即开始治疗的疾病，如AMI、气胸等更需及时检出。急诊医师必须了解各系统疾病，熟悉各系统急症，掌握危重症救治，对各专科知识融会贯通，而非浅尝辄止，这正是急诊医师有别于其他专科医师之处。积累经验，融汇知识的艰苦过程也是急诊医师走向成熟的必由之路，对增强识别高危胸痛或胸部不适急症的能力尤其重要。

急诊专业医师应以抢救生命、缓解症状、稳定病情、安全转诊为己任，必须能识别出对患者生命构成威胁的急危重症。融汇各专业知识是急诊医学专业的特点。急诊医师不仅应具备传统概念的内外科学知识，且应具备新近随治疗学快速发展而出现的临床二级学科专业知识。这种能力需要在不断积累经验，融汇各学科知识的长期临床实践中才能逐渐形成。

循证医学是以临床事实为依据，而总结出的具有普遍性的临床规律，但并不可能涵盖所有病例，所以也不应排斥医生的个人经验。经验的积累应是自觉，而不是自然的沉积。急诊专业医师更应注意自觉积累，即追踪每一例特殊病例并参照相关文献，以弥补不参与深入专科救治的不足，从而扩大知识视野，深化个人经验。临床上可看到这样的病例：年轻人、发热、全身不适来诊，但心电图ST段呈弓背向上型抬高，类似AMI的改变，最后经行冠脉造影结果完全正常。另一例老年患者，有糖尿病及脑梗死病史，因恶心、呕吐、不洁饮食史急诊，心电图正常，开始没有考虑ACS诊断，后来突然发生心室颤动并经转复成功后才发现为急性下壁心肌梗死。特殊病例很少为任何“指南”或“经典”所提及，弥足珍贵，需要个人积累。

笔者于1998年在《岭南急诊医学杂志》上曾发表“非冠状动脉缺血性胸痛的识别”的论文，将冠脉造影正常的胸痛患者（n=31）的临床表现与急性心肌梗死组（n=42）、心绞痛组（n=39）进行比较。结果发现，三组患者在胸痛史、胸痛部位、性质、诱因和放射部位方面没有显著性差异，但胸痛持续时间超过10 min者除急性心肌梗死外多为非冠状动脉缺血性胸痛；在各项无创性辅助检查中，依诊断价值排列分别为活动平板运动试验、核素心肌显像、动态心电图、超声心动图和静息心电图；非冠状动脉缺血性胸痛患者的构成比依次为高血压心脏病、慢性胃十二指肠和胆管疾病、扩张型心肌病、心律失常、自主神经功能紊乱、X综合征、颈椎病和肋软骨炎。结论是，单凭症状不能鉴别胸痛是否由冠状动脉缺血所致，应及时行相关的辅助检查。

6.2 影响早期诊断的环节

心肌存活与血管闭塞时间紧密相关，在发病最初几小时明确诊断并得以及时治疗，患者将会获得最大的益处。因此，应在院前对患者进行正确的评估，到达医院后，尽可能快地做出诊断并予以针对性的救治。

在时间上的延误主要表现在三个环节：病人对ACS的认识；院前转运过程；医院内评价过程。其他的时间延误还表现在从挂号→检验→心电图→确定诊断→药物选择等几个环节上。医生的临床思路和急诊科的运作流程，也是造成延误的重要因素。患者、医疗急救系统（EMS）人员及医院三方面的延迟，均可降低急诊冠状动脉介入治疗（PCI）或溶栓治疗的效果，增加死亡率。

病人的延误：患者对病情的认识不足是延误治疗最主要方面。ACS发病时常伴有前驱症状，但这些症状常被患者忽视或误判，尤其是老年人、妇女以及糖尿病和高血压病人是最可能延误的人群，此类人群发病时常缺少典型的症状和体征。

应加强对患者的健康教育，当中老年人出现疑似ACS（胸部不适，伴/不伴向臂、背部、颈部、下颌、上腹部放射；气短、无力、恶心、大汗等）的症状时，应含服硝酸甘油片，数分钟后无缓解应呼叫急救车送往医院，而不提倡由家属送往医院。

院前转运的延误：在美国，院前转运时间约占延误时间的5%，但在中国，估计这个比例会高一些，这与EMS机构、医院、社区人员对患者病情的认识有关。医生要提高对ACS症状的认识，向病人和家属宣传在发病时如何求救当地EMS系统（拨打120）和可提供24 h急救服务的最近医院，以及自身如何获得快速适当的治疗，如使用硝酸甘油和阿司匹林。

救护人员到达后，对于有多种危险因素、可疑ACS的患者，必须立即行12导联（必要时18导联）心电图检查。在院前及转运病人去医院途中，心电图（ECG）检查可以发现并观察AMI患者病情变化。研究显示，院前记录一份12导联心电图大概需4 min，对胸痛病人其诊断准确性可达85%。

院前心电图对胸痛病人进行评价，能避免时间的耽误，在到达医院后更有利于决定是否进行溶栓治疗、早期冠脉球囊扩张术或搭桥手术。研究表明，这些措施可以缩短时间耽误20 ~ 55 min。美国国家心脏病预警机构建议：EMS系统应该提供院前12导联的心电图，所有急救车应有能力在转运病人去医院途中做心电图。 高度怀疑而无禁忌者应予200 ~ 300 mg阿司匹林咀嚼片，并应及时通知急诊科，在病情允许的前提下，迅速将患者送往医院。

医院内的延误：医院内评价时间延误治疗占25% ~ 35%，这与医院的技术和管理水平有关。

①病史的识别：缺血性胸痛病史和心电图被作为筛选危险病人和确定治疗策略的重要依据。有缺血性胸痛及心电图ST段抬高的病人应被早期识别。如病人来院前未做心电图，应在到达急诊科后10min内完成，确定心肌梗死病人是否需要溶栓治疗，做到溶栓开始时间小于30 min。

②危险因素与临床指标：TIMI-Ⅱ和TIMI-9研究发现，高龄、女性、心肌梗死史、前壁心肌梗死、肺啰音、低血压、心率快、糖尿病、房颤是增加AMI患者30天内死亡的危险因素。无上述危险因素的病人住院死亡率仅为1.6 %，多于4个危险因素的高达22.3%。最近研究发现，除年龄外，心电图ST段压低、心力衰竭的体征和心脏标记物阳性，预示死亡率和心肌梗死率高。

③心电图诊断：12/18导心电图检查可将病人分为3组：ST段抬高、ST段压低（≥1 mm）、 心电图无变化。

对怀疑ACS病人进行危险分级有重要的意义。透壁心肌梗死和心内膜下心肌梗死的概念已被Q波心肌梗死和非Q波心肌梗死的概念所取代。显然，急诊科医生常无法肯定一个心肌梗死患者究竟发展为Q波心肌梗死，还是非Q波心肌梗死，但最初的评价和治疗可依据有无 ST段抬高、ST段压低和T波改变来决定。

有典型的缺血性胸痛和相邻两个导联ST段抬高≥1 mm的病人，诊断为AMI的敏感性和特异性分别为45%和98%。TIMI-ⅢB研究发现，60%不稳定心绞痛和非Q波心肌梗死病人心电图无变化。具备临床症状而心电图不典型时，应在数小时内多次复查。

AMI早期即可出现Q波，提示临床预后差，但并不影响溶栓。一项研究中，53%病例在发病一小时即出现Q波，Q波出现似乎表明梗死的范围较大，但并不提示此时溶栓对降低死亡率、改善心功能作用小。虽临床上判断溶栓是否再通较为困难，但最近研究显示，溶栓后ST段回落与冠脉再通有很强的相关性。

④血清学检查：新的心脏标记物比CK、CK-MB更敏感，可被用于危险评价和确定诊断。有人认为，肌钙蛋白升高的价值比临床指标和心电图价值更大，死亡率随肌钙蛋白的升高而增加。此外，肌钙蛋白水平可用于评估新的治疗方法，如血小板GP Ⅱb/Ⅲa拮抗剂和低分子肝素（LMWH）。肌钙蛋白逐渐升高也提示血栓形成加速和微血管栓塞，肌钙蛋白不升高的病人，炎性标记物的存在提示斑块不稳定和活动性炎症。C反应蛋白（CRP）和肌钙蛋白升高具有独立诊断价值。

急诊科医生应在院前或急诊科内迅速对ACS患者，尤其是AMI患者症状出现时间、病情危险程度、溶栓风险和转运到可熟练行PCI的导管室的时间进行准确评估，及时选择最理想的再灌注方式。急诊科医生要明确树立“时间就是心肌”的观点，从上述三个层面尽量缩短耗费的时间：①缩短患者从发病到呼救/急诊的时间，这需要进行全民卫生宣教；②建立高效的院前急救系统，能进行现场诊断和基本处理，缩短转运时间；③患者到达急诊科后尽早予再灌注治疗，比如缩短就诊至用药（door to needle）或就诊至球囊（door to balloon）时间。

6.3 胸痛相关疾病的鉴别诊断思路

胸痛（chest pain）指原发于胸部或由躯体其他部位放射到胸部的疼痛。其原因多样，程度不一，且不一定与疾病的部位和严重程度相一致（表6-1）。

表6-1 ST段抬高心肌梗死的鉴别诊断

威胁生命疾病	高血钾
主动脉夹层	束支阻滞
肺栓塞	血管痉挛性心绞痛
溃疡穿孔	肥厚性心肌病
食管的自发性破裂	非心源性疾病
其他心血管疾病	胃食管反流和痉挛
心包炎	胸壁痛
不典型心绞痛	胸膜疾病
早期复极综合征	消化性溃疡
预激综合征	过度惊恐
心尖肥厚型心肌病或中枢神经系统病变导致的T波深倒置	胰、胆源性疼痛
左室肥厚	椎间盘或神经源性疼痛
Brugada综合征	躯体性和精神性疼痛
心肌炎	

6.3.1 胸壁病变

①皮肤及皮下组织急性炎症：除疼痛外，局部有红、肿、热及压痛。

②带状疱疹：为病毒感染性疾病，常骤然起病。早期类似肋间神经痛，随之在皮肤上出现红斑→丘疹→水疱。疼痛程度不一，呈刀割样或灼痛。病程约2～4周。

③肋间神经炎：由感染、外伤引起，疼痛沿一根或数根肋间神经支配区分布，呈刺痛或灼痛，转动身体、深呼吸、咳嗽等可使疼痛加剧。

④肋间神经肿瘤：常由于转移性肿瘤侵犯、压迫肋间神经所致。呈持续性剧痛，有恶性肿瘤的相应表现。

⑤流行性胸痛（Bornholm病）：由柯萨奇B组病毒引起，通过胃肠道及飞沫传染，多发生于夏秋季。突然发生胸部和腹部肌肉疼痛为本病突出表现。疼痛性质多样，程度不一，可伴有发热、咳嗽、头痛、气促等。从咽拭标本或粪便中分离出病毒可确诊。

⑥肋软骨炎：又称Tietze病，病因不明。病理特征为肋软骨单个或多个增粗、隆起。当咳嗽、深呼吸、病侧上肢活动时疼痛加剧。局部压痛但皮肤无红肿。多见于青壮年。常在3～4周内逐渐消失。

6.3.2 胸腔脏器病变

①心绞痛：由于冠状动脉供血不足（多因冠状动脉粥样硬化所致）或心肌氧耗增加，使心肌发生暂时缺血缺氧，代谢产物积聚，刺激心脏感觉神经纤维，反射到大脑而产生的痛觉。多发生于胸骨后和心前区，可向肩、背及上肢放射。多呈压榨、紧缩、窒息感，一般持续不超过10 min。经休息、去除诱因或含服硝酸酯类药物后可迅速缓解。常有乏力、饱餐、寒冷、吸烟等诱因，亦可在睡眠休息时发作。发作时心电图可出现ST段改变，但无病理性Q波，胸痛消失后恢复正常。心肌酶不升高。

②急性心肌梗死：为冠心病的严重类型，由于冠状动脉闭塞导致心肌持续性缺血和坏死。胸痛的部位、性质和诱因与心绞痛相似。急性心肌梗死时胸痛特点：a. 胸痛多呈持续性，可达数小时甚至更长。b. 含服硝酸酯类药常无效。c. 多伴有大汗、发热和心动过速，梗死面积大者可有血压下降、严重心律失常、心力衰竭，甚至心源性休克。d. 心电图表现为梗死相关动脉对应导联ST段抬高及病理性Q波。e. 在相关时间内血清酶明显升高。

③主动脉夹层：发病与高血压和动脉粥样硬化有关。常起病急骤，突感胸骨后或心前区撕裂性剧痛或烧灼痛，可向头颈、上肢、腰、背、腹部放射。伴休克征象时血压一般无明显下降。可有一侧桡动脉搏动减弱或消失，部分病例可闻及心脏舒张期杂音或心包摩擦音，X线检查示主动脉影进行性增宽，心电图无急性心肌梗死的特征性演变过程。

④急性心包炎：多位于心前区、背部及剑突下的锐痛或闷痛，可闻及心包摩擦音，如产生积液则疼痛消失而出现心包填塞征。

⑤心脏神经官能症：多见于青壮年，女性略多。易与心绞痛混淆，其胸痛时间短暂，部位不定，与运动、休息均无关，多伴心悸、失眠、易激动及其他神经衰弱表现。辅助检查可排除器质性心脏病。

⑥急性胸膜炎：各种病因所致的胸膜炎症均可致胸痛。干性胸膜炎呈刺痛或撕裂痛，多位于腋前线和腋中线，深呼吸则疼痛加剧，可出现胸膜摩擦感（音）。渗出性胸膜炎时胸痛可减轻，代之以胸腔积液征。

⑦自发性气胸：由于肺大泡破裂、肺结核、肺脓肿或癌性空洞穿破所致。大量气胸时压迫肺组织可出现突发性胸痛，呈尖锐刺痛、撕裂痛，伴呼吸困难、端坐呼吸、脉快、大汗等，患侧呼吸音明显减弱或消失，气管向健侧移位，X线检查可确诊。

⑧肺梗死：由于体循环静脉或右心血栓脱落堵塞肺动脉，或肺动脉血栓形成所致。主要表现为突发性胸痛、呼吸困难和紫绀。如堵塞动脉主支则可发生急性肺心病甚至休克而猝死。肺动脉造影和核素扫描可协助诊断。

⑨纵隔肿瘤：发生于纵隔的良性和恶性肿瘤均可引起胸痛，如压迫胸椎和肋骨则可呈持续性胸痛。常伴呼吸困难、声嘶、咳嗽及上腔静脉阻塞综合征等压迫症状。X线检查及CT扫描可确诊。

⑩食管疾患：包括急性食管炎、食管周围炎、食管癌等。胸痛位于胸骨后，呈持续性隐痛或钻痛，常放射到其他部位。吞咽时疼痛加剧，可伴吞咽困难。

6.3.3 腹部脏器疾病 膈下脓肿、细菌性肝脓肿、肝癌、肝淤血、胆石症等可有右下胸疼痛，常向右肩放射。急性胰腺炎、脾梗死时可伴左下胸痛，常向左肩放射。

总之，ACS患者具有发病急、病情重、死亡率高的特点，能否尽早地做出诊断，进行危重程度评估和给予最佳的治疗直接影响到患者的预后。急诊科医生站在诊治第一线，更应重视对各种最新研究结果的掌握和理解，早期做出正确的诊断，使患者得到最佳的治疗选择。

（廖晓星）

7 急性冠脉综合征在急诊室的诊断及风险评估

急性冠脉综合征（ACS）的主要发病机制是冠状动脉内存在不稳定斑块，继而发生冠状动脉斑块破裂、痉挛、出血和血栓形成，导致冠状动脉血流显著减少或完全中断，最终引起严重心肌缺血、坏死。

冠心病是目前世界范围内死亡、致残和使患者丧失工作能力的主要原因之一，冠心病监护室（CCU）的建立大大改善了急性冠脉综合征患者的预后。但CCU需要先进、昂贵的医疗设备，也明显增加了患者的医疗费用。在美国据估计每年有大约800万ACS患者，这些患者因主诉胸部不适或伴有与急性冠脉综合征有关的其他表现而在急诊室就诊，其中有超过一半以上的患者需要入院进一步观察评估，而最后约20%的患者被诊断急性心肌梗死（AMI）。在医院的床位及住院的资源还不能满足所有胸部不适患者的现有环境下，为便于快速诊断、及时分流和正确的治疗，急诊室中设立的生命绿色通道—胸痛中心（chest pain center，CPC），可为胸痛患者提供程序化的快速诊断、初步的危险分层，而对确定为低危的患者，可能减少不必要的住院治疗，节约卫生成本资源。

急性ST段抬高型心肌梗死（STEMI）一旦发生，从发病到正确干预（特别是早期再灌注）的时间与心肌坏死的面积、并发症和生存率直接相关。在起病后70 min内接受治疗的患者病死率是1.2%，而在6 h内接受治疗的患者的病死率为6%。对不稳定型心绞痛（UA）和非ST段抬高型心肌梗死（NSTEMI）患者，早期积极的抗血栓治疗和/或介入治疗可以避免大面积的心肌坏死。因此，对ACS患者，特别是STEMI患者，治疗应分秒必争。遗憾的是，由于各种原因造成的诊治延误，使得大多数患者痛失得益最大的治疗时机。因此，冠心病个体防治应过渡到以危险分层为导向的治疗，确保需要进行治疗的高危患者及时得到正确的治疗，而低危的患者可以分流到社区随访治疗。

7.1 胸痛中心——生命绿色通道

胸痛是急诊室最常见的症状之一，占急诊室就诊患者的5%～20%。但其中仅有10%～15%的胸痛患者是急性心肌梗死。高危的、即刻诊断为ACS的患者应毫无延迟地进入绿色通道并收入CCU，中危患者可从胸痛中心的治疗获益。到达医院就诊的胸痛患者中，大约50%是非心源性的。胸痛患者绝大多数可在症状发作后10～12 h在胸痛中心得到比急诊室更好的评价。如果没有正确的观察，患者漏诊ACS而出院回家的风险很高。胸痛患者在急诊室就诊以后，患者的去向可分为：回家，收入医院标准病房，进入绿色通道收入CCU，或收入胸痛中心。

胸痛作为一种临床症状，涉及多系统的疾病，危险程度不一，诊断及评价的复杂性造成了误诊和漏诊率高。资料显示胸痛患者心源性所占比例最高，危险性也较大，故准确检出心源性胸痛患者并进行危险分层，从而制定不同的治疗方案是一项重要的临床课题。不同胸痛中心对胸痛患者的诊断处理程序可能存在差异，图7-1为美国辛辛那提急诊中心胸痛的诊断处理程序，表7-1为弗吉尼亚联邦大学医学中心对不同危险分层的胸痛患者的分流处理程序。国内医疗机构急诊室目前对胸痛患者诊治还存在错误诊断率仍然较高、临床评估和处理不够规范、“无辜”住院患者较多等问题。因此，建立适合中国国情的胸痛中心、规范化胸痛患者诊断处理程序将成为当务之急。

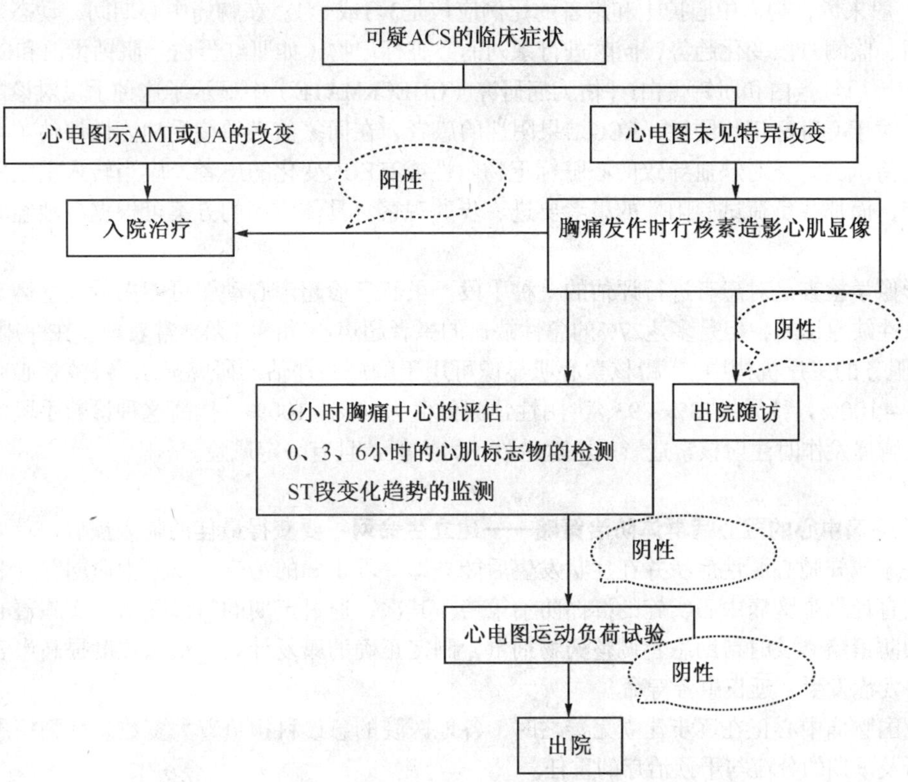

图7-1　美国辛辛那提急诊中心可疑ACS的临床评估策略

表7-1　美国弗吉尼亚联邦大学医学中心ACS评估分层

级别	AMI 危险	ACS危险分层	干预治疗	转归
1	极高危	极高危	溶栓治疗或PCI	CCU
2	高危	高危	阿司匹林、肝素、硝酸酯类或Ⅱb/Ⅲa受体拮抗剂	CCU
3	中危	中危	心肌标志物和核素心肌显像	9h留观
4	低危	低危	核素造影心肌显像	运动负荷试验后出院
5	很低危	很低危	视病情需要检查	出院

7.1.1　胸痛中心的人员及结构设施　胸痛中心应设立在常规有门诊和监护病房的急诊科内，主要由隶属急诊科、对缺血性胸痛具有诊断与鉴别诊断能力的心内科专业医师和急诊科、必要的放射介入科专业医师组成。胸痛中心由年资较高的心内科医师和熟练掌握心内科常规抢救技术的护士实行24 h轮流值班；应配备心电图仪及快速检查心肌标记物的仪器，能快速获得肌钙蛋白、心肌酶（CK-MB等）和C反应蛋白等的检查结果；应有临时起搏装置、心肺复苏设备和合适的监测心律、血压、ST段和血氧的设备。12导联连续ST段监测可帮助早期诊断，并提供预后信息。简单的3导联持续心电图监测也对进一步危险分层有帮助。应配备各种抢救必备的药品（包括溶栓药物）。应配备全天24 h熟练行直接PCI的人员（保证患者就诊后30 min内溶栓，90 min内可行PCI）。配备各种科普宣传资料，增加患者及家属对心源性胸痛的知晓度以及二级预防知识。胸痛中心应可全天24 h联系到心脏外科医生，可行急诊放射、核素心肌显像、超声心动图检查。

胸痛中心的架构和规模在各个医疗机构不尽相同，但其本质都是系统的，按方案观察评估

6～12 h。一般来说，胸痛中心护士和患者的比例应该是3∶1或4∶1。在胸痛中心期间，动态观察患者12导联心电图、监测ST段变化趋势，同时进行系列的心脏标记物（如肌红蛋白、肌钙蛋白和CK-MB）检查。CK-MB、肌红蛋白和肌钙蛋白I评估胸痛研究（CHECKMATE）中显示了这种手段对诊断和预后的良好作用。对于心脏标记物阴性，ECG结果阴性的患者，在回家前必须接受功能性评估（心肌显像或不显像的负荷试验）。对缺血导致的心脏标记物阳性或有ECG变化的患者，应当转入重症监护病房进行监护治疗，而那些负荷试验阳性的患者要进一步的观察。具体应用的方案可根据各地经验和已有的架构制定。

急诊影像学检查是对患者进行评估的一种手段。虽然急诊超声心动图可能揭示室壁运动异常，后者有助于急性缺血诊断，但是多达27%的急性缺血的患者超声心动图可无异常表现。在一周7天，一天24h全天候服务的医疗机构中，^{99}锝核素心肌显像可用于胸痛的评估。研究显示^{99}锝核素心肌显像的敏感性是94%～100%，特异性78%～93%，阴性预测价值为94%～100%。提高这种诊断手段的敏感性的关键是应在胸痛发作时注射核素造影剂，这也许不太方便，且有一定风险。

7.1.2 胸痛中心的冠心病群体防治策略——建立生命网 要获得最佳的临床预后，首要前提是高危人群及其家属知晓心源性症状并在症状发生后能立即寻求正确的治疗。以“生命网”为表现形式的社区科普教育计划是胸痛中心实施的群体防治策略。其次，通过定期的门诊随访，实施冠心病的社区群体二级预防策略，及时帮助患者调整药物剂量，制定正确的康复计划，最大程度提高患者的生活质量、防止并发症发生，延长患者寿命。

目前我国胸痛中心正在逐步建立完善之时，各地医院的急诊科担负着大多数急性胸痛患者的诊断与鉴别诊断及早期的分流与干预治疗的重任。

7.1.3 胸痛中心的任务——危险分层并提供合理的治疗 胸痛中心的主要任务是根据患者的病史、近期接受治疗的强度、系列床旁心电图、肌酸激酶同工酶（CK-MB）、肌钙蛋白和C反应蛋白等生化标记物水平，用标准化的方案，对胸痛患者进行快速的分类、危险分层和准确的评估，最大程度减少患者从“入门到接受治疗”时间。胸痛中心通过程序化的通道，应做到：最大程度上降低AMI患者的病死率和并发症发生率；最大程度防止UA和NSTEMI患者发展成为STEMI，即最大程度避免大面积心肌坏死；为胸痛患者提供低费用、高效益的全面评估，以避免误诊和漏诊、不适当的出院和住院。因此，胸痛中心的主要任务集中在“生命绿色通道”上，即快速、准确诊断和治疗ACS患者。

STEMI：STEMI占胸痛患者总数的10%～15%。在AMI导致的总死亡人数中，50%以上是死于起病后1h内。救治的核心问题是早期、迅速和完全恢复冠脉血流。对转运时间短于90 min的STEMI患者，以及经有效的抗栓、抗心绞痛治疗48h后病情仍不稳定的UA和NSTEMI患者，胸痛中心提供的策略是：有条件的医院应立即行直接经皮冠状动脉介入（PCI）治疗（既生命绿色通道Ⅰ）。急诊冠脉搭桥（CABG）并非是开展直接PCI治疗的必要条件，但对2%～5%直接PCI治疗失败的患者，有条件的医院，应立即实施急诊CABG（绿色通道Ⅱ）。直接PCI和急诊CABG构成了最大保障患者的生命安全的“生命绿色双通道”。尽管直接PCI的血管开通率和开通程度要明显高于溶栓治疗，但干预时间的早晚才是决定患者预后的主要因素。因此，通过胸痛中心和城市急救系统之间的有效配合，对转运时间要超过90 min以上的ST段抬高且无溶栓禁忌的AMI患者，应当机立断在患者家中或救护车上实施溶栓治疗（绿色通道Ⅲ）。患者到达胸痛中心后，若梗死相关动脉（IRA）已开通，直接进入CCU；若溶栓治疗失败，则立即进行PCI治疗。溶栓治疗是一条可以在全国普及的生命绿色通道，尤其适合在无条件进行PCI的基层医院广泛开展，及时的溶栓治疗可使STEMI的总死亡率降低50%左右。在这种背景下，救护车已不仅是一种简单的转运工具，而是生命绿色通道的延伸。

UA/NSTEMI：UA和NSTEMI占全部胸痛患者总数的30%以上，是胸痛中心处理策略中最重要的亚组患者。避免大面积的心肌坏死是这条通道的核心任务。应用阿司匹林、氯吡格雷、血小板糖蛋白Ⅱb/Ⅲa受体拮抗剂和肝素等进行充分的抗血栓治疗是这一通道的主要手段。在接受充分的抗血栓治疗

48h后，若患者病情仍不稳定，应立即进入“生命绿色通道Ⅰ”；即使患者病情稳定，也应在1周内行冠脉造影，以确定下一步的血运重建措施，这将在最大程度上有效避免大面积心肌梗死。在初步排除ACS后，患者进入绿色通道Ⅳ。这组患者占胸痛患者总数的40%左右。稳定型心绞痛、部分出现AMI前驱症状的患者和少数症状不典型的MI患者占该亚组患者总数的30%左右，误诊和漏诊的病例主要发生在该亚组。应根据运动负荷试验筛检出这部分病例，并择期行冠脉造影，决定下一步的血运重建策略，避免漏诊。在胸痛中心观察6～8h后，患者的生化标记物和负荷试验阴性时（占该亚组患者总数的70%），可以安全出院。进入通道Ⅴ的患者占整个胸痛患者总数的15%左右。这组胸痛患者多是非心源性的，应邀请其他科会诊处理。

7.2　急诊室急性冠脉综合征的危险分层和处理原则

急诊室的胸痛或者类似症状的患者，在分诊台由分诊护士交专科医生，询问病史，测量血压、脉搏和体检，心电图和血生化检查，目的是迅速筛选和识别急性心肌梗死患者，避免将非冠心病患者误收入院，最重要的是避免漏诊，将高危患者放走。美国国家心脏病发作警戒计划（NHAAP）指南总结了临床评估最早阶段诊断ACS所需的临床信息见表7–2。

表7–2　急性冠脉综合征患者的识别要点

就诊台的医务人员
具有下列主诉的患者，需要分诊护士确定作进一步的评估
主诉
胸痛、压迫感、沉重感，向颈部、颌部、肩背部及臂部放射的疼痛
消化不良或“烧心”，恶心或与胸部不适有关的呕吐
持续性气短
虚弱、头晕、意识丧失
分诊的护士
对有下列症状和体征的患者，分诊护士应决定是否启动ACS处理程序
主诉
非外伤原因的胸痛或上腹痛，伴典型的心肌缺血或心肌梗死
胸骨后压榨性疼痛、胸部压迫感、紧缩感、沉重感、烧灼感
无法解释的消化不良或上腹痛
疼痛向颈部、颌部、肩背部及臂部放射
伴呼吸困难
伴恶心和（或）呕吐
伴出汗
如果存在这些症状，应立即查心电图
病史
分诊护士应采集简要的发病史、有针对性的现病史和既往史
CABG、介入、CAD、劳累性心绞痛或AMI病史
胸部不适可以被硝酸甘油缓解病史
危险因素包括吸烟、高脂血症、高血压、糖尿病及家族史
这一简要过程不应延误患者进入ACS处理程序

7.2.1 早期危险分层 急诊医师必须能及时识别来急诊室就诊的ACS患者。在对患者评估的早期，快速进行危险分层至关重要，这有助于迅速给患者提供恰当、有效的治疗。包括冠状动脉疾病（CAD）发生的危险因素在内的病史和体格检查可以帮助临床医师筛查ACS患者的危险（表7-3、表7-4）。12导联心电图和心脏生物标志物，如肌钙蛋白（TnI和TnT）和肌酸激酶同工酶（CK-MB）都是在急诊室进行危险分层的重要辅助检查手段。危险分层的过程包括：评估患者症状是由ACS导致的可能性；在疑似/确诊的ACS患者中，确定其发生死亡和心肌梗死（MI）并发症危险的高低。

病史：ACS患者的病史一般比较典型，但并不总以胸部不适为主要特征。年龄较大的患者、糖尿病、慢性肾功能不全患者和女性表现出来的症状较不典型，但他们是ACS的高危人群。患者出现不适的特征、定位、严重程度、发生频率和可能出现的放射痛都对确诊ACS有帮助。年龄、性别、CAD家族史、吸烟史、血脂异常、高血压、糖尿病、既往CAD病史和吸毒史等都有助于判断到急诊室就医患者的ACS可能性。此外还必须考虑非ACS疾病导致患者出现类似症状的可能性包括肺栓塞、主动脉夹层、实质性肺病、食管反流、胆囊疾病以及包括抑郁症和焦虑症在内的精神疾病、骨骼肌肉痛和外伤。另一方面一些潜在的疾病史，如颅内肿瘤、胃肠道或其他重要脏器出血、主动脉破裂和出血性休克，或在就诊前2周之内做过大手术都会增加抗凝或抗血小板治疗的危险。

体格检查：对疑似ACS患者的体格检查，要着重于识别有死亡或非致死性MI高危患者的特征。患者出现心衰证据（颈静脉扩张、肺部啰音、心脏杂音、S3或S4奔马律和外周水肿）都会增加由ACS导致患者出现上述症状的可能性，并预示着患者发生缺血性疾病并发症的危险较高。新出现的二尖瓣反流杂音、低血压（收缩压＜13.33 kPa）、心动过速（心率＞100次/min）和心动过缓（心率＜60次/min）也都提示患者处于高危状态。体格检查还可确定抗凝和抗血小板治疗的禁忌证，如肉眼可见的直肠出血。

表7-3 不稳定性心绞痛患者死亡或非致死性心肌梗死的短期危险

特征	高度可能性 具备下列任何一项	中度可能性 缺乏高度可能性特征 具备下列任何一项	低度可能性 缺乏高/中度可能性特征 具备下列任何一项
病史	缺血症状在48 h内恶化	既往MI周围或脑血管疾病，CABG，曾应用阿司匹林	
胸痛的性质	静息心绞痛发作时间超过20 min	超过20 min的静息心绞痛已缓解，伴有中或高度冠心病可能的静息心绞痛发作时间短于20 min或因休息及含服硝酸甘油缓解	过去2周内新发CCS分级Ⅲ或Ⅵ级心绞痛，但无超过20 min的静息心绞痛，含服硝酸甘油缓解
临床表现	最可能源于缺血的肺水肿，新出现的心脏杂音或原有心脏杂音加重，或新出现啰音、低血压、心动过缓，年龄大于75岁	年龄大于70岁	
心电图	静息心绞痛伴短暂的ST段改变超过0.5 mV，新出现的束支传导阻滞、持续性室性心动过速	T波倒置大于0.2 mV、病理性Q波	胸部不适期间ECG正常或无变化
心脏标志物	TnT或TnI大于0.1 ng/mL	TnT轻度升高（0.01＜TnT＜0.1 ng/mL）	正常

CCS：加拿大心脏病协会的劳力型心绞痛分级标准

表7-4　非ST段抬高急性心肌梗死危险度分层

组　别	体征、症状
低危险组	无合并症，血流动力学稳定，不伴有反复缺血发作，不伴有心电图改变或ST段压低≤1 mm
中危险组	伴有持续性胸痛或反复发作心绞痛的患者，ST段压低＞1 mm
高危险组	并发心源性休克，急性肺水肿或持续性低血压

12导联心电图：12导联心电图是筛选ACS的一种最有用的辅助检查手段。心电图ST段压低是ACS的重要危险标志。在急诊室新出现的或可能为新出现的束支传导阻滞是患者高危状态的标志。新出现的束支传导阻滞是特定临床环境中，例如患者出现持续的缺血性胸痛时STEMI的1项诊断标准。这提示需要立即通过导管介入的方法对患者进行快速的再灌注治疗。陈旧的束支传导阻滞提示患者有潜在的冠脉疾病，但这同时也可能提示患者有原发性传导系统疾病。起搏节律可能掩盖潜在的心电图高危特征，这就使其他心脏检查方法，例如放射性核素成像或超声心动检查变得格外重要。约有一半ST段压低的患者会在到急诊室数小时内发展为MI。最初的12导联ECG T波倒置的患者中约有5%的人会在30天内出现MI或死亡。心前区导联出现深的对称性T波倒置，表明冠状动脉左前降支有严重的狭窄（Wellen现象）。有支持性病史的患者如胸前导联和（或）aVL导联出现ST段改变时应做后壁导联心电图检查，以确定是否存在后壁导联的ST段抬高。到急诊室就诊的患者12导联心电图正常，表示其患ACS的危险较低；然而这些患者中仍有6%为NSTEMI。因此，最初的ECG结果给临床医师提供了真实的危险分层信息。如果首次心电图检查无法确诊，那么随后应在急诊室进行一系列12导联ECG检查，以增强检测ACS的敏感性。

血清心肌标志物的测定：肌钙蛋白（I和T）和CK-MB这些心肌生物学标志物是识别ACS患者在急诊室出现严重并发症（包括死亡和MI）危险的重要的方法。

肌钙蛋白系心肌和横纹肌的收缩调节蛋白，由三个亚基即TnC、TnI、TnT组成，心肌中主要有cTnI和cTnT两种亚型，其灵敏度高、特异性强，发病后持续时间长，是目前心肌损伤较好的确定指标。相比之下，cTnI较cTnT心肌特异性更强，因为虽然肌钙蛋白的3种亚型以不同基因编码表达，心脏型cTnI及cTnT仅在心肌中表达，与骨骼肌中两种相应亚型比较，40%的cTnI氨基酸序列不一致，而仅有6%～11%的cTnT不一致，且存在着10%～30%的低同源性，因此说cTnI较cTnT的特异性更强。心肌损伤后6～8 h即可在外周血中测得cTn异常，其增高可持续7～10天（cTnI）或10～14天（cTnT）。cTn在血中半衰期约数小时。目前认为，心肌损伤时cTn以TnC-cTnI-cTnT复合物形式释放，随后降解，外周血中的cTnI以cTnI-TnC复合物形式居多，游离的cTnI较少；而cTnT游离较多。外周血中出现任何一种可检测到的cTn必然是心肌细胞受损的结果。cTnI作为cTn的3个亚单位（T、C、I）之一，在肌肉收缩和舒张过程中起重要调节作用。cTnI以两种形式存在于心肌细胞内，即小部分游离于胞浆中，为可溶性，大部分以结构蛋白形式固定于肌原纤维上，为不可溶性。在心肌细胞损伤早期，游离于胞浆内的cTnI快速释出，其后肌原纤维不断崩解破坏，以固定形式存在的cTnI不断释出。由于cTnI在组成上有着独特的氨基酸序列（N-端比横纹肌多31个氨基酸），骨骼肌、肝、肾等细胞破坏均不影响其结果的判断；而CK或CK-MB并非心肌所特有，正常人骨骼肌中也有少量存在，非心脏手术或骨骼肌损伤患者常有血清CK及CK-MB升高，因此cTnI检测对心肌细胞损伤的诊断具有很高的特异性和灵敏度。

cTnI和cTnT具有以下特点：①以两种形态存在，即大部分为肌丝结合型，少量（3%～6%）为胞浆型，故其释放曲线可呈双峰型，尤其是cTnT；②cTnI及cTnT是目前特异性最强的心肌损伤标记物，尤其是cTnI；③cTnI及cTnT敏感性高；④当CK-MB升高时，cTnI、cTnT也明显升高，提示心肌损伤较肯定，且升高幅度与心肌坏死总质量呈正相关；当CK-MB不高，而cTnI、cTnT增高时，可能存在微小心肌损伤；当CK-MB升高，而cTnI、cTnT正常，多提示为非心肌损伤；cTnT升高而cTnI正常，也可能提示某些非心肌损伤；⑤cTnT及cTnI对急性心肌梗死的诊断时间窗较宽，即发病后4 h到21天均持续升高，心肌损伤后，大多呈双峰型改变，即4～6 h开始升高，10～24 h达第一高峰，第3～5天达第二高峰，cTnT可持续升高2～3周，而cTnI为7～10天左右，若梗死血管早期再灌注，第一高峰提前，且峰值更高，对第二高峰影响较小；⑥cTnT及cTnI持续升高时间较长，所以对急性心肌梗死早期再梗死诊断价值不大。

常用的心肌损伤标记物各有特色，因此临床上在选择应用时需注意其各自诊断作用时间窗。肌红蛋白（Mb）广泛存在于心肌、骨骼肌中，在血液中测定敏感性很高。由于Mb分子量小，所以容易较早地释放入血液循环。AMI患者在发病后2～3 h Mb即可开始升高。CK-MB作为磷酸肌酸激酶同工酶的一种，是目前诊断AMI的主要方法之一。心肌含有丰富的CK-MB，故血中CK-MB的升高，实质上是反映心肌受损的一个相对敏感和特异的指标。对于那些发病时间早，临床症状和心电图不典型的疑诊AMI的患者，应尽早检测Mb和肌钙蛋白，以免贻误治疗时机。对于入院时已超过Mb高峰期，根据发病时间应辅以肌钙蛋白、CK-MB、LDH或其他酶的同时检测，以作出明确的诊断。如在急性胸痛6 h以内，可以选用CK-MB和Mb，在胸痛6～9 h可以选用cTn、CK-MB等。

STEMI的最主要抢救措施是再灌注治疗（急诊PCI或溶栓治疗），而再灌注治疗有赖于对AMI的早期诊断。但由于大约25%的AMI患者发病早期没有典型的临床症状，约50%的患者心电图无典型变化，若单独依靠心电图改变和临床症状，AMI的诊断符合率仅为75%。CK、CK-MB的检测虽有较高的灵敏度，提高了AMI的早期诊断率，但它本身存在明显不足：①特异性欠佳。它在人体心脏以外的其他器官，特别是骨骼肌中大量存在；因此，在骨骼肌和其他器官（如肾脏）发生病变时，CK-MB也可能升高。②“窗口期”太短，易造成漏诊，如CK在2～4天内恢复正常，CK-MB在2天内即可恢复正常。③微小心肌损伤时，CK、CK-MB可正常。由于心肌酶学检查存在上述问题，促使医学界纷纷探寻敏感性、特异性更高的血清生化标志物。cTnI和cTnT对AMI的诊断价值已相当明确，诊断技术也日渐成熟。美国国家食品和药品管理局（FDA）于1994～1995年间先后批准cTnT和cTnI作为AMI的实验室诊断标准。与其他的血清生化学标记物相比，cTnT和cTnI有以下特点：①特异性强，灵敏度高。②血液中出现时间早，4 h左右就可检测到cTn异常升高。③“窗口期”长。AMI发生后的1-2周内在血液中都能检测出。cTnI比cTnT的特异性更高，原因是cTnI只在心肌细胞受损时才升高，而cTnT与骨骼肌有交叉反应，且在肾脏受损时也有无法解释的cTnT升高。血浆 cTnI是至今为止诊断AMI灵敏度和特异性最高，最有应用前景的血清生化指标。其原因主要有以下几点：①cTnI唯一存在心肌细胞中。②cTnI在骨骼肌受损时无交叉反应。③在长期耐力锻炼或有肾衰的患者中CK-MB升高，但cTnI不升高。④cTnI不受甲状腺功能低下的影响。

同时应用时需注意不能因一次检测阴性就肯定地排除心肌梗死，而需动态观察其变化，以提高急性心肌梗死的诊断准确性。另外，也不能单凭心肌标记物阳性就诊断急性心肌梗死，伴心肌标记物升高的心肌损伤的其他原因包括：①心内膜微小心肌损伤、充血性心力衰竭或高血压左室肥厚导致的室壁应力增加；心动过速和血流动力学不稳定损害；肺栓塞导致的右室损害；②心脏创伤和心肌毒性物质：如阿霉素、败血症释放的内源性毒性物质；③机械损伤：如射频消融、置入式心脏复律除颤器放电、心脏电复律；④病毒感染等。

救护地点检测（point-of-care）可以在患者到达急诊室后15～20 min内提供CK-MB和肌钙蛋白的检测结果，从而加快了在急诊室中做出判断的速度。然而许多医护站的设备都不如中心实验室的分析仪敏感，因此肌钙蛋白轻度升高的患者可能被漏诊。临床医师在依靠这些结果做出判断时必须考虑到这项因素。有一些化验缺乏适当的敏感性和（或）足够的精确度，不足以准确检测标志物水平较低的临床样本。精确度差意味着用一种检测方法对同一系列样本做多次检测的结果会有很大差异。在中心实验室进行检测时，检测结果发回的时间不应超过1 h。

近10年间多项研究已证实，任何可检测到的肌钙蛋白升高都表明患者（包括肾功能不全的患者）处于缺血性疾病并发症的高危层面。在患者有缺血症状时，肌钙蛋白的升高表明已出现MI。肌钙蛋白升高与死亡危险增加有相关性，并且这种并发症危险的升高与肌钙蛋白的绝对水平有关。同12导联ECG一样，肌钙蛋白可作为一种患者真实危险的独立预测指标。已有研究证实，与肌钙蛋白正常的ACS患者相比，肌钙蛋白升高的ACS患者可从血小板糖蛋白（GP）Ⅱb/Ⅲa抑制剂、低分子量肝素和早期进行的PCI治疗中获得益处。应该强调，在急诊室检查时，特别是从胸痛开始后6 h内肌钙蛋白水平正常的患者不能排除MI诊断。必须在急诊室、以及入院后第3 h和第6 h，及之后间隔6～10 h做一系列检测，以排除心肌损伤。

肌钙蛋白升高的最佳精确预测值标准是肌钙蛋白正常值的第99个百分点。然而为提高检测的特异性，一些人建议使用检测精确度＜10%的参考值。最近，这种能提高肌钙蛋白检测敏感性和特异性的方法已被推出，应该可以提高ACS患者诊断的准确性。可以肯定的是，在应用肌钙蛋白阈值进行检测时，CK-MB对判断梗死的时间也是有用的。在用敏感的检测方法检测系列样本中的肌钙蛋白时，CK-MB和其他标志物都不能切实增加对ACS的准确预测。

肌钙蛋白升高是心肌损伤的标志，如果患者的临床表现不属于急性缺血性心脏病中的一种，则要仔细查找心肌损伤的其他原因，例如充血性心力衰竭或肺栓塞。对肌钙蛋白水平略高于基线值的患者而言，获得详尽的临床病史是很重要的，这有利于确定给因ACS造成心肌坏死的患者服用抗纤维蛋白和抗血小板药物。

AST、CK、CK-MB为传统的诊断AMI的血清标志物，但应注意到一些疾病可能导致假阳性结果，如肝脏疾病（通常ALT＞AST）、心肌疾病、心肌炎、骨骼肌创伤、肺动脉栓塞、休克及糖尿病等。肌红蛋白可迅速从梗死心肌释放而作为早期心肌标志物，但骨骼肌损伤可能影响其特异性，故早期检出肌红蛋白后，应再测定CK-MB、肌钙蛋白Ⅰ（cTnI）或肌钙蛋白T（cTnT）等更具心脏特异性的标志物予以证实。

根据缺血性胸痛病史伴典型心电图表现可初步诊断AMI，在血清标志物检测结果报告前即可开始紧急处理。如果心电图表现无决定性诊断意义，早期血液化验结果为阴性，但临床表现高度可疑，则应监测血清心肌标志物的变化。推荐于入院即刻、2～4 h、6～9 h、12～24 h采血，要求尽早报告结果，或采用快速床旁测定，以迅速得到结果。如临床疑有再发心肌梗死，则应连续测定存在时间短的血清心肌标志物，例如肌红蛋白、CK-MB及其他心肌标志物，以确定再梗死的诊断和发生时间。

《中国急性心肌梗死诊断和治疗指南》推荐的急性心肌梗死的血清心肌标记物检测时间见表7-5。

表7-5　急性心肌梗死的血清心肌标记物检测时间表

项目	Mb	cTn cTnI	 cTnT	CK	CK-MB	AST
出现时间h	1～2	2～4	2～4	6	3～4	6～12
100%敏感时间h	4～8	8～12	8～12		8～12	
峰值时间出h	4～8	10～24	10～24	24	10～24	24～48
持续时间d	0.5～1	5～10	5～14	3～4	2～4	3～5

其他诊断性检查：在急诊环境中其他的检查方法，例如放射性核素成像可以为有持续缺血症状、但没有诊断性12导联心电图、且心肌生物学标志物正常的患者提供更多的诊断依据。还有很多其他的检查方法，例如可以用超声心动图检查室壁运动异常；还可以在患者静止时使用反差回声灌注和放射性核素灌注，为到急诊室就诊的患者提供重要的危险分层信息；可以对心电图未确诊、心肌生物学标志物阴性、6 h内休息时没有胸痛发作的患者，进行标准分级运动试验和负荷超声心动图检测（但有急性缺血的患者禁忌进行运动试验）。一些新的血液检查项目，例如髓过氧化物酶和缺血修饰白蛋白有助于诊断ACS。围绕胸痛对患者进行评估之后，可考虑让到急诊室就诊的没有高危特征、系列心肌标志物检查均为阴性、没有心电图ST段或T波改变的证据、休息时灌注造影阴性的患者从急诊出院。

①放射性核素：一般说来，急性心肌梗死根据其临床表现、心电图及血清心肌标志物检查，临床诊断并不困难，但在某些特殊情况下，放射性核素检查可以提供有价值的资料，特别是对早期诊断、判断梗死的部位与范围、测定左右心室功能等有帮助。目前，核素在急性心肌梗死的应用有三种技术：心肌灌注显像、急性心肌梗死“热区”显像，核素心室造影。

^{201}铊是一种阳离子心肌显像剂，易被正常心肌细胞摄取。注入人体后，正常心肌摄取了它就会显影，而病变部位则不显影。心肌梗死时，梗死部位的心肌细胞功能受损甚至坏死，核素摄取减少或无摄取，因而会出现放射性缺损。因此^{201}铊心肌灌注显像可用于急性心肌梗死的定位诊断。运动负荷^{201}铊心肌灌注试验还可评价急性心肌梗死后期患者心肌血流灌注的贮备能力。缺血坏死的心肌能选择性地摄取^{99m}锝焦磷酸盐而显影，正常心肌则不能显影。急性心肌梗死后48小时至1周内，梗死区表现为孤立的放射性浓集区。该方法可用于小灶性心肌梗死、陈旧性心肌梗死基础上的再梗死以及合并左束支传导阻滞心电图难以确诊的心肌梗死等的诊断。此外，^{99m}锝-红细胞心血池扫描还能通过测定心排血量及射血分数，检测左心室功能。

②核磁共振：磁共振成像技术是20世纪80年代初兴起的一种新的医学影像技术。在核磁共振图像上，心脏本身显示良好的自然对比。利用心电图门控触发扫描法，可以获得不同心律周期的心室、心房图像。还可用于观察心肌梗死前的缺血及梗死周围的水肿带，冠状动脉搭桥术后的心肌灌注状态，以及鉴别是心肌缺血还是心肌梗死。核磁共振对心肌梗死诊断的价值可以归纳为以下几点：能够分辨正常的和梗死的心肌；能够分辨心肌梗死是急性还是陈旧性；能够识别心肌梗死所致的心功能障碍（室壁无运动、运动减弱）；可显示心肌梗死的并发症如室间隔穿孔、乳头肌腱索断裂、心室室壁瘤、附壁血栓等，也可显示某些特殊部位的梗死，如室间隔梗死、乳头肌梗死；有助于某些非冠状动脉粥样硬化性心肌梗死的病因、病理诊断，如大动脉炎、夹层动脉瘤、马凡氏综合征等。由于急性心肌梗死发病后需及时抢救，不宜搬动患者，而磁共振检查可能会延误抢救时机，给患者带来不良后果，因此磁共振检查一般仅用于病情已稳定的心肌梗死的检查。

7.2.2 急性冠脉综合征鉴别诊断

稳定型心绞痛：稳定型心绞痛的胸痛性质相对轻，持续时间短，硝酸甘油有效，无心电图动态演变及心肌酶的序列变化。

急性心包炎：心前区疼痛持久而剧烈，深吸气时加重，疼痛同时伴有发热和心包摩擦音。心电图除aVR外，其余多数导联ST段呈弓背向下型抬高，T波倒置，无病理Q波。

急性肺动脉栓塞：常有突发胸痛、咯血、呼吸困难、紫绀和休克。多有骨折、盆腔或前列腺手术、下肢静脉血栓或长期卧床史。右心室前负荷急剧增加，P_2亢进，颈静脉怒张、肝大等。心电图可见肺性P波，电轴右偏和$S_{Ⅰ}Q_{Ⅲ}T_{Ⅲ}$征，即Ⅰ导联出现深S波，Ⅲ导联有明显Q波及T波倒置。X线胸片显示肺梗死阴影。放射性核素肺灌注扫描可见放射性稀疏或缺损区。

主动脉夹层动脉瘤：前胸出现剧烈撕裂样锐痛，常放射至背、肋、腹部及腰部。在颈动脉、锁骨下动脉起始部可听到杂音，两上肢血压、脉搏不对称。胸部X线示纵隔增宽，血管壁增厚。超声心动图和核磁共振显像可见主动脉双重管腔图像。心电图无典型的心肌梗死演变过程。

急腹症：急性胰腺炎、消化性溃疡穿孔、急性胆囊炎和胆石症等均有上腹部疼痛，易与以上腹部剧烈为突出表现的心肌梗死相混淆，但急腹症腹部有局部压痛或腹膜刺激征，无心肌酶及心电图特征性变化。

心脏神经官能症：是情感或精神因素导致的胸部不适或胸痛，多见于中青年女性或更年期妇女。女性绝经期前如无危险因素（如家族史、高血压、血脂紊乱和糖尿病等）很少发生冠心病。这类患者心电图可有ST段移位，或者T波变化，应做普洛萘尔（心得安）试验，多数服心得安后心电图变为正常。如患者服心得安后心电图未能恢复正常，应行运动负荷试验、甚至超声心动图、放射性同位素检查等检查排除冠心病，仍不能明确诊断者可作冠状动脉造影。作出诊断时应注意患者的年龄和性别因素，社会心理因素和是否存在冠心病危险因素。

继发于其他疾病和一些特殊类型的心绞痛：①肥厚梗阻性心肌病：由于左室流出道梗阻和心肌肥厚，可有心绞痛、晕厥或呼吸困难，多与活动有关，胸痛可在服用硝酸甘油后加重，查体可以在胸骨左缘闻及收缩期杂音。②瓣膜病：主动脉狭窄可伴有心绞痛，应行超声心动图检查。怀疑有冠状动脉疾病，可行冠状动脉造影检查。③其他疾病累及冠状动脉疾病：如冠状动脉畸形或先天发育异常、冠状动脉肌桥、风湿性疾病引起冠状动脉炎，冠状动脉夹层或急性主动脉夹层累及冠状动脉，冠状动脉栓塞、梅毒性主动脉炎引起冠状动脉口狭窄或闭塞。④X综合征：X综合征多见于女性，为冠状动脉系统毛细血管功能不良引起，与冠状动脉内皮功能失调有关，临床表现为劳力型心绞痛，运动试验阳性，但冠状动脉造影无固定狭窄。本征预后良好。

其他非冠状动脉心脏疾病导致的胸部不适 ①早搏：早搏可伴有胸部不适甚至疼痛，多出现在不活动时，活动后多消失或感觉不到。应确定早搏的性质，必要时行动态心电图、心脏运动负荷试验或超声心动图检查。②心肌炎和扩张型心肌病：可出现胸闷、呼吸困难等症状。心电图可出现QRS波、ST段和T波的异常。应注意询问病史，仔细查体，观察心电图有无演变，进行系列心肌酶学检查和超声心动图等检查。③肺动脉高压：可因右室缺血引起心绞痛，常见于二尖瓣狭窄伴肺动脉高压、肺动脉瓣狭窄等。④心脏高动力综合征和二尖瓣脱垂：为交感神经过度兴奋的表现，患者常诉心慌、心前区不适、疲乏、呼吸困难、焦虑和多汗等，心电图可与冠心病混淆，运动试验也可呈假阳性，心得安可消除ST-T变化。β-受体阻滞剂效果良好。二尖瓣脱垂也可伴交感神经兴奋和高动力状态，患者常常有神经衰弱的临床表现。心脏彩超可确诊。

7.2.3　青年人心肌梗死的临床特点　青年人心肌梗死的临床特点：①从病因上看，青年心肌梗死者非冠状动脉粥样硬化病因致病者比老年性心肌梗死相对较多，这些病因包括冠状动脉炎、冠脉栓塞、冠脉痉挛、冠脉夹层动脉瘤、先天性冠状动脉异常、严重失血或出血性疾病等；②从累及冠状动脉的范围上看，青年心肌梗死由于病因多样，所以临床上以单支冠状动脉病变为多见，而老年患者因主要由冠状动脉粥样硬化所引起，故常为多支病变；③从发病率上看，青年心肌梗死发病率低，且90%的患者在30～40岁之间首次发病，男性较女性发病率高。④从发病过程上看，绝大多数青年心肌梗死的患者发病前无心绞痛病史，起病急剧，病情进展迅速，病情危重，容易漏诊和误诊。⑤从预后上看，由于年龄上的优势使得青年心肌梗死患者在治疗上可选择的范围相对较大，机会多于老年患者，如溶栓、冠脉搭桥术、PCI等均适于青年患者，加上青年心肌梗死伴随疾病及并发症相对较少，各脏器的功能也相对较好，所以预后较老年心肌梗死相对为好，急性期和远期死亡率低于年长者。

7.2.4　急性心肌梗死早期诊断、早期治疗的重要意义　急性心肌梗死早期诊断、早期治疗有重要意义。①急性心肌梗死时由于冠状动脉急性闭塞，引起持久而严重的心肌急性缺血，使部分心肌发生坏死，是冠心病的一个很严重类型，病死率可达10%～15%。即使急性期存活者，由于心肌坏死后排血功能受损，其远期预后仍受到严重影响。急性心肌梗死严重并发症如恶性心律失常、心衰及心源性休克的发生率、严重程度和预后均与梗死面积的大小密切相关。如急性心肌梗死的初期，能尽早发现并给予及时处理，可缩小梗死范围，挽救更多的濒死心肌，改善预后。②对急性心肌梗死患者早期诊断并进行心电监护，有助于发现早期出现的恶性室性心律失常（如室颤）并进行恰当的处理，降低死亡率。③急性心肌梗死的院前溶栓治疗要求对患者做出早期的诊断。因为血管闭塞的时间愈长，所能挽救的心肌就愈少。另外，溶栓时间愈早，冠状动脉再通率越高。

7.2.5　急诊室中急性冠脉综合征的处理原则

ST段抬高心肌梗死的处理原则：最主要抢救措施是尽早行再灌注治疗（如急诊PCI或溶栓治疗）；梗死相关动脉内如有大量血栓，可采用血栓抽吸术，并应给予血小板膜糖蛋白Ⅱb/Ⅲa受体拮抗剂；发生室颤者及时电复律；如患者发生泵功能衰竭或心源性休克可在主动脉内气囊反搏（IABP）支持下行PCI；积极抗栓（抗凝、抗血小板）治疗。

非ST段抬高急性冠脉综合征的处理原则：进行危险分层，应在积极抗栓（抗凝、抗血小板）、抗缺血（β-受体阻滞剂、硝酸酯类）和调脂治疗的同时，收入冠心病监护室（CCU）监护治疗。视情况1周左右行冠状动脉造影，必要时行PCI或者行CABG。

（詹　红　吴素华）

参考文献

1. Pope JH，Aufderheide TP，Ruthazer R，et al. Missed diagnoses of acute cardiac ischemia in the emergency department. N Engl J Med，2000，342（16）：1163～1170
2. Antman EM，Anbe DT，Armstrong PW，et al. ACC/AHA Guidelines for the Management of Patients with ST-Elevation Myocardial Infarction；A report of the American College of Cardiology/American Heart Association Task Force on Practice（Committee to Revise the 1999 Guidelines for the Management of patients with acute myocardial infarction）. J Am Coll Cardiol，2004，44：1～211
3. Boersma E，Mercado N，Poldermans D，et al. Acute myocardial infarction. Lancet，2003，361：847～858
4. Safstrom K，Lindahl B，Swahn E，et al. Risk stratification in unstable coronary artery disease. J Am Coll Cardiol，2000，35：1791～1800
5. 中华医学会心血管病学分会，中华心血管病杂志编辑委员会. 不稳定性心绞痛诊断和治疗建议. 中华心血管病杂志，2000，28（6）：409～412
6. 胡大一，史旭波. 胸痛中心的概念和意义.中国医刊，2003，38（12）：2～3
7. Graff LG，Dallara J，Ross MA，et al. Impact on the care of the emergency department chest pain patient from the chest pain evaluation registry（CHEPER）study. Am J Cardiol，1997，80（5）：563～568
8. Zalenski RJ，McCarren M，Roberts R，et al. An evaluation of a chest pain diagnostic protocol to exclude acute cardiac ischemia in the emergency department. Arch Intern Med，1997，157（10）：1085～1091
9. Watkins S，Thiemann D，Coresh J.Fourteen-year（1987 to 2000）trends in the attack rates of，therapy for，and mortality from non-ST-elevation acute coronary syndromes in four United States communities. Am J Cardiol，2005，96（10）：1349～1355
10. Braunwald E，Antman EM，Beasley JW，et al. ACC/AHA guideline update for the management of patients with unstable angina and non-ST-segment elevation myocardial infarction - 2002：summary article：a report of the American College of Cardiology/American Heart Association Task Force on Practice Guidelines（Committee on the Management of Patients With Unstable Angina）. Circulation，2002，106：1893～1900
11. Pollack CV Jr，Roe MT，Peterson ED. 2002 Update to the ACC/AHA guidelines for the management of patients with unstable angina and non-ST-segment elevation myocardial infarction：implications for emergency department practice. Ann Emerg Med，2003，41：355～369
12. Canto JG，Shlipak MG，Rogers WJ，et al. Prevalence，clinical characteristics，and mortality among patients with myocardial infarction presenting without chest pain. JAMA，2000，283：3223～3229
13. Weiner SG，Grossman SA. Cardiac markers in the low-risk chest pain patient. Intern Emerg Med，2006，1（3）：223～228
14. Patel MR，Chen AY，Peterson ED；et al. Prevalence，predictors，and outcomes of patients with non-ST-segment elevation myocardial infarction and insignificant coronary artery disease：results from the Can Rapid risk stratification of Unstable angina patients Suppress Adverse outcomes with Early implementation of the ACC/AHA Guidelines（CRUSADE）initiative. Am Heart J，2006，152（4）：641～647
15. Cannon CP. Acute coronary syndromes：risk stratification and initial management. Cardiol Clin，2005，23（4）：401～409
16. Lee TH，Goldman L. Evaluation of the patient with acute chest pain. N Engl J Med，2000，342：1187～1195
17. Farkouh ME，Smars PA，Reeder GS，et al. A clinical trial of a chest-pain observation unit for patients with unstable angina. Chest Pain Evaluation in the Emergency Room（CHEER）Investigators. N Engl J Med，1998，339：1882～1888

8 急性冠脉综合征的心电图诊断

急性冠脉综合征的病理基础是冠状动脉内存在不稳定斑块，继而发生冠状动脉痉挛、斑块破裂、出血和血栓形成，导致冠状动脉血流显著减少或完全中断。急性冠脉综合征属于一组病情处于进展状态的疾病，发病急，变化快，如及时识别和治疗，将能转危为安，不能及时、正确诊治时，则会贻误病情，增加死亡率。急性冠脉综合征的心电图诊断是冠心病心电图诊断的重要组成部分，从临床应用的角度出发，冠心病的心电图诊断临床包括两大类型：①急性冠脉综合征：不稳定心绞痛、非ST段抬高急性心肌梗死和ST段抬高急性心肌梗死；②慢性心肌缺血综合征：稳定型心绞痛，无症状性心肌缺血，X综合征，缺血性心肌病。本章主要讨论急性冠脉综合征的心电图诊断。

8.1 ST段抬高心肌梗死的心电图诊断

ST段抬高急性心肌梗死是在不稳定斑块破裂的部位形成血栓，引起冠脉的完全闭塞。引起冠脉完全闭塞的血栓以红色血栓为主，由于含有较多的纤维蛋白，网络了大量的红细胞等成分，故呈红色。红血栓比较稳定，使冠脉的闭塞稳定而持久，进而引发透壁性心肌梗死。心电图呈现有典型ST段抬高急性心肌损伤图形，并经历T 波及ST段的动态改变、坏死性Q波的出现、R波的动态改变等过程。临床上主要表现为胸骨后疼痛持续时间较长且较剧烈，动态心电图演变及血清心肌坏死标记物增高。可发生心律失常、心力衰竭或休克等并发症。

ST段抬高型急性心肌梗死基本心电图改变包括T波及ST段的动态变化，病理性Q波的出现，R波的形态及R波振幅的改变，心肌梗死区相对应部位的镜面相改变等。

8.1.1 超急性期T波改变 超急性期的T波改变：①超急性期的T波改变的出现时间：心肌严重、持续缺血和胸痛发作的同时，或其后几分钟到几小时。②心电图特征：典型者T波增高变尖，呈帐顶状或尖峰状，电压振幅高（图8-1）。对于不典型病例，T波可能仅有微细的外型变化，T波振幅相对增高而无高尖T波出现。超急性期T波改变如伴随病理性Q波的出现，Q波出现的导联与T波超急性期改变的导联基本一致。③超急性期T波改变的机制：确切机制尚不清楚，可能与动作电位时间缩短，复极电位差增大有关。④超急性期T波的鉴别诊断：超急性期T波改变是急性心肌梗死心电图的早期改变，但也见于一过性透壁性心肌缺血，例如冠脉痉挛引起的变异型心绞痛（图8-2）。此外，还可见于高钾血症（图8-3），早期复极综合征（图 8-4）、急性心包炎（图8-5）、脑血管意外等情况。

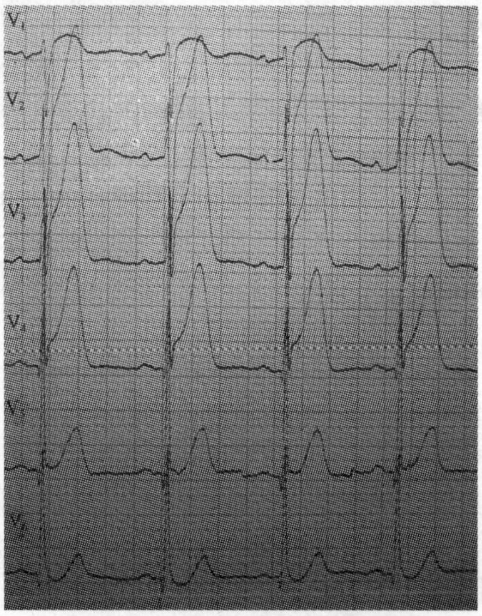

图8-1 急性心肌梗死超急性期

52岁的男性患者因急性胸前区疼痛45 min就诊，心电图V_2～V_4导联可见巨大高尖T波，后确诊为急性前壁心肌梗死

然而，相当比例的急性心肌梗死心电图未能记录到超急性期的T波改变，推测原因有：心电图超急性期T波改变持续的时间短，心电图的记录未能捕捉到；部分超急性期T波的改变细微；同时出现的ST段明显抬高掩盖或淡化了T波改变。

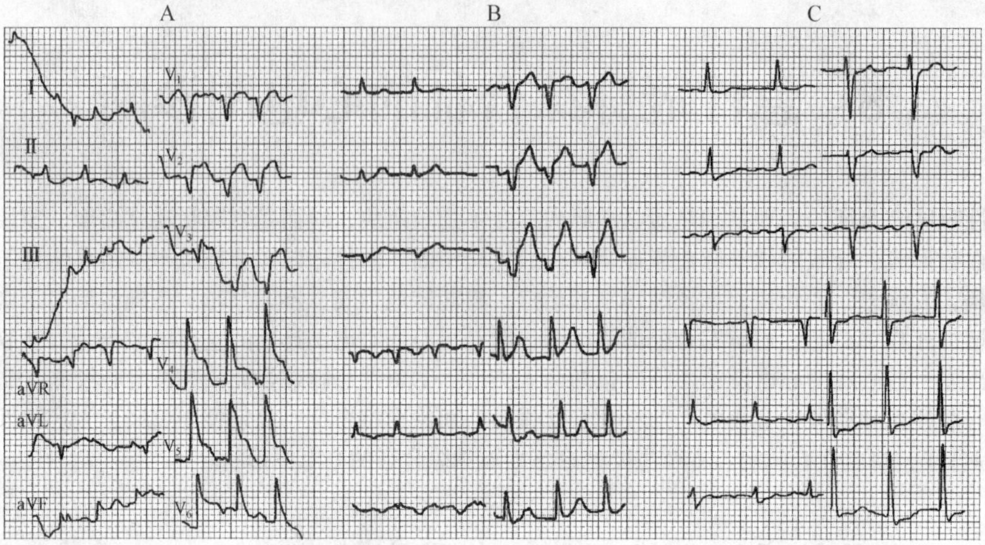

图8-2　变异型心绞痛

A：胸痛发作时，$V_2 \sim V_6$ 导联ST 段抬高；B：胸痛部分缓解，$V_2 \sim V_4$导联ST 段抬高，T 波高尖；C：胸痛缓解

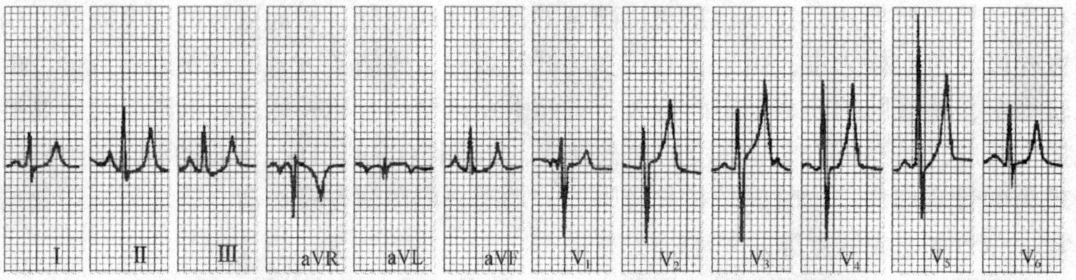

图8-3　高血钾心电图　多数导联有基底窄而高尖的T波

8.1.2　缺血性T波的动态演变　紧接着超急性期T波的出现后，在冠状动脉完全闭塞后很短时间内，ST段的抬高即成为突出的表现，凸面向上抬高的ST 段与T 波融合形成单相曲线，进而ST段逐渐恢复到等电位线，T 波则继续演变。首先T波演变为先正后负的双相T波，随后慢慢地演变为T波倒置，这一过程贯穿于整个亚急性期内。慢性期心肌梗死的病人T波可恢复直立，但相当部分病人T波可长期呈倒置状态。下壁、前壁心肌梗死心电图演变见图8-6～图8-7。

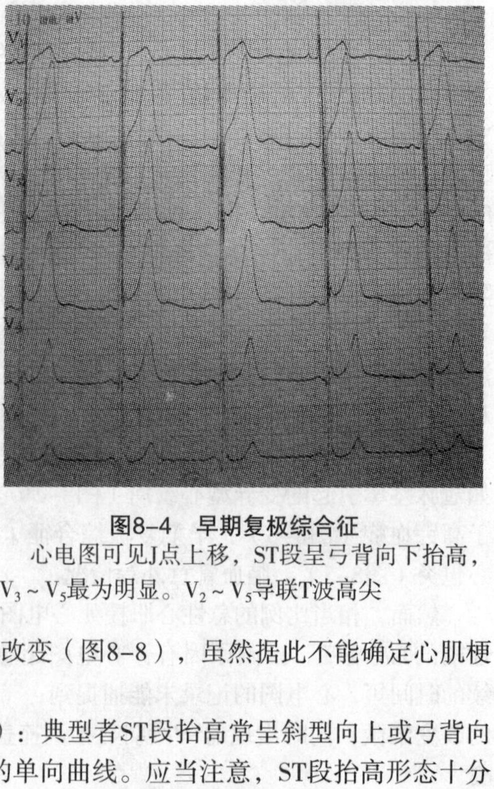

图8-4　早期复极综合征

心电图可见J点上移，ST段呈弓背向下抬高，以$V_3 \sim V_5$最为明显。$V_2 \sim V_5$导联T波高尖

8.1.3　ST段的改变　ST段抬高提示心肌缺血已累及到心外膜，ST段压低提示心内膜下心肌缺血，两者均可见于急性心肌梗死。传统概念把急性期的ST段抬高称为损伤型ST段改变。

ST段抬高出现的时间：超急性期T波改变出现的同时，或紧接其后就可出现ST段的抬高。此时心电图显著的ST段抬高是急性心肌梗死最具有临床意义的心电图改变（图8-8），虽然据此不能确定心肌梗死的诊断，但却高度提示发生了急性心肌梗死。

ST段抬高形态：急性期ST段抬高可呈多态性（图8-9）：典型者ST段抬高常呈斜型向上或弓背向上型，并与T波的升支融合形成类似单细胞动作电位图形的单向曲线。应当注意，ST段抬高形态十分

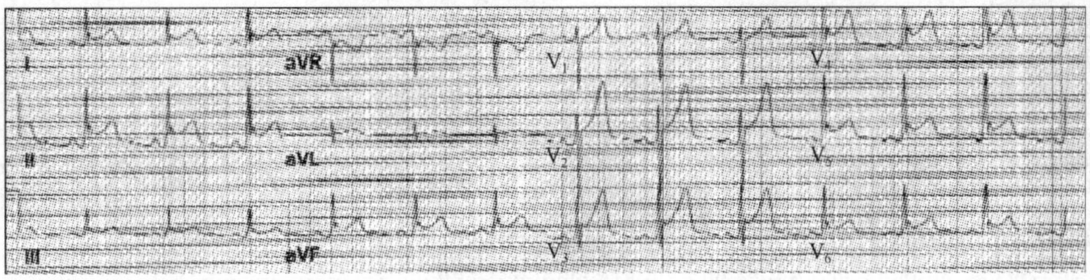

图8-5　急性心包炎

Ⅱ、Ⅲ、aVF，V_1～V_6导联ST段弓背向下抬高，PR段压低，aVR导联ST段压低。V_2～V_4导联 T波高尖

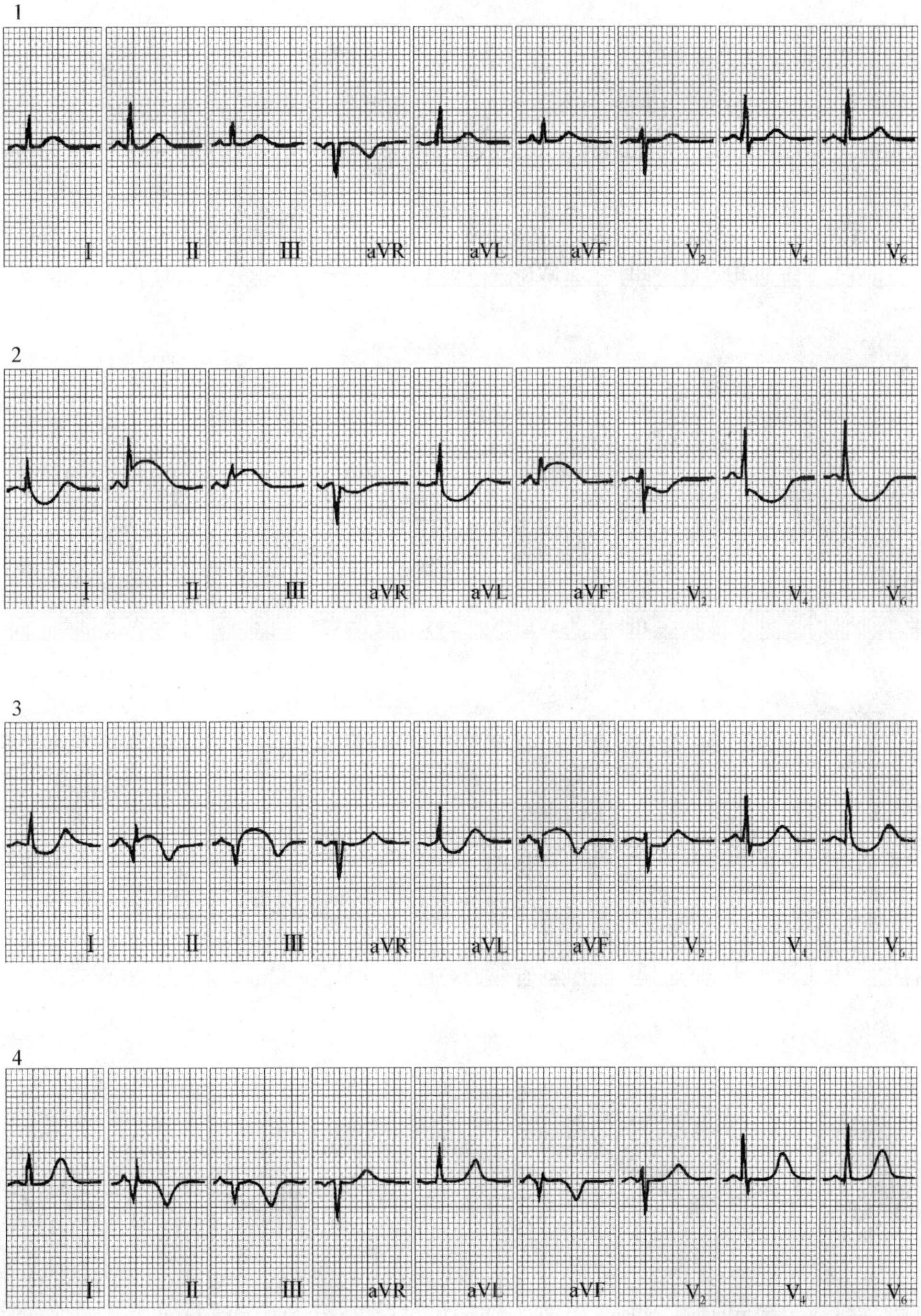

5

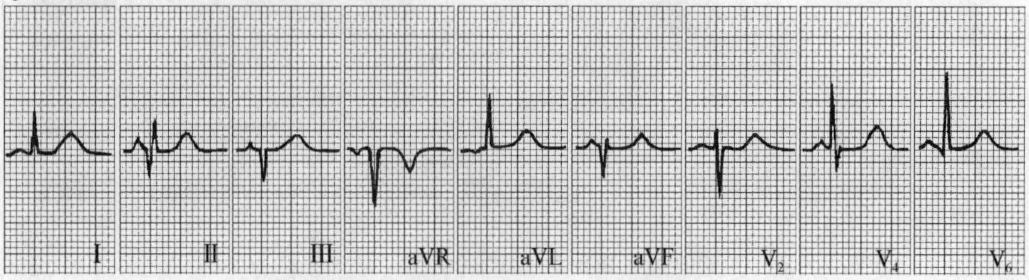

图8-6 下壁心肌梗死心电图演变

时间顺序为1-2-3-4-5

1

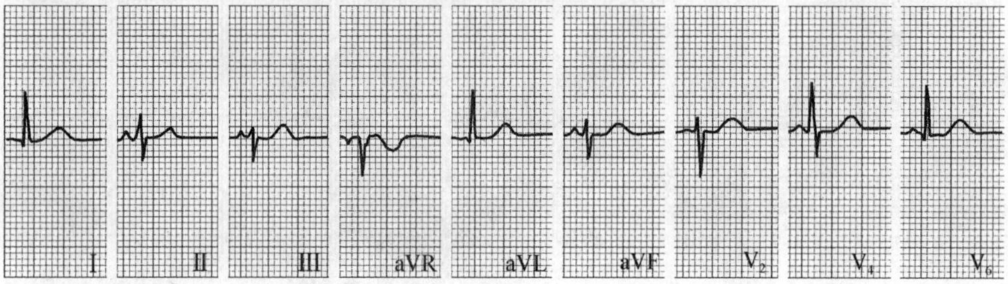

2

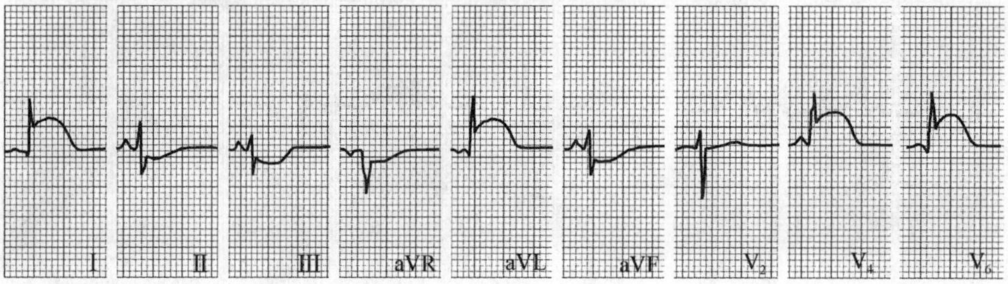

3

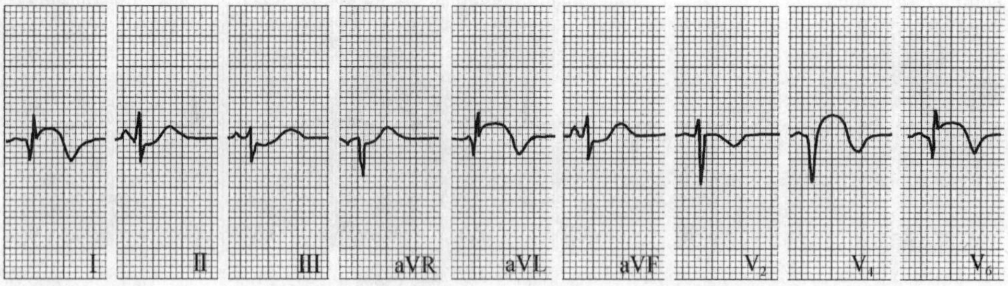

4

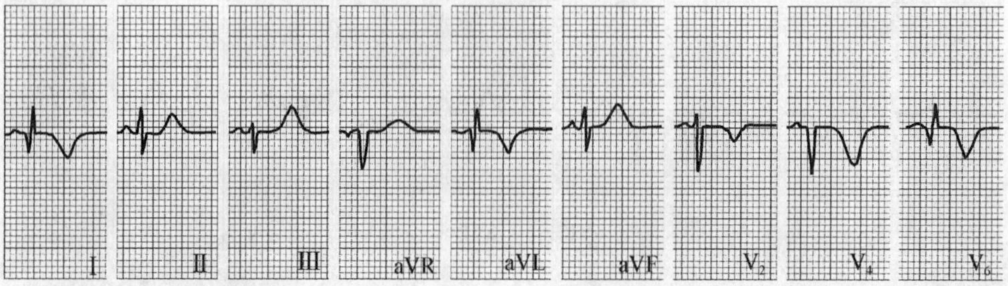

5

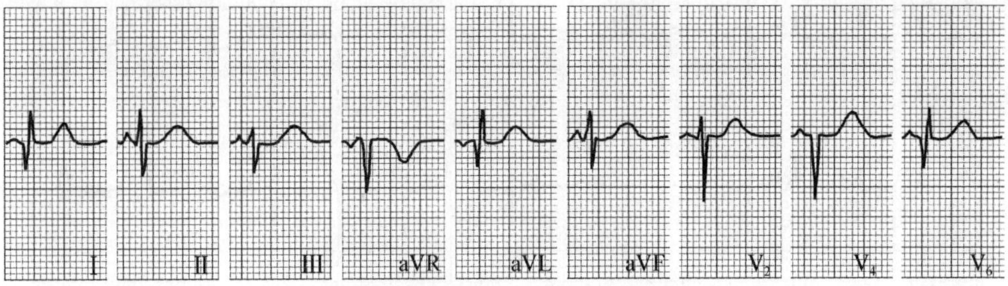

图8-7　前壁心肌梗死心电图演变

时间顺序为1-2-3-4-5

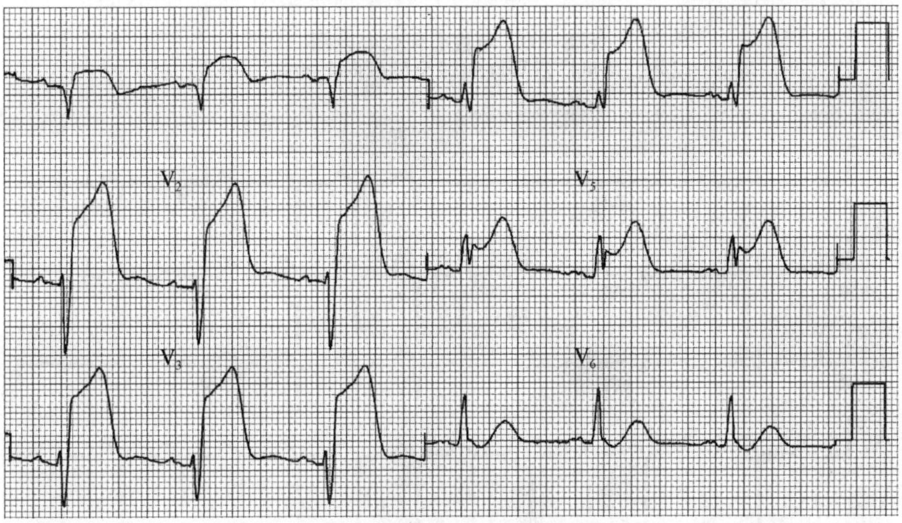

图8-8　急性广泛前壁心肌梗死

V_1 ~ V_5 T波高尖，ST段抬高，伴R波降低

重要，当ST段的抬高呈凹面向上而不是向下时，心肌梗死的可能性较小（图8-10）。

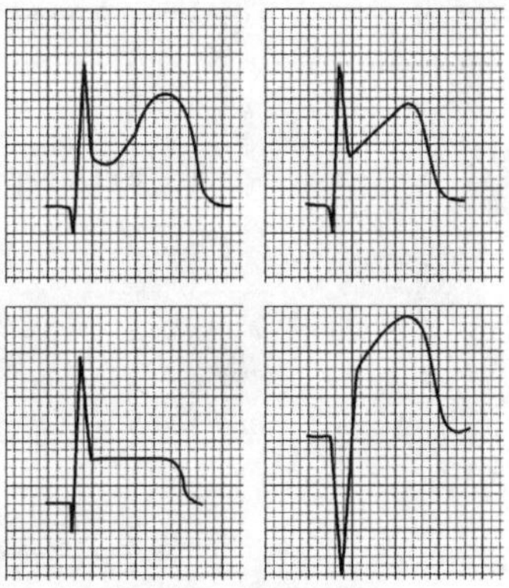

图8-9　急性心肌梗死几种不同形态的ST段抬高

ST段抬高范围与程度：心电图ST段抬高导联数一般比坏死性Q波的范围大。此外，ST段抬高程度变化范围大，部分病例可能抬高＜1 ~ 2 mm，如果不仔细与对照的心电图比较，可误为正常。但大多数病例有ST段显著抬高，此时可掩盖T波的超急性期改变，可掩盖R波振幅降低的改变。

ST段抬高持续时间与演变：多数病人ST段抬高持续时间可从几小时到几天、十几天不等。ST段演变可在病理性Q波出现后，或在胸痛发作后7 ~ 12 h，因而就医时间较晚的部分病例的ST段抬高可能被遗漏。临床资料显示，早期有效的再灌注治疗（溶栓或PCI）可使抬高的ST段迅速、完全恢复至等电位线。当抬高的ST段在1 ~ 3个月仍不能恢复至等电位线时，应考虑发生了室壁瘤。

除急性心肌梗死外，ST段抬高还可见于变异性心绞痛（图8-2）、早期复极综合征（图8-4）、急性心包炎（图8-10）、室壁瘤（图8-11）、Brugada综合征（图8-12）等。

ST段抬高的临床意义：①与超急性期T波改变一样，ST段抬高除见于急性心肌梗死外，还可见于很多临床情况，如变异性心绞痛、早期复极综合征、急性心包炎、室壁瘤、Brugada综合征、急性肺栓塞等。所以胸痛患者的ST段抬高虽能高度提示发生了急性心肌梗死，但却不能完全确定心肌梗死的诊断，心肌梗死的最终诊断必须有心肌生化标记物的升高；②抬高的ST段可以呈自然演变性回落，也可

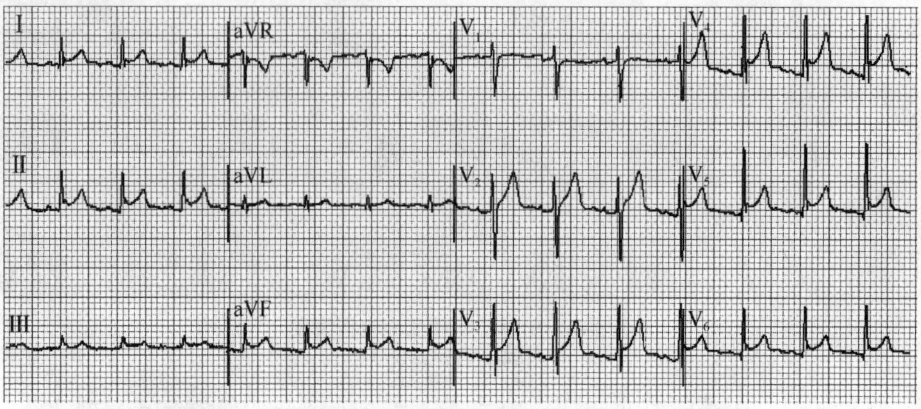

图8-10　急性心包炎心电图

除aVR以外，可见广泛导联ST段呈凹面向上抬高，PR段压低

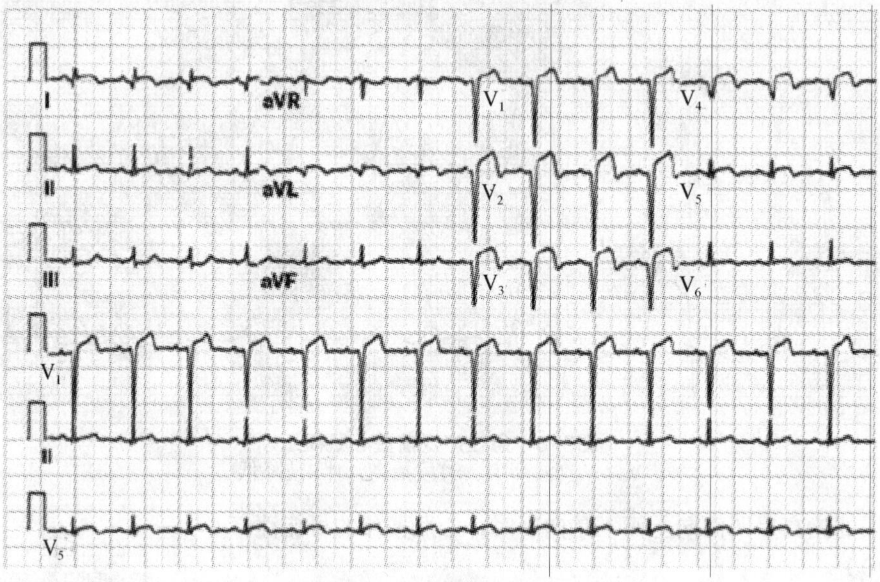

图8-11　室壁瘤形成

Ⅰ、aVL、$V_1 \sim V_6$可见病理Q波和ST段抬高。超声心动图示前壁室壁瘤形成

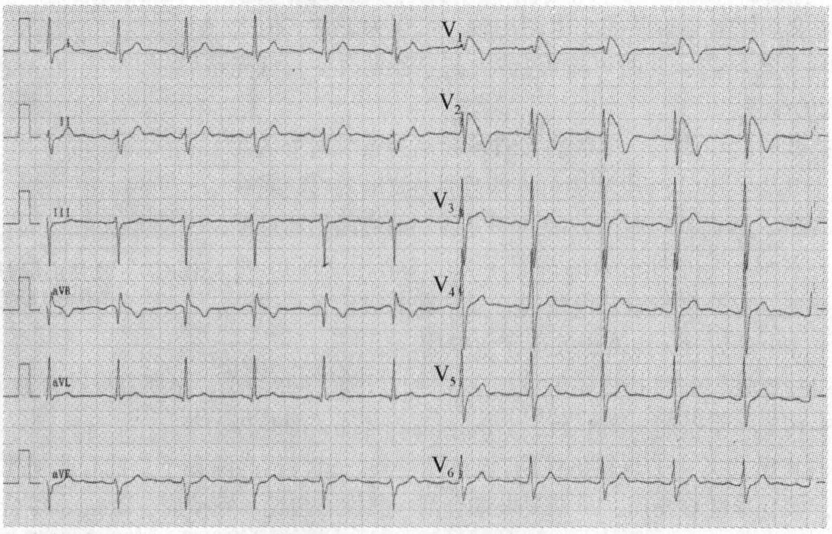

图8-12　Brugada综合征

$V_1 \sim V_2$导联ST段抬高，呈穹隆型

经再灌注治疗后回落，及时有效的再灌注治疗可使抬高ST段迅速回落；③有意义的ST段抬高是指相邻两个或以上导联J点后的ST段抬高，抬高的幅度需>0.1 mV；④胸痛伴ST段抬高高度提示发生了心肌梗死，不必等心肌生化标记物结果即可开始再灌注治疗（急诊溶栓或急诊冠脉介入）。

ST段抬高时对应性ST段改变：急性心肌梗死心电图ST段抬高时，存在镜像改变或对应性ST段改变，如急性前壁心肌梗死时，除前壁导联ST段抬高外，部分病人同时可出现下壁导联的ST段压低；下壁心肌梗死时，前壁导联出现对应性ST段压低。①发生率：文献表明，心肌梗死过程中心电图ST段抬高时，其他导联出现ST段对应性压低的发生率为50%～80%；②对应性ST段压低的特征：多数病例在梗死发生的几小时内ST段的压低最明显，压低的幅度与梗死区ST段抬高幅度相关；③对应性ST段改变出现的导联：不同部位的急性心肌梗死伴发的对应性ST段改变的部位不同；④临床意义：一般认为对应性ST段压低改变多数出现在梗死面积较大时，与无对应性ST段改变的患者相比，其病死率及各种合并症的发生率更高，尤其对应性改变出现在下壁导联时。而对应性ST段下移在前壁导联出现时，可能还代表相应部位存在一定程度的缺血与坏死。当然，真正的临床意义还与这种ST段压低的幅度与持续时间相关，压低幅度严重，持续时间长，往往反映多支血管病变引起多部位梗死和缺血。

8.1.4 病理性Q波 病理性Q波是局部心肌丧失电活动的心电图表现。心电图学者早年已用窗口学说和电静止学说对其进行解释。动物试验及临床心肌梗死资料表明，冠脉血流完全阻断2 h后就可有R波振幅的降低或消失，甚至出现病理性Q波或QS波。但多数的动物实验发现，心肌血流完全阻断15～30 min后心肌开始坏死，约在 6h后尸检及显微镜下的检查才能做出心肌坏死的诊断。这些资料提示心肌细胞的坏死与其电活动的丧失时间并不完全一致。

病理性Q波的形成条件：病理和临床资料都表明，心肌梗死时心电图出现病理性Q波需具备3个条件：①心肌梗死范围（直径）>2.0 cm；②梗死心肌的厚度需要>室壁的50%；③梗死部位的心肌除极时间是在心室除极起始的40 ms之内，然而约10%的病例梗死心肌的除极时间不在这个范围，或因心室内束支阻滞影响起始向量的观察，因而看不到病理性Q波。

诊断病理性Q波的条件：传统的病理性Q波的心电图标准为时限≥40 ms，振幅≥同导联的1/4 R波。2000年ESC/ACC定义病理性Q波心电图的标准为时限≥30 ms，振幅≥1 mm，而且需要在相邻的两个或以上导联同时出现。病理性Q波的标准不适合用在Ⅲ和aVR导联，因为正常情况下这两个导联也可出现假性病理性Q波 。

等位性Q波：因上述或其他原因，心肌梗死后看不到病理性Q波，但能引起和病理性Q波一样有临床意义的QRS波特征性的形态改变，这些心电图改变和病理性Q波一样能够诊断心肌梗死，QRS波的这种特征性改变称为等位性Q波。等位性Q波包括：①小q波：尤其是V_1～V_3胸导联的小q波，或Q_{V3}>Q_{V4}，Q_{V4}>Q_{V5}，Q_{V5}>Q_{V6}；②进展性Q波：是指原来的Q波发生变化（变宽或变深）或原来无Q波的导联出现了Q波（如左束支阻滞时V_6导联出现Q波）；③Q波区：是指梗死区的导联周围（上下或左右）均可记录到Q波；④R波的正常顺序改变：包括V_1～V_4导联的R波发生反向递增（V_1～V_4导联R波振幅逐渐变小）或递增不良；⑤QRS波起始部位出现切迹、顿挫或梗死相关导联的R波存在≥0.05 mV的负向波，可能提示存在心室壁内梗死或小面积心肌梗死；⑥胸导联R波振幅进行性减低。以上6种等位性Q波现象存在一种或复合存在时，均可考虑心肌梗死的诊断。

病理性Q波的演变：急性心肌梗死时常在临床症状出现后6～12 h心电图即可出现病理性Q波。此时R波振幅已经降低，在几天内Q波充分发展。70%～80%的心肌梗死患者Q波将终生存在，约6%的病理性Q波可以完全消失，10%～15%的病理性Q波可部分恢复（由病理性Q波转变为小q波）。心肌顿抑学说可解释Q波较快消失或部分恢复这一临床现象。

病理性Q波的临床意义：与心电图超急性期的T波改变和损伤型的ST段抬高不同，新出现的病理性Q波再结合临床胸痛等表现，对心肌梗死有确诊意义。陈旧性心肌梗死时，心肌生化标记物的检测对心肌梗死的诊断没有帮助，而病理性Q波则有决定性诊断价值。当然，病理性Q波在心肌梗死的诊断中也有局限性，例如，对无Q波性心肌梗死没有诊断意义，对微灶性心肌梗死的诊断价值低。另外，病理性Q波重要的临床意义还在于能定位心肌梗死的部位，以及初步判断梗死相关动脉。

8.1.5 心肌梗死的心电图分期及定位诊断

心电图心肌梗死的分期：目前多认为心肌梗死的心电图分为三期，即急性期、亚急性期和慢性期。心电图急性期约1个月的时间，主要表现为T波的改变，ST段的改变及病理性Q波的出现。急性期一直持续到Q波相对稳定，T波开始逐渐演变为倒置。T波逐渐向倒置演变的过程多数出现在ST段已回到等电位线之后，或在Q波已经稳定后，这与临床和病理的分期十分靠近。也有学者进一步把急性期分成3个亚期：①超急性期（T波改变期）；②进展期或称急性早期（ST段改变期）；③心肌梗死确定期（Q波期）。亚急性期约持续2～3个月，主要涵盖了从T波倒置、变浅一直到T波直立。慢性期约为梗死发生3个月后，此时心电图的变化到了相对静止阶段，只遗留病理性Q波的改变。无Q波性心肌梗死在此期ST-T的演变也已结束并进入静止期。

心肌梗死的心电图定位：发生心肌梗死后，QRS-T的心电向量将背离梗死部位而转向其对侧，使在面向梗死部位的相关导联上出现病理性Q波及T波倒置。心电图可从QRS波最初0.04s的改变确定梗死区所在部位及其大小（表8-1）。

表8-1 不同部位ST段抬高心肌梗死的相应心电图表现导联

心肌梗死部位	出现典型心电图改变的主要导联
前间隔	V_1～V_3
（广泛）前壁	V_1～V_6；Ⅰ，aVL
下侧壁	Ⅱ，Ⅲ，aVF，V_5～V_7
前侧壁	V_5～V_7，Ⅰ，aVL
高侧壁	V_5～V_7（高一肋），Ⅰ，aVL
下壁（膈面）	Ⅱ，Ⅲ，aVF
下间壁	Ⅱ，Ⅲ，aVF，V_1～V_3
正后壁	V_7～V_9（V_1～V_2导联可出现高R波）
右室	V_{3R}～V_{5R}，特别是V_{4R}

8.1.6 各部位心肌梗死的心电图改变及鉴别诊断

前间壁心肌梗死：由于心室的激动是从右室间隔中下部开始并向邻近的左室前壁展开，故前间壁发生梗死后，室间隔除极的前向向量消失，QRS波起始向量背离梗死区向后向左，0.02 s向量由左前（正常）可移至E点之后（异常），空间QRS环其他部位无明显改变。这种前后方位的改变，在横面和侧面向量环中为心电图上V_1、V_2呈QS型或qrs型，V_5、V_6起始q波消失，急性期ST向量使心电图上J点上抬，ST段抬高（图8-13）。

鉴别诊断：心电图V_1、V_2导联上出现QS、qR或QR图型可见于：①急性肺心病。急性肺心病者可有：右束支传导阻滞（RBBB）； V_1导联ST段抬高；Ⅰ、aVL出现S波，Ⅲ、aVF导联出现q波伴T波深倒； 电轴右偏≥90°； 心脏顺钟转位；②慢性肺心病者可有：电轴≥90°； Ⅱ、Ⅲ aVF导联P波高尖≥0.25 mV；V_1、V_2小q波同时T波深倒；心电图顺钟转位；③先天性心脏病等所致右心室负荷过重：如房间隔缺损、法洛四联征患者于右胸前V_1、V_2导联可有异常Q波，其产生的原因为右侧室间隔肥厚和右室负荷过重所致；④左束支传导阻滞（LBBB）及左室肥厚者也可见V_1、V_2呈QS型，完全性LBBB时V_1、V_2可呈QS，但V_3、V_4呈rS，R波占

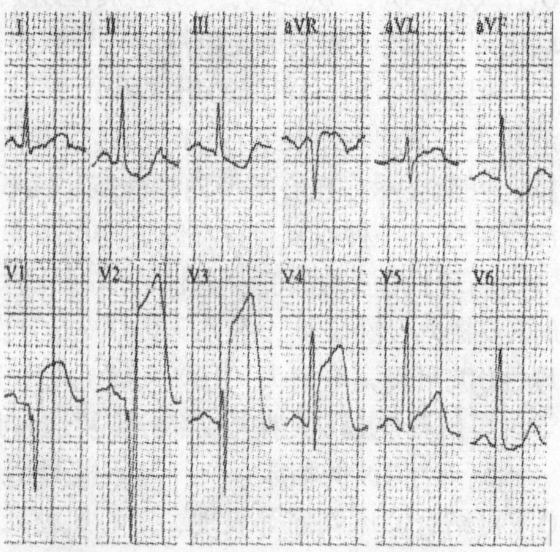

图8-13 急性前（间壁）心肌梗死
V_1～V_4导联ST段抬高

优势的导联可见QRS增宽、粗钝，这点可与前间壁心肌梗死相鉴别。

局限前壁心肌梗死：正常情况下，左心室前壁除极产生的0.02 s QRS向量指向左前下，0.03 s向量既可向左前，也可向左后。该部位梗死时，梗死向量使0.02 s向量向后向左，0.03 s向量较正常更为向后。由于室间隔并未受累，故起始向量电势依然存在，但持续时间及电压均减少，心电图见V_{1-2}呈rS，$V_{3\sim4}$呈QS。

鉴别诊断：部分肺心病患者，在$V_1\sim V_3$导联中可出现qR、Qr或QS型，可能与右室间隔肥厚有关，同时往往可在V_4、V_5导联中有较深的S波。仔细观察ST–T动态改变可资鉴别。部分左室肥厚患者由于向右前的起始向量消失转为向后，致使在V_2、V_3导联上可见到异常Q波，这些患者多伴有左室高电压，但无ST段的抬高及动态改变等。

前侧壁心肌梗死：正常时左心室外侧壁起始0.02～0.04 s之间激动可产生较大的向左向前向量（0.02～0.03 s）及向左向后向量（0.03～0.04 s），如该部位发生梗死，起始0.02～0.04 s向量显著后移且略向右。因室间隔并未受累，故向右前的起始向量依然存在，而且因缺少向左、向前的对抗，使初始右向力加大，这些改变主要见于横面，右侧面及额面也有相应改变。心电图主要表现为V_5、V_6、aVL和Ⅰ导联出现小q波及相应的ST–T改变。

鉴别诊断：V_5、V_6呈QS、QR或qR型可见于室间隔肥厚患者，如特发性肥厚性主动脉瓣下狭窄，该类患者往往伴有左心室肥厚的其他表现，ST段正常。此外，重度左室肥厚伴侧壁心肌纤维化时，横面QRS环的初段围绕E点作顺时针方向转动，环体位于左后象限，其心电图可类似前侧壁心肌梗死型。

下壁心肌梗死：左心室下壁（膈面）心肌梗死时，QRS起始0.01～0.03 s向下向量消失，而梗死向量使0.01～0.03 s向量移向上方，这些改变主要为上下方向关系。主要表现在额面上的改变，横面向量一般正常，心电图表现为Ⅱ、Ⅲ、aVF导联出现病理Q波（图8–14）。

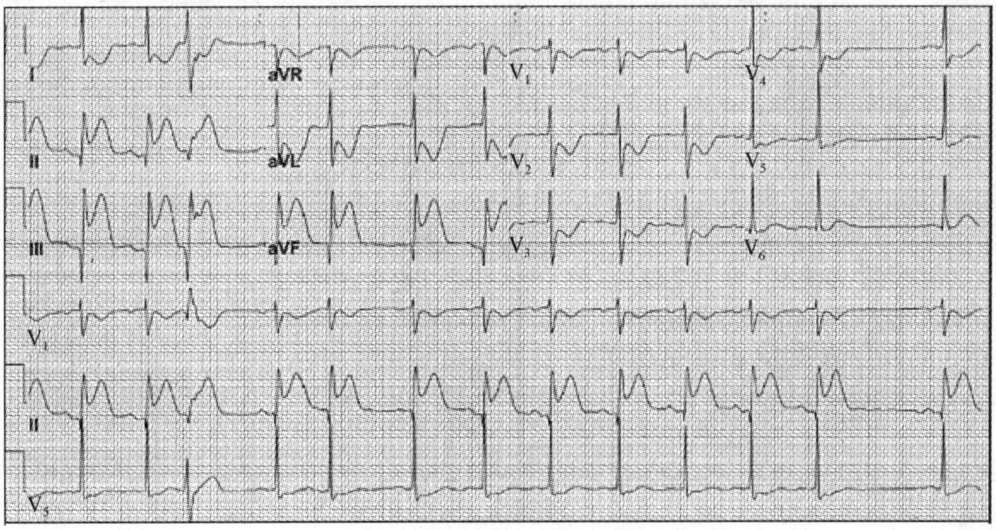

图 8–14　急性下壁心肌梗死

Ⅱ，Ⅲ，aVF 导联ST段抬高，病理Q波

鉴别诊断：①B型预激征旁道位于右后时，Ⅱ、Ⅲ、aVF导联可有QS图型而易被误诊断为下壁心肌梗死。但预激征患者存在Δ波，P–R间期缩短，P–J间期正常，无ST–T动态改变（图 8–15～图 8–16）；②下壁心肌梗死合并左前分支阻滞而Ⅱ、Ⅲ、aVF导联呈QS波时诊断较困难。除了动态观察外，恢复期的下壁心肌梗死可能出现终末R波而使Ⅱ、Ⅲ、aVF呈QR或Qr（$R_{Ⅱ}>R_{aVF}>R_{Ⅲ}$），如果有这个终末R波的出现，即使是很小的r波，说明QRS环指向下（向右），因而可排除合并左前分支阻滞的可能。从向量图的角度，下壁心肌梗死主要影响起始向量而左前分支阻滞主要影响中期主体向量。另外，肥胖或横位心时Ⅲ导联可出现Q波，但深吸气后Q波变小或消失，且不伴ST–T的改变。

正后壁心肌梗死：正后壁心肌梗死后，其邻近的左室下壁或侧壁若同时受累，分别称为后下壁或后侧壁心肌梗死。左心室后壁在心室激动过程中的除极较晚，产生向左后向量，该部位发生梗死后，

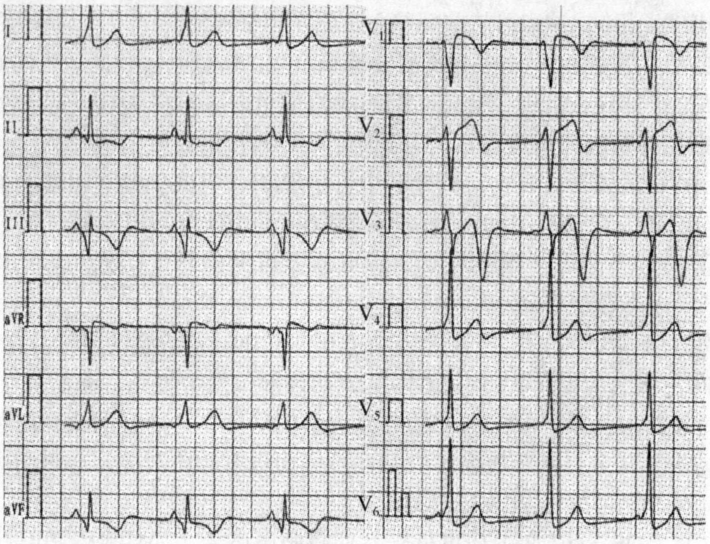

图8-15　B型预激综合征心电图

Ⅲ、aVF呈qR 波，但多数导联可见Δ波，PR间期短

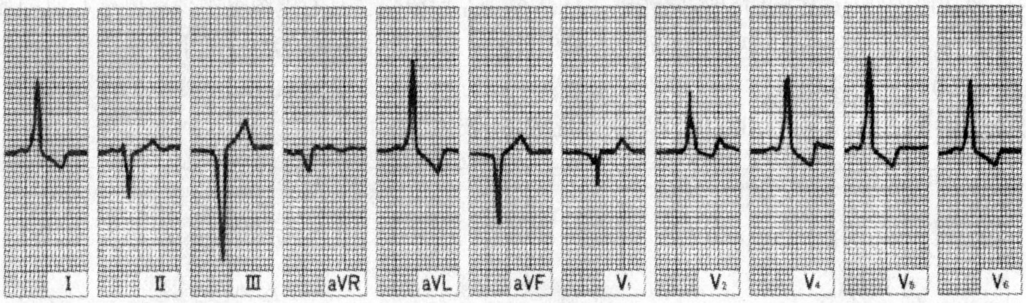

图8-16　B型预激综合征

V_1导联可见Q波，V_2～V_6ST段下斜型压低。多数导联可见Δ波，PR间期短

QRS向量指向前、向下使QRS环向前移位，起始0.04 s向量在X轴之前，这些改变主要表现在横面上。面对梗死区的心电图导联V_7～V_9因受肺气的影响QRS-ST-T改变有时不显著，然而V_1、V_2的改变有助诊断。正后壁心肌梗死常与下壁心肌梗死同时发生（图8-17）。

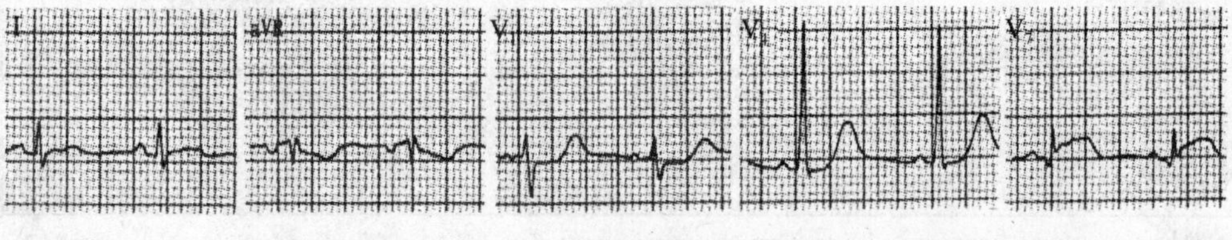

图 8-17　下壁、正后壁心肌梗死

Ⅱ、Ⅲ、aVF、V_6～V_9导联ST段抬高，Ⅱ、Ⅲ、aVF、V_7～V_9病理Q波或呈QS波

鉴别诊断：由于正后壁心肌梗死时，V_1、V_2R波异常增高是V_7、V_8小q波的镜面相，因此诊断时必须除外：右心室肥厚；肥厚型心肌病；间隔支阻滞。

解剖上，中隔支与左前分支和左后分支构成左束支三分支传导系统。中隔支阻滞后，在横面向前的QRS向量增大，右胸导联R波增高，左胸导联q波消失同时R波降低，心电图表现为：$V_1 \sim V_3$ R波增高，呈RS或Rs；V_5、V_6小q波消失，V_5、V_6 R波降低；$R_{V1 \sim V2} > R_{V5 \sim V6}$；QRS≤110 ms。临床上在除外心脏逆钟转位、右室肥厚、A型预激征和右束支阻滞后，具备上述的图型特点可诊断中隔支阻滞。虽然酷似正后壁心肌梗死的右胸前心电图，但无QRS-ST-T的动态改变，且$V_7 \sim V_9$无q波等均可资鉴别。

右心室梗死：诊断标准是$V_{3R} \sim V_{5R}$导联ST段抬高≥1 mm，其中以V_{4R}敏感性和特异性最高（图8-18）。一般ST段抬高发生于起病后几个小时内，2～3天恢复正常。

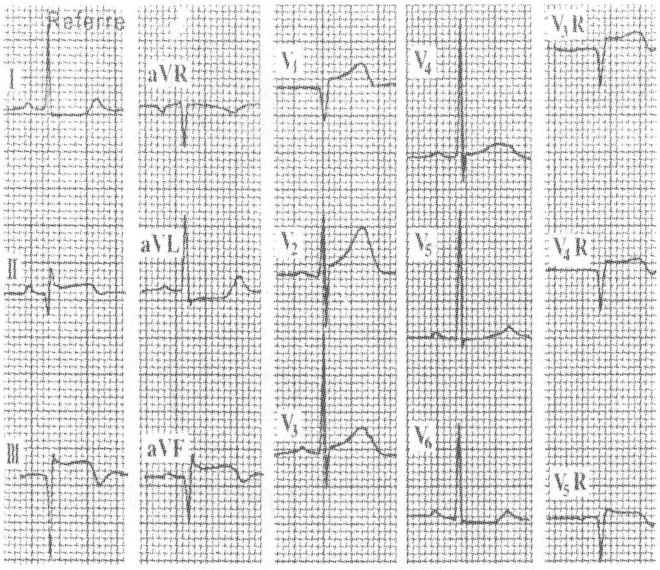

图8-18 下壁、右室心肌梗死

Ⅱ、Ⅲ、aVF导联ST段抬高伴病理Q波，$V_{3R} \sim V_{5R}$导联呈QS波，ST段抬高

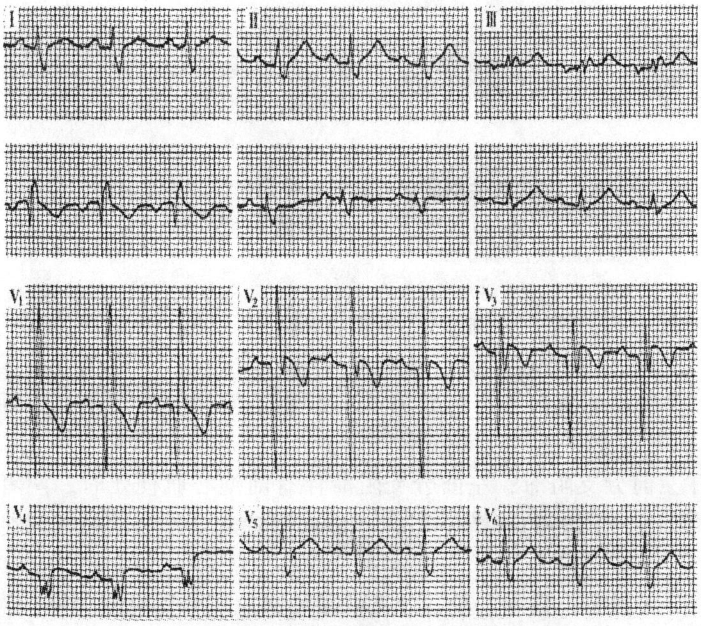

图8-19 前壁心肌梗死并完全性右束支阻滞

$V_{1 \sim 4}$病理Q波，ST段抬高。V_1呈QR型，Ⅰ、$V_{5 \sim 6}$呈宽S波，各导联QRS波增宽

前壁心肌梗死合并完全性右束支阻滞：前壁心肌梗死时，梗死向量影响心室除极的最初0.03～0.04 s，而右束支阻滞时则影响左室除极后0.06 s以后的向量，两者互不掩盖，鉴别诊断并不难（图 8–19）。

心肌梗死并完全性左束支阻滞：完全性左束支阻滞时QRS时程延长，Ⅰ、aVL、V6导联记录到直立的R波，R波上有切迹，反映心肌自右向左除极。从横面的角度，V1导联可记录到rS或QS波形，此S波反映左心室自右至左激动。完全性左束支阻滞的另一重要的心电图特征为中隔Q缺如。前间壁或下壁心肌梗死时，往往梗死向量被左束支阻滞所掩盖（图8–20），不易辨认，当束支阻滞消除或发生室性早搏时，梗死向量才显示出来。

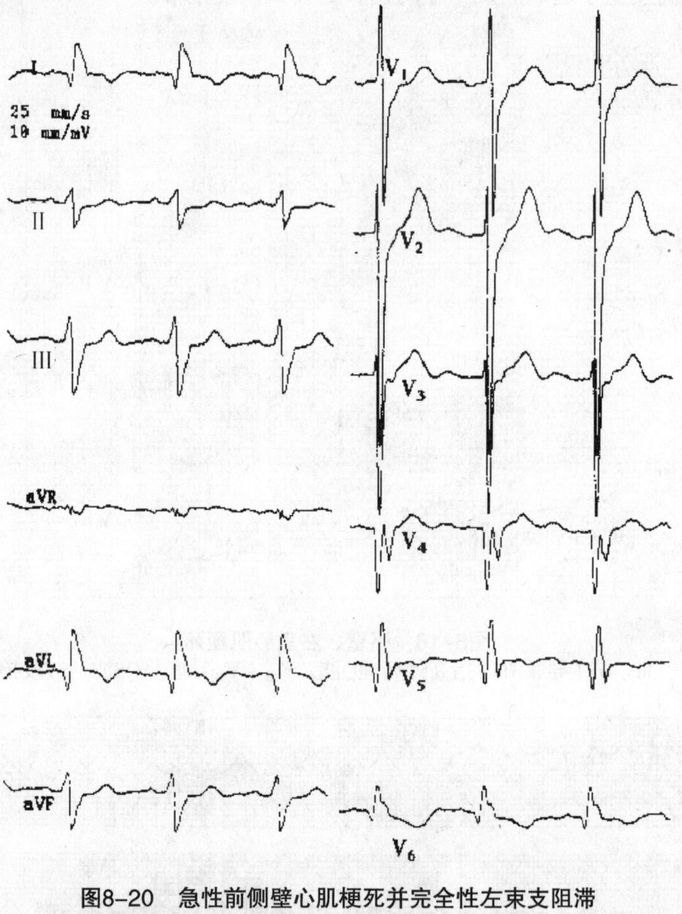

图8–20 急性前侧壁心肌梗死并完全性左束支阻滞

Ⅰ，aVL，V_5，V_6出现病理Q波，V_1呈RS波，V_4呈rS波，QRS波＞0.12 s，Ⅰ、aVL、V_6 R波及Ⅱ、Ⅲ、aVF、$V_{1\sim2}$导联S波粗顿，时间延长

急性前壁心肌梗死合并完全性左束支阻滞患者的心电图特点：①V_1导联出现r波；②V_5、V_6有q波；③以V_4为中心R波振幅普遍降低；④胸前导联ST段抬高，T波倒置；⑤左束支阻滞时，除aVR外，其他任何导联出现的室性早搏均呈QR型，提示心肌梗死的存在，然而呈QS型则无诊断意义。

前壁心肌梗死并左前分支阻滞：左前分支阻滞伴有前壁心肌梗死时，两者互不掩盖，左前分支阻滞主要影响额面向量（图8–21～图8–22），然而当合并下壁心肌梗死时则鉴别诊断有一定难度。

心肌梗死并左后分支阻滞：临床上左后分支阻滞远比左前分支阻滞少见，当合并前壁心肌梗死时，鉴别诊断并不困难，因左后分支阻滞主要影响额面向量QRS环，前壁心肌梗死向量主要在横面QRS环的初始0.04 s内表现出来，两者互不掩盖。

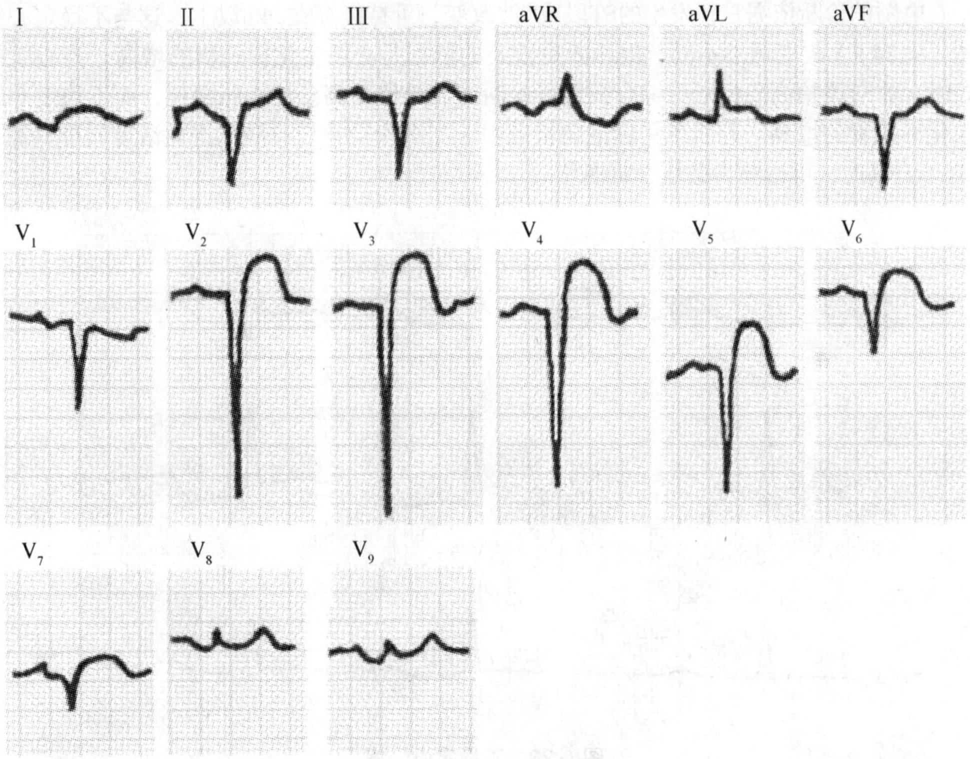

图8-21 急性广泛前壁心肌梗死并左前分支阻滞

$V_{1\sim7}$ ST段抬高，T波倒置，伴Q波形成，同时Ⅱ、Ⅲ、aVF为rS图形，$S_{Ⅲ}>S_{Ⅱ}$，电轴左偏大于−45°

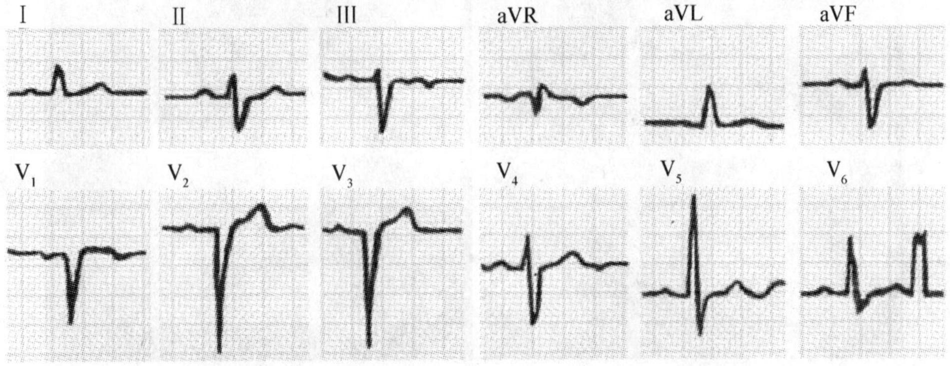

图8-22 陈旧性前间壁心肌梗死合并左前分支阻滞

$V_1\sim V_3$可见病理Q波，Ⅱ、Ⅲ、aVF为rS图形，$S_{Ⅲ}>S_{Ⅱ}$，电轴左偏大于−45°

8.2 不稳定心绞痛与非ST段抬高心肌梗死的心电图诊断

非ST段抬高急性心肌梗死与不稳定心绞痛合称非ST段抬高急性冠脉综合征。虽然两者的病因与临床表现极为相似，但缺血的程度、诊断标准仍有明显不同。当冠脉不稳定斑块破裂后，形成的血栓可引起冠脉非持续性完全性或部分闭塞，引起程度不同、持续时间不等的心肌缺血。非ST段抬高急性心肌梗死与不稳定心绞痛相比，心肌缺血的程度更加严重，更为持久，因而造成一定程度的心肌坏死。非ST段抬高急性心肌梗死的血栓闭塞常呈一过性，持续时间短，十分不稳定，常因血栓的自溶而形成不完全性闭塞。非ST段抬高急性心肌梗死的临床诊断主要依靠临床症状、心电图改变及心肌生化标记物检测。心电图的诊断依据是新发生的ST段或T波改变，可持续存在24 h以上，这与不稳定心绞痛短暂的心电图（<24 h）改变迥然不同。但诊断更重要的依据是心肌生化标记物的增高，当心肌标志物的浓度升高时，非ST段抬高急性冠脉综合征则可诊断为非ST段抬高急性心肌梗死，而不稳定心绞痛则不伴心肌生化标记物的增高。心肌生化标记物检测中，如多次检查仅有肌钙蛋白浓度轻度升高，而CK-MB始终并不升高时，可诊断为微灶心肌梗死。

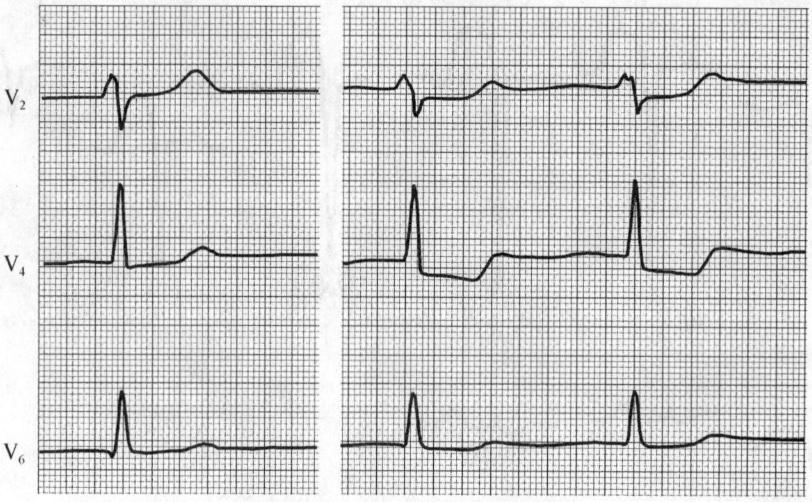

图8-23 不稳定心绞痛

胸痛发作时V_2、V_4导联ST段压低

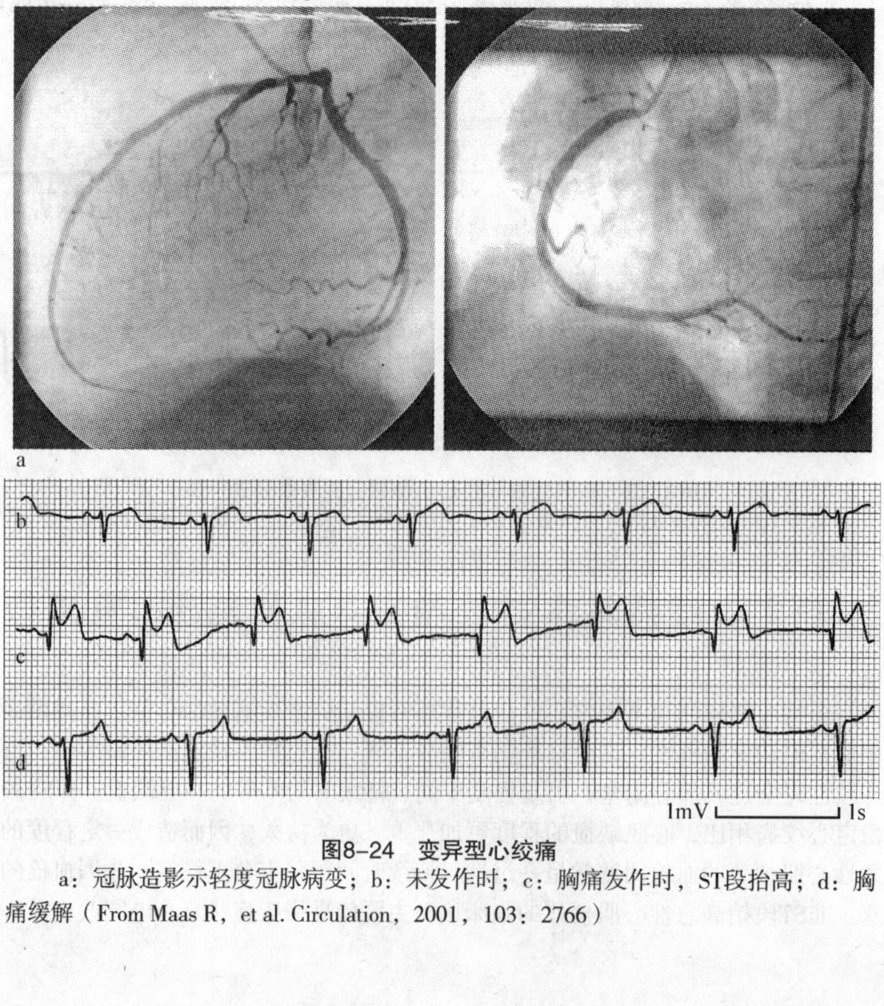

图8-24 变异型心绞痛

a：冠脉造影示轻度冠脉病变；b：未发作时；c：胸痛发作时，ST段抬高；d：胸痛缓解（From Maas R，et al. Circulation，2001，103：2766）

非ST段抬高急性心肌梗死患者的冠脉血栓主要是富含血小板的“白血栓”，对溶栓药物反应差，溶栓药物不但溶不了“白血栓”，反而能激活血小板和凝血酶，促进凝血系统的活化，可使未闭塞的血栓发展成完全闭塞，导致病情恶化。因此对非ST段抬高心肌梗死最恰当的药物治疗是抗栓而不是溶栓。

不稳定心绞痛和非ST段抬高心肌梗死的心电图改变主要以ST-T改变为特征，表现为：①ST段改变：主要表现为压低（图8-23）或抬高（图 8-24）。ST段压低或抬高可有多种形态，而且动态变化大。一过性ST段抬高提示冠状动脉痉挛；一过性ST段的压低提示为心内膜下心肌缺血。与心绞痛发作同时出现的ST段的压低是诊断冠心病心绞痛的重要依据。②T波改变：胸痛发作时T波改变可表现为振幅下降、T波低平、倒置，倒置T波的形态可呈冠状T波。伴有明显的ST段改变时，冠状T波可能变得不典型。T波倒置反映了急性缺血，通常出现在2个导联以上，仅有心电图T波倒置者预后相对好。

（高修仁　翟原生）

9 心脏肌钙蛋白在急性冠脉综合征危险分层中的作用

大量的临床试验表明，不同类型的急性冠脉综合征在近期冠脉事件的再发生及远期预后方面存在差异；在强化治疗的收益上，高危患者所获得的相对益处较大。因此寻找可靠的方法及指标，对急性冠脉综合征患者进行有效的危险分层，指导治疗措施与强度的选择，避免过度的治疗或医疗不足，对改善患者的预后、合理利用医疗资源都具有重要的意义。为此，在过去的20年间，各国的研究者在发现单用临床特征进行危险分层价值有限后，竟相结合应用不同的心脏标记物、心电图等指标进行急性冠脉综合征的危险分层。心脏肌钙蛋白作为一种心脏标记物进入人们的视线以来，由于其自身的优点，不但改变了急性心肌梗死的诊断标准，在急性冠脉综合征的危险分层上也越来越表现出强大的优势。

9.1 心脏肌钙蛋白的分子生物学基础

肌钙蛋白（troponin，Tn）是组成横纹肌细丝的结构蛋白，可调节钙介导的肌动蛋白和肌球蛋白之间的相互作用。由3个亚基组成：肌钙蛋白C（TnC）、肌钙蛋白T（TnT）和肌钙蛋白I（TnI）。TnC是肌钙蛋白与胞浆钙离子结合的亚基，在骨骼肌和心肌中，TnC的结构是相同的，没有组织的特异性，故在检测上对心肌损伤坏死的诊断意义不大。TnT结合于原肌球蛋白，分子量约为33 kD，它有三种亚型：心肌肌钙蛋白T（cTnT）、慢骨骼肌肌钙蛋白T（ssTnT）和快骨骼肌肌钙蛋白T（fsTnT）。在胎儿发育时，TnT的3种亚型在心肌、骨骼肌中均有表达；但在成年后，3种亚型的表达出现器官特异性，cTnT只在心肌中出现。TnI是肌钙蛋白抑制肌动蛋白的亚基，可限制肌球蛋白和肌动蛋白的结合，阻止肌肉收缩；与TnT相类似，它也有心肌肌钙蛋白I（cTnI）、慢骨骼肌肌钙蛋白I（ssTnI）和快骨骼肌肌钙蛋白I（fsTnI）3种亚型，分别定位于心肌、慢骨骼肌和快骨骼肌中，由3种不同的基因编码产生。cTnI的分子量约为24 kD。与两种sTnI相比，cTnI的氨基酸序列约有40%的不同，此外，人cTnI氨基末端有32个氨基酸残基为人sTnI所不具有，因此抗原性有较大差异，有利于获得特异性cTnI抗体，便于检测。但与TnT不同，cTnI从胎儿发育开始，就只在心肌组织中表达，具有高度的器官特异性。

一般情况下，cTnT的6%～8%，cTnI的3%～4%游离在于胞浆中，其余结合于肌丝。故在心肌损伤坏死时，首先是游离态的cTnT和cTnI先由通透性增高的细胞膜“漏出”（出现相对较早，在心肌缺血症状发生后3～6 h，血清中可检测到cTnT；6 h左右，可检测到cTnI），然后由肌丝的崩解释放（持续时间长，cTnT持续10～14天；cTnI持续7～10天）（表9–1）。释放入血后，cTnT主要以完整的单体存在，故在检测时相对稳定；cTnI初以cTnI–TnC复合体存在，然后分解为多种cTnI片断，极少以cTnI完整的单体存在，且极易受磷酸化、氧化等影响，因而检测时抗原决定簇与抗体的亲和力变异较大，影响检测的稳定性。

表9–1 心肌梗死后血中主要心脏标记物的动态改变

	肌红蛋白	肌钙蛋白		CK–MB
		cTn I	cTnT	（质量法）
起始时间（h）	2～6	4～6	3～6	3～6
100%敏感时间	4～8	8～12	8～12	8～12
高峰时间（h）	4～8	12～24	12～72	12～24
持续时间（天）	0.5～1	7～10	7～14	3～4

9.2　心脏肌钙蛋白与心肌梗死的诊断

心肌梗死是急性冠脉综合征疾病谱中的最严重状态，为在冠状动脉病变的基础上，发生冠状动脉血供急剧减少或中断，使相应的心肌严重而持久地急性缺血导致心肌坏死。临床上可有持续的胸痛、动态的心电图改变、血清心肌坏死标记物增高等表现。但在这些临床表现中，胸痛没有特异性，有些患者甚至完全没有胸痛的发生；典型的ST段抬高性心电图演变虽然有助于急性心肌梗死的诊断，但仅有不到50%的患者有此特征性心电图变化；而心肌的坏死必然有心肌的一些成分释放入血，对这些物质的检测可作为心肌坏死的标记，如果这些标记物的特异性够强，敏感性够高，则对心肌梗死的诊断大有裨益。

理想的心肌损伤坏死标记物，最好应具备：①在缺血症状发生后能快速释放入血，并持续12～24 h，一方面有利于快速诊断，另一方面保证有足够的可检测时间窗，便于症状发生后不同时间就诊患者的确定诊断；②持续时间不能过长，否则不利于再发心肌梗死的诊断；③心肌标记物的血浆浓度与心肌坏死的质量相关；④具有高度的心肌特异性；⑤检测方法敏感、快速并能定量分析。因此，几十年来，人类不断地寻求理想的心肌坏死标记物，但由于检测水平的受限，最初只能对心肌坏死释放入血的一些蛋白酶进行活性测定，如天门冬氨酸氨基转移酶（AST）、肌酶激酶（CK）、肌酶激酶的同工酶MB（CK-MB）、乳酸脱氢酶（LDH）、β-羟丁酸脱氢酶（HBDH）等，称为心肌酶谱分析；近几年来，对心肌的结构蛋白如肌红蛋（Myoglobin）、心脏肌钙蛋白等也逐渐能够检测。在这些标记物中有些由于各种缺陷已基本被弃用（如AST、LDH、HBDH）。目前临床应用的主要有肌红蛋白、CK-MB、cTnI/cTnT等三种。

肌红蛋白由于分子量小，仅为18 KD，因此在心肌损伤坏死后极易溢出细胞并快速入血，在心肌梗死后1～2 h就能从血中检出，利于早期诊断，缺点是特异性不强，因此阴性预测方面较阳性诊断价值为大，可作为排除AMI的一个早期敏感指标，对排除入院后4 h发生早期心肌梗死的阴性预测值几乎是100%。CK-MB的质量法检测可排除免疫法测定时其他CK同工酶及血清中巨型CK-MB的干扰，特异性相对较强，同时多在心肌梗死后3～5天恢复正常，有利于再梗的诊断，缺点是分子量较大，约86 KD，症状发生后需3～6 h才能从血中检出（图9-1）。心脏肌钙蛋白自从临床应用以来，人们不断改进检测技术，随着目前第二代、第三代检测方法的采用，心脏肌钙蛋白的检测具有高度的灵敏性。

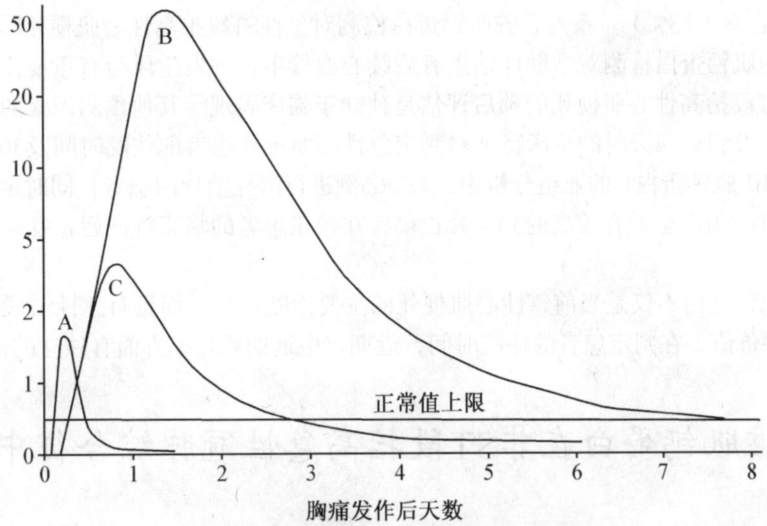

图9-1　心肌梗死后主要血清心肌标记物在血中出现的时间

A：肌红蛋白；B：肌钙蛋白；C：CK-MB

另外，根据其分子生物学基础，心脏肌钙蛋白具有高度的心肌特异性，释放时间相对较早，持续时间相对较长，虽然不利于再发心肌梗死的判断，但对急性心肌梗死的诊断具有高度的特异性和灵敏度，可作为确诊心肌梗死的指标。鉴于此，2000年欧洲心脏学会/美国心脏学院（European Society of Cardiology/American College of Cardiology，ESC/ACC）联合对自1979年采用的世界卫生组织（WHO）有关心肌梗死的诊断标准进行了修改，重新定义了急性心肌梗死的诊断标准（表9–2）。

表9–2 2000年ESC/ACC急性心肌梗死重定义的诊断标准

满足下列条件的任何之一可诊断急性心肌梗死
（1）心肌损伤标记物心脏肌钙蛋白或CK–MB（质量法）的典型升高及降低，并至少伴有下列任意之一者：
A. 心肌缺血的症状；
B. 12导联心电图中有发展的病理性Q波；
C. 与心肌缺血相伴随的ST段抬高或压低；
D. 进行了冠状动脉介入治疗（PCI）
（2）病理检查提示急性心肌梗死

但据此标准，由于心脏肌钙蛋白等在血清中的升高时间需在缺血症状发生后3～6 h，对于就诊早的患者，可能血清中心脏肌钙蛋白还没有升高，因而不利于早期诊断。这时一般建议联合应用一些早期标记物（如肌红蛋白）来协助早期诊断，但由于肌红蛋白的特异较差，常需在早期拟诊后，连续测定一系列心脏肌钙蛋白的浓度来进一步确诊。

9.3 心脏肌钙蛋白在ST段抬高心肌梗死预后评价中的作用

对急性ST段抬高性心肌梗死的患者进行危险分层，有利于制定患者短期或长期治疗的方案，对决定住院资源的使用、住院时间的长短及费用也有参考作用。如上所述，心脏肌钙蛋白不仅可作为ST段抬高性心肌梗死的诊断指标，而且可评价这类患者的危险程度及预后。在GUSTO–II a肌钙蛋白T（cTnT）的亚组分析中，入院时cTnT的水平对患者住院期间并发症的发生危险具有分层作用。当患者的ST段抬高且入院时cTnT的浓度大于0.1 ng/mL时，其住院的死亡率为13%；相反如cTnT的检测为阴性时，其住院的死亡率为4.7%。类似的结果也见于其他研究者的报告，如Stubbs 等对240例入院时ST段抬高的患者进行随访发现，入院时cTnT大于0.2 ng/mL的患者，其3年死亡率为32%，明显高于cTnT浓度较低者（3年死亡率为13%）。系列心脏肌钙蛋白检测对急性ST段抬高性心肌梗死的预后评价也有意义，如晚期额外的肌钙蛋白检测对帮助评估患者后续心血管事件的发生风险有重要作用。此外，心脏肌钙蛋白对急性ST段抬高性心肌梗死的预后评估是独立于临床表现等其他预测因素的。虽有大量的临床试验提示基础或发病3～4天时的临床特征对判定急性心肌梗死患者的住院时间及30天死亡率有预测价值；但GUSTO–III 肌钙蛋白T 的亚组分析中，12 666例进行溶栓治疗的患者，同时定性检查入院时的cTnT，结果发现cTnT阳性患者有较高的30天死亡率，在校正患者的临床特征后，发现cTnT有独立的危险预测价值。

因此，心脏肌钙蛋白不仅是当前急性心肌梗死的主要诊断指标，而且对急性ST段抬高心肌梗死的预后评估也有重要价值，在判定患者的住院时间，近期、中远期死亡率方面有独立的预测价值。

9.4 心脏肌钙蛋白在非ST段抬高急性冠脉综合征中的作用

9.4.1 心脏肌钙蛋白在非ST段抬高心肌梗死诊断中的作用 由于梗死相关血管的位置、所支配心肌组织的大小，缺血区域侧支循环情况等的不同，急性心肌梗死的临床表现谱很宽，在心电图上的改变也相距甚大。虽然ST段的抬高能明显提高急性心肌梗死的诊断准确性，但该类患者只占急性心肌梗死的少数，相当部分急性心肌梗死患者没有典型的ST段抬高，甚至无明显心电图改变。对于这类患者，检测血清心肌损伤标记物的意义重大，因为仅从临床表现与心电图检查不能将非ST段抬高的急性心肌梗死与不稳定心绞痛区别开来。有些患者即使在症状发作时心电图正常，也不能完全排除急性非ST段抬高性心肌梗死的可能。此外，大量的临床研究发现，对这类患者如果进行血清损伤标记物检测，即使CK-KB或心脏肌钙蛋白的结果仅提示为微量的心肌坏死，也预示这些患者的预后相对较差，但如果给予早期的特异的针对性治疗，却能明显改善患者的预后。因此将肌钙蛋白作为此类心肌梗死诊断的“金标准”，对早期建立诊断，提高医患的重视程度、指导治疗策略，改善患者的预后大有裨益。

9.4.2 心脏肌钙蛋白在非ST段抬高性急性冠脉综合征危险分层中的作用 急性非ST段抬高性心肌梗死与不稳定心绞痛的临床界限并不十分清楚，两者中有一个渐进的危险梯度。对患者的危险程度进行评估，有助于决定患者的治疗策略和随诊方式，有利于医疗资源的合理利用和保证患者的最佳预后。结合患者的临床特征、心电图改变和血清心脏标记物可对患者进行危险程度的分层。

一般情况下，患者既往的心脏病史及体格检查对判断危险程度可能没有特殊价值。但如患者静息时的胸痛时间过长（>20 min）；症状发作时出现第三心音奔马律、肺部湿性啰音、低血压、新发的或加重的二尖瓣反流性杂音等提示心功能受损，预示患者有较高的短、长期死亡率。此外，既往的心肌梗死病史、伴或不伴有糖尿病或高血压、阿司匹林或β-受体阻滞剂的应用情况等也给患者的危险分层增加一定的信息。

在非ST段抬高性急性冠脉综合征中，心电图能提供预后信息。不稳定性心绞痛中，动态的ST段抬高或压低及T波改变常预示患者有较高的心肌梗死或死亡危险。在GUSTO-Ⅱa对急性冠脉综合征患者的研究中，即使在包含CK-MB或cTnT等变量的多元回归模型中，某些心电图改变（如ST的抬高、压低，T波的倒置，及一些复杂的心电图改变等）对患者的短期死亡率也具有强烈的预测作用；其中左束支传导阻滞、左室肥厚、需起搏治疗等复杂的心电图改变预示死亡率较高（11.6%）；其次为ST段下移（8.0%），ST段抬高（7.4%），而在T波倒置或正常的患者，其短期死亡率较低，为1.2%。

至于心脏肌钙蛋白，早在1992年，就有学者发现在不稳定性心绞痛中心脏肌钙蛋白的升高与患者的主要心血管事件的发生密切相关。随后大量的临床试验，尤其是具有里程碑意义的GUSTO-Ⅱa的cTnT 亚组分析及TIMI Ⅲb的cTnI的研究进一步证实了在急性冠脉综合征患者中，心脏肌钙蛋白的升高与患者的死亡率之间存在明显关系，而且肌钙蛋白升高的幅度与死亡率之间呈线性关系。

在GUSTO-Ⅱa的cTnT亚组分析中，对855例急性冠脉综合征患者前瞻性观察单次基线的cTnT测量值对预后的影响。总共有755例患者有完整的cTnT、CK-MB及心电图资料，其中有36%的患者cTnT升高，32%的患者CK-MB升高。在cTnT阳性的患者，30天的死亡率 11.8%，而在cTnT阴性者为3.9%，两者间存在有明显的差异。同时也发现随着cTnT浓度的增加，患者的死亡率也明显增加。

TIMI Ⅲb回顾分析了1 404名非Q波心肌梗死及不稳定性心绞痛患者 cTnI对42天死亡率的预测作用。结果显示在41%的患者中cTnI是阳性的，32%的患者CK-MB升高。相对于cTnI阴性患者，cTnI阳性的死亡率由1.0%上升至了3.7%，且死亡率与cTnI浓度升高的幅度相关（图9-2）。

对肌钙蛋白的荟萃分析也支持这个结果。早年有关cTnT的一个荟萃分析显示：cTnT阳性的不稳定心绞痛患者发生心肌梗死或死亡的优势比为cTnT阴性患者的4.3（95%的可信区间为2.8～6.8）。有关cTnI的荟萃分析也证实cTnI阳性的急性冠脉综合征患者其危险程度也较高。这些结果均提示肌钙蛋白对急性冠脉综合征患者的危险分层具有重要作用。比如，对来自21个临床试验的18 982名患者的随访资料进行分析，相对于肌钙蛋白阴性的患者而言，肌钙蛋白阳性患者30天发生心肌梗死或死亡的优势比在ST段抬高性心肌梗死为2.86（95%Cl，2.35～3.47）；非ST段抬高性心肌梗死中为4.93（95%Cl，3.77～6.45）；不稳定性心绞痛为9.36（95%Cl，6.46～13.67）。

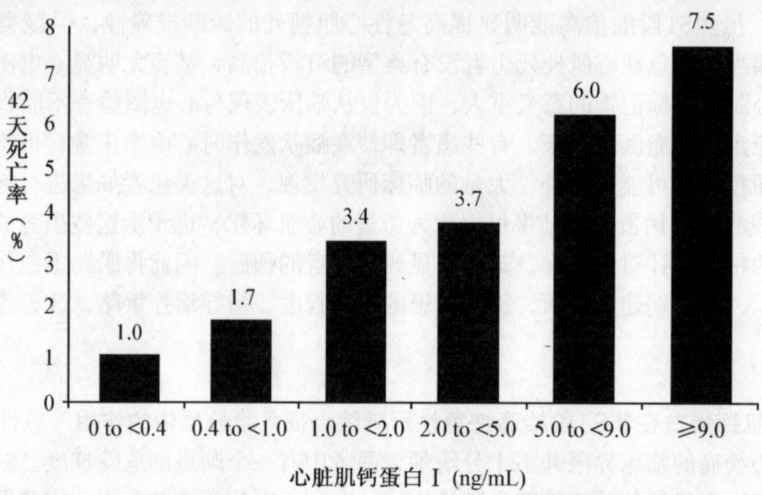

图9-2 心脏肌钙蛋白（cTnI）对急性冠脉综合征短期死亡风险的预测

肌钙蛋白对急性冠脉综合征患者的危险分层作用独立于患者的临床表现和心电图特征。在FR-ISC试验中，976名不稳定性心绞痛患者被随机分配到低分子肝素治疗组及对照组，cTnT在入院12 h内进行测量，并随访5个月，观察患者心源性死亡及心肌梗死的发生率。结果发现终点事件的发生率随着cTnT水平的升高而增加（＜0.06 ng/mL，4.3%；0.06 ~ 0.18 ng/mL，10.5%；＞0.18 ng/mL，16.1%）。多变量分析显示 cTnT与年龄、高血压、抗心肌缺血药物的数量及心电图改变等均为心肌梗死和心源性死亡的独立预测因子。在GUSTO-Ⅱa的cTnT亚组分析中，除上述的结果外，试验也发现心电图的表现类型也对预后有预测价值，且在各种类型的心电图改变中，cTnT与死亡率之间的关系相似。以心电图改变类型、cTnT和CK-MB作为变量建立死亡率模型，发现三者均为患者30天死亡率的预测因子。多变量分析显示如果将心电图改变类型和cTnT作为已知变量分析，则CK-MB不再增加进一步的预测信息，相反，如果将CK-MB和心电图改变类型作为已知变量，而cTnT能提供明显的进一步的预测信息，说明cTnT是独立的危险预测因素。类似的结果也见于TIMI Ⅲb及其他临床试验中。

总之，对非ST段抬高性急性冠脉综合征患者进行心脏肌钙蛋白的检测，不但有利于非ST段抬高性心肌梗死与不稳定心绞痛的鉴别，而且有利于对患者的危险进行分层，发现高危患者，采取相应有效的治疗措施，改善患者的预后。表9-3为2002年ACC/AHA不稳定性心绞痛及非ST段抬高性心肌梗死治疗指南对不稳定性心绞痛病人的危险分层标准。

表9-3 不稳定性心绞痛病人短期死亡或非致死性心肌梗死的危险分层

	高危 至少具有下列一个特点	中危 不具备高危特征，但具有下列任一个	低危 不具有高、中危特征，但有下列任一个特征
病史	过去48 h内，症状有加重倾向	既往有心肌梗死史，周围或脑血管疾病，或CABG，或有阿司匹林应用	
胸痛特征	静息性胸痛＞20 min	静息性胸痛＞20 min，目前已缓解 静息性胸痛（＜20 min）或者休息或舌下含服硝酸酯可缓解	新发的或近两周有CCS Ⅲ-Ⅳ心绞痛发作（＜20 min）

续表

	高危 至少具有下列一个特点	中危 不具备高危特征，但具有下列任一个	低危 不具有高、中危特征，但有下列任一个特征
临床特点	缺血所致的肺水肿 新出现或加重的二尖瓣反流性杂音 第三心音或新出现/加重水泡音 低血压，心动过缓，心动过速 年龄＞75岁	年龄＞70岁	
ECG	静息心绞痛时伴有ST段改变＞0.05 mV 新发的或可能新发的束支传导阻滞 持续性室速	T 波倒置＞0.2 mV，病理性Q波	胸部不适时无心电图改变
心肌标志物	升高（如TnT 或TnI＞0.1ng/mL）	轻度升高（如TnT ＞0.01 ng/mL但＜0.1 ng/mL）	正常

9.5 特殊情况下肌钙蛋白的应用

9.5.1 肌钙蛋白在慢性肾功能不全患者危险分层中的作用 如上所述，在急性冠脉综合征的诊断与危险分层中，心脏肌钙蛋白地位已经确立。但是血清心脏肌钙蛋白的升高并不特异性地见于急性冠脉综合征的患者中。大量的临床资料表明，大约有40%的慢性肾功不全患者（包括血液透析、腹膜透析、未透析的尿毒症、甚至氮质血症期的病人）的血清心脏肌钙蛋白可有不同程度的升高。其中有些患者伴有心肌缺血的症状，有些可无任何心血管疾病的临床表现。至于该类患者血清心脏肌钙蛋白升高的机制，目前尚不完全清楚。部分患者可能与急性冠脉综合征相似，由冠脉血管的病变引起。其他可能的原因包括：肾脏对血清肌钙蛋白的清除能力降低；尿毒症患者血液中的毒性物质对心脏的毒性损伤；慢性肾功能不全患者合并有心肌肥厚、心肌张力增加及血容量的波动变化（尤其血液透析时）。

对这类患者血清心脏肌钙蛋白升高的预测价值，目前已有大量的临床试验进行了探索。GUSTO-IV试验对7 033例伴有缺血症状或体征的患者进行了分析，观察患者血清cTnT的水平、肾功能情况与30天急性心肌梗死及死亡的关系。结果发现在cTnT升高的患者中，30天内出现心肌梗死及死亡的风险明显增高，而与肾功能的损害情况无关。提示在慢性肾功能不全伴有心肌缺血症状的患者中，血清心脏肌钙蛋白的水平对患者的短期事件具有预测作用。此外，也有许多试验提示血清心脏肌钙蛋白水平对慢性肾功能不全合并有缺血症状的患者的远期心血管事件及死亡具有预测作用。一些研究也显示对于不伴有心肌缺血症状的慢性肾功能不全患者，血清cTnT的水平与患者的总死亡率、心血管事件率及心血管事件死亡率相关，而cTnI与上述指标的关系则仍需进一步观察。

9.5.2 肌钙蛋白与CK-MB结果不一致时的预测价值 心脏肌钙蛋白和CK-MB均为心肌损伤的标记物，并常常同时测量，但在某些情况下，它们之间的结果并不一致。如何治疗或随访这类患者目前尚未完全确定，尤其是在临床风险较低的情况时更是没有统一意见。Rao及其同事汇总了GUSTO-Ⅱa、PARAGON B及CHECKMATE试验的数据，观察在急性冠脉综合征和一般胸痛患者中血清肌钙蛋白与30天预后之间的关系。根据基线时血清肌钙蛋白与CK-MB的数值将患者分为：肌钙蛋白+/CK-

MB+，肌钙蛋白+/CK-MB-，肌钙蛋白-/CK-MB+和肌钙蛋白-/CK-MB-四组，结果发现不伴有CK-MB异常的肌钙蛋白升高对急性冠脉综合征和胸痛患者的30天心肌梗死及死亡率均有预测作用；而肌钙蛋白-/CK-MB+，肌钙蛋白-/CK-MB- 二组30天内发生心肌梗死及死亡的风险相似（图9-3）。CRUSADE 试验也进行了类似的分析，结果提示不管CK-MB升高与否，肌钙蛋白的升高明显预示患者的住院死亡率增加，但在肌钙蛋白正常的单纯CK-MB升高患者，其CK-MB异常并不能预测死亡率的增加。因此，当经典的CK-MB检测与肌钙蛋白不一致时，血清肌钙蛋白水平对患者预后的预测作用优于CK-MB的检测。

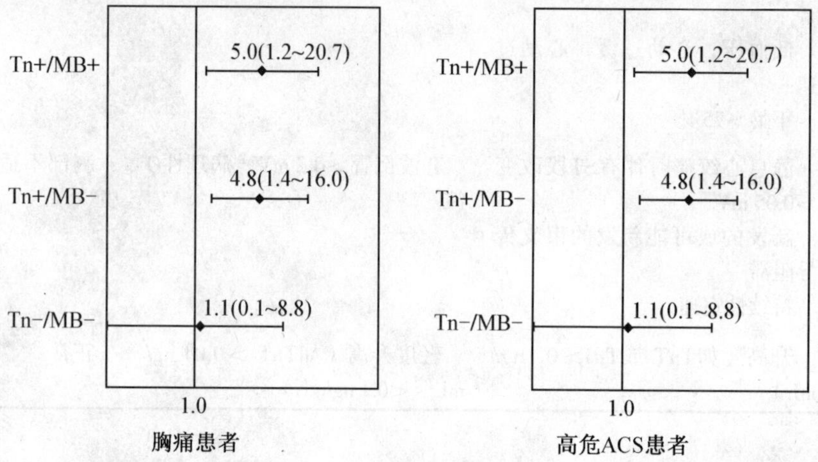

图9-3 肌钙蛋白（Troponin）和CK-MB对不同患者30天死亡及心肌梗死的危险优势比

9.5.3 肌钙蛋白在急性冠脉综合征治疗中的指导作用 由于心脏肌钙蛋白在急性冠脉综合征诊断和危险分层中的作用已得到肯定，因此在急性冠脉综合征的患者中，根据血清肌钙蛋白的水平及各种治疗措施的费用—效益—风险比来决定患者的治疗策略和随诊强度，对改善患者的预后、减少不良并发症的发生和合理应用医疗资源具有重要作用。

低分子肝素：FRISC试验就急性冠脉综合征患者中有关心肌损伤标记物与低分子肝素治疗预后之间的关系进行了深入的研究，在976名入选的患者中，将cTnT阳性患者随机分为dalteparin（达肝素）治疗组及安慰剂对照组，结果发现 dalteparin 治疗组5 ~ 7天心肌梗死及死亡的发生率明显较安慰剂对照组为低（6.0%对2.4%）。随后的长期随访发现 dalteparin治疗所带来的益处长期存在。相反，对于cTnT阴性的低危患者，即使接受 dalteparin治疗，5 ~ 7天的心肌梗死、死亡率及长期预后并无明显改善。类似的结果也见于TIMI Ⅱb的亚组分析中，该研究中非ST段抬高急性冠脉综合征患者分别接受 enoxaparin（依诺肝素）或普通肝素治疗，结果发现依诺肝素能使cTnI阳性患者14天的复合终点（死亡、心肌梗死、紧急血管重建）下降47%；而在cTnI阴性患者，enoxaparin不能改善预后。因此在急性冠脉综合征的患者中，血清肌钙蛋白水平可作为低分子肝素选择与否的指标之一，它对改善患者的预后，减少并发症的发生及节约医疗资源有重要意义。

血小板糖蛋白Ⅱb/Ⅲa受体拮抗剂：大量的临床试验表明，血小板糖蛋白Ⅱb/Ⅲa受体拮抗剂在急性冠脉综合征和PCI患者中的静脉应用能减少患者的死亡及心肌梗死危险。但与低分子肝素的应用一样，这些数据也提示只有将心肌损伤标记物与患者的临床特征相结合，能从该类患者中找出最能从血小板糖蛋白Ⅱb/Ⅲa受体拮抗剂治疗中获益的亚群。

最初，Januzzi等在非ST段抬高的急性冠脉综合征患者中，联合肝素及血小板糖蛋白Ⅱb/Ⅲa受体拮抗剂替罗非班（tirofiban）进行治疗，结果发现相对于标准肝素治疗的患者，肝素与tirofiban的联合治疗降低cTnI的峰值水平，提示心脏肌钙蛋白、血小板糖蛋白Ⅱb/Ⅲa受体拮抗剂及患者预后之间存在潜在的联系。PRISM试验进一步观察了急性冠脉综合征患者给以替罗非班治疗的结果，该组患者中28%有cTnI升高、29%有cTnT升高。在所有心脏肌钙蛋白升高的患者中，30天的心肌梗死及死亡发生率明显增高。但更为重要的是，该试验发现仅cTnI或cTnT增高的患者在接受tirofiban治疗时才能提高患者的预后，而血清心脏肌钙蛋白阴性者并不能从tirofiban的治疗中得到益处。

更进一步的结果在CAPTURE试验中被发现，该研究对顽固性不稳定性心绞痛患者进行PCI治疗，但在术前12～24 h、术中及术后12 h随机给予患者阿昔单抗（abciximab）或安慰剂治疗，结果发现接受abciximab治疗者急性心肌梗死发生率明显降低。随后的cTnT 亚组分析提示阿昔单抗治疗所获得的益处主要发生在cTnT升高者。相对于安慰剂组，在cTnT＞0.1 ng/mL的患者中，急性心肌梗死及死亡在阿昔单抗治疗时的相对风险为0.32（95%Cl，0.12～0.49），而在cTnT＜0.1 ng/mL者，该相对风险为1.26（95%Cl，0.74～2.31）。此外，此研究中冠脉造影的结果发现cTnT阳性者冠脉内血栓的发生率为14.6%，而cTnT阴性者仅为4.2%，提示阿昔单抗治疗所获得的益处可能与其治疗冠脉内血栓有关。

类似的结果也见于其他的血小板糖蛋白Ⅱb/Ⅲa受体拮抗剂的治疗中，如拉米非班（lamifiban）或依替巴肽（eptifibatide）等。这些研究说明在急性冠脉综合征中，心脏肌钙蛋白升高的患者使用血小板糖蛋白Ⅱb/Ⅲa受体拮抗剂具有重要意义。

早期积极的介入干预：对急性冠脉综合征患者进行介入干预的最好时机是许多学者正在探索的问题。FRISCⅡ评价了早期介入干预与传统的保守治疗对急性冠脉综合征患者预后的影响，结果显示在cTnT阳性患者早期介入干预能获得益处，在1年的随访中，急性心肌梗死和死亡的总优势比为0.70（95%Cl，0.53～0.93），单纯对死亡的优势比为0.51（95%Cl，0.28～0.94）；而cTnT阴性患者并不能从早期介入干预中受益。在FRISCⅡ的亚组分析中，将心电图与心脏肌钙蛋白的改变结合起来去评价患者的危险程度，结果显示在ST段压低合并cTnT升高患者，早期介入干预能使1年的心肌梗死和死亡率由 22.1%下降至13.2%，其益处明显大于单纯ST段压低或cTnT升高者；而在无ST段压低且cTnT不升高的患者，早期介入治疗并不能带来益处。在TACTICS-TIMI 18试验中，基线时cTnI升高的患者有较高的30天及6个月的死亡及再发心肌缺血的发生率；相对于保守治疗，cTnI升高的患者早期介入干预能使6个月的死亡、心肌梗死及再住院率明显降低；而在cTnI阴性患者，不能观察到积极的介入治疗所带来的益处。因此，心脏肌钙蛋白对确定急性冠脉综合征患者介入干预的时机有重要帮助，它对改善患者的预后，达到最大的费用-效益-风险比有指导作用。

总之，心脏肌钙蛋白的检测由于具有特异性强，灵敏度高，出现时间相对较早，持续时间较长等特点，在当前所应用的心脏损伤标记物中具有明显的优势，已作为急性心肌梗死的主要确诊指标。在急性冠脉综合征的危险分层方面，大量的临床研究结果表明，它对评价患者的预后、筛选高危人群和指导治疗具有重要作用。

（王礼春）

参考文献

1. Tunstall-Pedoe H，Kuulasmaa K，Amouyel P，et al. Myocardial infarction and coronary deaths in the World Health Organization MONICA project：registration procedures，event rates，and case-fatality rates in 39 population from 21 countries in four continents. Circulation，1994，90：583～612
2. Adams JE，Abendschein DR，Jaffe A. Biochemical markers of myocardial injury. Is MB creatine kinase the choice for the 1990s?. Circulation，1993，88：750～763
3. Ohman EM Armstrong PW，Christenson RH，et al. for the GUSTO-IIa Investigators. Cardiac troponin T levels for risk stratification in acute myocardial infarction.N Engl J Med，1996，335：1333～1341
4. Stubbs P，Collinson P，Moseley D，et al. Prognostic significance of admission troponin T concentrations in patients with myocardium infarction. Circulation，1996，94：1291～1297
5. Ohman EM，Armstrong PW，White HD，et al. Risk stratification with a point-of-care troponin T test in acute myocardial infarction. Am J Cardiol，1999，84：1281～1286
6. Calvin JE，Klein LW，Van den Berg BJ，et al. Risk stratification in unstable angina：prospective validation of the

Braundwald classification. JAMA，1995，273：136 ~ 141
7. Wu AHB，Lane P，Metaanalysis in clinical chemistry：validation of cardiac troponin T as a marker for ischemic heart disease. Clin Chem，1995，41：1228 ~ 1233
8. Ottani F，Galvani M，Nicolini FA，et al. Elevated cardiac troponin levels predicts the risk of adverse outcome in patients with acute coronary syndrome. Am Heart J，2000，140：917 ~ 927
9. Heidenreich PA，Alloggiamento T，Melsop K，et al. The prognostic value of troponin in patients with non-ST elevation acute coronary syndrome：A metaanalysis. J Am Coll Cardiol，2001，38：478 ~ 485
10. Lindahl B，Venge P，Wallentin L. for the FRISC Study Group. Relation between troponin T and the risk of subsequent cardiac events in unstable coronary artery disease. Circulation 1996，93：1651 ~ 1657
11. Aviles RT，Askari AT，Lindahl B，et al. Troponin T level in patients with acute coronary syndromes，with or without renal dysfunction. N Engl J Med，2002，346：2047 ~ 2052
12. Cannon CP. W eintraub W S，Demopoulos LA，et al. Cornparison of early invasive and conservative strategies in patients with unstable coronary syndromes treated with the glycoprotein IIb/IIIa inhibitor tirofiban. N Engl J Med，2001，344：1879 ~ 1887
13. Lenderink T. Boersma E，Heeschen C. et a1. Elevated troponin T and C-reactive protein predict impaired outcome for 4 years in patients with refractory unstable angina. And troponin T predicts benefit of treatment with abciximab in combination with PTCA. Eur Hcart J，2003，24：77 ~ 85
14. James S，Armstrong P，Califf R，et al. Troponin T levels and risk of 30-day outcomes in patients with the acute coronary syndrome：prospective verification in the GUSTO-IVtria1. Am J Med，2003，115：178 ~ 184
15. Lindahl B，Venge P，Wallentin L. for the FRISC Study Group. Troponin T identifies patients with unstable coronary artery disease who benefit from long-term anti-thrombotic protection. J Am Coll Cardiol，1997，29：43 ~ 48
16. Januzzi JL，Hahn SS，Chae CU，et al. Effects of tirofiban plus heparin vs. heparin alone on troponin I levels in patients with acute coronary syndromes Am J Cardiol，2000，86：713 ~ 717
17. The CAPTURE Investigator. Randomised placebo-controlled trial of abciximab before and during coronary intervention in refractory unstable angina：the CAPTURE study. Lancet，1997，349：1429 ~ 1435
18. Khan NA，Hemmelgarn BR，Tomelli M，et al. Prognostic Value of Troponin T and I among asymptomatic patients with end-stage renal disease. A meta-analysis. Circulation，2005，112：3088 ~ 3096
19. Duman D，Tokay S，Toprak A，et al. Elevated cardiac troponin T is associated with increased left ventricular mass index and predicts mortality in continuous ambulatory peritoneal dialysis patients. Nephrol Dial Transplant，2005，20：962 ~ 967

10　不稳定心绞痛与非ST段抬高心肌梗死

急性冠脉综合征患者小部分（约1/4）表现为ST段抬高心肌梗死（STEMI），大部分（约3/4）表现为不稳定心绞痛（UA）或非ST段抬高心肌梗死（NSTEMI）（图10–1）。STEMI常因罪犯血管完全被血栓闭塞所致，需进行紧急再灌注治疗，而UA/NSTEMI患者通常为冠脉严重阻塞但尚未完全闭塞。UA/NSTEMI中，40%～60%的患者肌钙蛋白升高，存在心肌坏死（NSTEMI）抗凝、抗血小板治疗至关重要。

本章主要讨论UA/NSTEMI。

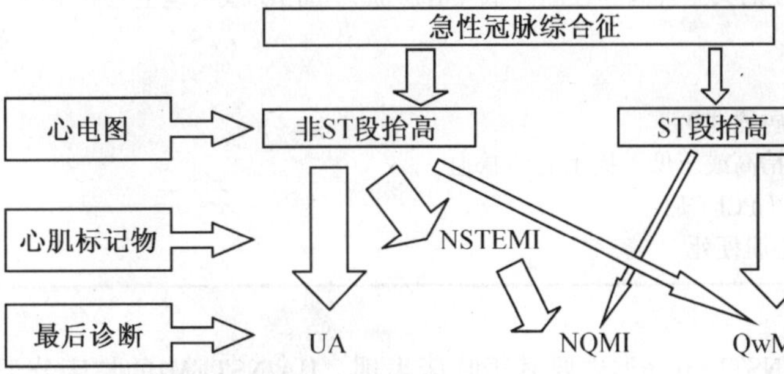

图10–1　急性冠脉综合征

大部分（大箭头）患者表现为非ST段抬高急性冠脉综合征，即不稳定心绞痛（UA）或非ST段抬高心肌梗死（NSTEMI），小部分（小箭头）表现为ST段抬高心肌梗死（STEMI）。STEMI大部分（大箭头）发展为Q波心肌梗死（QwMI），小部分（小箭头）发展为非Q波心肌梗死（NQMI）。NSTEMI患者大部分（大箭头）发展为NQMI，小部分（小箭头）发展为QwMI

10.1　定义及分类

10.1.1　定义　不稳定心绞痛的定义主要是基于临床表现之上的。稳定心绞痛为深部、定位不明确的胸痛、胸部不适或颌、肩、背、臂部不适，常因体力活动或情绪激动诱发，通过休息、舌下含服硝酸甘油5～10 min后不适缓解。稳定心绞痛主要表现为劳力性心绞痛，加拿大心脏协会（CCS）对劳力性心绞痛的严重程度进行了分级（表10–1）。不稳定心绞痛定义为心绞痛，并表现为以下三种情况之一（表10–2）：①休息状态下（或轻微活动）发生，持续时间>20 min（不服用硝酸甘油情况下）（静息性心绞痛）；②严重、明显及新发心绞痛（就诊前1个月之内发作）（初发性心绞痛）；③疼痛较之前程度加重，时限延长及频率增加（恶化性心绞痛）。表现为不稳定心绞痛的患者，特别是静息状态下发生持续性疼痛的患者，如伴有血清心肌坏死标记物（如CK–MB，cTnT/I）升高，即可诊断为NSTEMI。2000年欧洲心脏协会/美国心脏病学会（ESC/ACC）重新定义的急性心肌梗死的诊断标准见表10–3。

表10–1　加拿大心脏协会（CCS）劳力性心绞痛分级

Ⅰ级	一般体力活动不引起心绞痛，例如行走和上楼，仅费力、快速或长时间用力才引起心绞痛
Ⅱ级	日常体力活动稍受限制，快步行走或快步上楼、登高、饭后行走、情绪激动发作心绞痛，或仅在睡醒后数小时内发作。以一般速度在一般条件下平地步行200～400 m以上的距离或上一层以上的楼梯时受限
Ⅲ级	日常体力活动明显受限，以一般速度在一般条件下平地步行100～400 m或上一层楼梯时受限
Ⅳ级	不能无症状地进行任何体力活动，休息时可出现心绞痛

表10-2 不稳定心绞痛的3种类型

静息性心绞痛	心绞痛发作于静息时，持续时间通常＞20 min
初发性心绞痛	首发症状后1个月内出现的心绞痛，严重程度≥CCS分级Ⅲ级
恶化性心绞痛	原先诊断的心绞痛发作次数频繁，持续时间延长，或痛阈降低（心绞痛的严重程度至少增加了CCS分级Ⅰ级或严重程度至少达到CCS分级Ⅲ级）

注：CCS：加拿大心脏协会

表10-3 2000年欧洲心脏协会/美国心脏病学会（ESC/ACC）定义的急性心肌梗死的诊断标准

满足下列条件的任何之一可诊断急性心肌梗死：

（1）心肌坏死标志物浓度的典型升高和逐渐降低（心脏肌钙蛋白）或快速上升和下降（CK-MB），并至少伴有下列条件之一者：

A．心肌缺血症状

B．心电图中有发展的病理性Q波

C．心电图变化（ST段抬高或压低）提示心肌缺血

D．冠状动脉介入治疗（PCI）后

（2）病理检查证实急性心肌梗死

10.1.2 分类 UA/NSTEMI分类主要基于临床表现。UA/NSTEMI的临床分类是危险分层的有效方法。根据急性缺血发作时的情况，Braunwald将UA患者分为三类：原发性不稳定心绞痛，继发性不稳定心绞痛（如有明显诱发因素如贫血、感染、心律失常）和心肌梗死后心绞痛。亦可根据缺血严重程度将患者分为急性静息痛、亚急性静息痛或新发严重心绞痛（表10-4）。这种分类方法已证明可预测冠脉血栓形成的风险并判断预后。

UA/NSTEMI是一组临床综合征而非一特定疾病，有5种病理生理过程可能参与该综合征的发展（图10-2）：①斑块破裂损伤伴非闭塞性血栓（至今UA/NSTEMI最常见原因）；②动力性闭塞（即心外膜冠状动脉痉挛，如变异型心绞痛）或肌型小冠状动脉痉挛；③进行性机械性阻塞；④炎症或（和）感染；⑤继发性不稳定心绞痛，与心肌需氧量增加或供氧量减少有关（如贫血）。每个UA/NSTEMI患者发作可能有以上一个或几个过程存在。了解这些病理生理过程有助于精简诊断方法，并对诱发UA/NSTEMI发作的潜在疾病制定治疗措施。

表10-4 Braunwald不稳定心绞痛或非ST段抬高心肌梗死临床分类

Ⅰ级：新发现，严重或加剧性发作心绞痛；无静息痛

Ⅱ级：静息时疼痛，亚急性

以前有1次或多次静息型心绞痛发作，但近48 h内无发作

Ⅲ级：静息时疼痛，急性

在就诊前48 h内发生过一次或多次静息心绞痛

临床环境

A级：继发性不稳定心绞痛

明确的冠状动脉血管床外的疾病加剧心肌缺血，如贫血、感染、发热、高血压、心律失常、甲状腺功能亢进、继发于呼吸衰竭的低氧血症

B级：原发性不稳定心绞痛

C级：梗死后心绞痛（明确的心肌梗死后2周内）

治疗强度

没有进行治疗

稳定心绞痛的标准治疗

最大程度抗心肌缺血治疗

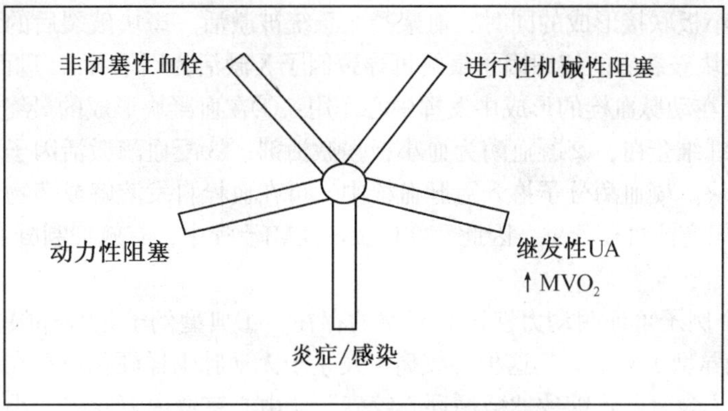

图10-2　不稳定心绞痛（UA）常见原因

MVO_2：心肌耗氧量

10.2　病理生理

UA/NSTEMI的病理生理过程涉及3个阶段而非某一孤立缺血事件。既往人们只注意UA/NSTEMI的急性期，然而在急性事件前后真正的病理生理过程时间也许超过20年。急性事件（常与粥样斑块破裂或溃疡处血栓形成有关）为一全身进展性疾病的临床表现，现称之为动脉粥样硬化血栓形成。此术语已取代了动脉粥样硬化，因为前者更全面描述了疾病的病理生理机制：即同时具粥样斑块（如胆固醇斑块）的进展和血栓作用下的斑块破坏。因此ACS事件的病理生理过程可分为3个阶段：①不稳定斑块进展、破裂；②急性缺血事件；③急性事件后复发冠脉事件的长期风险。在致斑块不稳定的因素中，炎症发挥重要作用，炎症细胞释放细胞因子，增加基质金属蛋白酶的释放，从而使纤维帽变薄，斑块易于破裂或溃疡。同时，炎症减少胶原合成，进一步使斑块变脆，增加破裂的可能性。

UA/NSTEMI急性缺血的原因可是心肌氧需求增加（如心动过速或高血压诱发），但更常见的原因是氧供减少（如血小板血栓或血管痉挛致冠脉狭窄），或两者同时存在。在某些患者中，急性缺血的原因也可以是基础的冠状动脉病变的快速进展。在UA/NSTEMI患者中，可记录到一系列事件：先是冠状窦的血氧饱和度下降（表明冠脉血流量减少），再是ST段压低，随即发生胸部不适，可伴血压升高，心率加快。患者在冠脉血流量下降时可因心肌需氧量轻度增加而导致缺血发作。

血栓形成：在UA/NSTEMI发病机制中，冠脉血栓形成是最主要原因，临床证据是：①尸检中，冠脉粥样硬化斑块的破裂或溃疡部位常能发现血栓；②UA/NSTEMI患者的冠脉粥样硬化斑块切除标本中发现血栓的几率较稳定心绞痛患者高；③冠脉血管镜观察到UA/NSTEMI患者冠脉常存在血栓；④在许多患者冠脉造影显示管壁溃疡或不规则，表明斑块破裂或血栓形成；⑤提示血小板活化及纤维形成的几项标记物升高，表明血栓持续存在；⑥抗血栓药物如阿司匹林、肝素（UFH）、低分子肝素（LMWH）、血小板糖蛋白（GP）Ⅱb/Ⅲa抑制剂和氯吡格雷的应用可改善ACS患者的临床预后。

血小板激活及聚集在粥样斑块由稳定变为不稳定的过程中发挥关键作用。动脉粥样硬化斑块破裂或溃疡时，内皮下基质（胶原及组织因子）暴露于血流中。第一步为血小板黏附，即血浆中von Willebrand因子（简称vWF）与暴露的胶原结合，vWF变构，血小板糖蛋白（GP）Ⅰb受体与变构的vWF结合。第二步为血小板激活，产生如下变化：①血小板变形（由平滑圆盘状变为细针状，增加表面积，在其表面产生凝血酶）；②α及致密颗粒脱粒，释放血栓素A_2（TXA_2），5-羟色胺（5-HT）及其他致血小板聚集因子和化学趋化因子；③血小板表面GP Ⅱb/Ⅲa受体的表达和激活，使该受体能结合纤维蛋白原。最后一步为血小板聚集，即形成血小板联接，纤维蛋白原（或vWF）与两血小板活化的GP Ⅱb/Ⅲa受体结合，促进血小板不断聚集。抗血小板为UA/NSTEMI的基础治疗，可直接减少TXA_2形成（阿司匹林），抑制血小板ADP受体活化途径（氯吡格雷，噻氯匹啶）和直接抑制血小板聚集（GP Ⅱb/Ⅲa受体抑制剂）。

继发性凝血：血小板联接形成的同时，血浆凝血系统被激活。斑块破裂后的组织因子释放是引起凝血的主要机制。斑块破裂后的组织因子最终可导致因子Ⅹ激活为因子Ⅹa，进而产生因子Ⅱa（凝血酶）。Ⅱa（凝血酶）在动脉血栓的形成中发挥中心作用：①在血凝块形成的最终共同通路中，凝血酶将纤维蛋白原转化为纤维蛋白；②凝血酶为血小板强激活剂；③凝血酶激活因子ⅩⅢ，引起血小板跨膜连接并稳定纤维凝块。凝血酶分子掺入冠脉血栓中，可在血栓自发溶解或药物诱导纤维蛋白溶解时导致血栓再形成（再闭塞或再梗死）。因此，在UA/NSTEMI治疗中，有效抑制凝血酶及因子Ⅹa显得非常重要。

冠脉痉挛：有3个例子可证明动力性冠脉阻塞的存在：①典型例子是心外膜某节段冠脉局部痉挛引起的Prinzmetal（变异型）心绞痛。这种心绞痛可发生于无动脉粥样硬化或存在一个或多个粥样斑块的患者；②第二个例子为冠脉收缩致"微循环心绞痛"，由心室壁内冠脉阻力小血管收缩引起。尽管心外膜冠脉无狭窄，冠脉血流通常缓慢；③第三个为最常见例子，为冠脉粥样硬化斑块相关的血管收缩。血小板释放血管收缩剂如5-HT、TXA_2或血栓中的凝血酶均可引起血管收缩。冠脉内皮功能障碍伴一氧化碳（NO）产生减少和内皮素释放增加能引起冠脉收缩。此外，肾上腺素能激活剂、寒冷、可卡因或精神压力亦可致冠脉收缩。

进行性机械阻塞：UA/NSTEMI第四个病因为进行性冠脉管径狭窄。这种情况最常见于药物洗脱支架出现之前的PCI后再狭窄。冠脉造影及粥样硬化斑块切除术研究表明：因UA/NSTEMI与快速细胞增殖相关，故在其发作之前，即使以前无冠脉内手术史，罪犯血管亦呈进行性狭窄。

继发性不稳定心绞痛：此类不稳定心绞痛患者原先有冠脉狭窄及慢性稳定心绞痛，冠脉外疾病导致心肌氧需求及氧供不平衡，从而诱发心绞痛发作。能增加心肌耗氧量的因素包括：心动过速（如室上性心动过速或新发房颤并快速心室率）、发热、甲状腺素毒血症、高肾上腺能状态、左室后负荷增加如高血压或主动脉缩窄等。继发性不稳定心绞痛亦可因氧运功能损害引起，见于贫血、低氧血症、高粘度血症或高血压等。继发性不稳定心绞痛的预后较原发性心绞痛差。

10.3 临床表现

UA/NSTEMI与 STEMI的临床特点不同。一些研究表明，女性更常表现为UA，占UA总人数30%～45%，而只占NSTEMI的25%～30%，STEMI的20%。与STEMI相比，UA患者更常有心肌梗死、心绞痛、冠脉血运重建术及心外血管病病史。UA/NSTEMI患者中，约80%有心血管病史，大部分有冠心病高危因素。

10.3.1 病史 稳定心绞痛的典型胸痛表现为绞榨感、紧缩感或压迫感等。心绞痛的部位通常位于胸骨后。典型的心绞痛发作时间约数分钟。心绞痛一般由于劳力或情绪激动而诱发，休息后可缓解。典型的心绞痛发作常逐渐开始，在几分钟内达到疼痛高峰，然后胸痛消失。心绞痛发作时患者常选择休息、坐下或者停止走动。舌下含服硝酸甘油后通常在数分钟内疼痛缓解。

不稳定心绞痛胸部不适的性质与稳定心绞痛相似，但通常程度更强，经常被描述为疼痛，可持续长达30 min，偶尔患者从睡眠中痛醒。出现下述的心绞痛方式的改变应考虑已发展为不稳定心绞痛：诱发心绞痛的体力活动阈值突然的和持久的缩减；心绞痛发生频率、严重程度和持续时间增加；出现静息或夜间心绞痛；胸痛放射至附近的或新的部位；发作伴有新的相关特征如出汗、恶心、呕吐、心悸或呼吸困难；常用的静息方法和舌下含服硝酸甘油的治疗方法原来能控制慢性稳定心绞痛，而对于不稳定心绞痛通常只能起暂时或不完全的缓解作用。非ST段抬高心肌梗死的症状与不稳定心绞痛相似。

变异型心绞痛（Prinzmetal心绞痛）是一种特殊类型的不稳定心绞痛，1959年由Prinzmetal首先描述。这种心绞痛是由于冠状动脉痉挛所致，冠状动脉痉挛可引起短暂的、突然的、显著的心外膜冠状动脉直径缩小，导致心肌严重缺血。变异型心绞痛几乎完全都在静息时发生，无体力活动或情绪激动等诱因，发作时常伴随心电图ST段抬高。变异型心绞痛除吸烟较多见外，大多数患者无经典冠心病易患因素，胸部疼痛通常非常严重，可因伴随心律失常而发生昏厥。变异型心绞痛的发病时间常集中在午夜至上午8时。虽然多数变异型心绞痛患者保持有活动能力，但有一些患者不仅在静息时，也可在劳力时或劳力后发生典型的胸痛及ST段抬高。

变异型心绞痛患者的临床表现并不与冠状动脉造影的血管狭窄程度成正比。但是血管阻塞严重的患者通常表现为固定阈值的劳力诱发心绞痛伴ST段压低，而静息时发生的心绞痛伴随ST段抬高。变异型心绞痛常并发急性心肌梗死和严重的心律失常，如房室传导阻滞、心搏停止、室性心动过速、心室颤动及猝死。

10.3.2 体格检查 缺血性疼痛为UA/NSTEMI的特征。体格检查可无阳性体征，或可发现心肌缺血的证据。下列体征支持冠脉病变致左室血供不足：大汗淋漓、皮肤苍白、窦性心动过速、闻及第三、第四心音、肺底部啰音。在UA/NSTEMI中，严重左室功能障碍引起低血压（即心源性休克）者少见。

一般检查也可能发现一些提示冠心病（CAD）的体征。如检查眼睛可能发现角膜老年环，角膜老年环的大小一般与年龄和血清总胆固醇以及低密度脂蛋白胆固醇（LDL-C）呈正相关；检查皮肤可能发现黄色瘤；冠心病与耳垂皱痕之间有某些联系，患有冠心病的较年轻的患者可有单侧耳垂皱痕，随年龄增大可变成双侧耳垂皱痕。血压增高、黄色瘤和视网膜渗出、老年环均提示CAD危险因素存在。

体检也有助于UA/NSTEMI的鉴别诊断。体检发现肥厚型心肌病或主动脉瓣病变杂音，提示心绞痛不是由冠心病引起。背痛、脉搏不整或心脏听诊发现主动脉关闭不全的杂音，提示主动脉夹层。心包摩擦音提示急性心包炎，而奇脉提示心包填塞。气胸表现为急性呼吸困难、胸膜疼痛和异常呼吸音。

10.3.3 心电图 在UA/NSTEMI中，50%患者可出现ST段压低（或一过性ST段抬高）及T波改变。新出现ST段改变为判断缺血程度及病情预后特异性指标。既往认为，ST段压低≥0.1 mV才有意义，但仅见于20%～25%患者。另有20%的患者ST段压低虽然仅为0.05 mV，但其预后与ST段压低0.1 mV者相近。预后最差为出现ST段一过性（即<20 min）抬高的患者，约占UA/NSTEMI患者的10%。T波改变对心肌缺血敏感性高，但特异性不高，除非其改变明显（波幅≥0.3 mV）。

变异型心绞痛发作时伴ST段抬高。在变异型心绞痛但冠脉正常的患者中，通过24 h电脑监控、12导联心电图记录分析，发现约90%的心绞痛发作时ST段抬高，19%伴心律失常，但在一小部分ST段压低患者中无心律失常发生。某些患者中，ST段压低出现于ST段抬高之后，并与T波改变相关。ST段与T波交替为缺血性传导延迟所致，并与潜在的致死性心律失常相关。许多患者表现为多次无症状性ST段抬高（无症状心肌缺血）。

短暂性传导障碍可出现于缺血发作时。缺血时间越长，室性异位激动越频繁，后者与ST段及T波交替有关，并提示预后不良。在院外发生心脏停搏而无血流限制性冠脉狭窄的存活者中发现，自发或诱发的局灶血管痉挛与致命性心律失常相关。某些患者中，心肌再灌注而非缺血本身引发心律失常。冠脉痉挛可导致Q波MI，尽管冠脉造影并不能显示阻塞性CAD的存在。

10.3.4 连续心电图监测 对UA/NSTEMI进行连续心电图监测有两个目的：监测心律失常和监测S T段变化以发现心肌缺血。对于前者，通过远程监测监控床的患者可发现急性发作期的心律失常。尽管致命性心律失常少见于UA患者，但也许见于NSTEMI患者。对于后者，高精确度Holter监测已用于临床试验，可发现ST段移位，从而获得复发心肌缺血的证据。一些临床研究表明，ST段监测较患者症状更敏感，入院24 h之内可发现25%的患者有心肌缺血的征象。另外，ST段移位预示患者近期及长期预后不佳。尽管患者常出现症状性的心肌缺血及复发心肌梗死，但无症状性心肌缺血在NSTEMI患者中较UA患者更频繁、持久。

10.3.5 心肌坏死标记物 临床表现为UA/NSTEMI患者中，心肌坏死标记物升高，如肌钙蛋白T/I（cTnT/I）或磷酸激酶同工酶（CK-MB）升高即可诊断为NSTEMI。cTnT/I敏感性及特异性均较CK-MB高，因此以cTnT/I为判断标准，更多患者将归类为NSTEMI。一些研究表明心肌坏死标记物对评估预后具重要作用。

基于症状、体检、ECG和心肌坏死标记物判断患者症状与体征继发于冠状动脉疾病的可能性见表10-5。

表10-5 症状和体征提示急性冠脉综合征的可能性

特征	高度可能性 具备下列任何一条	中度可能性，无高度可能性，但具备下列任何一条	低度可能性，没有高度中度可能但可以有
病史	●胸痛或左臂疼痛作为以前记录心绞痛的主要症状，反复发作和既往冠心病或心肌梗死病史	●胸痛或左臂疼痛 ●年龄>70岁 ●男性 ●糖尿病	●可能是缺血症状，但无前述中度可能 ●新近使用过可卡因
检查	●一过性二尖瓣关闭不全、低血压、出汗、肺水肿或肺啰音	●颅外血管疾病	●心悸诱发胸痛
ECG	●新发或一过性ST段移位（≥0.05mV）或T波倒置（≥0.2 mV）	●固定性Q波，不是新出现的ST段或T波异常	●以R波为主的导联T波低平/T波倒置 ●ECG正常
心脏标记物	●TnI、TnT或CK-MB升高	●正常	●正常

10.3.6 冠状动脉造影 对TIMI 18入选患者（UA/NSTEMI）的血管造影显示：34%的患者存在三支血管严重狭窄（>50%管径狭窄），28%的患者存在两支血管病变，26%的患者仅有一支血管病变，13%的患者无>50%的血管狭窄，5%～10%患者左主干狭窄>50%。在非选择性UA/NSTEMI患者中亦有类似发现。女性较对照组少见广泛冠脉病变，而NSTEMI患者较UA患者病变更广泛。

约15%表现为UA/NSTEMI的患者冠脉造影并无明显冠脉狭窄，女性占其中更大比例。因无心外膜冠脉病变，故此类患者难以诊断UA/NSTEMI，或许其病生机制与经典UA/NSTEMI不同。大约1/3无明确冠脉狭窄的UA/NSTEMI患者，冠脉造影发现血流动力障碍，提示冠脉微循环功能障碍可能是发病的病理生理机制。此类患者近期预后良好。

UA/NSTEMI的罪犯病变典型表现为偏心性管腔狭窄，边缘突出呈齿状。这些冠脉造影征像也许提示动脉粥样硬化斑块破坏或/和血栓形成。血栓的特征包括管腔内圆形或息肉状充盈缺损。冠脉造影中，发现血栓形成的患者常有冠脉血流动力学障碍，且预后较无血栓者差。

TIMI血流分级及TIMI心肌灌注分级显示UA/NSTEMI，特别是NSTEMI患者存在冠脉血流障碍。而且，与STEMI患者一样，异常的组织灌注与UA/NSTEMI患者的不良预后相关，且与心外膜动脉是否存在血栓及血流异常无关。

近端冠脉痉挛致左室透壁性缺血及功能异常为变异型心绞痛（Prinzmetal心绞痛）的诊断特征。大部分患者至少有一支冠脉主干近端明显狭窄，而痉挛通常发生在狭窄1cm范围内的冠脉。无或仅轻度冠脉狭窄者较严重狭窄者病情更趋向良性。血管痉挛几乎总是发生于大的心外膜血管的某一节段，但在不同时间其他部位亦可累及，如右冠脉为最常见累及部位，常发生于左前降支痉挛之后。

10.3.7 血管镜及血管内超声 通过血管镜可进一步明确罪犯病变的性质，与STEMI的“红色”

血栓不同，UA/NSTEMI患者冠脉内常可见白色血栓形成。相对于稳定心绞痛，UA患者血管内超声（IVUS）可见较多无回声软组织斑块，较少钙化病变。

10.3.8　其他实验室检查　NSTEMI并发左心功能不全或以往有左心功能不全病史者常有肺淤血及肺水肿，胸片有助于明确诊断。测定血清胆固醇水平，低密度脂蛋白（LDL）及高密度脂蛋白（HDL）有利于发现冠状动脉粥样硬化血栓形成的可逆高危因素。因血清胆固醇在STEMI或UA/NSTEMI发作24 h后即开始下降，因此患者出现临床表现时即应测定。其他提示高危的血清标记物将在后面讨论。亦可在选择的患者中对UA/NSTEMI的继发因素进行评估。

10.4　危险分层

现认为ACS事件后反复缺血发作可能与冠脉内多灶病变有关，而与引起ACS事件的罪犯病变可能无关。通过血管造影、血管内超声或血管镜对冠脉解剖的研究发现，除罪犯病变之外，还有多发活动性斑块。因此，有创性介入方法虽可有效处理罪犯病变，但其余在血管造影及血管镜中表现为不稳定的斑块才是引起反复缺血发作的原因。在这些研究中也发现反复缺血发作与炎症有关。多发活动性斑块常伴C反应蛋白（CRP）升高。因此，可以认为炎症、弥漫性活动性冠脉病变与ACS事件后反复缺血发作存在病理生理联系。

UA患者近期死亡率较NSTEMI及STEMI低，而NSTEMI和STEMI的近期死亡率相近。ACS早期死亡率与心肌损害范围扩大及血流动力学障碍相关。UA/NSTEMI远期预后较STEMI差（图10-3），可能与UA/NSTEMI常有更大范围的冠脉病变，且其发作之前更常有心肌梗死病史有关。

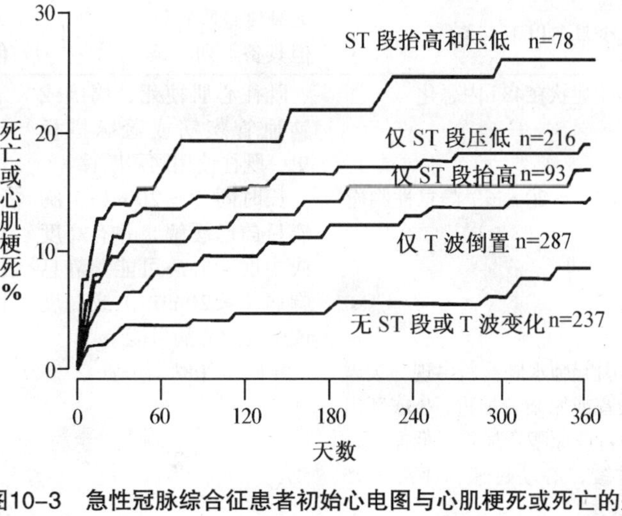

图10-3　急性冠脉综合征患者初始心电图与心肌梗死或死亡的关系

（From Nyman I，et al. J Intern Med，1993，234：293）

由于UA/NSTEMI患者预后相差较大，部分预后良好，只需适当治疗即可，部分患者死亡及心肌梗死风险可能很高，常需要强化治疗。因此，在评估病情及选择治疗方案时，危险分层发挥重要作用。通过临床特征、心电图、心脏标记物确诊的某特定亚组患者预后不良（表10-6～表10-7）。而且，这类患者似乎对积极抗凝或（和）介入治疗更有效。临床预测方法可用于对患者分类，UA患者可转入冠心病监护室（CCU）或监控病床。确定有高危因素的患者收入CCU，中危或低危患者收入普通心脏病房的监控病床，而诊断ACS可能性不大的患者可收入急诊留观室或胸痛中心。

表10-6　增加不稳定心绞痛/非ST段抬高心肌梗死风险的指标

病史
- 高龄（>70岁）
- 糖尿病
- 心肌梗死后心绞痛
- 周围血管病史
- 脑血管病史

临床表现
- Braunwald Ⅱ/Ⅲ级（急性/亚急性静息痛）
- Braunwald B级（继发性不稳定心绞痛）
- 心力衰竭或低血压；室性心律失常

心电图
- ST段移位≥0.5 mV
- T波倒置≥0.3 mV
- 左束支传导阻滞

心脏标记物及其他
- 肌钙蛋白T/I或CK-MB升高；C反应蛋白（CPR）或白细胞计数升高；B型利钠肽（BNP）升高；CD40L升高；血糖或HbA_1升高；血肌酐升高

血管造影
- 血栓；三支血管病变；射血分数降低

表10-7　不稳定心绞痛患者死亡或非致死性心肌梗死的短期危险

特征	高度危险 必须至少具备以下一条	中度危险性 无高度危险特征 但具备下列一条	低度危险性 无高度、中度危险特征， 但具备下列任何一条
病史	缺血性症状在48 h内恶化	既往心肌梗死、周围或脑血管疾病或冠脉搭桥史，既往使用阿司匹林	
疼痛特点	长时间（>20 min）静息性胸痛	长时间（>20 min）胸痛目前已缓解，并有高度或中度冠心病可能。静息胸痛（<20 min）或高度或中度冠心病可能	过去2周内新发CCS分级Ⅲ级或Ⅳ级心绞痛，但无长时间（>20 min）静息性胸痛，舌下含服硝酸甘油可缓解胸痛
临床表现	缺血引起肺水肿，新出现二尖瓣返流杂音或原杂音加重，S_3或新出现肺啰音或原啰音加重，低血压，心动过缓，心动过速，年龄>75岁	年龄>70岁	
心电图	静息性心绞痛伴一过性ST段移位（>0.05 mV），新出现的束支传导阻滞或新出现的持续室速	T波倒置>0.2 mV，病理性Q波	胸痛期间ECG正常或无变化

心电图风险评估：ECG可预测远期不良预后。在TIMI Ⅲ注册的UA/NSTEMI患者中，ECG预测1年死亡及心肌梗死的独立指标包括左束支传导阻滞和ST段移位>0.05 mV。相比而言，在T波改变>0.1 mV的患者中死亡及心肌梗死（MI）风险比率中等增加或没有增加。

肌钙蛋白T/I和CK-MB：NSTEMI患者心肌坏死标记物即CK-MB或肌钙蛋白升高，其远期预后较UA患者差。血肌钙蛋白T/I（cTnT/I）水平与死亡风险成线性关系，死亡率随cTnT/I增高而增加。因此

cTnT/I不但可用于诊断MI，还可用于风险评估及对高危患者制定治疗策略。急性心肌梗死后心肌血清标记物的变化见图10-4。

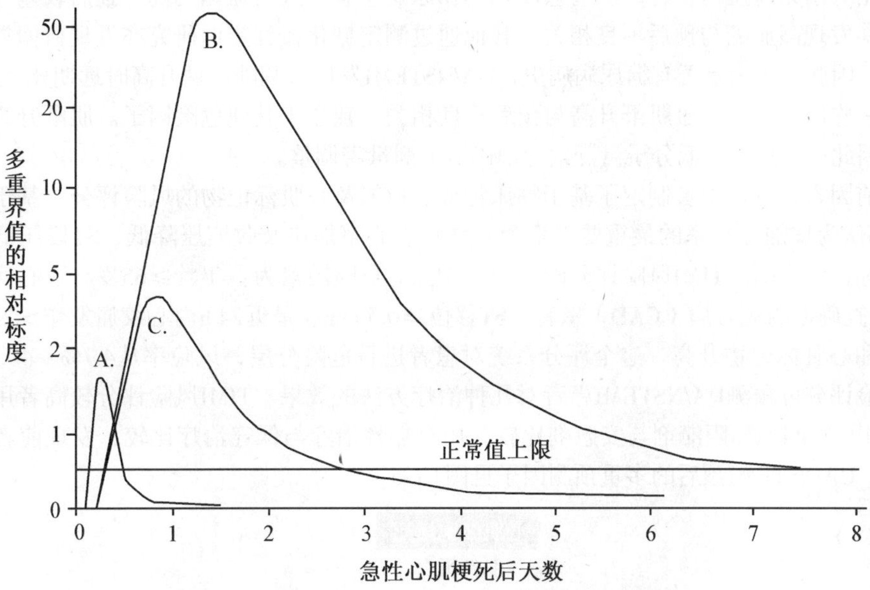

图10-4 急性心肌梗死后心肌血清标记物变化曲线
A：肌红蛋白曲线；B：肌钙蛋白曲线；C：CK-MB曲线

CRP（C反应蛋白）：在一系列用于评估UA/NSTEMI风险的心脏标记物之中，CRP颇有前景。CRP升高与死亡及MI风险、紧急血运重建的需要相关。CRP为急性期反应蛋白，ACS患者中CRP水平是稳定心绞痛患者的5倍以上。研究显示cTnI阴性患者中14天死亡率为1.5%，CRP可区别其中的高危及低危人群，CRP升高者死亡率为5.8%，而CRP不高者则仅为0.4%。以CRP及cTnT为指标时，两者均阴性时死亡率为0.4%，两者之一为阳性时死亡率4.7%，而两者均为阳性时死亡率为9.1%。其他研究亦有相似结论。值得注意的是，肌钙蛋白在筛选高危患者作更积极治疗中发挥重要作用，但在UA/NSTEMI患者中，CRP难以预测某一疗法在患者中的疗效区别。其他炎症标记物亦支持全身炎症反应与复发心脏事件有关联，如血清淀粉状蛋白A、单核细胞趋化蛋白I（MCR-1），IL-6等。另外，这些炎症标记物（如MCR-1）可能成为治疗的靶目标。

白细胞计数：对急性MI及UA/NSTEMI患者的研究发现，白细胞（WBC）计数升高的患者死亡率及反复发作急性MI的风险更高。这种联系与CRP是相互独立的，表明炎症对预后的影响并不限于某一标记物（如CRP）的作用。

CD40L：为肿瘤坏死因子-α（TFN-α）家族成员之一。血小板激活时CD40L表达于血小板表面，并随即分解，产生一种可溶性水解片断即sCD40L。CD40L出现于血栓形成及炎症反应之前，并参与动脉粥样硬化进展。CD40L与血小板活化程度相关，为一新型血小板活化标记物。研究亦发现，在ACS患者及病情较稳定患者中CD40L升高与死亡、MI及反复缺血发作的风险相关，独立于肌钙蛋白和CRP，表明其为有效预测风险的新型标记物。

B型利钠肽（BNP）：为一类神经激素，合成于心室肌，并随室壁压力增加而释放。其作用包括利尿、舒张血管、抑制交感神经活动并抑制肾素-血管紧张素-醛固酮系统（RAAS）。在充血性心力衰竭及急性MI患者中，BNP可用于诊断及判断预后。现已发现，BNP对所有类型ACS患者均有判断预后的价值，BNP升高者（>80 pg/mL）10个月死亡风险增加2～3倍。因此，测定UA/NSTEMI患者BNP为危险分层的另一重要手段。

髓过氧化物酶：髓过氧化物酶（MPO）为多形核中性粒细胞表达的一种血浆蛋白，具有强大的炎症反应特性并促进血管壁粥样斑块脂蛋白氧化。研究发现，血清MPO水平与血管造影记录证实的CAD

存在关联，独立于其他心血管病危险因子及WBC计数。UA/NSTEMI患者中，MPO血清水平与死亡及MI的风险相关，独立于其他危险因素及心脏标记物。

血糖：相对于无高血糖患者，发生急性MI的糖尿病患者入院时血糖升高，预后较差。在无糖尿病史的患者中亦发现高血糖与预后不良相关。其他通过测定糖化血红蛋白研究亦发现血糖控制不佳与不良预后相关。因此，无论是否有糖尿病病史，UA/NSTEMI发作时基础血糖升高时远期死亡率升高。

肌酐：一些研究发现，血肌酐升高与预后不良相关，独立于其他危险因子。肌酐升高提示药物清除率下降，因此一些药物如低分子量肝素（LMWH）剂量需调整。

综合之前因素，一些学者制定了基于临床特征、ECG及心肌标记物的风险评分。基于PURSUIT研究，Boersma认为增加死亡率的最重要因素为：高龄、心率加快及收缩压降低、ST段压低、心力衰竭及心肌坏死标记物升高。TIMI风险评分确定的七大独立危险因素为：年龄≥65岁、冠心病危险因素≥3个、导管检查确诊的冠心病（CAD）患者、ST移位≥0.5 mm、最近24 h内心绞痛发作＞2次、1周前服用阿司匹林和心脏标记物升高。这个评分系统对患者进行危险分层，风险率从4.7%～40.9%。更重要的是，此风险评分可预测UA/NSTEMI患者对几种治疗方法的效果。TIMI风险评分较高者用依诺肝素与UFH比较，用GP Ⅱb/Ⅲa阻滞剂与安慰剂比较，用有创性治疗与保守治疗比较，发现前者均显著减少冠心病事件。UA/NSTEMI预后的多重预测因子见图10-5。

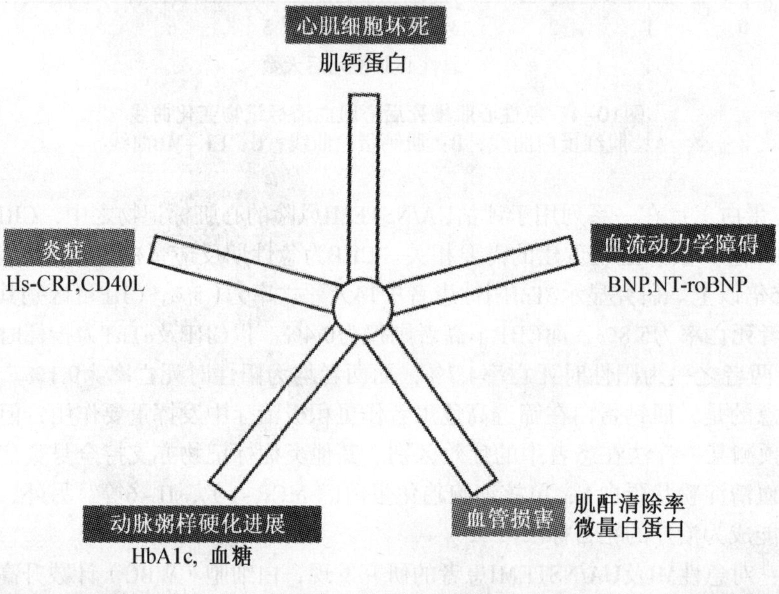

图10-5 不稳定心绞痛/非ST段抬高心肌梗死病因和预后的多重标记物和预测因子
Hs-CPR：高敏C反应蛋白；BNP：B型利钠肽；NT-proBNP：N末端BNP前体

许多变异型心绞痛（Prinzmetal心绞痛）患者急性活动期后，6个月内可有心绞痛及心脏事件频繁发作。对2 377名的患者随访（中位随访期7.5年）显示，反复心绞痛发作者常见（39%），但心脏性死亡及MI则相对少见，分别为3.5%和6.5%。潜在的CAD严重程度及心绞痛的活动性与晚期死亡率及MI密切相关。变异型心绞痛患者胸痛发作伴严重心律失常时（如室性心动过速、心室纤颤、高度房室传导阻滞或心脏停搏）猝死发生率很高。

10.5 药物治疗

10.5.1 治疗目标 UA/NSTEMI患者治疗目标是稳定病情、减轻急性冠脉损伤、治疗残余缺血及长期二级预防。抗血栓治疗（如阿司匹林、氯吡格雷、GPⅡb/Ⅲa抑制剂、UFH或LMWH）可预防血栓进一步的形成，促进内源性纤溶酶溶解血栓，减轻冠脉狭窄程度。长期抗血栓治疗可减少远期发生冠心病事件的风险或（和）防止冠脉病变进展至完全闭塞。抗缺血治疗（如β-受体阻滞剂、硝酸类及钙通道阻滞剂）可减少心肌氧需求，稳定粥样斑块，预防破裂。冠脉血运重建可治疗罪犯病变引起的严重狭窄，从而预防血栓进展及反复缺血发作。急性冠脉事件稳定后，许多导致事件的危险因素需要逆转，即治疗动脉粥样硬化危险因素如高胆固醇血症、高血压、高血糖及吸烟，这些措施均有助于粥样斑块的稳定及内皮的修复。

10.5.2　一般处理　UA/NSTEMI患者应收入监护病床，连续ECG监控以发现可能出现的心律失常和心肌缺血。所有UA/NSTEMI患者应卧床休息。如果病情稳定，12～24 h内无复发的胸部不适，可考虑离床活动。改善患者身心环境（如将其置于安静环境），适度安慰、镇静，有助于减少精神上的刺激从而减少心肌缺血。氧疗一般用于发绀、广泛肺啰音及低氧血症患者。血氧饱和度＜90%时即应供氧。

缓解胸痛为治疗的第一步。使用硝酸酯类及β-受体阻滞剂后仍持续性胸痛的患者，可给予吗啡2～5 mg静注。在密切监测血压的情况下，如有需要可每5～30 min重复给药1次。使用吗啡的禁忌证包括低血压或有吗啡过敏史。对吗啡过敏者可用盐酸哌替啶替代。

吗啡药理作用为镇痛及抗焦虑，还可扩张血管，减轻心脏前后负荷，从而改善血流动力学，治疗在急性肺水肿时特别有效。注射吗啡后若发生低血压，平卧及静注盐水即可使血压恢复，一般不使用升压药。若发生呼吸抑制，则给予纳洛酮（0.4～2.0 mg）。

10.5.3　抗心肌缺血治疗　UA/NSTEMI须进行抗心肌缺血治疗，主要药物包括β-受体阻滞剂、硝酸酯类药物等（表10-8）。

表10-8　UA/NSTEMI 抗心肌缺血治疗方案

持续性胸痛/其他临床高危特征	
有	无
卧床休息和连续ECG监测	
吸氧，维持（SaO_2）＞90%	
静脉使用硝酸甘油	
口服或静脉注射β-受体阻滞剂	口服β-受体阻滞剂
静脉注射吗啡治疗疼痛、焦虑和肺充血	
如果持续出现心肌缺血或血流动力学障碍使用主动脉气囊反搏	
ACEI控制高血压或MI后的左心室功能障碍	ACEI控制高血压或MI后的左心室功能障碍

硝酸酯类：硝酸酯制剂是内皮依赖性血管扩张剂，通过扩张容量血管（即静脉床）增加静脉血聚积，降低心脏前负荷，因而减轻决定心肌氧耗（MVO_2）的心室室壁张力。硝酸酯制剂对动脉系统也有轻度作用，可减少收缩期室壁张力（后负荷），从而进一步降低MVO_2。硝酸酯能够扩张心外膜冠状动脉和侧支血管，使冠状动脉血流重新分布到缺血区域。这种对有或没有粥样硬化性CAD的心外膜冠状动脉的扩张作用可以有效地缓解血管痉挛性心绞痛患者的冠状动脉痉挛。硝酸酯类药物除了能减轻和防止缺血性疼痛的再发生外，还能改善整体和局部的左心室功能。硝酸甘油还具有抗血栓作用。

患者出现缺血性疼痛时，应先舌下含服硝酸甘油（0.5 mg）。若舌下连续含服3片后疼痛持续，可使用β-受体阻滞剂和静脉硝酸甘油。静脉硝酸甘油应以5～10 μg/min的剂量开始持续滴注，每5～10 min增加10 μg/min，直至症状缓解或出现限制性副作用（头痛或收缩压低于12 kPa或比用药前的平均动脉收缩压下降大于4 kPa）。尽管无绝对最大剂量，但硝酸甘油一般上限为200 mg/min。

硝酸酯类使用禁忌证为低血压及24～48 h内曾使用西地那非（万艾可）及相关药物。若患者连续12～24 h无疼痛发作，口服硝酸酯类可代替静脉用硝酸甘油。硝酸酯类剂量取决于所含成分，但一般应有8～12 h用药间歇以防止耐药。硝酸酯制剂相对禁忌应用于肥厚梗阻型心肌病及严重主动脉瓣狭窄的患者。硝酸酯制剂治疗期间最常见的副作用是头痛、低血压和前兆晕厥或晕厥。

关于硝酸酯类对患者死亡率的影响，GISSI-3及ISIS-4对可疑心肌梗死患者（STEMI及NSTEMI）研究发现，硝酸酯类不能降低总体人群及NSTEMI亚人群死亡率。因此，硝酸酯类治疗的目标为缓解疼痛。患者长期治疗方案中，硝酸酯类可逐渐减量，主要维持用阿司匹林、氯吡格雷、β-受体阻滞剂等，胸痛发作时临时舌下含服硝酸酯类。

β-受体阻滞剂：β-受体阻滞剂通过减慢心率、抑制心肌收缩力和降低动脉压力而降低心肌氧耗。β-受体阻滞剂减慢心率，较慢的心率反过来增加心动周期的舒张时间，同时相应增加了冠状动脉灌注的有效时间。β-受体阻滞剂还能降低因运动引起的血压升高和心肌收缩力增加，因此β-受体阻滞剂减少心肌氧耗主要是在活动时或在突然增加交感神经活动刺激时。

UA/NSTEMI患者没有禁忌证时应当早期使用β-受体阻滞剂。可常规将β-受体阻滞剂的剂量调整到静息心率为55～60次/min。高危以及进行性静息性胸痛患者先静脉使用，然后改为口服。中度或低度危险的患者口服β-受体阻滞剂。在没有固定性血管阻塞而只有血管痉挛的心绞痛（变异型心绞痛）患者，β-受体阻滞剂无效，并且可能因不能对抗α受体的作用而诱发血管痉挛，因此不应单独使用。

脂溶性β-受体阻滞剂如心得安、美多心安等通过胃肠道迅速地吸收，主要经肝脏代谢，半衰期相对较短，通常需要1日2次或更多次给药以达到持续药效。水溶性β-受体阻滞剂（如阿替洛尔、索他洛尔、纳多洛尔）不能迅速地从胃肠道吸收和代谢，有相对较长的半衰期，可每日给药1次。

β-受体阻滞剂长期治疗方案制定可根据药物动力学、费用及医生对药物熟悉程度个体化，但不应选用内在交感活性药物。大规模试验中，参与剂量测试的药物有阿替洛尔（先5～10 mg静脉给药，后25～100 mg/日），美托洛尔（5 mg静脉给药，每间隔2～5 min可重复5 mg静脉给药，最大15 mg；然后12.5～50 mg，每日2次，一些患者可逐渐增至100 mg，每日2次）等。

β-受体阻滞剂的常见副作用是β-受体阻滞的后果，包括对心脏的效应（严重的窦性心动过缓、窦性停搏、房室传导阻滞、左心室收缩力减弱）、支气管痉挛、疲劳乏力、情绪抑郁、噩梦、胃肠道不适、性功能减退、胰岛素引起的低血糖反应加重以及皮肤反应。嗜睡、软弱、疲劳可能是由于心脏搏出量减少或β-受体阻滞剂直接作用于中枢神经系统引起。

明显Ⅰ°房室传导阻滞（AVB）（即ECG表现为PR间期＞0.24 s）、任何形式的Ⅱ°或Ⅲ°AVB而没有起搏器保护、有哮喘病史或严重左心室功能障碍伴充血性心力衰竭均不应使用β-受体阻滞剂。严重的窦性心动过缓（心率＜50次/min）或低血压（收缩压＜12 kPa）通常不使用β-受体阻滞剂。静脉使用β-受体治疗期间应当监测ECG及血压，并且听诊有无肺啰音和支气管痉挛。左室射血分数降低曾为使用β-受体阻滞剂禁忌证，现已为长期β-受体阻滞剂治疗的适应证。但对左室功能不全的患者，剂量必须逐渐增加，并避免静脉给药。

钙通道阻滞剂：钙通道阻滞剂能抑制钙离子通过心肌和平滑肌膜的钙通道。钙通道阻滞剂分为2种主要类型，即二氢吡啶类（硝苯地平、氨氯地平等）和非二氢吡啶类（维拉帕米和硫氮䓬酮等）。

所有钙通道阻滞剂包括新的第二代选择性二氢吡啶类药物以及如维拉帕米、地尔硫䓬等非二氢吡啶类药物均能够减少冠状动脉血管阻力，增加冠状动脉血流。这些药物都可以使心外膜冠状动脉血管和小动脉阻力血管扩张。心外膜冠状动脉扩张是钙通道阻滞剂缓解血管痉挛性心绞痛的主要机制。钙通道阻滞剂还能通过减轻血管和动脉压力来减轻心肌需氧。钙通道阻滞剂的负性肌力作用还可以降低心肌耗氧。然而，钙通道阻滞剂的负性肌力作用因钙通道阻滞剂种类的不同而异。二氢吡啶类药物中，硝苯地平的负性肌力作用可能最强。而新一代具有血管选择性的二氢吡啶类药物如氨氯地平和非洛地平的负性肌力作用很小。非二氢吡啶类还可减慢心率。

钙通道阻滞剂作用迅速，通过肝脏代谢，生物利用度在13%～52%之间，半衰期为3～12 h。钙通道阻滞剂可用于控制下列患者的进行性缺血或复发性缺血症状：已经使用足量硝酸甘油和β-受体阻滞剂的患者，不能耐受硝酸甘油或β-受体阻滞剂的患者，或变异型心绞痛患者。这些患者应使用减慢心率的钙通道阻滞剂（如维拉帕米、地尔硫䓬）。地尔硫䓬口服剂量为30 mg/次，每日3次，长效制剂为 90 mg /次，每日1次。维拉帕米为80 mg/次，每日3次，长效制剂为 240～480 mg/次，每日1次。

在地尔硫䓬再梗死研究中，576名非Q波心肌梗死患者中服安慰剂者复发心肌梗死发生率为9.3%，而服用地尔硫䓬者则降低为5.2%。丹麦维拉帕米梗死试验II（DAVIT II）的对象为可疑心肌梗死及UA患者，其中一半未证实为心肌梗死，此试验发现维拉帕米可降低复发MI及死亡的发生率。然而荟萃分析发现钙通道阻滞剂并无降低死亡率及心肌梗死发生率的作用。

在急性MI并发左室功能不全或充血性心力衰竭患者中可观察到地尔硫䓬的不良作用。硝苯地平无减慢心率作用，若不合用β-受体阻滞剂，将对急性MI患者不利。研究显示合并明确的左室功能障碍的冠心病患者长期服用氨氯地平或非洛地平并无不良作用，表明这些血管选择性钙通道阻滞剂可安全用于UA/NSTEMI伴左室功能不全患者。

低血压、心功能减退和心力衰竭加重可以发生在长期使用所有钙通道阻滞剂期间。其他副作用包括周围性水肿、便秘、头痛、脸红、嗜睡及非特异性中枢神经系统症状。非二氢吡啶类钙通道阻滞剂的副作用还包括心动过缓、房室传导阻滞和窦房结功能紊乱。

一般程度左心室射血分数减低的患者能够耐受新一代血管选择性二氢吡啶类药物（如氨氯地平、非洛地平），但是严重失代偿性心功能不全是使用钙通道阻滞剂的主要禁忌证之一。心动过缓、窦房结功能紊乱和房室结传导阻滞是使用非二氢吡啶类钙通道阻滞剂的禁忌证。

总之，钙通道阻滞剂适用于反复缺血发作而β-受体阻滞剂和硝酸酯类药物无效的UA/NSTEMI患者或禁用β-受体阻滞剂的患者（如支气管痉挛）。非二氢吡啶类钙阻滞剂应避免用于伴左心功能不全或充血性心力衰竭的患者。

变异型心绞痛抗缺血治疗有其独特之处。患者必须停止吸烟，主要药物治疗措施为单独使用钙通道阻滞剂或钙通道阻滞剂联用长效硝酸酯类药物。变异型心绞痛的抗心肌缺血处理方法与典型的（稳定及不稳定）心绞痛有相同与不同之处：①变异型及典型心绞痛患者都对硝酸酯有良好效果，舌下或静脉给予硝酸甘油常可立即缓解变异型心绞痛，长效硝酸酯可防止发作。②变异型心绞痛患者对β-受体阻滞剂的反应不定。有些患者，尤其是伴有固定性狭窄病变的患者，首先是运动增加心肌需氧量的劳力心绞痛的发作频度在用药后减少。然而，在另一些患者，非选择性的β-受体阻滞剂可能诱发冠状动脉痉挛。③与β-受体阻滞剂的不定疗效相比，钙通道阻滞剂对变异型心绞痛的冠状动脉痉挛特别有效，通常应用能耐受的最大剂量。钙通道阻滞剂和长效或短效的硝酸酯类药物是治疗变异型心绞痛的主要药物。④哌唑嗪是选择性α-肾上腺素能受体阻滞剂，对治疗变异型心绞痛患者有价值。阿司匹林对一般不稳定心绞痛有效，但可能增加变异型心绞痛患者发作时心肌缺血的严重程度。⑤如患者曾发生缺血相关性心室纤颤，且经药物治疗后缺血症状仍持续时，应考虑植入心脏复律除颤器（ICD）。

10.5.4　抗血小板治疗

阿司匹林：阿司匹林通过抑制环氧化酶和血栓素A_2（TXA_2）的合成达到抗血小板作用。阿司匹林的抗血小板作用持续到血小板死亡，一般为7～10天。几项试验均表明阿司匹林可使UA/NSTEMI患者发生死亡或MI的风险下降超过50%。治疗的首日疗效即显。

对在发生UA/NSTEMI前未曾服用过阿司匹林的患者应立即给予阿司匹林，初始剂量为162～325 mg，之后每天服75～162 mg。162 mg以上剂量的阿司匹林可通过即刻和近乎完全地抑制血栓素TXA_2的产生迅速发挥其抗血小板效应。

长期治疗中，阿司匹林耐药已有报道。部分研究发现5%～8%的患者用阿司匹林治疗后仅有极小量的血小板聚集抑制作用，这些患者有复发心脏事件的风险。

阿司匹林使用禁忌证较少，主要包括阿司匹林过敏（如哮喘），活动性出血或已知血小板功能障碍。对阿司匹林过敏或不耐受者，推荐使用氯吡格雷。

氯吡格雷及噻氯匹啶：氯吡格雷及噻氯匹啶均为噻吩吡啶类衍生物，通过抑制血小板ADP受体而抑制血小板聚集、延长出血时间及降低血黏度。其抑制血小板聚集作用是通过抑制ADP与血小板膜上的ADP受体结合，特别是与P_2Y_{12}成分结合。阻断ADP受体，不仅可抑制ADP介导的血小板激活、聚集，还可抑制血小板外部刺激因子（如vWF）的作用，减少血小板活化。由于P_2Y_{12}受体为血小板内参与血小板活化的总体放大器，故抑制此受体较只抑制ADP介导的血小板聚集具更广泛的效果。氯吡格雷在化学结构上与噻氯吡啶相近，但是具有更强的抗血小板功能。由于阿司匹林和ADP受体拮抗剂的抗血小板作用机制不同，联合应用可以提高疗效。

在UA/NSTEMI患者中，氯吡格雷初始负荷剂量应为300 mg，之后75 mg/d。初始剂量为75 mg/d时3～5天后可达到抑制血小板的靶水平，但初始剂量为300 mg时4～6 h即可达到抑制血小板的效果。负荷剂量为600 mg时2 h后即达抑制血小板的稳态，此剂量已用于两个大型临床研究中，患者均可耐受。

如同阿司匹林一样，几个研究亦发现对氯吡格雷“低反应者”。亦如阿司匹林抵抗问题，通过当前测定方法难以定义低反应性，亦难鉴别是因血小板聚集状态变异或血小板对药物反应性变异所致。

血小板膜糖蛋白（GP）Ⅱb/Ⅲa受体抑制剂：为一类强效抗血小板药物，主要通过抑制血小板聚集的最后共同通路，即通过GP Ⅱb/Ⅲa受体纤维蛋白介导的血小板跨膜联结。GP Ⅱb/Ⅲa抑制剂对各种刺激因子（如凝血酶、ADP、胶原、5-HT）引起的血小板聚集具有强效抑制作用。现已有三种制剂可用于UA/NSTEMI，即阿昔单抗（abciximab）、埃替巴肽（eptifibatide）和替罗非班（tirofiban），其中前者目前仅批准用于经皮冠状动脉介入治疗（PCI）患者中。阿昔单抗为单克隆的Fab片段，直接作用于GP Ⅱb/Ⅲa受体。埃替巴肽为一人工合成肽，替罗非班为非肽类。

几个试验表明GP Ⅱb/Ⅲa抑制剂在接受药物治疗或（和）早期介入治疗的患者中疗效显著。PRISM-PLUS中，替罗非班联用肝素及阿司匹林与肝素联用阿司匹林相比明显减少7天内死亡、MI及难治性心肌缺血发生率，30天内死亡或MI率亦减少30%。PURSUIT试验共有10 948名患者入选，埃替巴肽明显减少30天死亡及MI发生率。

患者开始胸痛后早期（6～12 h）使用GP Ⅱb/Ⅲa抑制剂效果更佳，可能原因是早期治疗可减少心肌坏死数量。此外，GP Ⅱb/Ⅲa抑制剂能促进血栓溶解，与阿司匹林联用肝素比较，增加冠脉血流量。

然而，GUSTO-Ⅳ ACS试验发现阿昔单抗对高危UA/NSTEMI患者并无益处，反而增加早期死亡率。除GUSTO-Ⅳ ACS外的荟萃分析显示：小分子GP Ⅱb/Ⅲa抑制剂可减少30天死亡或MI风险率的20%。然而，如包括GUSTO-Ⅳ ACS，则GP Ⅱb/Ⅲa抑制剂仅能减少30天内死亡及MI风险率的9%。

使用GP Ⅱb/Ⅲa抑制剂患者大出血几率较单独使用阿司匹林及肝素者稍高。一个大型安慰剂对照试验分析显示，GP Ⅱb/Ⅲa抑制剂组大出血发生率为2.4%，安慰剂组为1.4%（$P<0.000\,1$）。血小板减少症不常见，但为GP Ⅱb/Ⅲa抑制剂一重要并发症。在PRISM-PLUS中，替罗非班组严重血小板减少发生率为0.5%，肝素组为0.3%；PURSUIT试验中，实验组血小板减少发生率为0.2%，肝素组<0.1%。血小板减少可增加出血发生率，甚至在一小部分患者中引起反复血栓事件发生。此综合征类似肝素诱导血小板减少症，故在使用GP Ⅱb/Ⅲa抑制剂时应每天监测血小板计数。

①基于GP Ⅱb/Ⅲa抑制剂的危险分层：GP Ⅱb/Ⅲa最初的试验中发现，GP Ⅱb/Ⅲa抑制剂用于ST段压低或一过性ST段抬高的患者较无ST段改变者疗效高2～3倍。GP Ⅱb/Ⅲa抑制剂用于UA/NSTEMI并糖尿病患者时死亡率下降26%，而用于不合并糖尿病患者时死亡率并无下降。

以肌钙蛋白为基础的危险分层研究发现，GP Ⅱb/Ⅲa抑制剂在高危患者中疗效最明显。首先见于CAPTURE试验：基础cTnT阳性患者在PCI前予阿昔单抗，6个月后死亡及MI发生率较cTnT阴性患者下降68%（$P<0.001$）。PRISM试验及其他试验中比较替罗非班和肝素的治疗效果，亦有相似研究结果。用TIMI危险评分去评估GP Ⅱb/Ⅲa抑制剂疗效佳的患者，亦可得出相似结论。这类高危患者亚群在血管造影中更多见血栓，有微血管栓塞风险，因而此类强效抗血栓药疗效良好。

②GP Ⅱb/Ⅲa抑制剂与经皮冠状动脉介入治疗（PCI）：由于GP Ⅱb/Ⅲa抑制剂只对少数UA/NSTEMI患者有效，而在实施PCI患者中效果更佳，因而许多人觉得GP Ⅱb/Ⅲa抑制剂似乎应专用于患者PCI术前。两个荟萃分析发现UA/NSTEMI患者早期实施PCI时，使用GP Ⅱb/Ⅲa抑制剂有益。然而这些分析

不能解释的是GP Ⅱb/Ⅲa抑制剂在PCI之前即可生效。对PRISM-PLUS，PURSUIT及CAPTURE三个试验分析发现，在受试的12 296名患者中，药物治疗的24 h内GP Ⅱb/Ⅲa抑制剂即减少MI或死亡率的34%，疗效一直持续至PCI后。而且，有证据表明，最初药物治疗中，小分子GP Ⅱb/Ⅲa抑制剂即可减少死亡、MI及难治性缺血发生率32%，提示GP Ⅱb/Ⅲa抑制剂单用于药物治疗时亦有效。

③GP Ⅱb/Ⅲa抑制剂与冠状动脉旁路移植术：冠状动脉旁路移植术（CABG）患者早期应用GP Ⅱb/Ⅲa抑制剂时特别有效，荟萃分析亦证明这一点。同PCI一样，CABG患者术前及术后及早使用GP Ⅱb/Ⅲa抑制剂疗效显著。可能原因是早期抗血小板治疗可减少术前血栓，并减少术后并发症。

综上所述，GP Ⅱb/Ⅲa抑制剂用于药物治疗、PCI及CABG时均可取得良好疗效。因UA/NSTEMI为高危人群，GP Ⅱb/Ⅲa抑制剂可减少其30%～70%的MI或死亡率，疗效显著。因此，PCI患者出现临床症状时即应给予GP Ⅱb/Ⅲa抑制剂治疗，否则应在行PCI时用药。

④基于风险与基于策略的靶向治疗比较：几个研究均发现，基于风险与基于策略的GP Ⅱb/Ⅲa抑制剂靶向治疗相比较，前者更佳。在PRISM试验中，对肌钙蛋白阳性患者，无论是否行血运重建术，GP Ⅱb/Ⅲa抑制剂均可取得较好疗效，表明基于风险而不是基于介入的靶向治疗更佳。PRISM-PLUS亦有相似结论，通过风险评分发现，高危患者行PCI或不行PCI，GP Ⅱb/Ⅲa抑制剂均有相似疗效。因为难以明确患者出现临床症状时是否将会行PCI、CABG或仅药物治疗，因此，GP Ⅱb/Ⅲa抑制剂用于高危人群最有保证。

来自两观察性研究的最新数据支持GP Ⅱb/Ⅲa抑制剂的早期使用。NRMI（美国心肌梗死注册）研究有60 770名患者入选，将临床症状出现24 h内即予GP Ⅱb/Ⅲa抑制剂治疗者与不予GP Ⅱb/Ⅲa抑制剂治疗者（入院后因行PCI，10%患者用GP Ⅱb/Ⅲa抑制剂）进行比较。结果显示只有25%的患者适合接受早期GP Ⅱb/Ⅲa抑制剂治疗，接受早期GP Ⅱb/Ⅲa抑制剂治疗的患者死亡率下降12%。此外，住院患者早期即大剂量使用GP Ⅱb/Ⅲa抑制剂的患者较小剂量使用者死亡率低。CRUSADE亦有相似发现，即出现临床症状时肌钙蛋白升高者疗效较佳。 总之，这些资料均支持NSTEMI高危患者应及早使用GP Ⅱb/Ⅲa抑制剂。

10.5.5　抗凝治疗

肝素：几个随机试验显示阿司匹林联用普通肝素（UFH）较单用阿司匹林能更有效降低死亡率及MI风险。因此，过去10年中，UFH抗凝治疗一直是UA/NSTEMI患者治疗的基础。

UFH抗凝作用变异，即所谓肝素抵抗，原因是肝素的异质性、肝素被循环血浆因子或活化血小板释放蛋白中和。临床上推荐使用激活的部分凝血激酶时间（APTT）监测抗凝反应，提高治疗效果。

小规模研究表明APTT降低与反复缺血事件相关，表明目标APTT的范围下限应至少为对照值的1.5倍。在目标APTT范围上限，APTT值与出血风险增高相关。STEMI患者抗凝治疗时，若12 h APTT为50～70 s时，出血率及死亡率可降至最低。

根据现有资料，当前最适合方法为根据体重调整UFH剂量（60单位/kg静注，继以12单位/kg/h输注），密切监测APTT（开始为1次/6h直至达目标范围，之后1次/12～24 h），APTT目标范围为对照范围的1.5～2.0倍或APTT控制在50～70 s之间。

低分子肝素（LMWH）：LMWH由标准UFH降解而得。与UFH一样，LMWH的抗凝作用已被广泛研究。LMWH可与凝血因子Ⅱa及Ⅹa结合，抑制凝血酶的产生及活化。UFH抗凝血因子Ⅹa活性/抗凝血因子Ⅱa活性比为1，而LWMH抗凝血因子Ⅹa活性/抗凝血因子Ⅱa活性增至2∶1（如达肝素）或3.8∶1（如依诺肝素）。

LMWH较UFH有几大优点。它能更强抑制凝血因子Ⅹa，因而可更有效抑制凝血酶的产生。LMWH较UFH能诱导更多组织因子旁路抑制剂释放，且不能被血小板因子中和。LMWH引起血小板减少的几率较低。LMWH的高效生物活性使其可皮下给药，且全身抗凝作用持久，可每天给药2次。另外，LMWH较少结合血浆蛋白（包括急性期反应蛋白），故其抗凝作用与用药剂量呈正相关。因此，使用LMWH时无必要监测抗凝水平。因最后两点差异，LMWH用药较UFH更方便。需注意的是LMWH较

UFH更易受肾功能影响，因此当肌酐清除率<30 mL/min时，LMWH剂量即应减少。

直接凝血酶抑制剂：直接凝血酶抑制剂亦受到广泛评估。其原始药物水蛭素是一种来自水蛭的天然抗凝剂。水蛭素为重组DNA技术生产的一种含65个氨基酸多肽，可直接与凝血酶结合，不依赖抗凝血酶的作用。GUSTOⅡ试验在12 142名 UA/NSTEMI及STEMI患者中对水蛭素disirudin进行了试验。整个队列中，30天内死亡及MI风险稍降低，水蛭素组8.9%，肝素对照组9.8%。在8 011名UA/NSTEMI患者中，30天死亡及MI风险无明显降低（水蛭组8.3%，肝素对照组9.1%）。

OASIS-2试验比较基因重组水蛭素lipirudin与UFH的疗效。7天内发生心血管死亡或MI风险于基因重组水蛭素组较低（水蛭素组3.6%，对照组4.2%）。发生大出血而需输血者少见，发生率基因重组水蛭素组稍高（水蛭素组1.2%，肝素对照组0.7%）。

直接抗凝血药比伐卢定（Bivalirudin）在PCI患者中进行了试验，发现其疗效优于UFH，而与UFH联用GP Ⅱb/Ⅲa抑制剂相当。直接凝血酶抑制剂有稳定抗凝作用（可通过APTT反映）。水蛭素一类药物尚无发生血小板减少症的报告。基因重组水蛭素lepirudin和argatroban已获美国FDA批准，用于肝素诱导的血小板减少症及相关血栓栓塞疾病患者。

10.5.6 调脂治疗 研究表明，降胆固醇治疗与冠心病死亡率和总死亡率降低有明显的关系，总胆固醇每减少1%，冠状动脉事件发生减少2%。积极调脂治疗可以延缓斑块发展，稳定斑块，减少冠脉事件的发生。确诊或拟诊心绞痛并且LDL-C>3.38 mmol/L的患者应进行降低低密度脂蛋白治疗，使LDL-C<2.60 mmol/L。确诊或拟诊CAD并且LDL-C2.60～3.38 mmol/L的患者，应该改变生活方式和（或）使用药物治疗，将LDL-C降低到<2.60 mmol/L；代谢综合征患者应减轻体重和增加活动量；应考虑使用烟酸或贝特类药物治疗甘油三酯增高或高密度脂蛋白胆固醇降低。心绞痛伴糖尿病等高危因素患者可考虑将LDL-C降低至1.82 mmol/L以下。

与安慰剂比较，长期降血脂治疗，特别是使用他汀类药物已证明对急性MI及UA患者大有益处。4S（北欧辛伐他汀存活研究）研究对象为有MI或UA病史的高胆固醇血症患者，结果表明长期降脂治疗后患者死亡率下降30%，冠心病死亡率下降42%，反复MI发生率减少37%，冠脉血运重建率减少37%，因急性心血管病再住院率下降26%。LIPID（普伐他汀对缺血性心脏病的长期干预）试验显示，普伐他汀使UA患者总体死亡率下降26%。

更大规模的随机对照研究MIRACL（减少心肌缺血及积极降低血胆固醇）试验发现短期内（4个月）高剂量阿伐他汀（80 mg/d）减少心脏死亡、非致命MI、复苏后猝死或因反复缺血紧急住院的联合终点的16%。PROV EIT-TIMI（普伐他汀或阿伐他汀评估及感染治疗-心肌梗死溶栓治疗）试验对象为入院10天内的4 162名ACS患者，以标准降脂疗法为对照，评估强化降脂疗法的效果。标准治疗（普伐他汀40 mg）取得LDL中位数2.47 mmol/L（2.08～2.87 mmol/L之间），而强化治疗（阿伐他汀80 mg）取得LDL中位数1.61 mmol/L（1.30～2.08 mmol/L之间）。强化治疗发生死亡、非致命MI、UA、血运重建、脑卒中的风险下降16%，2年（平均随访时间）风险几率从标准治疗的26.3%下降至强化治疗的22.4%。与标准治疗相比较，强化治疗中发生死亡、非致命性MI或血运重建的风险下降25%，所有原因死亡降低28%。标准治疗组中2年死亡率为3.2%，而强化治疗组为2.8%。疗效于试验期30天内出现，并贯穿于2.5年随访期。这个研究证明：①ACS后早期使用他汀类药物可降低死亡率及复发心脏事件发生率；②强化降脂治疗可使LDL胆固醇达到目前的靶目标水平。

10.5.7 血管紧张素转换酶抑制剂（ACEI） 急性期治疗中，三个大型试验发现早期（发病24 h内）使用ACEI可降低死亡率0.5%。然而，ISIS-4研究表明，无ST抬高的患者中，应用ACEI并无益处。另一方面，研究显示长期应用ACEI对广大患者（包括有CAD证据患者）有预防反复缺血及降低死亡率的作用。SAVE和SOLVD试验发现卡托普利和依那普利可降低复发MI发生率及血运重建的需要率，HOPE和EUROPA则证明雷米普利和培多普利有相似的益处。这些研究提示ACEI可能具抗缺血作用。

10.6 血运重建治疗

10.6.1 早期保守治疗 早期保守治疗策略是基于大部分患者经过强化药物治疗后病情可以平稳，只有那些经过药物治疗后仍有明显缺血或症状的患者才需要进行血管造影和血运重建的理念。患者病情稳定后进行无创检查，评估是否有明显残余缺血。无创检查筛选出的中高危患者再进行血管造影和血运重建治疗。早期保守治疗策略的优点是避免急性期血运重建的风险和费用（尽管大部分患者也许最终还是需要再住院行血管造影和血运重建），缺点是可使住院时间延长，未识别出的高危患者可能因没有给予足够重视和适当的治疗而存在一定风险。

10.6.2 早期血运重建治疗 早期介入治疗是对患者进行早期血管造影并在必要时行血运重建（PCI或CABG）。该治疗策略是基于急性期冠脉造影和血运重建的安全性和有效性。血管造影在危险分层中起一定作用，可及时发现严重的左主干病变、三支血管病变、多支血管病变和左室功能障碍，这些高危患者可通过血运重建而获益。血管造影也可以准确地鉴别没有或只有轻微病变的患者，这些低危患者可以早期出院，预后良好。

10.6.3 血运重建治疗与保守治疗的选择 急性冠脉综合征治疗最终的目标是改善预后，预防发展成急性心肌梗死和改善生存质量。早期保守治疗和早期介入治疗各有优缺点。笔者认为，患者入院早期应该通过体格检查，ECG，血清生化指标（如肌钙蛋白、CK-MB）和无创检查等进行危险分层；中危到高危的患者应考虑尽早血管造影和必要时血运重建（PCI或CABG）；低危患者最佳的治疗方案是短期药物治疗稳定后进行无创检查，根据是否存在缺血及缺血程度决定是否行血管造影和血运重建。中高危患者完全的血运重建是适当的，但是应该根据相关风险权衡利弊。随着支架，血小板GP Ⅱb/Ⅲa受体抑制剂，氯吡格雷，更好的抗凝药（如低分子肝素，直接凝血酶抑制剂）和有效的栓子保护装置应用的增加，早期介入治疗的收益有可能进一步增加。

10.6.4 血运重建治疗时机 早期介入治疗的益处已经明确，一些研究也探讨了其合适时机。ISAR-COOL研究发现早期介入治疗即平均发病后2h与较迟介入治疗（平均起病后4天）相比较，前者疗效更佳。TACTICS研究对血管造影的合适时机进行分析，发现发病后12 h内、12～24 h及24～48 h三个时间段的效果无差别。其他试验正在评估介入治疗的最佳时机，但根据既得数据，似乎最合适时间为发病后48 h内。以多个随机试验为根据，强烈推荐UA/NSTEMI伴ST改变或肌钙蛋白升高（入院时或入院24 h后）的高危患者进行早期介入治疗。如存在其他高危因素如反复缺血及充血性心力衰竭，也是早期介入治疗的指征。对急性MI患者研究表明，早期介入治疗对心源性休克患者很有必要。另外，6个月内曾行PCI或曾行CABG的患者如出现UA/NSTEMI时亦适合介入治疗。

10.6.5 无创检查风险评估与血运重建治疗 对UA/NSTEMI患者进行无创性检查的适应证为：①急诊胸痛患者（估计CAD可能性小）为排除CAD；②早期保守治疗中指导进一步治疗方案；③药物治疗后评估残余缺血面积；④评估左室功能；⑤危险分层及评估预后。

无创性检查结果可预测心脏事件发生的风险（表10-9），这些结果源于对UA、MI及稳定CAD患者的研究。出现左室功能不全（静息时或负荷诱发）或压力负荷试验出现心肌缺血均为高危的标志。对负荷试验阳性（即出现缺血证据）的患者，有必要进行血管造影及血运重建。

UA/NSTEMI患者早期负荷试验的安全性曾引起争论，但几个试验均表明UA/NSTEMI患者病情稳定24～48 h后药物或症状限制性负荷试验是安全的。负荷试验禁忌证为近期反复发生静息时胸痛，特别是伴ECG改变及其他不稳定征象（如血流动力学不稳定或明显心律失常）。

表10–9 无创检查对心绞痛患者的危险分层

高危（年死亡率>3%）
1. 静息状态下严重的左心室功能不全（LVEF<35%）
2. 平板评分高危（评分≤–11）
3. 运动状态下严重的左心室功能不全（运动状态LVEF<35%）
4. 负荷状态下大面积灌注缺损（特别是前壁）
5. 负荷下多处中等大小的灌注缺损
6. 大面积固定性灌注缺损伴有左心室扩大或肺摄取增加（^{201}铊）
7. 负荷状态下灌注缺损伴有左心室扩大或肺摄取增加（^{201}铊）
8. 给予低剂量多巴酚丁胺时（≤10 μg/kg・min）或心率较慢时（<120次/min）超声心动图检查显示室壁运动障碍（涉及>2个节段）
9. 负荷超声心动图显示大面积心肌缺血
中危（年死亡率1%～3%）
1. 静息状态下轻度/中度左心室功能不全（LVEF：35%～49%）
2. 平板评分中危（–11<评分<5）
3. 负荷状态下中度灌注缺损但无左心室扩大或肺摄取增加（^{201}铊）
4. 仅在大剂量多巴酚丁胺时，限制性负荷超声心动图检查显示心肌缺血伴有室壁运动障碍，范围涉及≤2个节段
低危（年死亡率<1%）
1. 平板评分低危（评分≥5）
2. 静息或负荷心肌灌注正常或小范围缺损
3. 负荷超声心动图检查显示室壁运动正常或静息状态下无局限性室壁运动障碍

在部分患者中进行了各种负荷试验的比较。如ECG无明显ST段异常时，推荐ECG运动负荷试验。如ST明显异常时则推荐核素灌注显像或超声显像，一般推荐运动负荷试验，但若患者不能达到有意义的运动负荷量，则推荐药物负荷试验。

10.6.6 血运重建方法

经皮冠状动脉介入治疗（PCI）：PCI可有效消除或减轻冠脉狭窄，改善急性缺血，提高左室局部及整体功能。PCI术后使用血小板GP Ⅱb/Ⅲa抑制剂，氯吡格雷，水蛭素或其他抗血栓药物可提高此类患者急性期及长期预后。药物洗脱支架的使用可减少PCI术后再狭窄的风险，进一步提高介入治疗的整体疗效。

经皮冠脉介入治疗（PCI）与冠脉搭桥术（CABG）的比较（表10–10）：UA/NSTEMI患者需行血行重建时只能选择PCI或CABG之一。多个试验比较了PCI和CABG治疗缺血性心脏病（大部分为UA/NSTEMI）患者的疗效。根据这些试验结果，左冠脉主干病变、多支血管病变和左室功能受损的患者推荐使用CABG，而其他患者适用PCI或CABG。PCI与CABG比较，前者可轻度降低初期发病率及死亡率，但重复手术率较高，后者则能更有效缓解心绞痛症状。

10.6.7 主动脉内球囊反搏（IABP）与血运重建 主动脉内球囊反搏（IABP）可有效增加舒张期冠脉血流量，降低左室后负荷，缓解心肌缺血。IABP适用于药物治疗效果不理想的UA/NSTEMI患者，血流动力学障碍而在等待接受心导管的患者，以及那些左主干病变准备行PCI或CABG的患者。

表10-10　2004年ACC/AHA推荐的冠状动脉重建治疗UA/NSTEMI的方案

病变范围	治疗	适应证/证据级别
左主干病变，适合做CABG	CABG	Ⅰ类/A
	PCI	Ⅲ类/C
左主干病变，不适合做CABG	PCI	Ⅱb类/C
三支血管病变伴LVEF＜0.50	CABG	Ⅰ类/A
包括左前降支在内的多支血管病变伴LVEF＜0.50或糖尿病	CABG或 PCI	Ⅰ类/A
多支血管病变伴LVEF＞0.50并没有糖尿病	PCI	Ⅰ类/A
左前降支以外的1支或2支血管病变但是无创检查显示大面积心肌缺血或高危	CABG或 PCI	Ⅰ类/B
包括左前降支在内的1支或2支血管病变	CABG或 PCI	Ⅱa类 /B
左前降支以外的1支或2支血管病变并且无创检查显示小面积心肌缺血或没有缺血	CABG或PCI	Ⅲ类/C
非严重冠状动脉狭窄	CABG或 PCI	Ⅲ类/C

总之，对UA/NSTEMI患者的评估要基于临床表现、ECG及心脏生化标记物，内容包括冠心病的可能性和患者复发心脏事件及死亡的风险。UA/NSTEMI可能性低的患者须经诊断程序，即系列ECG，心脏生化标记物及早期负荷试验评估是否患有CAD。此评估在急诊留观室-胸痛中心易于实施。患者临床表现与UA/NSTEMI强烈一致时，低危组应予抗血栓药物如阿司匹林、氯吡格雷、肝素或LMWH、β受体阻滞剂及硝酸酯类药物。高危患者（如伴肌钙蛋白升高、ST改变、TIMI风险评分＞3）应及早使用血小板GPⅡb/Ⅲa抑制剂，并应考虑早期介入治疗。UA/NSTEMI的初步处理流程见图10-6。

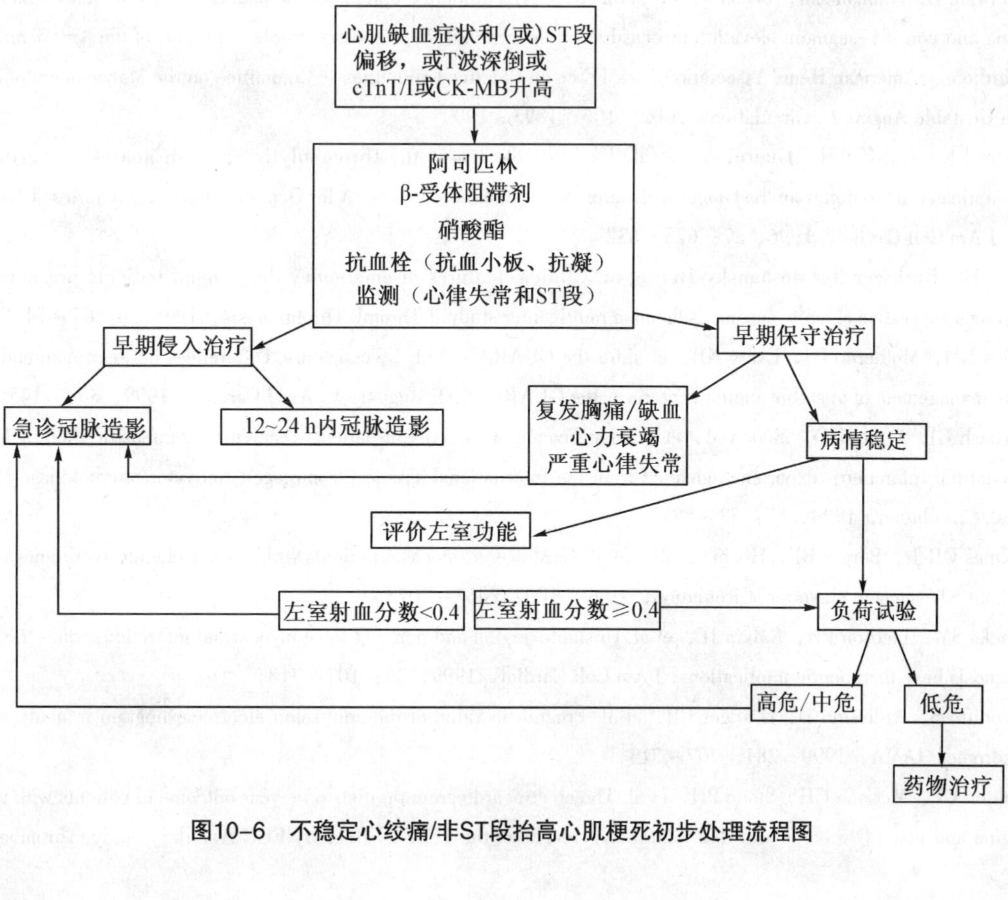

图10-6　不稳定心绞痛/非ST段抬高心肌梗死初步处理流程图

大型随机试验表明五类药物可改善UA/NSTEMI发作后的预后，每种药物作用机制不同。他汀类及ACEI类有助于长期稳定粥样斑块。β受体阻滞剂适用于抗缺血治疗，可减少MI的发生率。对于抗血小板治疗，联用阿司匹林及氯吡格雷至少1年可预防或减少斑块破裂时血栓形成。

（吴素华　程允兢）

参考文献

1. Anderson HV, Cannon CP, Stone PH, et al. One-year results of the Thrombolysis In Myocardial Infarction (TIMI) IIIB clinical trial: a randomized comparison of tissue-type plasminogen activatorversus placebo and early invasive versus early conservative strategies in unstable angina and non-Q wave myocardial infarction. J Am Coll Cardiol, 1995, 26: 1643～1650
2. Wu AH, Apple FS, Gibler WB, et al. National Academy of Clinical Biochemistry Standards of American College of Cardiology -Laboratory Practice recommendations for the use of cardiac markers in coronary artery diseases. Clin Chem, 1999, 45: 1104～1121
3. Braunwald E. Unstable angina: an etiologic approach to management (editorial). Circulation, 1998, 98: 2219～2222
4. PURSUIT Trial Investigators. Inhibition of platelet glycoprotein Ⅱb/Ⅲa with eptifibatide in patients with acute coronary syndromes. The PURSUIT Trial Investigators Platelet Glycoprotein Ⅱb/Ⅲa in Unstable Angina: Receptor Suppression Using Integrilin Therapy. N Engl J Med, 1998, 339: 436～443
5. Selker HP, Beshansky JR, Griffith JL, et al. Use of the acute cardiac ischemia time-insensitive predictive instrument (ACI-TIPI) to assist with triage of patients with chest pain or other symptoms suggestive of acute cardiac ischemia: a multicenter, controlled clinical trial. Ann Intern Med, 1998, 129: 845～855
6. Braunwald E, Antman EM, Beasley JW, et al. ACC/AHA guideline update for the management of patients with unstable angina and non-ST-segment elevation myocardial infarction - 2002: summary article: a report of the American College of Cardiology/American Heart Association Task Force on Practice Guidelines (Committee on the Management of Patients With Unstable Angina). Circulation, 2002, 106: 1893～1900
7. Newby LK, Califf RM, Guerci A, et al. Early discharge in the thrombolytic era: an analysis of criteria for uncomplicated infarction from the Global Utilization of Streptokinase and t-PA for Occluded Coronary Arteries (GUSTO) trial. J Am Coll Cardiol, 1996, 27: 625～632
8. Pope JH, Ruthazer R, Beshansky JR, et al. Clinical features of emergency department patients presenting with symptoms suggestive of acute cardiac ischemiaa multicenter study. J Thromb Thrombolysis, 1998, 6: 63～74
9. Scirica BM, Moliterno DJ, Every NR, et al.for the GUARAN-TEE Investigators. Differences between men and women in the management of unstable angina pectoris (the GUARANTEE Registry). Am J Cardiol, 1999, 84: 1145～1150
10. Barbash GI, White HD, Modan M, et al. Significance of smoking in patients receiving thrombolytic therapy for acute myocardial infarction: experience gleaned from the International Tissue Plasminogen Activator/Streptokinase Mortality Trial. Circulation, 1993, 87: 53～88
11. Holmes DR Jr, Berger BP, Hochman JS, et al. Cardiogenic shock in patients with acute ischemic syndromes with and without ST-segment elevation. Circulation, 1999, 100: 2067～2073
12. Zaacks SM, Liebson PR, Calvin JE, et al. Unstable angina and non - Q wave myocardial infarction: does the clinical diagnosis have therapeutic implications? J Am Coll Cardiol, 1999, 33: 107～718
13. Savonitto S, Ardissino D, Granger CB, et al. Prognostic value of the admission electrocardiogram in acute coronary syndromes. JAMA, 1999, 281: 707～713
14. Cannon CP, McCabe CH, Stone PH, et al. The electrocardiogram predicts one-year outcome of patients with unstable angina and non - Q wave myocardial infarction: results of the TIMI III Registry ECG Ancillary Study. Thrombolysis In

Myocardial Ischemia. J Am Coll Cardiol，1997，30：133 ~ 140

15. Ohman EM，Armstrong PW，Christenson RH，et al，for the GUSTO IIA Investigators. Cardiac troponin T levels for risk stratification in acute myocardial ischemia. N Engl J Med，1996，335：1333 ~ 1341
16. Antman EM，Tanasijevic MJ，Thompson B，et al. Cardiacspecific troponin I levels to predict the risk of mortality in patients with acute coronary syndromes. N Engl J Med，1996，335：1342 ~ 1349
17. Hyde TA，French JK，Wong CK，et al. Four–year survival of patients with acute coronary syndromes without ST–segment elevation and prognostic signifi–cance of 0.5–mm ST–segment depression. Am J Cardiol，1999，84：379 ~ 385
18. 吴素华，马 虹，董吁钢，等. aVR 导联ST段抬高预测心肌梗死患者的预后. 中华内科杂志，2007，45（8）：671 ~ 673
19. Cannon CP，Braunwald E. Unstable angina and non–ST elevation myocardial infarction. In：Zipes DP，Libby P，Bonow RO，Braunwald E. Braunwald' s Heart Disease：A Textbook of Cardiovascular Medicine，7th edition. Elsevier Pte Ltd，2006，1243 ~ 1280
20. Roberts R，Fromm RE. Management of acute coronary syndromes based on risk stratification by biochemical markers：an idea whose time has come. Circulation，1998，98：1831 ~ 1833
21. Apple FS，Falahati A，Paulsen PR，et al. Improved detection of minor ischemic myocardial injury with measurement of serum cardiac troponin I. Clin Chem，1997，43：2047 ~ 2051
22. Wu AH. A comparison of cardiac troponin T and cardiac troponin I in patients with acute coronary syndromes. Coron Artery Dis，1999，10：69 ~ 74
23. Hamm CW，Heeschen C，Goldmann B，et al.for the c7E3 Fab Antiplatelet Therapy in Unstable Refractory Angina（CAPTURE）Study Investigators. Benefit of abciximab in patients with refractory unstable angina in relation to serum troponin T levels. N Engl J Med，1999，340：1623 ~ 1629
24. Heeschen C，Hamm CW，Goldmann B，et al.for the PRISM Study Investigators：Platelet Receptor Inhibition in Ischemic Syndrome Management. Troponin concentrations for stratification of patients with acute coronary syndromes in relation to therapeutic efficacy of tirofiban. Lancet，1999，354：1757 ~ 1762
25. Lindahl B，Venge P，Wallentin L，for the Fragmin in Unstable Coronary Artery Disease（FRISC）Study Group. Troponin T identifies patients with unstable coronary artery disease who benefit from long–term antithrombotic protection. J Am Coll Cardiol，1997，29：43 ~ 48
26. Ravkilde J，Nissen H，Horder M，Thygesen K. Independent prognostic value of serum creatine kinase isoenzyme MB mass，cardiac troponin T and myosin light chain levels in suspected acute myocardial infarction：analysis of 28 months of follow–up in 196 patients. J Am Coll Cardiol，1995，25：574 ~ 578

11 急性ST段抬高型心肌梗死

急性心肌梗死（acute myocardial infarction，AMI）是由于冠状动脉供血急剧减少或中断，使相应心肌严重而持久的急性缺血而致心肌坏死。临床主要表现为胸骨后疼痛、特征性的心电图动态演变和血清心肌损伤标记物增高，常伴严重心律失常、心力衰竭或心源性休克。急性心肌梗死分为ST段抬高心肌梗死（ST-segment elevation myocardial infarction，STEMI）和非ST段抬高心肌梗死（non ST-segment elevation myocardial infarction，NSTEMI），两者在发病机制、病理生理、治疗策略等方面存在差异。

本章主要讨论急性ST段抬高型心肌梗死。

11.1 病理生理

ST段抬高心肌梗死的最常见原因是冠状动脉粥样斑块破裂，使富含脂质的粥样核心暴露于循环血液，导致血小板黏附、聚集，斑块表面血栓形成，进而导致冠状动脉闭塞、心肌缺血坏死。其他发病原因包括冠状动脉炎、冠状动脉瘤、主动脉夹层、冠脉痉挛、其他部位的栓子致冠脉栓塞、冠状动脉畸形、心肌氧供-氧耗失衡（如主动脉狭窄、甲亢）等（图11-1）。

ST段抬高心肌梗死发生后可出现左心室舒张和收缩功能障碍的一些血流动力学变化（图11-2），其严重程度和持续时间取决于梗死的部位、程度和范围。心脏收缩力减弱、顺应性减低以及收缩不协调，

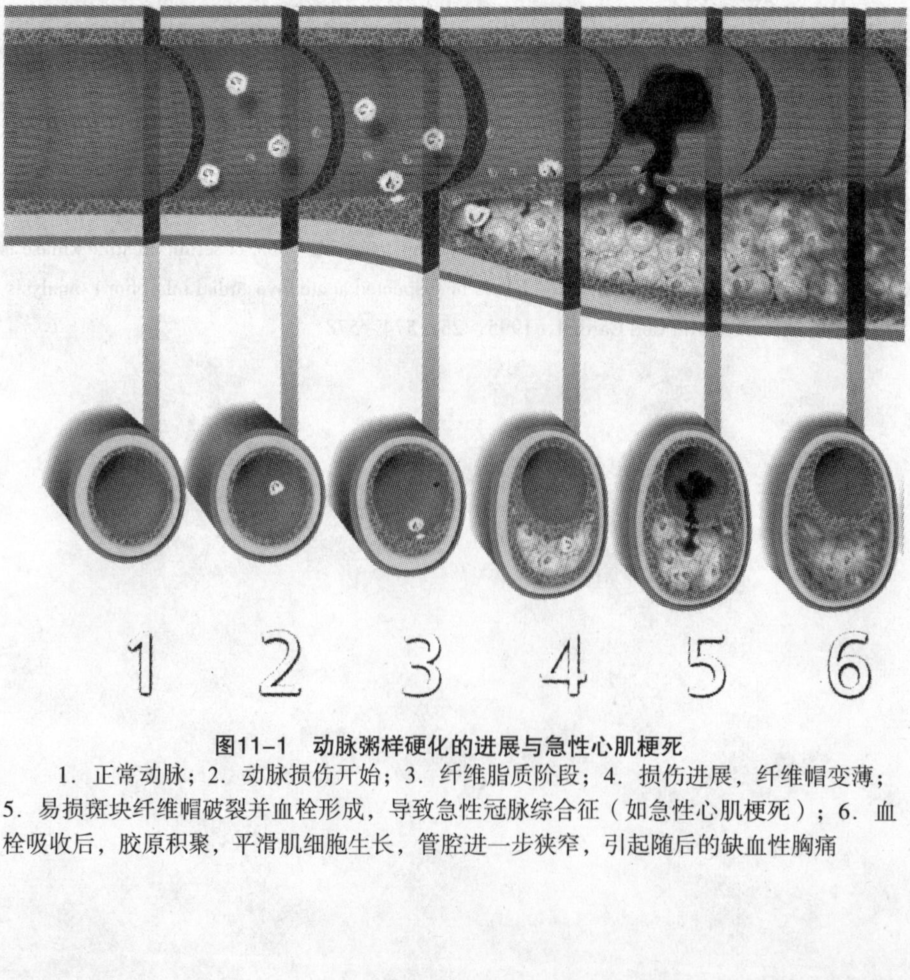

图11-1 动脉粥样硬化的进展与急性心肌梗死

1. 正常动脉；2. 动脉损伤开始；3. 纤维脂质阶段；4. 损伤进展，纤维帽变薄；5. 易损斑块纤维帽破裂并血栓形成，导致急性冠脉综合征（如急性心肌梗死）；6. 血栓吸收后，胶原积聚，平滑肌细胞生长，管腔进一步狭窄，引起随后的缺血性胸痛

左心室压力曲线上升速度减低，左心室舒张末期压增高和收缩末期容量增多。射血分数减低，心搏量下降，心率增快或伴有心律失常，血压下降，静脉血氧含量降低。心室重构出现心壁厚度改变、心脏扩大和心力衰竭，可发生心源性休克。右心室梗死在急性心肌梗死患者中少见，其主要病理生理改变是右心衰竭的血流动力学变化，右心房压力增高，高于左心室舒张末期压，心排血量减低，血压下降。

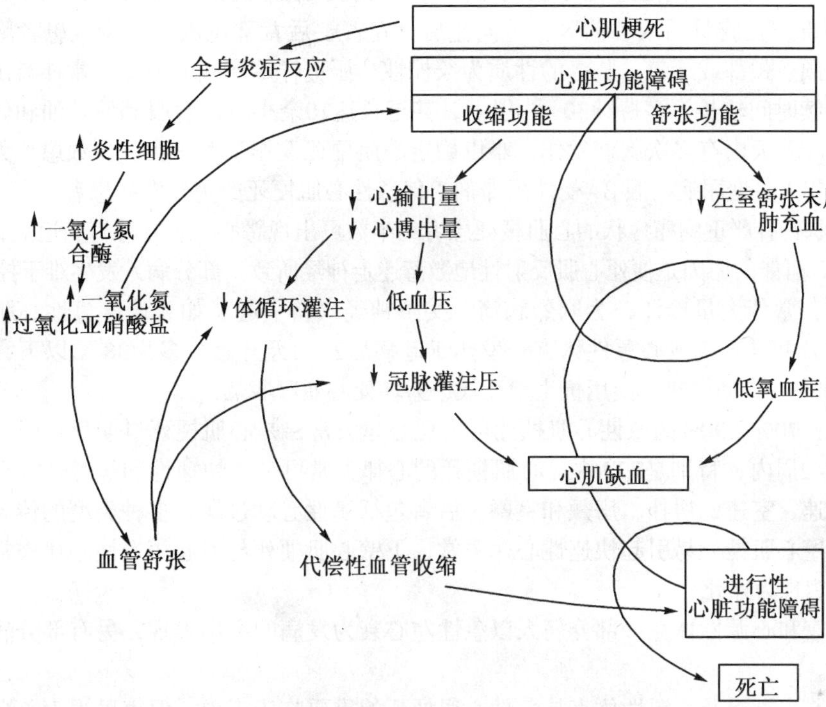

图11-2　ST段抬高心肌梗死患者病情恶化的病理生理过程

急性心肌梗死引起的心力衰竭称为泵衰竭，按Killip分级法分为4级（表11-1）。

表11-1　急性心肌梗死泵功能衰竭的Killip分级

Killip分级	定　义
Ⅰ	无肺部啰音，无第三心音
Ⅱ	轻度左心衰竭，啰音＜1/2肺野
Ⅲ	肺水肿，啰音＞1/2 肺野
Ⅳ	心源性休克

11.2　病史

诱因及先兆：急性心肌梗死约有近1/2可有诱发因素，其中以情绪因素（精神紧张、情绪激动、过度焦虑不安）及体力活动（过度劳累、骤然用力等）最为常见。其他失血、失液、休克、心律失常、血压突然升高、饱餐、饮酒、寒冷刺激、感染及手术后等也可成为诱发因素。在动脉粥样硬化的基础上，这些诱发因素可起到触发作用，使斑块破裂、血栓形成、冠脉痉挛从而导致心肌梗死。

急性心肌梗死前20%～60%的病人在发病前几天或几周内可出现某些前驱症状，这些症状主要有突然发生的初发性心绞痛、出现不稳定性心绞痛发作或呼吸困难、疲乏无力等。前驱症状的发生机制可能是冠脉病变发展迅速，已有冠脉内血栓形成或冠脉痉挛。如在此期间积极治疗，有可能防止心肌梗死发生。

主要症状：急性心肌梗死的临床症状差异较大，有些患者发病急骤、症状严重。有些患者症状很轻，未引起患者注意，极少数患者可无明显自觉症状，为无症状性心肌梗死。

①胸痛或胸部不适：胸痛是急性心肌梗死中最早出现、最为突出的症状，约见于70%以上的患者。胸痛的典型部位在胸骨后或心前区，可向左肩、左臂、后背部位放射。少数患者胸痛位于上腹部、剑突处、下颌、颈部或牙齿。胸痛的性质为绞榨性、压迫样疼痛或紧缩感，常伴有出汗、烦躁、濒死感。胸痛持续时间较长，多持续30 min以上，甚至长达10余小时，含服硝酸甘油和休息常不能缓解。有的病人可在几天内有多次胸痛发作，难以确定心肌梗死发作于哪一次。少数患者无明显胸痛症状，尤其见于老年人、糖尿病、服β-受体阻滞剂、伴急性心肌梗死严重并发症患者。

②胃肠道症状：有严重胸痛症状的心肌梗死患者约半数可出现恶心、呕吐等胃肠道症状，尤其多见于下壁心肌梗死，可能的原因是梗死心肌反射性地激惹迷走神经所致。部分病人发生难于控制呃逆。

③全身症状：常伴大量冷汗，为剧烈胸痛、交感神经兴奋引起，如无痛性急性心肌梗死患者大量冷汗，须注意合并泵衰竭或心源性休克；发热于起病后2～3天开始，多为38 ℃以下，一般不超过38.5 ℃，持续1周左右自动退热，使用抗生素无效，为坏死心肌吸收热。

④心律失常：70%～90%的急性心肌梗死可出现心律失常，是心肌梗死早期死亡的主要原因，多发生于梗死后1～2周内，特别是72 h内。心肌梗死的心律失常可分为快速性和缓慢性两类，前者包括期前收缩、室上速、室速、房扑、房颤和室颤，后者包括窦性心动过缓、多种类型的传导阻滞和窦性停搏等。通常前壁心肌梗死易引起快速性心律失常，下壁心肌梗死易引起缓慢性心律失常。部分病人发病即为室颤，表现为猝死。

⑤急性左心衰和心源性休克：部分病人以急性左心衰为发病的突出表现，另有部分病人发病时即以休克表现为主。

心律失常、心力衰竭及心源性休克是急性心肌梗死的重要临床表现，但也可视为急性心肌梗死的最常见、最重要的并发症。

11.3 体格检查

急性心肌梗死患者的体征根据梗死范围大小及有无并发症而差异很大，梗死范围小且无并发症者可完全无异常体征；梗死范围大者常出现异常体征。

一般情况：多数病人有焦虑和痛苦状态，合并心衰时呈半坐位或端坐呼吸。有休克时可表现为低血压、皮肤湿冷和常伴烦躁不安。

血压和心率：发病半小时内，患者呈自主神经功能失调，前壁心肌梗死多表现为交感神经活动亢进，心率增快，血压升高。下壁心肌梗死多表现为副交感神经活动亢进，心动过缓、血压下降。以后的血压和心率变化与梗死范围及有无并发症有关，急性大面积前壁心肌梗死可出现血压明显下降，甚至休克。过去有高血压的病人，相当多的一部分未使用降压药物在心肌梗死后血压降至正常，但其中约2/3的患者在梗死后3～6个月血压又可再升高。

心脏体征：如梗死范围大、多次梗死并有高血压或心衰者，心脏可向左扩大。在前壁心肌梗死的早期，由于梗死面心肌无收缩功能，因此，触诊可发现该处收缩期有轻微的向外膨击，即反常搏动，可在几日或几周内消失。

心脏听诊可能有以下改变：①心动过速或心动过缓。②心肌梗死早期，较多的病人可出现各种心律失常，其中以期前收缩最常见。③第一心音、第二心音常减弱，是心肌收缩力减弱或血压下降所致，以发病的最初几日内最明显。④第四心音在发病1周内可见于绝大多数梗死患者，是左心室顺应性降低所致。随着心肌梗死好转，第四心音减弱或消失。如第四心音持续存在，可能预后较差。⑤第三心音发生较少，提示左心衰竭或可能有室壁瘤形成。⑥心包摩擦音多出现于发病的2～5天内，约见于10%～15%的患者，多是较广泛的透壁性心肌梗死，梗死处有纤维蛋白性心包炎。如心包摩擦音持续存在或在发病10天后出现，应考虑为梗死后综合征的可能。⑦收缩期杂音，伴发乳头肌功能失调致二尖瓣闭不全时，心尖区可出现收缩期杂音，杂音具有易变的特点，随心功能改变杂音响度和性质略有变化。急性心肌梗死发病2～3天内如突然出现响亮的收缩期杂音伴有临床情况恶化，常提示有室间隔穿孔、或严重的乳头肌功能不全或腱索断裂。

11.4 辅助检查和实验室检查

11.4.1 心电图 心电图是诊断急性心肌梗死最重要的检查手段之一，它可以起到定性、定时、定位的作用。一次心电图检查未能作出判断者，应连续监测、定期复查，并作前后对比。少数仅有T波改变的小灶性梗死，或合并室性心律、完全性左束支或房室传导阻滞、预激综合征等心律失常者，心电图改变不典型、不明确者均应结合临床及心肌损伤标记物改变作出判断。

①T波改变：在冠脉闭塞的极早期，表现为高尖T波或原为倒置的T波突然变直立。以后抬高的ST的恢复，直立的T波逐渐倒置，由浅变深，一般在3～6周T波倒置最深，有时形成冠状倒置的T波，随后T波逐渐变浅，最后可恢复直立，部分病人可持续不恢复。

②ST段抬高：ST段抬高与直立的T波形成单向曲线，这种改变常在发病后半小时、数小时以至十几小时出现，是心肌损伤的表现。一般几天内可恢复至等电位线，少数可延迟至2周左右。

③异常Q波：它的出现是由于心肌坏死所致，多在心肌梗死数小时到48 h内出现，一旦出现大多永久存在，少数患者Q波在数周、数月甚至数年后消失。

根据心电图的变化规律心肌梗死可分为4期：①超急性期：约在梗死后10多分钟至数小时，表现为高尖T波；②急性期：梗死后数小时至数天，从ST段抬高开始至ST段恢复到等电位线；③亚急性期：从ST段恢复到等电位线开始，直至倒置的T波恢复正常或恒定的倒置T波；④陈旧期：梗死后数月至数年，倒置T波恢复或长期无变化，多数留有异常Q波。

心肌梗死定位：根据特征性改变的导联可判断梗死部位。心电图导联V_1、V_2、V_3有特征性的动态改变表明前间壁心肌梗死；V_5、V_6、V_7动态改变表明前侧壁心肌梗死；V_1、V_2、V_3、V_4、V_5动态改变表明广泛前壁心肌梗死；V_7、V_8、V_9（V_1、V_2、V_3导联可见R波高）动态改变表明正后壁；Ⅱ、Ⅲ、aVF动态改变表明下壁心肌梗死；Ⅰ、aVL动态改变表明高侧壁心肌梗死；V_{3R}、V_{4R}、V_{5R}导联ST段动态抬高表明右心室心肌梗死。

11.4.2 心肌损伤标记物 急性心肌梗死时血清心肌损伤标记物呈动态性升高改变，是急性心肌梗死诊断标准之一。临床上对于胸痛患者，凡是拟诊或排除急性心肌梗死者，均须进行心肌损伤标记物的检查与检测。急性心肌梗死诊断时常规采用的血清心肌损伤标记物及其检测时间见表11-2。

表11-2 急性心肌梗死的血清心肌损伤标记物及其检测时间

项 目	肌红蛋白	心脏肌钙蛋白 cTnI	心脏肌钙蛋白 cTnT	CK	CK-MB	AST
出现时间（h）	1～2	2～4	2～4	6	3～4	6～12
100%敏感时间（h）	4～8	8～12	8～12		8～12	
峰值时间（h）	4～8	10～24	10～24	24	10～24	24～48
持续时间（天）	0.5～1	5～10	5～14	3～4	2～4	3～5

注：cTnI：肌钙蛋白I；cTnT：肌钙蛋白T；CK：肌酸激酶；CK-MB：肌酸激酶同工酶；AST：天冬氨酸转氨酶

天冬氨酸转氨酶（AST）、肌酸激酶（CK）、肌酸激酶同工酶（CK-MB）为传统诊断急性心肌梗死的血清损伤标记物，肌红蛋白是早期心肌损伤标记物，心肌肌钙蛋白I（cTnI）或肌钙蛋白T（cTnT）是目前敏感性和特异性最高的心肌损伤标记物。

心肌肌钙蛋白I（cTnI）和 肌钙蛋白T（cTnT）：肌钙蛋白复合物包括3个亚单位：cTnT、cTnI和肌钙蛋白C（cTnC）。目前已经开发出用于cTnT和cTnI的单克隆抗体免疫测定方法。cTnI和cTnT是目前敏感性和特异性最高的心肌损伤标记物，均高于其他心肌损伤标记物，其参考值范围必须由每一个实验室通过特异的定量研究和质量控制来确定。

肌钙蛋白对急性心肌梗死的早期诊断价值与CK-MB同工酶相似，cTnI和cTnT发病2～4 h开始出现，峰值时间为10～24 h，cTnI持续5～10天，cTnT持续5～14天。急性心肌梗死若6 h以内测定结果为阴性，应在症状发作后8～12 h再次检测。

cTnI和cTnT主要存在于心肌内，特异性高于其他心肌损伤标记物。对于每一位胸痛的患者，当临床拟诊急性心肌梗死而其他心肌损伤标记物阴性时，须检测cTnI或cTnT。但cTnI或cTnT亦有假阳性，见于其他原因（如充血性心力衰竭、高血压、休克、肺梗死）引起的心内膜微小心肌损伤、心脏创伤、心肌毒性物质（肿瘤化疗药物，如阿霉素）损伤、心脏机械损伤（电复律、射频消融、置入ICD放电）、病毒感染等，因此不能单凭cTnI或cTnT升高诊断急性心肌梗死，须结合其他临床情况全面分析。

cTnI和cTnT是目前诊断急性心肌梗死敏感性最高的心肌损伤标记物，可诊断微小心肌梗死。当临床表现高度拟诊急性心肌梗死但其他心肌损伤标记物阴性时，必须检测cTnI或cTnT。有研究认为，在无ST段抬高的静息性胸痛中，约有30%因无CK-MB升高而被诊断为不稳定心绞痛（UA），而当测定心脏特异性的肌钙蛋白时，部分患者可能应该被诊断为非ST段抬高型心肌梗死（NSTEMI）。

cTnI或cTnT不能诊断超过2周的心肌梗死，这是所有心肌损伤标记物存在的问题。此时，可根据病史、心电图演变、冠状动脉造影术等诊断。

综上所述，肌红蛋白对早期（6 h以内）急性心肌梗死最敏感，而cTnT和cTnI对后期急性心肌梗死最敏感。心脏特异的cTnT和cTnI能检出微灶梗死，成为早期诊断、快速干预和预后判断的重要工具。

CK、CK-MB：亦为传统诊断急性心肌梗死的血清损伤标记物。血清CK由三种同工酶组成：MM、MB和BB同工酶。正常人总CK绝大部分是由CK-MM同工酶组成，主要来自横纹肌；其次为CK-MB同工酶，仅占总CK的3%，主要来源于心肌，小量存在于横纹肌内；第三种同工酶为CK-BB同工酶，量极微而不易测出，来源于脑组织等。临床上测定CK、CK-MB同工酶及其动态改变诊断急性心肌梗死。

血清CK值在急性心肌梗死发病后6 h开始升高，24 h达峰值，然后逐渐下降，持续3～4天，因此，CK不是急性心肌梗死的早期心肌损伤标记物。血清CK值超过参照值上限即有诊断价值，但临床上急性心肌梗死患者CK值常高于正常值两倍以上。同一患者，血清CK值恢复正常后又一次显著升高须注意再梗死或心肌梗死延展。

CK敏感性不高，不能诊断微小急性心肌梗死；CK特异性差，其升高除见于急性心肌梗死外，还可见于：①非心脏病变：肌肉注射及肌肉病变，包括肌溶解、横纹肌损伤、肌营养不良、肌萎缩、甲状腺机能过低；②心脏有关情况：心脏外科手术后、电复律、心肌心包炎、PTCA；③少见原因：血液透析，药物如镇静剂、巴比妥类药物和卡托普利等。

CK-MB同工酶主要存在于心肌内，仅1%～2%存在于横纹肌。CK-MB同工酶在急性心肌梗死发病3～4 h开始升高，10～24 h达到峰值，持续时间2～4天。CK-MB比CK较早期诊断急性心肌梗死，但亦不属急性心肌梗死的早期心肌损伤标记物。

CK-MB敏感性亦不高，亦不能诊断微小心肌梗死。其特异性高于CK值，但特异性亦不高，可出现假阳性，如见于心肌炎、横纹肌病变、肺动脉栓塞、休克、糖尿病等。

急性心肌梗死患者血清CK值、CK-MB同工酶往往同时升高。有时，CK-MB同工酶升高而CK正常，常是小灶梗死，患者的基础CK值正常范围低限，多见于老年人。

反复测定CK、CK-MB值，可作为判断急性心肌梗死溶栓治疗效果的无创指标之一。溶栓成功者，CK、CK-MB峰值前移，原因为闭塞的梗死相关冠状动脉重新开放，大量的CK、CK-MB释放入血，其峰值提前出现，又迅速被清除，高峰迅速降低。

肌红蛋白：肌红蛋白主要存在于心肌内，也存在于横纹肌内。当心肌发生损伤后，肌红蛋白很快释放入血，引起血清肌红蛋白浓度升高。

血肌红蛋白1～2 h开始升高，4～8 h达峰值，持续0.5～1天。心肌损伤后，肌红蛋白很快释放入血，但又很快被清除（肌红蛋白清除半衰期8.9 ± 1.5 min）。与CK-MB同工酶不同，急性心肌梗死患者的肌红蛋白浓度很快升高，又很快降低。因此，肌红蛋白属急性心肌梗死的早期损伤标记物，可作为急性心肌梗死早期排除诊断的重要指标。肌红蛋白阴性，提示基本排除急性心肌梗死，但一次血清肌红蛋白阴性决不能排除急性心肌梗死，对可疑病例，至少抽血两次，每次间隔2 h以上。

肌红蛋白诊断急性心肌梗死敏感性高，但特异性差，同时检测时间窗较小（＜24 h）。骨骼肌损伤、创伤、肾功能衰竭均可使肌红蛋白升高。因为肌红蛋白也来自横纹肌，肾功能不全可影响肌红蛋白清除。因此，早期检测肌红蛋白升高后，应测定更具心肌特异性的心肌损伤标记物，如CK-MB、cTnI或cTnT。肌红蛋白降至正常后又再升高，须考虑再梗死或梗死延展。

AST：急性心肌梗死时AST在起病后6～12 h开始出现，24～48 h达峰值，持续3～5天。急性心肌梗死测定AST时必须同时测定丙氨酸转氨酶（ALT），AST＞ALT时才有意义。此外，AST心肌特异性差，一些疾病可能导致假阳性，如肝脏疾病（通常ALT＞AST）、心肌炎、心肌病、骨骼肌创伤。

ST段抬高心肌梗死实验室检查基本项目见表11-3。

表11-3 ST段抬高心肌梗死实验室检查基本项目

CK、CK-MB、cTnI/T	电解质（K^+、Na^+、Cl^-、Mg^{2+}）
血常规（包括血小板计数）	血肌酐（Cr）
国际标准化比值（INR）	血糖（GLU）
激活的部分凝血时间（APTT）	血脂

11.4.3 超声心动图 超声心动图可作为早期诊断急性心肌梗死的辅助检查方法。缺血损伤数分钟后，超声心动图可发现室壁运动异常，包括心内膜运动振幅和速率降低、室壁增厚率减低、节段性室壁运动消失和反常运动。室壁增厚率异常可作为缺血性功能失调的一项特异指标，收缩期室壁变薄多见于急性心肌缺血或急性心肌梗死。急性心肌缺血引起的室壁运动异常可持续30 min以上。同时可测量左室射血分数，评价是否合并左心衰竭，并判断预后。因此，对疑为急性心肌梗死病例，进行动态观察是必要的。

但超声心动图不能鉴别心肌缺血或梗死，不能鉴别新发的或旧有的心脏事件；对过度肥胖或糖尿病患者不能满意显像。

此外，室壁运动异常并非心肌梗死和缺血所特有，例如，主动脉瓣反流可引起心尖部室壁运动异常；心肌病或浸润性心肌病可引起室壁运动异常，但其室壁增厚率正常，借此可与心肌梗死或缺血相鉴别。

急性心肌梗死早期病人不宜搬动，须行床旁超声心动图。

综上所述，超声心动图可作为早期诊断急性心肌梗死的辅助检查方法。急性胸痛病例如果显像满意，发现节段性室壁运动异常特别是收缩期室壁变薄，可肯定为急性心肌梗死或急性心肌缺血，如伴有心肌损伤标记物升高，即使心电图无明显改变，也可作出急性心肌梗死的诊断。

11.4.4 放射性同位素心肌显像 放射性同位素心肌显像包括^{201}TI-心肌显像、^{99m}TC-MIBI心肌显像，均为心肌灌注显像法。正常心肌细胞可摄取显像剂，而坏死的心肌细胞不能摄取显像剂，故出现放射性缺损区。一般以局部心肌放射性比邻近区域至少减少50%判为异常。心肌梗死图像的特点是，即刻显像图和延迟显像图上均出现放射性缺损，形态、部位和范围一样，属于不可逆性缺损区。放射性同位素心肌显像对诊断急性心肌梗死敏感性高。同时可测量左室射血分数，评价是否合并左心衰竭，判断预后。

当急性心肌梗死合并室性心律、完全性左束支或房室传导阻滞、预激综合征等心律失常者，心电图改变不典型、不明确者，或使用洋地黄、β-受体阻滞剂治疗者，可行放射性同位素心肌显像。但放射性同位素心肌显像不能鉴别心肌缺血或梗死，不能鉴别新发的或旧有的心脏性事件；放射性核素心肌显像不易识别下壁区域的异常，因为肝脏可摄取显像剂；对过度肥胖或糖尿病患者均不能满意显像。此外，其特异性差。急性心肌梗死早期病人不宜搬动，行放射性心肌显像存在一定危险性。

综上所述，单独采用放射性同位素心肌显像仍不能对急性心肌梗死作出早期诊断，仍要结合心电图、心肌损伤标记物检查。但急性胸痛患者放射性同位素心肌显像阴性者，可肯定排除急性心肌缺血或急性心肌梗死。

11.4.5 白细胞计数及红细胞沉降率 急性心肌梗死时可发现组织坏死和炎症反应的非特异性指标如白细胞计数升高、红细胞沉降率增快。前者可在疼痛发生后12 h开始升高，高峰在2～4天，可达10～20×10^9/L，一般一周左右恢复正常，中性粒细胞亦有增加，多在75%～90%。红细胞沉降率增快约在发病后24～48 h出现，持续2～3周。常为轻至中度增快。

11.5 诊断与鉴别诊断

世界卫生组织（WHO）急性心肌梗死诊断标准为：必须至少具备下列三条标准中的两条：①缺血性胸痛的病史；②心电图的动态演变；③血清心肌损伤标记物浓度的动态改变。

2000年欧洲心脏协会（ESC）/美国心脏病学会（ACC）重新定义了急性心肌梗死的诊断标准（表11-4）。

表11-4 2000年 ESC/ACC 重新定义的急性心肌梗死的诊断标准

满足下列条件的任何之一可诊断急性心肌梗死：
（1）心肌损伤标记物典型升高和逐渐降低（心脏肌钙蛋白）或快速上升和下降（CK-MB），并至少伴有下列任意之一者：
A．心肌缺血症状
B．心电图中有发展的病理性Q波
C．心电图变化（ST段抬高或压低）提示心肌缺血
D．冠状动脉介入治疗（PCI）
（2）病理检查提示急性心肌梗死

部分急性心肌梗死患者临床症状不典型或心电图改变不典型，临床上应十分警惕，防止漏诊。症状不典型包括：①疼痛部位不典型：少数患者可以上腹部、颈部、咽部、下颌或牙齿等放射部位疼痛为主，因此，若无上述部位局部相应的病症或既往史中有体力活动相关的上述部位疼痛等应警惕急性心肌梗死的可能；②无痛性心肌梗死：部分患者临床上无明显疼痛，特别是老年患者或糖尿病患者，因此，如发生原因不明的胸闷伴恶心、呕吐、出汗；突然出现左心衰竭或严重心律失常；原有高血压病者突然血压显著下降或出现休克；突然出现抽搐、意识障碍等，应想到急性心肌梗死的可能，应及时做心电图、血清心肌损伤标记物检测。

心电图改变不典型包括：①20%～35%的急性心肌梗死患者心电图无异常Q波出现，此时诊断主要依靠系列心肌损伤标记物检查及ST段和T波动态演变；②如合并左束支传导阻滞、预激综合征或多次梗死的患者，可掩盖或不出现心肌梗死的典型心电图改变，这些患者如疑及急性心肌梗死，应行系列心肌损伤标记物检查。

对疑似但不能确认的病例，应多次重复心电图检查，以避免漏诊。虽然急性心肌梗死发病最初几小时出现超急期改变，但并非每例病人都能检测到。这些病人常在若干小时后心电图才出现特征性改变，心电图做得太早就会看不到。另一方面，具有特征性的损伤型ST段抬高多在第1周内完全消失，如不及时记录，ST段的变化就会遗漏，这时只能靠T波的演变来诊断。这些均说明多次重复心电图检查，对心电图演变动态观察的重要性。不能单凭一二次心电图无典型改变就轻易否定急性心肌梗死的诊断。

ST段抬高心肌梗死需与心绞痛（变异型心绞痛）、主动脉夹层、肺栓塞、心包炎、早期复极综合征、预激综合征、左室肥厚、Brugada综合征、高血钾、束支阻滞、肥厚性心肌病、胃食道反流、急腹症等鉴别。

不稳定性心绞痛：胸痛很少超过20 min，如超过20 min，为高危患者判断指标之一；一般不伴有低血压或休克；心电图如有变化，表现为ST段下移，T波倒置，且常随胸病缓解而恢复，无动态演变规律，变异型心绞痛患者可有ST段抬高，但时间短暂，无坏死性Q波；血清心肌损伤标记物无升高。

急性肺动脉栓塞：典型病例突然发作剧烈胸痛、呼吸困难或有咯血三联症，常伴有休克和右心室急剧增大，肺动脉瓣区搏动增强，第二心音亢进，三尖瓣区出现收缩期杂音等右心负荷加重的表现。心电图电轴右偏，出现$S_{Ⅰ}Q_{Ⅲ}T_{Ⅲ}$波形。血清D-二聚体测定、放射性同位素肺通气/灌注显像、肺部增强CT、肺部MRI、超声心动图有助于诊断。肺动脉造影是诊断肺动脉栓塞最可靠的方法，有很高的敏感性和特异性。心电图无特征性急性心肌梗死动态改变，血清心肌损伤标记物无升高。

主动脉夹层：胸痛剧烈呈撕裂样，常放射至背、腰部及下肢，临床呈休克样表现，但血压多不下降反而上升，两上肢血压有时可出现明显的差别，且常出现主动脉瓣关闭不全等。X线及超声心动图检查可发现主动脉进行性加宽。CT、MRI及动脉造影可确诊。心电图无特征性急性心肌梗死动态改变，血清心肌损伤标记物无升高。

急性心包炎：胸痛与发热同时出现，深呼吸及咳嗽时加重，早期即有心包摩擦音，心电图除aVR外，其余导联多有ST段弓背向下的抬高，无坏死性Q波。心电图无特征性急性心肌梗死动态改变，血清心肌损伤标记物无升高。

急腹症：如消化性溃疡穿孔、急性胰腺炎、急性胆囊炎等，患者多可查得相应的病史及客观体征，缺乏急性心肌梗死心电图特征性动态改变，血清心肌损伤标记物无升高。

11.6　治疗

急性心肌梗死的治疗原则是及早发现，迅速救治；密切监护，及时发现和处理致命性心律失常；迅速止痛，减少心肌耗氧量，防止梗死面积扩大；维持血流动力学稳定；尽早再灌注治疗，挽救濒死心肌、缩小梗死面积；积极抗凝、抗血小板、抗心肌缺血及调脂治疗；及时发现和处理各种并发症；积极进行二级预防，防止再梗及其他心血管事件。

11.6.1　一般处理

①持续心电、血压和血氧饱和度监测，建立静脉通道。

②卧床休息：可降心肌耗氧量，减少心肌损害。对血流动力学稳定且无并发症的急性心肌梗死患者一般卧床休息1～3天，对病情不稳定及高危患者卧床时间可适当延长。

③吸氧：急性心肌梗死患者初起即使无并发症，也应给予鼻导管吸氧，以纠正因肺淤血和肺通气/血流比例失调所致的缺氧。在严重左心衰竭、肺水肿和并有机械并发症的患者，多伴有严重低氧血症，需面罩加压给氧或气管插管并机械通气。

④镇痛：急性心肌梗死时，剧烈胸痛使患者交感神经过度兴奋，产生心动过速、血压升高和心肌

收缩功能增强，从而增加心肌耗氧量，并易诱发快速性室性心律失常。应迅速给予有效镇痛剂。首选吗啡2～4 mg静脉注射，必要时每5 min重复1次，总量不宜超过15 mg。吗啡既有强镇痛作用，还有扩张血管从而降低左室前、后负荷和心肌耗氧量的作用。副作用有恶心、呕吐、低血压和呼吸抑制。

⑤饮食和通便：急性心肌梗死患者需禁食至胸痛消失，然后给予流质、半流质饮食，逐步过渡到普通饮食。所有急性心肌梗死患者均应使用缓泻剂，以防止便秘时排便用力导致心脏破裂或引起心律失常、心力衰竭。

11.6.2 再灌注治疗 早期再灌注治疗是急性心肌梗死首要的治疗措施，开始越早，效果越好，它能使急性闭塞的冠状动脉再通，恢复心肌灌注，挽救濒死心肌，缩小梗死面积，从而能保护心功能、防止泵衰竭、减少病死率。再灌注治疗方法包括溶栓治疗、急诊经皮冠状动脉介入治疗（PCI）和急诊冠状动脉搭桥术（CABG）。

一般认为，下列情况应首选溶栓治疗：①发病早期（症状出现≤3 h且不能及时行介入治疗）。②导管室被占用或不能使用。③不能及时行介入治疗：转运延迟，从就诊到球囊扩张时间大于90 min。

下列情况应首选介入治疗：①有熟练PCI技术的导管室及心外科支持：从就诊到球囊扩张时间小于90 min，从就诊到球囊扩张比就诊到开始溶栓治疗时间小于1 h；②高危STEMI病人：心源性休克、Killip 3级以上；③有溶栓禁忌证病人；④发病超过3 h；⑤STEMI的诊断有疑问。

溶栓治疗：是通过静脉注入溶栓剂溶解梗死相关冠状动脉内的新鲜血栓，使梗死相关冠状动脉再通的治疗方法。

溶栓治疗适应证：美国心脏病学会/美国心脏病会（ACC/AHA）关于溶栓治疗指南的适应证为：①2个或2个以上相邻导联ST段抬高（胸导联≥0.2 mV，肢体导联≥0.1 mV），或胸痛病史伴左束支传导阻滞，起病时间＜12 h，年龄＜75岁（2004年ACC/AHA指南列为I类适应证）；②对ST段抬高，年龄＞75岁的患者慎重权衡利弊后仍可考虑溶栓治疗（2004年ACC/AHA指南列为I类适应证）；③ST段抬高，发病时间在12～24 h的患者如有进行性缺血性胸痛和广泛ST段抬高，仍可考虑溶栓治疗（2004年ACC/AHA指南列为IIa类适应证）；④虽有ST段抬高，但起病时间＞24 h，缺血性胸痛已消失者或仅有ST段压低者不应溶栓治疗。

溶栓治疗的绝对禁忌证：①出血性脑卒中史；②怀疑主动脉夹层；③最近头部外伤或颅内肿瘤；④活动性出血；⑤2周内大手术或创伤史；⑥凝血功能障碍。

溶栓治疗的相对对禁忌证：①高血压＞24.0/14.67 kPa（180/110 mmHg）；②活动性消化性溃疡；③正在抗凝治疗；④延长时间的心肺复苏；⑤糖尿病出血性视网膜病变；⑥心源性休克；⑦怀孕。

溶栓剂和治疗方案：纤维蛋白是血栓中的主要成分，也是溶栓剂的作用目标。所有的溶栓剂都是纤溶酶原激活剂，进入体内后激活体内的纤溶酶原形成纤溶酶，使纤维蛋白降解，达到溶解血栓的目的。溶栓剂可分为纤维蛋白特异型和非纤维蛋白特异型两大类，前者如组织型纤溶酶原激活剂和单链尿激酶纤溶酶原激活剂，对血栓部位的纤溶酶原起作用，对血循环中的纤溶酶原无明显影响；后者如链激酶和尿激酶，对血循环中和血栓处的纤溶酶原均有激活作用。溶栓剂又可分为直接作用和间接作用两类，前者如尿激酶、组织型纤溶酶原激活剂，直接裂解纤溶酶原形成纤溶酶，产生溶解血栓的作用；后者如链激酶，先与纤溶酶原结合后形成复合物再间接激活纤溶酶原。

①重组组织型纤溶酶原激活剂（rt-PA）：通用的方法为加速给药方案，即首先静脉注射15 mg，继之在30 min内静脉滴注0.75 mg/kg（不超过50 mg），再在随后60 min内静脉滴注0.5 mg/kg（不超过35 mg）。给溶栓药前静脉注射肝素4 000 U，继之以1 000 U/h的速率静脉滴注，以aPTT结果调整肝素给药剂量，使aPTT延长至正常对照的1.5～2.0倍（50～70s），持续使用48 h。然后可改用低分子量肝素皮下注射，每日2次。溶栓后90 min冠脉再通率约80%。我国进行的TUCC（中国rt-PA与尿激酶对比研究）临床试验，应用半量rt-PA 50mg 方案（8mg静脉注射，42 mg在90 min内静脉滴注，配合肝素静脉应用），也取得较好疗效。

②链激酶或重组链激酶：根据国际上进行的几组大规模临床试验及国内的研究，建议150万U于1 h

内静脉滴注，配合肝素皮下注射7 500～10 000 U，每12h 1次，或低分子量肝素皮下注射，每日2次。溶栓后90 min冠脉再通率约50%～60%。

③尿激酶：为我国应用最广的溶栓剂，根据我国的几项大规模临床试验结果，目前建议剂量为150万U，于30 min内静脉滴注，配合肝素皮下注射7 500～10 000 U，每12 h 1次，或低分子量肝素皮下注射，每日2次。溶栓后90 min冠脉再通率为50%～60%。

④TNK-tPA：通过改变t-PA分子的3个部位而产生的新分子，半衰期是rt-PA的5倍，无抗原性，可以静脉推注（30～50 mg）一次给药，适合院前溶栓和基层使用。纤维蛋白的特异性较rt-PA高。TNK-tPA被目前认为是最有前途的溶栓药。

⑤葡激酶（SAK）：来源于金黄色葡萄球菌，该复合物具有溶解血块的作用，为特异性溶血栓药物，试验研究发现该药对富含血小板的血栓，凝缩的血块以及机械性挤压的血块也有溶栓作用，此特点是其他溶栓药物所不具备的，为该药的临床应用提供了更广阔的空间；具有原性，少数患者可发生过敏反应。用法：20 mg，30 min静滴。多中心临床随机试验研究显示90 min内血管再通率略高于rt-PA的血管再通率，但因例数较少尚需进一步研究证实。

溶栓治疗疗效判断：溶栓治疗的目的是使闭塞的梗死相关冠脉再通。判断冠状动脉再通的临床指征：

①直接指征：冠状动脉造影观察血管再通情况，依据TIMI分级（表11-5），现认为达到2、3级者才表明血管再通。

表11-5　冠状动脉再通TIMI分级

TIMI-0级	完全闭塞，病变远端无造影剂通过
TIMI-1级	病变远端有造影剂部分通过，但梗死相关血管充盈不完全，心肌无有效的灌注
TIMI-2级	病变远端有造影剂通过，但造影剂充盈或清除速度明显慢于正常冠脉，心肌灌注不良
TIMI-3级	梗死相关冠状动脉的造影剂充盈和清除的速度均正常，心肌灌注良好

②间接指征：a. 心电图抬高的ST段在输注溶栓剂开始后2 h内，在抬高最显著的导联ST段迅速回降≥50%；b. 胸痛自输入溶栓剂开始后2～3 h内基本消失；c. 输入溶栓剂后2～3 h内，出现加速性室性自主心律、房室或束支阻滞突然改善或消失、或者下壁梗死患者出现一过性窦性心动过缓、窦房阻滞伴有或不伴有低血压；d. 血清CK-MB酶峰提前在发病14 h以内或CK峰值提前到16 h以内。具备上述4项中2项或以上者考虑再通，但b，c项组合不能判断为再通。

处理：①溶栓冠脉再通者：如有缺血复发、再梗死、心源性休克或血流动力学紊乱，应择期（发病7～10天后）行PCI治疗；有充血性心衰，左室射血分数＜0.40，严重室性心律失常的患者也可行择期PCI治疗。对溶栓治疗再通的患者常规行PCI治疗尚有争议。②溶栓冠脉未再通者：有以下情况的患者应行补救性PCI治疗：①梗死后36 h内发生休克，且能在休克发生18 h内开始手术；②发病不超过12 h，有严重左心衰（包括肺水肿）；③有持续心肌缺血症状、存在血流动力学紊乱或电不稳定。

急诊冠状动脉介入治疗：急诊经皮冠状动脉介入治疗（PCI）因直接对闭塞冠脉进行球囊扩张和支架置入，再通率高，达到TIMI-2、3级血流的比率＞95%。研究证实急诊PCI疗效确切，又无溶栓治疗的禁忌证，出血并发症和缺血复发少（图11-3）。在有条件的医院，对所有发病在12 h以内的ST段抬高急性心肌梗死患者均应行急诊PCI治疗；对溶栓治疗不成功的患者，也应行补救性PCI；对急性心肌梗死并发心源性休克，应首选在主动脉球囊反搏（IABP）循环支持下行急诊PCI；对无条件行PCI的医院，应迅速转诊至有条件的医院行急诊PCI或在当地行溶栓治疗（适合发病3 h以内的患者）。

直接PCI：指急性心肌梗死患者不进行溶栓治疗，而直接对梗死相关冠脉行球囊扩张和支架置入。技术标准：能在入院90 min内进行球囊扩张；人员标准：独立进行＞75例/年；导管室标准：例数＞200例/年，直接＞36例/年，并有心外科支持。

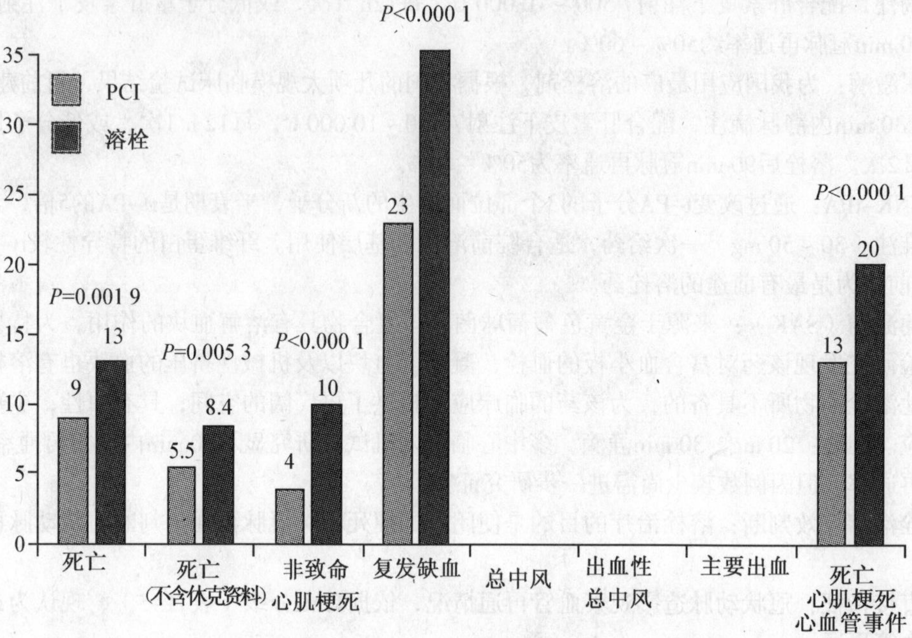

图11-3 急性ST段抬高心肌梗死（*n*=7 739）经皮冠状动脉介入治疗（PCI）与溶栓治疗的对比研究

（From Keeley，et al. The Lancet，2003，361：13～20）

如能在入院90 min内进行球囊扩张，应尽快对发病在12 h内的患者行直接PCI治疗，有溶栓禁忌证、严重左心衰（包括肺水肿和心源性休克）的患者也应行直接PCI治疗。发病3 h内的患者，如从接诊到球囊扩张的时间减去从接诊到开始溶栓的时间小于1 h，应行直接PCI治疗；从接诊到球囊扩张的时间减去从接诊到开始溶栓的时间大于1 h，应行溶栓治疗。对症状发作12～24 h，具有1项或1项以上下列指征的患者也可行直接治疗：①严重充血性心力衰竭；②有血流动力学紊乱或电不稳定性；③持续心肌缺血症状。由每年行少于75例的术者对有溶栓适应证的患者行直接治疗尚有争议。发病超过12 h，无血流动力学紊乱和电不稳定性的患者不宜行直接PCI治疗。如无血流动力学紊乱，行直接PCI时不宜处理非梗死相关动脉。如无心外科支持或在失败时不能迅速转送至可行急症冠脉搭桥术的医院，不宜行直接PCI治疗。

辅助性PCI（易化PCI）：辅助性PCI指应用药物治疗后（如全量或半量纤溶药物、血小板Ⅱb/Ⅲa受体拮抗剂和减量纤溶药物联用）有计划的即刻PCI策略。即刻PCI不能实施时，辅助性PCI对高危患者是一项有价值的策略。对急性心肌梗死患者行辅助性PCI治疗尚有争议。

补救性PCI：溶栓治疗失败，适合行血管成形术，且具有以下情况的患者应行补救性PCI治疗：①梗死后36 h内发生休克，且能在休克发生18 h内开始手术；② 发病不超过12 h，有严重左心衰（包括肺水肿）；③ 有持续心肌缺血症状、存在血流动力学紊乱或电不稳定性。

溶栓再通者择期PCI：溶栓治疗再通的患者，如有缺血复发、再梗死、心源性休克或血流动力学紊乱，应择期（发病7～10天后）行PCI治疗；有充血性心衰，左室射血分数＜0.40，严重室性心律失常的患者也可行择期PCI治疗。对溶栓治疗再通的患者常规行PCI治疗尚有争议。

急诊CABG：冠脉解剖适合，有以下情况的患者应行急症CABG治疗：①行PCI失败且有持续胸痛或血流动力学紊乱；②有持续或难治性复发缺血，累及大量心肌但不适合行PCI和溶栓治疗；③心肌梗死后有室间隔缺损或二尖瓣反流者行修补术时；④年龄＜75岁，有严重的三支病变或左主干病变，心肌梗死后36 h内发生休克，并能在休克发生18h内开始手术；⑤左主干狭窄50%以上或三支病变，且存在危及生命的室性心律失常。

11.6.3 药物治疗

硝酸酯类药物：硝酸酯类药可松弛血管平滑肌产生血管扩张的作用，降低心脏前负荷，降低心肌耗氧量，还可直接扩张冠状动脉，增加心肌血流，预防和解除冠状动脉痉挛。常用的硝酸酯类药物包括硝酸甘油、硝酸异山梨酯和5-单硝山梨醇酯。

急性心肌梗死早期通常给予硝酸甘油静脉滴注24～48 h。对急性心肌梗死伴再发性心肌缺血、充血性心力衰竭或需处理的高血压患者更为适宜。静脉滴注硝酸甘油应从低剂量开始，即10 μg/min，可酌情逐渐增加剂量，每5～10 min增加5～10 μg，直至症状控制、血压正常者动脉收缩压降低1.33 kPa或高血压患者动脉收缩压降低4.0 kPa为有效治疗剂量。在静脉滴注过程中如果出现明显心率加快或收缩压＜12.0 kPa，应减慢滴注速度或暂停使用。静脉滴注硝酸甘油的最高剂量以不超过100 μg/min为宜。硝酸甘油持续静脉滴注的时限为24～48 h，开始24 h一般不会产生耐药性，后24 h若硝酸甘油的疗效减弱或消失可增加滴注剂量。

静脉滴注二硝基异山梨酯的剂量范围为2～7 mg/h，开始剂量30 μg/min，观察30 min以上，如无不良反应可逐渐加量。静脉用药后可使用口服制剂如硝酸异梨酯或5-单硝山梨醇酯等继续治疗。硝酸异山酯口服常用剂量为10～20 mg，每日3次或4次，5-单硝山梨醇酯为20～40 mg，每日2次。硝酸酯类物的副反应有头痛、反射性心动过速和低血压等。该类药的禁忌证为急性心肌梗死合并低血压（收缩压＜12.0 kPa），下壁伴右室梗死时应慎用。

β-受体阻滞剂：β-受体阻滞剂通过减慢心率降低体循环血压和减弱心肌收缩力来减少心肌耗氧量，对改善缺血区的氧供需失衡，缩小心肌梗死面积，降低急性期病死率均有肯定的疗效。在无禁忌证的情况下应及早常规应用。若发病早期因禁忌证未能使用β-受体阻滞剂，应在随后时间内重新评价使用β-受体阻滞剂的可能性。常用的β-受体阻滞剂为美托洛尔、阿替洛尔，前者常用剂量为25～50 mg，每日2次或3次，后者为6.25～25 mg，每日2次。用药需严密观察，使用剂量必须个体化。在较急的情况下，如前壁急性心肌梗死伴剧烈胸痛或高血压，β-受体阻滞剂亦可静脉使用，美托洛尔静脉注射剂量为5 mg/次，间隔5 min后可再给予1～2次，然后口服维持。使用β-受体阻滞剂的禁忌证见 表11-6。

表11-6 急性心肌梗死使用β-受体阻滞剂的禁忌证

心率＜60次/min	Ⅱ、Ⅲ度房室传导阻滞
PR＞0.24 s	严重慢性阻塞性肺部疾病
动脉收缩压＜13.3 kPa	哮喘病史
中重度左心衰竭	末梢循环灌注不良

抗血小板治疗：冠状动脉内斑块破裂诱发局部血栓形成是导致急性心肌梗死的主要原因。在急性血栓形成中血小板活化起着十分重要的作用，抗血小板治疗已成为急性心肌梗死的常规治疗，溶栓前即应使用。阿司匹林、氯吡格雷（clopidogrel）和血小板膜糖蛋白Ⅱb/Ⅲa（GPⅡb/Ⅲa）受体拮抗剂是目前临床上常用的抗血小板药物。

①阿司匹林：通过抑制血小板内的环氧化酶使凝血烷A_2（血栓素A_2，TXA_2）合成减少，达到抑制血小板聚集的作用。阿司匹林的上述抑制作用是不可逆的。由于每日均有新生的血小板产生，而当新生血小板占到整体的10%时，血小板功能即可恢复正常，所以阿司匹林需每日维持服用。若无禁忌证，所有急性心肌梗死患者均应日服阿司匹林，首次服用时应选择水溶性阿司匹林或肠溶阿司匹林嚼服以达到迅速吸收的目的，首剂162～325 mg，维持量75～162 mg/d。

②氯吡格雷（clopidogrel）：是新型ADP受体拮抗剂，主要抑制ADP诱导的血小板聚集。如阿司匹林有禁忌证，应改用氯吡格雷，首剂300 mg，维持量75 m/d。接受心导管检查或介入治疗者，在应用阿司匹林基础上，需加用氯吡格雷，置入裸支架者至少应用1个月，置入西罗莫司（sirolimus）涂层支架者应用至少3个月，置入紫杉醇（paclitaxel）涂层支架者应用至少6个月，出血危险低者可应用12个

月。

③血小板GPⅡb/Ⅲa受体拮抗剂：是目前最强的抗血小板聚集的药，能阻断纤维蛋白原与GPⅡb/Ⅲa受体的结合，即阻断血小板聚集的最终环节。目前主要用于急诊PCI中，一方面对血栓性病变或支架植入后血栓形成有较好预防作用，另一方面能够减少心肌无再流面积，改善心肌梗死区心肌再灌注。该类药物包括阿昔单抗（Abciximab）、依替非巴肽（Eptifibatide）和替罗非班（Tirofiban）。替罗非班用法为静脉注射10 μg/kg后滴注0.1 μg/kg/min，持续36～96 h。阿昔单抗用法为先给冲击量0.25 mg/kg静脉注射，后以总量0.125 μg/kg·min。

抗凝治疗：目前主张对所有急性心肌梗死患者只要无禁忌证，均应给予抗凝治疗，它可预防深静脉血栓形成和脑栓塞，还有助于梗死相关冠脉再通并保持其通畅。抗凝剂包括肝素、低分子肝素、水蛭素和华法林等。

①肝素：通过增强抗凝血酶Ⅲ的活性而发挥抗凝作用，是“间接凝血酶抑制剂”，目前主要用于溶栓治疗和急诊PCI中。肝素作为急性心肌梗死溶栓治疗的辅助治疗，随溶栓制剂不同用法亦有不同。rt-PA为选择性溶栓剂，半衰期短，对全身纤维蛋白原影响较小，血栓溶解后仍有再次血栓形成的可能，故需要与充分抗凝治疗相结合。溶栓前先静脉注射肝素4 000 U冲击量，继之以1 000 U/h维持静脉滴注48 h，根据aPTT调整肝素剂量，使aPTT延长至正常对照的1.5～2.0倍（50～70 s），一般使用48 h，以后可改用皮下注射7 500 U，每12 h 1次，注射2～3天。如果存在体循环血栓形成的倾向，如左心室有附壁血栓形成、心房颤动或有静脉血栓栓塞史的患者，静脉肝素治疗时间可适当延长或改口服抗凝药物。尿激酶和链激酶均为非选择性溶栓剂，对全身凝血系统影响很大，包括消耗因子Ⅴ和Ⅷ，大量降解纤维蛋白原，因此溶栓期间不需要充分抗凝治疗，溶栓后6 h开始测定aPTT，待aPTT恢复到对照时间2倍以内时（约70 s）开始给予皮下肝素治疗。急诊PCI时应根据体重给予肝素冲击量70～100 U/kg。

②低分子量肝素：低分子量肝素为普通肝素的一个片段，平均分子量约在4 000～6 500之间，其抗因子Xa的作用是普通肝素的2～4倍，但抗Ⅱa的作用弱于后者。由于倍增效应，1个分子因子Xa可以激活产生数十个分子的凝血酶，故从预防血栓形成的总效应方面低分子量肝素应优于普通肝素。且低分子肝素具有应用方便、不需监测凝血时间、出血并发症低等优点，目前除急诊PCI术中外，均可替代普通肝素。

③华法令：有持续性或阵发性房颤的患者需长期应用华法令抗凝。影像学检查发现左室血栓的患者，给华法令抗凝至少3个月。单用华法令抗凝，应维持国际标准化比值（INR）在2.5～3.5；与阿司匹林合用（75～162 mg），应维持INR在2.0～3.0。有严重左室功能不全且存在大面积室壁运动不良的患者也可应用华法令抗凝。

④水蛭素（比伐卢定，bivalirudin）：是直接凝血酶抑制剂，是否更优尚需更多临床证据支持。

血管紧张素转换酶抑制剂（ACEI）和血管紧张素受体阻滞剂（ARB）：如无禁忌证，前壁梗死、肺淤血或LVEF＜0.40的患者，应在发病24 h内口服ACEI。无上述情况的患者也可使用。如应用ACEI有禁忌证（如干咳）应改用ARB。ACEI的禁忌证包括：收缩压低于13.3 kPa或较基础血压下降4.0 kPa以上；中重度肾衰；双侧肾动脉狭窄；对ACEI过敏。

醛固酮受体拮抗剂：有左心力衰竭症状（LVEF＜0.40）或并存糖尿病，无严重肾功能不全（男性血肌酐≤220 μmol/L，女性血肌酐≤176 μmol/L），已应用治疗剂量的ACEI类药物且无高钾血症（血钾应≤5.0 mmol/L）的患者应长期使用醛固酮受体拮抗剂。

镁制剂：有以下情况时可行补镁治疗：梗死前使用利尿剂、有低镁血症、出现QT间期延长的尖端扭转性室速。可在5 min内静推镁制剂1～2 g。如无以上临床表现，无论急性心肌梗死临床危险性如何，均不应使用镁制剂。

钙拮抗剂：钙拮抗剂在急性心肌梗死治疗中不作为一线用药。临床试验研究显示，无论是急性心肌梗死早期或晚期、是否合用β-受体阻滞剂，给予速效硝苯地平均不能降低再梗死率和死亡率，对部分患者甚至有害，这可能与该药反射性增加心率，抑制心脏收缩力和降低血压有关。如使用β-受体阻滞剂有禁忌证或无效，可考虑应用维拉帕米或地尔硫䓬以缓解持续性缺血或控制房颤、房扑的快速心室率。不宜使用硝苯地平快速释放制剂。有左心室收缩功能不全、房室传导阻滞或充血性心力衰竭时不宜使用地尔硫䓬和维拉帕米。

洋地黄制剂：急性心肌梗死24 h之内一般不使用洋地黄制剂，对于急性心肌梗死合并左心衰竭的患者24 h后常规服用洋地黄制剂是否有益也一直存在争议。目前一般认为，急性心肌梗死恢复期在ACEI和利尿剂治疗下仍存在充血性心力衰竭的患者，可使用地高辛。对于急性心肌梗死左心衰竭并发快速心房颤动的患者，使用洋地黄制剂较为适合，可首次静脉注射西地兰0.4 mg，此后根据情况追加0.2～0.4 mg，然后口服地高辛维持。

11.7　并发症及处理

11.7.1　心力衰竭　心力衰竭是急性心肌梗死的严重并发症之一，常见于大面积MI如广泛前壁急性心肌梗死或急性心肌梗死伴大面积心肌缺血的患者。急性左心衰竭临床上表现为程度不等的呼吸困难，严重者可端坐呼吸，咯粉红色泡沫痰。

急性左心衰竭的处理：适量利尿剂，Killip Ⅲ级（肺水肿）时静脉注射速尿20～40 mg；如无禁忌（如低血压），可使用吗啡（2～4 mg）静注以降低心脏前后负荷；静脉滴注硝酸甘油，由10 μg/min开始，逐渐加量，直到收缩压下降10%～15%，但不低于12.0 kPa；尽早口服ACEI，急性期以短效ACEI为宜，小剂量开始，根据耐受情况逐渐加量；肺水肿合并严重高血压时是静脉滴注硝普钠的最佳适应证，小剂量（10 μg/min）开始，根据血压逐渐加量并调整至合适剂量；洋地黄制剂在急性心肌梗死发病24 h内使用有增加室性心律失常的危险，故不主张使用。在合并快速心房颤动时，可用西地兰或地高辛减慢心室率。在左室收缩功能不全，每搏量下降时，心率宜维持在90～110次/min，以维持适当的心排血量；急性肺水肿伴严重低氧血症者可行人工机械通气治疗。

11.7.2　心源性休克　心源性休克是急性心肌梗死后泵衰竭最严重的类型。80%是由于大面积心肌梗死所致，其余是由于机械并发症如室间隔穿孔、乳头肌断裂等所致。预后很差，病死率高达50%～80%。急性心肌梗死伴心源性休克时有严重低血压，收缩压<10.67 kPa，有组织器官低灌注表现，如四肢凉、少尿或神志模糊等。伴肺淤血时有呼吸困难。心源性休克可突然发生，为急性心肌梗死发病时的主要表现，也可在入院后逐渐发生。迟发的心源性休克发生慢，在血压下降前有心排血量降低和外周阻力增加的临床证据，如窦性心动过速、尿量减少和血压升高、脉压减小等。处理如下：

①升压药：恢复血压在12.0/8.0 kPa以上是维持心、脑、肾等重要脏器灌注并维持生命的前提。首选多巴胺5～15 μg/(kg·min)，一旦血压升至12.0 kPa以上，则可同时静脉滴注多巴酚丁胺3～10 μg/(kg·min)，以减少多巴胺用量。如血压不升，应使用大剂量多巴胺≥15 μg/(kg·min)。大剂量多巴胺无效时，也可静脉滴注去甲肾上腺素。轻度低血压时，可用多巴胺或与多巴酚丁胺合用。

②血管扩张药：可用硝普钠，用量宜小，5～20 μg/(kg·min)静脉维持输注。可扩张小动脉而增加心输出量和组织灌注，同时可降低肺毛压（PCWP）而减轻肺淤血和肺水肿，从而改善血流动力学状态。与多巴胺合用效果更好。

③主动脉内球囊反搏（IABP）：急性心肌梗死合并心源性休克时药物治疗不能改善预后，应使用主动脉内球囊反搏。经股动脉插入气囊导管至降主动脉，通过舒张期和收缩期气囊充气和放气，增加心肌灌注并降低心室射血阻力，可使心搏出量增加10%～20%。一般适用于药物治疗反应差、血流动力学不稳定以及为外科手术或PCI治疗做准备的心源性休克患者。IABP的副作用有穿刺部位出血、穿刺下肢缺血、血栓栓塞和气囊破裂等并发症，在老年、女性和有外周动脉疾患者更多见。IABP本身不能改善心源性休克患者的预后。

④再灌注治疗：包括溶栓、急诊PCI或CABG。迅速使完全闭塞的梗死相关血管开通，恢复血流至

关重要，这与住院期间的存活率密切相关。然而，溶栓治疗的血管再通率在休克患者显著低于无休克者，而且住院生存率仅20%～50%，故急性心肌梗死合并心源性休克提倡急诊PCI。急性心肌梗死合并心源性休克若PCI失败或不适用者（如多支病变或左主干病变），应行急诊CABG。

11.7.3 右室梗死和功能不全 急性下壁心肌梗死中，相当部分合并存在右室梗死，但有明确血流动力学改变的仅占10%～15%，下壁伴右室梗死者死亡率明显增加。右胸导联（特别是V_{4R}）ST段抬高＞0.1 mV是右室梗死最特异的改变。下壁梗死时出现低血压、无肺部音、伴颈静脉充盈或Kussmaul征（吸气时颈静脉充盈）是右室梗死的典型三联征。但临床上常因血容量减低而缺乏颈静脉充盈体征，主要表现为低血压。心肌梗死合并低血压时应避免使用硝酸酯和利尿剂，需积极扩容治疗，若补液1～2 L血压仍不回升，应静脉滴注正性肌力药物如多巴胺。在合并高度房室传导阻滞且对阿托品无反应时，应予临时起搏以增加心排血量。右室梗死时也可出现左心功能不全引起的心源性休克，处理同左室梗死时的心源性休克。

11.7.4 心律失常 急性心肌梗死由于缺血性心电不稳定，可出现室性早搏、室性心动过速、心室颤动或加速性心室自主心律；由于泵衰竭或过度交感兴奋可引起窦性心动过速、房性早搏、心房颤动、心房扑动或室上性心动过速：由于缺血或自主神经反射可引起缓慢性心律失常（如窦性心动过缓、房室传导阻滞）。首先应加强针对急性心肌梗死、心肌缺血的治疗。

急性心肌梗死并发室上性快速心律失常的治疗：①房性早搏：与交感兴奋或心功能不全有关，本身不需特殊治疗，但需积极治疗心功能不全。②阵发性室上性心动过速：因心率过快可使心肌缺血加重。如合并心力衰竭、低血压者可用直流电复律。如无心力衰竭且血流动力学稳定，可缓慢静脉注射维拉帕米（5～10 mg）、或硫氮䓬酮 （15～25 mg） 或美多心安 （5～15 mg）。洋地黄制剂有效，但起效时间较慢。③心房扑动和心房颤动：往往见于合并心衰患者，提示预后不良，应予积极治疗。a．若心室率过快致血流动力学不稳定，如出现血压降低、脑供血不足、心绞痛或心力衰竭者需迅速行同步电复律。b．若血流动力学稳定，则减慢心室率即可。无心功能不全、支气管痉挛或房室传导阻滞者，可静脉使用β－受体阻滞剂，如美多心安5 mg在5 min内静脉注入，必要时可重复，15 min内总量不超过15 mg。也可缓慢静脉注射维拉帕米（5～10 mg）或硫氮䓬酮（15～25 mg）。c．合并心衰者首选洋地黄制剂，如西地兰（0.4～0.8 mg）分次静脉注入，多能减慢心室率。d．胺碘酮对中止心房颤动、减慢心室率及复律后维持窦性心律均有价值，可静脉用药并随后口服治疗。e．心房颤动反复发作应给予抗凝治疗，以减少脑卒中危险。

急性心肌梗死并发室性快速心律失常的治疗：①心室颤动：持续性多形室性心动过速，立即非同步直流电复律，起始电能量单相波为200 J，如不成功可给予300～360 J重复；双相波起始能量为120 J，如不成功可加大电击能量。②持续性单形室性心动过速：伴心绞痛、肺水肿、低血压（＜12.0 kPa），应予同步直流电复律，电能量同上。持续性单形室性心动过速不伴上述情况，可首先给予药物治疗，如胺碘酮150 mg于10 min内静脉注入，必要时可重复150 mg，然后1 mg/min静脉滴注6 h，再0.5 mg/min维持滴注；或利多卡因50～100 mg静脉注射，需要时每15～20 min可重复，最大负荷剂量200～300 mg，然后1～4 mg/min维持静脉滴注。③频发室性早搏、成对室性早搏、非持续性室速（图11－4）：可严密观察或用利多卡因治疗（使用不超过24 h）。④偶发室性早搏、加速的心室自主心律：可严密观察，不作特殊处理。

急性心肌梗死并发缓慢性心律失常的治疗：窦性心动过缓见于30%～40%的急性心肌梗死患者中，尤其是下壁心肌梗死或右冠状动脉再灌注时。心脏传导阻滞可见于6%～14%患者，与住院死亡率增高相关。处理原则如下：

①窦性心动过缓：在下、后壁急性心肌梗死早期最常见，若伴有低血压（SBP＜12.0 kPa）时立即处理。可给阿托品0.5～1.0 mg静脉推注，3～5 min可重复，至心率达60次/min以上。最大可用至2～3 mg。

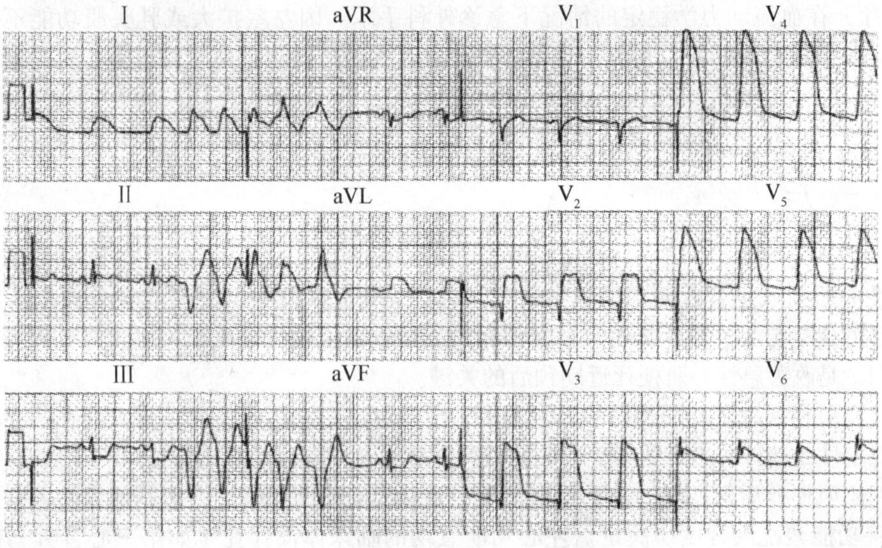

图11-4 急性ST段抬高心肌梗死并发室性心律失常

②房室传导阻滞（AVB）：多见于下、后壁急性心肌梗死。若在急性心肌梗死初起出现，多为低血压所致，治疗应先给予多巴胺升压，AVB即可消失。若在急性心肌梗死 24 h后发生，多为房室结缺血、水肿和损伤所致，可表现为逐渐加重的AVB。一度和二度I型AVB很少发展为三度AVB，只需观察，不必特殊处理。二度、三度AVB伴窄QRS波逸搏心律，可先用阿托品静脉注射治疗，无效则安装临时起搏器。

③束支传导阻滞：多见于广泛前壁急性心肌梗死未行再灌注治疗患者，提示预后不良。急性心肌梗死新出现的束支传导阻滞如完全性右束支传导阻滞（CRBBB）+左前分支阻滞（LAB）或左后分支阻滞（LPB）及伴P-R间期延长、或CRBBB与完全性左束支传导阻滞（CLBBB）交替出现均应立即安装临时起搏器；新发生的单支传导阻滞并P-R间期延长或事先存在的双束支阻滞伴P-R间期正常者，则可先密切观察，如出现高度的AVB则行临时起搏。

11.7.5 急性心肌梗死机械性并发症 急性心肌梗死机械性并发症左室游离壁破裂、室间隔穿孔、乳头肌和邻近的腱索断裂等。临床上多发生于无高血压病史、首次大面积透壁性急性心肌梗死的老年女性患者。晚期溶栓治疗、抗凝过度和皮质激素或非甾体类抗炎剂增加其发生风险。临床表现为突然或进行性血流动力学恶化、低心排血量、休克和肺水肿。

①游离壁破裂：左室游离壁破裂引起急性心包填塞时可突然死亡，临床表现为电-机械分离或停搏。亚急性心脏破裂在短时间内破口被血块封住，可发展为亚急性心包填塞或假性室壁瘤。症状和心电图不特异，心脏超声可明确诊断。对亚急性心脏破裂者应争取冠状动脉造影后行手术修补及血管重建术。

②室间隔穿孔：病情恶化的同时，在胸骨左缘第3、4肋间闻及全收缩期杂音，粗糙、响亮，50%伴震颤。二维超声心动图一般可显示室间隔破口，彩色多普勒可见经室间隔破口左向右分流的射流束。室间隔穿孔伴血流动力学失代偿者提倡在血管扩张剂和利尿剂治疗及IABP支持下，早期或急诊外科手术治疗。如室间隔穿孔较小，无充血性心力衰竭，血流动力学稳定，可保守治疗，6周后择期手术。

③急性二尖瓣关闭不全：乳头肌功能不全或断裂引起急性二尖瓣关闭不全时在心尖部出现全收缩期反流性杂音，但在心排血量降低时，杂音不一定可靠。二尖瓣反流还可能由于乳头肌功能不全或左室扩大所致相对性二尖瓣关闭不全所引起。超声心动图和彩色多普勒是明确诊断并确定二尖瓣反流机制及程度的最佳方法。急性乳头肌断裂时突然发生左心衰竭和（或）低血压，主张血管扩张剂、利尿

剂及IABP治疗，在血流动力学稳定的情况下急诊外科手术。因左室扩大或乳头肌功能不全引起的二尖瓣反流，应积极药物治疗心力衰竭，改善心肌缺血并主张行血管重建术以改善心脏功能和二尖瓣反流。

11.8 预后

评价急性心肌梗死患者近期预后的主要观察指标为住院病死率，主要与梗死面积大小、左室功能、侧支循环的建立与否、治疗是否及时密切相关。能否尽早地使梗死相关血管充分而持续再灌注，减少梗死面积，是改善急性心肌梗死近期预后的关键。

影响急性心肌梗死患者长期预后的因素很多，主要包括左室功能状况、是否存在残存心肌缺血及心肌电生理稳定性，此外，患者的年龄、心肌梗死前病史及入院时的临床特征也与预后有关。

决定急性心肌梗死后死亡率的最重要因素是左室功能损伤的程度，许多其他危险因素至少其中一部分是由左室功能紊乱的程度所决定。左心功能衰竭的临床体征存在（如第三心音奔马律）是心肌梗死后不良预后的有力预报因素。左室射血分数（LVEF）可以作为最简单的预测生存的指标。一般通过超声心动图、左室造影及核素血池显影而测定。国外多中心研究组结果提示LVEF＜40%，1年死亡率明显增高；LVEF＜30%者，1年的死亡危险5倍于LVEF正常者。通过漂浮导管（Swan-Ganz）对心肌梗死后患者作血流动力学监测则意义更大。如心脏指数（CI）＜2.2 L/(min·m^2)和（或）肺楔压（PCWP ＞2.4 kPa），则住院病死率增加，并与长期预后有关。急性心肌梗死的左室收缩功能与梗死的范围直接相关。

有无残存心肌缺血是影响急性心肌梗死患者预后的另一重要因素。有证据表明急性心肌梗死后存在严重心肌缺血者第一年死亡率为20%。而急性心肌梗死后无静息心绞痛但在运动时可诱发心绞痛的患者第一年的死亡率为15%。冠脉病变程度与患者的预后密切相关，累及左主干、多支冠脉病变者预后差。国外研究报导，在5年随访期（平均21个月），有3支冠脉病变同时伴左心功能不全者病死率至少为单支病变且左室功能正常者的10倍。

急性心肌梗死后心肌电生理稳定性也是影响预后的重要因素。多个研究发现心肌梗死24h后出现频发或复杂的室性心律失常是第一年高死亡率的独立危险因素。室性心律失常与左室功能不良关系密切。左室功能降低越显著，室性心律失常的出现越频繁。因而，病人最常见的死亡形式即在左室功能不良的基础上出现室性心律失常而发生猝死。

急性心肌梗死患者年龄与预后有关，年龄越大，年死亡率越高。＞80岁的急性心肌梗死患者，第一年的病死率高达50%。

一般来说，患者存在梗死后心绞痛或无症状性心肌缺血、充血性心力衰竭或已知LVEF＜0.4，这类患者再梗和心力衰竭的危险性很高，应建议行冠状动脉造影，以决定是否行PCI或CABG；如急性心肌梗死 48 h后有持续性室速或心室颤动者，这类患者心源性死亡的危险性增加，应考虑行电生理检查和治疗；对急性心肌梗死后无并发症的患者，应在出院前行症状限制性心电图运动试验或^{201}铊Tl运动心肌显像，如发现运动后心肌缺血，应行冠状动脉造影检查，以便决定是否行血运重建术。

（何建桂　吴素华）

参考文献

1. Antman EM，Anbe DT，Armstrong PW，et al. ACC/AHA Guidelines for the Management of Patients with ST-Elevation Myocardial Infarction：A report of the American College of Cardiology/American Heart Association Task Force on Practice（Committee to Revise the 1999 Guidelines for the Management of patients with acute myocardial infarction）. J Am Coll Cardiol，2004，44：1～211

2. 中华医学会心血管病学分会，中华心血管病杂志编辑委员会，中国循环杂志编辑委员会. 急性心肌梗死诊断和治疗指南. 中华心血管病杂志，2001，29（12）：710～725

3. Ryan TJ，Antman EM，Brooks NH，h acute myocardial infarction：a report of the American College of Cardiology/American Heart Association Task Force on Practice Guidelines （Committee on Management of Acute Myocardial Infarction）. J Am Coll Cardiol，1999，34：890～911

4. Braunwald E，Antman E，Beasley J，et al. ACC/AHA 2002 guideline update for the management of patients with unstable angina and non－ST-segment elevation myocardial infarction：summary article：a report of the American College of Cardiology/American Heart Association Task Force on Practice Guidelines （Committee on the Management of Patients With Unstable Angina）. J Am Coll Cardiol，2002，40：1366

5. Mosca L，Appel LJ，Benjamin EJ，et al. Evidence-based guidelines for cardiovascular disease prevention in women. Circulation，2004，109：672～693

6. Hung J. Medical Issues Committee of the National Heart Foundation of Australia. Aspirin for cardiovascular disease prevention. Med J Aust，2003，179：147～152

7. Welsh RC，Ornato J，Armstrong PW. Prehospital management of acute ST-elevation myocardial infarction：a time for reappraisal in North America. Am Heart J，2003，145：1～8

8. Armstrong PW，Collen D，Antman E. Fibrinolysis for acute myocardial infarction：the future is here and now. Circulation，2003，107：2533～2537

9. Antman EM. Glycoprotein Ⅱb/Ⅲa inhibitors in patients with unstable angina/non-ST-segment elevation myocardial infarction：appropriate interpretation of the guidelines. Am Heart J，2003，146：18～22

10. Keeley EC，Boura JA，Grines CL. Primary angioplasty versus intravenous thrombolytic therapy for acute myocardial infarction：a quantitative review of 23 randomised trials. Lancet，2003，361：13～20

11. Andersen HR，Nielsen TT，Rasmussen K，et al. A comparison of coronary angioplasty with fibrinolytic therapy in acute myocardial infarction. N Engl J Med，2003，349：733～742

12. Grundy SM，Cleeman JI，Merz CN，et al. Implications of recent clinical trials for the National Cholesterol Education Program Adult Treatment Panel III guidelines. Circulation，2004，110：227～239

13. Wienbergen H，Zeymer U，Gitt AK，et al. Prognostic impact of acute beta-blocker therapy on top of aspirin and angiotensin-converting enzyme inhibitor therapy in consecutive patients with ST-elevation acute myocardial infarction. Am J Cardiol，2007，99（9）：1208～1211

14. Young JJ，Chung ES，Menon SG，et al. Early revascularization and ACC/AHA guideline-compliant medical management improve left ventricular function and short-term prognosis in patients presenting with acute myocardial infarction and severe left ventricular dysfunction. J Invasive Cardiol，2006，18（11）：540～543

15. Roe MT，Peterson ED，Newby LK，et al. The influence of risk status on guideline adherence for patients with non-ST-segment elevation acute coronary syndromes. Am Heart J，2006，151（6）：1205-1213

16. Ryan JW，Peterson ED，Chen AY，et al. Optimal timing of intervention in non-ST-segment elevation acute coronary syndromes：insights from the CRUSADE （Can Rapid risk stratification of Unstable angina patients Suppress ADverse outcomes with Early implementation of the ACC/AHA guidelines） Registry. Circulation，2005，112（20）：3049～3057

12 心脏骤停与心脏性猝死

心脏性猝死（Sudden Cardiac Death，SCD）是由各种心脏原因所引起的、以急性症状开始1 h内骤然意识丧失为前驱的自然死亡。心脏性猝死最可能的原因是心血管功能的障碍，使脑血供突然停止而丧失意识，最后导致生物学死亡。

急性冠脉综合征（ACS）可引发严重的心律失常（如心室颤动或持续室性心动过速），进而导致心脏性猝死。在某些病例中，这些心律失常可以是心肌缺血的最初表现。急性冠脉综合征的心律失常的发生机制与慢性稳定缺血性心脏病发生心律失常的机制不同。急性缺血时发生的心律失常可以是折返、自律性异常或触发机制，并受不同的内源性因素如血钾水平、自律性影响。多数研究显示，75%～80% 死于SCD的患者患有冠心病。在这些患者中多可见到弥散性的冠状动脉粥样硬化，其中很大一部分为3支血管病变。通过尸体解剖可发现超过50% 的因冠心病猝死的患者有冠状动脉斑块形态的急性变化，如血栓形成和（或）斑块破裂。有心肌瘢痕而没有急性心肌梗死的猝死患者中约50%存在活动的冠脉病变。

除冠心病外，其他导致SCD 的疾病还包括肥厚性心肌病（HCM）和扩张性心肌病（DCM）、右室心肌病、先天性心脏病和其他少见情况。在冠心病危险年龄段之前的人群中，遗传性右室心肌病和HCM是导致猝死主要的基质。主动脉瓣狭窄的成年患者发生SCD的累计危险为15%～20%，其中有症状的患者危险较高。预激综合征患者SCD的发生率为0.15%，最常见的原因是房颤伴快速心室率，进而演变为心室颤动（室颤）。遗传和家族史也是冠心病患者SCD的危险因素。遗传的影响可能不是通过一种机制，而有可能是通过多种机制发挥作用。5%～10%的SCD发生在无冠心病或心肌病的患者中。一系列遗传性疾病如长QT综合征（LQTS）、短QT综合征（SQTS）、Brugada综合征和儿茶酚胺敏感性室速等，虽然没有明显的心脏结构改变，也可导致SCD。钾通道、钠通道和释放肌肉收缩必需的钙离子的肌浆网Ryanodine 受体异常可导致心脏电活动紊乱，引发致命性室性心律失常。

12.1 心脏性猝死的病因和危险因素

冠心病是80%以上心脏性猝死的病因，这在世界上冠心病发病较低的许多国家地区中也是最常见的心脏性猝死的原因。成人心脏性猝死的常见原因见表12-1。

表12-1 成人心脏性猝死的常见原因及有关因素

Ⅰ冠状动脉病变	C冠状动脉栓塞
A冠状动脉粥样硬化	D冠状动脉炎
①慢性缺血性心脏病伴暂时供/需失衡-血栓形成	E冠状动脉的机械性阻塞
②急性心肌梗死	F冠状动脉的功能性阻塞
③慢性动脉粥样硬化伴心肌基质改变	①伴或不伴动脉粥样硬化的冠状动脉痉挛
B冠状动脉先天性异常	②心肌桥
①异常起源于肺动脉	Ⅱ心室肌肥大
②其他冠状动静脉瘘	A冠心病伴左心室肥大
③左冠状动脉起源于右Vaisalva窦	B没有明显冠状动脉粥样硬化的高血压心脏病
④右冠状动脉起源于左Vaisalva窦	C继发于瓣膜性心脏病的肥厚型心肌病
⑤发育不全或成形不全的冠状动脉	D肥厚型心肌病

续表

E原发性或继发性肺动脉高压
Ⅲ心肌疾病与心力衰竭
A慢性充血性心力衰竭
①缺血性心肌病
②特发性心肌病
③酒精性心肌病
④高血压性心肌病
⑤心肌炎后心肌病
⑥产后心肌病
B急性心力衰竭
①急性心肌梗死
②急性心肌炎
③主动脉瓣狭窄或人工瓣中的球瓣栓塞
④心肌结构的机械性断裂
Ⅳ感染、浸润、新生物与退行性过程
A急性病毒性心肌炎伴或不伴心室功能异常
B与血管炎有关的心肌炎
C进行性系统性硬化症
D淀粉样变
E血色素沉着症
F致心律失常右心室发育不良、右心室心肌病
Ⅴ心脏瓣膜疾病
A主动脉瓣狭窄/关闭不全
B二尖瓣断裂
C二尖瓣脱垂
D心内膜炎
E人工瓣功能异常
Ⅵ先天性心脏病
A先天性主动脉或肺动脉瓣狭窄
B右向左分流先天性心脏病
Ⅶ电生理异常
A传导系统异常
①希氏束-浦肯野系统纤维化
②异常的传导通道
B复极异常
①先天性QT间期延长综合征
②获得性QT间期延长综合征
（a）药物作用
心脏的、抗心律失常的
非心脏的
（b）电解质异常
（c）毒性物质
（d）中枢神经系统损伤
③Brugada综合征
C未知或不肯定原因的室颤
①没有可识别的结构性或功能性原因
（a）特发性室颤
（b）尖端扭转性室速、多形性室速
②Brugada综合征
Ⅷ与神经体液和中枢神经系统有关的电不稳定
A儿茶酚胺依赖性致命性心律失常
B中枢神经系统有关的
①心理压力与过度激动
②心脏神经疾病
③先天性QT间期延长
Ⅸ其他
A极度体力活动时猝死
B静脉回流的机械干扰
①急性心脏压塞
②大块肺栓塞
③急性心内血栓形成
C主动脉夹层动脉瘤
D中毒性/代谢性紊乱

冠状动脉疾患是成人SCD最为重要的病因和危险因素，有心肌梗死、心肌缺血、左室功能受损、室速的冠心病亚组是SCD的高危人群。降低人群中SCD发生的最有效方法之一是进行冠心病的一级预防和二级预防。

高血压是冠心病的危险因素，也是SCD危险因素。无论心电图还是超声心动图出现左室肥厚（LVH）证据均与猝死和不明原因的心脏死亡率升高有关。室内传导异常如左束支阻滞（LBBB）也提示SCD危险的增加。

吸烟、肥胖、糖尿病和生活方式也与SCD有关。研究表明，吸烟使发生SCD危险性增加2～3倍，这是少数几个导致冠心病猝死危险成比例增加的因素之一。另外一项对310名院外心脏骤停幸存者的调查研究表明，心脏骤停以后继续吸烟者随访3年过程中心脏骤停的复发率为27%，而在戒烟者中为19%。肥胖是第二个可导致冠心病猝死危险成比例增加的因素。运动水平与SCD的关系也有研究，但结果不一致。静息心率快，运动及恢复过程中心率变化小是SCD的危险因素。流行病学研究显示，久坐与冠心病死亡危险增加有关。但研究显示运动量少与SCD发生率之间的相关性不显著，反而运动量大的患者猝死率和总心脏死亡率高。对于各类人群（包括爱运动和不爱运动的人），剧烈运动过程中

SCD相对危险增加17倍。虽然剧烈运动过程中（尤其是不习惯运动的人）心脏骤停的危险增加，但习惯性运动能够降低心脏骤停的危险，无论在运动过程中还是静息时。

近期生活方式（健康、工作、家庭、个人及社会环境因素）的重大变动与心肌梗死和SCD有关。冠脉事件前6个月生活方式改变评分显著升高，这在SCD患者尤其明显。控制其他主要预后相关因素的影响后，SCD危险性随社会和经济应激而增加，调整某些生活方式可以降低冠心病患者发生SCD的危险性。急性心理应激与心血管事件SCD危险增加有关。

心脏骤停时最常记录到的节律是室颤。以往的研究显示，75%～80%的心源性猝死机制是室颤，另外的15%～20%是由于缓慢性心律失常，包括高度房室传导阻滞和心脏停搏。能够有效预防SCD的药物包括β－受体阻滞剂、ACE抑制剂、血管紧张素受体抑制剂、降脂药、螺内酯、溶栓药和抗栓药等。

12.1.1 冠心病和心脏性猝死 在既往没有心肌梗死病史而突发冠状动脉急性血栓闭塞的患者中，心脏骤停最常见的机制是室颤，其次为心室停顿（特别是当病变累及右冠状动脉时）。尽管心肌梗死患者SCD最常见病因是室性心律失常，其他可能的因素还有新的心肌缺血发作或心肌疤痕情况下的再次梗死，或这些因素的协同作用。心肌梗死后的室性心律失常（特别是室颤和室速）严重影响患者的预后（图12-1）。

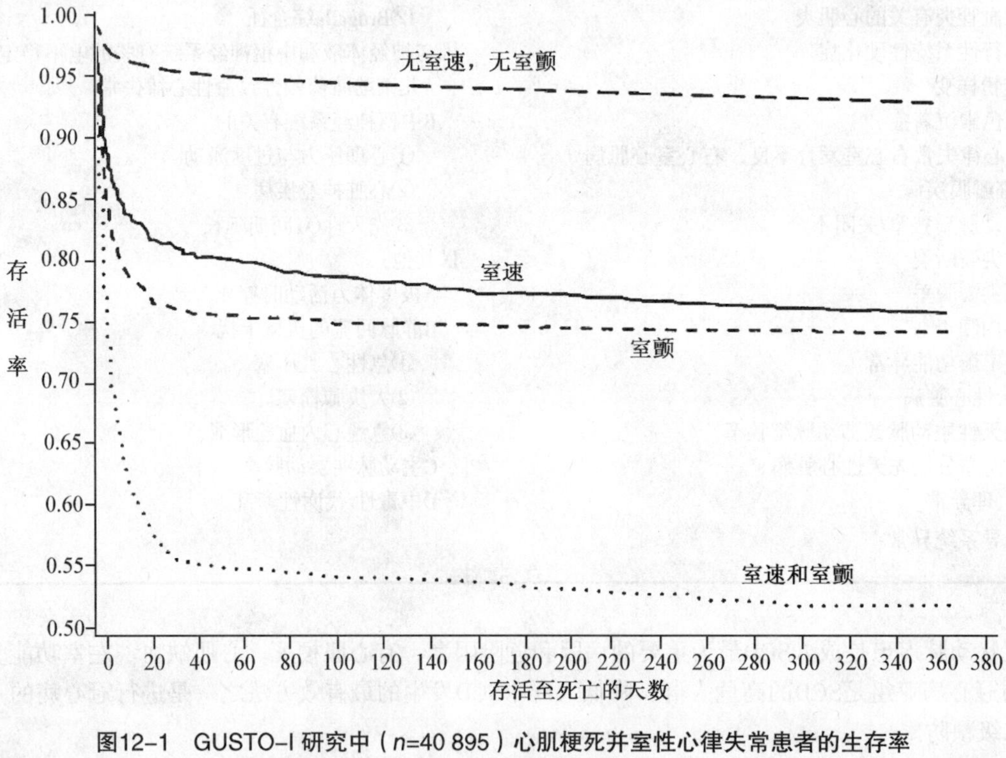

图12-1 GUSTO-I 研究中（*n*=40 895）心肌梗死并室性心律失常患者的生存率

尸体解剖资料表明心肌缺血是冠心病患者SCD的主要原因。在既往有心肌梗死病史患者中，它可能是惟一的原因，并由此诱发室颤。缓慢性心律失常作为SCD的机制之一，其发生率和重要性很难分析。通常认为 SCD中严重的心动过缓，如停搏或电机械分离的发生率一般在25%左右。

由于心力衰竭人群包括心肌梗死后患者、原发性扩张型心肌病患者以及其他心脏疾病患者，因此其SCD的机制就更加复杂。尽管心力衰竭患者猝死原因可为心源性和非心源性，但大多数情况是死于心源性。缺血性心脏病心力衰竭患者，猝死的发生往往是再梗死的结果。心肌梗死后危险分层的目的在于区分出那些发生猝死的高危患者。左室射血分数下降是总死亡率和SCD的最主要的独立危险因素。当然，当左室射血分数极低（＜0.15）时，主要心脏性死亡并非猝死。 而一旦猝死发生，更多的是由于缓慢性心律失常或电-机械分离，而不是室性快速性心律失常。心脏迷走神经活性降低、QT间期延长、T波振幅交替与心肌梗死后SCD的危险性增高有关。程序电刺激对射血分数低的患者和存在非持续性室速的患者则有明显预测价值，特别是对大面积心肌梗死患者。

综合非持续性室速、左室射血分数降低、电生理检查等数据，能有效区分急性心肌梗死后心律失常死亡的高危患者，并可相应预防性安装植入式心脏复律除颤器（ICD）。ICD可自动检测室颤/室速等心律失常并自动进行电击复律（图12-2，图12-3）或进行抗心动过速起搏（ATP）以终止心动过速。

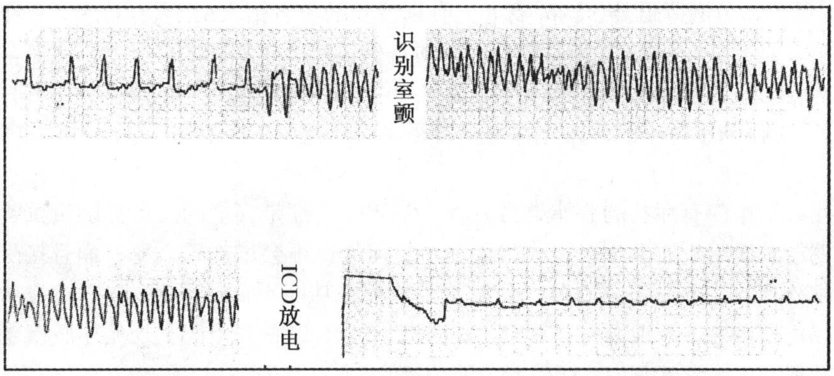

图12-2　植入式心脏复律除颤器（ICD）检测到室颤并放电除颤

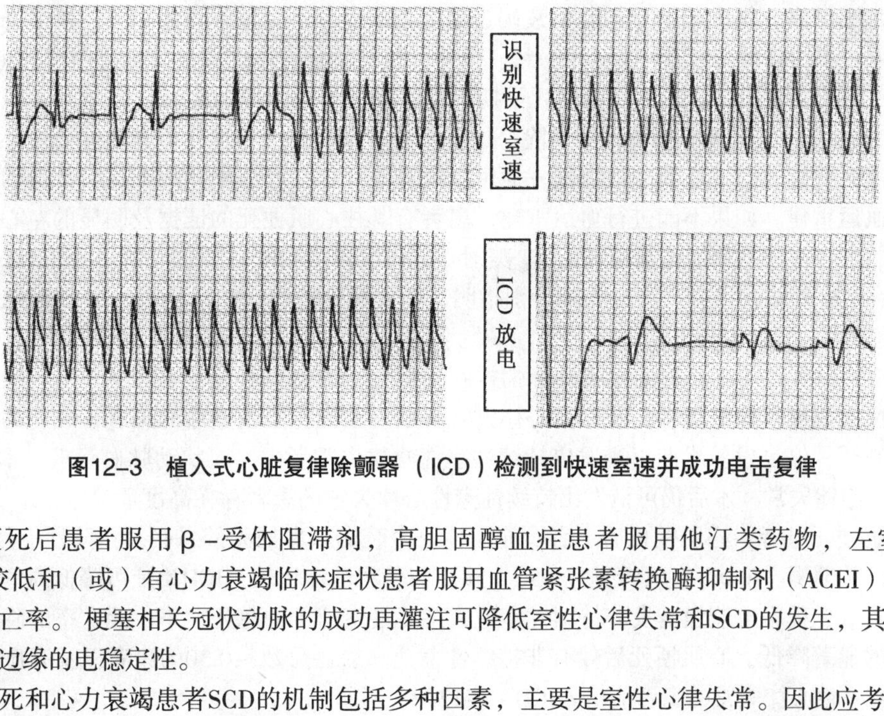

图12-3　植入式心脏复律除颤器（ICD）检测到快速室速并成功电击复律

心肌梗死后患者服用β-受体阻滞剂，高胆固醇血症患者服用他汀类药物，左室射血分数（LVEF）较低和（或）有心力衰竭临床症状患者服用血管紧张素转换酶抑制剂（ACEI）均可降低心肌梗死后死亡率。梗塞相关冠状动脉的成功再灌注可降低室性心律失常和SCD的发生，其可能机制是提高了梗死边缘的电稳定性。

心肌梗死和心力衰竭患者SCD的机制包括多种因素，主要是室性心律失常。因此应考虑多种治疗方法，例如减少梗死面积、预防新的缺血事件、调节神经内分泌活性、抗心律失常治疗以预防或终止室性心律失常等。

冠心病SCD的一级预防：积极的血运重建以及β-受体阻滞剂的应用可使ACS患者室颤的发生率降低。ACS早期出现的室颤增加院内死亡率，但对远期死亡率并无影响。应用利多卡因进行预防可以减少ACS的室颤发生率，但可导致心动过缓而使总死亡率增加，因此目前已不采用。急性心肌梗死时使用β受体阻滞剂可预防室颤的发生。低镁血症和低钾血症等电解质紊乱在心肌缺血情况下可诱发室颤，应积极纠正。在传统治疗的基础上加用醛固酮拮抗剂依普利酮，可降低急性心肌梗死后SCD的风险。

急性心肌梗死后的患者数年之内都有一定SCD的风险。除射血分数降低，多种因素与心肌梗死后SCD风险有关，这些因素包括非持续性室速的发作、有症状的心力衰竭、心内电生理检查诱发出的持续的单形性室速。植入式心脏复律除颤器（ICD）是被证明对降低SCD风险及总死亡率均有效的抗心律失常治疗。以下二组人群具有通过ICD治疗降低SCD风险的指征：①既往心肌梗死导致左室射血分数降低（小于或等于40%），有自发的非持续性室速发作，心内电生理检查可诱发出持续的单形性室速的患者；②心肌梗死40天或更长时间后导致心力衰竭（NYHA分级Ⅱ或Ⅲ级表现），且左室射血分数小于30%的患者。除射血分数降低外，同时有心力衰竭症状的患者植入ICD获益最大。一级预防的临床研究入选的绝大多数是有症状的心力衰竭患者，评估是否需植入ICD的时间至少要推迟至血运重建（如经皮冠脉成形术或冠脉旁路移植术）后3个月，为心功能的恢复提供足够的时间。另外，对于心肌梗死后40天内的患者，植入ICD并不能改善生存率。对于是否应植入ICD有疑问的病例，可考虑进行心内电生理检查。

对心肌梗死后发作伴有症状的心律失常患者，胺碘酮治疗是安全的。虽然随机试验结果并未显示心肌梗死后早期经验性给予胺碘酮可以改善生存率，但是也不会增加死亡率，而且接受胺碘酮治疗的患者因心律失常死亡发生率有下降趋势。但是对于严重心功能不全的患者（NYHA心功能分级Ⅲ级或以上），胺碘酮治疗可能并不能获益。因此，心肌梗死后的患者并不应常规使用胺碘酮，但用于抑制有症状的心律失常，胺碘酮可能是目前最安全的药物。

心肌梗死合并心力衰竭的患者，应用血管紧张素转化酶抑制剂（ACEI）可使心力衰竭进展延缓，并降低由于心力衰竭进展导致的死亡；充血性心力衰竭时对肾素-血管紧张素-醛固酮系统的刺激使血管紧张素Ⅱ水平增高，螺内酯治疗与心力衰竭进展的延缓及SCD的显著降低相关；接受降脂药物治疗的患者其总死亡率的降低与SCD的降低相一致。另外，抗栓治疗可不同程度降低心肌梗死患者SCD。

冠心病SCD的二级预防：急性心肌梗死早期出现室颤、心搏骤停的患者，在急性心肌梗死后的第1个24～48 h之内有再次出现心搏骤停的风险。这些患者如出现持续室速，应评估并处理心肌缺血。如果发作室颤前有明确的急性心肌缺血证据，而患者没有既往存在心肌梗死的证据，首选的治疗措施是完全的冠脉血运重建。如果不能进行血运重建，患者有既往心肌梗死的证据及明显的左心功能不全，室颤复苏后的患者首选治疗措施是植入ICD。美国心脏病学会（ACC）/美国心脏协会（AHA）关于ICD防治SCD的治疗指南见表12-2［注：如未特别指明，本文提到的诊治建议均来自ACC/AHA或欧洲心脏协会（ESC）］。

冠心病SCD存活者常有严重的冠状动脉粥样硬化病变，而急性心肌缺血常为SCD的触发因素。在可诱发多形性室速或室颤的患者，及存在心律失常解剖基质如左室室壁瘤的患者，成功的血运重建难以完全预防心搏骤停复发。术前可诱发出持续性室性心律失常者中，冠状动脉血管重建术后仅50%患者不能再诱发心律失常。术后仍可诱发出持续性室性心律失常的患者存在高度危险。

急性心肌梗死患者、心肌梗死后患者及充血性心力衰竭患者如无禁忌必须预防性应用β-受体阻滞剂和（或）胺碘酮。ICD可有效转复室速或室颤。与药物治疗比较，ICD治疗可降低高危人群（即左室射血分数降低、程序电刺激诱发非持续性室速或持续性室速）的总死亡率。死亡率的降低是由于心律失常死亡的显著降低。心肌梗死后伴有非持续性室速和射血分数≤0.30的患者以及有血流动力学不稳定的持续性室性心律失常的患者应植入ICD（表12-2，彩图3）。

表12-2 植入式心脏复律除颤器（ICD）防治SCD的建议

疾病	临床情况	建议类别	证据级别
心肌梗死后	复苏后室速/室颤、自发持续性室速、血液动力学不稳定	Ⅰ	A
心肌梗死后	一级预防——射血分数＜0.4，临床非持续室速，电生理检查可诱发持续性室速	Ⅰ	B
心肌梗死后	一级预防——射血分数＜0.3	Ⅱa	B

续表

疾　病	临床情况	建议类别	证据级别
Brugada综合征	二级预防	Ⅱa	B
Brugada综合征	症状性晕厥/室速	Ⅰ	B
肥厚性心肌病	二级预防	Ⅰ	B
长QT综合征	二级预防——ICD+β-受体阻滞剂	Ⅰ	C
主动脉狭窄	二级预防	Ⅰ	C
二尖瓣脱垂	二级预防	Ⅰ	C
右室心肌病	二级预防	Ⅰ	C
扩张性心肌病	二级预防	Ⅰ	C
儿茶酚胺依赖多形室速	二级预防（+β-受体阻滞剂）	Ⅰ	C
肥厚性心肌病	一级预防	Ⅰ	B
扩张性心肌病	一级预防	Ⅱa	B
致心律失常右室心肌病	一级预防——室速	Ⅱa	C
长QT综合征	一级预防——应用β-受体阻滞剂后仍反复发作晕厥	Ⅱa	C
Brugada综合征	可诱发的室速/室颤，但无症状	Ⅱa	C
心肌梗死后	自发、持续性、可耐受的单形室速	Ⅱb	C
儿茶酚胺依赖性多形性室速	一级预防（+β-受体阻滞剂）	Ⅱb	C

12.1.2　肥厚性心肌病　肥厚性心肌病（HCM）是一种因心肌肌节编码蛋白基因突变引起的遗传性心肌病。HCM具有显著的病理特征（心肌肥厚、肌细胞排列紊乱以及纤维化），并因此引起多种异常，包括心肌缺血、舒张功能减低和左室流出道梗阻，从而导致充血性心力衰竭、心律失常（如房颤）以及在某些患者引发猝死。

HCM的自然病程多种多样，SCD最常见于青年人（<30岁）。由于猝死多发生于无症状（或轻微症状）的青年患者，所以处理的重点之一是识别SCD高危患者。在青年人中，包括训练有素的竞技运动员，SCD的最常见原因之一是HCM。HCM的SCD可能是多种机制相互作用的结果，通常很难单独确定每一种触发或决定因素的重要性。心肌细胞排列紊乱、心肌缺血以及心肌瘢痕是SCD的重要基础。室性心律失常、阵发性房颤、房室传导阻滞、经旁道的快速房室传导、血流动力学变化、心肌缺血和剧烈运动等都可能触发SCD。

家族史有助于评价危险性，在大约10%～20%的患者中有HCM相关性SCD的家族史，其中有不到5%的恶性家族史伴多人早期死亡。不能解释的晕厥、特别是与运动相关的反复发作或发生在儿童和青年HCM患者的晕厥是先兆性症状，当伴有其他危险因素时更是如此。超声心动图检查如发现室壁极度肥厚（最大厚度≥30 mm），特别是在青年患者且伴有其他危险因素时，预示较高的SCD危险性。症状限制性直立运动试验有25%的HCM患者血压反应曲线或者平坦（血压升高不超过2.67 kPa）或者下降，这些是SCD的高危患者。动态心电图如发现成年HCM患者非持续性室速发作频繁、持续时间长，提示HCM患者有较高的猝死危险。HCM患者在电生理实验室进行程序电刺激时诱发出室速/室颤提示有发生心脏事件的高度危险性。

所有HCM患者应该进行无创性危险分层和评价可能存在的SCD的潜在触发因素。如果潜在触发因素能检测出来，即可提供针对性的治疗，如临床确定的单形持续性室速［药物和（或）ICD］，传导系统疾病（起搏器），房室旁道（射频消融），伴有严重梗阻的运动相关性晕厥（心肌切开术/心肌部分切除术），可能的心肌缺血（维拉帕米），阵发性房颤（胺碘酮）。运动也能触发SCD，因此应该避免剧烈体力活动。HCM心脏停搏的幸存者应植入ICD预防SCD（表12-2）。有两种以上危险因素的患者SCD的年发生率在2%～6%以上，应该植入ICD作为一级预防。如患者无经济条件植入ICD，胺碘酮可以作为ICD的一种药物替代疗法。

12.1.3 右室心肌病 右室心肌病亦称致心律失常性右室发育不良，是右室心肌组织局限性或弥散性被纤维脂肪组织所替代的一种心肌病，可伴或不伴左室受损。右室心肌病和其他遗传性心肌病一样，是冠心病易患年龄前（＜35岁）发生SCD的主要原因之一，在年轻运动员死亡事件中约占25%。右室心肌病患者至少30%有家族史，为常染色体显性遗传或不全性显性遗传。典型心电图特征是右胸前导联T波倒置、QRS波增宽伴ε波。本病多见于青少年或伴有室性心律失常的青年，晕厥（29%）和心脏骤停（7%～23%）可能是本病最早出现的症状。本病可以出现多种心律失常。最常见的心律失常是左束支传导阻滞型单形性室速，也可出现无症状的室早或血流动力学不稳定的多形性室速。与HCM一样，右室心肌病也可以出现心力衰竭。

右室心肌病有心脏停搏/室颤史的患者可能再发。年轻时发病往往比老年时发病有更高的猝死率。年轻时发病（＜20岁）是危险因素之一。右室心肌病患者信号平均心电图中晚电位检出率为47%～91%，心室晚电位阳性患者有较高的持续性室速的发生率。晚电位与右室心肌病的严重程度相关，当伴有右心功能不全时是持续性室速和室颤的独立预测指标。右室弥散性扩大以及同时伴有左室受损的右室心肌病是室颤和SCD的高危患者。在伴有明显的右室扩大，右室射血分数降低（＜0.40）和右室3个以上节段运动减弱或无运动或出现2个以上右室节段反常运动的右室心肌病患者，程序电刺激时诱发出持续性室性心律失常提示患者发生猝死的危险很高。

右室心肌病患者应避免从事竞技性体育运动。对于希望参加竞技性体育运动的无症状的右室心肌病患者的评估应包括12导联心电图、信号平均心电图、平板运动试验以及超声心动图检查。口服抗心律失常药物如索他洛尔对伴有非持续性室速的右室心肌病患者有一定疗效。右室心肌病患者室速如难以用药物控制，对经选择的患者，射频消融也许是一种有效的辅助和姑息疗法。对右室心肌病心脏骤停存活者、抗心律失常药物无效的室速患者、伴有室速的高危患者以及左右心室功能受损的患者植入ICD可能降低死亡率（表12-2）。

12.1.4 扩张性心肌病 扩张性心肌病（DCM）是一种以左室扩大及收缩功能受损为特征的慢性心肌病。流行病学调查显示发病率为20/（10万·年），实际数字可能更高。高达40%的扩张性心肌病患者有家族史，常染色体显性遗传为最常见形式。在扩张性心肌病所有死亡事件中，SCD至少占30%。值得一提的是，一些症状轻微甚至临床症状及超声心动图上看似有好转的患者均可能发生SCD。

扩张性心肌病患者发生心脏骤停的原因中，缓慢性心律失常、肺或体循环栓塞或电机械分离高达50%，但是恶性室性心律失常仍是扩张性心肌病患者最常见的猝死原因之一。那些症状并不严重的扩张性心肌病患者，大多数因为发生恶性室性心律失常而猝死。

扩张性心肌病的猝死与疾病的严重程度密切相关，与心力衰竭进行性加重而发生的死亡率平行。一些预测扩张性心肌病预后的指标也能预测SCD。预测总死亡率的指标包括射血分数、舒张末期内径和容积、男性、老年人、低钠血症、持续存在的第三心音、窦性心动过速、肺毛细血管楔压升高、低血压和房颤等。

晕厥是预测SCD的一个有用指标。不管晕厥的原因如何，其和一年内SCD危险性显著相关。扩张性心肌病患者室性心律失常常见，是反映疾病严重程度的指标。一些反映血流动力学严重程度的指标（如射血分数、左室舒张末期容积、充盈压）更能预测扩张性心肌病总死亡和SCD。降低伴有室性心律失常的扩张性心肌病患者SCD危险性的治疗措施有ACEI、β-受体阻滞剂、醛固酮受体拮抗剂、胺碘酮和ICD（表12-2）。

12.1.5 先天性长QT综合征 先天性长QT综合征（LQTS）是一种家族性疾病，心电图表现为QT_C间期延长，可发生尖端扭转型室速等致命性的室性心律失常，多在儿童或少年时期发病。临床上有两种类型，一种是Romano-Ward综合征（RWS），呈常染色体显性遗传，不伴有先天性耳聋，此型常见；另一种是Jervell-Lange-Nielsen综合征（JLNS），呈常染色体隐性遗传，伴有先天性神经性耳聋，预后差。

晕厥是长QT综合征最常见的临床表现，男性发病早于女性。首次发生晕厥的年龄与预后有关。有猝死家族史的患者猝死危险性增加。QT间期延长程度（如QT_C＞600 ms）与猝死危险性相关，因此，QT_C间期越长，出现心脏事件的危险性越大（图12-4）。QT离散度＞100 ms、β-受体阻滞剂不能使其缩短是心脏事件反复发作的危险因素。体表ECG T波电交替是长QT综合征心电严重不稳的标志。

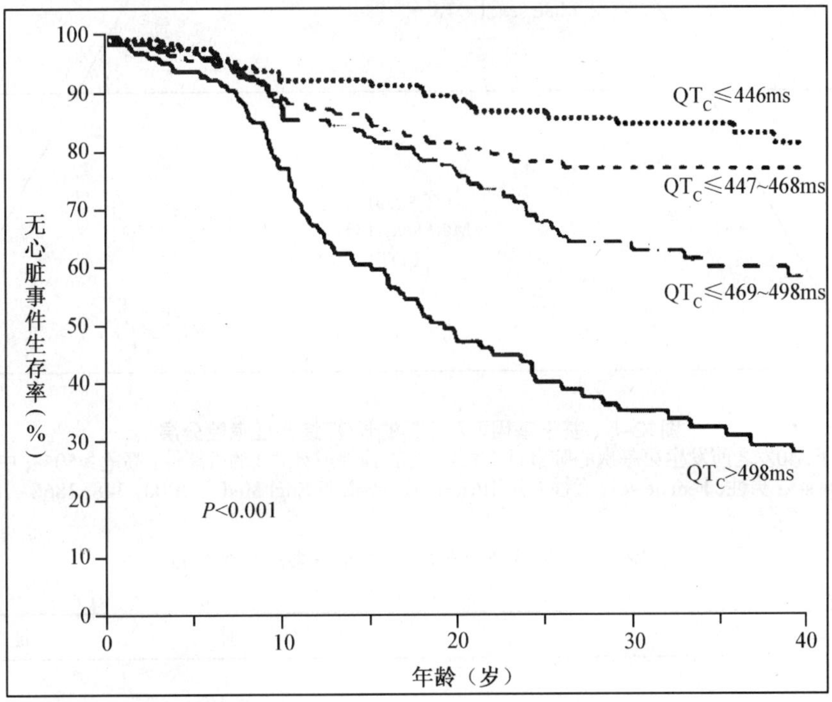

图12-4 长QT综合征患者（*n*=580）无心脏事件Kaplan-Meier生存曲线
（引自Priori SG，et al. N Engl Med J. 2003，348：1866～1874）

长QT综合征主要有LQT1、LQT2和LQT3三种基因型。LQT3是恶性度最高的类型，而且β-受体阻滞剂无效。LQT1患者发生晕厥的频率高但致命性低，β-受体阻滞剂具有保护作用。LQT1患者运动中发生心脏事件的危险性很高，特别是游泳。LQT2患者对响声刺激非常敏感，特别是在睡眠中或休息时（图12-5）。

所有高危患者（包括有症状、无症状和健康基因携带者）均应减少体力活动，特别是竞技运动。减少体力活动对LQT1患者尤为重要。所有长QT综合征患者必须避免应用延长心脏复极的药物。长QT综合征患者的药物治疗主要是使用β-受体阻滞剂。左侧心脏交感神经去除术适用于经β-受体阻滞剂足量治疗后仍有晕厥或不能耐受药物治疗的患者。有晕厥病史的患者应植入ICD，同时服用β-受体阻滞剂。ACC/AHA预防先天性长QT综合征患者SCD的建议见表12-3。

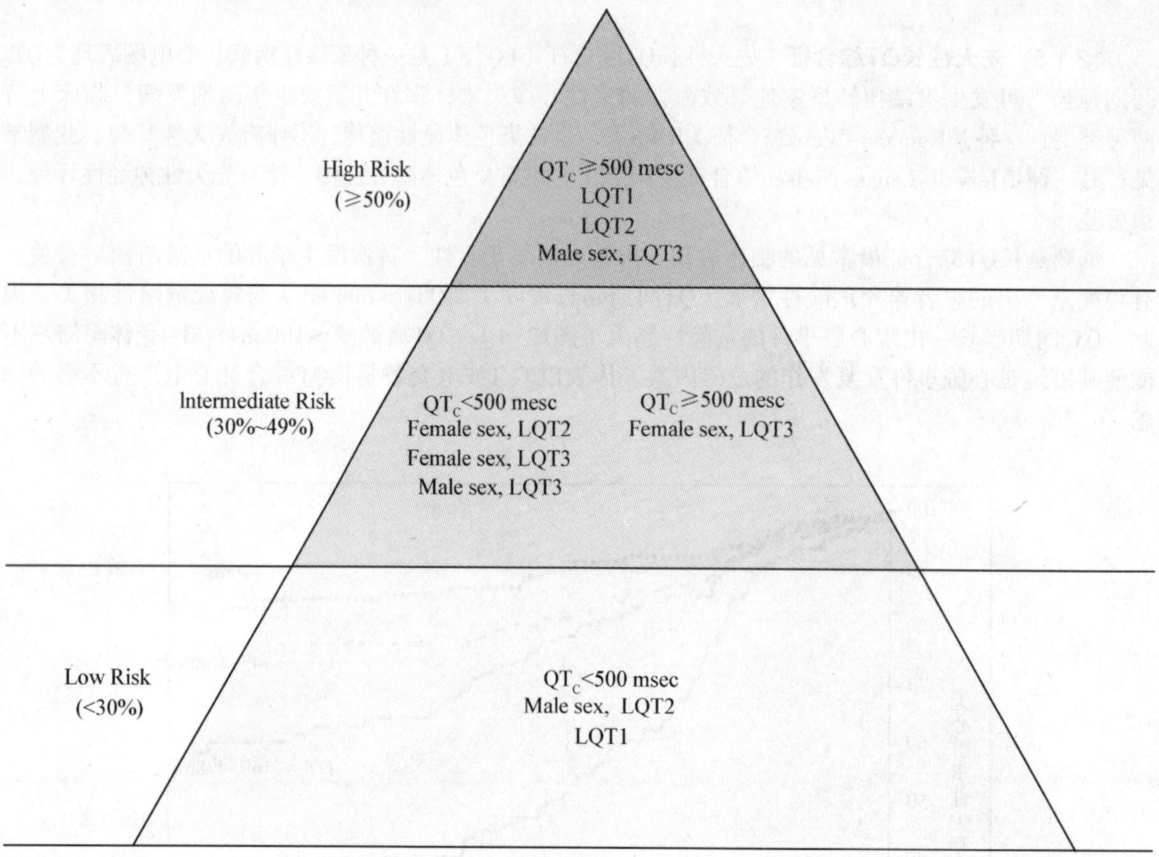

图12-5 基于基因型和QT_C的长QT综合征危险分层

未治疗情况下，40岁之前发生第一次心脏事件（晕厥、心脏骤停或死亡）的可能性：高危≥50%；中危30%～49%；低危<30%。Male sex：男性；Female sex：女性（引自Priori SG，et al. N Engl Med J. 2003，348：1866～1874）

表12-3 预防先天性长QT综合征患者SCD的建议

	建议类别	证据级别
一级预防		
避免应用延长QT间期/降低K^+的药物	Ⅱa	C
避免竞技运动/强负荷活动		
有症状患者	Ⅰ	C
基因携带者	Ⅱa	C
无症状患者	Ⅱa	C
β-受体阻滞剂		
有症状患者	Ⅰ	B
无症状患者	Ⅱa	C
左侧心脏交感神经去除术		
用β-受体阻滞剂症状仍反复发作	Ⅱb	B
起搏器+β-受体阻滞剂		

续表

	建议类别	证据级别
有症状伴有停搏或心动过缓依赖性心律失常	Ⅱb	C
ICD+β-受体阻滞剂		
用β-受体阻滞剂症状仍反复发作	Ⅱa	C
二级预防		
ICD+β-受体阻滞剂	Ⅰ	C
避免竞技运动/强负荷活动	Ⅰ	C
避免应用延长QT间期/降低K^+的药物	Ⅰ	C

12.1.6　Brugada综合征　Brugada综合征是一种有高度SCD危险的心脏结构正常的致心律失常性疾病。无论有无症状，随访3年自然死亡率高达30%。

Brugada综合征是一种常染色体显性遗传性疾病，表现为钠离子通道基因（SCN5A）突变。心脏事件（晕厥或心脏骤停）主要发生在男性。

临床特点是发作性ECG V_1-V_3导联ST段抬高，呈穹隆型或马鞍型（图12-6），多数伴有室颤/晕厥，可发生猝死。

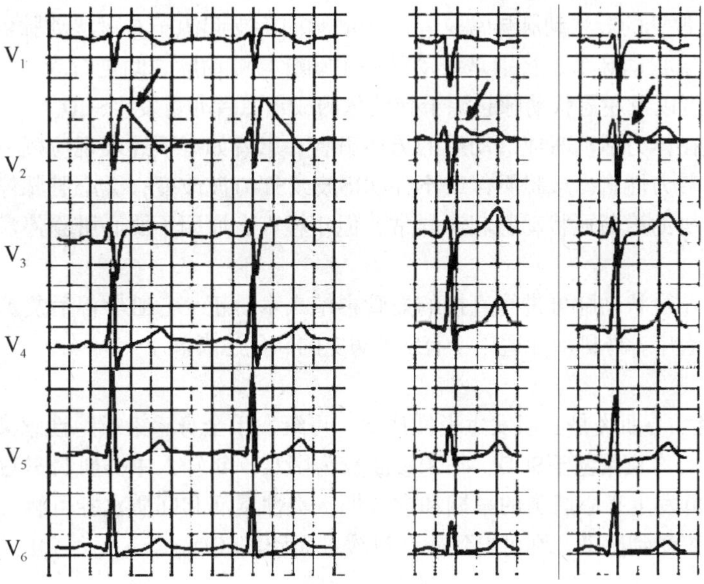

图12-6　Brugada综合征

左图：Ⅰ型（穹隆型）；中图：Ⅱ型（马鞍型）；右图：Ⅲ型

SCD的原因为快速多形性室性心律失常，多发生于休息或睡眠中。男性、30～40岁的年龄段及SCD的家族史是猝死的危险因素。SCD存活者、有晕厥史、有少年SCD家族史的患者应植入ICD（表12-2）。

12.1.7　主动脉瓣狭窄　主动脉瓣狭窄（AS）主要病因包括先天性异常、风湿性和老年性退行性变等。本病有很长的无症状期，在此阶段SCD危险性很低。有症状［晕厥、心绞痛和（或）呼吸困难］的患者是SCD的高危患者，一旦出现上述任何一个症状，SCD发生率可达8%～34%。猝死机制可能与Betzold-Jarisch反射、室性心律失常或房室传导阻滞有关。大多数晕厥或猝死发生在劳力时并与快速性室性心律失常有关。

主动脉瓣狭窄程度、瓣膜钙化范围与左室肥厚严重程度可用以判断主动脉瓣狭窄发展速度与外科手术干预的时机。Braunwald认为无症状性主动脉瓣狭窄患者伴左室功能不全、运动时低血压、晕厥或复杂性室性心律失常患者是瓣膜置换的指征。必须指出，上述患者换瓣后仍可因心律失常、束支传导阻滞或完全性房室传导阻滞、左室肥厚与纤维化或合并冠心病等情况而发生SCD。出现下述3种表现可考虑安装永久性起搏器：①手术治疗前已有传导系统严重病变；②左室射血分数低；③钙化累及瓣下组织与室间隔。

高危患者的处理：①主动脉瓣狭窄一旦诊断，应告诉患者一旦出现症状即应就诊并尽早手术治疗；对有冠心病危险因素和（或）心肌缺血表现者或年龄≥50岁的患者，尤其是男性患者，外科治疗前应常规做冠状动脉造影。②中、重主动脉瓣狭窄患者应限制体力活动。③有换瓣指征且无手术禁忌证的患者应尽早手术。④对发作过持续性室速且电刺激可诱发室速者应植入ICD，无条件植入ICD者应使用胺碘酮。

12.1.8 二尖瓣脱垂 一般认为与二尖瓣脱垂患者SCD有关的超声心动图改变是二尖瓣瓣叶冗长与黏液瘤样改变。SCD最重要的预测因素是：①过去有心脏骤停病史；②年轻家属中有SCD病史；③二尖瓣瓣叶冗长。

对有症状的二尖瓣脱垂患者应使用β-受体阻滞剂治疗。有过心脏骤停病史的患者应植入ICD。

12.1.9 冠状动脉起源异常 冠状动脉起源异常罕见，在接受冠状动脉造影的患者中患病率为0.3%~1.2%。临床最常见的冠状动脉异常是左冠状动脉回旋支起源于右冠状动脉窦。左冠状动脉起源于右冠状动脉窦或无冠状动脉窦，特别是该动脉在主动脉与肺动脉之间走行者可发生SCD。右冠状动脉起源于左侧乏氏窦者以及左冠状动脉起源于肺动脉的成年患者亦可发生SCD。

本病猝死多发生在体力活动时或活动后的男性患者，患者如有下述表现应疑有本病可能性：①年轻患者特别是男性有劳力性胸痛或晕厥伴或不伴QRS波或ST-T波改变；②心脏骤停后存活者。经食管超声与多普勒检查可协助诊断冠状动脉起源异常，但年轻人有原因不明心脏骤停病史者应进行冠状动脉造影。

起源于肺动脉的左冠状动脉可进行直接的血管再植入术矫正。心脏骤停后复苏的患者亦应尽早在体外循环下进行手术治疗。外科治疗适用于有SCD病史的高危患者。

12.1.10 心肌炎 心肌炎是心肌发生炎性病变，可继发于全身感染或隐性感染。临床表现多样，如胸痛、心律失常、心力衰竭甚至SCD，临床诊断较为困难。年轻人中心肌炎是意外心律失常死亡的主要原因之一。SCD可发生于心肌炎的早期和愈合期，炎性浸润和间质水肿可触发心律失常。如心肌炎患者特异的传导组织受到感染，则可导致心动过缓进而诱发SCD。

12.1.11 预激综合征 人群中呈现预激综合征（WPW）心电图图形者约为0.1%~0.3%。当房颤通过前向不应期短的房室旁道引起心室非常快速的激动并蜕变成室颤时，预激综合征可导致SCD。

预激综合征发生SCD的危险因素包括：有症状性心动过速病史；房颤期间预激搏动的RR间期短（<250 ms）；多条附加旁道；短旁道前传有效不应期（<270 ms）；位于后间隔的旁道；家族病史和Ebstein畸形。间歇型预激和运动期间预激搏动突然消失提示SCD的危险性低。有预激综合征心电图表现的患者中约50%没有心律失常病史，多数无症状的预激综合征患者预后良好。

WPW综合征患者SCD的原因是房颤伴快速心室反应蜕变为室颤。室颤存活者或症状性房颤并通过旁道下传引起快速心室反应是旁道导管消融的强适应证（图12-7）。WPW伴症状性快速心律失常可考虑导管消融。无症状的WPW患者也可考虑导管消融，特别是有SCD家史，高危职业（飞行员、高空作业者等）和竞技运动员（表12-4）。

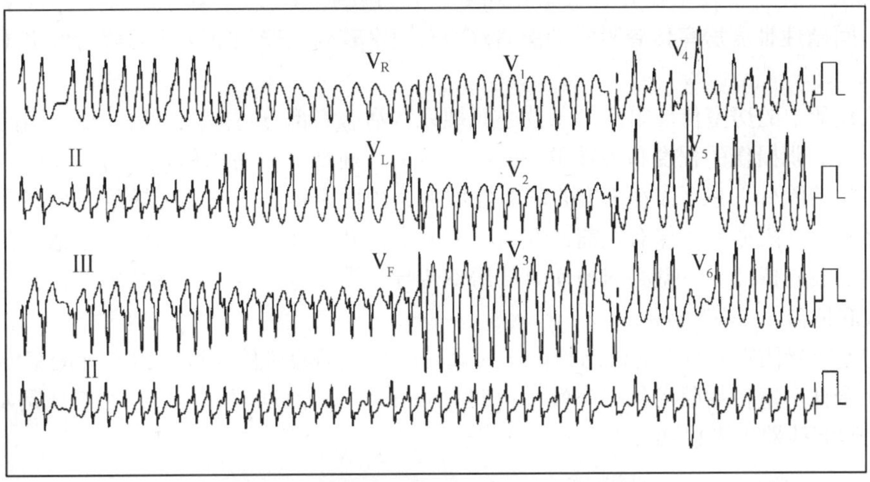

图12-7　预激综合征（WPW）伴心房颤动

表12-4　预防预激综合征患者SCD的防治建议

	建议类别	证据级别
导管消融——二级预防	Ⅰ	C
导管消融	Ⅰ	C
房颤经旁道传导伴快心室率		
导管消融	Ⅱa	C
家族有SCD患者的无症状者		
高危职业		

12.1.12　儿茶酚胺依赖性多形性室速　儿茶酚胺依赖性多形性室速1978年由Counel首先报道，这种疾病的特点是儿茶酚胺诱发的多形性室速，无心脏结构异常。1/3的患者有晕厥和SCD家族史。

儿茶酚胺依赖性多形性室速可在运动试验或静脉滴注异丙肾上腺素后心率大于120次/min时被诱发。首次发病年龄与病情的严重程度有明确的关系，发病早，预后差。

晕厥病史、心脏骤停病史、动态心电图和运动试验发现的快速、持续性室速是心律失常事件的预测指标。主要治疗是使用β-受体阻滞剂，包括室速反复发作的患者。ICD可以作为SCD存活者的二级预防。

12.1.13　窦房结功能障碍和房室传导阻滞

窦房结功能障碍：窦房结功能障碍可引起窦性心动过缓、窦房传导阻滞以及间断出现快速性房性心律失常如房颤、房扑和房速等房性快速心律失常。

窦房结功能障碍可导致严重的心动过缓或停搏，患者发生眩晕、晕厥先兆、晕厥甚至SCD。窦房结功能障碍导致死亡的机制是长时间的停搏、无逸搏节律或伴停搏依赖性复极异常所致的室性快速心律失常。窦房结功能障碍患者安装永久性心房或双腔起搏器可以减轻症状，提高生活质量，减少SCD的发生。

获得性房室传导阻滞：Ⅰ度和Ⅱ度Ⅰ型房室传导阻滞（文氏型）的预后良好，而希氏束内或希氏束下Ⅱ度Ⅱ型房室传导阻滞经常发展为Ⅲ度房室传导阻滞，需要安装永久起搏器。Ⅲ度房室传导阻滞常与传导系统退行性病变或缺血性心脏病有关，永久起搏器可能提高患者的生存率。

无症状的慢性双束支阻滞患者可能缓慢发展为Ⅲ度房室传导阻滞。这类患者SCD的原因多数是室性快速心律失常，主要发生在有冠状动脉病史、心力衰竭和（或）老年患者中。双束支和三束支阻滞、晕厥、间歇性Ⅲ度房室传导阻滞的患者SCD发生率较高，安装永久性起搏器似乎不能明显降低SCD的发生。

急性心肌梗死中的房室传导阻滞：急性心肌梗死存活患者部分可能发生房室传导阻滞，这些患者长期预后主要与心肌损伤的程度和传导阻滞的类型有关。前壁心肌梗死和表现为持续性心室内传导阻滞（左前分支阻滞除外）患者发生SCD的危险性增加，预后不良。左束支传导阻滞伴高度或Ⅲ度房室传导阻滞或除右束支阻滞外还伴有左前或左后分支阻滞以及交替性分支阻滞的患者也预后不良。这些患者需预防性安装起搏器。下壁心肌梗死时的房室传导阻滞通常发生于房室结水平，预后良好，一般不需安装永久起搏器。

先天性房室传导阻滞：SCD的机制是由于无逸搏起搏点的心脏停搏或停搏介导的室性快速心律失常。先天性完全性房室传导阻滞伴心率慢（<50次/min）、长QT间期和器质性心脏病是发生SCD的高危患者，需安装起搏器（表12-5）。

表12-5 传导系统异常患者安装起搏器预防SCD的建议

	建议类别	证据级别
成人获得性房室传导阻滞		
Ⅲ度房室传导阻滞	Ⅱa	C
Ⅱ度Ⅱ型房室传导阻滞	Ⅱa	C
晕厥	Ⅱa	B
伴心脏病或心力衰竭	Ⅱa	C
先天性Ⅲ度房室传导阻滞		
晕厥	Ⅰ	B
QTc延长	Ⅰ	B
先天性心脏病	Ⅰ	C
慢性双束支和三束支阻滞		
伴心脏病或心力衰竭	Ⅰ	B
晕厥	Ⅱa	B
HV≥100 ms或起搏诱发的希氏束下阻滞	Ⅱa	C
程序电刺激的诱导性	Ⅱa	B

12.1.14 运动员性心脏 训练或竞技运动中运动员猝死已引起医学界和公众的密切关注。尸解研究证实从事竞技的运动员或与运动相关人群的SCD多数是由于心脏结构发生病理变化引起的。然而，一些由于离子通道基因突变导致的电传导异常疾病并不能由常规尸检获得诊断，这些疾病包括长QT间期综合征、Brugada综合征和儿茶酚胺多形性室速等。

由于年龄不同，运动员中由于心血管疾病引起SCD的原因差异亦很大。35岁以上SCD的运动员中主要死亡原因是冠状动脉粥样硬化性心脏病，35岁以下SCD的运动员中有多达20多种一般人群中罕见的先天性心脏病导致SCD。

HCM是年轻的过度训练运动员中发生SCD最常见原因之一，其次是先天性冠状动脉畸形。最常见的先天性冠状动脉畸形是左冠状动脉起源于右（前）Valsalva窦。冠状动脉畸形可长时间无临床表现并且常缺少预兆症状和心电图异常。右室心肌症也是运动员SCD的常见原因之一。运动员入选前应行心血管系统检查，目的是在貌似健康的运动员人群中发现可能导致SCD的潜在心脏异常。通常应对运动员进行体格检查及个人史及家族史的询问。心电图和超声心动图检查能增加对导致SCD因素的检出率。

12.1.15 心肌桥 心肌桥系指正常心外膜冠状动脉的一部分走行在心肌内并在心室收缩期受压。心肌桥在收缩时受压程度可轻可重，严重时受累血管可出现>75%狭窄。肌桥段血管短者数毫米，长者数厘米，受压迫血管段的长度与临床预后一般无关。由于冠状动脉血流主要来自心室舒张期，而心肌桥引起的血管压迫主要是在收缩期，故有学者认为心肌桥无重要临床意义。但近年研究发现心肌桥患者舒张期血流也减少，尤其是在心率增快时。心肌桥患者受压的冠状动脉扩张也有延迟现象。少数心肌桥患者可引起心肌缺血、心律失常、心肌梗死甚至猝死。

冠状动脉造影时发现受累血管（多为左前降支）收缩期狭窄而舒张期狭窄消失即可诊断心肌桥。对冠状动脉造影显示心肌桥但无冠状动脉固定性狭窄而临床有心肌缺血者应进一步做运动平板心电图试验或心脏核素运动试验。HCM合并心肌桥者容易发生猝死。

β-受体阻滞剂可改善心肌桥引起的临床症状，硝酸酯可加重收缩期血管狭窄而使症状加剧。药物治疗无效的病例可考虑行心肌切开术、腔内血管成形术或支架置入术。大多数孤立性心肌桥患者长期预后良好，仅少数患者可发生室性心律失常与猝死。

12.1.16 正常心脏的心脏性猝死 大量心脏骤停资料显示，即使在没有器质性心脏病、心脏毒性、电解质异常、明确的遗传性心律失常或其他短暂的致心律失常情况存在的前提下亦可能发生室颤（特发性室颤）。特发性室颤占SCD的8%。特发性室颤的幸存者应植入ICD。

12.1.17 药物诱导的尖端扭转室速和心脏性猝死 多种药物包括抗心律失常药物、抗生素、抗心理性疾病药物、抗组织胺药物及促进胃肠动力药物均具有潜在的促心律失常作用，可能诱发获得性长QT综合征。延长的QT间期在伴有或不伴有触发条件下可以引起尖端扭转性室性心律失常。先天性长QT综合征由药物诱发尖端扭转性室速的实际发生率较低，然而获得性长QT综合征由药物诱发尖端扭转性室速逐渐增多。

药物诱发尖端扭转性室速的危险因素除了有心脏病基础外，其他还包括女性、基础QT间期较长、心动过缓、低K^+、低Mg^{2+}及高龄。药物可能直接作用于离子通道或通过药物代谢或药物疗效相互作用影响通道。

延长动作电位时程的抗心律失常的药物（如Ⅰa和Ⅰc类抗心律失常药）均可能增加尖端扭转室速的危险性。无镇静作用的抗组胺药特非那定和阿司咪唑可诱发获得性长QT综合征，尤其是与抗真菌药合用时。大环内酯类抗生素可能明显延长心脏复极并诱发尖端扭转性室速。三甲恶唑嗪、磺胺甲氧嗪、奎诺酮类、抗精神病药如吩噻嗪、丁罗吩及三环抗抑郁制剂、促进胃肠动力药（如西沙比利）均可能诱发尖端扭转性室速和SCD。表12-6、表12-7分别列出了胺碘酮和β-受体阻滞剂治疗预防SCD的建议。

表12-6 胺碘酮预防SCD的建议

疾病	措施	建议类别	证据级别
心肌梗死后	一级预防	Ⅱa	A
心肌梗死后	复苏后室速/室颤、自发性室速	Ⅱa	C
主动脉狭窄		Ⅱa	C
肥厚性心肌病		Ⅱb	B
扩张性心肌病		Ⅱb	B
右室心肌病	一级预防	Ⅱb	C
预激综合征		Ⅱb	C

表12-7 β-受体阻滞剂防治SCD的建议

疾病	措施	建议类别	证据级别
心肌梗死后	一级预防——有心力衰竭	Ⅰ	A
心肌梗死后	一级预防——心肌梗死时及心肌梗死后	Ⅰ	A
扩张性心肌病		Ⅰ	B
长QT综合征	一级预防——有症状	Ⅰ	B
长QT综合征	二级预防——β-受体阻滞剂+ICD	Ⅰ	C
心肌梗死后	复苏后室速/室颤、自发持续性室速	Ⅱa	C
长QT综合征	一级预防——无症状	Ⅱa	C
心肌桥		Ⅱa	C
儿茶酚胺依赖多形室速	一级预防	Ⅱa	C
儿茶酚胺依赖多形室速	二级预防	Ⅱa	C
右室心肌病	一级预防	Ⅱb	C
肥厚性心肌病	一级预防	Ⅲ	C

12.2 心脏性骤停的诊断

12.2.1 病史 临床心脏骤停与心脏性猝死一般分为4个阶段：前驱症状、终末事件开始、心脏骤停、生物学死亡或存活。

前驱症状：心脏性猝死危险者可有短暂的前驱症状如胸痛、呼吸困难、软弱、乏力、心悸及许多非特异性主诉。流行病学及临床研究提示这些症状可以预示冠状动脉事件，特别是心肌梗死与心脏性猝死。以胸痛作为心脏性猝死前驱症状的患者，在尸检中发现冠状动脉血栓形成的机会较高。心脏性猝死前数天或数周内乏力是特别常见的症状，但这些症状是非特异性的。心脏骤停前几小时或几分钟内的症状则是心脏疾病更特别的症状，包括心律失常、缺血或心力衰竭。

终末事件的开始：终末事件的开始是指心血管状态发生急性改变与心脏停搏1 h之内的这段时期。在不可预料的心脏骤停时，偶然从动态心电图的监测记录中发现在心脏骤停开始前几分钟或几小时有心电活动的动态改变。动态心电图监测显示心率增加和严重级别的室性异位搏动是室颤的前奏。不论心律失常还是急性循环衰竭机制引起的心脏性猝死，大多在终末事件开始时往往已发生急性心肌病变，如由心律失常致死时，心肌病变最可能是缺血，而循环衰竭死亡时则更可能与低排出量状态或心肌缺氧有关。

心脏骤停的临床特征：心脏骤停是以缺乏适当的脑血流而致突然意识丧失为特征。如果没有积极的干预，心脏骤停往往导致死亡。最常见的机制是室颤，其次为缓慢性心律失常或心跳停顿和持续性室速。其他较少见的机制包括电-机械分离、心室破裂、心脏压塞、血流的急性机械性阻塞和主要血管的急性断裂。复苏成功的可能性取决于心脏骤停发生原因和患者的基本临床状态。与复苏成功密切相关的还有实行复苏的决心。

生物学死亡：从心脏骤停进展到生物学死亡的时间过程与心脏骤停的机制、基本疾病过程的性质和停搏与复苏开始之间的相隔时间有关。室颤在4～6 min内可导致不可逆性脑损伤的开始，随后的几分钟内即发生生物学的死亡。室颤引起的心脏骤停可在立即干预后存活或因不能稳定心脏节律或血流动力学状态而迅速死亡。

呈持续性室速但心排量不足以维持意识的心脏停搏患者，只要心排量勉强可以维持生存，则可保持室速状态相当长的时间，因而在心脏骤停开始到死亡之间的一段较长的间期有机会成功复苏。以心跳停顿或缓慢性心律失常作为起始事件的患者，其进展更为快速。严重的心脏疾病或同时存在的多系统疾病使这些患者预后很差。即使心脏被成功地起搏，这些患者对治疗的反应也较差。

12.2.2　诊断要点　当一个患者突发意识丧失，首选应考虑是否由于心脏骤停引起，先用数秒钟观察患者对声音的反应、呼吸运动、皮肤颜色，并同时触诊主要动脉以明确有无脉搏。

突发意识丧失，颈动脉或股动脉搏动消失，特别是心音消失，是心脏骤停最主要的诊断标准。皮肤颜色可以是苍白的或是大片青紫。非医务人员可根据意识丧失、没有呼吸运动或仅有濒死的呼吸活动，结合大动脉搏动消失诊断心脏骤停。但呼吸活动可在停搏发生后持续存在1 min或更长的时间。相反，如呼吸运动消失或有严重的喘鸣而脉搏却存在，提示原发的呼吸停顿，将在很短时间内导致心脏停搏。

12.3　心脏骤停的心肺复苏

根据突发意识丧失，颈动脉或股动脉搏动消失，特别是心音消失，没有呼吸运动或仅有濒死的呼吸活动可诊断心脏骤停。一旦诊断心脏骤停，即应立即进行心肺复苏（Cardiopulmonary resuscitation，CPR），包括基本生命支持、高级生命支持和复苏后处理。CPR的目的是在给予明确的治疗前，维持中枢神经系统、心脏及其他重要脏器的生命力。

美国心脏协会（AHA）用一个四环节的生存链（图12-8）来描述院外心脏骤停的处理程序：①早期识别心脏骤停患者和联系当地急救医疗系统（EMS）；②早期进行基本生命支持（CPR）；③早期进行电击除颤；④早期由专业人员进行复苏后的高级生命支持。

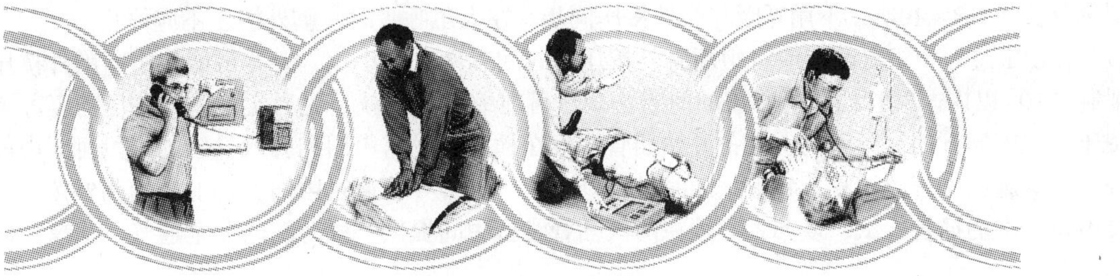

图12-8　心脏骤停的生存链

12.3.1　基本生命支持　主要措施是开放气道、人工呼吸和胸外按压，简称ABC（airway，breathing，circulation）三步曲（图12-9）。

一旦无脉性虚脱（推测为心脏骤停）的诊断确立，当除颤器不能立即应用时，可给予胸部拳击一次（心前区拳击，“拳击复律”）。拳击复律的位置在胸骨的中与下三分之一的连接处，拳落下的高度为20～25 cm，如果患者没有立即出现自主脉搏并开始呼吸，则不再拳击。

如果患者处于清醒状，另一个方法是使用咳嗽复律，让患者通过有意识地每1～3 s重复用力咳嗽，可能使室颤患者复律。同样的动作也可能使持续性室速患者复律。

开放气道：开放气道是成功复苏关键的一步。首先将患者仰卧位放到硬质的平面，对没有颈部外伤者可以采用仰头抬颏手法开放气道。如果怀疑颈椎损伤，开放气道应该使用没有头后仰动作的托颌手法。通过观察，听和感觉等方式检查患者是否存在呼吸和呼吸是否正常。如果不能在10 s内确认呼吸是否正常，那么应先进行两次人工呼吸，每次超过1 s。

如怀疑异物位于口咽部致呼吸、心脏骤停，可从背后抱住患者，用拳头挤压上腹部移去异物。如

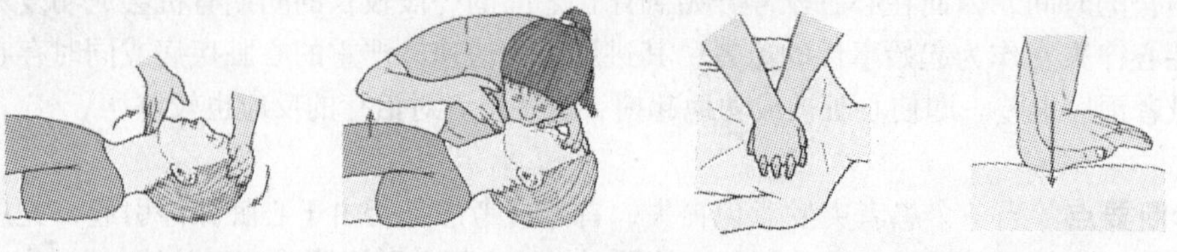

1.仰头抬颏法开放气道。 2.口对口人工呼吸。 3.胸外按压。按压时手掌放在胸部正中、双乳头之间的胸骨上，另一只手平行重叠压在其手背上，按压幅度为4~5cm，频率100次/min。

图12-9 基本生命支持

果由于抢救人员不够强壮而不能采用这一手法，则可使患者仰卧位，推其腹部有时也可移去异物。如果强烈怀疑心脏骤停是由呼吸停止引起，特别是存在机械性气道阻塞的患者，那么在气道通畅后，可给予第二次胸前区拳击复律。

人工呼吸：当头部位置旋转好及口咽部通畅后，如果没有特殊的救援设备，则应开始口对口人工呼吸。有各种抢救设备可以采用，包括口咽通气管、食道填塞器和气管插管等。

在室颤所致心脏骤停患者的最初几分钟内，人工呼吸可能没有胸外按压重要，因为在心跳骤停初始的几分钟血液内氧仍在较高的水平。心搏骤停的早期心肌和脑氧供主要因为血流受限而不是血液中的氧含量不足。CPR的胸外按压（见下）可以提供血流。救助者必须保证按压有效并尽可能减少间断。当血液中的氧气耗竭以后，人工呼吸与胸外按压对室颤所致心脏骤停都十分重要。人工呼吸与胸外按压对呼吸骤停是同等的重要。在CPR时肺血流有很大幅度的减少，所以较正常低的潮气量和呼吸频率也能维持恰当的通气/血流比值，救助者不必进行过度通气（频率过快，潮气量过大）。

对心搏骤停的人工呼吸要求是：①每次人工呼吸时间超过1 s；②每次人工呼吸潮气量足够，能够观察到胸廓起伏。可视情况采用口对口呼吸、口对鼻呼吸、口对气管套管呼吸、球囊-面罩人工呼吸等；③避免迅速而强力的人工呼吸；④如果已经有人工气道（如气管插管），并且有二人进行CPR，则每分钟通气8～10次，不用呼吸与胸外按压同步。在人工呼吸时，胸外按压不应停止。

在CPR过程中，复苏者应将中断胸外按压的时间和次数最小化，要尽可能将中断胸外按压的时间限制在10 s以内。气管插管所必需的间断必须尽可能缩短，也就是说当实施胸外按压的复苏者一停止按压，实施插管的复苏者马上准备开始插管，仅在插管者暴露声门和置入导管的这段时间内停止胸外按压。实施胸外按压的复苏者应该随时准备好，一旦气管导管通过声门，马上开始胸外按压。如果需要不只一次的插管尝试，复苏者必须在两次插管尝试中间提供一段时间的完全通气、给氧，同时实施胸外按压。

一些气道辅助装置如口咽通气道、鼻咽通气道、喉罩气道、气管内导管和高级通气装置等可提高通气的效果。鼻咽通气道对于那些存在气道阻塞或者存在气道阻塞风险的患者是有益的，特别是对于那些下颌很紧，置入经口气道有困难的患者鼻咽通气道更为适用。气管内导管可以保持气道开放，便于吸痰，输送高浓度氧，提供备选的给药途径，输送稳定的潮气量，避免误吸。与球囊-面罩相比，喉罩气道可提供一种更为安全和可靠的通气方式。置入及使用喉罩气道较气管内插管简单，因为置入喉罩不需要应用喉镜直视声带。喉罩气道可应用于部分不能应用气管内导管的患者，以及气管内插管不能达到合适位置的患者。

气管插管是建立人气道最好方法之一。在气管插管后，应该对气管内导管的位置进行全面的评价。胸外按压不能因为评价工作而中断。临床评价主要包括如下的体格检查：观察双侧胸廓运动情况，听诊上腹部（不应该听到呼吸音）以及听诊双侧肺野（呼吸音应该正常对称）。如果对于导管的位置存在疑问，那么应在喉镜的直视下让导管通过声门。如果仍存在疑问，则应该拔出导管，实施球囊面罩通气直到气管导管被重置。

监测呼气末CO_2浓度是目前用于确认气管内导管位置的手段之一。简易的CO_2浓度探测仪，是用于确认气管内导管位置的最初方法。在心脏骤停过程中，呼气末CO_2浓度是确认导管在气管内的可靠指标。当无法探测到CO_2时，应用第二种方法来证实气管内导管的位置，比如直视或应用食管探测装置。

在置入高级通气道并且确认导管位置正确之后，复苏者应该马上记录导管的深度，以切牙作为标记，并对导管加以保护和固定。由于在头伸屈的时候，气管内导管很有可能移位，因此在转运患者的过程中，特别是将患者从一个位置转移到另一个位置的时候，应对气管内导管的位置作持续监测。急救人员在置管后和每次患者搬动后应该立即查证高级气道的位置是否正确。在对导管的位置进行确认并且固定后，可进行胸部X线摄影检查气管内导管末端的位置，并确保导管末端恰恰位于隆突之上。

胸外按压：对心脏节律的分析发现，心脏骤停多由室颤所致。室颤的特点为心肌无序的快速去极化与复极化，使心脏发生颤动从而无法有效搏出血液。大量的心脏骤停患者在发作时为室颤或快速室速，但是初次心律分析时候的心脏节律通常已恶化为心搏骤停。如果目击者在室颤时立即对心脏骤停患者进行救助，复苏成功率要比恶化到心搏骤停高得多。室颤紧急CPR应该包括心脏按压和人工呼吸。

医务人员检查脉搏不应超过10 s。如果发现患者没有脉搏，那么应立即开始胸外按压。胸外按压是在胸骨中下三分之一交界处实施连续规则的按压。按压可以使胸内压力升高和直接按压心脏而引起血液流动。尽管胸外按压所产生的血流很少，但是对于脑和心肌提供氧气和营养来说却至关重要。

为使按压效果最佳，患者应该以仰卧位躺在硬质平面（如平板或地面），救助者按压时应在胸部正中，胸骨的下半部，双乳头之间。应该把手掌放在胸部正中、双乳头之间的胸骨上，另一只手平行重叠压在手背上。按压时应有力而快速，对成人的复苏按压为100次/min，按压的幅度为4 ~ 5 cm。每次按压下后让胸廓完全弹回，保证松开的时间与压下时间基本相等。除一些特殊操作，如建立人工气道或者进行除颤外，医务人员在胸外按压时应减少中断，尽量不超过10 s。

单人按压-通气比值为30∶2，两名救助者所使用的比值为15∶2。如果已经有了人工气道，两名救助者不必再进行CPR周期（如按压因为人工呼吸而中断）。按压者可以进行连续的频率为100次/min的按压，而不因人工呼吸而中断。另一人实施8 ~ 10次/min的人工呼吸。为了防止按压者疲劳和按压质量与频率下降，可每2 min二者更换。当有多人参与复苏时，应该每2 min更换按压者。

早期除颤：早期除颤对于救活心脏骤停患者至关重要。当任何施救者在目睹心脏骤停并且现场有除颤器可用，那么应该尽可能使用除颤器。对于在院内进行抢救的医务人员来讲，则应该立即进行CPR和使用除颤器及其他设备（图12–16）。

抢救人员如没有目击院外心脏骤停，则在检查心电图并试图除颤前应该先进行约5个循环的CPR。一个CPR循环包括30次胸部按压和2次人工呼吸。如果胸部按压是以100次/min的速度进行的话，那么5个循环的CPR大约需要2 min。院外室颤型心脏骤停的临床研究支持除颤前先行CPR。

除颤（电击）成功的定义是电击后至少5 s内终止室颤。根据除颤波形的不同，现代除颤仪分为两种类型，即单向型和双向型。使用双向除颤器时可以选择两种波形中的任一种，在特定的能量范围内，每种波形对于终止室颤都有效。首次电击时使用直线双向波形除颤应选择120 ~ 200 J，而第二次以及以后的双向电击应选择相同或更高的能量。单向波型除颤器首次除颤能量应选择200 J，除颤不成功再选择300 J和360 J；亦可首次即选择360 J电击以期尽快复律。体外自动除颤仪（AED）是智能化的可靠的计算机装置，它能够通过声音和图像提示来指导非专业急救人员和医务人员对室颤型心脏骤停进行安全的除颤。除颤器电极板放在患者裸胸的胸骨外缘前外侧部，右侧电极板放在患者右锁骨下方，左电极板放在与左乳头齐平的左胸下外侧部。第一次电击的能量为2 J/kg，后续电击的能量为4 J/kg。

对心脏停搏患者不推荐使用起搏治疗，而对有症状心动过缓患者则考虑起搏治疗。现在普遍认为胸部按压非常重要，没有确切的依据证明起搏治疗对心脏停搏患者有益，不推荐对心脏停搏患者行起搏治疗而延误胸部按压。当脉搏存在时，可对有症状心动过缓患者进行经皮起搏治疗或经静脉起搏治疗。

12.3.2 高级生命支持 高级生命支持的总目标是充分通气、转复心律成血液动力学有效的心律，维持及支持已恢复的循环。因此，在高级生命支持中患者是处于以下情况：已气管插管并良好吸氧中；已除颤，心脏已复律或起搏中；已建立静脉通路可输入必须药物。

纠正低氧血症：气管插管后，通气的目的是纠正低氧血症。因此，患者的通气应用氧气而不是室内空气。如果可能，应予监测动脉氧分压。院内通常用呼吸机支持通气，院外的患者通常依靠球囊-面罩方式以维持通气。

除颤-心脏复律：室颤是心脏骤停最常见原因，成功复苏的关键步骤是快速转复心律。及时的胸外按压和人工呼吸虽可维持心脏和脑及其他重要脏器的生命力，但很少将室颤转为正常心律。发现室颤/无脉性室速时，以最快的速度实施CPR和除颤（图12-10），注意尽量不要干扰胸部按压。双向波形首次除颤能量应选择120 J，单向波型首次除颤能量应选择200 J，而第二次以及以后的除颤能量应选择相同或更高的能量（如300 J，360 J）。开始几次除颤不能成功复律是预后差的标志。如三次除颤失败后，CPR必须继续并同时行气管插管和建立静脉通路。在给予肾上腺素1 mg静注后随之再用高能量除颤。肾上腺素可间隔3～5 min重复应用，中间可给予除颤。同时应注意通气并通过改善氧合、纠正酸中毒和改善基本的电生理情况等努力重建稳定节律。实行CPR时，给予1 mmol/kg碳酸氢钠对上述情况可能有益。在CPR过程中以不超过该剂量的1/2每隔10～15 min重复给予。如果有可能，在复苏过程中应监测动脉pH、动脉氧分压及动脉二氧化碳分压。

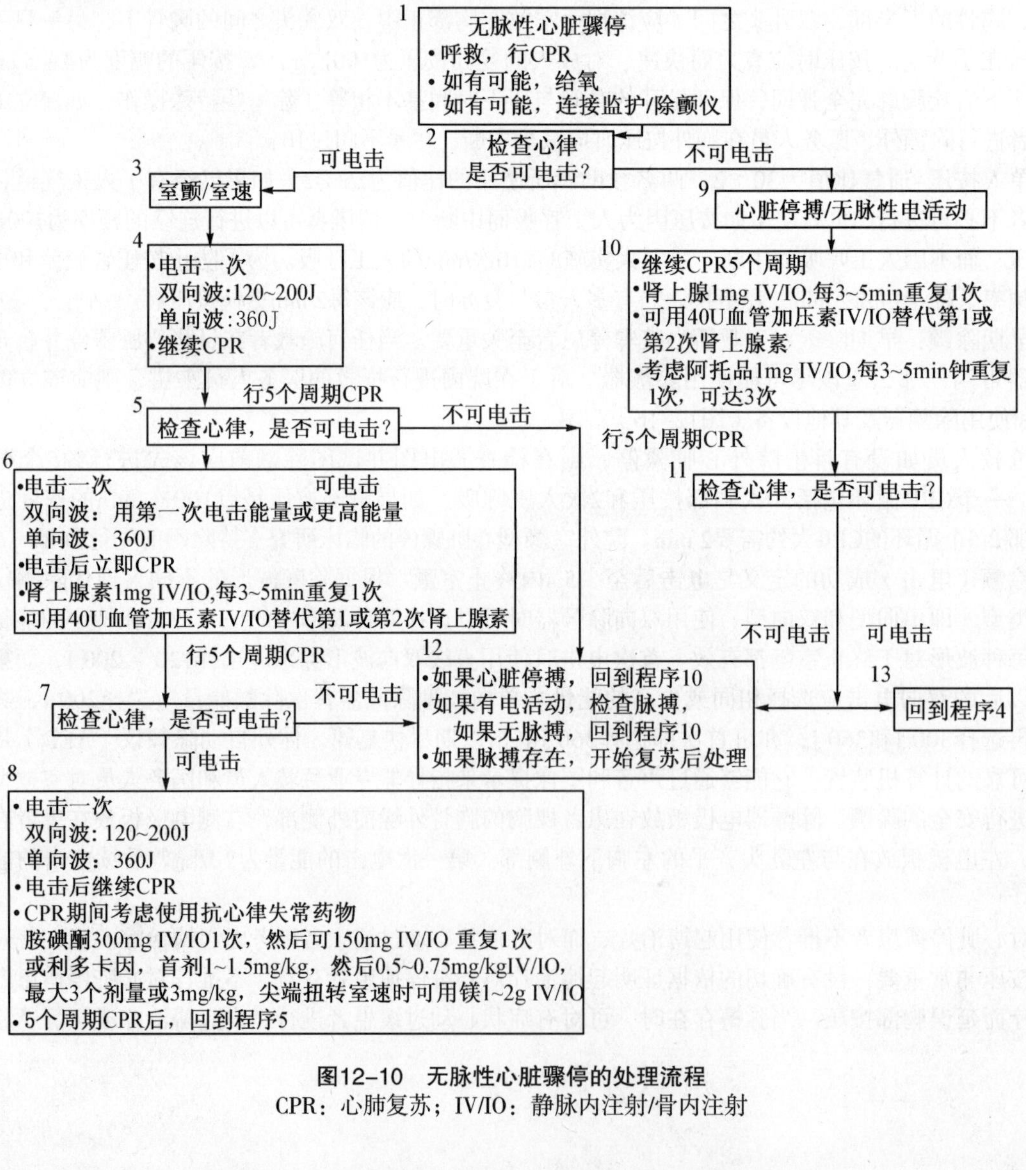

图12-10 无脉性心脏骤停的处理流程

CPR：心肺复苏；IV/IO：静脉内注射/骨内注射

在院外不能确定是否存在心脏骤停时，可在除颤前行5个周期CPR。在成人长时间心脏骤停时，先行一段时间有效的CPR可提高除颤的成功率。如果存在室颤或无脉性室速，给予一次电击后立即实行胸外按压。

建立静脉通道不能干扰CPR和电击。如果在CPR和1～2次电击后室速仍然存在，可给予血管升压药物。注意给药时不要耽误CPR。给药时间可在CPR期间，检查心律后，电击前后。在2～3次的电击，持续的CPR和应用血管升压药物之后，应考虑给予抗心律失常药物，如胺碘酮。如没有胺碘酮，也可用利多卡因。长QT间期综合征可用镁离子。

药物治疗：对于应用肾上腺素后再予直流电复律却仍存在室速或室颤的患者，在继续复苏的过程中可通过静脉给予抗心律失常药物达到心脏的电稳定性（图12–10）。

①室颤/无脉性室速：肾上腺素的有益作用主要是因为它的α受体激动作用，可增加冠状动脉和脑灌注压力。大剂量或递增高剂量肾上腺素偶尔可以增加早期存活率。成人用量为1 mg/次，在β受体阻滞剂和钙阻滞剂过量所致时可用大剂量。如果静脉通道尚未建立，可气管内给予2～2.5 mg。血管升压素为非肾上腺素能外周血管升压药物，心脏骤停患者可给予40 U。血管升压素可能增加出院率，但对神经系统恢复无影响。由于血管升压素与肾上腺素作用相同，在治疗无脉性心脏骤停中，可以用40 U的血管升压素代替等效剂量的肾上腺素。在复苏时肾上腺素可每3～5 min/次，血管升压素在第一、第二次可代替之。

阿托品可逆转胆碱能受体介导的心率减慢，有效解除迷走张力且便宜，易得，副作用少，可应用于心脏停搏和无脉性电活动，推荐剂量为1 mg静脉注射（IV），如果心脏停搏持续存在可每3～5 min重复应用。胺碘酮可阻断钠、钾、钙通道和α受体、β受体，可应用于对电击、CPR和血管升压素无反应的室颤和无脉性室速，首次剂量300 mg静脉/骨内（IV/IO）注射，可追加150 mg/次。临床研究证明胺碘酮可提高存活率，提高室颤和血流动力学不稳定患者的除颤反应。胺碘酮可导致血管扩张和低血压，预先应用血管收缩剂可预防。利多卡因可以抑制室早和急性心肌梗死后室颤。首次剂量为1～1.5 mg/kg，室颤和无脉性室速持续存在，间隔5～10 min可增加0.5～0.75 mg/kg IV，最大剂量3 mg/kg。利多卡因一般仅考虑为无胺碘酮时的替代药物。镁离子可有效终止长QT间期引起的尖端扭转型室速，但对QT间期正常的室速无效。如果心律为尖端扭转型室速可给予1～2 g镁稀释后5～20 min内静脉/骨内注射。不推荐心脏骤停患者常规溶栓，除非高度怀疑有肺动脉栓塞。许多随机对照试验均表明在心脏停搏时起搏器无效，不推荐心脏停搏患者应用。

②缓慢性心律失常/心脏停顿或无脉性电活动：缓慢性心律失常或心脏停顿或无脉性电活动（包括电机械分离、自主室性心律、除颤后室性自主心律等）患者的治疗不同于快速性心律失常患者。这一类型的心脏骤停复苏的努力首先应恢复心肺功能（即持续CPR、气管插管及建立静脉通路），然后至少从两个心电图导联上肯定心脏节律，最后采取有利于稳定自主节律的措施或尝试起搏心脏。一些可能的可逆病因，特别是引起缓慢性心律失常及心跳停顿的病因，应予考虑并迅速排除或治疗。这些病因包括低血容量、低氧血症、心脏压塞、张力性气胸、已存在的酸中毒、药物过量、低体温及高钾血症等。肾上腺素每隔3～5 min静注1.0 mg及阿托品1.0～2.0 mg静注是用以引发自主电活动或提高过缓心率的常用药物。如果没有静脉通路，可予肾上腺素（即1：10 000溶液10 mL）心内注射或气管内给药。在已知或高度怀疑高血钾、酸中毒者可试用碳酸氢钠1 mmol/kg。

一旦室速、室颤、心动过缓、心跳停顿或无脉性电活动获得成功的电复苏后，注意力应转移至维持稳定的电及血液动力学状态。

③复苏后常用药物：肾上腺素在心脏骤停中的用法见前。肾上腺素还可用于需要强心、升压的非心脏骤停病人。例如用于阿托品无效，经皮起搏失败，无起搏器可用的窦性心动过缓的病人。也可用于过敏反应所致血流动力学不稳定和呼吸窘迫的病人。治疗心动过缓和低血压病人，将1 mg盐酸肾上腺素加入500 mL生理盐水或葡萄糖液，成人开始剂量1 μg/min持续滴注，调节至2～10 μg/min以达到预期血流动力学反应（注意：这是非心脏骤停病人用法和用量）。

血管升压素在心脏骤停中的用法见前，可用于心脏骤停之前之后。血管升压素已用于治疗血管舒张性休克，如脓毒血症综合征和感染性休克。感染性休克的标准治疗包括抗菌、扩容、缩血管、强心药物。然而强心和缩血管药物升压效果不明显，此时血管升压素可能有效。

去甲肾上腺素是自然生成的有效的血管收缩和变力作用的药物。去甲肾上腺素通常减少肾或肠系膜血管阻力，但在脓毒血症中可提高肾血流量和尿量，可应用于对多巴胺、苯肾或甲氧胺无效的严重低血压和低外周血管阻力患者。去甲肾上腺素在低血容量时应用不当可增加心肌氧需求量，在缺血性心肌病的病人中使用应格外小心。去甲肾上腺素4 mg加入250 mL的5%GS或5%GNS液，起始剂量0.5～1 μg/min，随效果调节。不可与碱性溶液混合。

多巴胺是儿茶酚胺类药物，是去甲肾上腺素前体，可激动α受体和β受体以及特殊的受体复合物多巴胺受体。生理作用是刺激α受体和β受体影响心脏，药理作用是有效的肾上腺素能受体激动剂和强大的外周多巴胺受体激动剂，这些作用呈剂量依赖性。在复苏中多巴胺常用于治疗低血压，尤其是有症状的心动过缓或复苏之后的低血压。联合其他的药物如多巴酚丁胺可作为复苏后低血压的治疗选择。常用剂量2～20 μg/（kg·min），10～20 μg/（kg·min）增加系统和内脏血管收缩力，更大剂量则和其他肾上腺素能药物一样减少内脏器官血流灌注。

多巴酚丁胺具有强大正性肌力作用，可用于治疗严重收缩性心力衰竭。多巴酚丁胺有益作用与降低左室充盈压、正性肌力作用有关。由于反射性的外周血管扩张，可引起容量的进一步欠缺，并降低后负荷。所以使用后尽管心输出量增加，但是血压不变或轻度下降。在治疗中应以血流动力学为最终目标而不是剂量。一般剂量在2～20 μg/（kg·min），但在急诊患者中个体差异较大，老年患者对多巴酚丁胺的反应显著下降。剂量＞20 μg/（kg·min），心率加快＞10%可导致或加重心肌缺血。

米力农和氨力农是磷酸二酯酶（PDE）抑制剂，具有强心和扩血管作用。磷酸二酯酶抑制剂常联合儿茶酚胺类药物用于治疗严重心力衰竭，心源性休克和其他对单独应用儿茶酚胺类药物无效的患者。应用时应行血流动力学监测。氨力农10～15 min内予以负荷剂量0.75 mg/kg，再以5～15 μg/（kg·min）维持静滴。米力农由于半衰期短（1.5～2.0 h）且较少引起血小板减少症而常应用，未予负荷剂量需4.5～6 h达到稳定血药浓度。缓慢推注米力农负荷剂量（10 min内50 μg/kg），再以0.375～0.75 μg/（kg·min）静脉维持2～3天，肾衰时剂量减少。副作用有恶心呕吐，低血压等。正性肌力作用的洋地黄类药物在急诊心血管患者应用较少。这类药物可减慢房室结传导速度而减慢房扑、房颤患者的心室率。但是其治疗窗窄，特别是伴低血钾时。地高辛特异抗体可用于治疗地高辛严重中毒。

硝酸甘油用于舒张血管平滑肌，首选用于怀疑缺血样胸痛不适。静脉推注可治疗许多原因引起的充血性心力衰竭和高血压急症，尤其是容量超负荷时。低血容量可削弱硝酸甘油的血流动力学作用并增加低血压的风险，但后者对补液较敏感。常见不良反应为头痛、心动过速和反常心动过缓。硝酸甘油最好避免应用于心动过缓，明显心动过速以及24～48 h内应用过磷酸二酯酶抑制剂治疗勃起功能障碍的患者。持续输注剂量开始为10～20 μg/min，根据血流动力学变化每5～10 min增加5～10 μg/min。低剂量以扩张静脉为主，大剂量以扩张动脉为主。持续应用可产生耐受性。

硝普钠是一种直接作用于外周血管的快速强效药物，可用于治疗严重心力衰竭和高血压急症。硝普钠可扩张静脉血管，提高静脉顺应性，降低左右心室充盈压；舒张动脉可以降低后负荷，从而降低左室容积、室壁张力和氧耗。如果存在低血容量，可引起反射性的心动过速。有创血压监测有利于硝普钠的应用。尽管硝普钠可治疗肺动脉高压，逆转肺疾患患者缺血性肺血管收缩，但却增加肺内分流导致低氧血症。其他不良反应有头痛、恶心呕吐、腹痛等。硝普钠快速非酶代谢产生氰化物，再在肝肾中解毒为硫氰化物，经肾排泄。氰化物也可与维生素B_{12}形成复合物。肝肾功能不全或＞3 μg/（kg·min）输注72 h以上，需防止硫氰化物毒性，如酸中毒。当硫氰化物浓度超过12 mg/dL时患者可出现意识模糊、惊厥、抽搐。此时应立即停止输注，用硫代硫酸钠或亚硝酸钠治疗。硝普钠用法：将50或100 mg加入到250 mL葡萄糖液中，剂量为0.1～5 μg/（kg·min），有时可应用大剂量（＞10 μg/（kg·min）。由于硝普钠见光易分解，应避光输注。

在心脏骤停和心肺复苏中，由于体循环无或较少血流，可产生代谢性酸中毒和酸血症，这就要求在CPR时要有有效胸部按压以保持心输出量和组织灌注。快速恢复自主循环为酸碱平衡的关键。较少证据支持CPR时用碱可增加除颤几率和存活率，但在已经存在代谢性酸中毒时，碳酸氢盐有益。应用时首次剂量为1 mmol/kg，不必完全纠正酸中毒，同时必须严密监测碳酸氢根和碱剩余，防止产生碱血症。

速尿具有强大的利尿作用，其机制为抑制肾近端和远端小管和Hele袢的钠重吸收。并无直接扩血管作用，但可刺激局部前列腺素分泌而降低静脉和肺血管阻力，可用于治疗肺水肿。用药后5分钟即起效。不支持用于急性肾功能不全，可增加死亡率。首次剂量为0.5～1 mg/kg静脉推注。用时应注意电解质变化尤其是严重的低钾血症。

12.3.3 复苏后支持治疗 复苏后支持治疗对由血流动力学不稳定、多脏器衰竭引起的早期死亡以及由脑损伤引起的晚期死亡有重要意义。复苏后治疗的最初目的包括：①进一步改善心肺功能和体循环灌注，特别是脑灌注；②将院前心搏骤停患者及时转至医院的急诊室，再转至设备完善的ICU病房；③力求明确导致心搏骤停的原因；④完善措施，预防复发；⑤采取措施，改善远期预后，尤其是神经系统的完全康复。

改善复苏后患者预后的复苏后支持治疗是高级生命支持的重要组成部分。患者在恢复自主循环和初步稳定后，仍然有很高的病死率。在此阶段，应加强循环、呼吸和神经系统支持；积极寻找并治疗导致心搏骤停的可逆性原因；监测体温，积极治疗体温调节障碍和代谢紊乱。

恢复自主循环的复苏后支持治疗的首要目的是恢复组织和器官的有效循环。对经院前或院内处理后恢复自主循环患者，必须寻找并治疗导致心搏骤停的原因，治疗心搏骤停后由缺血、缺氧导致的再灌注损伤。在恢复完全通气和灌注后，由心搏骤停引起的酸血症大多可自动改善。但恢复正常血压、改善气体交换并不能保证患者的存活和功能的恢复，此阶段仍可发生严重的心肌顿抑和血流动力学不稳定，需应用缩血管药物来维持循环。大多数死亡发生在复苏后头24 h内。复苏后患者理想的状态是有自主呼吸，反应良好或清醒。不论患者最初的情况如何，均应给予足够的通气和氧供，监测其生命体征的变化，建立或检查静脉通路和各种血管插管，确保其发挥正常功能。应不时地评价患者的各种情况，及时纠正生命体征的异常；及时纠正心律失常并进行相关的实验室检查；及时辨别、治疗导致心搏骤停的电解质紊乱、中毒、心肺及神经系统疾病。

对临床医师而言，字母H和T有助于对复苏后治疗或再发心搏骤停危险因素的记忆：低血容量（hypovolemia）；低氧血症（hypoxia）；氢离子即酸中毒（hydrogen，acidosis）；高/低血钾（hyper/hypokalemia）；低血糖（hypoglycemia）；低体温（hypothermia）；中毒（toxin）；填塞（cardiac tamponade）；张力性气胸（tension pneumothorax）；血栓症（thrombosis），包括冠状动脉、肺血管和创伤。

主动诱导和自发的低温在复苏后治疗中起一定作用。二项随机对照的临床试验表明，对院前室颤/心搏骤停复苏后仍昏迷者，诱导低温（恢复自主循环后在数分钟至数小时内，将体温降至33 ℃或32～34 ℃，持续12～24 h）可改善预后。研究表明，低温治疗可改善这部分患者的代谢终点。低温疗法的相关并发症包括血液高凝状态、心律失常及加重高血糖等，特别是在低于目标温度时。现低温疗法的临床研究大多采用体外降温技术如冰毯、冰袋等，常需数小时才能达到目标温度。新近研究开始采用体内降温技术如输注冰盐水、血管内置入冷却导管等，可使体温迅速降至目标温度。在此期间，严密观察体温变化非常重要。对于心搏骤停复苏后的患者，如血流动力学稳定，自发产生的轻度低温（＞33 ℃）无需复温治疗。对院前由室颤引起的心跳骤停，复苏后仍昏迷但血流动力学稳定者，应将其体温降至32～34 ℃，并维持12～24 h。对院外、院内非室颤引起的心跳骤停患者，可采用类似疗法。

复苏后的电解质紊乱可恶化预后。尽管许多研究发现，复苏后高血糖与神经系统不良后果有密切联系，但并不意味着控制血糖会改善预后。严格控制血糖可改善预后，降低由感染所导致的死亡，因为感染在复苏后非常常见。进行详细临床检查以及胸部X线检查都很必要。此时，需要特别注意复苏后心肺并发症，如气胸和气管插管深度异常或异位等。机械辅助通气可根据患者动脉血气结果、呼吸频率和呼吸做功的程度来调节，当自主呼吸变得更加有效时，机械辅助通气应逐渐减少（减少间断控制通气的频率），直至完全变成自主呼吸。如果患者需要高浓度氧气才可以稳定时，要注意检查是否存在心、肺功能不全情况并进行治疗。

研究表明，持续性低碳酸血症（低PCO_2）可能会使脑血流量减少，加重脑缺血。心搏骤停后，血流的恢复可以导致持续10～30 min反应性的一过性充血，之后伴随长时间的低血流状态。在这段低灌注时间内，较少的血流（低携氧）和较高的氧代谢将出现矛盾。如果患者在这段时间内给予高通气量治疗，由低PCO_2产生的额外的脑血管收缩效应将进一步减少脑血流量，进一步加重脑缺血和损伤。由脑损伤患者得到的数据推断，维持PCO_2正常水平的通气量是恰当的，而常规的高通气治疗方法可能有害。

心血管系统电击除颤和心搏骤停后的缺血-再灌注损伤可导致一过性心肌顿抑和功能失常，并持续一段时间，血管收缩剂可使之改善。因心搏骤停或CPR期间，冠状动脉血流中断或严重减少，引起全心缺血，使心肌生化标记物水平升高。心肌生化标记物水平升高还可能提示心搏骤停的原因是急性心肌梗死。

心搏骤停复苏后的血流动力学通常不稳定，由多脏器衰竭导致的早期死亡与持续性低心排有关，故应尽早评价患者的心电图、胸片和电解质、心肌生化标记物等。心跳骤停复苏后头24 h的超声心动图对指导后续处理有帮助。血流动力学不稳定可经输液、血管活性药物治疗后改善。有创血压监测可准确测量动脉压，对制定最合理的药物联合治疗方案，使组织灌注达到最佳状态有帮助。根据需要，应对输液量和血管活性物质（如去甲肾上腺素、多巴胺、米力农等）精确定量，以维持血压、心输出量和组织灌注。

使患者恢复正常的脑功能和其他器官功能是心肺脑复苏的基本目标。在恢复自主循环阶段，脑组织在经过最初短暂的充血后，由于微循环障碍，脑血流量下降（无复流现象）。对无知觉患者应维持正常的或轻微增高的平均动脉压，以保证理想的脑灌注。因为高温和躁动可以增加需氧量，所以必须考虑低温疗法以治疗高热。一旦发现抽搐，必须立即采用抗惊厥药加以控制。

12.4 心脏骤停的预后评估

五项临床体征可预测心搏骤停患者死亡或神经系统不良后果，其中4项可在复苏后第一个24 h测得：①24 h时，仍无皮层反射；②24 h时，仍无瞳孔反射；③24 h时，对疼痛刺激仍无退缩反应；④24 h时，仍无运动反射；⑤72 h时，仍无运动反射。在复苏后24～48 h行脑电图检查对判断预后亦有帮助。

（吴素华）

参考文献

1. Antman EM, Anbe DT, Armstrong PW, et al. ACC/AHA guidelines for the management of patients with ST-elevation myocardial infarction; a report of the American College of Cardiology/American Heart Association Task Force on Practice Guidelines (Committee to Revise the 1999 Guidelines for the Management of Patients With Acute Myocardial Infarction). J Am Coll Cardiol, 2004, 44: 1～211
2. Gregoratos G, Abrams J, Epstein AE, et al. ACC/AHA/NASPE 2002 guidelines update for implantation of cardiac pacemakers andantiarrhythmia devices: summary article: a report of the American College of Cardiology/American Heart Association Task Force onPractice Guidelines (ACC/AHA/NASPE Committee to Updatethe 1998 Pacemaker Guidelines). Circulation, 2002, 106: 2145～2161
3. Priori SG, Aliot E, Blomstrom-Lundqvist C, et al. Update of the guidelines on sudden cardiac death of the European

Society of Cardiology. Eur Heart J 2003, 24: 13 ~ 15

4. Bardy GH, Lee KL, Mark DB, et al. Amiodarone or an implantable cardioverter-defibrillator for congestive heart failure. N Engl J Med, 2005, 352: 225 ~ 237
5. Bonow R, Clark EB, Curfman GD, et al. Task Force on Strategic Research Direction: Clinical Science Subgroup key science topics report. Circulation, 2002, 106: 162 ~ 166
6. Solomon SD, Zelenkofske S, McMurray JJ, et al. Sudden death inpatients with myocardial infarction and left ventricular dysfunction, heart failure, or both. N Engl J Med, 2005, 352: 2581 ~ 2588
7. Spooner PM, Albert C, Benjamin EJ, et al. Sudden cardiac death, genes, and arrhythmogenesis: consideration of new population and mechanistic approaches from a National Heart, Lung, and Blood Institute workshop, part Ⅱ. Circulation, 2001, 103: 2447 ~ 2452
8. 李庚山，李莉，任自文，等. 心脏猝死的防治建议. 中国心脏起搏与心电生理杂志，2002，16（6）：401 ~ 414
9. Grundy SM, Balady GJ, Criqui MH, et al. Primary prevention of coronary heart disease: guidance from Framingham: a statement for healthcare professionals from the AHA Task Force on Risk Reduction. American Heart Association. Circulation, 1998, 97: 1876 ~ 1876
10. Elliott PM, Poloniecki J, Dickie S, et al. Sudden death in hypertrophic cardiomyopathy: identification of high risk patients. J Am Coll Cardiol, 2000, 36: 2212 ~ 2218
11. Fuster V, Ryden LE, Cannon DS, et al. ACC/AHA/ESC 2006 guidelines for the management of patients with atrial fibrillation: a report of the American College of Cardiology/American Heart Association Task Force on Practice Guidelines and the European Society of Cardiology Committee for Practice Guidelines (Writing Committee to Revise the 2001 Guidelines for the Management of Patients With Atrial Fibrillation): developed in collaboration with the European Heart Rhythm Association and the Heart Rhythm Society. J Am Coll Cardiol, 2006, 18: 149 ~ 246
12. Priori SG, Schwartz PJ, Napolitano C, et al. Risk stratification in the long-QT syndrome. N Engl J Med, 2003, 348: 1866 ~ 1874
13. Priori SG, Napolitano C, Gasparini M, et al. Natural history of Brugada syndrome: insights for risk stratification and management. Circulation, 2002, 105: 1342 ~ 1347
14. Amiodarone Trials Meta-Analysis Investigators. Effect of prophylactic amiodarone on mortality after acute myocardial infarction and in congestive heart failure: meta-analysis of individual data from 6500 patients in randomised trials. Lancet, 1997, 350, 1417 ~ 1424
15. Brignole M, Alboni P, Benditt DG, et al. Guidelines on management (diagnosis and treatment) of syncope-update 2004. Executive Summary. Eur Heart J, 2004, 25: 2054 ~ 2072
16. Schouten EG, Dekker JM, Meppelink P, et al. QT interval prolongation predicts cardiovascular mortality in an apparently healthy population. Circulation, 1991, 84: 1516 ~ 1523
17. Maury P, Couderc P, Delay M, et al. Electrical storm in Brugada syndrome successfully treated using isoprenaline. Europace, 2004, 6: 130 ~ 133
18. Hohnloser SH, Klingenheben T, Bloomfield D, et al. Usefulness of microvolt T-wave alternans for prediction of ventricular tachyarrhythmic events in patients with dilated cardiomyopathy: results from a prospective observational study. J Am Coll Cardiol, 2003, 41: 2220 ~ 2224
19. Kies P, Bootsma M, Bax J, et al. Arrhythmogenic right ventricular dysplasia/cardiomyopathy: screening, diagnosis, and treatment. Heart Rhythm, 2006, 3: 225 ~ 234
20. Marcus F, Towbin JA, Zareba W, et al. Arrhythmogenic right ventricular dysplasia/cardiomyopathy (ARVD/C): a multidisciplinary study: design and protocol. Circulation, 2003, 107: 2975 ~ 2981
21. 2005 American Heart Association Guidelines for Cardiopulmonary Resuscitation and Emergency Cardiovascular Care. Circulation, 2005, 112: 1 ~ 203

22. Nolan JP，Deakin CD，Soar J，et al. European Resuscitation Council Guidelines for Resuscitation 2005 Section 4. Adult advanced life support. Resuscitation，2005，67（1）：39～86
23. Bonow RO，Carabello B，Chatterjee K，et al. ACC/AHA 2006 Guidelines for the management of patients with valvular heart disease：a report of the American College of Cardiology/American Heart Association Task Force on Practice Guidelines（Committee on Management of Patients with Valvular Heart Disease）. J Am Coll Cardiol，1998，48：1～148
24. Silka MJ，Hardy BG，Menashe VD，et al. A population-based prospective evaluation of risk of sudden cardiac death after operation for common congenital heart defects. J Am Coll Cardiol，1998，32：245～251
25. Bansch D，Oyang F，Antz M，et al. Successful catheter ablation of electrical storm after myocardial infarction. Circulation，2003，108：3011
26. Myerburg RJ，Castellanos A：Cardiac Arrest and Sudden Cardiac Death. In：Zipes DP，Libby P，Bonow RO，Braunwald E. Braunwald's Heart Disease：A Textbook of Cardiovascular Medicine，7th edition. Elsevier Pte Ltd，2006，865～908

13　急性心肌梗死的院前处理

20世纪60年代，已经开始注意到相当部分急性心肌梗死（acute myocardial infarction，AMI）病人在院外死亡。流行病学调查发现，AMI死亡的患者中约50%是在发病后1 h内猝死，死因主要是可能救治的致命性心律失常。多数AMI患者从发病至治疗存在时间延误。其原因有：①患者就诊延迟；②院前转运、入院后诊断和治疗准备所需的时间过长，其中以患者就诊延迟所耽误时间最长。基于AMI病人死亡的时间特点及早期处理对预后的良好影响，现普遍认为AMI的院前处理非常重要。AMI院前急救的基本任务是帮助AMI患者安全、迅速地转运到医院，以便尽早开始再灌注治疗；重点是缩短患者就诊延误的时间和院前检查、处理、转运所需的时间。

AMI患者被送达医院急诊室后，医师应迅速做出诊断并尽早给予再灌注治疗。力争在10～20 min内完成病史采集、临床检查和记录1份18导联心电图以明确诊断。对ST段抬高的AMI患者，应在30 min内收住冠心病监护病房（CCU）开始溶栓，或在90 min内开始行急诊经皮冠状动脉介入治疗（PCI）。在临床表现典型和心电图ST段抬高已能确诊为AMI时，绝不能因等待血清心肌标志物检查结果而延误再灌注治疗的时间。

急诊医师应在10 min内完成评价初始18导联心电图。缺血性胸痛患者心电图ST段抬高对诊断AMI的特异性为91%，敏感性为46%。患者初始的18导联心电图可用以确定即刻处理方针。①对ST段抬高或新发左束支传导阻滞的患者，应迅速评价溶栓禁忌证，开始抗缺血治疗，并尽快开始再灌注治疗（30 min内开始溶栓或90 min内开始球囊扩张）。入院时作常规血液检查，包括血脂、血糖、凝血时间和电解质等。②对非ST段抬高，但心电图高度怀疑缺血（ST段下移、T波倒置）或有左束支传导阻滞，临床病史高度提示心肌缺血的患者，应入院抗缺血治疗，并作心肌标志物及常规血液检查。③对心电图正常或呈非特征性心电图改变的患者，应在急诊科继续对病情进行评价和治疗，并进行床旁监测，包括心电监护、迅速测定血清心肌标记物浓度及二维超声心动图检查等。二维超声心动图可在缺血损伤数分钟内发现节段性室壁运动障碍，有助于AMI的早期诊断，对疑诊主动脉夹层、心包炎和肺动脉栓塞的鉴别诊断具有特殊价值。床旁监测应一直持续到获得一系列血清标记物浓度结果，最后评估有无缺血或梗死证据，再决定继续观察或入院治疗。

本章所涉及的院前处理（pre-hospital treatment）概念包括院外和急诊室处理的有关内容（图13-1）。

13.1　急性心肌梗死的院前识别

社区医疗服务人员和医疗急救人员应当具备早期识别AMI的技术，这对成功抢救AMI病人具有重要意义。

13.1.1　症状　AMI通常有胸痛或胸闷不适。疼痛通常在胸骨后或左胸部，可向左上臂、颌部、背部或肩部放散。有时疼痛部位不典型，可在上腹部、颈部、下颌等部位。疼痛常持续20 min以上，呈剧烈的压榨性疼痛或紧迫、烧灼感，可伴有呼吸困难、出汗、恶心、呕吐或眩晕等。应注意非典型疼痛部位、无痛性心肌梗死和其他不典型表现。女性常表现为不典型胸痛，而老年人更多地表现为呼吸困难。要与急性肺动脉栓塞、急性主动脉夹层、急性心包炎及急性胸膜炎等引起的胸痛相鉴别。

13.1.2　心电图　心电图在AMI的诊断中具有重要地位，具有方便、简单、快捷、准确和实用的

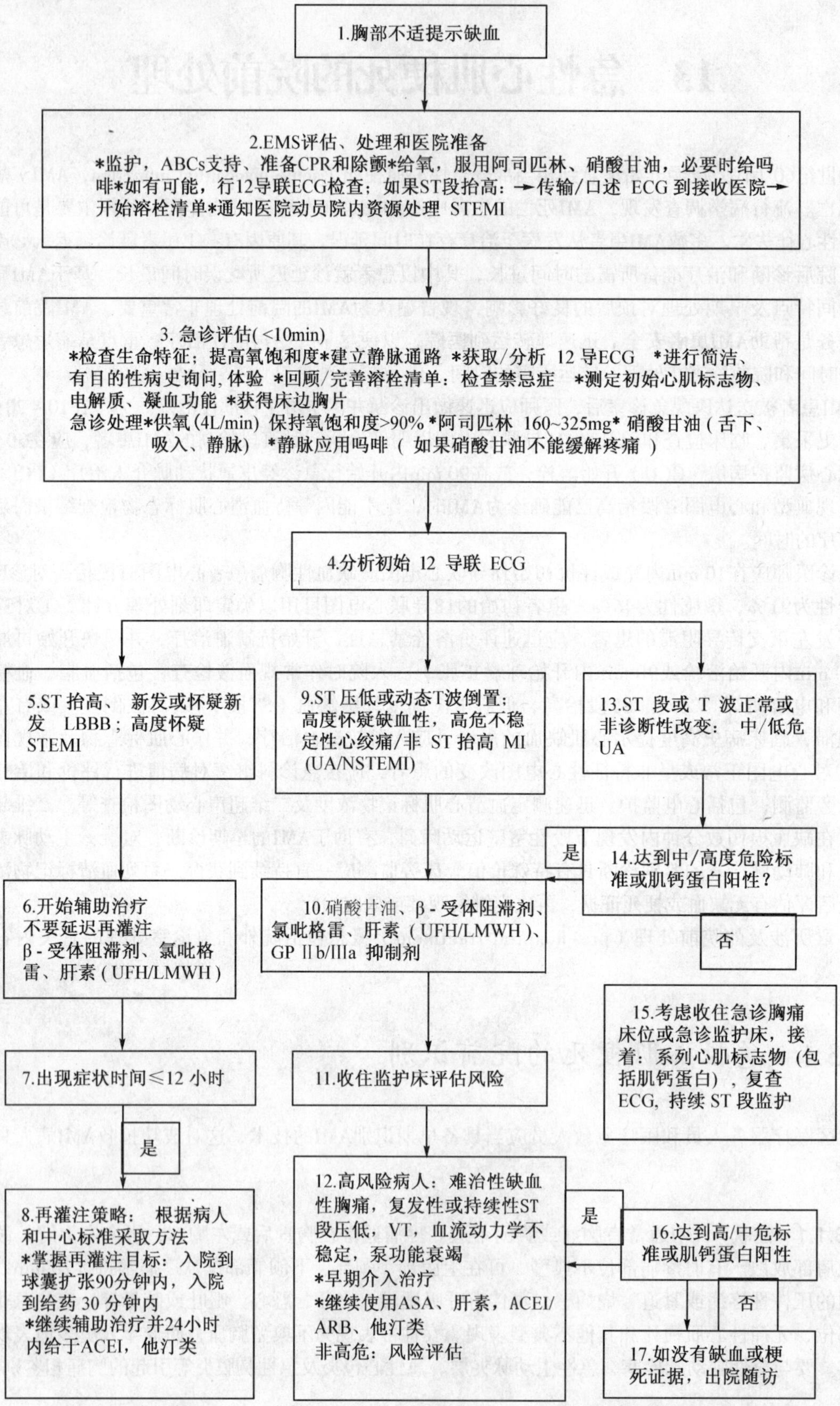

图13–1 2005 AHA心肺复苏和心血管急救指南关于AMI的院前处理流程

优点，根据标准12导联心电图（必要时18导联）结果结合患者胸痛等症状可以初步诊断AMI，并能够确定梗死的部位及可能的罪犯血管。由于心电图结果可提示AMI的诊断和进一步处理，有关医务人员应能有效记录心电图并给以正确解释。有研究证实，要求初级医疗服务人员使用心电图机对疑似AMI进行心电图记录时，只有75%能够完成，其中仅有60%记录是满意的。另一项研究要求此类人员解释系列心电图时，82%可以识别正常图形，但仅有33%～66%的人能够识别急性透壁心肌缺血或梗死，8%～30%的人能够准确定位，22%～25%的人能够识别非急性心电图异常。

对疑似AMI的病人应该在10 min之内完成18导联ECG，必要时多次重复检查。提示不稳定心绞痛（UA）/急性非ST段抬高型心肌梗死（NSTEMI）的ECG特点是：相邻2个或以上导联ST段呈水平型或下斜型压低0.05 mV以上或在R波为主的导联T波倒置超过0.2 mV；提示急性ST段抬高型心肌梗死（STEMI）的ECG特点是：相邻2个或以上导联ST段抬高≥0.1 mV伴或不伴病理性Q波。

为提高院前心电图诊断的及时性和准确性，有关研究利用新技术有效传输心电图到院内由专家进行分析，包括使用移动电话、无线网络、卫星线路等。一项使用移动电话进行心电图传输的研究发现，利用经过计算机处理后传输的心电图识别AMI的敏感性为80%，特异性达98%。

13.1.3　实验室检查　疑诊ACS病人应立即留取血样本进行心肌坏死的生化标志物检测，包括肌钙蛋白、CK-MB和肌红蛋白等及其他血液检查包括血常规、血脂、血糖、凝血功能、电解质等。值得一提的是，院前诊断和处理主要依据临床表现和ECG，不必等实验室检查结果。但需留取标本进行实验室检查，因为心肌标志物对诊断与鉴别诊断STEMI、NSTEMI和UA有重要价值。而相关血液检查有助于了解患者一般情况并指导进一步的处理。

13.2　急性心肌梗死的院前处理

完整的AMI院前处理包括针对心脏性猝死进行的心肺复苏，开放梗死相关动脉、恢复组织再灌注以及AMI伴随症状的处理等。2005 AHA心肺复苏和心血管急救指南关于AMI的院前处理流程见图13-1。

13.2.1　心肺复苏　院前进行心肺复苏（cardiopulmonary resuscitation，CPR）和及时处理致命性心律失常可以有效降低死亡率。急性心肌梗死后1 h内死亡的病人多死于心室颤动（VF）心肌梗死后1 h内室颤的发生率约为在院内发生的25倍，及时给予直流电除颤可以有效终止VF。在社区对病人进行最初的CPR主要依赖于随救护车出诊的急救人员，但在多数情况下，救护车来得不够“快”，因而有必要对一个庞大的群体进行个人CPR培训，以便进行早期CPR。

在溶栓时期之前，心脏骤停病人的最终出院率为28%，如果由急救人员进行除颤/复律，则生存率为38%，而由心脏骤停的目击者进行除颤/复律，生存率会高达70%。和等待院前急救人员行CPR相比，心脏骤停目击者进行CPR在每1 000例病人中可多挽救100人，可见普及CPR的重要性。需要进行CPR培训的人员包括消防员、警察、铁路员工和组织/公司内部特定人员，以及有心肌梗死危险患者的亲属。尽管对院前CPR效果的评价较为困难，但一个针对70岁以上老人的研究提示，进行院前CPR使院前死亡降低了62%。

自动体外除颤仪（automated external defibrillators，AED）为AMI的院前处理提供了新的手段。AED是计算机化装置，能够对心电信号进行自动分析和除颤，并可通过声音和视像指导操作者进行安全除颤。美国的一项研究表明，针对院外VF引起的心脏骤停，旁观者进行CPR加AED进行抢救的生存率是CPR加呼救（等待急救人员）的2倍。AED对非因VF/无脉性室速引起的心脏骤停没有价值，对VF终止后的非除颤性心律无效，此时应进行CPR。

13.2.2 再灌注治疗 对STEMI患者，再灌注治疗最重要的目的是尽快并尽可能完全恢复梗死相关动脉血流。试验证据显示，采用溶栓或急诊PCI开通心肌梗死病人梗死相关血管是决定近期与远期预后的关键因素。

关于再灌注方式的选择应从患者的“症状持续时间”、“STEMI的危险性”、“出血危险”以及“转运到可熟练进行PCI的导管室所需的时间”等4个方面因素来综合考虑。

首选溶栓治疗的情况包括：①发病早期（症状出现≤3 h且不能及时行介入治疗）。②介入治疗不可行：导管室被占用或不能使用，不能到达熟练的导管室。③不能及时行介入治疗：转运延迟，从就诊到球囊扩张时间大于90 min。

首选介入治疗（PCI）的情况包括：①有熟练PCI技术的导管室及心外科支持：从就诊到球囊扩张时间小于90 min，从就诊到球囊扩张比就诊到开始溶栓治疗时间小于1 h；②高危STEMI病人：心源性休克、Killip 3级以上；③有溶栓禁忌证；④非早期发病（症状出现超过3 h）；⑤STEMI的诊断有疑问。

院前溶栓：AMI发生后，进行溶栓治疗的时间越早，获益越大。早期动物实验证实，心肌梗死的范围和冠状动脉闭塞持续的时间有时效关系。一个有关狗的模型研究发现，冠状动脉闭塞40 min后，重新开通梗塞动脉。能够挽救64%的相关心肌；而在冠状动脉闭塞后3 h重新开通梗塞动脉仅可挽救11%的心肌ISIS-2研究证实，出现症状后1 h内进行溶栓，死亡率可降低56%。GISSI-1试验显示，1 h内溶栓，死亡率降低46%，而3～6 h进行溶栓死亡率仅降低17%。GREAT试验中，医师在病人家中或运输途中进行溶栓较院内溶栓节省130 min，院内死亡率降低50%，并有更高的1年和5年生存率；每延迟1 h进行溶栓，死亡危险增加20%。

目前认为，在大多数AMI病人，早期、完全开通梗死相关动脉是缩小梗死面积、降低死亡率的关键。对STEMI病人进行院外溶栓是安全、可行和合理的。在没有禁忌证时，对那些起病12 h内、伴有STEMI心电图表现（2个或以上相邻胸导联或邻近肢导联抬高0.1 mV以上，新发的或怀疑新发的LBBB）的STEMI病人，溶栓治疗是恢复再灌注的一种选择。

急诊医师应该给适合的STEMI病人尽早进行溶栓，目标为就诊-给药（door-to-needle）时间不超过30 min。STEMI病人在出现症状后的前70 min给药能够缩小梗死面积50%以上，降低死亡率达75%。对出现症状12～24 h的STEMI病人如缺血性胸痛持续存在、心电图仍有2个或以上相邻胸导联或邻近肢导联ST段明显抬高时，仍应考虑溶栓治疗。

医师在进行溶栓时需要考虑适应证、禁忌证、收益和主要风险，应该权衡利弊。大面积前壁心肌梗死、较低的颅内出血危险的病人溶栓治疗获益最大；临床症状高度提示AMI和ECG表现为LBBB尤其是新出现的或疑为新出现LBBB的病人适合进行溶栓。小面积下壁梗死溶栓获益不多，除非合并右室梗死（V_{4R}导联ST段抬高）。

溶栓治疗绝对适应证：①发病12 h之内，至少两个胸前导联或至少两个相邻肢体导联ST段抬高超过0.1 mV；②发病12 h之内，新出现或可疑新出现左束支阻滞（Ⅰ类建议，证据级别A）。

溶栓治疗相对适应证：①发病12 h之内，12导联心电图符合后壁心肌梗死（Ⅱa类建议，证据级别C）；②发病12～24 h，持续缺血性胸痛，至少两个胸前导联或至少两个相邻肢体导联ST段抬高超过0.1 mV（Ⅱa类建议，证据级别B）。对发病超过24 h以上且已无症状的STEMI病人不应行溶栓治疗；12导联心电图仅显示有ST段压低而非后壁心肌梗死者也不应行溶栓治疗。

溶栓治疗绝对禁忌证：①既往任何时间的颅内出血；②已知结构性脑血管损伤；③已知恶性颅内肿瘤（原发或转移）；④3个月内缺血性脑卒中；⑤可疑主动脉夹层；⑥活动性出血或出血性体质（月经除外）；⑦3个月内严重头或面部闭合性创伤（Ⅰ类建议，证据级别A）。

溶栓治疗相对禁忌证：①慢性严重控制不良的高血压病史；②存在严重不能控制的高血压（SBP＞24 kPa或DBP＞13.33 kPa）；③既往缺血性脑卒中病史超过3个月；④有创性或较长时间（大于10 min）的心肺复苏或大手术（小于3周）；⑤近期（2～4周内）内脏出血；⑥不能压迫的血管穿刺；⑦曾使用链激酶（超过5天）或曾对其药物过敏；⑧妊娠；⑨活动性消化性溃疡；⑩目前正在使用

抗凝剂。

可供选择的溶栓制剂包括：尿激酶、链激酶或重组链激酶，重组组织型纤溶酶原激活剂（rt-PA），阿替普酶（t-PA），瑞替普酶（r-PA）和替特普酶（TNK-tPA）等。

总诊经皮冠状动脉介入治疗（PCI）：研究证实，在条件、设备良好的医疗机构，由有经验的医生进行操作时，在死亡率、中风、再梗死等联合终点方面急诊PCI优于溶栓，特别是发病后3～12 h的患者。如果能够确保就诊-球囊扩张时间（door-to-balloon）不超过90 min，对发病后3～12 h的STEMI病人应该进行直接PCI。PCI还可用于有溶栓禁忌证者以及心肌梗死合并心源性休克或明显心衰患者。

13.2.3 药物治疗

一般处理：包括绝对卧床、禁食、氧疗、持续心电监护、建立静脉通路和使用相关药物。对所有AMI病人在治疗前6 h给予供氧。因左心衰、肺水肿出现呼吸困难时可采取面罩吸氧，必要时气管插管机械通气。

吗啡：对应用硝酸甘油后不能缓解的持续性疼痛，吗啡是可以选择的止痛剂。吗啡也可以应用于AMI并发肺循环淤血者。吗啡的血管扩张作用可降低心室负荷和心肌耗氧。使用吗啡的起始剂量为1～4 mg静脉注射，间隔5～15 min可再给2～5 mg静脉注射。注射吗啡后若发生低血压，平卧及静注盐水即可使血压恢复，一般不使用升压药。若发生呼吸抑制，则给予纳洛酮（0.4～2.0 mg）。

阿司匹林：阿司匹林通过抑制TXA_2产生抗血小板作用，在服药1 h内即可起效。多个临床试验证实阿司匹林可以降低AMI的死亡率，安全性良好。ISIS-2研究显示，胸痛后24 h内单独给予阿司匹林患者5周血管事件死亡率降低23%；合并给予链激酶，则死亡率可降低42%。尽管尚无单独试验证实院前早期给予阿司匹林对死亡率的影响，但ISIS-2亚组分析结果显示，和胸痛后5～12 h给予阿司匹林相比，2 h内给药可降低死亡率16%。因此，对AMI病人应早期给予单剂量阿司匹林160～325 mg，然后给予维持量75～160 mg/日。

氯吡格雷：氯吡格雷通过抑制血小板的二磷酸腺苷ADP受体产生抗血小板作用。几个研究证实了氯吡格雷对UA/NSTEMI和STEMI的有效性。一项有关75岁以下STEMI病人的研究证实，在进行溶栓治疗、给予阿司匹林和肝素（LMWH或UFH）的同时，给予300 mg负荷量的氯吡格雷（此后每天75 mg共8天），能够明显改善冠状动脉灌注并降低主要不良心脏事件。

因此，对心脏标志物升高的ACS病人在准备做PCI前应该在标准治疗（阿司匹林，UFH/LMWH，有指征时应用GP Ⅱb/Ⅲa抑制剂）基础上给予氯吡格雷负荷量300 mg。

糖蛋白Ⅱb/Ⅲa抑制剂（GP Ⅱb/Ⅲa抑制剂）：纤维蛋白原与血小板表面的GP Ⅱb/Ⅲa受体相结合，使相邻的血小板桥联在一起，是血小板聚集的共同最后通路。GP Ⅱb/Ⅲa抑制剂可阻断血小板聚集的共同最后通路。目前此类药物有阿昔单抗（abciximab）、替罗非班（tirofiban）和依替非巴肽（eptifibatide）等。

几个有关UA/NSTEMI的研究证实，联合应用标准剂量阿司匹林、肝素和机械性再灌注治疗，GP Ⅱb/Ⅲa抑制剂具有明显益处。其引起严重出血并发症（不增加颅内出血危险）的弊端被巨大益处所抵消。在进行PCI的高危UA/NSTEMI病人，GP Ⅱb/Ⅲa抑制剂同样有益。

因此，对高危的UA/NSTEMI病人，如准备行PCI时应在应用阿司匹林、肝素和氯吡格雷的同时，尽早使用GP Ⅱb/Ⅲa抑制剂。高危病人特征包括持续性疼痛、血流动力学或心律不稳定、糖尿病、急性或动态心电图改变及肌钙蛋白升高。对高危UA/NSTEMI病人，如不进行PCI，在标准治疗基础上亦可联合应用GP Ⅱb/Ⅲa抑制剂替罗非班或依替非巴肽。但基于GUSTO IV-ACS的结果，如不准备行PCI则不应使用阿昔单抗。

对STEMI患者，GP Ⅱb/Ⅲa抑制剂常用于辅助溶栓治疗、进行直接PCI前准备和转运时辅助治疗，以获得梗死相关动脉更高的开通率。

总之，现有的临床试验证据支持阿昔单抗和埃替非巴肽用于PCI患者抗栓治疗，而埃替非巴肽和替罗非班则用于UA/NSTEMI患者。

肝素和低分子量肝素：肝素间接抑制凝血酶活性，广泛用于AMI时溶栓的辅助治疗，在治疗UA/NSTEMI时和阿司匹林及其他血小板抑制剂联用。普通肝素（UFH）的缺点为不同病人抗凝效果差异较大，一般需静脉给药，需要频繁监测APTT。

对STEMI使用纤维蛋白特异性溶酶而UFH作为辅助用药时，目前用法为：首剂60 U/kg静脉注射，再以12 U/（kg·h）速度静滴（最大静脉注射量4 000 U，最大静滴速度1 000 U/h）。理想APTT为50～70 s。

多项研究证实，对NSTEMI患者，在出现症状前24～36 h使用低分子量肝素（LMWH）替代UFH，临床益处（死亡率、MI和/或再发心绞痛、复发性缺血或再血管化手术）相似或略有改善。和UFH相比，LMWH引起大的出血事件无差别，但小的术后出血有所增加。对比LMWH和UFH应用于使用糖蛋白Ⅱb/Ⅲa抑制剂的NSTEMI病人，两者效果相当，安全性相似。

因此，对急诊的NSTEMI病人，在使用阿司匹林后，给予LMWH比UFH更有益。在症状出现的前24～36 h考虑进行再灌注治疗时，应该给予UFH。由于可能引起出血并发症增加，在急性事件时不主张改变肝素的形式。

作为对75岁以下病人溶栓的辅助治疗，在确认没有明显肾功能损害时（男Scr＜220 μmol/L，女＜176 μmol/L），LMWH可以替代UFH。UFH可应用于75岁以上的溶栓病人和所有进行血管成形术的STEMI病人。对不接受溶栓和血管成形术的STEMI病人，LMWH可用于代替UFH。

β-受体阻滞剂：β-受体阻滞剂通过阻滞β-受体而发挥负性变时、变力、变传导的生理作用，而交感神经过度兴奋所带来的过度的正性变时、变力、变传导是急性心肌梗死中非常重要的病理生理机制之一。因此β-受体阻滞剂的使用应贯穿心肌梗死治疗的全过程。

在急性心肌梗死发作后的前几个小时，β受体-阻滞剂可通过降低心率、体循环动脉血压和心肌收缩力来降低心肌耗氧，此外还可以通过降低心率延长舒张期，增加到缺血心肌尤其是心内膜下的灌注。TIMI ⅡB试验比较了胸痛后6 h内早期静脉应用美托洛尔（为应用t-PA后平均42 min）和第6天口服美托洛尔的差别，结果显示早期（症状出现后2 h内）应用美托洛尔具有明显益处。和延迟应用相比，早期应用美托洛尔6周死亡率或再梗死率降低了61%。ISIS-1试验和MIAMI试验均提示，在未接受溶栓的患者早期使用β-受体阻滞剂可以明显降低死亡率。在接受溶栓的患者，TIMI-Ⅱ试验显示β-受体阻滞剂可以减少非致死性再梗发生率、再次缺血发生率和死亡率。因此，无论是否行溶栓治疗或直接PCI，只要没有禁忌证，应立即给予AMI病人口服β-受体阻滞剂治疗。对无禁忌证的AMI病人特别是合并快速心律失常或高血压者，最好立即静脉应用β-受体阻滞剂。

使用β-受体阻滞剂的禁忌证包括：中、重度左室衰竭和肺水肿，心动过缓（＜60次/min），低血压（SBP＜13.33 kPa），外周循环灌注不良征象，Ⅱ度或Ⅲ度房室传导阻滞和气道高反应性疾病如支气管哮喘。

硝酸甘油：硝酸甘油是应用于缺血性胸部不适的有效药物。硝酸甘油有益的血流动力学效果包括扩张冠状动脉（尤其在斑块破裂区域）、外周动脉和静脉容量血管。但是在AMI病人硝酸甘油治疗益处有限。

静脉应用硝酸甘油适用于以下情况：进行性缺血性胸部不适；合并高血压的处理；STEMI相关性左室衰竭引起的肺淤血的处理。有缺血性不适的病人可接受最多3次的硝酸甘油含化或气雾剂，直到疼痛缓解或出现低血压。在复发性缺血病人，开始24～48 h适用硝酸甘油，静脉应用因快速起效和能够准确调节而优于口服长效制剂。

下列AMI病人不能应用硝酸甘油：低血压（收缩压＜12.0 kPa或较基础血压下降＞4.0 kPa），显著心动过缓（＜50次/min）或显著心动过速（＞100次/min）。在确定的下壁合并右室梗死的病人，应用硝酸甘油需要特别小心。对24 h内使用过治疗勃起功能障碍的磷酸二酯酶抑制剂的AMI病人不要使用硝酸甘油。

血管紧张素转化酶抑制剂（ACEI）：ACEI可以改善AMI病人的生存率，特别在早期使用时。多个研究提示，AMI病人无论是否进行再灌注治疗，口服ACEI可以降低死亡率。ACEI的有益作用在前壁梗死、肺淤血或左室EF<40%的病人更为明显。

对存在肺淤血、左室EF<40%而没有低血压的STEMI病人，应在症状出现24 h内口服ACEI。口服ACEI可应用于所有无禁忌证（如低血压、明显肾功能损害）的AMI病人。因存在低血压风险，不主张开始24 h内静脉注射ACEI。

他汀类药物：大量研究证实，在ACS发作的几天内，给予他汀类药物可以降低再梗死、复发性心绞痛和心律失常等并发症发生率。PROVE-IT研究为大规模前瞻性双盲随机试验，共有4 162例ACS病人入选，分别给予普伐他汀（40 mg/d）和阿托伐他汀（80 mg/d），主要终点为死亡、MI、脑卒中、因UA入院或行PCI（入选30天后）。结果表明，主要终点事件发生率普伐他汀组为26.3%，阿托伐他汀组为22.4%（P=0.005）；其中，阿托伐他汀组因UA入院或行PCI的发生率比普伐他汀组分别降低29%和14%，但总死亡率、MI、脑卒中的发生率在2组间相似。而阿托伐他汀组ALT>正常上限3倍的发生率明显高于普伐他汀组。

心肌梗死后目标LDL-C水平应当<2.60 mmol/L，优先使用他汀类药物。对非HDL-C水平<3.38 mmol/L同时HDL-C<1.04 mmol/L的病人，应特别强调接受非药物治疗（如体育锻炼、减肥、戒烟）以提升HDL-C水平。另外，对于非HDL-C≥3.38 mmol/L的出院病人，也可考虑给予药物治疗以达到降低非HDL-C至3.38 mmol/L以下的目标。

（李玉杰　吴素华）

参考文献

1. American Heart Association. 2005 AHA guidelines for cardiopulmonary resuscitation and emergency cardiovascular care. Circulation, 2005, 112: 89
2. American College of Cardiology /American Heart Association task force on practice guidelines. ACC/AHA guidelines for the management of patients with ST-elevation myocardial infarction-executive summary. J Am Coll Cardiol, 2004, 44: 671
3. Pantridge JF, Geddes JS. A mobile intensivecare unit in the management of myocardial infarction. Lancet, 1967, 2: 271
4. Gundry JW, Comess KA, DeRook FA, et al. Comparison of native sixth-grade children with trained professionals in the use of an automated external defibrillator. Circulation, 1999, 100: 1703
5. Roberts R, Rogers WJ, Mueller HS, et al. Immediate versus deferred beta-blocked following thrombolytic therapy in patients with acute myocardial infarction. Results of the thromblysis in myocardial infarction (TIMI) Ⅱ B study. Circulation, 1991, 83: 422
6. Randomised trail of intravenous atenolol among 16, 027 cases of suspected acute myocardial infarction: ISIS-1. First international study of infarct survival collaborative group. Lancet, 1986, 2: 57
7. Kudenchuk PJ, Cobb LA, Copass MK, et al. Amiodarone for resuscitation after out-of-hospital cardiac arrest due to ventricular fibrillation. N Engl J Med, 1999, 341: 871
8. Ioannidis JP, Salem D, Chew PW, et al. Accuracy and clinical effect of out-of-hospital electrocardiography in the diagnosis of acute cardiac ischemia: a meta-analysis. Ann Emerg Med, 2001, 37: 461
9. Freimark D, Matetzky S, Leor J, et al. Timing of aspirin administration as a determinant of survival of patients with acute myocardial infarction treated with thrombolysis. Am J Cardiol, 2002, 89: 381
10. Yusuf S, Zhao F, Mehta SR, et al. Effects of clopidogrel in addition to aspirin in patients with acute coronary syndromes without ST-segment elevation. N Engl J Med, 2001, 345: 494
11. Mehta SR, Yusuf S, Peters RJ, et al. Effects of pretreatment with clopidogrel and aspirin followed by long-term therapy in patients undergoing percutaneous coronary intervention: the PCI-CURE study. Lancet, 2001, 358: 527
12. Sabatine MS, Cannon CP, Gibson CM, et al. Addition of clopidogrel to aspirin and fibrinolytic therapy for myocardial

infarction with ST-segment elevation. N Engl J Med, 2005, 352: 1179

13. Ryan TJ, Antman EM, Brooks NH, et al. 1999 update: ACC/AHA guidelines for the management of patients with acute myocardial infarction: a report of the American College of Cardiology/American Heart Association Task Force on Practice Guidelines (Committee on Management of Acute Myocardial Infarction). J Am Coll Cardiol, 1999, 34: 890
14. Cannon CP, Weintraub WS, Demopoulos LA, et al. Comparison of early invasive and conservative strategies in patients with unstable coronary syndromes treated with the glycoprotein Ⅱb/Ⅲa inhibitor tirofiban. N Engl J Med, 2001, 344: 1879
15. Roffi M, Chew DP, Mukherjee D, et al. Platelet glycoprotein Ⅱb/Ⅲa inhibitors reduce mortality in diabetic patients with non-ST-segment elevation acute coronary syndromes. Circulation, 2001, 104: 2767
16. Ryan T, Anderson J, Antman E, et al. ACC/AHA guidelines for the management of patients with acute myocardial infarction: a report of the American College of Cardiology/American Heart Association Task Force on Practice Guidelines (Committee on Management of Acute Myocardial Infarction). J Am Coll Cardiol, 1996, 28: 1328
17. ISIS-4 (Fourth International Study of Infarct Survival) Collaborative Group. ISIS-4: a randomised factorial trial assessing early oral captopril, oral mononitrate, and intravenous magnesium sulphate in 58 050 patients with suspected acute myocardial infarction. Lancet, 1995, 345: 669
18. Gruppo Italiano per lo Studio della Sopravvivenza nell' infarto Miocardico. GISSI-3: effects of lisinopril and transdermal glyceryl trinitrate singly and together on 6-week mortality and ventricular function after acute myocardial infarction. Lancet, 1994, 343: 1115

14 急性心肌梗死的经皮冠状动脉介入治疗

急性ST段抬高型心肌梗死（STEMI）的治疗原则是尽快、充分、持续开通梗死相关动脉。溶栓、经皮冠状动脉介入治疗（PCI）或冠状动脉旁路移植术（CABG）是再灌注治疗的主要手段。随着PCI技术和辅助用药的日臻完善，越来越多的临床试验显示了PCI的优势。20世纪80年代初期，心肌梗死急性期及发病后数天行冠状动脉造影被认为是危险的，因此常在急性心肌梗死1周后行选择性冠状动脉造影。De Wood等首先对300例急性心肌梗死患者于发病最初24 h内行冠状动脉造影（绝大多数于发病后数小时内），均操作顺利且无明显并发症，并证明80%梗死相关冠状动脉呈血栓性阻塞，冠状动脉内应用溶栓药物能使其再通。Hartzler等首先提出直接用血管成形术使阻塞的冠状动脉重新开通。目前，心肌梗死急性期的机械性介入性疗法越来越普通，有关指征已逐渐明确。本章主要讨论急性心肌梗死急诊PCI治疗的相关问题。

14.1 心肌梗死急性期冠状动脉造影

冠状动脉造影证实急性ST段抬高型心肌梗死是由于血栓形成并导致冠状动脉闭塞。20世纪80年代大量急性心肌梗死溶栓治疗研究中，已用急性期冠状动脉造影观察溶栓治疗后冠状动脉的通畅性。

心肌梗死急性期冠状动脉造影时虽然心律失常较多见，但其他并发症发生率与择期冠状动脉造影时相似。溶栓治疗后即刻行冠状动脉造影的主要并发症通常为动脉穿刺处血肿形成和假性动脉瘤。

下列情况应行诊断性冠状动脉造影：①准备直接PCI或补救性PCI的患者；②准备血运重建的心源性休克患者；③室间隔破裂或严重二尖瓣关闭不全而准备外科手术的患者；④持续血液动力学和（或）心电不稳定的患者；⑤胸痛原因不明而高度怀疑急性心肌梗死的患者。10%～20%因胸痛或胸部不适而就诊的急性心肌梗死患者入院时心电图不典型，冠状动脉造影有助于肯定急性心肌梗死的诊断。但是，对伴有多种疾病的患者不主张行冠状动脉造影检查，因为血运重建风险可能大于获益。

De Wood等在急性心肌梗死后最初数小时行冠状动脉造影，发现80%的患者梗死相关冠状动脉完全阻塞，随后阻塞率逐渐减低，24 h为60%，3周为30%～40%。冠状动脉造影显示冠状动脉病变情况为：①单支血管病变见于50%的患者；②多支血管病变见于25%～30%的患者；③左冠状动脉主干明显狭窄见于3%～5%的患者，常发生在无明显并发症的下壁心肌梗死，这些患者经冠状动脉造影证实左冠状动脉主干病变后需搭桥手术治疗；④冠状动脉无明显病变见于8%～13%的患者，梗死相关冠状动脉可完全正常，这些情况可能是由于非狭窄性斑块上急性血栓形成，冠状动脉痉挛或斑块撕裂所致。TAMI-1期研究中，14%急性心肌梗死溶栓治疗90 min后冠状动脉造影显示明显狭窄的患者，于第7天冠状动脉造影无明显狭窄，提示急性心肌梗死早期冠状动脉严重狭窄可能为血栓形成所致。

14.2 ST段抬高型急性心肌梗死的PCI

再灌注治疗是ST段抬高型急性心肌梗死（STEMI）最重要的治疗，可明显降低患者的死亡率，改善患者的生存质量。再灌注治疗的目标是早期、完全和持久开通梗死相关冠状动脉。急诊PCI的时间窗等同溶栓治疗时间窗（即发病后12 h内）。与溶栓治疗不同的是，急诊PCI并无明确的年龄限制，也不受溶栓治疗禁忌证的限制。

随着PCI技术（彩图4）和辅助用药的日臻完善，越来越多的临床试验显示了PCI的优势。美国心脏病学会（ACC）/美国心脏协会（AHA）指南将发病12 h内的直接PCI（primary PCI）列为IA类指征。与溶栓相比，直接PCI能更有效地开通梗死相关动脉，复发缺血、再闭塞、再梗死更少，心功能改善更显著，安全性更高（脑卒中少），近期和远期预后都有优势。女性和老年患者从直接PCI的受益更多。对于发病12 h内的STEMI患者，若首诊医院不能进行直接PCI且有溶栓禁忌，应立即转运患者行直接PCI（IC类指征）。对于无直接PCI条件的首诊医院，选择转运PCI还是溶栓时，需要权衡溶栓的局限性和转运PCI的延迟。Limburg（LIMI）、PRAGUE-1、PRAGUE-2、AirPAMI以及DANAMI-2的试验结果显示，对于发病时间<3 h的STEMI，溶栓和PCI在缩小梗死面积和死亡率方面效果相近。STOPAMI-1和STOPAMI-2等研究显示，随着发病时间的延长（3 h后），溶栓的效力逐步减弱，PCI的效力则相对稳定。因此，指南推荐在胸痛发生后的3 ~ 12 h应首选直接PCI（IC类指征）。三项研究证实了STEMI患者置入支架的优势，建议直接PCI应常规置入支架（IA类指征）。一项研究提示直接支架术有利于ST段的恢复。由于证据不充分，未建议直接PCI常规行直接支架术（direct stenting）。另外，指南强调了进行直接PCI的医院条件。要求具备丰富的经验的介入心脏病学专家组和熟练的技术人员支持，并建立起一套反应迅速、行之有效的操作流程。循证医学证据均来自规模大的介入中心，并由经验丰富的医生操作。但值得注意的是，依据PRAGUE-2和DANAMI-2研究，认为在无心脏外科支持的医院进行高危STEMI的直接PCI似乎是安全有效的。

14.2.1 直接PCI 自1982年Hartzler等应用 经皮冠状动脉球囊扩张术（PTCA）治疗急性心肌梗死，其有效性已被多个研究充分肯定（表14-1）。

表14-1 早期急性心肌梗死直接PTCA的效果

研究者	期间（年）	病例数	住院期死亡率（%）
Flaker，et al	1985 ~ 1988	93	14.0
Marco，et al	1987	43	14.0
Ellis，et al	1983 ~ 1988	271	13.3
Rothbaum，et al	1982 ~ 1986	271	13.3
Brodie，et al	1984 ~ 1988	383	9.0
Bittl，et al	1989 ~ 1990	20	8.6
Kahn，et al	1981 ~ 1989	614	8.0
Beauchamp，et al	1982 ~ 1989	214	7.9
Grines，et al	1991	58	5.0
Williams，et al	1991	226	4.9
总计		2 193	9.4

最初某些随机研究与静脉内溶栓比较，证实直接PCI的实际有效性。PAMI研究中，395例急性心肌梗死患者于发病12 h内行直接PCI或t-PA溶栓治疗（100 mg/3 h）（300例），195例直接PCI治疗患者中，175例冠状动脉病变适宜PTCA治疗，其中再通成功率为97%。总住院期死亡率直接PCI组为6.5%，t-PA组为2.6%（无显著差异）。但在高危患者（前壁心肌梗死、年龄>70岁、入院时心率>100次/min）直接PCI组心力衰竭和死亡率明显减低。同样，直接PCI颅内出血并发症较溶栓组显著降低（表14-2）。

Zjilstra等观察到，直接PTCA使左心室功能明显改善。但绝大多数研究发现，直接PTCA对左心室功能的保护作用与溶栓治疗无明显差异。

表14-2 PCI对比溶栓治疗急性心肌梗死（PAMI）研究

并发症与意外	PTCA（*n*=195）	t-PA（*n*=200）	*P*值
死亡	2.6%	6.5%	0.06
再梗死	2.6%	6.5%	0.06
死亡或非致死性再梗死	5.1%	12%	0.02
死亡或非致死性再梗死（6个月）	9%	17%	0.02
猝死	0	2%	0.05
室颤	6%	2%	0.02
外科血管修补	2%	0%	0.05
射血分数	53% ± 13%	53% ± 13%	0.52

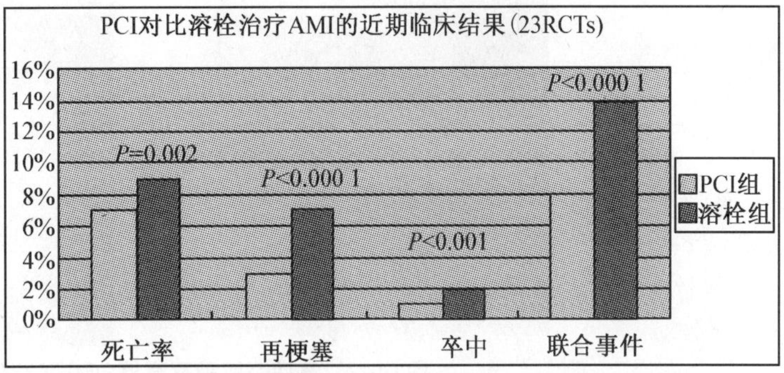

图14-1 急性心肌梗死直接PCI与静脉溶栓比较的荟萃分析
n=7 739 引自Keeley EC. et al. Lancet，2003，361：13～20

急性心肌梗死直接PCI可以使梗死相关冠状动脉获得更早期和更完全的通畅，使心肌梗死的并发症减低。因此，该方法可用于所有有人员和设备条件的心导管室，尤其当存在溶栓治疗禁忌证时。急性心肌梗死直接PCI与静脉内溶栓比较的荟萃见图14-1。

ACC/AHA指南ST段抬高心肌梗死直接PCI的指征：

Ⅰ类：①STEMI（包括正后壁心肌梗死）或伴有新发左束支传导阻滞的心肌梗死患者，症状发作12 h内能够行PCI并且如果能够及时完成（就诊90 min内完成球囊充盈），如果由手术熟练的医师（每年手术例数＞75例，同时理想的是每年完成＞11例次STEMI的PCI）及时施行介入手术，应当行直接PCI。该手术应当得到具备一定条件的导管室（每年PCI例数＞200例，其中STEMI直接PCI例数＞36例，并且能够进行心脏外科手术）有经验辅助人员的支持（证据级别：A）。②ST段抬高或新发左束支传导阻滞的心肌梗死，发生心肌梗死后心源性休克＜36 h和休克发生＜18 h以内可以完成并适合血管重建治疗并且年龄＜75岁的患者，应当行直接PCI，除非由于患者本人的意愿或禁忌证或不适合进一步有创治疗（证据级别：A）。③严重充血性心力衰竭和（或）肺水肿（killip 3级）并且症状发作12 h之内的患者应当施行直接PCI。就诊-球囊充盈时间尽可能短（即目标＜90 min）（证据级别：B）。

Ⅱa类：①年龄≥75岁、ST段抬高或左束支传导阻滞或心肌梗死后36 h内发生心源性休克并且在休克发生18 h内适合施行血管重建治疗的患者，可以施行PCI。既往功能状态良好、适合血管重建治疗并且同意有创治疗的患者，可以选择这种有创治疗策略（证据级别：B）。②症状发作12～24 h同时具备下述1项或多项的患者，可以施行直接PCI：a)严重充血性心力衰竭（证据级别：C）；b血流动力学或心电活动不稳定。（证据级别：C）；c有持续性缺血的证据（证据级别：C）。

Ⅱb类：适合静脉溶栓的患者由每年手术例数＜75例PCI（或每年STEMI直接PCI例数＜11例）的术者施行直接PCI的价值尚未确定（证据级别：C）。

Ⅲ类：①对梗死相关动脉施行直接PCI时，对没有血流动力学障碍的患者施行非梗死相关动脉的择期PCI（证据级别：C）；②对STEMI发生后＞12 h、血流动力学和心电活动稳定的无症状患者施行直接PCI（证据级别：C）。

急性STEMI导致心肌血流严重减少和突然中断，最多见的是由于1支大的心外膜冠状动脉发生动脉粥样硬化性闭塞。PCI对于再次建立冠状动脉灌注是一种非常有效的方法，适合于90%的患者（图

14–2）。尽管有关PCI的多数评价是在适合静脉溶栓治疗的患者完成的，但是大量的经验支持PCI应用于因出血危险性增高而不适合静脉溶栓治疗的患者。

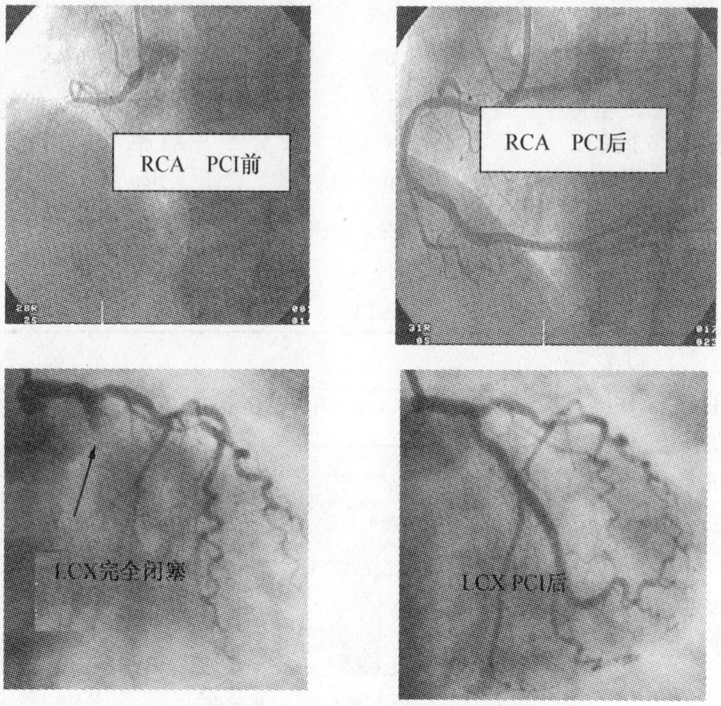

图14–2 急性心肌梗死直接PCI冠脉造影效果图
RCA：右冠状动脉；LCX左回旋支

症状发作到再灌注的间隔时间是患者结果的一个重要预测因素。研究报道，死亡率随着“进门–球囊扩张”时间的延长而增高。分析比较溶栓治疗与直接PCI的随机对照试验提示，PCI的死亡率受益在治疗延迟时间<60 min时才存在。进门–恢复TIMI3级血流时间延长，死亡率增加，这就进一步强调了直接PCI患者及时再灌注的重要性。鉴于进门–进针时间的目标是30 min，欧洲心脏病学会急性心肌梗死治疗工作组和ACC/AHA ST段抬高心肌梗死治疗指南将进门–球囊扩张时间从120 min缩短到90 min，使患者最大程度受益。重要的是，在调整了基线特征后，STEMI直接PCI患者症状发作到球囊充盈的时间，与1年死亡率明显相关。

对直接PCI的热情导致了急诊转院施行经导管再灌注而不是在就诊医院溶栓治疗的概念。5个随机试验入选了2 466例患者，PCI结果优于溶栓治疗。PCI后死亡率降低，复合终点—死亡、非致死性再次梗死和卒中也降低。重要的是，这些研究到治疗的平均时间延迟44 min。相反，美国2002年首次住院“进门–球囊扩张”时间，NRMI–4试验显示1 346例患者PCI之前的转运时间为185 min。这些试验证实，由于医院与医院之间的转运导致“进门–球囊扩张”与“进门–进针”时间的延迟>60 min，结果抵消了转运施行直接PCI较即刻静脉溶栓治疗在死亡率方面的潜在受益。然而，下述情况时应将患者转运到能够做PCI的医疗中心：溶栓治疗有禁忌证或不成功，继发心源性休克，预计时间延迟<60 min，或症状发作>2～3 h。为了获得最佳结果，必须建立快速分层和转运的系统方法。在第二家医院的首次住院进门–球囊扩张时间应当尽可能短，目标是<90 min。如果医院之间的转运只是为了施行直接PCI，那么直接将患者转运到PCI中心而不是转运到最近的医院，可以明显缩短进门–球囊扩张时间。正如在ST段抬高心肌梗死指南所讨论的一样，成功达到急诊再灌注的核心问题是有一个良好分层程序。

尽管有支持STEMI应用直接PCI的证据，但是一个严肃的问题是STEMI患者常规应用直接PCI的策略会导致大量患者达到再灌注前时间延迟过长，并且如果由经验并不丰富的术者完成手术，则结果不理想。随机试验显示，PCI替代静脉溶栓的平均延迟时间仅为40 min。对于直接血管成形术必须强制性执行手术标准，避免发生再灌注时间过度延迟和由手术例数少或手术效果差的术者/医疗机构来施行手术。医师、护士和心导管室的技术人员必须能够熟练处理急症患者，必须熟悉所有的介入器械和手术，并且必须参与每年365天、每天24 h的值班计划。心脏介入医师和医疗中心应当致力于：①就诊和诊断STEMI后90 min内完成球囊充盈；②>90%患者达到TIMI2～3级血流；③直接PCI患者的急诊CABG率<2%；④85%送到心导管室的患者即刻完成PCI；⑤没有心源性休克的患者，校正危险的住院死亡率<7%。否则，治疗的重点应当是早期应用溶栓治疗，有指征时，进一步转运施行PCI。

14.2.2 急性心肌梗死溶栓成功后PCI 对于溶栓成功（TIMI 3血流）的STEMI患者，若病情稳定，未出现复发心肌缺血，以往的观点认为立即PCI（24 h内）和延迟PCI（1～7天）不能获益，可能增加PCI并发症，建议冠状动脉造影和PCI应在发病10～14天后进行。根据近年来发表的4项随机临床试验（SIAM Ⅲ、GRACIA-1、CAPITAL-AMI和LPLS）结果，推荐溶栓成功后24 h内常规行冠脉造影和PCI（无论是否有心绞痛/心肌缺血），建议级别为ⅠA类（ESC 2006），这一策略显著减少了溶栓成功后的再梗死率，但国内专家对此持保留意见。应当指出，这些研究使用的溶栓剂均为新一代的纤溶药物（阿替普酶、瑞替普酶、奈替普酶），辅助使用了GP Ⅱb/Ⅲa抑制剂，常规置入支架。对于溶栓成功后复发心肌缺血驱动PCI的前瞻性评价，目前仅有DANAMI-1一项试验支持，故指南的推荐力度为ⅠB类。过去认为急性心肌梗死静脉内溶栓治疗后即刻行PCI与保守疗法比较，并无优越性。有五个研究评价了即刻PCI对冠状动脉再通和左心室功能的作用，结果显示溶栓后即刻行PCI并无益处，左心室射血分数也无明显改善（表14-3）。同时，与PCI有关的并发症发生率增高，手术出血并发症增加。这些并发症增高与PCI后急性冠状动脉血栓形成和溶栓治疗的生物学作用（血小板、凝血酶活性增加）有关。根据目前国内情况，急性心肌梗死溶栓成功后即刻PCI应慎重进行。

表14-3 急性心肌梗死溶栓后即刻PCI对左心室功能和死亡率的影响

	TAMI 2A		TAMI		ECSG	
	即刻PTCA（n=195）	18～48 hPTCA（n=194）	即刻PTCA（n=99）	择期PTCA（n=98）	即刻PTCA（n=183）	无PTCA（n=184）
出院时左室射血分数	50%	49%	53%	56%	51%	51%
死亡率（住院期）	7.2%	5.7%	4%	1%	7%	3%+

14.2.3 补救PCI 早期的RESCUE Ⅰ、RESCUE Ⅱ和MERLIN研究并未显示出补救性PCI能明显获益。新近完成的REACT试验清楚地显示，溶栓失败后的补救性PCI优于重复溶栓或保守治疗，6个月时心血管事件几乎减半（9%对18%）。应当指出，REACT试验更多地使用了GPⅡb/Ⅲa抑制剂和支架。该指南推荐补救性PCI作为Ⅰ B类指征。溶栓治疗90 min后，约25%～30%梗死相关冠状动脉仍然阻塞，可用PCI使其机械性再通和恢复心肌血供。既往文献中已有许多有关补救PCI的报道，大多为非随机性。荟萃分析发现，补救性PCI疗效较直接PCI或常规PCI差，成功率70%～100%。而且，冠状动脉再阻塞率高达18%，住院期死亡率为10%。值得一提的是，溶栓治疗可激活血小板，易引起再阻塞，尤其在使用纤维蛋白特异性溶栓剂t-PA时（表14-4）。

临床上，在溶栓治疗后应监测心电图特别是梗死区ST段变化，如在溶栓后2 h内出现下列情况提示获得再灌注；①ST段下降至等电线或迅速下降超过50%；②出现再灌注心律失常，如加速性室性自主心律；③心绞痛基本消失；④CK-MB高峰前移。当疑及冠状动脉未能再通时（特别在严重情况如急性前壁梗死、入院时心率增快或血压降低且对快速补液无反应、再阻塞）应考虑行冠状动脉造影和补救PCI。一般情况下，仅行冠状动脉造影，而不做左心室造影，而且仅对梗死有关的冠状动脉行PCI。有时冠状动脉仅一过性再通，数分钟后出现再阻塞，抗凝和常规抗血小板药物无效，此时应当使用更强的抗血小板制剂（如糖蛋白Ⅱb/Ⅲa抑制剂）。如冠状动脉造影示梗死相关动脉通畅（达TIMI 3级），这时可不对该动脉行刻PCI。

表14-4 补救PCI临床研究

研究	病例数	溶栓方案	成功率	再阻塞	射血分数变化	死亡率（%）
Topol，et al	86	t-PA	73%	29%	−1	10.4
Califf，et al	15	t-PA	87%	15%	+1	未报告
	25	UK	84%	12%	+1	未报告
	12	t-PA+ UK	92%	0%	+2	未报告
Belenkie，et al	16	SK	81%	未报告	+2	6.7
Fung，et al	13	SK	92%	16%	+10	7.6
Topol，et al	22	t-PA+ UK	86%	3%	+5	0
Grines，et al	12	t-PA+ SK	100%	8%	未报告	未报告
Holmes，et al	34	SK	71%	未报告	−11	11
Grines，et al	10	t-PA+ SK	90%	12%	+5	10
O' Connor，et al	90	SK	89%	14%	−1	11
Baim，et al	37	t-PA	92%	26%	未报告	5.4
Whitlow，et al	26	t-PA	81%	29%	−2	未报告
	18	UK	89%	25%	+1	未报告
Ellis，et al	109	t-PA	79%	20%	+1	10.1
	5	t-PA+UK	70%	20%	+2	20
	59	SK	76%	18%	+4	10.2
综合SK、UK或联合用药	308		260/308（84%）	31/223（14%）	−1	11.2
综合仅t-PA	252		191/252（76%）	38/157（24%）	−1	9.5
总计	560		451/560（80%）	69/380（18%）	−1	10.6

14.2.4 易化PCI 易化PCI是指在计划的直接PCI之前，以药物（包括溶栓剂或GP Ⅱb/Ⅲa抑制剂）预先辅助。PRAGUE-1、SPEED以及较新的BRAVE研究并未显示出溶栓易化PCI的优势，ASSENT-4和FINESSE试验正在进行中，指南目前不推荐溶栓易化PCI。尽管有一些临床试验提示GP Ⅱb/Ⅲa抑制剂易化PCI可能改善临床结果，但也有试验并未发现这种策略的益处。因此，目前使用GP Ⅱb/Ⅲ抑制剂易化PCI的证据尚不充分。

14.2.5 心源性休克患者的PCI 大约7.5%的急性心肌梗死患者发生心源性休克。心源性休克是急性心肌梗死时PCI的重要指征之一，可改善患者的预后。常规药物保守治疗心源性休克时，死亡率高达80%～100%，PCI治疗可使急性心肌梗死早期心源性休克死亡率降低为30%～55%（平均45%）（表14-5），即梗死相关冠状动脉再通能降低近一半的死亡率。

目前临床上心源性休克诊断基于动脉压降低、外周循环灌注不良、尿量明显减少、肺水肿和酸中毒等，肺动脉导管（漂浮导管）可提供血流动力学参数（如肺毛压、心排指数）帮助确定心源性休克的诊断。心源性休克时应在主动脉内气囊反搏支持下行急诊冠状动脉造影和PCI。当AMI患者入院时处于心源性休克状态，如就诊医院有条件行PCI，那么不应溶栓而应直接将患者送入心导管室行急诊冠状动造影。

在心导管室内，做双侧动脉、静脉插管，测量动脉血压和心排量。插置Swan-Ganz导管有利于PCI术后血液动力学监测。PCI期间仅做冠状动脉造影，不做左心室造影，以免造影剂恶化左心室功能不全。经冠状动脉造影后，分析梗死相关冠状动脉情况，病变适合时立即行PCI。

表14-5 急性心肌梗死合并心源性休克的急症PCI

	存活/总病例数
O' Neill，et al	19/27（70%）
Lee，et al	12/24（50%）
Shani，et al	6/9（66%）
Heuser，et al	7/10（70%）
Brown，et al	12/28（43%）
Hibbard，et al	25/45（56%）
Seydoux，et al	12/21（57%）
Beugston，et al	25/46（54%）
Gacioch，et al	22/48（45%）
Kahn，et al	8/16（50%）
O' Keefe，et al	23/39（59%）

严格意义上的心源性休克包括以下血流动力学特点：收缩压<12 kPa（90 mmHg）且肺动脉楔压（PCWP）>2.67 kPa（20 mmHg）和心脏指数（CI）<1.8 L/（min · m^2），患者有周围低灌注的临床表现。急诊PCI或外科冠脉搭桥（CABG）可能挽救心源性休克患者的生命，应在休克的早期阶段考虑实施。一般STEMI通常在发病12 h内选择急诊PCI且只处理梗死相关动脉。合并心源性休克患者的急诊PCI时间窗较宽且不限于仅处理梗死相关动脉。如果不能对多支病变进行相对完全的血运重建，应考虑外科处理。无论采用何种血运重建方法，均推荐IABP循环支持。值得一提的是，NSTEMI和STEMI合并心源性休克的死亡率相似。尽管采用了PCI和IABP等积极干预措施，急性心肌梗死合并心源性休克的死亡率仍然很高。2004 ACC/AHA指南推荐75岁以下AMI合并心源性休克（梗死后36 h后发生）患者作为急诊PCI的Ⅰ类适应证（证据级别：A），条件是PCI能在休克后18 h内进行；而推荐75岁以上AMI合并心源性休克（梗死后36 h后发生）患者作为急诊PCI的Ⅱa类适应证（证据级别：B），条件是PCI能在休克后18 h内进行，患者既往功能状态良好。

14.2.6 择期PCI 对于最初12 h未接受再灌注治疗的STEMI患者，能否从PCI（指发病时间>12 h的PCI）获益存在争议（合并心源性休克者除外）。PCAT、PRAGUE-2和CAP-TIM研究提示晚期PCI可能获益。TOAT试验则认为晚期PCI可能对左室重构产生不良影响。去年发表的DECOPI研究将发病后2~15天的首次STEMI患者随机分为PCI组或药物治疗组。尽管6个月时PCI组的LVEF和血管开通率显著高于药物组，但在平均34个月的随访中两组的主要终点发生率相似（8.7%对7.3%）。由于患者入选率和事件发生率均低于预期，该项研究结果的说服力不足。因此，在进行中的OAT研究结果公布前，对这组患者没有一致的治疗建议。笔者强调，由于临床背景不同，不要将这组患者的PCI与溶栓成功后的早期PCI或溶栓失败后的补救性PCI混淆。

非随机研究显示溶栓治疗失败后，对闭塞的梗死相关血管进行成功的延迟PTCA术可改善患者左室功能和生存率。产生这些益处的可能机制包括改善心肌重构（减少左室扩张和室壁瘤的形成，并减少心腔内血栓的形成），较好地恢复处于冬眠状态的存活心肌（如果存在分支血管），减少律失常的发生。随机研究显示（TAMI-6）与药物治疗患者相比，48 h后PTCA的患者其6周时的左室功能得到改善。但是该差异并不持久，而且这些患者6个月时的血管再闭塞率高达40%。

笔者推荐如果梗死相关动脉供应大面积的心肌和（或）有存活心肌的证据（存在分支血管、心室壁尚能活动、相关心电图导联仍有R波，PET发现存活心肌等），对这些无症状患者的闭塞血管应当进行择期PCI。

14.2.7　梗死后心肌缺血患者PCI　溶栓治疗后，对梗死后心肌缺血患者常常进行PCI术。但目前尚无对梗死后心肌缺血患者进行PCI改善临床预后的证据。DANAMI研究入选了1 008例在溶栓治疗后自发性或可诱发的梗死后心肌缺血患者，随机分成机械血运重建组（PTCA或CABG）和药物治疗组（对难治性患者仍采用PTCA或CABG）。结果显示：与药物治疗组比较，常规侵入治疗方法24个月时的再梗死发生率（5.8%比10.5%，P=0.003 8）和不稳定心绞痛发生率（17.9%比29.5%，P<0.001）较低，但两组患者的死亡率并无差别。

建议：对梗死后心肌缺血患者（自发性心绞痛或在出院前运动试验中能够诱发出心肌缺血的患者）应当进行心导管术，如果其冠状动脉解剖条件合适，应当进行血运重建术。

14.3　非ST段抬高急性心肌梗死的PCI

非ST段抬高急性心肌梗死（NSTEMI）患者的自然转归差别相当大，危险分层有助于判断预后和指导治疗策略。欧洲心脏协会（ESC）近期发表的NSTEMI治疗指南将以下7种情形归为高危组：①复发静息心绞痛；②动态ST段改变，包括ST段压低≥0.1 mV或一过性（<30 min）ST段抬高≥0.1 mV；③TnI、TnT或CK-MB升高；④血流动力学不稳定；⑤室性心动过速或室颤；⑥早期梗死后不稳定心绞痛；⑦合并糖尿病。高危患者可能迅速发生急性血栓事件，进展为心肌梗死甚至死亡。该指南还列举了以下6类临床情形可能加重NSTEMI的远期预后：①年龄>65岁；②已知冠心病（CAD）史、既往心肌梗死（MI）史、曾行PCI或CABG史；③充血性心力衰竭、肺水肿或新出现的二尖瓣反流性杂音；④炎症标记物（如CRP、纤维蛋白原、IL-6）升高；⑤脑钠肽（BNP）或其前体（NT-proBNP）升高；⑥肾功能不全。依据FRISC-Ⅱ、TACTICS-TIMI 18、RITA-3这些大规模临床试验结果，该指南将高危NSTEMI的早期PCI（48 h内）归为ⅠA类指征。ISAR-COOL试验结果支持对高危NSTEMI患者在2.5 h内立即行PCI（Ⅱa，B）。当然，这种积极的侵入性策略需要强化抗血小板治疗的辅助，包括氯吡格雷和血小板糖蛋白Ⅱb/Ⅲa受体抑制剂。考虑到PCI结果的可预测性和即刻安全性，专家建议对于高危NSTEMI患者的原始病变常规置入支架（ⅠC类指征）。

14.4　急性心肌梗死PCI中支架术

目前，在规模临床研究显示对急性心肌梗死行冠状动脉内支架术（金属裸支架）可改善患者的预后。住院期总心脏性事件发生率（急性冠状动脉闭塞、远端冠状动脉栓塞、分支阻塞、重复PTCA、支架血栓形成、冠状动脉旁路术和死亡）在支架治疗组明显低于单纯直接PTCA组。急性心肌梗死，冠状动脉内支架术时如能充分扩张支架，结合积极的抗血小板治疗，即使存在冠状动脉内血栓，也极少发生支架内血栓。

自从RAVEL研究结果在2001年ESC大会上首次公布以来，药物洗脱支架（DES）已成为PCI关注的焦点。迄今为止，有关Cypher支架和Taxus支架的多个前瞻性随机临床试验已显示了这两种DES在减少再狭窄和改善总体临床结果方面的优势（与金属裸支架相比）。根据目前的研究资料（包括亚组分析），2005年ACC/AHA指南推荐AMI使用DES的指征（Ⅱa，C类）如下：小血管；慢行完全闭塞病变；分叉/开口病变；桥血管狭窄；胰岛素依赖型糖尿病；多支血管病变；无保护左主干狭窄；支架内再狭窄。DES术后的血栓问题值得密切关注，指南强烈建议氯吡格雷应至少服用6个月。另外，若患者近期要接受大型非心脏手术，不应置入DES，选择金属裸支架相对安全。

14.5　PCI辅助用药

虽然没有循证医学证据支持，介入治疗专家认为PCI操作前应在冠状动脉内注射硝酸甘油（ⅠC类指征），解除血管痉挛，估计真实的血管尺寸，减少PCI操作过程中的血管痉挛反应。根据血压情况可在术中和术后重复注射。维拉帕米可用于罕见的对硝酸甘油无反应的血管痉挛。对于PCI相关的无血流/慢血流，推荐注射腺苷、维拉帕米和硝普钠（Ⅱa，C类）。阿司匹林是冠状动脉粥样硬化性心脏病的基础治疗。该指南依据已有的临床试验结果阐述了阿司匹林在PCI背景下的应用。除非对阿司匹林过敏，稳定CAD、NSTEMI和STE-ACS的PCI都推荐使用阿司匹林，属于Ⅰ类指征，证据等级分别为B类、C类和B类。

对于稳定CAD的PCI，多个随机临床试验显示联合ADP抑制剂（噻氯吡啶/氯吡格雷）和阿司匹林可显著减少PCI术后的急性和亚急性支架内血栓。ESC指南推荐金属裸支架术后在阿司匹林基础上加服抵克力得或氯吡格雷3～4周（ⅠA类指征）。氯吡格雷的耐受性明显优于低克力得，因此在临床实践中通常首选前者。为了达到充分的抗血小板效力，推荐在PCI前至少6 h服用氯吡格雷，置入药物洗脱支架后需服药6～12个月（ⅠC类指征）。对于NSTEMI患者，早期PCI和CABG都是可行的血管重建方式。氯吡格雷可能增加CABG的出血并发症，ACC/AHA指南建议未计划在数天内进行CABG时才考虑给予氯吡格雷。ESC指南则认为，由于目前更倾向于早期介入（联合支架术和GPⅡb/Ⅲa抑制剂）治疗这些高危患者，减少了对外科CABG的需求，因此推荐NSTEMI患者应立即服用氯吡格雷（ⅠB类指征）。根据CURE和PCI-CURE试验结果，该指南推荐NSTEMI患者无论是否接受PCI均应服用9～12个月的氯吡格雷（ⅠB类指征）。对于STEMI，CLARITY和COMMIT/CCS-2研究证实阿司匹林联合氯吡格雷优于单用阿司匹林。尽管来自STEMI的研究结果可能外推至NSTEMI，目前尚无临床试验评价直接PCI术后氯吡格雷的使用，在临床实践中通常采用上述NSTEMI的PCI术后的氯吡格雷建议。另外，指南还推荐术前2 h服用600 mg（ⅠC类指征）作为以下3种PCI的预先治疗方案：①STEMI的直接PCI；②NSTEMI的立即PCI；③稳定CAD的即刻PCI。

任何冠状动脉介入操作都禁止在未抗凝的情况下进行，通常推荐静脉注射普通肝素（UFH）使活化的凝血时间（ACT）维持在250～350 s或200～250 s（联合GP Ⅱb/Ⅲa抑制剂时），或根据体重调整剂量（100 IU/kg或联合GP Ⅱb/Ⅲa抑制剂时50～60 IU/kg）。由于UFH的生物利用度个体差异很大，应根据ACT调整剂量。对NSTEMI的PCI，UFH可作为药物强化治疗的一部分在围术期使用。对于STEMI，UFH是标准治疗的一部分，尤其对于接受直接PCI的患者。低分子量肝素（LMWH）具有给药方便、抗凝预测性好、不需监测、出血并发症少等优点，目前似有取代UFH的趋势。但该指南认为在PCI操作中单独使用LMWH的资料有限，不足以推荐LMWH完全取代UFH。仅推荐在高危NSTEMI患者中，若不能进行介入干预，LMWH可作为UFH的替代药物（IC类指征）。

GP Ⅱb/Ⅲa抑制剂作为目前最强有力的抗血小板药物，在PCI的辅助用药中扮演了越来越重要的角色。临床试验荟萃分析提示，在急性MI的PCI中使用GP Ⅱb/Ⅲa抑制剂可能降低死亡率。在稳定CAD的低危PCI常规使用GP Ⅱb/Ⅲa抑制剂可能增加出血风险和费用。因此该指南认为对于稳定CAD的PCI，GP Ⅱb/Ⅲa抑制剂的使用应个体化，可用于复杂病变、濒临/急性血管闭塞、可见的血栓、无/慢血流（Ⅱa C类）。已有大量临床试验评价GP Ⅱb/Ⅲa抑制剂的效果。若导管治疗可能在2.5 h内进行，GPⅡb/Ⅲa抑制剂不必提前使用，可以PCI前给予阿西单抗或依替巴肽。若诊断性导管检查和计划PCI之间间隔达24 h，可给予阿昔单抗。指南推荐计划或已行PCI的高危NSTEMI患者应接受GPⅡb/Ⅲa抑制剂治疗（ⅠC类指征）。PCI后阿昔单抗维持12 h或依替巴肽维持16 h，替罗非班可能需要维持36 h。对于STEMI的直接PCI，根据RAP-PORT、ISAR-2、CADILLAC、ADMIRAL和ACE研究结果，推荐阿昔单抗用于直接PCI（Ⅱa，A类指征）。替罗非班和依替巴肽在STEMI中使用的研究资料有限，不推荐常规使用。

14.6 PCI辅助装置

尽管冠状动脉内近距离照射的应用已经降温，仍有多个临床试验结果支持放射治疗可改善支架内再狭窄患者的预后。γ射线处理支架内再狭窄的3年和5年的资料显示了良好的远期结果。因此ESC指南推荐血管内近距离照射处理冠状动脉支架内再狭窄（ⅠA类指征）和大隐静脉支架内再狭窄（ⅠB类指征）。为了防止晚期血栓形成，需要延长氯吡格雷服用时间至12个月。

切割球囊从理论上能减少血管壁损伤，促进有利的斑块重分布。但临床试验却未能显示这种器械能改善PCI的近期和远期结果。切割球囊处理支架内再狭窄的临床试验结果也未如人们所预期。由于切割球囊可有效避免扩张支架内再狭窄病变时的球囊滑位，故该指南推荐切割球囊用于支架内再狭窄的PCI（Ⅱa，C类指征），以避免滑位所致的血管创伤。旋磨从理论上可减轻斑块负荷，但容易诱发冠脉痉挛和慢血流。操作者必须掌握应对之策。针对原始病变或支架内再狭窄的临床试验结果均未显示旋磨的优势。在实际PCI操作中可能遇到导丝已通过病变，但球囊不能通过或无法充分扩张的情况，旋磨可能解决这类问题。因此ESC指南推荐旋磨用于在计划置入支架前球囊不能通过或不能充分扩张的纤维化或严重钙化病变（ⅠC类指征）。置入药物洗脱支架要求更均匀的贴壁，因此可能更多地使用旋磨技术。

定向冠状动脉斑块切除术（DCA）的早期并发症率高，费用昂贵，且未显示临床获益处。该指南推荐熟练操作者用于原始的开口或分叉病变（Ⅱb，C）。

ESC指南推荐两种远端保护装置（GuardWire和FilterWireEX）用于辅助大隐静脉桥血管的PCI（ⅠA类指征）。栓塞保护装置用于其他高血栓负荷的PCI（如STEMI的直接PCI）尚有争议（Ⅱb，C类指征）。临床试验结果显示远端保护装置（图14-3、图14-4）可以改善PCI后心肌血液灌注水平。

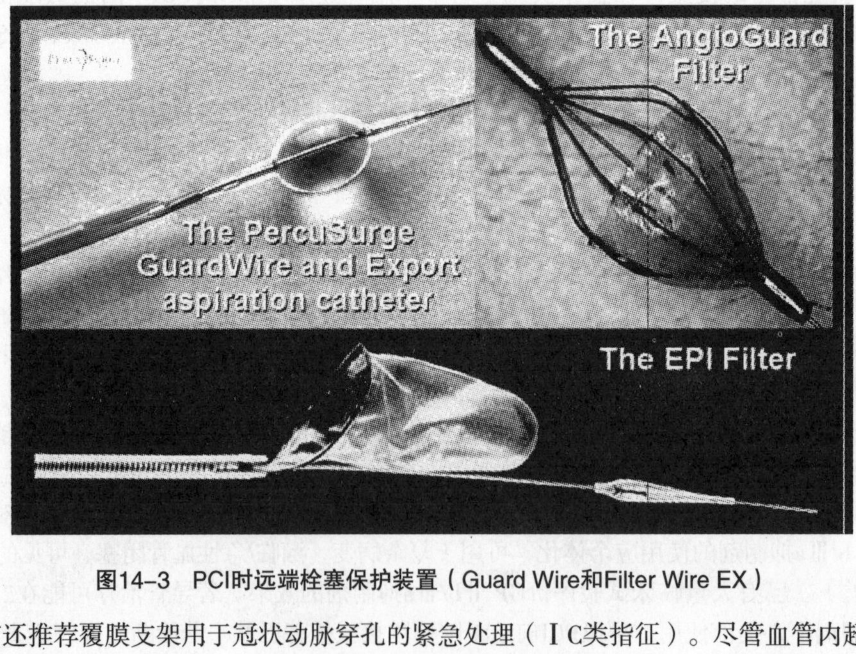

图14-3 PCI时远端栓塞保护装置（Guard Wire和Filter Wire EX）

ESC指南还推荐覆膜支架用于冠状动脉穿孔的紧急处理（ⅠC类指征）。尽管血管内超声（IVUS）给介入心脏病学提供了新的手段，但在支架置入过程中常规使用IVUS并不能改善预后。但在某些情况下IVUS有助于我们对病变的判断和理解以及支架置入是否完善。

该指南认为测量血流储备分数（FFR）可以帮助我们判断50%～70%的临界病变（包括再狭窄）是否值得PCI干预。通常认为FFR<0.75是介入干预的阈值。

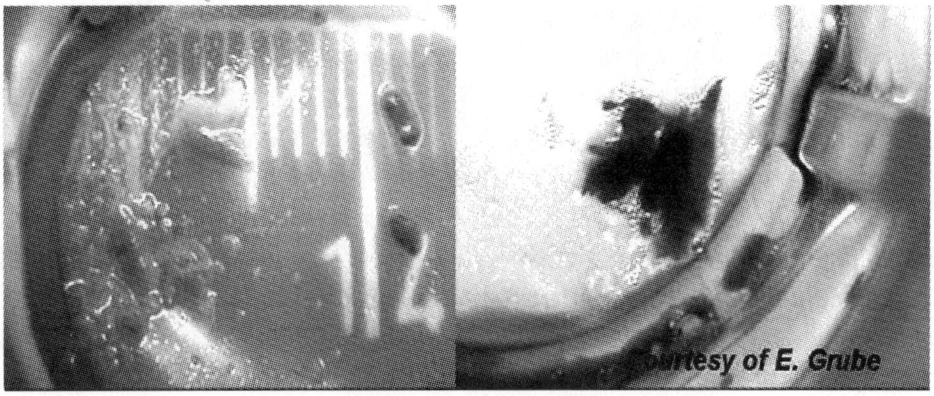

图14–4　远端栓塞保护装置吸出的冠脉内血栓

14.7　急性心肌梗死PCI的并发症

14.7.1　再灌注心律失常　闭塞的冠状动脉，尤其是右冠状动脉PTCA术后，有可能会出现显著的低血压和心动过缓（迷走传入神经受刺激后通过Bezold–Jarisch反射导致心动过缓）或心室颤动。一项研究发现，除心源性休克患者外，右冠状动脉直接PTCA后更易发生轻微的不良事件，而较为严重的不良事件（如死亡、心肺复苏、除颤、电复律、IABP或急诊手术）却不常见。在PAMI–I研究中，6.7%的PTCA患者出现心室颤动，其中下壁心肌梗死患者较前壁心肌梗死常见（9.7%比1.4%，P=0.03）。

为减少急性心肌梗死患者急诊介入治疗过程中发生再灌注心律失常，笔者建议在前壁AMI介入治疗前如无禁忌证静脉给予β–受体阻滞剂，在下壁AMI介入治疗前置入临时起搏电极于右心室，可在需要时行保护性起搏。使用低渗离子造影剂（ioxaglate），调整电解质水平（尤其是血钾和血镁）到最佳状态。整个PCI操作过程除颤仪应处于备用状态。

14.7.2　出血　在较早期的有关直接PTCA的文献中，有14%的病例需要输血，并且和使用溶栓药物、延长抗凝药物使用时间、留置穿刺鞘管等因素有关。近年来由于恰当地使用抗血小板药和抗凝药物，并注意选择理想的血管穿刺部位，因此出血并发症发生率明显降低。

14.7.3　复发性缺血　溶栓治疗后住院期间再梗死是心肌梗后常见的死亡原因。早期血管再闭塞使住院期间死亡率由4.0%上升至12.8%，并导致心力衰竭、危及生命的心律失常、再次血运重建率增加和医疗费用上升。住院期间心肌缺血的复发率在溶栓治疗后为30%，直接PTCA术后为15%，支架术后为3%。早期再梗死的发生率在溶栓治疗后为8%，直接PTCA术后为1%～2%，支架术后<1%。直接PTCA患者在出院前血管再闭塞的发生率为5%，而溶栓治疗失败后补救性PTCA成功的患者，其血管再闭塞的发生率则高达29%。现在通过使用冠脉内支架，大部分缺血并发症已经得到避免。支架也显著降低了晚期血管再闭塞和再狭窄发生的危险。

14.8　急性心肌梗死PCI的一般原则

①对于所有大面积缺血的冠状动脉疾病患者，除不能通过的慢性完全性闭塞病变以外，PCI被认为是几乎所有病变亚组重要的最初血管重建方式。②冠脉内支架和新的辅助治疗药物明显改善了AMI患者的预后。选择PCI还是CABG应根据患者病情和心脏病学或外科技术的进步、当地技术专长并考虑

患者的意愿。③对不稳定型心绞痛或非ST段抬高心肌梗死患者，首先应根据发生急性血栓并发症的危险进行分层。只有高危患者才能从早期（<48 h）PCI或CABG中获益。④对STEMI（ST段抬高心肌梗死）患者，如果其就诊的医院有PCI设备和经验丰富的团队，胸痛发作12 h内应行急诊冠状动脉造影，如病变适合即行PCI；如PCI失败或病变不适合PCI，可考虑CABG（就诊医院有条件、经验情况下）。⑤对STEMI患者如有溶栓禁忌证或溶栓失败，应该迅速转院进行PCI，尽快开通梗死相关动脉。⑥对AMI合并心源性休克而言，早期PCI完全再血管化可明显降低患者的死亡率。⑦AMI 3 h内溶栓和PCI两种再灌注策略在缩小梗死面积和降低病死率方面同样有效。因此，在胸痛发作3 h内溶栓可作为PCI的替代治疗，但在胸痛后3～12 h，直接PCI优于溶栓。⑧目前没有证据支持推荐易化PCI。⑨溶栓成功后，为改善患者转归，推荐24 h内常规进行冠状动脉造影和PCI（如果可行的话），即使患者没有存在明确的心肌缺血（ESC 2006建议），但国内专家对此持保留意见。⑩溶栓成功的患者，如出院前有自发或诱发的心肌缺血，应该转院进行冠状动脉造影和PCI。⑪联合抗血小板治疗（阿司匹林、ADP抑制剂、GPⅡb/Ⅲa抑制剂）可有效辅助多种情形下的PCI，提高安全性，改善预后。药物洗脱支架置入术后或血管内放射治疗后应延长双重抗血小板（阿司匹林+ADP抑制剂）时间。⑫血管内放射治疗仍是处理支架内再狭窄的有效方法。⑬指南推荐两种远端保护装置（GuardWire和FilterWireEX）用于辅助大隐静脉桥血管的PCI（ⅠA类指征）。栓塞保护装置用于其他高血栓负荷的PCI（如STEMI的直接PCI）尚有争议（Ⅱb，C）。⑭旋磨有助于药物洗脱支架在严重钙化不规则血管内更加均匀地贴壁。切割球囊可有效避免不必要的血管损伤，有助于药物洗脱支架完全覆盖病变部位。⑮药物洗脱支架在处理复杂临床和病变情形时具有优势。

（胡承恒）

参考文献

1. Keeley EC，Boura JA，Grines CL. Primary angioplasty versus intravenous thrombolytic therapy for acute muyocardial infarction：a quantitative review of 23 randomized trials. Lancet，2003，361：13～20

2. Zijlstra F. Angioplasty vs thrombolysis for acute myocardial infarction：a quantitative overvies of the effects of interhospital transportation. Eur Heart J，2003，24：21～23

3. Bonnefoy E，Lapostolle F，Leizorovicz A，et al. Primary angioplasty versus prehospital fibrinolysis in acute myocardial：a randomized study. Lancet，2002，360：825～829

4. Wallentin L，Goldstein P，Armstrong PW，et al. Van de Werf F. Efficacy and safety of tenecteplase in combination with the low-molecular-weight heparin enoxaparin or unfractionated heparin in the prehospital setting：the Assessment of the Safety and Efficacy of a New Thrombolytic Regimen（ASSENT）-3 PLUS randomized trial in acute myocardial infarction. Circulation，2003，108：135～142

5. Force AAT. ACC/AHA guidelines for percutaneous coronary intervention. J Am Coll Cardiol，2001，37：2215～2238

6. Dauerman HL，Sobel BE. Synergistic treatment of ST-segment elevation myocardial infarction with pharmacoinvasive recanalization. J Am Coll Cardiol，2003，42：646～651

7. Simoons M，Betriu A，Col J，et al. Thrombolysis with tissue plasminogen activator in acute myocardial infarcton：No additional benefit from immediate percutaneous coronary angioplasty. Lancet，1988：197～202

8. Berger PB，Ellis SG，Holmes DR，et al. Relationship between delay in performing direct coronary angioplasty and early clinical outcome in patients with acute myocardial infarction：results from the global use of strategies to open occluded arteries in Acute Coronary Syndromes（GUSTO-Ⅱb）trial. Circulation，1999，100：14～20

9. Cannon CP，Gibson CM，Lambrew CT，et al. Relation ship of symptom-onset-to-balloon time and doorto balloon time with mortality in patients undergoing angioplasty for acute myocardial infarction. JAMA，2000，283：2941～2947

10. De Luca G，Suryapranata H，Zijlstra F，et al. Symptom-onset-to-balloon time and mortality in patients with acute myocardial infar infarction treated by primary angioplasty. J Am Coll Cardiol，2003，42：991～997

11. Brodie BR, Stuckey TD, Hansen C, et al. Benefit of coronary reperfusion before intervention on outcomes after primary angioplasty for acute myocardial infarction. Am J Cardiol, 2000, 85: 13 ~ 18
12. Ellis SG, da Silva ER, Heyndrickx G, et al. Randomized comparison of rescue angioplasty with conservative management of patents with early failure of thrombolysis for acute anterior myocardial infarction. Circulation, 1994, 90: 2280 ~ 2284
13. raunwald E. Relationship of the TIMI myocardial perfusion grades, flow grades, frame count, and percutaneous coronary intervention to long-term outcomes after thrombolytic administration in acute myocardial infarction. Circulation, 2002, 105: 1909 ~ 1913
14. Gibson CM, Karha J, Murphy SA, et al. Early and long-term clinical outcomes associated with reinfarction following fibrinolytic administration in the thrombolysis in myocardial infarction trials. J Am Coll Cardiol, 2003, 42: 7 ~ 16
15. Neumann FJ, Blasini R, Schmitt C, et al. Effect of glycoprotein Ⅱb/Ⅲa receptor blockade on recovery of coronary flow and left ventricular function after the placement of coronary-artery stents in acutemyocardial infarction. Circulation, 1998, 98: 2695 ~ 2701
16. Montalescot G, Barragan P, Wittenberg O, et al. Pinton P, Platelet glycoprotein Ⅱb/Ⅲa inhibition with coronary stenting for acute myocardial infarction. N Engl J Med, 2001, 344: 1898 ~ 1903
17. Topol EJ. Reperfusion therapy for acute myocardial infarction with fibrionlytic therapy or combination reduced fibrinolytic therapy and platelet glycoprotein Ⅱb/Ⅲa inhibition the GUSTO V randomized trial. Lancet, 2001, 357: 1905 ~ 1914
18. Dubois CL, Belmans A, Granger CB, et al. Outcome of urgent and elective percuane ous coronary interventions after pharmacologic reperfusion with tenecteplas combined with unfractionated heparin, enoxaprin, or abciximab, J Am Coll Cardiol, 2003, 42: 1178 ~ 1185
19. Kastrati A, Mehilli J, Schlotterbeck K, et al. Early administration of reteplase plus abciximab vs. abciximab alone in patients with acute myocardial infarction referred for percutaneous coronary intervention: a randomized controlled trial. JAMA, 2004, 291: 947 ~ 954
20. Rupprecht HJ, vom Dahl J, Terres W, et al. Cardioprotective effects of the Na (+) /H (+) exchange inhibitor eniporide as an adjunct to early reperfusion therapy for acute myocardial infarction. Results of the evaluation of the safety and cardioprotective effects of eniporide in acute myocardial infarction (ESCAMI) trial. J Am Coll Cardiol, 2001, 38: 1644 ~ 1650
21. Granger CB, Mahaffey KW, Weaver WD, et al. Pexelizumab, an Anti-C5 Complement Antibody, as Adjunctive Therapy to Primary Percutaneous Coronary Intervention in Acute Myocardial infarction: The COMplement inhibition in Myocardial infarction treated with Angioplasty (COMMA) Trial. Circulation, 2003, 108: 1184 ~ 1190
22. Limbruno U, Micheli A, De Carlo M, et al. Mechanical Prevention of Distal Embolization During Primary Angioplasty: Safety, Feasibility, and Impact on Myocardial Reperfusion. Circulation, 2003, 108: 171 ~ 176
23. Antman EM, Giugliano RP, Gibson CM, et al. Abciximab facilitates the rate and extent of thrombolysis: results of the thrombolysis in myocardial infarction (TIMI) 14 trial. The TIMI 14 Investigators. Circulation, 1999, 99: 2720 ~ 2732
24. Gold HK. Garabedian HD, Dinsmore RE, et al. Restoration of coronary flow in myocardial infarction by intravenous chimeric 7E3 antibody without exogenous plasminogen activators. Observations in animals and humans. Circulation, 1997, 95: 1755 ~ 1759
25. Kandzari DE, Hasselbad V, Tcheng JE, et al. Improved clinical outcomes with abciximab therapy in acute myocardial infarction: a systemic overview of randomized clinical trials. Am Heart J, 2004, 147: 457 ~ 462

15 急性冠脉综合征多支冠脉病变的介入治疗策略和技术要点

急性冠脉综合征的冠脉病变特点之一是有可能是单支单处冠脉病变，也可能是多支多处冠脉病变。一般来说，老年人、糖尿病人群急性冠脉综合征表现为多支多处冠脉病变的可能性较大。如果采用血管内超声（IVUS）或血管镜检查，可以发现急性冠脉综合征患者的冠脉内除严重的、引起明显心肌缺血的主要罪犯病变外，往往还同时存在多处程度不一、有可能引起心肌缺血加重、次要的或潜在的罪犯病变。

Asakura M等报道了一例急性前壁心肌梗死患者同时进行冠脉造影和冠脉血管镜检查的结果（图15-1）。尽管冠脉造影仅发现前降支中段明显狭窄，但冠脉血管镜检查发现前降支近段存在血栓，前降支、回旋支、右冠脉近、中、远段均存在不稳定的血管内膜下斑块。

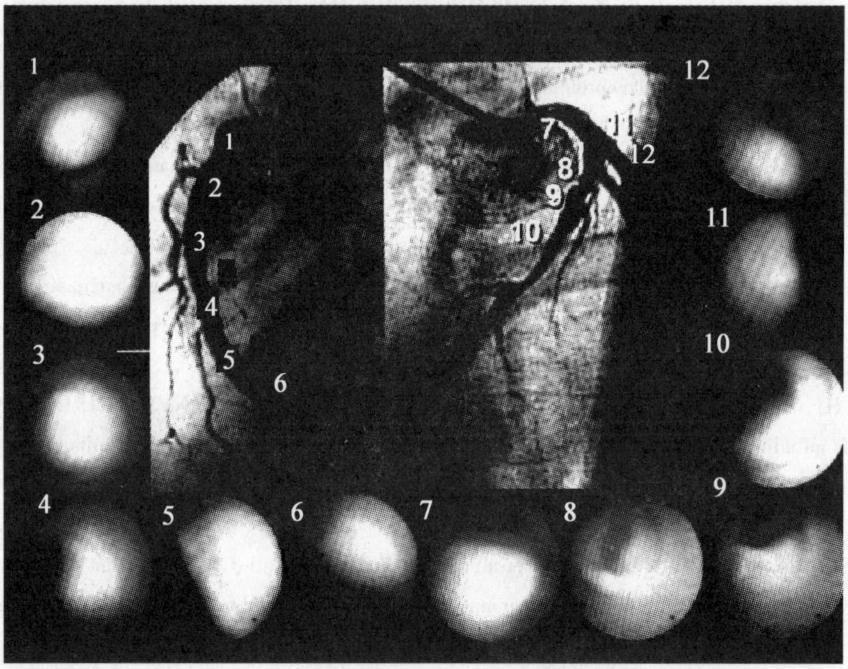

图15-1 急性前壁心肌梗死患者冠脉造影和冠脉血管镜检查的结果

罪犯病变位于前降支中段（位点8，9），可见红色血栓。右冠脉、前降支和回旋支可见多处黄色易损斑块（不稳定斑块）。（From Asakura M，et al. J Am Coll Cardiol. 2001，37：1284～1288）

比较冠脉造影、冠脉血管内超声、冠脉血管镜检查的结果可以发现冠脉造影所示冠脉狭窄程度与5年内冠脉闭塞发生率有关，冠脉血管内超声所示最小管腔面积与心脏不良事件发生率有关，冠脉血管镜检查所示冠脉内病变数量与冠脉缺血程度有关。三种方法各有侧重，但都反映一个基本事实，即急性冠脉综合征患者可能存在多支多处冠脉病变，需要特殊的介入治疗策略和技术技巧。

急性冠脉综合征的经皮冠状动脉（PCI）介入治疗需要首先评价冠脉病变特点、程度、分布、对心肌缺血的影响等。要分清哪些是稳定性病变、哪些是不稳定性病变、哪些是导致较大范围心肌缺血并与症状直接相关的罪犯病变。只有消除罪犯病变，才能使患者转危为安。

多支血管病变的介入治疗策略是一个重要的问题，特别是在急性冠脉综合征的时候如何在不增加风险的情况下，解除心肌缺血是一个有待进一步研究的问题。

多支血管病变主要是指冠脉造影显示多支冠脉存在明显的病变的一类严重的冠脉病变类型，需要与单支病变或单处冠脉病变区分处理。多支血管指两支以上冠脉血管。多处冠脉病变指相同冠脉内存在两处以上冠脉病变，且需要分别处理，如分别植入支架等。多支和多处冠脉病变，可单独出现或合并出现，均属于广义的多冠脉病变的范畴。其中多支冠脉病变，曾被认为更适合外科手术搭桥（CABG）处理。多支与多处冠脉病变在介入治疗方面有许多共同的问题，可以一起讨论。事实上，近年来，特别是支架、药物洗脱支架的应用以来，越来越多的多支冠脉病变病人接受了介入治疗而不是外科搭桥手术。

多支冠脉病变是接受介入治疗还是外科搭桥手术，似乎并不取决于是否多支冠脉病变，而更多地取决于具体的病变类型，特别是病变是否适合接受介入治疗，包括治疗的难度、风险、长期预后等的综合考量。如病变适合介入治疗，多数情况下常首选介入治疗。Andrea Gruenzig在一次PCI演示会上曾开玩笑地说，CABG的适应证是病变不适合PCI治疗，言下之意，不适合PCI的病变才有必要做CABG。事实上当时CABG处理复杂病变有更多的依据，他是在开玩笑而已，似乎并不认同。时过境迁，现在一定程度上，他几乎说对了：假如多支冠脉病变能比较简单地通过介入的方法安全地完成，且长期疗效肯定的话，PCI当然应该成为多支冠脉病变的主要策略选择。

比较PCI与CABG的随机试验证实，在经过适当选择的多支冠状动脉疾病患者，应用金属裸支架的标准PCI作为最初治疗策略，其整体结果（即死亡、心肌梗死）与CABG作为最初治疗策略的结果相当。支架的应用可能缩小了球囊年代后期再次血管重建多于CABG的差距。随机试验、试验荟萃分析和流行病学研究显示，与金属裸支架相比，药物洗脱支架具有减少后期再次血管重建率的优势。

多支冠脉病变是否适合介入治疗需考虑多方面的因素，但关键是所存在的冠脉病变是否均适合PCI治疗。如手术能成功而不发生并发症；手术成功后患者症状改善明显；远期不良心脏事件发生率降低；手术费用与CABG相当则可首选PCI治疗。

多支冠脉病变的介入治疗的风险增加。与简单病变的PCI比较，多支血管病变PCI手术时间及耗材增加；术中并发症机会增加；术后并发症机发生会增加；造影剂肾病、支架内血栓在多支血管病变的PCI中更常见。术后再狭窄的机会也更高。

15.1 多支冠脉病变治疗策略

病变特征：尽管是多支血管病变，但如所有病变均是短病变、无成角、无钙化、无血栓的病变，则PCI比较适宜。如伴有左主干病变、多支分叉、开口病变、近段过度弯曲、多支完全闭塞者则CABG更适宜。

全身状况：年龄较小（＜50）或过大（＞80）全身状态差不宜接受大手术者应考虑PCI治疗。

心功能状况：心脏扩大、合并室壁瘤、左室射血分数过低者宜考虑PCI治疗。

糖尿病：PCI治疗后，再狭窄机会较高。CABG有一定优势。

急性心肌梗死：一般首选PCI。

经济或心理因素：多支血管病变可能需要多个支架，与CABG比较费用较高，视患者经济及心理承受能力综合考量。

术者及设备因素：一些病变或病人的条件相对于富有经验的术者可能是良好的适应证，而对于缺乏经验的术者可能属于复杂病变，不能一概而论。

15.2 多支冠脉病变介入治疗顺序

罪犯病变：急性冠脉综合征的病人同时存在多支血管病变时往往其中一处病变更严重，对症状的影响更大，治疗的意义更大，应优先干预；

主要血管：供血心肌面积大、病变远段长的血管应优先处理。如左前降支（LAD），或优势的右冠状动脉（RCA）或左回旋支（LCX）。

分期手术：避免一次PCI手术时间太长，造影剂使用过多，特别是风险高的病人，应考虑分次行PCI手术。

如下图15-2A所示，患者多支多处冠脉病变，LAD中段狭窄90%，LCX近段狭窄80%、中段狭窄75%，RCA中远段100%闭塞，但与LAD之间有侧支循环血管形成，通过分析可以认为该患者的罪犯血管应该是LAD中段的病变。如图15-2B所示患者LAD中段狭窄60%、LCX近段60%、RCA中段狭窄80%，如结合心电图等存在下壁心肌缺血，便可认定RCA为罪犯病变。

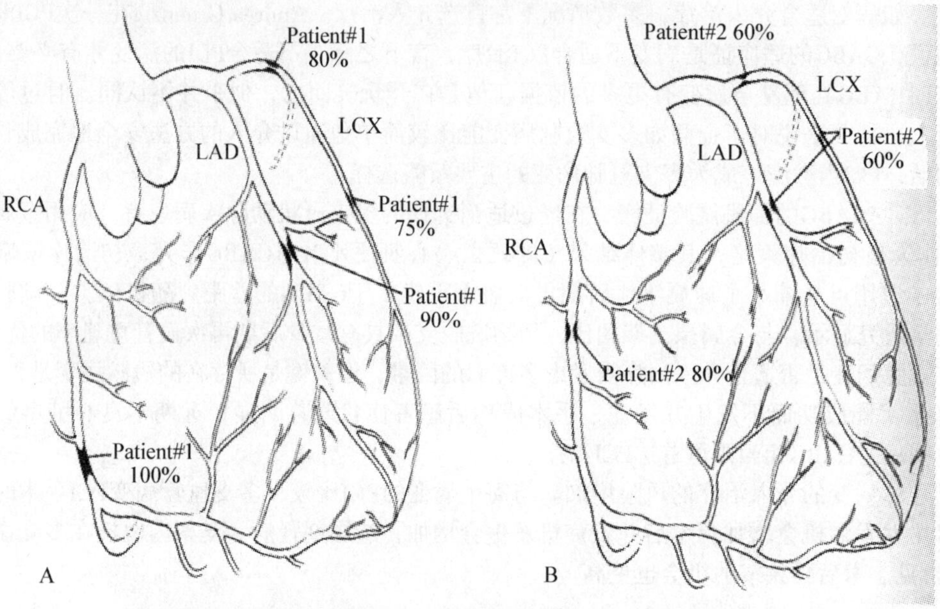

图15-2　多支冠脉病变

A：罪犯血管为LAD中段；B：罪犯血管为RCA。RCA：右冠状动脉；LAD：左冠状动脉前降支；LCX：左冠状动脉回旋支

如图15-3C所示患者LAD近段狭窄90%，RCA100%闭塞，LAD和RCA之间没有侧支循环血管形成，结合下壁心室壁运动障碍，尽管LAD病变为简单病变，但介入治疗风险仍非常高，宜考虑搭桥手

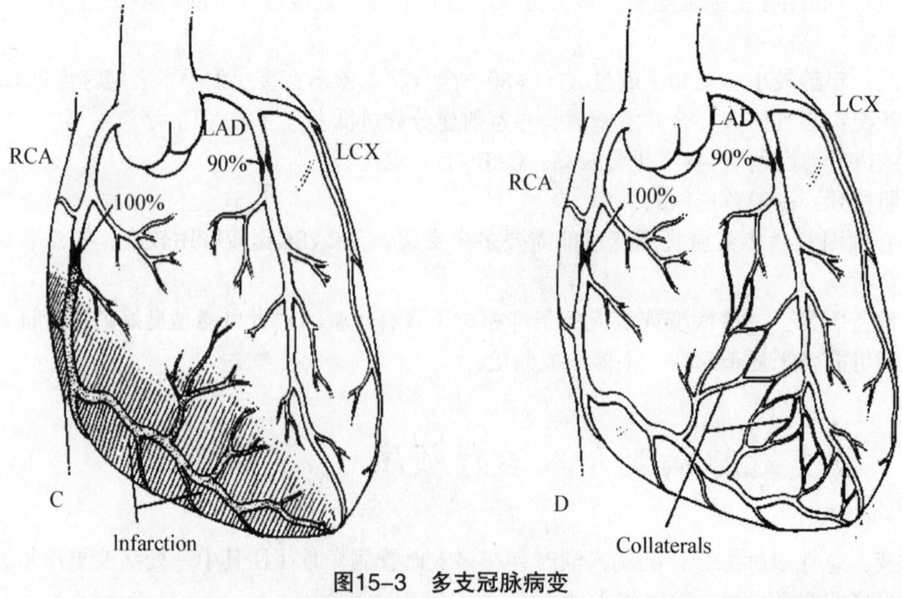

图15-3　多支冠脉病变

C：考虑搭桥手术；D：LAD是关键病变，但应先处理RCA。RCA：右冠状动脉；LAD：左冠状动脉前降支；LCX：左冠状动脉回旋支

术为宜。图15-3D所示患者LAD近段狭窄90%、RCA中段100%闭塞，LAD与RCA之间存在丰富的侧支循环血管，介入治疗时可认为该患者LAD是关键病变，但从介入治疗前后顺序方面考虑，应先处理RCA，降低处理LAD时对心室功能的过度影响。

总之，急性冠脉综合征时冠脉病变有可能是各种各样的多支多处冠脉病变，如采用介入治疗的话，应充分考虑术者手术技巧及经验，评估成功与风险可能性，仔细规划，采取安全的治疗策略。

（杜志民）

16 急性冠脉综合征的冠脉搭桥术

20世纪30年代，人们就尝试用外科手术方法来治疗冠心病，但效果不明显。自1966年用内乳动脉，其后用大隐静脉，跨过严重狭窄的冠状动脉病变部位，将其吻合到管腔尚好的远端冠状动脉上，即冠状动脉旁路移植术或称冠状动脉搭桥术，取得成功以来，冠状动脉外科取得了重大进展。临床实践证明，冠状动脉旁路移植术能有效地缓解患者心绞痛，改善心肌供血，避免心肌梗死的发生，提高生活质量和延长寿命，并且手术并发症和死亡率都很低，是一种安全有效的治疗方法。近年来，随着外科手术条件的改善和手术技术的提高，以及麻醉和体外循环技术的改进，冠状动脉搭桥术已成为最常见的心脏外科手术，也是患者愿意接受的一种常规心脏外科手术。在我国每年完成的各类心脏外科手术中，冠状动脉旁路移植术的病例数有上升至第一位的趋势。同时，还有很多的患者接受了经皮冠状动脉介入治疗（PCI）和支架植入术结合冠状动脉旁路移植术的杂交手术治疗急性冠脉综合征。

冠脉搭桥术（CABG）到现在为止已经开展了40余年，目前临床上还开展了非体外循环下的CABG和微创伤CABG等新技术。在此期间由于PCI等介入技术的发展，尽管需要做CABG手术的都是些较重的病人，但手术效果比较稳定。急性冠状动脉综合征紧急手术的效果与患者的危险因素相关。由于心肌保护及麻醉技术的改进使手术效果有了不少提高，但仍留有许多问题有待改进。随着对急性冠状动脉综合征治疗理论的不断完善和CABG技术的成熟与改进，需要进行急诊CABG的情况有逐年增加的趋势。

目前临床上采用的溶栓治疗及急诊PCI方法治疗急性冠脉综合征（ACS）疗效较好，但仍有部分病人的病情难以控制。CABG治疗急性冠脉综合征是积极、有效的外科治疗手段，可有效恢复缺血心肌的血供，使受损心肌在最短时间内得以修复并获有效灌注。

16.1 冠脉搭桥术的适应证

16.1.1 急性心肌梗死

CABG的适应证：溶栓疗法、PCI等治疗得不到充分的再血管化，出现心源性休克、持续性梗死后胸痛，可疑为梗死进展；尽管得到了再灌注，但存在明显狭窄、再闭塞率高、有致死的可能性；经过IABP治疗仍有胸痛再发、血流动力学不稳定等情况。急性心肌梗死（AMI）后的持续性胸痛、再发意味着心肌组织缺血性损害加剧，预后不良，以冠脉的左主干病变、重症3支病变多见。左主干病变的再闭塞可能性很高，大多数导致死亡，如血流动力学在某种程度上得到稳定，应首选CABG。只有血流动力学极不稳定，全身状态差时CABG危险性高，应先进行PCI，而后尽快做亚急性CABG。心肌梗死后心肌破裂、心包填塞、室间隔穿孔、乳头肌断裂引起二尖瓣严重关闭不全的患者，应行急诊手术。

16.1.2 不稳定心绞痛 不稳定型心绞痛往往表明心肌有急性氧供、氧需不平衡，部分病例可能是心肌梗死的早期阶段，应积极治疗。在持续硝酸甘油治疗效果不佳时，急诊手术可取得良好效果。

CABG适应证：使用抗心绞痛药物、肝素等经静脉或经口服等充分内科治疗仍不能控制缺血症状、冠脉病变不适合做PCI或不成功以及反复的再狭窄患者。这些冠脉病变包括左主干病变、2支闭塞的重度3支病变、发出侧支循环的冠脉是责任冠脉的多支病变、前降支近端的多支病变伴钙化等，通常是亚急性手术的指征，但持续性胸痛或胸痛恶化时需紧急手术。CABG后的不稳定心绞痛多半采用内科治疗，但是，大隐静脉桥或为责任血管病变者多见，有与血栓参与者内科治疗常无效，而且，大隐静脉桥血管PCI的再狭窄率比真冠脉高，特别是在大隐静脉桥血管是责任病变血管的情况下应积极地进行CABG并考虑用能够避免再次胸骨切开的MIDCAB手术。

另外，冠脉介入诊疗技术不当所致的急性心肌缺血，如心包填塞、冠脉夹层等日益多见。急诊手术后患者多可转危为安。

16.2 冠脉搭桥术禁忌证和危险因素

16.2.1 手术禁忌证 冠状动脉弥散性病变，且以远端冠状动脉损伤为主，陈旧性大面积心肌梗死，同位素及超声心动图检查无存活心肌，手术对改善心功能帮助不大。

相对禁忌证为心脏扩大显著、心胸比>0.75、射血分数<20%、左室舒张末径>70 mm，重度肺动脉高压、右心衰竭或严重肝、肾功能不全的患者，应为手术禁忌。

16.2.2 危险因素 CABG手术的风险性与以下7种因素有直接关系：①急诊手术：心肌梗死后即刻施行CABG手术的死亡率较高。尽管在心肌梗死后6 h内手术的成功性大，但多数学者认为其风险性也很大，最好是先施行冠状动脉的介入性治疗。②年龄：预设65岁以下患者施行CABG的危险因子为1.0，那么65～74岁者为2.07，75岁以上者则为3.84。但老年人CABG术后的远期疗效与年轻人一样。③心脏手术史：如果无心脏手术史患者的CABG手术危险因子是1.0，有心脏手术史者CABG手术危险因子为3.0。但远期疗效也较满意。④左室射血分数（LVEF）。⑤性别：美国胸外科学会国家数据库资料显示女性是影响CABG手术死亡率的轻-中度独立危险因素。危险因子为1.5～2.0。但远期疗效与男性一样。⑥左主干狭窄程度、左室功能低下及心源性休克是影响CABG术效果的主要因素。广泛大面积心肌梗死是心源性休克和左室功能受损的主要因素，只有在心肌梗死前手术，才能挽救心肌，提高CABG的整体治疗效果。因此对左主干病变的冠心病患者，应引起足够重视，尽早手术。⑦病变血管（狭窄>70%）的数目。

前三者与手术死亡率的关系最密切。此外，与CABG手术风险性相关的因素还有：身高、体重、住院期间行介入治疗、近期（1周内）心肌梗死、心绞痛史、室性心律失常、充血性心衰、二尖瓣返流、糖尿病、脑血管病、外周血管疾病、肾衰、血清肌酐水平等。

16.3 手术时机

对于急性心肌梗死，6 h以内进行冠状动脉旁路移植手术对于挽救濒死心肌或减少心肌梗死面积有意义，但在6 h内进行手术治疗有一定困难，而介入治疗或溶栓治疗在开通梗死相关血管的治疗上有时间优势。急诊CABG是相对于常规冠状动脉搭桥而言，通常指在患者明确有手术指征后数小时内开始并完成该手术，AMI或心肌梗死后合并室间隔破损、行冠状动脉造影发生意外及PCI不能开通相关犯罪血管的患者，需行急诊CABG才能挽救其生命。

AMI后应在何时进行CABG是重要的问题，现尚无定论。紧急手术对术前的评价常是不充分的，急性心肌梗死后不仅心脏功能不佳，全身状态也极为不良。因此，紧急CABG的结果当然要比择期CABG差。因此尽可能使病情稳定，手术在心肌从顿抑状态中恢复过来这段时期进行为最好。但心肌的顿抑一般要持续10～16天，在等待手术时机中，心功能和全身状态会进一步恶化，有可能丧失手术时机。心肌梗死后早期未进行CABG者预后良好的原因是比早期手术患者整体情况好，能够等到最好手术时机的结果。

因早期手术的死亡率、术后心肌梗死、脑合并症发生率高，Creswell等主张在48 h之后进行。Cersh等的报告指出，溶栓后24 h内紧急手术的死亡率为16.7%，而24 h以后的手术死亡率只有3.9%。Wasvary等报告，发病后6 h、6～24 h、1～7天、7～21天的手术死亡分别为17.4%、9.1%、4.0%、5.8%，以6 h

以内手术死亡率最高。多因素回归分析结果提示，左室射血分数小于0.30的左室功能低下者、70岁以上高龄者、心源性休克及低心搏出量病例为独立的危险因子。手术时间本身未发现影响预后。日本的全国统计表明，择期性手术的死亡率3.1%，而紧急手术为14.9%，约为前者的5倍。

内科医生和外科医生针对每个病例共同探讨手术的时机，对提高急性心肌梗死总体治疗结果是十分重要的。

16.4 围手术期处理

急诊CABG手术风险大，围手术期处理不同于常规搭桥，有其明确特点。围术期处理的中心是心肌保护，术前心肌保护主要在于保护心肌储备，包括减少活动，控制血压和心率，防治心律失常，正确预见患者可能出现的问题，重危患者应准备IABP。术中确实控制好心肌缺血时间，术后保持血压平稳，维护心功能。停机困难或术后低心排患者，尽早行IABP。

循环稳定：一旦决定行急诊CABG，应就地开始准备，维持循环稳定。导管室中可保留穿刺鞘管，并根据血液动力情况合理应用血管活性药物心源性休克的AMI患者的周围血管阻力不增高时，利用去甲基肾上腺素激动α-受体和β-受体性能，能够增加动脉舒张压，保持冠状动脉灌注，改善心肌收缩。在舒张压不能维持在6.67 kPa（50 mmHg）以上时，可应用肾上腺素。术前或术中血流动力学不稳定者及时放置IABP或保留穿刺管备置IABP。

漂浮导管和起搏导线的放置：术后由于此类患者心肌缺血损害严重，心功能的恢复常需数小时到数天，放置漂浮导管后检测心功能状态。AMI患者术后由于缺血再灌注损伤，易发生室性心率失常，特别是室颤患者。除术中放置临时起搏导线外，应注意电解质及酸碱平衡。

围手术期IABP的合理应用：对血流动力学不稳定者，应用正性肌力药并且放置IABP。IABP能增加冠脉血流量，增加10%～20%的心排量，改善其他主要器官的血流灌注，同时能降低心脏后负荷，降低心肌氧耗，明显改善缺血状态，对经上述处理无效者，可行股动静脉转流为紧急CABG赢得宝贵的时间。

术前放置IABP的指征包括急性大面积心肌梗死、血液动力学不稳定、不能控制的不稳定型心绞痛、左心功能不全。紧急CABG术后患者心功能恢复慢，保留IABP可帮助患者心功能的恢复。

术后监护：加强术后监护，积极防治可能出现的并发症，包括控制感染、营养支持、维持水电解质平衡、输血等。紧急CABG术后机械通气平均比择期搭桥时间长，易引起肺部感染。应争取减少术后机械通气时间，积极的呼吸道管理、肺部物理治疗结合药物治疗是早期停用呼吸机的有效措施。患者术后平均心包纵隔引流也比择期CABG多，这与术前抗凝药的应用有关，合理输血及适当应用止血药较重要。此类患者术前不用考虑停用阿司匹林，术中可用抑肽霉治疗。但是应停用氯吡格雷，减少围术期出血。

16.5 手术方式

16.5.1 CABG麻醉处理原则 冠状动脉旁路移植术麻醉及围手术期血流动力学管理的原则为：维持心肌氧的供需平衡，避免加重心肌缺血。冠心病患者的冠状动脉储备能力低，氧耗增加时难以保证有足够血流量而发生心肌缺血，因此欲维持心肌氧的供需平衡，必须做到：

降低心肌耗氧量：通过降低心肌收缩力、心室壁张力、心率等因素降低心肌氧耗。围术期维持稳定的心率在60～80次/min，可避免加重心肌缺血。动脉血压对心肌氧的供、耗平衡起双重作用，血压升高增加氧耗，但同时也增加冠状动脉的灌注压力，从而增加心肌的血供。术中、术后血压的波动对心肌氧的供、耗平衡极为不利。围术期应维持血压稳定，维持14.67/8.0～17.33/10.67 kPa

（110/60～130/80 mmHg），心肌收缩力对确保心排血量至关重要，但对术前无心肌梗死病史、心功能尚好的患者，适度地抑制心肌的收缩力则明显有利于维持心肌氧的供、需平衡。

避免减少对心肌供血和供氧：心肌的氧供取决于冠状动脉的血流量及氧含量，冠状动脉的血流量取决于冠状动脉灌注压及心室舒张时间。冠心病患者由于冠状动脉狭窄或堵塞，其自动调节压力范围的下限大幅上扬，故围术期的血压应维持在略高水平（17.33/10.67 kPa），尤其对合并高血压者更应如此。由于冠状动脉灌注主要发生在舒张期，故舒张期时间的长短是决定心肌血流量的另一决定性因素。因此，围术期避免心率增快不仅可降低心肌的氧耗，而且对确保心肌的血流灌注也至关重要。心肌的氧供不仅取决于心肌的血流量，而且与动脉血液的氧含量密切相关，因此，在维持足够血容量的同时，必须注意血红蛋白的含量。即使无心肌缺血的老年患者对失血的耐受性也较差，此时应维持血红蛋白＞100 g/L。

重视麻醉前用药及麻醉诱导：一般情况下，患者服用的钙通道阻滞剂、β-受体阻滞剂在术前不应停用，并应根据术前心绞痛的性质、控制程度以及心率、血压的变化来调整这两类药物的剂量。麻醉诱导要缓慢，并备齐急救用药如苯肾上腺素等，血压一旦降低应积极处理。

保持麻醉维持过程中的循环稳定：血压和心率不应随着手术刺激的强弱而上下波动。任何正性肌力药物均增加心肌耗氧，应用正性肌力药物的指征为：肺毛细血管楔压（PCWP）＞2.13 kPa（16 mmHg），平均动脉压（MAP）＜9.33 kPa（70 mmHg）或收缩压＜12.0 kPa（90 mmHg），心排量（CO）＜2.0/min或心脏指数（CI）＜1.2/（min·m^2），静脉血氧饱和度（O_2）＜65%。正性肌力药物可选用多巴酚丁胺、多巴胺、肾上腺素等。

麻醉的维持：在保证足够麻醉深度的同时，应维持相对平稳的血压和较慢的心率。维持适当容量，以避免左室舒张末压升高，血管活性药物如苯肾上腺素的使用可增加外周阻力，保持血压稳定，联合使用硝酸甘油能最大限度改善心肌氧的供、需平衡。硝酸甘油不仅有效地降低肺动脉压和增加到一定剂量时还可降低血压，其安全性和副作用均优于硝普钠，但使用过程中必须注意硝酸甘油易发生耐受性，而且随着患者年龄的增加，效力也逐渐减弱。硝普钠应慎重使用。β阻滞剂对冠心病患者有作用。超短效、具有选择性β_1-受体阻滞作用的艾司洛尔，即使在心功能中度下降时亦安全有效。美托洛尔也是选择性β_1-受体阻滞剂，但消除半衰期为3.7 h，明显长于艾司洛尔，使用时须注意蓄积作用。钙通道阻滞剂可扩张冠状动脉，防止冠状动脉痉挛，增加冠状动脉血流，改善心肌缺血，以地尔硫为首选，因其在扩张冠状动脉的同时，对心肌收缩力的抑制作用不明显，并可减慢房室传导，降低心率。

非体外循环手术的麻醉：非体外循环下行手术数量逐年增多，有很多有利因素。术中麻醉配合非常重要特别在术者搬动心脏！改变体位时要密切注视患者心率、血压和心电图的变化，根据不同情况做出相应处理。

16.5.2　体外循环管理原则

动脉灌注：体外循环并行开始，应防止动脉压波动较大，要控制静脉血流，不使心脏过空，防止心肌过早室颤。动脉灌注流量应根据动脉灌注压（平均压在8.0～10.67 kPa）、体温及动静脉血氧饱和度而调整，一般维持在1.8～2.6 L/（min·m^2）。

冠心病患者多为中老年人，高血压、糖尿病常见，血管弹性差，脑血流自主调节功能低，而且往往伴有周围动脉病变颈动脉狭窄约占5.6%，这类患者体外循环后易发生神经系统损害，因此体外循环中需维持灌注压在9.33 kPa以上。

低血压的处理：首先维持足够的灌注流量，保证重要器官的灌注；如考虑有过敏因素，应及时抗过敏处理，若无回升，可适当使用阿拉明或苯肾上腺素等血管收缩药，增加血管张力。

体外循环的中、晚期平均动脉压逐渐升高，主要原因有：①麻醉变浅，应激反应增强，外周血管阻力增加；②体内儿茶酚胺分泌增多；③氧分压过高或二氧化碳分压过低。高血压的危害在于：外周血管阻力增加导致微循环灌注不足，组织器官缺氧，酸性代谢产物增加，同时心脏后负荷增加，加重心肌做功与氧耗，应该加深麻醉或加用血管活性药。

高血压的处理：首先加深麻醉，减少应激反应，配合使用镇静、降压药物，或适当辅以血管扩张剂。切勿以减少灌注流量来降低血压，注意维持静脉血氧饱和度>65%。注意开放心肌循环前用药过多，开放后易出现低血压。

复苏后注意动脉压的稳定性，避免大幅波动，有利于维持移植血管桥的通畅与心肌灌注。

温度：如手术时间较长，应注意手术室内温度的变化，可用变温毯保温，防止患者体温下降诱发室颤。体外循环过程中可维持鼻咽温34 ℃左右。

心肌保护和器官灌注：术前患者心肌多处于严重的缺血状态，与其他心脏病相比更不能耐受缺血缺氧，特别是在合并有严重瓣膜损坏、心脏明显扩大或急性心肌梗死后的急症手术，心脏功能较差，因此术中心肌保护十分重要，可影响术后复苏的成败与心功能恢复。

心肌保护的具体措施为：①手术中维持满意的灌注压，保证冠状动脉血流足够。②阻断期间降低心肌温度，减少心肌氧耗。③防止心脏过度膨胀，以免损伤心肌。④心肌阻断后。灌注停跳液对心肌保护有重要作用。由于冠状动脉严重狭窄或阻塞，常规经升主动脉根部顺行灌注时，停跳液分布可能不均匀，影响心肌保护效果；经冠状静脉窦逆行灌注方法和经血管桥灌注氧合血停跳液可及时为缺血区心肌提供氧及能量物质，冲洗组织代谢产物，对严重缺血心肌可能起到积极的保护作用。但大量临床实践表明，冠状动脉逆灌注的心肌保护方法并非十分必要。

16.6 搭桥血管的选择

乳内动脉：乳内动脉的广泛应用使远期效果明显改善。左乳内动脉（LIMA）吻合前降支，年通畅率达95.7%，10年通畅率在90%以上，明显优于大隐静脉。左乳内动脉或右乳内动脉吻合在对角支或回旋支上的效果均略差。如用右乳内动脉，应有足够长度才可能吻合到后降支上，如与右冠状动脉主干吻合，则此血管偏细。用右乳内动脉时应注意如从心脏表面吻合到左冠状动脉上，可能引起再手术损伤，因此作为游离血管桥可能更好。游离乳内动脉桥血管年通畅率可达90%以上，5%～10%的血管桥晚期可能发生狭窄，但这种狭窄可能并不发展为完全堵塞。乳内动脉做桥的缺点是壁薄、腔细、质脆、易痉挛、分支多、易出血、长度有限，需要较高的吻合技术，对初学者来说最好有在体外循环下用静脉行的经验和基础才容易掌握。乳内动脉之所以通畅率高，可能与其内皮功能及所分泌的某些因子、前列腺素有关。乳内动脉搭桥能否成功除了动脉本身有无硬化、狭窄以及口径大小等情况外，更主要决定于手术技术。如果吻合不好、不通畅、扭曲、长度不够或剥离过程中造成损伤，形成夹层、腔内血栓等，均可产生致命的并发症，此种情况是导致患者死亡的很重要的原因。特别是做“游离血管桥”时，主动脉近端的吻合口要格外小心，不能成角或出现狭窄，吻合应一次成功，避免吻合口出血。不论远端还是近端，在出血后修补过程中均可能导致管腔的不通畅，有时不得不再次手术。应用双侧乳内动脉行CABG是目前全动脉化CABG的趋势。游离右侧乳内动脉（RIMA）与LIMA行T型或Y型吻合对升主动脉病变的患者是很好的选择。但是合并糖尿病或者患者血流动力学不稳定时，ACS患者行紧急CABG不主张取双侧乳内动脉。

静脉：大隐静脉是最常用和易于取材的血管，口径较大，长度一般均够用。大隐静脉由于内膜损伤、过分牵拉和其他原因易出现内膜增厚和血管硬化，1年内可能发生静脉吻合口近端狭窄、血栓形成，10年通畅率在50%左右，长期效果不如乳内动脉。静脉桥最常用的是小腿的大隐静脉，其次为大腿的大隐静脉。另外，需要时特别是二次手术，小隐静脉和上肢头静脉亦可使用。如将静脉桥吻合在前降支，其通畅率会高于吻合到小的冠状动脉和瘢痕区内的靶血管。小隐静脉的通畅率与大隐静脉相似，上肢静脉通畅率最低。

桡动脉：桡动脉在20世纪70年代由首先应用于临床，后来因为易痉挛等因素而被逐渐放弃。1989年以来，有些医师认识到此种痉挛可用钙离子拮抗剂等控制，且远期通畅率高，1年通畅率为90%，5

年通畅率为84%，因此桡动脉又引起心外科医师的重视，越来越多地被用来代替大隐静脉。因为目前桡动脉多用于非LAD，因此其远期通畅率与LIMA相比有所低估。当患者年龄不高（<50岁）时，常选用桡动脉行完全动脉化的。一般多用左侧桡动脉，并发症少，但有极少数患者术后感到拇指小范围麻木，可能与取动脉时损伤相应神经分支有关。在严格遵守无接触原则下取桡动脉，避免损伤伴行的神经分支，可以有效降低痉挛及其他合并症。切取桡动脉的主要并发症为手部缺血。雷诺病、伯格病、过去桡动脉插管史、左桡动脉钙化、左锁骨下动脉狭窄或外伤史患者应列为手术禁忌。术前检查手掌血管弓功能是防止该并发症的主要措施，主要采用Allen's试验，左臂血管造影，彩色多普勒检查等方法。但目前似无较好的标准。作者主张术前先排除Allen's试验阳性病例，术中直接测压行阻断试验，如收缩压下降达2.67 kPa（20 mmHg），则列为禁忌证。是否2.67 kPa（20 mmHg）能作为判断血管弓功能的金指标仍有待进一步研究。术中保留桡动脉第一大分支也有利于减少术后前臂肌力下降。

胃网膜动脉及腹壁下动脉：由于其更易痉挛等原因临床应用较少，中期和远期通畅率不明确。

16.7　冠状动脉搭桥的外科技术

冠状动脉搭桥外科技术的核心是选择和找到正确的靶血管并在病变远端合适位置上做好远端吻合，高质量的血管吻合是保证近期和远期通畅率的最重要条件。

冠状动脉的远端吻合：探查冠状动脉，标记病变位置或游离病变远端，决定吻合的冠状动脉分支及其位置十分重要。切开心外膜及脂肪，游离冠状动脉时注意避免损伤伴行静脉。应在冠状动脉病变远端进行吻合，管腔内径要大于1.5 mm，一般不在小于1 mm内径处做吻合。右冠状动脉分叉处常有病变，应吻合在后降支上，除非远端太细，一般不吻合到主干上。冠状动脉切口长3～5 mm，至少达动脉内径的1倍，和静脉直径一样长。如右冠状动脉主干有病变则应吻合在主干上，即右冠状动脉左室后支与后降支分叉前任何需要的位置。

切开冠状动脉前壁，不要损伤后壁，沿纵轴用角度剪剪开开口两端，直到切口大小合适，切口边缘要尽量整齐。

将大隐静脉近端剪成相应大小斜形开口，用7～0 prolene线连续外翻缝合。缝合不可过稀，以免产生荷包线效应而使吻合口缩小，特别是脚尖处，其关键缝线的位置要精确。缝合一般可从脚跟开始，止于脚跟，但在吻合右冠状动脉时可先从脚尖开始，以便吻合得更好。吻合要仔细、严密、无出血，吻合口要通畅。打结前应注意桥的排气，检查吻合口是否漏血，桥的长短及吻合口角度是否合适。如需行序贯吻合，应先吻合完远端，再切开要吻合的冠状动脉前壁和静脉，根据不同的位置选择侧侧吻合或对角吻合。

一般搭桥的顺序是先做心脏背侧，即左侧边缘支，再做右冠状动脉，最后做前降支。如果先做前降支，再做其他吻合，可能会损伤前降支；但如果用非体外循环，则可能先解决左室缺血区域，即做完前降支，再做边缘支或右冠状动脉。

“Y”形桥吻合：可选用自然形成的“Y”形静脉，或用两段静脉将其呈“Y”形吻合在一起，仅一个近端吻合口。在做“Y”形吻合时应先做远端，两条桥远端吻合后，再吻合近端。如用两条静脉，也应先吻合远端，再将其中一条静脉桥吻合在升主动脉上，另外一条静脉近端吻合在前一静脉桥上“Y”形桥与序贯桥通畅率可能相似。

乳内动脉的吻合：将乳内动脉远端切断，检查流量和压力及分支是否出血，用哈巴狗钳阻断近端，游离远端乳内动脉至合适的口径，选准方向，纵行剪开。一般将左乳内动脉与前降支吻合，故应先游离前降支病变远端。吻合可用7-0线，也可用8-0线，先缝合吻合口的近端，再缝远端。缝完最后一针，减低灌注流量和压力，开放哈巴狗钳，打结检查是否出血。如做序贯吻合，可先吻合对角支再做前降支。小切口手术时也可做“Y”形吻合。

冠状动脉的近端吻合：上侧壁钳后，选好近端吻合口的位置，注意动脉有无钙化，切开外膜，先用尖刀切开适当的开口（3～4 mm长），再用4.0～4.8 mm打孔器打孔。将静脉长度量好，近端角度剪合适，用哈巴狗钳阻断静脉桥，以防止回血影响术野。用5-0或6-0线连续缝合，可先将静脉近端悬起，缝完吻合口对侧4～5针后，将静脉缝线提紧，使静脉置入吻合口上继续缝合。可先做右侧，再做左侧完成后，减流量，升主动脉排气后再打结，去除侧壁钳。用注射器和26号针头在静脉桥上排气，开放桥上的哈巴狗钳。

如果主动脉已钙化，近端只能做一个吻合口，可将静脉桥近端吻合在另一血管桥的根部，即桥上搭桥。如果根部钙化严重，无法吻合，可考虑吻合在无名动脉上。如无名动脉亦有病变，则应用人工血管更换升主动脉，并将静脉吻合在人工血管上。上述操作也可在完全阻断升主动脉下完成如在完全阻断下做近端吻合，静脉近端可能不需放哈巴狗钳，但开放升主动脉前应充分排气。也可使用无需阻断升主动脉的近端吻合器。

由于常规方式CABG是在低温、体外循环、心脏停搏下进行，其优点是手术视野暴露好，心脏处于静止状态，易于操作，有利于血管吻合，但手术创伤大，体外循环时重要脏器的损伤，术后并发症多，恢复较慢，尤其是对于术前心功能差、高龄患者，常规方式CABG更易发生术后并发症，特别是多脏器并发症。20世纪90年代以来开展了以常温、非体外循环和胸部小切口为代表的微创CABG和非体外循环下的CABG，在此基础上，近些年来又开展了非体外循环下的微创CABG。临床实践表明上述手术术式，尤其是微创CABG，其临床效果优于常规方式的CABG，避免全身肝素化和体外循环对凝血系统的影响，减少术中、术后出血量。可避免因体外循环本身对机体重要脏器的损伤，由于避免了阻断主动脉，使心肌在整个手术中持续得到血液供应，最大限度地减少对心肌的损伤。避免了体外循环对人体正常生理状态的干扰，无心肌循环阻断后的再灌注损伤，无血液系统的病理生理改变，有利于保护病人的心肺功能，减少心律失常、低排综合征、围术期心肌梗死、肺部及脑部并发症发生。特别是对存在体外循环高危因素的冠心病患者，可大大减少手术创伤、减少医疗费用及其并发症发生，显著降低其手术死亡率及总死亡率，是一合理、安全的术式。微创CABG，过去仅用于心脏前面的左前降支或右冠状动脉干病变，目前已用于包括左回旋支在内的多支血管病变的CABG。必须指出的是上述术式对麻醉及手术技术的要求是相当高的（如血管吻合技术等），术前一定要作好体外循环的准备工作，当术中发生血压不稳定、出现严重心律失常及严重心肌缺血时，应立即建立体外循环。对于冠状动脉肌桥、管壁钙化、合并需要矫正的心内畸形或室壁瘤者不适于上述手术术式，而仍需常规术式CABG。

小切口直视冠状动脉旁路移植术包括乳内动脉的游离、大隐静脉和桡动脉的分离采取。目前分成两类：不停跳心脏手术（beating heart surgery）和切口开胸加胸部打孔体外循环（port-access bypass surgery via mini-thoracetomy）。不停跳心脏手术根据冠状动脉的不同病变采用不同的小切口，不用体外循环，使用冠状动脉固定器局部固定病变的冠状动脉，可以在吻合口内放置血液分流管，直视下作吻合。该手术方法适用于冠状动脉单支或双支病变，因患者为周围血管病变或其他原因不能进行介入治疗。切口开胸加胸部打孔体外循环技术要在股动静脉插管进行体外循环，使用主动脉内球囊阻断升主动脉，注射心肌保护液，心脏停搏，最好用肺动脉内左心减压导管借用电视胸腔镜辅助（video assisted），在胸部不同开孔处进行多支血管病变的旁路移植手术。

16.8 提高手术效果的技术

提高外科操作技术：外科操作技术的提高是获得良好效果的主要因素。外科技术改进包括：尽可能完全血运重建，凡内径>1.0 mm，狭窄≥50%者均应进行血运重建；提高外科吻合技术，操作精确、精巧、仔细，不但要保证吻合通畅，还必须保证有足够的血流量，没有吻合口狭窄。

血管桥的材料：因早期及远期开放性好，择期性冠状动脉旁路移植术时首先选择胸廓内动脉桥。紧急冠状动脉旁路移植术时手术时间缩短，为获得初期高血流量多使用大隐静脉桥。但近年来的研究结果证明，如紧急冠状动脉旁路移植术术前血流动力学稳定，即使使用胸廓内动脉桥，早期死亡率、术后心肌梗死、纵隔炎等的发生率也无差别，并有望改善远期预后。虽然有研究结果进一步提倡使用动脉桥即使对不稳定状态患者的预后也没有坏的影响，但心源性休克的病例胸廓内动脉桥使用组手术死亡率明显比非使用组高。从大隐静脉桥初期流量明确比胸内动脉好，术后低血压很容易造成动脉桥闭塞等方面考虑，胸廓内动脉桥应限定在左心室功能及全身机能良好的状态下使用。胸廓内动脉因十年通畅率高，应为首选；急诊手术时，往往患者病情重，为尽快再血管化，缩短时间，可选择大隐静脉。对于血流量不满意的胸廓内动脉，应坚决放弃。

心肌保护法：当前心肌保护法的发展虽使一般冠状动脉旁路移植术术后的低心搏出量几乎不成为问题，但急性心肌梗死后早期紧急冠状动脉旁路移植术术中的心肌保护仍存在许多问题，术后的低心搏出量发生率仍高。已有研究提出，闭塞或高度狭窄冠脉的灌流区的心肌保护液灌注，只从主动脉基底部顺行注入是不充分的，并应从冠状静脉窦逆行灌注；具有氧气供给、缓冲作用的血液心肌保护液比晶体心肌保护液更好；心肌保护液导入时为防止能量的损失，促进代谢恢复，希望首次注入37℃的温血心肌保护液；开放主动脉时，注入8～10 mmol/L低钾温血心脏麻痹液可使再灌注损伤减少到最小；如添加糖酵解三羧酸循环代谢中间产物的前体谷氨酸和天冬氨酸，可提高氧的利用能力；这些心肌保护法对急性心肌梗死后的紧急冠状动脉旁路移植术，特别是对心源性休克病例有用。有研究结果进一步指出，维持低温的冷血心肌停跳法在酶功能、膜稳定性、ATP产生与消耗、组织的糖和氧的利用、pH与渗透压的恒定性维持等方面不利。提倡温血心脏麻痹液持续性注入的常温心脏手术法，尽管存在操作上的麻烦、术中视野不佳等缺点，正仍在逐渐普及。正常心肌主要的能源是脂肪酸，而在缺血心肌和再灌流时的心肌，则葡萄糖为主要的能源。有研究结果指出，用加入了谷氨酸和天冬氨酸的含有高浓度葡萄糖的GIK溶液全身性给药可有效地保持心肌能量。但有陷入高血糖或低血糖的可能，对这种方法的有用性意见尚未统一。为防止急性冠脉综合征时紧急冠状动脉旁路移植术术后高度的心脏低搏出量，术中的心肌保护极为重要。总结以上报告，建议能应用加入了谷氨酸和天冬氨酸的温血心肌停跳液顺行性及逆行性尽可能持续性点滴，特别是手术前后用GIK液全身性给药。

心脏功能辅助手段：低心搏出量的治疗要在术前积极地进行，使病情改善对治疗低心搏出量非常重要，并决定手术的预后。目前不论怎样进行理想的术中心肌保护，术后有很大可能或多或少陷入低心搏出量，术前状态越不好低心搏出量越严重。有研究结果指出，术前插入IABP组死亡率比非使用组显著降低。虽然LABP导入以及机器运转操作比较简单，但它的心脏功能辅助力不超过心输出量的10%～15%，对高度的低心搏出量不够用。尽管使用了IABP但得不到足够的血压时，应考虑使用室房分流法、左心分流法、辅助人工心脏（VAD）等流量辅助为主体的辅助循环。有许多结果指出，对表现为心源性休克的AMI病例合并使用PCPS法紧急CABG取得了良好结果。由于人工肺的应用具有左右心的辅助效果，有可与呼吸辅助装置同时使用的优点。但人工肺必须每2～3日交换，有给予抗凝剂同时伴出血合并症的问题，不适于长时间的辅助循环。左心分流法是由左房向主动脉送血的方法，泵的使用以远心泵为主。因不使用人工肺，血细胞成分破坏少。虽然流量辅助几乎可以达到100%，但安装有些复杂，还有血栓形成的问题，不能长期使用。辅助人工心脏（VAD）在治疗低心搏出量方面作用非常强，且抗栓性好，适于长期使用，但由于复杂的安装及费用问题，应用不十分普及。特别是日本在验证时期里，病例一过性增多，而过后病例骤减是目前的现状。IABP以外辅助循环装置法的生存出院率尚在20%前后的低水平，即使心衰得到控制，因多脏器功能衰竭死亡者也较多。

16.9　术后并发症

16.9.1　心律失常　CABG术后最常见的心律失常是心房颤动。心房颤动发生率为20%～30%。多发生在术后1～3天，常为阵发性，但可反复发作，部分不经治疗可以自行终止，少数患者房颤可持续数周。在同期施行CABG和瓣膜手术时发生率明显增高。

CABG术后房颤的机制尚不完全清楚，一般认为是多因素造成的，主要与手术创伤、心肌缺血、低血钾、酸中毒及心肌再灌注有关。术前不停用或术后尽早应用β-受体拮抗剂对房颤有明显的预防作用。Lamb等研究表明CABG术后应用和不应用atenolos，房颤发生率分别为18/105和40/105（P=0.02）。Merrick等一项控制性临床试验结果表明术前3天应用atenolos，术后房颤发生率为3%，而术前未服用者，术后房颤发生率为37%。

术后并发房颤的治疗原则是先控制心室率，然后进行复律治疗。β-受体拮抗剂如艾司洛尔对控制心室率的疗效肯定，但对左室功能不全或阻塞性肺病的患者应慎用。钙离子拮抗剂对控制心室率也有效。当左心功能不全或全身血流动力学不稳定时，应首选洋地黄。

CABG术后可发生偶发性室性早搏，常不需治疗。而术后发生致命性室性心律失常如室性心动过速、室颤等并不常见。其主要原因为围术期心肌缺血或心肌梗死、电解质紊乱如低钾等、术前心脏收缩功能严重低下等。

16.9.2 低心排出量综合征

CABG术后发生低心排血量的原因：其中最常见原因是术后早期低血容量、外周血管阻力（SVR）增加导致心脏后负荷过重、心肌收缩功能不良等。心肌收缩功能不良多见于术前冠状动脉病变广泛而严重、术前左心室功能低下、术中心肌保护不当、心肌再血管化不完全、围术期心肌梗死及酸中毒等情况。其他导致低心排血量的原因还有心包填塞、心律失常和张力性气胸等。

应用温血停跳液及正性肌力药物防治低心排出量综合征：多数学者认为对于术前心功能低下或急诊手术者采用温血停跳液对减少术后低心排血量及死亡率均优于冷晶体停跳液。对于术前有慢性心功能不全的患者，更倡导应用温血停跳液。

针对心脏收缩功能差者，常应用正性肌力药物如多巴酚丁胺、多巴胺和肾上腺素。磷酸酯酶抑制剂如安力农或米力农，有增加心肌内环腺嘌呤核苷酸（cAMP），进而改善心脏收缩功能的作用，近些年越来越多地用于术后心衰治疗。在应用正性肌力药物的同时联合应用扩血管药物会得到更满意的临床效果。当正性肌力药物浓度较大，动脉收缩压仍偏低的情况下，应尽早安置主动脉内气囊反搏装置（IABP）或人工心室辅助装置。

16.9.3 围术期心肌梗死 CABG术后可发生非致死性手术周围区域心肌梗死，发生率为1.3%～10%。不稳定心绞痛患者术后心肌梗死的发生率高于稳定性心绞痛患者。

围术期心肌梗死的原因可能与以下因素有关：①心肌血管化不完全；②术后血流动力学不稳定；③桥血管问题。

一般可从心电图上出现的新Q波，心肌酶变化等方面获得诊断。目前认为肌钙蛋白是最具意义的诊断指标。

治疗原则：血流动力学支持、标准的药物治疗（包括溶栓治疗）、纠正电解质和酸碱平衡紊乱。对心律失常者可用起搏器或抗心律失常药物。对桥血管闭塞者，可急诊行介入治疗或外科重新CABG。对于右心肌梗死死者，如有介入治疗指征，应越早进行。

16.9.4 术后出血 出血是CABG术后最常见的并发症之一，发生率为1%～5%，常发生在术后24 h内。常见原因有移植血管桥的小分支未处理，吻合口漏血、乳内动脉血管床剥离面渗血等。少数病人可因体外循环后凝血功能障碍而渗血。

术后早期（2～8 h）监测ACT有益于及时纠正因血液低凝状态造成的过度渗血。

当胸腔引流量大于200 mL/h，并持续4～6 h，12 h内大于1 500 mL，或出现心包填塞时，应尽早转回手术室开胸探查止血或在ICU紧急开胸解除心包压迫。

16.9.5 神经系统并发症 神经系统并发症是CABG术后致命的并发症之一。根据不同的报道及其分类，神经系统并发症的发生率可为0.4%～80%。其主要由于低氧、栓塞、出血和代谢障碍等因素引发。神经系统并发症是与CABG术后死亡率相关的独立危险因素。

神经系统并发症可分为Ⅰ型和Ⅱ型（表16–1）：

表16–1　神经系统并发症的分型

Ⅰ型：包括严重脑损伤和昏迷，发生率为3.1%，死亡率达21%	Ⅱ型：包括智力减退和记忆障碍，发生率为3%，死亡率约10%
与Ⅰ型并发症有关的因素为：	与Ⅱ型并发症有关的因素为：
①术前主动脉近端有粥样硬化；	①酒精中毒史；
②既往有脑血管病史；	②心律失常史（包括房颤）；
③使用IABP；	③ 高血压史；
④糖尿病；	④ CABG 史；
⑤高血压病史；	⑤ 周围血管疾病；
⑥不稳定心绞痛史；	⑥ 充血性心衰
⑦高龄	

16.9.6　感染　包括纵隔炎、伤口裂开、胸骨哆开及下肢取大隐静脉伤口感染等。增加伤口并发症的危险因素有手术时间过长、术后二次开胸、低心排出量综合征、呼吸功能不全、肥胖及糖尿病等。

CABG术后纵隔感染的发生率为1%～4%，在死亡率中占25%，也是与CABG术后死亡率相关的独立危险因素。

研究表明术前应用抗生素和手术中/后输血采用白细胞滤过装置均可明显降低CABG术后的感染率。

16.9.7　肾功能衰竭　急性肾功能衰竭是心脏外科术后常见的并发症，也是与CABG术后死亡率相关的独立危险因素。CABG术后发生肾衰的相关因素是：高龄、中到重度心衰史、CABG史、Ⅰ型糖尿病和术前肾功能不全（血清肌酐＞123.2 μmol/L）。

16.9.8　围术期冠状动脉痉挛　在各类心脏手术中或手术后，CABG术后冠状动脉痉挛的发生率高于其他手术，为1%～4.7%。应用Holter监测，术后约有8%的病人的ECG改变支持冠状动脉痉挛的诊断。多发生于体外循环停机时和停机后不久，个别发生于转流前。

冠脉痉挛的原因：停机时麻醉减浅、体外循环时内源性儿茶酚胺增加及外源性儿茶酚胺的应用增加了冠脉对缩血管物质的敏感性，手术操作和冷停跳液灌注对冠状动脉内膜的损伤、血小板在损伤处激活释放缩血管物质、过度通气及应用$NaHCO_2$造成碱血症等。另外，术后应用大剂量β–受体阻滞剂使冠脉对儿茶酚胺的敏感性增加，术前停用钙通道阻滞剂还可诱发反跳性血管痉挛。

冠脉痉挛的诊治：ECG是诊断冠脉痉挛简单而敏感的方法，特点为冠脉痉挛发生时ECG常表现为ST升高（占90%），这种跨壁性心肌缺血的改变是一过性反复出现的。由于手术干扰，心前区的缺血改变不易被发现。由于患者常伴随着各种室性心律失常及房室传导阻滞，血流动力改变多为突发的严重低血压、心室充盈压升高，心输出量下降。个别病人也可保持在正常范围内。

冠脉痉挛的治疗原则是尽快解除痉挛，阻止心肌缺血的发展，从而缓解由心肌缺血引起的心源性休克和心律失常。冠脉痉挛引起的心源性休克应用常规的升压药多无效，甚至加重痉挛，单一静滴硝酸甘油疗效欠佳或无效。目前积累的资料表明，有效的方法是硝酸甘油结合钙通道阻滞剂如硝苯吡啶口服或维拉帕米、地尔硫卓静滴。

16.10 冠脉搭桥术的疗效

16.10.1 早期疗效

术后死亡率：当前，在西方发达国家，冠状动脉旁路移植术死亡率降到小于2%。近期住院死亡率不仅受到病例选择、医院条件、手术时间、手术技术的影响，而且与高龄、女性、既往、急诊手术、左心功能不全、左主干病变、冠心病严重程度等因素有关。尽管我国患者就医和手术时间晚、病程长、病情重、血管条件差的病例多，但是如能提高手术技术，可获得同发达国家相近的效果。

缓解心绞痛：冠状动脉旁路移植术可有效地缓解心绞痛，疗效肯定，被全世界所公认。90%~95%的患者心绞痛完全缓解，5%~10%的患者症状明显减轻或减少用药。

症状缓解与否的相关因素有手术技巧、是否完全血管化、冠状动脉移植血管有无再狭窄、患者病变范围以及血管远端条件等。

16.10.2 远期疗效

远期生存率：不相同研究组有大致相似的结果，1个月生存率为94%~99%，1年为95%~98%，5年为80%~94%，10年为64%~82%，15年以上为60%~66%。这不仅与患者手术年龄、病情轻重、术后自我保护意识增强与否有关，还受患者本身血管病变以及冠状动脉移植血管是否发生再狭窄等因素的影响。手术6年后死亡率逐渐增加，患者多死于心脏原因，其他原因死亡者约占25%。

症状的缓解：冠状动脉搭桥术后，患者的心绞痛症状缓解、心功能改善、生活质量提高；一年后，除年老、体弱者外，大部分患者均可恢复工作能力。手术后3个月和4年是心绞痛可能复发的两个时期，远期心绞痛缓解率为90%左右。

再次手术：静脉桥的狭窄或阻塞1年内将有5%~10%发生。吻合不当、血管损伤、血流量少、病变进展都会引起血管狭窄，静脉瓣对此可能亦有影响；静脉桥长度不够或过长，导致血管扭曲、内皮损伤，引起血栓形成，这些情况都需要再次进行手术治疗。根据不同的研究结果，97%的患者5年内可能免于再手术，90%和65%的患者分别可在10年和15年内免于再手术。乳内动脉的使用使再手术率有所降低，但年轻患者再手术率增加。89%的患者再手术后可望缓解症状，10年生存率为65%左右。再手术危险性是第一次手术的2倍，冠状动脉左主干受累、3支以上血管狭窄和左室功能不全是最重要的危险因素。

再梗死：除已发生了围手术期心肌梗死，有研究结果示96%的患者术后5年和64%的患者术后10年不会发生再梗死。

左心室功能：65%的患者术后左心室功能明显改善，缺血心肌得到血液供应，心肌顿抑和冬眠心肌功能恢复，节段的心肌收缩能力增强，左室舒张功能在手术后改善更快。1年后，这些疗效会更明显。但是如果再血管化不完全或吻合口不通畅，将会影响心功能恢复。

（吴钟凯　刘子由）

参考文献

1. Abramov D，Tamariz MG，Fremes SE，et al. Trend sin coronary artery bypass surgery results：arecent，9-year study. Ann Thorac Surg，2000，70：84~90
2. Lee DC，Oz Mc，Weinberg AD，et al. Optimal timing of revascularization：trans mural versus non trans mural acute myocardial infarction. Ann Thoras Surg，2001，71：1197~1204
3. Ochi M，Hatori N，Saji Y，et al. Application of off- pump coronary artery bypass grafting for patients with acute coronary syndrome requiring emergency surgery. Ann Thorac Cardiovasc Surg，2003，9：29~35

4. Hirose H，Amano FA，Yoshida S，et al. Surgical management of unstable patients in evolving phase of acute myocardial infraction. Ann Thorac Surg，2000，69：425 ~ 428
5. Locker C，Mohr R，Paz Y，et al. Myocardial revascularization for acute myocardial infarction：benefits and drawbacks of avoiding cardiopulmonary bypass. Ann Thorac Surg，2003，76：771 ~ 776
6. 胡盛寿，郭加强，朱晓东，等. 700例冠状动脉旁路移植术的临床回顾. 中华外科杂志，1997，286 ~ 288
7. ACC/AHA 2004 Guideline Update for Coronary Artery Bypass Graft Surgery：Summary Article. Circulation. 2004，110：1168 ~ 1176
8. 高长青. 21世纪的冠心病外科. 中华外科杂志，2006，44：649 ~ 651
9. 胡盛寿，郑哲. 冠心病外科血管重建治疗. 中国实用内科杂志，2006，26：1135 ~ 1137

17 第一代、第二代、第三代纤维蛋白溶解剂在ST段抬高心肌梗死中的应用

急性ST段抬高型心肌梗死（ST segment elevation myocardial infarction，STEMI）是由于冠状动脉粥样硬化斑块破裂、激活血小板和凝血过程而使冠状动脉发生血栓性完全阻塞，引发心肌细胞缺血性坏死。早期、持续、有效的再灌注治疗是STEMI的首选治疗方式，能明显缩小心肌梗死（MI）面积，挽救心功能，显著改善临床预后。溶栓治疗是冠脉再灌注治疗的主要手段之一。

17.1 溶栓治疗历史回顾

溶栓治疗的历史可以追溯到19世纪。病理学家在尸体解剖时发现冠状动脉内血栓形成是急性心肌梗死（acute myocardial infarction，AMI）患者主要的致死原因。1959年Fletcher倡导并进行心肌梗死溶栓治疗，但由于未能很好利用挽救心肌梗死的有效时间窗，导致静脉溶栓的效果不佳。此后相继发表了许多报告，但其中多数病例是非随机、非早期的进展性AMI，故在20世纪70年代AMI的溶栓疗法的效果并不理想，溶栓治疗研究一度受阻。20世纪70年代后期，大量临床和病理解剖研究使人们再次认识到90%以上的AMI是由相关的冠状动脉血栓形成造成冠脉阻塞所引起的，因此重新进行AMI的溶栓治疗研究。20世纪80年代初冠状动脉血栓形成在AMI的发生发展中的决定性作用被重新确认。一些学者通过选择性冠状动脉造影（coronary artery angiography，CAG）检查发现，在透壁性AMI发病的4 h以内约有90%～95%的患者冠脉腔内有新鲜血栓。如在发病的6 h内运用血栓溶解剂治疗可使60%～90%冠脉重新开放。Dewood等人采用冠脉造影加冠脉内注射链激酶治疗AMI取得良好效果后，再次引起人们对溶栓的兴趣。大规模、随机、双盲临床试验结果表明AMI溶栓治疗与安慰剂对比可明显降低病死率。在AMI的超早期使用溶栓治疗，通过迅速恢复相关栓塞冠脉灌注可获得梗死范围缩小、心功能改善、病死率下降等明显的临床效益。而且症状出现后越早进行溶栓治疗，降低病死率效果越明显。ACC/AHA 2004 ST段抬高心肌梗死治疗指南建议建立一套院前溶栓治疗的方案（证据级别：B），认为如果在院前评估时就开始纤溶治疗，可使更多病人获益。

17.2 溶栓治疗原理

在哺乳动物血液中存在一个纤溶系统，起溶解血栓的作用。在纤溶酶原激活剂（PA）的作用下，纤溶酶原（Pg）转变成纤溶酶（Pm），后者将血凝块上不溶性纤维蛋白降解为可溶性产物，从而使血栓溶解。血液中有两种PA，一种是组织型纤溶酶原激活剂（t-PA），来自血管内皮细胞；另一种是单链尿激酶纤溶酶原激活剂（scu-PA），由肾细胞分泌。在正常情况下，血液中只存在少量PA，生成微量纤溶酶，纤溶酶原激活物抑制剂（PAI-1）和α_2-抗纤溶酶（α_2-AP）这两种抑制剂占优势，并保持该系统的平衡。当机体出血时，通过形成纤维蛋白完成止血过程。但是如果纤维蛋白长期存在于血管内，就会引起血管内腔狭窄、闭塞和末梢功能障碍，发生血栓性疾病。

AMI是进行性粥样硬化斑块上血栓形成导致急性冠脉管腔完全性阻塞的结果。冠脉完全阻塞后20 min，心内膜下层开始出现心肌坏死，并逐渐向心外膜下层延伸。这一演变过程通常在冠脉完全阻塞后4～6 h内完成。如果要缩小梗死范围，必须在心肌广泛坏死前迅速重建冠脉血流。迅速有效的冠脉再通就成为本病治疗的关键。心肌再灌注开始愈早，心肌坏死范围愈小，预期效果也愈佳。有证据

表明，早期（3 h内）再灌注，可预防或减轻心肌破裂危险，晚期（12 h后）重建冠脉血流，则心脏破裂危险增加。

在凝血过程中形成的纤维蛋白，其精氨酸–赖氨酸键可经纤溶酶作用后分解，形成可溶性产物从而溶解血栓。应用药物使纤维蛋白凝块溶解的疗法称为纤溶疗法或溶栓治疗。溶栓治疗是通过静脉或经皮穿刺插管至局部注入适量纤溶剂，使血栓溶解，从而达到血流再通的治疗目的。溶栓药物为内源性或外源性纤溶酶原激活剂，直接或间接激活纤溶酶原，使其转化为纤溶酶，但对形成时间较长或者已经机化的血栓则难以发挥作用。溶栓治疗受益的机制包括挽救心肌和对梗死后心肌重塑的有利作用。

17.3 溶栓治疗的病例选择和疗效标准

17.3.1 美国心脏病学会/美国心脏协会（ACC/AHA）溶栓治疗的适应证

Ⅰ类：

①在无禁忌证的情况下，对症状发生时间小于12 h并且至少2个相邻胸前导联或至少2个邻近肢体导联的ST段抬高超过0.1 mV的STEMI病人，应该给予溶栓治疗。（证据级别：A）

②在无禁忌证的情况下，对症状发生时间小于12 h并且新出现或推测新出现左束支传导阻滞的STEMI病人，应该给予溶栓治疗。（证据级别：A）

ⅡA类：

①在无禁忌证的情况下，对症状发生时间小于12 h并且12导联ECG结果符合透壁心肌梗死的STEMI病人，可以给予溶栓治疗。（证据级别：C）

②在无禁忌证的情况下，对持续有缺血性症状而STEMI症状开始时间在12～24 h内，并且至少2个相邻胸前导联或至少2个邻近肢体导联的ST段抬高超过0.1 mV的STEMI病人，可以给予溶栓治疗。（证据级别：A）

Ⅲ类：

①发病大于24 h且已无症状的STEMI病人行溶栓治疗。（证据级别：C）

②12导联ECG显示仅有ST段压低而非透壁心肌梗死者行溶栓治疗。（证据级别：A）

17.3.2 ACC/AHA溶栓治疗的禁忌证和注意事项

绝对禁忌证：①既往任何时间的颅内出血；②已知结构性脑血管损伤（如动静脉畸形）；③已知恶性颅内肿瘤（原发或转移）；④3个月内缺血性脑卒中（不包括3 h内急性缺血性卒中）；⑤可疑主动脉夹层；⑥活动性出血或出血性体质（月经除外）；⑦3个月内严重头或面部闭合性创伤。

相对禁忌证：①慢性严重控制不良的高血压病史；②存在严重不能控制的高血压（SBP＞24.0 kPa或DBP＞13.33 kPa）；③既往缺血性脑卒中病史超过3个月（不包括痴呆或已知的颅内病变）；④有创性或较长时间（大于10 min）的心肺复苏（CPR）或大手术（小于3周）；⑤近期（2～4周内）内脏出血；⑥不能压迫的血管穿刺；⑦曾使用链激酶/anistreplase（超过5天）或曾对其药物过敏；⑧妊娠；⑨活动性消化性溃疡；⑩目前正在使用抗凝剂：INR越高，出血危险越高。对实际存在4%以上脑出血风险的STEMI病人，应该优先选择PCI而不是溶栓治疗。

17.3.3 2001年中华医学会推荐的溶栓治疗的适应证

①两个或以上相邻导联ST段抬高（胸导联≥0.2 mV，肢体导联≥0.1 mV），或提示AMI病史伴左束支传导阻滞（LBBB）（影响ST段分析），起病时间＜12 h，年龄＜3岁（ACC/AHA Ⅰ类）。对前壁AMI、低血压（SBP＜13.33 kPa）或心率增快（＞100次/min）患者治疗意义更大；

②ST段抬高，年龄≥75岁。对这类患者，无论是否溶栓治疗，AMI死亡的危险性均很大。尽管研究表明，对年龄≥75岁的患者溶栓治疗降低死亡率的程度低于75岁以下患者，治疗相对益处降低，但

对年龄≥75岁的AMI患者溶栓治疗每1 000例患者仍可多挽救10人生命，因此，慎重权衡利弊后仍可考虑溶栓治疗（ACC/AHA Ⅱa类）；

③ST段抬高，发病时间12～24 h，溶栓治疗收益不大，但在有进行性缺血性胸痛和广泛ST段抬高并经过选择的患者，仍可考虑溶栓治疗（ACC/AHA Ⅱb类）；

④高危MI，就诊时SBP＞24 kPa和（或）DBP＞14.67 kPa，这类患者颅内出血的危险性较大，应认真权衡溶栓治疗的益处与出血性卒中的危险性。对这些患者首先应镇痛、降低血压（如应用硝酸甘油静脉滴注、β–受体阻滞剂等），将血压降至20/12 kPa以下时再行溶栓治疗，但是否能降低颅内出血的危险性尚未得到证实。对这类患者若有条件应考虑直接PCI（ACC/AHA Ⅱb类）。起病时间＞24 h，缺血性胸痛已消失者或仅有ST段压低者不应溶栓治疗。

17.3.4 溶栓治疗的禁忌证和注意事项（中华医学会）

①既往任何时间发生过出血性脑卒中，1年内发生过缺血性脑卒中或脑血管事件。

②颅内肿瘤。

③近期（2～4周）活动性内脏出血（月经除外）。

④可疑主动脉夹层。

⑤入院时严重且未控制的高血压（＞24.0/14.67 kPa）或慢性严重高血压病史。

⑥目前正在使用治疗剂量的抗凝药（国际标准化比率2～3），已知有出血倾向。

⑦近期（2～4周）创伤史，包括头部外伤、创伤性心肺复苏或较长时间（＞10 min）的心肺复苏。

⑧近期（＜3周）外科大手术。

⑨近期（＜2周）有不能压迫部位的大血管穿刺。

⑩曾使用链激酶（尤其5天至2年内使用者）或对其过敏的患者，不能重复使用链激酶。

⑪妊娠。

⑫活动性消化性溃疡。

17.3.5 溶栓冠脉再通间接判定标准

①ECG ST段抬高最显著的导联于开始用溶栓剂2 h内回落＞50%。

②胸痛自开始用溶栓剂2 h内完全消失或基本缓解（70%以上）。

③自开始用溶栓剂2 h内出现再灌注心律失常。

④血清肌酸激酶MB同工酶（CK–MB）峰值提前至14 h内或CK峰值提前至16 h内。

具有上述4项中2项以上者为再通，但仅第2及第3项二项组合不能判为再通。

17.3.6 溶栓冠脉再通直接判定标准 溶栓后冠状动脉造影示TIMI血流达2～3级为冠脉再通。

17.4 溶栓药物

溶栓药可分为三代。早期应用于临床的溶栓药物有链激酶（Streptokinase，SK）、尿激酶（Urokinase，UK）等，它们作为第一代纤维蛋白溶解剂，能将循环中的纤溶酶原转变成纤溶酶，有效溶解血栓。这些药物的主要缺点是对纤维蛋白无特异性，诱发血栓溶解同时伴有严重出血，且半衰期短。此外，血栓与血浆中的纤溶酶原处于平衡状态，故药物发挥作用时，血栓内纤溶酶原也逐渐耗竭而减弱血凝块溶解。其中链激酶还具有免疫原性，可引起药物抗性抵抗、发热和变态反应。第二代溶栓药有尿激酶原（pro–urokinase，pro–UK）、组织型纤溶酶原激活剂如阿替普酶（alteplase，t–PA）、重组组织型纤溶酶原激活剂（rt–PA）、乙酰化纤溶酶原–链激酶激活剂复合物（antistreplase，APSAC）、重组葡激酶（recombinant staphylokinase）及其衍生物等，具有纤维蛋白选择特性，可与纤维蛋白选择性结合，有效地局部溶解血块或血栓。与第一代相比，第二代溶栓药有一定程度的特异性，可以避免引起循环纤维蛋白原和纤溶酶原耗竭的全身溶栓状态。但在高浓度时才可使纤维蛋白原和纤溶酶原轻至中度降低，因此所需的剂量较大，可引起循环纤维蛋白及纤溶酶原的轻、中度减少，应用于人体时仍有出血并发症。第三代溶栓药物是利用基因工程和单克隆抗体技术对第二代产品进行改造而制成的新产品，主要特点是半衰期延长，适合静脉给药。这类药更符合高效、安全简便和快速溶栓药的要求，包括t-PA的变异体如瑞替普酶（reteplase，r-PA）、兰托普酶（lanetoplase，n-PA）、TNK-组织型纤溶酶原激活剂（TNK-tPA）、帕米普酶（Pamiteplase）、重组嵌合型溶栓药物，抗体导向溶栓药物和磁导向溶栓药物等。这些药物的设计目的是延长半衰期、提高对血浆蛋白酶抑制剂的抗性和对纤维蛋白的特异性（表17-1、表17-2）。

表17-1 第一、二代溶栓药

溶栓药	第一代溶栓药		第二代溶栓药			
	尿激酶	链激酶	尿激酶原	t-PA	APSAC	葡激酶、重组葡激酶
分子量	31.3 ~ 54.7 kD	47 kD	54 kD	68 ~ 72 kD	130 kD	15.5 kD
半衰期	14 min	15 min	7 min	4 ~ 5 min	92 min	6 min
纤维蛋白选择性	–	–	+++	+	+	++++
抗原性	–	++	+	–	++	++
剂量	150万U/30 min静脉滴注	150万/60 min静脉滴注	30 ~ 60 mg/20 mg静注，其余30 min静滴	100 mg/90 min静脉输注	30 mg静注	15 ~ 45 mg/30 min输注或35 mgPEG-STAR静注
TIMI-3开通率（90 min）	45% ~ 69%	51%	50% ~ 70%	46% ~ 63%	70%	58% ~ 74%

表17-2 第三代溶栓药

溶栓药	第三代溶栓药				
	瑞替普酶	TNK-tPA	兰托普酶	孟替普酶	帕米普酶
分子量	39 kD	70 kD	53.5 kD	68 kD	—
半衰期	14 ~ 18 min	11 ~ 20 min	23 ~ 37 min	23 min	30 ~ 47 min
纤维蛋白选择性	+	+++	+	++	++
抗原性	–	–	–	–	–
剂量	2次10万U静注，间隔30 min	0.5 mg/kg静注	12万U/kg静注	0.22 mg/kg静注	0.1 mg/kg静注
TIMI-3开通率（90 min）	60% ~ 63%	70%	57% ~ 83%	53% ~ 69%（60 min）	50% ~ 54%（60 min）

17.4.1 第一代溶栓药物

尿激酶（urokinase，UK）：尿激酶是从健康人尿中提取的一种双链丝氨酸蛋白水解酶，亦可由人胚肾细胞培养制取，无抗原性，分子量31.3 ~ 54.7 kD，进入循环后可直接使纤维蛋白酶原转变为纤维蛋白溶酶，使血栓溶解。在人体内UK的半衰期14 min，由肝脏降解清除。UK特点是对人体无抗原性，副作用小，剂量易控制，且可较长期使用。可以快速静脉推注，也可以于60～90 min内静脉滴入。根据我国的几项大规模临床试验结果，目前建议剂量为150万U左右，于30 min内静脉滴注，配合肝素皮下注射3 000～10 000 U，每12 h 1次，或低分子量肝素皮下注射，每日2次。Mathey以及同事以200万单位快速静脉推注后，在50位病人中记录到在60 min时有60%的血管再通率。据报道，以尿激酶治疗1 023例发病时间≤6 h的AMI，2 h血管开通率67.5%，4周死亡率9.1%；发病时间6～12 h溶栓组（115例），血管开通率40%，4周死亡率13.9%；周红勤等报道，以尿激酶150万单位治疗161例AMI，血管开通108例（67.1%）。

影响尿激酶静脉溶栓效果的因素：

①溶栓开始时间对尿激酶溶栓效果的影响：溶栓开始时间是影响尿激酶静脉溶栓效果的主要因素之一。溶栓开始时间距AMI发病时间越短，冠脉再通率就越高，可挽救更多的濒临坏死心肌。有关溶栓开始时间对尿激酶溶栓效果影响的报道多认为在发病0～4 h内溶栓，血管再通率为70%左右，4～6 h为60%～65%，6～12 h为30%～40%。同时发现，与0～4 h内溶栓比较，4～6 h和6～12 h溶栓的病死率明显增高（$P<0.01$）。

②尿激酶剂量对溶栓效果的影响：20世纪80年代初期进行的静脉溶栓治疗，UK的用量较小，血管再通率也较低。自20世纪80年代末开始，尿激酶用量明显加大，国内多在1.7万～2.3万U/kg左右。蒋小燕等报道用100万～125万U静脉溶栓，血管再通率明显低于150 U，分别为44.6%和69.4%（$P<0.05$），有显著性差异，而病死率和临床并发症无显著性差异，并认为UK静脉溶栓的合适剂量是130万～150万U。国家“八五”攻关课题研究组进行了大范围的病例观察，按尿激酶用量1 023例发病6 h以内的AMI患者按单、双号随机分为低剂量组（1.7万U/kg，但不低于90万U）539例，高剂量组（2.3万U/kg，但不超过180万U）484例两组，发现两组血管再通率分别为67.3%和67.8%，4周病死率分别为9.5%和8.7%，均无显著性差异。

③年龄对尿激酶溶栓效果的影响：全国尿激酶多中心临床试验协作组报道，年龄<65岁和>75岁组血管再通率分别是73%和60.5%，病死率分别是6%和15.8%，均有显著性差异。也有报道年龄>70岁的高龄组和<70岁的低龄组血管再通率分别是53.6%和55%，无显著性差异。目前国内多数研究显示，高龄已不再是溶栓的禁忌证，只要应用合理，仍能提高血管再通率，缩小梗死面积，降低病死率。

④脂蛋白（a）对尿激酶溶栓效果的影响：脂蛋白（a）［Lipoprotein（a），Lp（a）］已公认是冠心病发病的一个独立危险因素，它与纤维蛋白溶解酶原的结构有高度同源性，可能与内源性纤溶系统功能有密切关联。项志敏等的研究发现，采用UK静脉溶栓，血管再通组Lp（a）浓度明显低于未通组，存活组Lp（a）也明显低于死亡组，并发现Lp（a）浓度与梗死面积呈正相关。有学者提出在溶栓治疗时要依据Lp（a）的浓度进行，溶栓药物剂量个体化以提高溶栓成功率。

⑤硝酸甘油对尿激酶溶栓效果的影响：马洪胜等研究发现，单用UK与尿激酶合用硝酸甘油进行静脉溶栓的血管再通率分别为77.5%和50%；再通时间分别为46.27 min和74.32 min；CK峰值分别为（1 864±658）U和（2 985±962）U。并发现单用尿激酶溶栓组患者临床并发症和4周病死率明显低于尿激酶合用硝酸甘油溶栓组患者，前者t–PA升高幅度和PAI下降幅度均明显大于后者。硝酸甘油影响UK静脉溶栓效果的机制尚未完全明了，可能与以下因素有关：硝酸甘油扩张周围血管的作用使尿激酶淤滞于周围组织中，并可明显增加肝血流量，从而加速尿激酶的代谢，降低尿激酶血浓度和峰值浓度，影响治疗效果；硝酸甘油可使t–PA活性下降而PAI活性增强。某些研究显示，溶栓剂与硝酸甘油同时应用可使AMI溶栓过程中血小板活性加强，最大聚集率增加，导致再通冠脉的再闭塞。

链激酶（Streptokinase，SK）：1933年Tillett和Garner等发现β–溶血性链球菌的培养滤液能产生一种可以溶解人血凝块的物质。1945年Christensen等发现该物质能激活纤维蛋白酶原转变为纤维蛋白酶，因而命名为链激酶。1952年约翰逊等首次利用动物进行了链激酶的体内溶血栓实验。1959年约翰逊等又利用链激酶进行了人体实验，证实了它有促进血栓溶解的作用。链激酶最开始于20世纪50年代开始被用于STEMI，其作用被20世纪60以及70年代的多个多中心试验证实。1972年RCddy阐明了链激酶的作用机制。

链激酶是一种不具酶活性的蛋白质，分子量约47 kD，静注后半衰期约15 min。链激酶能将纤溶酶原激活为纤溶酶，使具有丝氨酸蛋白酶活性的纤溶酶能降解构成血栓骨架的纤维蛋白，从而起到溶解血栓的作用。但它不能直接使纤溶酶原激活，而是和纤溶酶原形成1：1的等分子复合物，使纤溶酶原发生构象改变，从而暴露出活性部位，该活性部位催化纤溶酶原转变为纤溶酶。

由SChroeder等人根据经验，研究出60 min内静脉输入150万U的链激酶剂量，60 min血管再通率及90 min血管再通率约为50%，2～3 h血管再通率为70%左右（表17-3）。荷兰跨学院心脏病学协会研究对于冠脉内链激酶治疗的研究显示，在发病后1 h内接受治疗的病人中可以减少51%的梗死面积（由酶学指标估计），在1～2 h间接受治疗的可以减少31%，在2～4 h间接受治疗的可以减少13%。AMI的静脉链激酶治疗研究（ISAM）显示，在疼痛症状发作后3 h内接受治疗的病人酶学梗死面积会有所下降，但在3 h后治疗则无明显效果。同样有实验表明，早期治疗可以保留约6%左右的射血分数，舒张末期容积也会相应减少。

表17-3　梗死相关动脉开放情况百分比（95%可信区间）

时间	对照组	链激酶	阿替普酶（3 h）	阿替普酶（90 min）	阿尼普酶	尿激酶
60 min	15（6～24）	48（41～56）	57（52～61）	74（70～77）	61（55～67）	—
90 min	21（11～31）	51（48～55）	70（68～72）	84（82～87）	70（66～74）	60（55～64）
2～3 h	24（14～35）	70（65～73）	73（65～80）	—	74（68～80）	58（48～68）
1天	21（9～32）	86（82～89）	84（82～86）	86（82～90）	80（77～83）	—
3～21天	61（57～64）	73（70～78）	80（78～81）	89（85～94）	85（81～89）	72（63～81）

在华盛顿西部冠脉内应用链激酶研究中，随机将134位患者纳入链激酶组，同时有116位患者入选对照组。在治疗组中，约有68%的病人达到血管再通，且30天死亡率显著下降（3.7%对11.2%）。荷兰跨学院心脏病学协会研究试验将264位患者选入传统治疗组，而将269位选入冠脉内链激酶治疗组，第二组中首先使用50万 U 的静脉用链激酶。本研究的开始治疗时间较华盛顿西部冠脉内应用链激酶研究早80 min左右，而血管再通率也较高（79%），28天死亡率亦有显著下降。ISAM研究随机选择1 714位病人，在症状发生6 h内入选静脉链激酶治疗组或对照组开始治疗。对照组的21天死亡率较预期为低，导致该试验不足以发现两组的区别。然而该试验链激酶组在死亡率方面的相对显著降低（6.3%对7.1%）与GISSI-1试验中的一样。据张龙友等报道，以进口链激酶溶栓治疗120例AMI患者，血管开通率为3.0%（90/120）。张宝娓等报道，以国产r-SK溶栓治疗心肌梗死病例13例，溶栓成功达85%（11/13），2篇报道分别有38.3%和30.0%的病例溶栓后出现再灌注心律失常。

溶栓药对血栓的作用效果受到血栓的大小、血栓与周围血管接触的面积、纤维蛋白交联的程度、血药浓度和峰浓度等因素影响。虽然天然的链激酶价格低廉，但是由于该酶是从病原性溶血链球菌发酵而得，所以有一定的抗原性，对人体具有副作用-易于引起全身纤溶从而增加出血的危险。此外，制备中残存的细菌溶血素对心肌和肝脏都有损害。故人们进一步根据SK的种属特异性，利用基因杂交技术得到多样性的链激酶，延长SK的半衰期，降低抗原和免疫原性从而增强药用性。

基因重组的链激酶（recombinant streptokinasc，r-SK）的抗原性弱于天然的链激酶（由C型β-溶血性链球菌提取），因此，也避免了使用致病性溶血链球菌可能带来的危害，而且能大大降低成本，具有安全、高产的优点。而酰化的纤溶酶原-链激酶复合物（APSAC）是近年来研制而成的一种新型的高效溶栓药物，其分子量为130 kD，在体外没有生物活性。具有专一性强、与纤维蛋白亲和力高、副作用小、半衰期长、高效溶栓等特点。它能促进体内纤维蛋白溶解系统的活力，使纤维蛋白溶酶原转变为有活性的纤维蛋白溶酶，致使血栓溶解，血管再通。该药物对于深静脉血栓、周围动脉血栓或血栓栓塞、血管外科手术后的血栓、肺栓塞、急性心肌梗死、中央视网膜动静脉血栓等有很好的治疗效果（详见第二代溶栓药物）。

17.4.2 第二代溶栓药物

尿激酶原（pro-urokinase，pro-UK）：1913年Bernik等首先在组织培养液中发现了尿激酶原，随后1979年Husain等从尿中纯化出一种高分子单链尿激酶，并认为它与纤维蛋白有高度亲和力。1981年Wun等证明其是尿激酶的前体，所以称它为尿激酶原。1985年国际血栓形成和止血委员会正式称该酶为单链尿激酶型纤溶酶原激活剂（single-chain urokinase-type plasminogen activator，scu-P）。由于它具有选择性溶血栓作用，因此引起了人们很大的兴趣。由于天然材料中pro-UK含量甚微，难以大量制备，于是人们开始采用基因工程的手段，让细菌或哺乳动物细胞等来大量生产有治疗价值的重组pro-UK，并在一些国家进行临床观察，证明它对心肌梗死等确有良好的疗效。

pro-UK属丝氨酸蛋白酶家族，分子量54 kD，半衰期约7 min，pro-UK为尿激酶的前体，有微量催化活性，具有将纤溶酶原转变为纤溶酶的能力，其溶栓机制是将没有活性的纤溶酶原裂解，转变成有活性的纤溶酶，达到溶解血栓的效果。但pro-UK需在纤溶酶或激肽释放酶等蛋白酶作用下，将其Lys158-Ⅱe159链裂解成为双链尿激酶方可发挥真正溶栓作用。pro-UK只作用于已被纤维蛋白吸附的纤溶酶原而不作用于血液循环中的游离纤溶酶原，因此pro-UK溶栓时不易造成全身纤溶酶原和纤维蛋白原降解和耗竭，可以有效避免系统性出血等副作用发生。pro-UK静滴60 min和90 min后，栓塞血管再通率达50%～70%，纤溶酶原水平只下降10%，证实了它的纤维蛋白特异性。pro-UK本身对纤维蛋白的亲和性很弱，其选择性溶解纤维蛋白的机制主要有两种解释：一种解释是血浆中存在着一种pro-UK竞争性抑制因子，当纤维蛋白不存在时，pro-UK与其抑制因子结合，pro-UK没有活性。当纤维蛋白或纤维蛋白片段与pro-UK结合时，与pro-UK结合的抑制因子被除去，pro-UK活性恢复，导致与纤维蛋白结合的纤溶酶原得到活化，产生特异的溶血栓作用。第二种解释是血浆中存在的纤溶酶原主要是以氨基末端为Glu的Glu-纤溶酶原形式存在。Glu-纤溶酶原经纤溶酶降解后变为氨基末端为Met.Lys或Val的Lys-纤溶酶原。pro-UK对Glu-纤溶酶原的活化作用很弱，而对Lys-纤溶酶原的活化却强得多。当Glu-纤溶酶原与纤维蛋白梭基末端的某些Lys结合后，纤溶酶原的构型发生改变。构型发生变化的Glu-纤溶酶原或经纤维蛋白表面纤溶酶降解后的Lys-纤溶酶原才能被pro-UK活化，转变成有活性的纤溶酶，降解血栓中的纤维蛋白。pro-UK对溶解富含血小板的动脉内血栓十分有效。血小板具有尿激酶原受体，能与pro-UK结合，血小板的激肽释放酶可将pro-UK转变成高活性的尿激酶，pro-UK溶解富含血小板血块的速度是溶解缺乏血小板血块的2倍。

pro-UK和UK或与t-PA联合使用均存在协同作用。动物和临床试验都表明，联合使用较pro-UK单独使用可以缩短溶栓时间，提高栓塞再通率。这是因为完整的未降解的纤维蛋白只含有与纤维蛋白内部某些Lys残基结合的纤溶酶原，这些纤溶酶原只能被t-PA或UK所活化。纤维蛋白部分降解后，纤维蛋白α、β和γ链上位于梭基端的Lys残基才能暴露，与其结合的纤溶酶原构型发生改变，才可成为pro-UK活化的对象。

目前利用免疫亲和层析法已经成功地在实验室完成了单链尿激酶的大量制备和纯化。它可单独应用或与rt-PA联合应用。目前，用该药溶栓治疗报告不多。梁峰、胡大一等为研究pro-UK对急性ST段抬高性心肌梗死患者溶栓的疗效和安全性，随机选择发病6 h以内的STEMI患者26名，分别给予pro-UK或UK观察，pro-UK溶栓患者16例，UK溶栓患者10例，溶栓后90 min冠脉造影TIMI-3级血流率分别为：56.2%7（9/16）和70%（7/10），其中pro-UK 50 mg为66.7%（4/6），60 mg为75%（3/4）；TIMI-2/3级血流率分别为：56.25%（9/16）和80%（8/10），各种安全性指标两组均无显著性差异。研究提示pro-UK溶栓治疗50～60 mg安全有效。郭瑄，李成祥等将发病6 h以内的STEMI患者41例按2：1分组，28例给pro-UK 30～60 mg溶栓治疗，13例应用国产尿激酶（UK）150万U溶栓对照治疗，观察溶栓血管再通率、并发症以及不良反应发生率，发现pro-UK组溶栓后90 min冠脉开通达TIMI-3级者明显高于UK组。ST段回落＞50%发生率pro-UK组高于UK组。不良反应发生率：pro-UK组出血6例

（22%），UK组出血3例（23%），无1例发生颅内出血或大出血需输血治疗，全部无过敏反应发生。由于目前应用的pro-UK的溶栓研究不多，关于pro-UK的疗效和安全性，仍需积累更多经验。

组织型纤溶酶原激活剂（t-PA），重组组织型纤溶酶原激活剂（rt-PA）：t-PA是人体内一种丝氨酸类蛋白酶，分子量68～72 kD，半衰期4～5 min，存在于心脏、子宫、肺等组织中，血管内皮细胞是t-PA合成、贮存和释放的重要场所。已经证明组织中纤溶酶原激活剂与血管中及血液中的纤溶酶原激活剂的免疫学性质相同。t-PA本身对纤溶酶原激活作用很弱，对全身的纤溶性影响较小。而当纤维蛋白存在时，t-PA特异地与纤维蛋白结合，激活纤溶酶原的作用明显加强。t-PA治疗AMI具有以下优点：①使用方便、起效快以及特异性高；②同样静脉给药，其溶栓效果比SK，UK疗效高，不需冠脉内给药也能达到同样疗效，尤其适用于基层应用；③是天然人体蛋白，无抗原性，不产生抗体，不会引起过敏反应；④生物半衰期短，仅6 min，对血凝块有高度选择性，而激活全身纤溶系统的作用却不明显，有利于溶栓治疗失败者及时进行经皮冠脉介入治疗术（PCI）和冠脉旁路移植术（CABG）。

1987年美国FDA批准临床使用的基因工程重组组织型纤溶酶原激活剂（rt-PA）来自大肠杆菌，与天然的t-PA相似。当与纤维蛋白结合后被激活，诱导纤维蛋白溶酶原转化为纤维蛋白溶酶，导致纤维蛋白块溶解。在动物实验中发现rt-PA能比SK更快溶解覆盖于粥样硬化内膜上的动脉血栓。一些学者临床研究也证实使用rt-PA 60 min后梗死血管通畅率要比SK高（72%对48%）。高润霖等用t-PA静脉输注治疗10例AMI患者，7例在90 min内梗死相关血管再通，纤维蛋白原含量较治疗前降低14.3%，2例在动脉穿刺部位发生中等量出血。大规模进行溶栓研究的ISIS-2和TAMI-6亦确认在发病6 h以后应用t-PA虽不能改善左心功能和缩小梗死面积，却可提高病人的生存率，可能原因是：①发病6 h后用药仍可限制梗死范围的进一步扩大；②预防再梗死；③预防梗死后心绞痛；④减少严重心律失常的发生。

具体给药的方法和剂量：①冠脉内给药：先行冠脉造影，明确闭塞冠脉后，冠脉内注射硝酸甘油或消心痛（5 mg）以排除冠脉痉挛，如注药后仍未再通，则开始冠脉内注射t-PA，冠脉造影通畅，胸痛消失，ST降至基线表明有效。一般选用人正常细胞培养制备的天然型t-PA。有报告用t-PA制剂AK-124，1次160万U溶于生理盐水或葡萄糖液中，10 min注射完毕，如注射后冠脉造影显示梗死相关动脉未开通，则可反复使用，但总量不宜超过640万U。②静脉给药：可选用rt-PA，体重>65 kg的病人首先给予10 mg冲击量，于1～3 min内静注，继之以50 mg/h的速率静脉输注1 h，20 mg/h的速率输注2 h，3 h内总量100 mg；体重<65 kg患者3 h内总量按1.25 mg/kg计算。③快速给药法：国外Puris及其同事有报道表明两次大剂量推注t-PA（每次50 mg，间隔30 min推注）90 min再通率可达到93%。以后的研究表明，给药前给予一个负荷剂量较上述方法优越，具体用法为：15 mg快速推注，前30 min内0.75 mg/kg（不超过50 mg），后60 min内0.5 mg/kg（不超过35 mg）。

乙酰化纤溶酶原-链激酶激活剂复合物（APSAC）：APSAC是SK与纤溶酶原的复合物，即甲氧苯酸纤溶酶原-链激酶激活剂复合物，其纤溶酶原的活性部位被酰化，因此纤溶酶原对激活剂和抑制剂的反应迟钝，给药后即发生去酰化作用。APSAC有与纤维蛋白结合的能力，因而其溶解血栓作用比链激酶有效且有更大的血浆稳定性，分子量130 kD，半衰期更长，达92 min。APSAC也可引起全身纤溶活性增高。因本药含SK（30 mg等于100万USK），因此也有抗原性，亦可发生变态反应。有效剂量30 mg静脉注射（4～5 min推完），包含大约100万U链激酶。优点是作用时间长，只需静注1次。其90 min血管再通率约为70%左右，与使用t-PA相仿。

APSAC多中心试验组发现，尽管APSAC较安慰剂组肌酸激酶达峰时间缩短，但两组肌酸激酶活性峰值无显著性差异。Bassand等报道单光子发射计算机断层扫描显示，APSAC治疗后梗死面积减少约31%，平均左室射血分数增加约6%。

APSAC介入死亡率研究（AIMS）随机入选1 258位发病时间少于6 h的AMI患者，分成APSAC组以及安慰剂对照组，该试验提前中止，因为观察到APSAC组死亡率下降47%（6.4%对12.1%）。迄今为止，有5个关于APSAC、链激酶以及rt-PA的对比试验。急性心肌梗死Eminase（APSAC）溶栓治疗研究-2（TEAM-2）比较了APSAC以及链激酶的效果，发现在370位患者中的死亡率（5.9%对7.1%）以及血管再通率相似。TEAM-3研究则发现在325位患者中，APSAC以及标准t-PA组血管再通率以及死亡率

（6.2%对7.9%）相似。ISIS–3研究发现SK，度替普酶以及APSAC三者的死亡率无显著性差异。TAPS以及TIMI–4则发现rt–PA和APSAC相比有更高的再通率和更低的死亡率。APSAC已于2000年退出美国市场。

葡激酶（staphylokinase）、重组葡激酶（recombinant staphylokinase）：葡激酶（staphylokinase）是由金葡菌的某些菌株产生的纤溶酶原激活物，分子量15.5 kD，半衰期6 min。最初于40多年前证实具有溶栓作用。葡激酶基因已从溶源性金葡菌菌株的基因组DNA中克隆。葡激酶与链激酶一样，本身不是酶，不能直接活化纤溶酶原，这与直接活化纤溶酶原的溶栓药的作用机制有所不同。重组葡激酶具有高纤维蛋白特异性。当葡激酶加入含纤维蛋白凝块的人血浆时，它优先与凝块表面的纤溶酶反应，形成纤溶酶–葡激酶复合物。该分子复合体再活化其他纤溶酶原分子，使之转变为双链的活性纤溶酶。纤溶酶原被复合体活化的过程可以被活化剂（如葡激酶–纤溶酶、纤溶酶）加速，也可被纤溶酶的抑制剂（如α_2–抗纤溶酶）延缓。纤溶酶–葡激酶复合物及与纤维蛋白结合的纤溶酶受到保护不受α_2–抗纤溶酶的抑制。但一旦从血块中释放（或在血浆中产生），它们被α_2–抗纤溶酶迅速抑制。这种选择性作用将纤溶酶原活化过程局限在血栓内，防止血浆中过量纤溶酶产生、α_2–抗纤溶酶耗竭和纤维蛋白原降解。在不含纤维蛋白的血浆环境中，α_2–抗纤溶酶迅速与纤溶酶（原）–葡激酶复合体结合，抑制纤溶酶原活化并中和纤溶酶的活性，其抑制作用呈剂量依赖关系。在纤维蛋白存在的情况下，纤维蛋白与α_2–抗纤溶酶竞争结合纤溶酶原，降低了α_2–抗纤溶酶的抑制作用。而被α_2–抗纤溶酶中和的纤溶酶–葡激酶释放出葡激酶，葡激酶进行再循环，并与纤维蛋白表面的纤溶酶原相结合，从而更有效地激活纤维蛋白表面的纤溶酶原。以上是重组葡激酶高纤维蛋白特异性的基本机制。

根据重组葡激酶的高纤维蛋白特异性，理论上可以认为在溶栓治疗中，重组葡激酶可以有效溶栓而不引起出血的副作用。在体外人类血浆凝块溶解实验中，重组葡激酶有效溶栓的同时，并未发现周身的纤溶活化及纤维蛋白原降解。这种结果在仓鼠、兔及狒狒等动物的体内血栓模型中也得到了证实。在富含血小板血栓的狒狒股动脉血栓模型中，重组葡激酶的动脉再通作用比链激酶更有效（同样剂量的重组葡激酶与链激酶能使血流恢复的平均时间分别为24 min ± 12 min和120 min），并且更持久。在含人血凝块的人工循环系统中，3 h内50%溶栓的重组葡激酶浓度为2 μg/mL，而链激酶则需12 μg/mL。按等克分子量计算，重组葡激酶的纤溶效力是链激酶的2倍多。在动物血栓模型的溶栓实验中，也表明重组葡激酶比链激酶有更强或相同的溶栓效力。葡激酶与抗凝剂共同应用时其溶栓效力明显增强。在动物血栓模型中获得的有关重组葡激酶有效溶解血栓、高纤维蛋白特异性及可以溶解富含血小板的血栓等令人鼓舞的结果，为重组葡激酶的临床观察评价奠定了基础。在一项100例心肌梗死病人输注重组葡激酶（30 min，先静注10%）的临床研究表明，90 min时TIMI–3开通率10 mg剂量为50%，20 mg为74%，而以前给予的负荷剂量t–PA（100 mg/90 min）为62%；90 min时残留纤维蛋白原水平葡激酶组病人为基线的118%，t–PA组病人为68%。另一研究中，静注葡激酶20 mg，60 min时TIMI–3开通率为58%。在相隔30 min分两次静注葡激酶15 mg的一项随机试验显示，68%病人达到90 min TIMI–3开通率，而以前给予的负荷剂量t–PA病人只有57%达到该水平。研究还表明，葡激酶促凝血作用可能比t–PA更少。

与其他目前应用的溶栓药相比，重组葡激酶作为溶栓药的有效性和安全性值得进一步验证。临床观察结果显示，尽管重组葡激酶没有引起低血压和过敏反应，但仍有一定的致免疫性。目前，正通过蛋白质工程对重组葡激酶进行特异点突变以期获得致免疫性低的重组葡激酶。通过特异点突变，建立了组合变异体sakSTAR、M38、sakSTAR、M39。这些变异体不被经野生型sakSTAR治疗过的患者体内产生的抗体识别。与sakSTAR相比，注射重组葡激酶变异体后在动物及人体内产生的中和抗体及特异IgG非常少，然而这种变异体的溶栓活性却明显降低（约50%），热稳定性也降低。于是人们通过逆转野生型重组葡激酶的某几个氨基酸进一步产生一些突变体，其中几个在不改变低致免疫性特性的情况下，保留了与野生型重组葡激酶相似的溶栓效应，并在体外人血浆溶栓实验、动物模型及部分患者的临床观察中得到初步验证。但仍需通过大规模临床随机试验进行观察，以获得更为有力的证据。

17.4.3 第三代溶栓药物 临床上，t–PA、rt–PA仅表现为相对的纤维蛋白特异性，同样有出血的危险性，且易从血浆中清除，半衰期仅4 ~ 5 min，加上价格昂贵，限制了它的应用。因此生产了各种变异型的t-PA，以提高药效和半衰期。通过基因重组技术构建的t-PA突变体可具有较佳的性能，如半衰期较长、不易被清除、对纤维蛋白有更强的特异性、易被纤维蛋白所激活、能抗血浆中蛋白酶抑制剂等。

瑞替普酶（Reteplase，r-PA）：瑞替普酶是由人体组织纤维蛋白溶酶原激活剂（t-PA）经遗传工程获得的其中间结构缺失的突变体。t-PA分子是由Finger区、表皮生长因子区、Kringle-1和Kringle-2区及蛋白酶区组成。而瑞替普酶则是由Kringle-2区和蛋白酶区组成的单链分子。含有335个氨基酸，分子量为39 kD。这些结构差异引起纤维蛋白结合减少4/5，半衰期延长（14～18 min）。瑞替普酶可以分2次静脉推注，全身性纤溶活性变化小于SK，但比t-PA大。与t-PA相比，它与纤维蛋白的亲和性减低。该药和t-PA受PAI抑制程度相似。与t-PA比较，瑞替普酶与内皮细胞和单核细胞结合的亲和力减少，可能是Finger区和内皮生长因子域缺失的结果，这使血循环水平增加。在INJECT试验中，6 010例心肌梗死病人（发病时间＜12 h）随机使用间隔30 min连续2次静注瑞替普酶10万U或链激酶150万U/60 min治疗，所有病人至少使用肝素24 h及阿司匹林数周。在1个月时，瑞替普酶的死亡率降低0.5%。6个月时，瑞替普酶组死亡率为11%，链激酶组为12%。出血发生率两组相似（0.7%对1%）。在GUSTO-Ⅲ中，15 059例心肌梗死病人随机接受瑞替普酶（10万U间隔30 min分2次静注或t-PA 100 mg/90 min。结果显示，瑞替普酶组60 min以及90 min的血管再通率较高，但两组30天死亡率相似：瑞替普酶组为7.5%，t-PA组为7.2%。出血性中风发生率两组相近（0.9%），但在瑞替普酶组75岁以上的病人中较高。瑞替普酶治疗的病人未能获得更好的存活率的可能原因是这些病人的再栓塞率可能更大，这也许是因为它引起比t-PA更大的ADP和凝血酶诱导的血小板聚集以及更多的糖蛋白Ⅱb/Ⅲa表达。

体外溶栓试验：有学者在静止状态下、人血浆血栓模型中，对瑞替普酶进行浓度、时间与溶栓关系的研究，结果发现瑞替普酶对缺少新鲜血小板血栓的最大溶解效应与t-PA相等，而获得50%溶栓效果的瑞替普酶的有效分子浓度是t-PA的6.4倍。此试验表明，瑞替普酶的溶栓作用与其在血浆中的浓度有关。如果从血浆中“洗去”瑞替普酶，持久的溶栓作用便不复存在，因为瑞替普酶与血栓上纤维蛋白的结合力很有限。运用体外动力学溶栓模型模拟体内情况：低浓度时瑞替普酶与t-PA有相似的溶栓作用。高浓度时，正如治疗AMI一样，瑞替普酶比t-PA更有效。

体内溶栓试验：对照性研究表明，瑞替普酶具有快速再灌注的显著特征。在剂量与用药方案的研究中，瑞替普酶达到再灌注的时间比t-PA、链激酶、尿激酶、APSAC明显缩短。以兔颈静脉梗死为模型，在药时曲线AUC内，瑞替普酶溶栓效果呈剂量相关，且其最大溶栓效应较t-PA更有效。达到50%溶栓效果（ED50）时，瑞替普酶仅为t-PA剂量的19.5%。即使在同一克分子时，瑞替普酶的药效比t-PA高2.2倍。这些与体外溶栓试验的结果相反。瑞替普酶的体内外差异可能在于它比t-PA有更低的清除率和更长的半衰期。以犬冠状动脉梗死为模型，观察瑞替普酶对AMI的作用。研究证明，静脉推注瑞替普酶比t-PA更有效。单剂量静脉推注瑞替普酶0.24 mg/kg与t-PA 1 mg/kg静滴在90 min达到同等的66%的再灌注率。但在上述犬冠脉溶栓研究中仍发现，尽管合并使用了肝素，使用瑞替普酶和t-PA成功溶栓后不久，还会发生再栓塞。在对人体的溶栓研究中也存在着类似的问题。为了维持缺乏全身溶栓状态的再灌注后的冠脉血流，研究人员推荐合并使用肝素。以麻醉的兔为模型，观察药理剂量下瑞替普酶的全身作用。结果产生了剂量相关性的止血蛋白-纤维蛋白原、纤溶酶原和α_2-抗纤溶酶的减少。50%溶栓的等效剂量下，体内瑞替普酶与t-PA对纤维蛋白的选择程度相等，推测瑞替普酶相对的纤维蛋白专一性与t-PA相似。纤维蛋白原减少的确切程度取决于剂量。由于全身溶栓与出血之间仅存在微小差异，因此纤维蛋白原的明显减少可导致出血倾向。

临床研究：①RAPID-1和RAPID-2试验：Smalling对总例数为606例的AMI患者进行两种方案的瑞替普酶和rt-PA的溶栓治疗随机研究（RAPID-1），结果表明，瑞替普酶10万U+10万U（分2次静注10万U，中间相隔30 min）溶栓疗效高于一次静注15万U或10万+5万U（第1次静注10万U，第2次静注5万U），瑞替普酶10万U+10万U方案优于其他瑞替普酶方案；瑞替普酶60 min和90 min的完全开通率较t-PA更理想（60 min时分别为51.0%和32.7%；90 min时分别为62.7%和49.3%。瑞替普酶10万U+10万U的血管综合开通（TIMI-2+TIMI-3）的开通率也比t-PA的高（60 min时分别为77.6%和66.3%；90 min时分别为85.2%和77.8%）。与t-PA相比，瑞替普酶使梗死血管的再开通更迅速。瑞替普酶60 min时的血管完全开通率为51.0%，与t-PA 90 min时的49.3%相似。在瑞替普酶10万U+10万U方案中，速度的优势与再灌注的完全性能更好地保持病人的左心室功能。瑞替普酶10万U+10万U方案与常规的t-PA疗法在出血危险性方面无明显差异。AMI病人经治疗后12 h内瑞替普酶和t-PA对凝血酶活性的影响也无明显不同。因此，RAPID-1中建立的10万U+10万U两次静脉推注给药方案是目前瑞替普酶最有效的治疗方案。在GUSTO-1试验后对t-PA有效性与安全性方面的研究表明，t-PA速释剂量（100 mg，90 min）方案优于链激酶和常规的t-PA方案（100 mg，3 h以上）。

RAPID-2试验是应用瑞替普酶10万U+10万U方案与t-PA的GUSTO-1方案在324例病人中进行的随机开放性研究，比较瑞替普酶和rt-PA对左心室功能的影响。此项研究中有两点不同于RAPID-1：一是无年龄限制（在RAPID-1中年龄低于75岁）；二是病例的选择包括胸痛发作达12 h的病人（RAPID-1中胸痛发作不超过6 h）。该试验发现用药后90 min瑞替普酶（10万U+10万U）和重组t-PA（100 mg）组左室射血分数（EF）和梗死区域左室局部收缩功能无显著差异；瑞替普酶对梗死区域局部收缩功能改善作用也优于重组t-PA组。三种用药方案（15万U，10万U+5万U，10万U+10万U）30天死亡率分别为4.1%。7.2%和1.9%，而重组t-PA组为3.9%；溶栓后6 h需施行经皮经腔冠状动脉内成形术（PTCA）的比例瑞替普酶分别为24%，24%和15%，重组t-PA组为22%。90 min时梗死冠脉的综合开通率和完全开通率在瑞替普酶治疗组明显较高（瑞替普酶和t-PA的综合开通率分别为83.4%和73.3%；完全开通率分别为59.9%和45.2%）。60 min时综合开通率和完全开通率也是瑞替普酶组明显较高（综合开通率分别为81.8%和66.1%；完全开通率分别为51.2%和37.4%）。两组的死亡率见未明显增加，分别为4.1%和8.4%，休克发生率分别为1.8%和2.6%，出血性休克发生率分别为1.2%和1.9%，再栓塞发生率分别为9.0%和7.0%，出血发生率分别为12.4%和9.7%。RAPID-2研究的结果表明，瑞替普酶10万U+10万U方案在早期冠脉开通率方面优于已有的应用前负荷的t-PA方案，且无明显增加并发症的倾向。

RAPID-1和RAPID-2两项研究中的930例病人的试验资料证明，早期的开通率与死亡率的降低有关。90 min冠脉阻塞（TIMI-0或1）的病人35天死亡率为9.7%，达到TIMI-2或TIMI-3的病人其死亡率则分别为2.7%和3.5%。左心室功能与90 min的冠脉开通状况有关，TIMI-0或TIMI-1，TIMI-2和TIMI-3级的90 min冠脉再通时的左室射血分数分别为（49.6 ± 11）%，（50.6 ± 12）%，（54.1 ± 11）%，极早的开通（0 ~ 2 h）患者的射血分数是61.5%，死亡率0%。2 ~ 4 h内开通射血分数为53.4%，死亡率为3.1%；4 ~ 6 h内开通，射血分数为50.8%，死亡率为2.0%；开通迟于6 h的，射血分数为51.6%，死亡率为9.4%。无再灌注的病人，射血分数47.2%，死亡率为9.5%。较长时间以后的再灌注使新的充血性心衰的发生率上升。6 h后出现再灌注的病人比持续梗死的病人状况更差，提示存在严重的再灌注损伤。

②INJECT试验：INJECT试验是唯一比较瑞替普酶和其他溶栓药物对死亡率影响的随机、双盲、多中心试验。在更大范围内进行的INJECT研究评估了瑞替普酶的安全性和有效性。瑞替普酶组及链激酶组患者分别为3 004例及3 006例，分别有2 994例和2 992例完成试验。该试验采用瑞替普酶10万U+10万U方案，以35天死亡为标准，主要目的在于证明瑞替普酶10万U+10万U两次静脉推注方案至少与标准的链激酶方案在死亡率方面等同，即瑞替普酶35天的死亡率不应比链激酶的高出1%。结果瑞替普酶组的2 994例病人栓塞后35天的死亡率为9.02%；链激酶组的2 992例病人的同期死亡率为9.53%，这-0.51%的差别不足以说明问题。用药6个月后两组死亡率分别为11.02%和12.05%。分析年龄因素的影响，用药35天后＜51岁患者两组死亡率分别为1.7%和2.9%，51 ~ 65岁患者分别为5.3%和6.4%，＞65岁患者分别为16.4%和15.4%。从性别上看，两组男性死亡率均为7%左右，而女性死亡率分别为14.2%和15.5%（图17-1）。除死亡率外，试验还观察到两组再梗死率、梗死后心绞痛发生率及房室传导阻滞、室上速、室速、室颤发生率相近，而心源性休克、心力衰竭、低血压、心房颤动发生率瑞替普酶组低于对照组。INJECT研究也提供了安全性与耐受性的比较。总的出血发生率（瑞替普酶组与链激酶组分别为15.0%和15.3%）、明显的出血发生率（分别为4.6%和4.7%）都非常相近。在总的休克发生率（瑞替普酶与链激酶组分别为1.23%和1.00%）或出血性休克发生率（分别为0.77%和0.37%）方面，两

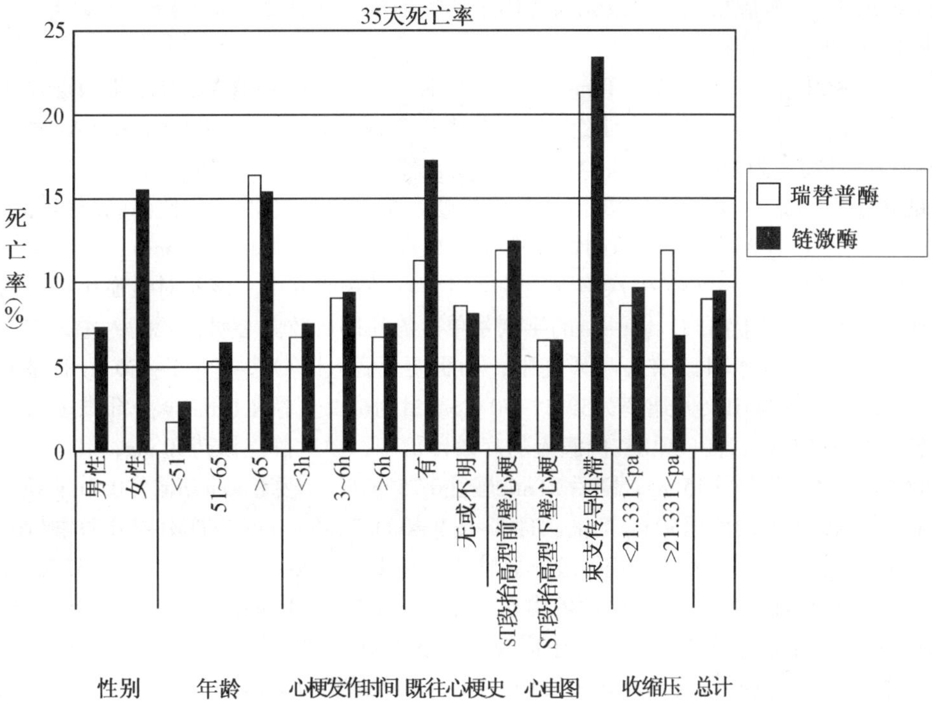

图17-1 瑞替普酶和链激酶溶栓治疗对死亡率的影响

药也无明显差异。由RAPID-1和RAPID-2获得的研究资料表明，瑞替普酶与t-PA相比，未发现其他的不良反应。

③GUSTO-3试验：在GUSTO-3试验中，观察了在15 000例病人中瑞替普酶获得及早和安全的开通率后是否能进一步降低死亡率，结果并不尽如人意。t-PA组30天的死亡率是7.24%，而10万U隔30 min 2次静注的瑞替普酶组为7.47%。仅有迹象表明，及早使用瑞替普酶的病人结果较好（胸痛发作0～2 h内，瑞替普酶组与t-PA组的死亡率分别为5.8%和6.1%，$P>0.05$）。栓塞部位与任一药物的优点也无相关性，如在前壁梗死病人中，瑞替普酶组与t-PA组的死亡率分别为10.1%和9.4%。按年龄分组的病人休克发生率（瑞替普酶组与t-PA组分别为1.64%和1.79%）、出血性休克（分别为0.91%和0.87%）等都无明显的差别。由此可见，瑞替普酶与t-PA相比并未明显降低死亡率。但是无论怎样，研究人员都认为瑞替普酶的优点之一是开通率极早。在GUSTO-4及GUSTO-5试验中，设计用瑞替普酶加用抗血小板聚集剂C7E3或血小板GP Ⅱb/Ⅲa受体抑制剂预防早期再栓塞来保持极早开通率的优势，最终使死亡率降低（图17-2）。

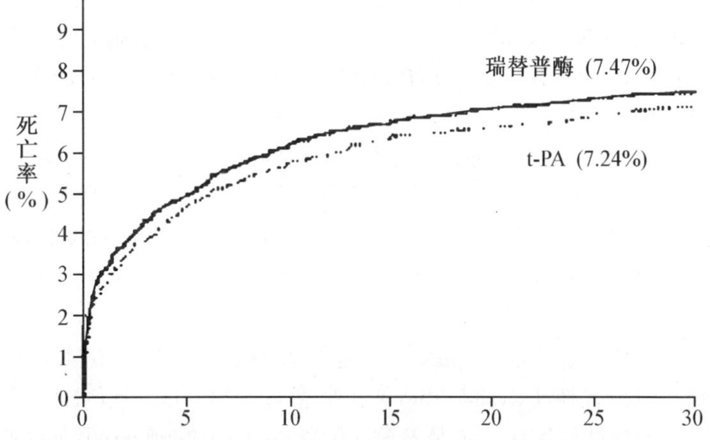

图17-2 瑞替普酶和t-PA溶栓治疗对死亡率的影响

通过RAPID-1，RAPID-2，INJECT，GUSTO等试验确立了瑞替普酶的10万U+10万U两次静脉推注给药方案。与t-PA相比，瑞替普酶使栓塞血管开通的优势更强。35天的死亡率至少与链激酶（INJECT中）相等，且与t-PA（GUSTO-3中）非常相似。其较长的半衰期，可在院外操作的简便的二次静脉推注方法及无需按体重调整剂量等优点使其成为新一代安全、有效的能够替代链激酶或t-PA的溶栓药物。

TNK-组织型纤溶酶原激活剂（TeneCteplase TNK-tPA）：TNK-tPA是纤维蛋白选择性较高的t-PA突变体，分子量70 kD。与t-PA不同之处仅为数个氨基酸被取代，其中Thr100被Asn取代，Lys296-His-Arg-Arg序列突变为Ala-Ala-Ala-Ala。这些变化使半衰期延长，增加了对纤溶酶原激活物抑制剂（PAI）的耐受性，提高了动脉血栓的溶解效价强度。Asn117再被Gln取代使清除减慢8倍，对PAI的耐受提高200倍。TNK-tPA对纤维蛋白的特异性比t-PA高，半衰期为11～20 min，全身性纤溶活性变化小，血浆中抗纤酶的消耗也小，一次静脉推注即可。在动物研究中，该药对含血小板多的血块溶栓效价强度增加，保留纤维蛋白原，以t-PA的半剂量单次静注即有效。心肌梗死病人中，TNK-tPA半衰期为17±7 min，无促凝血作用。在一项研究中，心肌梗死病人以TNK-tPA 5～50 mg的递增剂量静注，90 min时30 mg剂量的TIMI-3开通率为59%，50 mg剂量为64%。静注1 h后全身纤维蛋白原水平仅下降3%，纤溶酶原下降13%。在一项837例病人的疗效评价中，单次静注该药30 mg，40 mg，50 mg与以前给予的负荷量t-PA（先静注15 mg，随后30 min输注0.75 mg/kg，接着60 min输注0.5 mg/kg）进行比较。研究中因颅内出血增加而停用50 mg剂量。TNK-tPA 40 mg在90 min时的TIMI-3开通率与t-PA相似（均为63%），0.5 mg/kg的剂量/体重比获得最佳血管造影结果。TNK-tPA的安全性在3 325例心肌梗死病人中作了评价（ASSENT-I），30 mg的颅内出血发生率为0.7%，40 mg为0.6%，与t-PA在其他试验中的结果相似。TNK-tPA治疗病人有1.4%发生需要输血的严重出血并发症，t-PA治疗病人有7%发生。在ASSENT-I中，16 950例心肌梗死病人（发病时间<6 h）随机分为阶梯体重调整的TNK-tPA（约等于0.5 mg/kg）或以前给予的负荷剂量t-PA（100 mg/90 min）两组，所有病人同时应用阿司匹林和静脉肝素治疗，结果显示30天死亡率两组相似：6.2%对6.1%，颅内出血发生率两组均为0.9%，但其他严重出血发生率TNK-tPA（0.8%）略低于t-PA（1%），对输血的需求显著减少（4.3%对5.5%）。

兰托普酶（lanoteplase，n-PA）：n-PA是t-PA的中间缺失突变体，分子量53.5 kD，缺失fmger-like域和内皮生长因子域，Asn117被Gln117取代。因缺失纤维结合素指纹区和内皮生长因子区，n-PA不仅可以降低与纤维蛋白的高亲和力，而且能减少与肝脏受体的结合。此外，由于117位氨基酸的取代，降低了由甘露糖受体所致的药物清除率，延长了半衰期，（半衰期为23～37 min），静脉推注一次即可。但与纤维蛋白的亲和性不如t-PA。因此，与t-PA相比，n-PA的纤维蛋白特异性有所降低，但作为纤维蛋白溶解剂，其活性更强。动物实验中n-PA与t-PA比较，溶栓开通率增加10倍。一项名为InTIME-Ⅰ，涉及602名病人的多中心、随机、双盲剂量范围血管造影临床试验对n-PA（15 000～120 000 U/kg）进行了药效评估，602例心肌梗死病人溶栓治疗前开始使用阿司匹林和静注肝素，调整剂量的肝素输注至少为48 h，病人随机接受负荷剂量t-PA或静注n-PA 15 000 U/kg，30 000 U/kg，60 000 U/kg或120 000 U/kg 4种剂量之一。结果显示，60 min时达到TIMI-3级者，n-PA120 000 U/kg治疗组为47%，t-PA组为37%，但30天死亡率n-PA组为3.1%，t-PA组为0.5%。n-PA组1.5%发生严重出血，t-PA组为0.6%。这些差异无统计学显著性，两药引起的纤维蛋白原消耗相当。在InTIME-2试验中，15 078例病人接受以前给予的负荷剂量t-PA（100 mg/90 min）或静注n-PA（120 000 U/kg）。两组30天死亡率很接近：n-PA组为6.7%，t-PA组为6.6%；两组总中风率虽无显著性差异（1.9%对1.5%），但颅内出血发生率n-PA组更高（1.1%对0.6%，P=0.003）；严重和中等出血两组发生率相近，但轻微出血并发症n-PA组更高（19.6%对14.7%，P<0.001）；6个月死亡率两组相近（8.8%对9.1%）。该试验表明，n-PA与以前给予的负荷剂量t-PA比较在死亡率方面效果相同，但出血发生率更高。

孟替普酶（monteplase）：孟替普酶是t-PA的突变体，分子量68 kD，其表皮生长因子域有一个氨基酸被置换（Cys84→Ser），半衰期为23 min，比t-PA更长，可单次静注给药。在一项心肌梗死病人的早期研究中，孟替普酶（0.22 mg/kg）的60 min开通率按TIMI-2标准为78%，按TIMI-3标准为69%。另一项在心肌梗死病人中进行的双盲随机研究中，孟替普酶（0.22 mg/kg）单次静注比天然t-PA替索激酶（tisokinase）1 440万U60 min输注的冠脉再通率更高，再通时间更短，无致命出血并发症发生。

帕米普酶（pamiteplase）：帕米普酶是经修饰的t-PA，其Kringle-1域中间缺失且在单链t-PA切割位点存在点突变（Arg274→Glu），这些变化使该t-PA突变体耐受纤溶酶的裂解。动物试验表明其血浆清除率减慢，溶栓作用比t-PA强。人体药代动力学研究表明，0.5～4 mg单次给药后半衰期为30～47 min。在确定剂量的研究中，157例心肌梗死病人使用该药0.05 mg/kg、0.1 mg/kg、0.2 mg/kg或0.3 mg/kg治疗，半数以上病人接受两个最大剂量后达到TIMI-3，接受0.2 mg/kg者不良反应发生率为7%，接受0.3 mg/kg者为17%。在心肌梗死病人静注pamiteplase 0.1 mg/kg与输注天然t-PA 1 440万U比较的双盲试验中，30 min时TIMI-3开通率前者为25%，后者为16%；60 min时前者为50%，后者为48%。但是由于t-PA剂量低于欧洲和美国常用剂量，故难以评价两药的结果。尚未见大规模试验确定帕米普酶安全性和对死亡率的影响。

现在，溶栓已成为AMI的常规治疗方法。但是现有溶栓药物对纤维蛋白的特异性不高，半衰期短，且有出血危险等缺点，因而有待开发更理想的溶栓药。目前研究工作主要从两方面开展，一方面是应用基因工程和单克隆抗体技术对现有药物进行改造；另一方面是开发新型天然来源的溶栓药物。新溶栓剂的共同特征是它们在血浆中的半衰期长，适合单次或重复快速静注。与t-PA加速输注比较，瑞替普酶、TNK-tPA和重组葡激酶静注给药使心肌梗死病人90 min的TIMI-3开通率更高。孟替普酶和帕米普酶静注给药与替索激酶（天然t-PA）比较时也是如此。此外，TNK-tPA和重组葡激酶比t-PA或替索激酶的纤维蛋白选择性大得多，因而能保留纤维蛋白原和纤溶酶原的血浆水平。但在AMI病人中，瑞替普酶、TNK-tPA或n-PA用药后的30天死亡率与t-PA加速输注并无差异。与t-PA加速给药比较，瑞替普酶的出血发生率相似，n-PA显著更高，TNK-tPA较低（但不显著）。单次静注葡激酶对冠脉再灌注的显著益处及对循环纤维蛋白原和纤溶酶原影响很小，是一种非常有前途的新型溶栓药物，但目前尚无该药的大规模临床试验，且有抗原性，免疫原性更少的突变体正在研究中。

17.5　溶栓药物的评价标准

高度的溶纤能力：理想的溶栓药应能迅速、彻底地溶解新鲜或陈旧的血栓，降低血管再栓塞率。至今尚未找到能溶解陈旧性血栓的药物。

对纤维蛋白的选择性：药物应能选择性地作用于血凝块中的纤维蛋白。外源性纤溶酶原激活剂在纤维蛋白缺乏时，对Pg亲和力弱，在纤维蛋白形成时，对纤溶酶原亲和力大为增强，在这一反应中，纤溶酶原主要通过“赖氨酸结合部位”与纤维蛋白结合。要增加溶纤特异性就要提高纤溶酶原在纤维蛋白表面上的结合能力。避免发生全身性纤溶，造成大出血。

无免疫原性：药物不应引起机体变态反应，既在分子中保持溶纤活性，又掩盖或除去了抗原性部分。有抗原性的药物，容易发生过敏，同时还会诱导抗体产生，影响药效，不利于多次给药。

半衰期较长：溶栓药应不易被清除或降解，其活性不被抑制剂减弱。t-PA半减期甚短，仅数分钟，要发挥药效势必延长用药时间，使药量增加，费用上升。半衰期较长的药物有助于静脉快速推注，抢救危急病人。

不良反应少：药物不应引起出血、低血压等并发症，不影响机体维持正常的凝血能力。

17.6　溶栓治疗的改进措施

理想溶栓剂：使100%患者快速、完全恢复冠状血流及微循环再灌注；有效溶解陈旧血栓；静脉注射给药；对纤维蛋白具高度选择性；颅内出血和全身出血发生率低；抗PAI；无促凝血作用；再栓塞率低；对血压无影响；无抗原性；价格合理。近年来的药理学和临床研究焦点在于改善溶栓剂的效果、耐受性，并使给药更方便。

17.6.1 改进溶栓药物的用法

加速法用药：在421例AMI患者参与的TAPS试验中Neuhaus采用加速法应用rt-PA（先15 mg快速静脉推注，随后50 mg/30 min及再后35 mg/60 min静滴），于90 min时造影发现TIMI-2级和3级冠脉再通率显著高于标准疗法组。Prewitt在实验性狗AMI模型中使用重组纤溶酶原激活物（recombinant plasminogenactivator，r-PA），在用量相同的前提下，采用快速静脉推注或30 min内快速静滴获得了比90 min内缓慢静滴更高的早期（15 min及30 min时）血管再通率，而到100 min时则三种方法获得的血管再通率相同。在更大规模的GUSTO-1试验中，rt-PA治疗AMI应用类似Neuhaus方案的加速法，30天时病死率也比常规应用SK或rt-PA加SK明显。最近在加速法取得有益结果的基础上，短时内双剂重复快速静脉推注法得到发展。在84例AMI患者中，间隔30 min两次快速静脉推注50 mg rt-PA，TIMI3级冠脉再通率极高（60 min及90 min时分别达86%及88%），且没有发生颅内出血。目前正采用随机对照试验比较双剂与单剂/加速法应用rt-PA治疗AMI的效果。但溶栓剂应用速度并非越快越好，在对比5 min和15 min内静注1 mg/kg rt-PA时发现，15 min内注入组有更强的溶栓趋势，这表明rt-PA浓度与血管再通率之间存在一上限关系，可能由于rt-PA受体饱和所致。因此，加速法用药的最佳速度尚需进一步探索。加速法用药增强溶栓作用可能与高浓度rt-PA能更有效地克服血浆中PAI-1的抑制作用有关，而短时间内快速给予的溶栓药物在血浆中已消失，却仍表现出持久的溶栓作用，可能与rt-PA直接在血栓局部继续起效有关。

脂质体包裹法用药：有报道脂质体能聚集于AMI区并表现出血栓选择性，因而将溶栓药包裹于脂质体内是提高药物溶栓效果的又一方法。在不减弱溶栓活性的情况下，Perkins采用新方法成功地将SK包裹于脂质体中并用于动物实验，发现比游离SK溶栓效果明显提高。Heeremans用脂质体包裹t-PA在兔颈静脉血栓模型中，发现约0.24 mg/kg脂质体包裹的t-PA相当于1 mg/kg游离t-PA的溶栓活性，显示出明显优于t-PA的溶栓作用。尤其重要的是，在经免疫使体内产生高水平抗SK抗体的兔中，脂质体包裹的SK同样可取得显著溶栓作用，而游离SK则不能。因而约5%体内业已存在抗SK抗体（反映近期有链球菌感染）的AMI患者采用脂质体包裹法也能采用SK溶栓。脂质体包裹法可能是通过增加溶栓剂在血栓局部的释放来增强溶栓药疗效，同时还能限制溶栓剂的全身性作用而降低出血发生率。

17.6.2 改善药物结构 新一代溶栓剂的发展有突变体、嵌合体和导向溶栓剂。

突变体：是指通过改变现有的溶栓剂分子结构，以提高对纤维蛋白的亲和力和延长体内半衰期。r-PA（reteplas）为rt-PA单链去糖基缺失变异体，其溶栓作用强于rt-PA 5.3倍，血浆清除较rt-PA慢4.3倍，其疗效可与SK和rt-PA媲美。TNK-tPA是t-PA的3个部位替换几个氨基酸得到的突变体，其半衰期延长5倍，纤维蛋白选择性强，还有抗纤溶酶原激活剂抑制剂PAI-1的作用，在富含血小板的动脉血栓中作用增强；临床试验表明应用50 mg于90 min后TIMI-3级血管开通率达64%，血浆中纤维蛋白原及纤溶酶原水平只下降3%及13%。嵌合体即将几种相同溶栓药结合在一起发挥协同溶栓作用。t-PA和SCU-PA不同部位的嵌合体，有数种组合。

导向溶栓剂：即将对血块有特异性的单抗与溶栓剂相联接而成。纤维蛋白与活化血小板是血栓的基本组成部分，它们具有不存在于循环血液中的特殊抗原成分，是抗体导向溶栓最理想的靶点。导向溶栓剂仍是目前研究的一个热点，大多数研制品还处于临床前阶段。

抗纤维蛋白抗体靶向溶栓剂：59D8是一种特异性抗纤维蛋白β链末端氨基酸的单克隆抗体，用化学方法将rt-PA与59D8偶联在一起可使其溶栓作用增加3～9倍。Runge通过转染的杂交瘤细胞表达出低分子量ScuPA与抗纤维蛋白单抗的融合蛋白ScuPA-59D8。ScuPA-59D8在体外实验中比ScuPA溶栓作用强20倍，在实验性兔血栓模型中比ScuPA溶栓作用强6倍，而对血浆纤维蛋白的消耗程度却与ScuPA相当。在狒狒体内富血小板血栓模型中，ScuPA-59D8在溶栓和抗栓两方面的作用均优于rt-PA和ScuPA，既能更迅速、完全地开放闭塞血管并降低再闭塞率，还能减轻对凝血功能的损害，这都是由于ScuPA-59D8具有更高的纤维蛋白选择和更长的半衰期。

抗GPⅡb/Ⅲa抗体靶向溶栓剂：7E3是抗活化血小板表面纤维蛋白原受体复合物GPⅡb/Ⅲa的单克隆抗体。Bode1将UK连接到7E3的Fab片段上，组成UK-7E3Fab。通过研究，发现7E3体外溶栓作用较UK或UK加7E3增加25倍以上，且溶栓作用随血栓中血小板数量的增加而增强，对富血小板血栓尤为有效。此外，双功能抗体7E3XP4B6由抗GPⅡb/Ⅲa单抗和抗t-PA抗体两者的Fab片段交联而成，在体内试验中已被证明能将t-PA定向吸引至血栓局部，从而增强t-PA的溶栓作用。

17.6.3 体外超声辅助药物溶栓 超声辅助药物溶栓近年才被发现并正逐步受到关注。动物离体及在体实验表明，高频（1 MHz左右）、低能（<3 W/cm^2）的体外理疗级超声波可显著增加t-PA及SK等各种溶栓药物的溶栓作用。该作用无选择性，不但能提高血管再通率、缩短再通时间，而且有可能减少再闭塞发生率。超声辅助溶血栓时溶栓药物结构及溶栓药物对纤维蛋白的降解方式并不改变，它是通过空化效应（Cavitation）促进溶栓药物向血栓中转运并增加与纤维蛋白结合而起效的。超声辅助溶血栓时健康组织细胞无明显损伤，溶栓药物对血浆中可溶性纤维蛋白原及其他肽类物质的降解也不增加，因而不增加出血危险性。体外治疗性超声可作为临床安全有效的辅助药物溶栓方法，但其最终的实用价值尚待临床随机对照试验证明。

17.6.4 激发内源性纤溶活性 AMI患者溶栓前后的纤溶功能与栓塞相关动脉开放率明显相关。多数AMI者有纤溶功能减退。因此，激发内源性纤溶活性对促进溶栓和防止再闭塞均有益。血浆中纤溶酶原能通过自身的赖氨酸结合位点结合于纤维蛋白及内皮细胞和血细胞上，这种结合状态的纤溶酶原既能被有效激活，又能受保护而不被α_2-抗纤溶酶抑制。TaChikawa发现，链霉菌的一种肽样代谢产物Complestatin能迅速成倍地增加纤溶酶原与纤维蛋白及细胞的结合，并能增加纤溶酶的生成，因而能促进内源性纤溶活性而有助于溶栓。NebloCk制成的双功能抗体7E3xP4B6具有同时识别并结合GPⅡb/Ⅲa和t-PA的能力，体内实验已证明，它能将内源性t-PA定向聚集于血栓部位，并能直接抑制血栓局部纤维蛋白与血小板间的相互作用，从而增强内源性纤溶活性。

17.7 ST段抬高心肌梗死的溶栓辅助药物

STEMI静脉溶栓或直接PCI的相应药物辅助治疗也极其重要，后者能进一步改善STEMI再灌注疗效和临床预后，有效防止梗死相关血管再阻塞的发生。随着对血栓形成机制认识的深化，以及基因工程、蛋白工程在生物医学领域的应用，针对血栓形成不同环节或关键蛋白酶活性部位的新的抗血小板、抗凝药正在不断被研制，并应用于临床或正在进行临床前期试验，显示出良好的临床应用前景。

现已广泛证明血栓溶解同时出现血栓形成，免疫组织化学染色发现在病理性血栓内部激活的凝血酶结合到纤维蛋白和纤维蛋白降解产物上，溶栓治疗后残留的附壁血栓表面的纤维蛋白可能与凝血酶结合，因而有高度致血栓的活性，甚至比动脉壁深层损伤致血栓作用更强。加上血栓溶解时形成纤溶酶并激活凝血因子V，通过凝血酶原激酶复合体（prothrombinase complex）加速凝血酶的形成。因而在溶栓治疗中，应采用抗凝血酶制剂。应用尿激酶及链激酶非纤维蛋白特异性溶栓剂时，因在血循环中激活纤溶酶原形成纤溶酶可使部分凝血因子降解，故溶栓治疗后使用抗凝药物前应观察患者凝血状态，根据情况使用，以免引起出血。在血栓溶解过程中，许多研究已证明血小板直接被溶栓剂激活或间接通过凝血酶或纤溶酶间接激活。另外，链激酶形成抗体也可使血小板聚集。血栓溶解时由于凝血酶和血小板激活，因而血栓溶解与血栓形成两方面是对立的、动态的和同时进行的过程，辅助抗凝治疗和抗血小板治疗，特别是二者合用有助于持续溶栓效果，减少残余血栓，防止再堵塞。

17.7.1 抗血小板药物

阿司匹林：阿司匹林通过阻断环氧化酶和血栓烷A_2的形成，降低血小板凝集发挥抗凝血作用。阿司匹林是治疗急性冠脉综合征基本用药。临床研究证明阿司匹林可使不稳定型心绞痛患者发生致命性和非致命性心肌梗死的危险至少下降50%。研究表明，每日应用50～120 mg，临床疗效无明显差异，但小剂量阿司匹林（≤3 mg/d）致胃肠道不适和出血等不良反应比大剂量少见。急性冠脉综合征的急性期患者需要快速抗血小板治疗，一次使用阿司匹林负荷量150～300 mg，能产生快速且完全抑制血栓烷A_2介导的血小板凝集。早期的溶栓临床试验已显示出阿司匹林的益处。ISIS-2试验显示，发病6小时内就诊的急性心肌梗死患者采用安慰剂治疗后，5周死亡率为13.2%，阿司匹林使死亡率降至10.2%（减少23%），链激酶和阿司匹林联合治疗使死亡率降至7.2%。抗栓试验协作研究（ATC）回顾了15个在急性心肌梗死患者应用抗血小板治疗（大多数是阿司匹林）的试验，显示抗血小板治疗可减少30%的血管事件。绝对获益是每治疗1 000例患者，减少1个月时的血管事件38次。因此2004年ACC/AHA指南和ACCP共识推荐，对于急性STEMI患者，只要没有绝对禁忌证，无论选择何种再灌注手段，都应尽快服用阿司匹林。

噻氯匹定（ticlopidin）：噻氯匹定为ADP受体阻滞药。噻氯匹定可使心肌梗死后或不稳定型心绞痛患者的死亡、再次梗死、脑卒中和心绞痛的发病率明显下降。胃肠道不良反应比阿司匹林少，但可致中性粒细胞和血小板减少（＜1%）。因此，长期治疗时应定期复查血象。

氯吡格雷（Clopidogrel）：氯吡格雷系噻氯匹定的衍生物，疗效较噻氯匹定高，患者耐受良好，出血事件较阿司匹林少见，血液学不良反应较噻氯匹定少见。

随着强化抗血小板治疗在非ST段抬高急性冠脉综合征（NSTE-ACS）的应用获得成功，强化抗血小板治疗是否能进一步减少NSTE-ACS患者的住院死亡率成为新的关注点。在阿司匹林的基础上，2004年ACC/AHA指南和ACCP共识推荐氯吡格雷用于所有直接PCI患者。CREDO试验提示，为减少急性血栓并发症，应在PCI前至少6 h给予负荷量氯吡格雷300 mg。然而，直接PCI要求在入院90 min内实施。鉴于此种限制，给予600 mg负荷量，然后75 mg/d是可行的方案。与300 mg负荷量相比，600 mg负荷量可在2～3 h内达到最大抗血小板活性，抗血小板活性更大就减少了氯吡格雷抵抗的可能性，可能改善临床效果。2004年ACC/AHA指南推荐氯吡格雷的疗程如下：金属裸支架术后至少1个月；西罗莫司支架术后至少3个月；紫杉醇支架术后至少6个月；对于出血风险不高的患者可用到12个月。CREDO、CURE和PCI-CURE已经证实了9～12个月的更多获益。在CURE试验中，12 562例使用阿司匹林75～325 mg的急性冠脉综合征，随机接受氯吡格雷（负荷量300 mg后，每天75 mg）或安慰剂治疗，时间至少3个月至1年。结果表明，氯吡格需组主要终点事件（心血管死亡、心肌梗死或脑卒中）的相对危险下降20%。2004年ACC/AHA指南和ACCP共识未明确氯吡格雷联合阿司匹林辅助溶栓的问题。2005年在佛罗里达奥兰多召开的第54届美国心脏病学会（ACC）年会上公布了两项重要临床研究，其结果显示抗血小板药物氯吡格雷（75 mg，每天1次）联合标准治疗对于急性STEMI患者显著有益。CLARITY TIMI-28（clopidogrel as adjunctive reperfusion therapy-thrombolysis in myocardial infarction study 28）研究显示，在纤溶药物和阿司匹林标准治疗方案上加用氯吡格雷（75 mg，每天1次）可降低急性STEMI患者1周再次发生梗死相关动脉闭塞、再梗死或死亡危险性达36%，30天主要心血管不良事件（心血管性死亡、再梗死和紧急血运重建）危险性达20%。在COMMIT/CCS-2（clopidogrel and metoprololin myocardial infarction triausecond chinese cardiacstudy）研究中，氯吡格雷联合阿司匹林治疗降低急性STEMI患者28天病死率达7%。在同一患者群，氯吡格雷降低MI复发、脑卒中或死亡的总相对危险性达9%。上述两项研究中，2个治疗组严重出血和颅内出血发生率相似。基于以上两项研究，推荐溶栓前尽早给予氯吡格雷。早期给药的另一个好处是有利于稍后可能需要实施的PCI。CLARITY TIMI-28试验对于≤75岁患者的剂量是：300 mg负荷量，随后75 mg/d。对于＞75岁的患者，氯吡格雷的最佳初始剂量尚不清楚。一些专家认为低危颅内出血的高龄患者接受300 mg氯吡格雷负荷量是安全的，另一些专家则建议使用COMMIT/CCS-2试验中75 mg的起始剂量。

总的来说，尽管目前2004年ACC/AHA指南和ACCP共识未提倡氯吡格雷在无再灌注治疗患者中与阿司匹林联合应用，但基于对COMMIT/CCS-2试验的分析，多数专家建议此类患者应接受阿司匹林和氯吡格雷联合治疗。

血小板糖蛋白Ⅱb/Ⅲa受体抑制剂：这类药物与血小板糖蛋白Ⅱb/Ⅲa受体高度特异性结合，阻断纤维蛋白原与糖蛋白Ⅱb/Ⅲa受体结合，从而阻止血小板聚集，抑制血栓形成。阿昔单抗（abciximab）为大分子单克隆抗体，是第一个糖蛋白Ⅱb/Ⅲa受体抑制剂。埃替非巴肽（eptifibatide）为肽受体抑制剂，替罗非班（tirofiban）为非肽受体抑制剂，两者均为小分子物质，无致免疫性作用。可反复注射使用。在急性冠脉综合征患者的试验中，使用肝素和阿司匹林的方案中加用糖蛋白Ⅱb/Ⅲa受体抑制剂时，可使死亡、再次梗死和难治性心绞痛的发病率下降。

PURSUIT试验中，在已用阿司匹林和肝素的患者给予埃替非巴肽（eptifibatide）冲击量注射后维持灌注72 h，结果使死亡和心肌梗死的相对危险下降9.6%。10 948例不稳定型心绞痛或无Q波心肌梗死病人使用埃替非巴肽或安慰剂后，治疗组30天的死亡率或心肌梗死的发病率（14.2%）显著减低。在PRISM和PRISM-PLU S研究中，已用阿司匹林和肝素治疗的病人加用替罗非班，7天时死亡和再次心肌梗死发生的相对危险下降43%，其有益作用可持续30天。CAPTURE试验表明，急性冠脉综合征病人在作PCI治疗前连续用24 h阿昔单抗可减少死亡和心肌梗死的发病率，术后应持续灌注阿昔单抗12 h和埃替非巴肽24 h。Paragon报道稳定型心绞痛或无Q波心肌梗死病人使用拉米非班（lathifiban）治疗6个月时的死亡和心肌梗死的发病率为12.6%，明显低于单用肝素治疗者（17.9%）。在PARAGON B试验中，拉米非班与低分子量肝素联用治疗急性冠脉综合征的死亡、心肌梗死和严重复发心肌缺血的发病率明显减少。急性冠脉综合征伴糖尿病患者尤其适用糖蛋白Ⅱb/Ⅲa受体抑制剂。英国国立临床规范研究所（NICE）已批准糖蛋白Ⅱb/Ⅲa受体抑制剂用于治疗急性冠脉综合征。SPEED、TIMI-14和TIGER-PA试验显示，单用GPⅡb/Ⅲa抑制剂易化PCI的术前TIMI3级血流比例显著增加。ON-TIME试验提示，早期替罗非班-PCI平均时间为79 min，给予GPⅡb/Ⅲa抑制剂有利于改善PCI术前的TIMI血流。尽管指南推荐转运PCI的进门-球囊时间应<90 min，NRMI调查显示仅有4.2%的病例达到这一标准，进门-球囊时间<120 min的病例也只占15%。因此，对于那些需要转运进行PCI的患者，这种方法更值得考虑。

荟萃分析显示GP Ⅱb/Ⅲa抑制剂辅助直接PCI可减少死亡率和再梗死，早期给药辅助PCI优于晚期给药。此外，临床试验表明GP Ⅱb/Ⅲa抑制剂辅助溶栓治疗不能改善生存，却增加出血风险，尤其对于75岁以上的老年患者。因此，2004年ACC/AHA指南和ACCP共识推荐，计划直接PCI的急性STEMI患者应尽可能早地接受GPⅡb/Ⅲa抑制剂治疗，不推荐GP Ⅱb/Ⅲa抑制剂辅助溶栓治疗。

17.7.2　抗凝药物

肝素：药用肝素由猪肠黏膜及牛肺组织提取制备，即常规未分解肝素（unfractionated heparin，UFH），也称第1代肝素；未分解肝素经解聚成低分子量肝素（low molecular weight heparin，LMWH），也称第2代肝素；合成的肝素是戊糖（heparin pentasaccharide，HPS），也称第3代肝素。

①作用机制：肝素的抗凝机制是多方面的，主要为抗凝血酶作用。肝素与其辅因子抗凝血酶（antithrombin，AT）结合再与凝血酶结合成复合物使之灭活，但不能灭活与血凝块结合的凝血酶；还可与肝素辅因子Ⅱ（heparin cofactor Ⅱ，HCⅡ）结合，使其发挥抗凝血作用；肝素可中和活化的凝血因子Ⅸa，Ⅹa，Ⅺa，抑制凝血酶生成，但不能灭活与血小板结合的Ⅹa。此外，肝素还可减少血小板聚集，促使纤维蛋白溶解酶原活化素释放，加强纤维蛋白溶解；肝素有强负电荷，可恢复血管内皮表面负电荷，防止血管内皮受高胆固醇血症损伤，防止血栓形成；肝素还能激活脂蛋白脂酶，使低密度脂蛋白降低，高密度脂蛋白增加，从而降低血黏度；肝素还能抑制补体的激活等。

②主要药代动力学：口服肝素在消化道内不能吸收，皮下注射5 000 U/12 h，生物利用度20%～30%，剂量增加，生物利用度亦随之而增加。静脉输注可即刻发挥作用。血浆半衰期约1.5 h，抗凝作用可持续4～6 h，能与多种血浆蛋白结合而失活。

低分子量肝素（LMWH）：LMWH是由标准未分解肝素通过酶促或化学解聚作用后衍生出的一种

糖胺聚糖，由于分子量小，带负电荷少，因此与血浆蛋白和血管内膜很少发生结合，具有较普通肝素更为合适的药代动力学特征。LMWH具有预期的抗凝作用，较好的生物利用度，较长的半衰期，一天皮下注射1～2次即可，一般不需要定期监测。LMWH比未分解肝素更具抗Ⅹa活性，抗凝作用强，引起血小板减少的副作用较少。

近年来，随机试验对比了LMWH如依诺肝素和那屈肝素治疗不稳定型心绞痛的疗效。结果发现，LMWH在减少死亡率方面比单用阿司匹林和未分解肝素更有效。在ESSENCE研究中，14天时依诺肝素使死亡、心肌梗死和再发心绞痛的发病率从19.6%降至16.6%，其疗效维持30天至1年。在FRISC研究中，接受阿司匹林治疗的患者加用达肝素（dalteparin）比单用阿司匹林更有效。推荐用依诺肝素或那屈肝素联合阿司匹林代替未分解肝素常规治疗不稳定型心绞痛。Koopman等进行的随机研究资料显示：LMWH的安全性和效果与普通肝素无异；复发性血栓栓塞的发生率（6%～8%）和大出血的发生率（2%～3%）在两药亦相似。像普通肝素一样，LMWH不能通过胎盘，故在妊娠期间使用相对安全。它特别适用于妊娠伴有深静脉血栓形成者。ExTRACT-TIMI 25试验是一项随机化、双模拟、平行对照、多国参与的临床试验，它通过与普通肝素（UFH）标准治疗进行比较，评价适合进行溶栓治疗的STEMI患者应用依诺肝素作为附加抗凝血酶治疗的安全性及有效性。研究显示低分子肝素（依诺肝素）辅助静脉溶栓优于普通肝素，非致命性MI、紧急血管重建率显著减低。此外，该研究结果还显示，低分子肝素较普通肝素更有效保持梗死相关动脉开通。尽管低分子肝素组出血发生率明显增加，但颅内出血无差别。ESSENCE（依诺肝素用于非Q波冠状动脉事件）研究的心电图中心实验室亚研究前瞻性地进行了一项研究，发现在有ST段改变的患者中，依诺肝素较之普通肝素用于急性冠状动脉综合征的获益更大。该试验根据心电图将患者分为互不相交的4组：ST段抬高、ST段压低、T波倒置和其他。结果与接受UFH治疗者相比，接受依诺肝素治疗的ST段抬高或压低患者中30天和1年（32%对40.4%）时主要终点（死亡、心肌梗死或复发性心绞痛）发生率显著较低。在ST段压低的患者中，依诺肝素较之UFH的绝对获益更大（30天主要终点发生率：24.6%对32.40%；1年主要终点发生率：35.5%对44.50%）。

正在研制中的新型抗凝药：新一代的抗凝剂设计所选择的作用位点有些位于凝血瀑布或抑制途径中的较高位点，如FXa抑制剂、重组的活化蛋白C等正处在早期的临床试验阶段。新近一种凝血酶突变体（E229K）已被开发，凝血酶E229K系野生型凝血酶的第229位谷氨酸被赖氨酸取代，该物质的促凝活性＜1%，却保留50%的激活蛋白C的活性。1996年，Berg等报道了一种小分子物质，它可抑制纤维蛋白原凝固，增强蛋白C被凝血酶激活，故在功能上类似于可溶性凝血酶调节蛋白（TM）。由此可见，目前已能将凝血酶的促凝功能与抗凝功能分离开来，根据这一思路设计出的抗凝药，其抗血栓效应可望优于其他的抗凝剂。

一种新型的抗凝剂磺达肝癸钠（Fondaparinux）为一种生物合成的Ⅹa抑制剂，具有半衰长、应用简便的特点。在2006年欧洲心脏协会（ESC）上，来自加拿大MCMaster大学的Shamir Mehta教授报道了OASIS-5与OASIS-6的结果。这两项国际多中心的大规模临床试验共有几十家中国中心参加。OASIS-5及OASIS-6分别评价了磺达肝癸钠在非ST段抬高的ACS及ST段抬高的AMI中的应用。这两项大规模临床试验证实了磺达肝癸钠在各种类型的ACS患者治疗中降低死亡/再梗/卒中方面优于普通肝素或依诺肝素，并且显著减少大出血的发生。在接受PCI治疗的患者，单纯应用磺达肝癸钠会增加导管内血栓形成的几率，但与再梗、死亡相比，导管血栓的发生率是低的，并可以通过PCI术中应用普通肝素在不增加出血的前提下，避免了导管内血栓的形成。ACS的现代治疗已经大大降低了AMI患者的死亡率，但出血事件的发生仍然是威胁生命安全的重要问题。此种新型的抗凝剂——磺达肝癸钠在有效减少死亡/卒中/再梗的发生同时，进一步减少出血，将更增加治疗的安全性，有望成为新的抗凝治疗选择。新近公布的OASIS-6试验结果（12 092例）显示，与普通肝素/安慰剂相比，磺达肝癸钠显著降低急性STEMI者30天死亡和再梗死联合终点发生率，且不增加出血并发症。这些益处在第9天出现，并持续至180天。进一步分析发现，该药显著减少STEMI患者9天、30天和3～6个月的病死率。该研究还显示未接受再灌注治疗或接受溶栓治疗的STEMI患者均可从磺达肝癸钠获益，但接受直接PCI治疗者未能获益，这是抗凝治疗用于STEMI的重要发现，将有助于确立抗凝在STEMI治疗中的地位。

（曾武涛 王 星 吴素华）

参考文献

1. Bode C, Smalling RW, Berg G, et al. Randomized comparison of coronary thrombolysis achieved with double-bolus reteplase (recombinant plasminogen activator) and front-loaded, accelerated alteplase (recombinant tissue plasminogen activator) in patients with acute myocardial infarction. The RAPID Ⅱ Investigators. Circulation, 1996, 94 (5): 891 ~ 898
2. The INJECT Investigators. International Joint Efficacy comparison of Thrombolytics. Randomised, double-blind comparison of reteplase double-bolus administration with streptokinase in acute myocardial infarction (INJECT): trial to investigate equivalence. Lancet, 1995, 346 (8971): 329 ~ 336
3. 瑞替普酶Ⅱ期临床试验协作组. 注射用瑞替普酶治疗急性心肌梗死有效性及安全性临床研究［J］. 中国心血管病研究杂志, 2004, 2 (3): 171 ~ 174
4. Valles J, Santos MT, Fuset MP, et al. Partial inhibition of platelet thromboxane A2 synthesis by aspirin is associated with myonecrosis in patients with ST-segment elevation myocardial infarction. Am J cardiol, 2007, 99 (1): 19 ~ 25
5. Thiele H, Scholz M, Engelmann L, et al. Leipzig Prehospital Fibrinolysis Group. ST-segment recovery and prognosis in patients with ST-elevation myocardial infarction reperfused by prehospital combination fibrinolysis, prehospital initiated facilitated percutaneous coronary intervention, or primary percutaneous coronary intervention. Am J cardiol, 2006, 98 (9): 1132 ~ 1139
6. Zeymer U, Gitt AK, Junger C, et al. Acute Coronary Syndromes (ACS) registry investigators. Effect of clopidogrel on 1-year mortality in hospital survivors of acute ST-Segment elevation myocardial infarction in clinical practice. Eur Heart J, 2006, 27 (22): 2661 ~ 2666
7. Scirica BM, Sabatine MS, Morrow DA , et al. The role of clopidogrel in early and sustained arterial patency after fibrinolysis for ST-segment elevation myocardial infarction: the ECG cLARITY-TIMI 28 Study. J Am coll cardiol, 2006, 48 (1): 37 ~ 42
8. Alter DA, Ko DT, Newman A, et al. Factors explaining the under-use of reperfusion therapy among ideal patients with ST-segment elevation myocardial infarction. Eur Heart J, 2006, 27 (13): 1539 ~ 1549
9. Ahmed S, Antman EM, Murphy SA, et al. Poor outcomes after fibrinolytic therapy for ST-segment elevation myocardial infarction: impact of age (a meta-analysis of a decade of trials). J Thromb Thrombolysis, 2006, 21 (2): 119 ~ 129
10. Sabatine MS, Morrow DA, Montalescot G, et al. Angiographic and clinical outcomes in patients receiving low-molecular-weight heparin versus unfractionated heparin in ST-elevation myocardial infarction treated with fibrinolytics in the CLARITY-TIMI 28 Trial. Circulation, 2005, 112 (25): 3846 ~ 3854
11. Hochman JS, Sleeper LA, Webb JG, et al. Early revascularization in acute myocardial infarction complicated by cardiogenic shock. SHOCK Investigators. Should we emergently revascularize occluded coronaries for cardiogenic shock. N. Engl. J. Med, 1999, 341: 625 ~ 634
12. Morrow DA, Antman EM, charlesworth A, et al. TIMI risk score for ST-elevation myocardial infarction: a convenient, bedside, clinical score for risk assessment at presentation: an intravenous nPA for treatment of infarcting myocardium early Ⅱ trial substudy. Circulation, 2000, 102: 2031 ~ 2037
13. Morrow DA, Antman EM, Parsons L, et al. Application of the TIMI risk score for ST-elevation MI in the National Registry of myocardial Infarction 3. JAMA, 2001, 286: 1356 ~ 1359
14. Morrow DA, Antman EM, Giugliano RP, et al. A simple risk index for rapid initial triage of patients with ST-elevation myocardial infarction: an InTIME Ⅱ substudy. Lancet, 2001, 358: 1571 ~ 1573

15. Stenestrand U, Wallentin L. Early revascularisation and 1-year survival in 14-day survivors of acute myocardial infarction: a prospective cohort study. Lancet, 2002, 359: 1805 ~ 1811
16. Bueno H, Vidan MT, Almazan A, et al. Influence of sex on the short-term outcome of elderly patients with a first acute myocardial infarction. Circulation, 1995, 92: 1133 ~ 1140
17. Berger PB, Holmes DR Jr, Stebbins AL, et al. Impact of an aggressive invasive catheterization and revascularization strategy on mortality in patients with cardiogenic shock in the Global Utilization of Streptokinase and Tissue Plasminogen Activator for Occluded coronary Arteries (GUSTO-Ⅰ) trial. An observational study. Circulation, 1997, 96: 122 ~ 127
18. Van de Werf F, Ardissino D, Betriu A, et al. Management of acute myocardial infarction in patients presenting with ST-segment elevation. The Task Force on the Management of Acute myocardial Infarction of the European Society of cardiology. Eur Heart J, 2003, 24: 28 ~ 66
19. Ryan TJ, Anderson JL, Antman EM, et al. ACC/AHA guidelines for the management of patients with acute myocardial infarction. A report of the American college of cardiology/American Heart Association Task Force on Practice Guidelines (committee on Management of acute myocardial Infarction). J Am Coll Cardiol, 1996, 28: 1328 ~ 1428
20. Keeley EC, Boura JA, Grines CL. Primary angioplasty versus intravenous thrombolytic therapy for acute myocardial infarction: a quantitative review of 23 randomised trials. Lancet, 2003, 361: 13 ~ 20

18 急性ST段抬高型心肌梗死——梗死相关动脉开放和组织再灌注

ST段抬高型心肌梗死（STEMI）最常见的原因是心外膜冠状动脉斑块破裂导致血栓形成。冠状动脉闭塞导致心肌由心内膜向心外膜发展的梗死。心肌梗死的范围与心肌再灌注时间成负相关，越早进行心肌再灌注治疗，心肌梗死的范围越小。直接经皮冠状动脉介入治疗（PCI）可迅速开通梗死相关动脉。药物溶解冠脉血栓也可使冠脉再通。目前溶栓治疗主要采用静脉给予纤溶酶原激活物溶解血栓的纤维框架，或者直接将药物送至堵塞的冠脉（冠脉内溶栓）。

18.1 GUSTO-Ⅰ研究与梗死相关动脉开放

GUSTO（Global Utilization of Streptokinase and TPA for Occluded Coronary Arteries）-Ⅰ研究涉及41 021名STEMI患者。这些患者在发病6 h内接受不同的溶栓药物治疗：静脉使用链激酶+皮下注射肝素；静脉使用重组组织型纤溶酶原激活物（rt-PA）+静脉使用肝素；静脉使用链激酶+rt-PA+肝素。结果显示rt-PA比链激酶开放冠脉更有效。但GISSI 2，ISSI-3等研究均未发现rt-PA与链激酶治疗对STEMI患者存活率的影响有显著差异。

GUSTO-Ⅰ中用来测量冠脉血流，判断动脉开放的影像学检查与其他试验如TIMI研究中的相同。重组组织型纤溶酶原激活物（rt-PA）加速法或前负荷法合并使用阿司匹林及肝素的给药方法在90 min时取得最好的再灌注效果，同时也获得最大的生存率：30天死亡率6.3%，而单用链激酶为7.3%。加速法给予rt-PA的90 min TIMI 3级血流率明显高于链激酶（54%对31%），但180 min及之后则没有差别（43%对38%）。GUSTO-Ⅰ试验中90 min TIMI血流级别与30天死亡率的关系见图18-1。90 min TIMI血流2级组与TIMI血流0或1级组死亡率无显著差异，但却是TIMI-3级组的将近两倍。GUSTO-Ⅰ的荟萃分析及其他4个血管影像学研究表明，90 min TIMI血流3级组对比TIMI血流低于3级组优势比为0.45，而TIMI血流3级组对比TIMI血流2级组优势比为0.54。

GUSTO-I试验中（包括所有41 021名患者），4种不同纤溶药物的30天死亡率差异可通过它们的

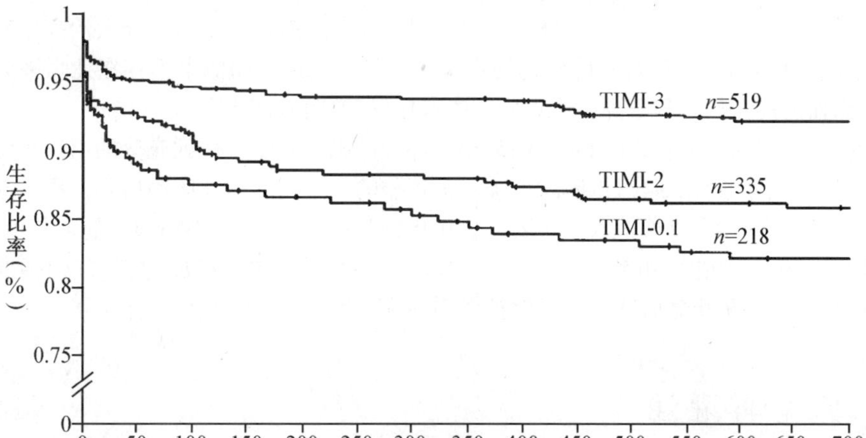

图18-1 溶栓90 min后不同TIMI血流级别患者的2年生存曲线
（引自Ross AM，et al. Circulation，1998，97：1549～1556）

90 min TIMI血流级别差异预测。这种死亡率与早期动脉开放的关系提示纤溶治疗提高生存率的机制很可能就是促进冠脉再灌注。

梗死相关动脉的开放还与长期获益有关。GUSTO-Ⅰ试验中12 864名患者在接受相应的治疗前进行冠脉造影，发现在接受药物治疗的患者中，梗死相关动脉开放的患者1年死亡率明显低于未开放者（3.3%对8.5%）；而在接受搭桥手术的患者中，这一比率为2.5%对8.5%。rt-PA治疗组能获得比链激酶治疗组高约1%的30天生存率，且1年时生存率差别不变。不管是否使用溶栓药，TIMI血流3级组比其他组有更高的早期生存率，且在2年时生存率差别更大。

成功的溶栓治疗可增强左室功能。不考虑治疗因素，90 min时TIMI血流3级患者的左室射血分数明显高于TIMI血流低于3级者（62%对55%）。统计学分析证实了梗死区域动脉开放与左室功能之间的关系：TIMI血流3级患者急性期和恢复期的射血分数、室壁运动、发生心力衰竭的危险性等指标上都要明显优于TIMI血流2级或更低者。GUSTO-Ⅰ中，rt-PA治疗组左室功能也要稍优于链激酶治疗组。rt-PA治疗组心脏并发症的发生率也较低。再闭塞降低了早期溶栓的效果。GUSTO-Ⅰ中，冠脉造影证实存在再闭塞的患者30天死亡率为12%；获得早期或持续性冠脉开放患者的死亡率为1.1%；梗死相关动脉最初闭塞的患者死亡率为8.8%。

18.2 早期再灌注

GUSTO-Ⅰ试验已令人信服地证实溶栓药通过诱导迅速、完全及持续的冠脉再通而保护心肌、挽救生命。

溶栓治疗的效果是时间依赖性的。即使没有溶栓治疗，自发的内源性的溶栓也可使冠脉再通（3周时总再通率大于54%）。输入纤溶激活物对改善死亡率和发病率的作用取决于它们加快内源性溶栓活动的程度。尽管在症状发生后12 h之内给予纤溶药物都能取得效果，但再灌注建立的时间越晚，心肌受累的范围就越大能挽救的心肌就越少。STEMI的早期，血栓很容易被溶掉。荟萃分析显示，2 h内溶栓治疗可降低死亡率44%，超过2 h则只能降低20%。

院前溶栓：使用传统住院治疗策略改善急性心肌梗死病人治疗延误较为困难。从症状出现到入院之间的时间延误是STEMI治疗延误的关键。在国际心肌梗死注册（NRMI）-Ⅱ研究中，平均延误大约5.5 h，3个患者中就有1个发病后4 h才得到治疗。由于弹丸式溶栓药物的使用，STEMI的院前治疗变得方便可行。在到达医院之前注射溶栓药物可以减少治疗延误，降低心源性休克的发生，降低死亡率。急性心肌梗死的血管成形术以及院前溶栓比较研究（CAPTIM）也强调在症状出现后立即开始再灌注治疗：在院前症状开始发作2 h内接受治疗较那些转入医院行PCI的患者的死亡率明显降低。

直接PCI：总数2 606例STEMI病人的随机对照试验数据显示，直接血管成形术后的30天死亡率比纤溶治疗显著降低（4.4%对6.5%）。荟萃分析显示，即使在病人需要转入另一介入治疗中心时这一获益仍然存在。然而，纤溶治疗与相对来说延迟的直接PCI对比，直接PCI似乎不存在死亡率方面的益处。然而，在颅内出血的高危病人和心源性休克病人中直接PCI有明显优势。

和溶栓相似，在成功实行直接PCI后，仍有相当部分的患者并没有得到充分的组织再灌注。和溶栓一样，直接PCI后不充分的心肌组织再灌注也预示了较差的左室功能和临床预后。这提示改善微循环的相关辅助治疗对于直接PCI和支架植入很重要。血小板糖蛋白（GP）Ⅱb/Ⅲa抑制剂阿昔单抗在直接PCI后能改善微血管再灌注和左室功能，并改善病人预后，因此阿昔单抗已成为直接PCI标准用药。直接PCI后使用远端过滤设备防止微血管栓塞以保护微循环也有助于改善组织再灌注。

18.3 完全再灌注

冠脉早期再灌注可改善预后。一般来说，梗死相关动脉的持续性闭塞（TIMI血流0级和1级）被认为是溶栓失败；梗死相关动脉开放（TIMI血流2级和3级）则认为是溶栓成功。GUSTO-Ⅰ和其他试验证实TIMI血流2级者的预后明显差于TIMI血流3级者。早期溶栓治疗的目的是迅速达到且维持TIMI血流3级。GUSTO-Ⅰ试验中90 min时TIMI血流2级患者中有67%在5～7天时达到TIMI血流3级。这部分患者的左室功能明显好于TIMI血流一直处于0～2级的患者。

溶栓后90 min整个冠脉系统血流都减慢，包括非罪犯血管。血流减缓与不良后果有关。由于非罪犯血管血流恢复与罪犯血管血流恢复有关，因此，迅速完全开通梗死相关动脉可保护左室功能，改善预后。

18.4　持续再灌注

冠脉造影发现5%～10%的患者发生冠脉再闭塞，导致左室功能受损并增加住院死亡率。GUSTO-Ⅰ和GUSTO-Ⅲ试验数据的联合荟萃显示住院期间发生再梗死的患者死亡风险增加3倍。尽管早期发生再梗死将增加长期死亡率，但死亡通常发生在早期，而再次溶栓或通过其他方法使血管再通将有效减少早期死亡的发生。20%～30%已经开放的梗死相关动脉会发生晚期再闭塞。再闭塞可能与血管痉挛、血小板聚集、凝血酶团块、未完全溶解的血凝块的成核作用、粥样斑块破裂、持续限制血流的狭窄以及高剪切力等有关。纤溶剂促凝及激活血小板的副作用也许会触发再闭塞，特别是纤维蛋白选择性溶栓剂。对15个试验的荟萃研究发现，加速法给予rt-PA较链激酶更易在48 h内造成再闭塞（9.2%对3.7%），提示抗凝药物与纤溶药物配合使用的重要性。

18.5　有效再灌注的标志

心外膜血管再通：动脉开放学说认为血管开放与生存率相关，但还必须通过试验来了解动脉开放的临床指标。过去认为60 min或90 min的TIMI血流情况就是试验终点，但目前发现这种方法有一些不足之处。冠脉开通可能是由于纤溶药物溶解了阻塞性血栓，但也可能是在药物使用之前就已自发再通的。如前所述，不是总的冠脉开通（TIMI血流2级或3级），而是完全开放（TIMI血流3级）使得临床结果得到明显改善。而且，传统的TIMI血流分级法（表18-1）也受观察者的影响。TIMI帧数比传统TIMI-3血流分级更加富于连续性、重复性、客观性。TIMI帧数代表了为使对比染色达到标准化远端冠脉标志物所需要的画面的数目。梗死相关动脉已开放的病人（TIMI 2或3）中只有三分之一能够在纤溶治疗后90 min血流真正达到正常范围（校正TIMI帧数＜28）。研究显示梗死相关动脉（IRA）开放是晚期生存的重要预测因子。通过纤溶产生的死亡率方面的获益超过它们对于收缩期左室功能的影响，这一发现导致了一种假说的产生，即再晚的血管再通也可以通过非挽救心肌或减少梗死面积的机制来改善临床预后。这些机制包括改善侧支循环、稳定心电活动、减少左室壁压力和室壁瘤形成，减少左室重塑和扩张。急性再灌注治疗已被证明可以降低心室容积，甚至在超过挽救心肌的时间窗时也可发挥作用。同时，在溶栓绩效晚期评估（LATE）研究中，患者在发病6～12 h内接受治疗，死亡率下降25%。

表18-1　TIMI血流分级

0级：血管闭塞远端无前向血流
1级：造影剂部分通过闭塞部位，但不能充盈远端血管
2级：造影剂可完全充盈梗死相关冠状动脉远端，但造影剂充盈及清除的速度较正常冠状动脉延缓
3级：造影剂可完全充盈梗死相关冠状动脉远端，且充盈及清除的速度正常

组织再灌注：大的心外膜血管的开通并不等于重建了组织水平的灌注，而重建组织水平的灌注是任何再灌注策略的最终目标。对比超声心动图和正电子断层显像（PET）的研究提示在超过1/3的患者

中，尽管重建了TIMI-3血流，仍存在心肌组织灌注受损。组织水平的成功再灌注可以用心脏标志物，ST段回落，或者两者同时来进行无创评估。ST段回落可以改善短期和长期预后。在TIMI-14研究中，症状缓解、抬高的ST段回落和肌红蛋白升高后迅速下降三者对预测TIMI-3血流特别有意义。检测组织水平再灌注的其他非侵入性方法包括MRI，PET，对比增强超声和经胸多普勒超声（表18-2）。组织水平心肌再灌注也可以通过TIMI心肌灌注（TMP）分级（表18-3）来进行评估。低的TMP分级已被证实与低死亡率有关。而且，即使在有正常TIMI-3心外膜血流的病人中，TMP分级为3（正常组织灌流）也与30天的死亡率显著降低有关（0.7%对4.7%）（图18-2）。

表18-2 心肌组织再灌注的评估方法

非侵入性	侵入性
ST段升高后回落	TIMI心肌灌注（TMP）分级
对比超声心动图	冠脉内多普勒
心脏标志物检测	磁共振成像（MRI）
经胸多普勒超声	正电子断层显像（PET）

表18-3 TIMI心肌灌注（TMP）分级

级别	表现
0级：	造影剂不能进入循环，罪犯血管供应区域心肌没有或只有极微量显影，缺乏“毛玻璃”样表现
1级：	造影剂可以缓慢进入微循环，但不能排空。罪犯血管供应区域心肌有显影和存在“毛玻璃”样表现，但造影剂不能从微循环清除。在下一次造影时（间隔30 s）造影剂染色仍持续存在
2级：	造影剂充盈微循环和排空均延缓。罪犯血管供应区域心肌有显影和存在“毛玻璃”样表现，但在排空期结束时仍有造影剂滞留（即在排空期3个心动周期后仍有造影剂滞留，在整个排空期间，显影密度没有或仅有轻微减弱）
3级：	造影剂可以正常地充盈微循环并排空。罪犯血管供应区域心肌有显影和存在“毛玻璃”样表现，并且可以正常速度清除（即在排空期3个心动周期后没有或仅有轻中度造影剂滞留，造影剂充盈和排空的速度与非罪犯血管基本相同

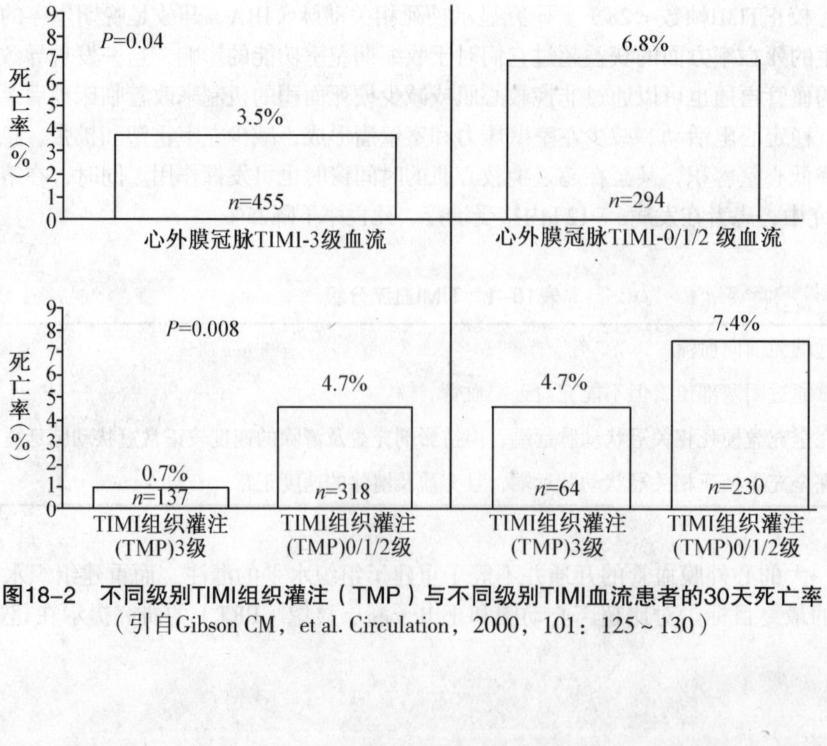

图18-2 不同级别TIMI组织灌注（TMP）与不同级别TIMI血流患者的30天死亡率

（引自Gibson CM，et al. Circulation，2000，101：125～130）

18.6　抗栓辅助治疗

在GUSTO-Ⅰ研究中，阿司匹林和普通肝素作为抗栓辅助治疗与rt-PA一起使用。近些年，不同的抗栓策略与溶栓药物一起使用，以改善血管再通率、组织再灌注、并减少缺血并发症如死亡、再梗以及反复发作的缺血。

与合用传统肝素相比，溶栓治疗合用低分子肝素（LMWH）可以诱导和维持更高的开通率。研究显示在急性冠脉综合征（ACS）中使用LMWH会使再梗死发生率减低，晚期开通率提高。在ASSENT-3试验中，依诺肝素及全剂量的替萘普酶可以显著降低缺血性并发症（再梗和顽固性缺血）的风险。血小板糖蛋白（GP）Ⅱb/Ⅲa抑制剂如阿昔单抗，埃替非巴肽或替罗非班与纤溶药物共同使用也可以克服一些纤溶的缺点，如由于纤溶药物的副作用导致的反复发作的缺血以及冠脉再次阻塞。TIMI-14、SPEED、INTRO-AMI试验均证实阿昔单抗与半量纤溶药物（rPA或rt-PA）合用不仅提高罪犯心外膜血管再通率，还可改善组织再灌注。然而，尽管新抗栓药物辅助溶栓治疗可达到中度的冠脉开通率，但似乎不能降低长期和短期死亡率。

18.7　药物-侵入性策略与再灌注

在直接PCI研究中，10%～20%的STEMI病人在介入治疗前有自发的心外膜再灌注。介入治疗前正常的心外膜血流是临床预后的预测因子。在4个心肌梗死直接血管成形试验（PAMI）中，介入治疗前TIMI-3级血流的死亡率是0.5%，而TIMI-2血流是2.8%，TIMI-0/1血流是4.4%。在冠脉介入操作前有再灌注的患者左室功能保存也较好，较少发展为心衰和心源性休克。这些结果显示，在症状出现和直接PCI的间隙中进行纤溶可能会影响STEMI病人的最终结果。然而，令人惊讶的是，在没有持续或反复缺血表现时，早期的试验对比了常规纤溶后立即行PCI和保守治疗两种方案，显示侵入性治疗有更高的并发症发生率，包括急性冠状动脉闭塞，再梗死和死亡。而且，在一些小的研究中，STEMI病人进行直接PCI的术前术后使用链激酶并没有改善最终结局。对于这些出乎意料的结局的一种解释是传统的溶栓策略活化了血小板和凝血系统，促进了栓塞并发症在PCI中的发生。也许较少剂量的溶栓药物和更有力的抗血小板药物如糖蛋白（GP）Ⅱb/Ⅲa抑制剂的联合使用能减少早期介入的风险。SPEED试验研究了对于STEMI患者不同剂量的瑞替普酶和阿昔单抗联合使用对于心外膜再灌注的作用。结果显示，相对没有进行早期PCI的病人而言，早期PCI降低死亡、再梗死和紧急血运重建的联合终点（5.6%对16.0%）。

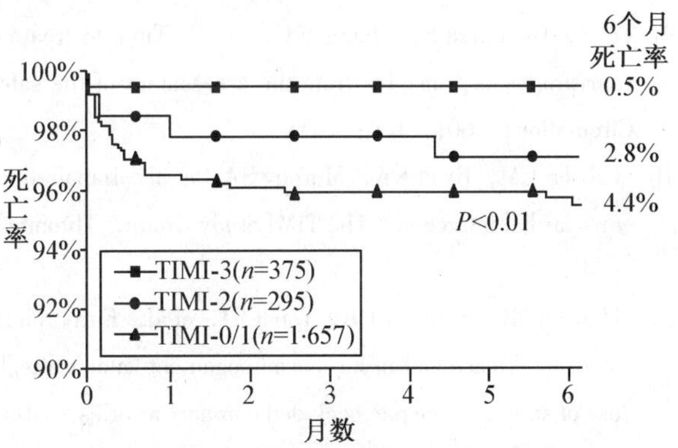

图18-3　直接经皮冠脉介入治疗（PCI）前不同级别TIMI血流患者的6个月死亡率

总之，早期、完全、持续地开通梗死相关动脉是保证良好组织再灌注的必要条件，可降低STEMI病人的死亡率。不同的药物和机械的血运重建在效率、安全、经济等方面进行了比较并常常引起大范围的讨论。总的来说，任何及时的再灌注治疗都比单纯的支持治疗要好。换句话说，以再灌注为目标的快速治疗比治疗形式的选择更为重要。实际工作中，如果考虑到住院前会有时间延误且有重要影响（如转运时间>90 min），必须要考虑院前溶栓。无需质疑，在不久的将来，即刻的组织血流诊断和组织血流重建将成为STEMI成功治疗的拐点。

（王　星　李玉杰）

参考文献

1. An international randomized trial comparing four thrombolytic strategies for acute myocardial infarction. The GUSTO investigators. N Engl J Med，1993，329：673
2. Bleich SD，Nichols TC，Schumacher RR，et al. Effects of heparin on coronary arterial patency after thrombolysis with tissue plasmingen activator in acute myocardial infarction. Am J Cardiol，1990，66：1412
3. Simes RJ，Topol EJ，Holmes DR，et al. Link between the angiographic substudy and mortality outcomes in a large randomized trial of myocardial infarction. Importance of early and complete infarct artery reperfusion. GUSTO-Ⅰ Investigators. Circulation，1995，91：1923
4. Lundergan CF，Reiner JS，McCarthy WF，et al. Clinical predictors of early infarct-related artery patency following thrombolytic therapy：importance of body weight，smoking history，infarct-related artery and choice of thrombolytic regimen：the GUSTO-Ⅰ experience. Global Utilization of Streptokinase and t-PA for Occluded Coronary Arteries. J Am Cardiol，1998，32：641
5. The effects of tissue plasminogen activator，streptokinase，or both on coronary-artery patency，ventricular function，and survival after acute myocardial infarction. The GUSTO Angiographic Investigators. N Engl J Med，1993，329：1615
6. Reiner JS，Lundergan CF，van den BM，et al. Early angiography cannot predict postthrombolytic coronary reocclusion：observations from the GUSTO angiographic study. Global Utilization of Streptokinase and t-PA for Occluded Coronary Arteries. J Am Coll Cardil，1994，24：1439
7. Idications for fibrinolytic therapy in susoected acute myocardial infarction：collaborative overview of early mortality and major morbidity results from all randomized trial of more than 1 000 patients. Fibrinolytic Therapy Trialists（FTT）Collaborative Group. Lancet，1994，343：311
8. Boersma E，Maas AC，Deckers JW，et al. Early hrombolytic treatment in acute myocardial infarction：reappraisal of the golden hour. Lancet，1996，348：771
9. Fu Y，Goodman S，Chang WC，et al. Time to treatment influences the impact of ST-segment resolution on one-year prognosis：insights from the assessment of the safety and efficacy of a new thrombolytic（ASSENT-2）trial. Circulation，2001，104：1653
10. Gibson CM，Ryan KA，Murphy SA，et al. Impaired coronary blood flow in nonculprit arteries in the setting of acute myocardial infarction. The TIMI Study Group. Thrombolysis in myocardial infarction. J Am Coll Cardiol，199，34：974
11. Hudson MP，Granger CB，Topol EJ，et al. Early reinfarction after fibrinolysis：experience from the global utilization of streptokinase and tissue plasminogen activator（alteplase）for occluded coronary arteries（GUSTO Ⅰ）and global use of strategies to open occluded coronary arteries（GUSTO Ⅲ）trials. Circulation，2001，104：1229
12. Gibson CM，Karha J，Murphy SA，et al. Early and long-term clinical outcomes associated with reinfarction following fibrinolytic administration in the Thrombolysis in Myocardial Infarction trials. J Am Coll Cardiol，2003，42：7
13. Gibson CM，Murphy SA，Rizzo MJ，et al. Relationship between TIMI frame count and clinical outcomes after thrombolytic administration. Thrombolysis In Myocardial Infarction（TIMI）Study Group. Circulation，1999，99：1945
14. Ross AM，Molhoek P，Lundergan C，et al. Randomized comparison of enoxaparin，a low-molecular-weight heparin，with unfractionted heparin adjunctive to recombinant tissue plasminogen activator thrombolysis and aspirin：second trial of Heparin and Aspirin Reperfusion Therapy（HART Ⅱ）. Circulation，2001，104：648

15. Gibler WB, Armstrong PW, Ohman EM, et al. Persistence of delays in presentation and treatment for patients with acute myocardial infarction: The GUSTO-Ⅰ and GUSTO-Ⅲ experience. Ann Emerg Med, 2002, 39: 123

16. Wallentin L, Goldstein P, Armstrong PW, et al. Efficacy and safety of tenecteplase in combination with the low-molecular-weight heparin enoxaparin or unfractionated heparin in the prehospital setting: the assessment of the Safety and Efficacy of a New Thrombolytic Regimen (ASSENT) -3 PLUS randomized trial in acute myocardial infarction. Circulation, 2003, 108: 135

17. Weaver WD, Simes RJ, Betriu A, et al. comparison of primary coronary angioplasty and intravenous thrombolytic therapy for acute myocardial infarction: a quantitative review. JAMA, 1997, 278: 2093

19 急性冠脉综合征的抗血小板治疗

冠状动脉（冠脉）疾病的患病率持续升高并成为全世界范围内致死和致残的主要疾病。冠脉疾病临床主要表现为稳定型心绞痛、急性冠脉综合征（ACS）或心脏性猝死。

ACS的病因包括：①在已存在斑块的基础上形成闭塞性或非闭塞性血栓；②血管收缩（痉挛）或动态性闭塞；③进展性机械性闭塞；④炎症；⑤继发性不稳定型心绞痛。诱发上述级联反应的典型事件为不稳定斑块破裂，继而引起血栓形成及相关血管收缩，减少冠状动脉的血供，并可能伴有远处栓塞。早期的研究显示血小板在不稳定斑块形成机制中起重要作用，血小板聚集和释放血管收缩因子，进一步恶化缺血的连锁反应。尸体解剖研究发现，多数心肌梗死患者的冠脉血管中有一层状结构的血栓，提示血栓形成使腔径逐渐缩窄，最终成为闭塞性血栓。患者血栓远端血管内还有血小板微栓塞的表现，提示患者经历了血栓不稳定和自发性再通的过程。这些证据均提示抑制血小板聚集对治疗ACS的重要作用。近年来新的抗血小板药物相继问世，许多大规模随机化安慰剂对照的临床研究均证实抗血小板治疗能显著改善ACS患者的临床转归。

19.1 血小板活化的分子机制

血管栓塞是急性冠脉综合征的病理基础。冠脉内的斑块破裂或糜烂时，皮下组织暴露于管腔的血流中，皮下组织中的胶原成分募集血液中的von Willebrand因子（vWFs）。在高切应力的条件下，与胶原结合的vWFs发生构型改变，具备同血小板表面的糖蛋白（GP）Ⅰb/Ⅴ/Ⅸ结合的能力，造成血管壁受损区血小板沿管壁滚动（platelet rolling）。而通过与整合素$\alpha_2\beta_1$（GP Ⅰa/Ⅱa）和GPVI等胶原受体的进一步结合，血小板的黏附得到加强，血小板随之激活并产生一系列的反应，包括分泌颗粒、聚集和变形等，形成所谓的“白色血栓”（图19-1）。

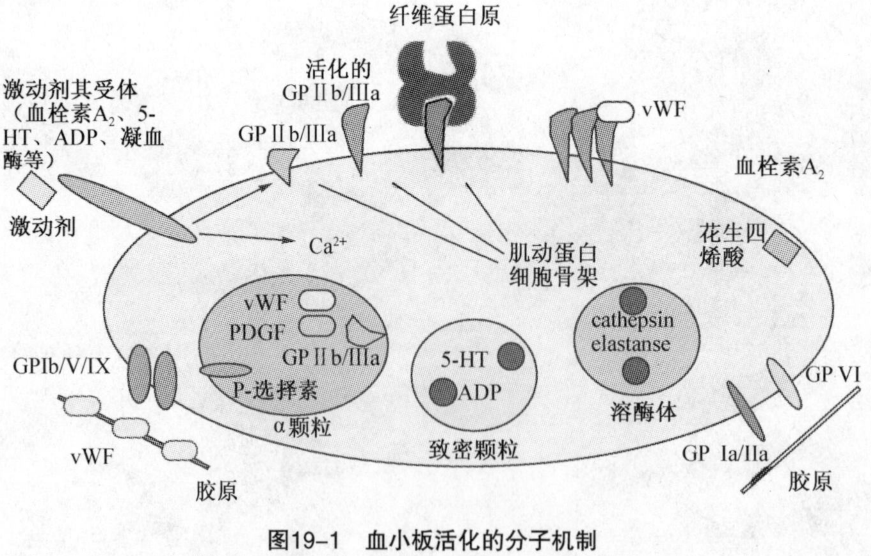

图19-1 血小板活化的分子机制
（引自Horiuchi，H. Ann Med. 2006，38：162～172）

磷脂酰丝氨酸翻转至活化的血小板表面，为凝血级联反应的发生提供了场所。粥样斑块的内皮下组织中的某些细胞，如巨噬细胞等，在其表面表达组织因子。进而，循环中的组织因子，通过与血小板质膜表面的P-选择素作用，在进展的血栓中聚集，触发凝血级联反应，并最终形成凝血酶。循环中组织因子的主要来源为单核细胞产生的微颗粒，而P-选择素存在于血小板的α颗粒中，血小板活化后转位至血小板表面。凝血酶是一个丝氨酸蛋白酶，其作用不仅为酶切纤维蛋白原生成纤维蛋白；还可通过凝血酶受体激活血小板。在蛋白酶活化的受体家族的4个成员中，PAR-1是人类血小板中最重要的凝血酶受体。因而血小板在动脉血栓形成的始动阶段起重要作用，其后与凝血系统协同形成“红色血栓”，导致动脉的闭塞。

血小板包含3种颗粒，分别为α颗粒、致密颗粒和溶酶体。这些颗粒随活化的血小板胞浆内钙离子浓度的升高而分泌。

α颗粒包含血小板衍生生长因子、vWF和纤维蛋白原等蛋白因子。α颗粒的膜表面还有P-选择素和GP Ⅱb/Ⅲa（即整合素αⅡbβ$_3$）等膜蛋白。α颗粒胞外分泌过程中，其膜蛋白转位至血小板质膜表面。溶酶体中分泌的水溶性酶与血管的重塑相关。致密颗粒包含二磷酸腺苷（ADP）和5-羟色胺（5-HT或血清素）。后两者通过与血小板相应受体的结合，进一步促进血小板的活化。活化的血小板经由花生四烯酸途径产生血栓素A_2，血栓素A_2还是一个自身激动剂。在形成血栓的部位，上述的血小板激活促进剂与凝血酶协同作用，促进血小板的活化。因而，上述任一受体途径均可作为抗血小板药物的靶位（图19-1）。

血小板聚集是由GP Ⅱb/Ⅲa介导的。后者在血小板表达丰富。在未活化的血小板，半数以上的GP Ⅱb/Ⅲa分子存在于血小板质膜上，小部分存在于α颗粒中。血小板未活化时，GP Ⅱb/Ⅲa不具备结合配体的活性；血小板激活后，GP Ⅱb/Ⅲa产生构型改变，具备了与其配体-vWF和纤维蛋白原-结合的能力。后两者有多个位点可与活化的GP Ⅱb/Ⅲa结合，相邻的血小板之间通过GP Ⅱb/Ⅲa的配体桥接，导致血小板聚集。血小板聚集相关的所有信号转导途径，最终均通过GP Ⅱb/Ⅲa的配体结合机制实现血小板的聚集，因此，该途径被称为血小板聚集的“共同最终通路”。

19.2 阿司匹林

水杨酸的医学应用早在希波克拉底时代即有记载，其临床试验研究可追溯到1763年。乙酰水杨酸即阿司匹林最初于1897年由Bayer公司的化学家Felix Hoffman合成，研发目的是使这种广泛使用的止痛剂口感更佳。Bayer公司在1900年开发出阿司匹林片剂。当时上市的剂型为5克的片剂（大约含325 mg乙酰水杨酸），这一剂量目前仍广泛使用。

1948年Paul Gibson首先提出水杨酸可用于治疗冠状动脉血栓形成。随后的几年陆续有阿司匹林成功治疗心绞痛的病例报告。1953年L. Craven注意到，扁桃体摘除术后应用阿司匹林止痛的病人，出血的发生率增高。随之建议及研究阿司匹林用于预防“冠状动脉闭塞”。然而直至30年后，才由多个随机临床试验证实阿司匹林在治疗急性冠脉综合征方面具有显著的临床疗效。

通过数百个安慰剂对照的临床试验共包括数10万病人的研究，阿司匹林在心血管疾病治疗中的重要地位已经确立。阿司匹林这个以前人们熟悉的止痛药现在发展成为挽救生命的血小板抑制剂，人们对其的认识产生了质的飞跃，但仍存在很大的盲区，既针对个体化的病人，如何优化阿司匹林的给药方案。本节主要讨论阿司匹林的剂量和个体间治疗反应的差异，及其在治疗急性冠脉综合征方面的临床证据。

19.2.1 作用机制 阿司匹林的治疗作用及不良反应被认为同其影响前列腺素类的生物合成有关。特别是血栓素A_2（TXA_2）和前列环素。阿司匹林特异性且不可逆地抑制血小板环氧化酶-1（COX-1，也称为前列环素H合成酶-1），使血小板无法合成PGH2，继而无法通过血栓素合成酶将PGH2转化为TXA_2。由于血小板无细胞核，无法生物合成新的COX酶，在血小板8～10天的生命周期中，阿司匹林导致的功能缺陷无法修复。停用阿司匹林后，随着血小板的更新COX活性每日恢复约10%，因而，血小板COX的活性需要多至10天才能完全恢复。然而，仅需20%的正常COX活性就能保证正常的止血功能。

COX-1在几乎所有细胞中呈组成型表达，除在血小板生成TXA_2外还有许多重要作用。其中特别重要的是促进胃肠黏膜细胞合成前列环素PGE2，起胃黏膜保护作用；以及内皮细胞合成前列腺素PGI2，后者是血管扩张剂和血小板聚集抑制剂。然而，与血小板不同，胃肠黏膜和内皮细胞具备合成新酶的能力，因而停服阿司匹林后数小时，其合成前列环素的能力就可恢复。COX-2，为环氧化酶的同工酶，大多数细胞中通常不表达，但可被促炎症因子诱导迅速表达。由于阿司匹林抑制COX-2的能力较COX-1弱170倍，当阿司匹林的用量完全阻断COX-1活性时，COX-2仍可将花生四烯酸转化为15-R-羟化24烷酸。

粥样硬化病程进展和临床表现中炎症的作用已很明确，据此推断阿司匹林的抗炎作用可能参与其临床疗效的机制。然而，由于阿司匹林对COX-1的高选择性，以及COX-2在炎症中的重要作用，阿司匹林可观察到抗炎效应的剂量远远高于临床常用的心血管保护剂量。有研究提示，为达到足够的抗炎效果，可能需要的剂量为几克。由于临床常用的阿司匹林有效剂量缺乏直接的抗炎作用，因而阿司匹林对高敏感C-反应蛋白影响的多项研究结果存在差异，多数的结果是无影响。

19.2.2 药物代谢动力学和药效学 口服单剂量阿司匹林，剂量范围为20～1 300 mg时，生物利用度大致为50%。口服后，阿司匹林在胃和小肠的上端被迅速吸收。血浆浓度在服药后30 min内达峰值，继之以迅速的清除，半衰期为15～20 min。血小板COX-1的乙酰化最初见于门脉循环，早于体循环。检测血浆药物浓度水平无法准确反应药物的效应。

多种方法可检测阿司匹林对血小板的抑制作用，有些方法的结果相互矛盾。目前没有一种方法被证明可正确反映阿司匹林的临床疗效。因而，阿司匹林的药效学并没有金标准。阿司匹林抑制血栓素A_2的生成，其反映指标为检测TXA_2稳定的代谢产物TXB_2，该法是检测阿司匹林药效最常用的一种方法并与其作用机制相符。

19.2.3 阿司匹林的剂量 美国疾病预防控制中心（CDC）预计全美国有2 600万人每日服用阿司匹林（占总人口近10%），作为动脉硬化性心血管疾病的血栓并发症的Ⅰ级和Ⅱ级预防。本世纪初全球阿司匹林的年消费量大致相当于1 000亿片。尽管总体上看阿司匹林的耐受性非常好，仍有出现严重不良反应的危险。如此多的人长期服用阿司匹林以预防或治疗诸如动脉血栓性疾病这样的全球性易患病，优化其临床疗效并减低其风险的重要性是显而易见的。解决这一问题的关键在于阿司匹林的剂量选择，在不影响其疗效的前提下，尽量减少用量，从而减少药物相关的不良反应。

已有多个临床试验证实了阿司匹林在治疗急性冠脉综合征方面的有益作用，这些研究采用的阿司匹林的剂量范围是75 mg～1 300 mg/d。针对其他疾病人群评估过的剂量低至30 mg/d、高至1 500 mg/d，见表19-1。美国食品和药品管理局（FDA）推荐用于治疗和预防动脉硬化性心血管疾病的血栓并发症的剂量范围为50 mg～1 300 mg/d。目前关于阿司匹林的正确剂量仍有相当多的争论。

急性剂量：为了确定在急诊情况下迅速达到最大抗血小板疗效的最佳给药方式，人们研究了多种剂量、剂型和服用方法。有研究观察了40 mg、100 mg、300 mg和500 mg剂量的阿司匹林的急性抗血小板疗效。服药后2 h，各种血小板功能试验的结果均显示，300 mg和500 mg剂量对血小板的抑制作用相同。提示吞服完整的阿司匹林片剂时，剂量大于300 mg以上对达到最高抗血小板效应的速度无影响。但是嚼碎片剂或饮服溶液剂型的阿司匹林，其吸收和抗血小板活性的起效时间显著缩短。一个12名志愿者参加的研究比较了嚼服（饮服）和吞服325 mg阿司匹林的起效时间。嚼服（或饮服溶液剂型）阿司匹林后，其抑制血清TXB_2的效应在20～30 min内达到高峰。如果吞服相同剂量的阿司匹林片剂，则达峰时间需要约60 min。另一个18名志愿者参加的剂量评价研究，发现嚼服86 mg、162 mg和324 mg剂量的阿司匹林抑制TXB_2生成的作用相同，但抑制作用的达峰时间不同。仅服用162 mg和324 mg剂量时，服药后15 min内达到最大的抑制效应。上述结果表明，至少162 mg的阿司匹林嚼服，才能在较快的时间内达到最大抑制效应。

表19-1　阿司匹林剂量与临床转归

研究	研究对象	病例数	主要终点	平均随访时间	阿司匹林剂量（日）	终点事件发生率（%）
Ranke等	周围血管成形术后	359	再狭窄	35周	50 mg	16.2
					900 mg	15.1
Mufson等	择期冠脉成形术	495	死亡，MI或紧急血运重建术	血管成形术后	80 mg	7.2
					1 500 mg	7.6
Cottbu再梗研究	急性心肌梗死	701	死亡和再梗死	2年	30 mg	11.2
					60 mg	10.6
					1 000 mg	18.0
UK-TIA	TIA或轻微卒中	2 435	血管性死亡，MI或卒中	4年	安慰剂	22.9
					300 mg	20.1
					1 200 mg	19.9
Dutch-TIA	TIA或轻微卒中	3 131	血管性死亡，MI或卒中	2.6年	30 mg	14.7
					283 mg	15.2
ACE*	择期颈动脉内膜剥除术	2 849	血管性死亡，MI或卒中	3月	81 mg	6.2
					325 mg	
					650 mg	8.4
					1 300 mg	

TIA：Transient ischemic attack；ACE：ASA Carotid Endarterectomy；*组间差异具统计学意义

慢性剂量：阿司匹林不可逆性失活血小板COX-1，而血小板自身不能合成新的COX-1，因而阿司匹林的慢性剂量效应是累积的。一旦COX-1被完全抑制，每日仅需要很小剂量的阿司匹林，使进入血液循环的新生血小板携带的COX-1乙酰化失活。因此，每日剂量少至30 mg即可完全抑制血清TXB_2的生成。

19.2.4　剂量-效应关系　尽管体外的药代动力学研究表明，每日少至30 mg剂量的阿司匹林即可获得最大的抗血小板效应，临床上常规的用量却是这个剂量的2～10倍。在某些特殊的病例，用量甚至达50倍。同30 mg/d的剂量相比，增大剂量虽然不能提高对血栓素生成的抑制作用，但是阿司匹林防治粥样硬化的某些作用可能同血栓素机制无关，因而提高剂量可能使病人进一步受益。因而，对罹患不同疾病的患者，明确阿司匹林最佳剂量的依据应为临床试验的结果，而不能仅靠体外的血小板功能试验。

19.2.5　阿司匹林的疗效　许多大规模、盲法和对照的临床试验研究了不同剂量的阿司匹林的临床疗效。几个荟萃分析研究总结了这些研究的资料，评价不同剂量的阿司匹林降低不良心血管事件风险的疗效。所有研究均得出一致性的结论：增加阿司匹林的剂量与疗效的增强无关，实际上，有利的结果几乎均倾向于用低剂量。

阿司匹林的剂量评价研究，其试验对象几乎涵盖了动脉粥样硬化疾病谱的所有病种——卒中、短暂脑缺血发作、经皮冠脉或周围血管成形术、颈动脉内膜剥除术和心肌梗死（MI）等。这些试验共入选了超过10 000例病人，阿司匹林的用量为30～1 500 mg/d。较高剂量的阿司匹林并未显示出显著的优势，大多数试验中，低剂量组患者不良事件的发生率反而较低。ACE研究（阿司匹林和颈动脉内膜剥除术）入选了2 849例择期行颈动脉内膜剥除术的患者，低剂量阿司匹林组（81 mg或325 mg/d）死亡、MI或卒中等复合终点事件的发生率较高剂量组（650 mg或1 300 mg/d）显著为低（6.4%对8.4%）。Dutch-TIA研究比较了常用剂量和非常低剂量阿司匹林的长期疗效。该研究入选了3 131例TIA或轻微卒中的病人，随机分入283 mg/d或30 mg/d阿司匹林治疗组，平均随访时间2.6年。结果发现两组病人的血管性死亡、MI或卒中等复合终点事件的发生率相似（30 mg组14.7%对283 mg组15.2%）。

几个基于随机、安慰剂对照的临床试验资料的荟萃分析，比较了阿司匹林相关的血管病风险的下降。其中Johnson等总结了11个随机临床研究共5 228名病人，因发生卒中或TIA入选，随机分入安慰剂或阿司匹林治疗组。阿司匹林日剂量在50～1 500 mg范围内时，其临床疗效均相同。抗血栓研究注册包含了关于阿司匹林的所有安慰对照试验，发现其剂量和疗效之间缺乏相关性。最大程度的危险度下降出现在阿司匹林用量为75～150 mg/d的病人。少数试验采用低于75 mg的剂量，也观察到相同的疗效。

另外有两个大规模的临床试验支持上述结果，即提高阿司匹林的剂量不能增加临床获益。BRAVO研究（阻断GP Ⅱb/Ⅲa受体预防血管闭塞研究）入选9 190例血管病患者，随机分为3组：两种不同剂量的口服GP Ⅱb/Ⅲa受体阻断剂Lotrafiban或安慰剂。所有患者均联用阿司匹林，阿司匹林的剂量由研究者决定，但剂量范围在75～325 mg之间。安慰剂组中阿司匹林用量为75～162 mg/d的患者共2 410例；用量大于162 mg/d的有2 179例。研究终点包括所有原因的死亡、MI或卒中等。随访时间的中位数是366天，上述两亚组之间终点事件的发生率无差别。出乎意料的是，尽管总体上低剂量组血管事件的发生率较低，采用多因素模型分析发现较高剂量阿司匹林组的死亡率显著较低。CURE研究（不稳定型心绞痛中使用氯吡格雷预防再梗死事件研究）的入选对象为12 562例非ST段抬高型急性冠脉综合征患者，干预方式为阿司匹林（75～325 mg/d）长期治疗的基础上比较氯吡格雷或安慰剂的疗效。阿司匹林的具体用量由研究者自定。结果发现，无论氯吡格雷组还是安慰剂组，阿司匹林用量低于100 mg/d的亚组，终点事件的发生率低。

19.2.6 禁忌证、不良反应和药物相互作用 阿司匹林的禁忌证包括不能耐受和过敏（表现为哮喘）、活动性出血、严重未控制的高血压、活动性消化性溃疡、活动性出血、血友病或可疑颅内出血。也包括其他抗栓治疗的禁忌证，如主动脉夹层等。

应用非甾体类抗炎药（NSAIDs）包括阿司匹林的主要风险是出血。阿司匹林的效应机制同出血的风险增高有关。每10 000个用药者中，有12名可能发生出血性卒中。阿司匹林相关出血事件的增多主要是胃肠道出血增多，总体上NSAID使用者胃肠道出血的风险增高2～3倍，胃肠道手术的风险增高8倍，胃肠道相关的死亡率增高5倍。尽管这些风险增高的程度来自非阿司匹林的NSAIDs的研究结果，有研究观察因溃疡出血入院的患者，发现低剂量的阿司匹林引起的溃疡出血同其他NSAIDs一样多。

阿司匹林抑制胃肠道黏膜细胞的COX-1酶，减少具有细胞保护作用的前列环素的生成。阿司匹林对胃肠道黏膜细胞前列环素水平的影响是剂量依赖性的，在30 mg/d剂量时的抑制率约为50%，达到最大抑制效应的剂量需要1 300 mg/d。根据这一结果，目前常用的阿司匹林剂量均有增加溃疡出血的风险。在一个因溃疡出血入院病人的病例对照研究中，所有剂量的阿司匹林均使出血的风险比增高。其中75 mg/d的阿司匹林引起溃疡出血的风险比为2.3，而300 mg/d剂量时风险比达到3.9，风险增加了50%。值得注意的是，肠溶制剂并不减少上消化道大出血的风险。也没有证据支持常规应用抑酸药物如质子泵抑制剂进行预防。

比较不同剂量阿司匹林的心血管保护作用的研究也发现，随着阿司匹林剂量的增高，胃肠道不良反应相应增多，特别是胃肠道出血。UK-TIA试验中，与安慰剂相比，300 mg/d阿司匹林引起胃肠道出血的风险比为2.57；同300 mg/d阿司匹林相比，1 200 mg/d的风险比为1.62。Dutch-TIA研究观察到相似的趋势。30 mg组较283 mg组的出血发生率低。BRAVO和CURE研究也证实，即使阿司匹林的剂量低于325 mg/d，随着剂量的增高，出血的风险也增高。当使用低于100 mg/d的剂量取代高于300 mg/d的剂量后，出血的危险性下降40%～50%。因而推荐在保证阿司匹林疗效的前提下，尽量较少其剂量，从而减少胃肠道出血相关的患病率和死亡率。

服用阿司匹林时不应同时使用布洛芬，布洛芬可能阻断阿司匹林的抗血小板作用。其他NSAIDs不能替代阿司匹林的抗栓作用。需要合用NSAIDs者，应选择环氧化酶-2（COX-2）抑制剂。

19.2.7 疗效的个体差异 个体对阿司匹林治疗的反应存在很大的差异，这一事实已被发现逾40年，甚至早于其临床疗效被肯定时。早期许多小样本研究采用阿司匹林疗效的体外替代指标，一致证实个体对阿司匹林的反应存在相当的差异。根据多个可能影响到血小板反应性的遗传和环境因子推测的个体反应性差异是连续性的，“反应者”和“无反应者”对阿司匹林的反应性都是相对的，只是程度不同。针对同样的人群，采用不同的反应性评价指标，可检出少至5%而多达75%的患者对阿司匹林反应不良。许多研究发现临床转归与体外血小板功能试验显示的“无反应性”或“抗性”相关-这种相关性目前尚缺乏足够强度的大规模前瞻性临床研究的证实。某些研究却未能发现被定为“反应者”或“非反应者”的临床转归存在差异。虽然有作者提出增加阿司匹林的剂量可弥补对其反应的不足，目前的临床资料并不支持这一观点。

现有资料虽然支持个体对阿司匹林的反应性存在较大的差异，但是目前尚无临床试验证实阿司匹林对血小板功能的效应指标与患者的临床转归相关，据此调整用药方案可改善病人的预后。因此不推荐用药前常规测定个体对阿司匹林的反应性。

19.2.8 阿司匹林治疗急性冠脉综合征 非ST抬高的急性冠脉综合征（NSTE-ACS）病人，应用阿司匹林短期和长期治疗的有益作用已为多个随机临床试验证实，见表19-2。最早的退伍军人管理局协作研究是一个双盲随机对照临床试验。研究对象为因不稳定型心绞痛（UA）入院的患者，入院后51 h内给药，阿司匹林水剂324 mg或安慰剂每日1次疗程12周。阿司匹林治疗组死亡或急性心肌梗死（MI）的发生率下降51%。尽管治疗药物于12周后停用，阿司匹林降低死亡率的作用在1年后随访时仍能观察到。

表19-2 阿司匹林用于急性冠脉综合征的临床研究

研究	病例数	阿司匹林剂量	平均随访时间	终点事件发生率（%）		风险降低（%）
				安慰剂	阿司匹林	
退伍军人协作研究	1 266	324 mg，1次/日	12周	10.1	5.0	51
加拿大多中心研究	555	325 mg，4次/日	18个月	17.0	8.6	51
RISC	796	75 mg，1次/日	90天	17.1	6.5	62
Théroux等	479	325 mg，2次/日	6天	12.0	3.3	72
ISIS-2	17 187	162.5 mg，1次/日	35天	11.8	9.4	23

RISC：Reasearch Group on Instability in Coronary Artery Disease；ISIS-2：Second International Study of Infarct Survival；终点事件：全因死亡和非致死性心肌梗死，或血管性死亡

CMT（加拿大多中心试验）是首个观察阿司匹林对不稳定型心绞痛患者长期疗效的随机、安慰剂对照研究。该研究中555例病人随机分入4个治疗组：阿司匹林325 mg每日4次；苯磺唑酮（弱的血小板环氧化酶抑制剂）200 mg每日4次；两药联用；两药均不用（安慰剂组）。疗程2年，平均随访时间18个月。与安慰剂组相比，苯磺唑酮单药治疗组心源性死亡和MI的发生率无降低。与未用阿司匹林治疗的病人相比，阿司匹林治疗的病人上述复合终点事件的发生率下降51%。

RISC研究（不稳定性冠脉疾病研究组临床试验）评价了应用阿司匹林联合肝素治疗不稳定型心绞痛的疗效。796例男性患者随机分入4组：阿司匹林75 mg每日1次；静脉肝素每日4次，共用5天；上述

两药联用；两药均不用。患者入院后72 h内入组，治疗开始时间的中位数为入院后33 h，用药后5天、1个月和3个月时评价死亡和MI的发生率。间歇性使用静脉肝素组复合终点事件的发生率无改变。与安慰剂相比，阿司匹林显著降低复合终点事件的发生率。第5天时风险比为0.43；1个月时风险比是0.31；3个月时是0.36。复合终点事件的下降在阿司匹林加肝素组并不优于单用阿司匹林组。本组病人随访资料显示，阿司匹林持续服用1年，与对照组相比服药组病人持续获益，风险比是0.52。

Theroux等也评估了阿司匹林、肝素或两者联用与安慰剂相比的疗效。与此前的研究不同的是，病人在急诊室就诊时立即随机分组，排除了治疗的延误。阿司匹林的用量为325 mg每日2次；肝素以1 000 U/h的速度静脉输注。平均观察时间为入院后6天。安慰剂组心肌梗死的发生率为11.9%，而单用阿司匹林组为3.3%。与RISC研究的结果不同，联用肝素和阿司匹林以及单用肝素组较单用阿司匹林组获益更大。值得注意的是，单用肝素组停药后终点事件增多，可能与凝血机制的再激活有关。此种现象可加用阿司匹林预防。

上述研究仅针对不稳定型心绞痛或非ST段抬高型心肌梗死。ISIS-2（国际心肌梗死生存研究-2）观察了急性冠脉综合征中的另一个重要亚组-ST段抬高型心肌梗死，也明确显示出阿司匹林的有益作用。该研究共入选17 187例起病24 h内入院，疑诊急性心肌梗死的患者。随机分入链激酶组、阿司匹林（162.5 mg每日1次，共30天）组、两药联用组及安慰剂组。阿司匹林组入院后5周内的血管性死亡率较安慰剂组下降23%，链激酶组血管性死亡率的下降程度相似，为25%。联合用药组病人获益最大，同安慰剂组相比，该组病人的血管性死亡率下降42%，并且显著优于单用任何一种药物。

19.2.9 总结 所有疑诊或确诊急性冠状动脉综合征的患者都应给予阿司匹林，除非有明确禁忌证或存在其他抗栓治疗的禁忌证。阿司匹林在早期和晚期就诊的冠心病患者中疗效是一致的，治疗应尽早开始。

阿司匹林是全世界范围内应用最普遍的药物，总体上是安全的。由于应用人数众多，即使总体不良反应的发生率较低，仍会影响到相当数量的患者。阿司匹林的剂量增加与其不良反应的风险增高明显相关。临床用于心血管保护的阿司匹林剂量范围内不良反应的风险较低。用于冠心病时阿司匹林通常的给药方案为：首剂嚼碎服用160～325 mg（负荷量）的阿司匹林片剂（或服用相同剂量的水溶液）以迅速抑制血小板COX-1，非肠溶剂型吸收更快。随后长期服用的剂量尽量减低，根据目前研究结果推荐的剂量为每日75 mg或81 mg。

中国医师学会循证医学专业委员会根据已有临床试验证据并充分汇总国内专家意见，力图制定一个适合中国国情的治疗策略。由胡大一等起草的《冠状动脉粥样硬化性心脏病抗栓治疗专家共识》，总结中国目前临床实践中阿司匹林的用药方案如下：

NSTE-ACS：即刻75～300 mg口服，随后长期治疗，剂量为75～150 mg/d。

STEMI：疑诊STEMI的胸痛患者，即刻阿司匹林150～300 mg嚼服，除非有禁忌证或已经服用；确诊STEMI患者无论是否接受纤溶治疗，初诊时阿司匹林150～300 mg嚼服，随后长期使用，剂量为75～150 mg/d。

PCI：术前至少2 h给予阿司匹林75～300 mg。若应用小剂量阿司匹林（75～100 mg）至少应于术前24 h服药。

CABG：CABG术前不应停药。CABG术后应尽快（24 h内）开始阿司匹林（75～300 mg）

一级预防：阿司匹林一级预防的获益取决于患者的冠心病危险。对于冠状动脉事件风险大于1.5%/年的患者，阿司匹林用于一级预防是安全和值得的；有中等冠状动脉事件风险的患者，（以年龄和心脏危险因素为标准，10年心脏事件风险＞10%），建议使用阿司匹林75～150 mg/d。

禁忌、不能耐受以及不良反应：服用阿司匹林后出血或有出血危险因素的患者，推荐使用小剂量阿司匹林（≤100 mg/d）。不能耐受或禁忌使用阿司匹林的患者，可考虑长期使用氯吡格雷75 mg/d替代。没有证据支持急性冠状动脉综合征患者应用双嘧达莫来替代阿司匹林或P2Y12 ADP受体拮抗剂，或与二者联合治疗。

19.3　ADP受体拮抗剂

动脉血栓形成可引起心肌梗死、卒中及猝死。抗血小板药物可以减少动脉血栓形成，对于动脉血栓形成危险性增高的血管病患者特别有益。抗血小板药物日益普遍地用于多种缺血性疾病的预防和治疗。口服的抗血小板药物包括阿司匹林、噻吩吡啶类药物（噻氯匹定和氯吡格雷）、双嘧达莫以及选择性环磷酸二酯酶抑制剂西洛他唑（cilostazol）。双嘧达莫和西洛他唑在急性冠脉综合征治疗方面没有作用或作用极小。如患者合并外周动脉闭塞性疾病，伴有间歇性跛行可应用西洛他唑。现有的几个评价口服的血小板GP Ⅱb/Ⅲa抑制剂的随机化临床试验入选了数万名研究对象，但是结果都令人失望，汇总分析显示受试者死亡率增高。

噻吩吡啶类药物仅有两个获准进入临床，即噻氯匹定和氯吡格雷。两药的化学结构和功能均相似，但氯吡格雷有一个噻氯匹定不具备的羧甲基的侧基，两者没有共同的代谢产物。两者的作用机制均为不可逆地结合血小板的P_2Y_{12}腺苷5’-二磷酸（ADP）受体，后者是血小板表面已知的3种ADP受体之一。该受体与噻吩吡啶类药物结合后，其功能的阻断不可逆，持续至血小板寿命的终结。ADP受体的阻断，抑制了血小板GP Ⅱb/Ⅲa受体的上调，减少纤维蛋白与这些受体的结合。ADP受体的阻断还可以减少剪切应力引起的血小板聚集和血栓形成，避免周期性血流变异，使出血时间延长约2倍。在兔和大鼠模型中，两药可抑制内皮素和5-羟色胺诱导的血管平滑肌收缩，抑制血小板诱导的内皮细胞的组织因子表达。但这些作用在人类的临床意义目前尚不明确。两药均不影响肝素的活性，也不影响部分凝血活酶时间或活化的凝血时间。尽管两药在众多方面相似，它们之间仍存在重要的差异。

19.4　噻氯匹定

噻氯匹定本身不具有活性，但可通过肝脏转化为有活性的代谢产物。噻氯匹定活性代谢产物的达峰时间为2 h，服药后需5～7天才能达到最大的抑制血小板效应，抗血小板作用延迟的原因未明。

噻氯匹定的不良反应包括恶心、腹泻和皮疹等。因不良反应而需停药的病人可多至20%。少见的、严重的不良反应为中性粒细胞减少症和血栓性血小板减少性紫癜（TTP）。中性粒细胞减少症的发生率约为1%～3%，可致病人死亡。TTP的发生率更低，可能仅有0.03%，但该并发症一旦出现，死亡率为25%～50%。TTP的早期接受血浆置换疗法可降低死亡率。由于噻氯匹定可引起致命的血液学不良反应，须及时诊断和治疗。这些不良反应常发生于用药的前几个月，因此在该时间段应该系统地检测血细胞计数。

19.4.1　二级预防　有关噻氯匹定的随机化安慰剂对照研究近40个，共入选了6 528名血管血病患者，评价了噻氯匹定对预防血管性死亡、心肌梗死或卒中等的疗效。分析的结果显示，血管性死亡、梗死和卒中等复合终点事件的发生率在服用噻氯匹定的患者减少了33%。一个针对不稳定型心绞痛的临床试验比较了常规疗法+噻氯匹定和单纯常规疗法的效果，两组均未常规应用阿司匹林，结果血管性死亡和非致死性心肌梗死的发生率在加用噻氯匹定的患者减少了46%（13.6%对7.3%）。3个随机临床试验，共入选了3 471名卒中或短暂性脑缺血发作（TIA）的病人，比较噻氯匹定和阿司匹林的疗效。结果显示：与阿司匹林相比，噻氯匹定减少了10%的血管性死亡、梗死和卒中等复合终点事件的发生。

19.4.2　经皮冠状动脉介入治疗（PCI）　对于接受球囊血管成形术但未应用阿司匹林的病人，有2个安慰剂对照的随机临床试验评价了噻氯匹定的疗效。两者均证实，噻氯匹定可显著降低急性血管闭塞的发生率。

接受球囊血管成形术的患者，推测阿司匹林+噻氯匹定的疗效优于单用阿司匹林。两个回顾性研究的结果却出乎意料。TOSCA（加拿大完全血管闭塞研究）将410名冠脉闭塞的患者随机分为两组：一组冠脉内植入肝素包被的支架；另一组仅接受球囊血管成形术。单纯球囊血管成形术的患者，由医生自行决定使用阿司匹林+噻氯匹定或者仅用阿司匹林。结果发现，联用阿司匹林和噻氯匹定并未减少6个月再闭塞或再狭窄的发生率，1年不良事件的发生率也没有减少。尽管两组病人的基线资料、血管造影结果和手术方式等方面存在明显的差异，经多因素分析校正了各种差异带来的影响后，未发现联用噻氯匹定较单用阿司匹林有益。STENT—PAMI的研究对象是因急性心肌梗死而接受球囊血管成形术的患者，结果同TOSCA研究相似。这两个回顾性研究的结果显然并非结论性的。随后的CURE研究的一个亚组分析（PCI-CURE）显示出了相异的结果。该研究中未植入支架的PCI患者，氯吡格雷显示出有益的作用。PCI术前氯吡格雷服用时间的中位数为10天。PCI-CURE分析显示出远较上述两个回顾性分析为佳的结果，表明即使未植入支架，PCI术前服用噻吩吡啶类药物，特别是氯吡格雷（不同于另两个试验用的噻氯匹定）可以获益。

19.4.3 支架植入 多个随机化临床试验比较了接受冠脉支架植入术的患者联用阿司匹林+噻氯匹定，单用阿司匹林和阿司匹林+华法令的疗效（图19-2）。在所有6个试验中，阿司匹林+噻氯匹定的疗效最佳。阿司匹林+噻氯匹定组出血并发症的发生率较阿司匹林+华法令组低。冠脉内植入支架的患者，联用阿司匹林+噻氯匹定的疗效和安全性均较联用阿司匹林+华法令或单用阿司匹林为佳。FANTASTIC研究（支架植入术后全面抗凝与联用阿司匹林和噻氯匹定的对比研究）揭示了应用噻氯匹定的一个重要局限性。该研究在支架植入术的当天给服首剂噻氯匹定，未进行术前给药。结果发现。支架植入后24 h内支架内血栓形成的发生率，在噻氯匹定组高于静脉肝素+华法令组（2.4%对0.4%）。24 h后，噻氯匹定组患者支架内血栓形成的发生率下降。累计支架内血栓形成的发生率在噻氯匹定组反而有较低的趋势（2.8%对3.9%）。这一结果提示，如果按照临床实践的常规给药方案，即支架植入术的当天开始服用噻氯匹定，则其抗血小板的作用未能满意体现，特别在支架植入术后头24 h内。

支架植入术病人的血液学研究将患者随机分为3组：单用阿司匹林，单用噻氯匹定，或联用阿司匹

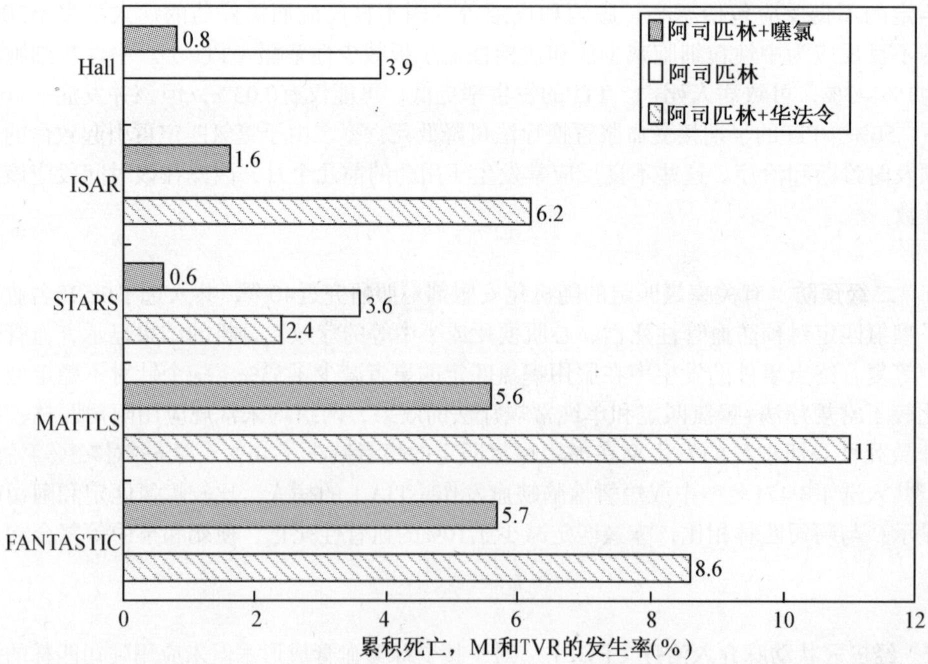

图19-2 冠脉支架植入术后阿司匹林加噻氯匹定与单用阿司匹林或合用华法令的比较

林和噻氯匹定。两组应用噻氯匹定的患者，首次给药时间为手术当日。研究发现，支架植入术后早期应用噻氯匹定，对血小板的抑制不满意。联用阿司匹林和噻氯匹定的患者，对血小板聚集和纤维蛋白原结合GP Ⅱb/Ⅲa受体等抑制作用的高峰时间为支架植入术后第7天和第24天。支架植入术后24 h，三组病人血小板聚集和纤维蛋白结合水平均相似。表明噻氯匹定的给药如果不从术前开始，则支架植入术后早期，其预防支架内血栓形成的作用不完全。

19.4.4　PCI术后噻氯匹定的疗程　支架植入作为经皮血运重建术的一部分逐渐普及，预防支架内血栓形成则成为人们关心的重要问题。由于上述多个随机化临床试验结果证实了噻氯匹定+阿司匹林是预防支架内血栓形成的最有效疗法，因而此方案得到广泛的应用。为了减少用药后常见的不良反应，更为重要的是减少危及生命的中性粒细胞减少症和TTP，研究其疗效和安全性的临床试验采用的疗程多为支架植入术后2周。PCI术后服用噻氯匹定的疗程短于2周时，中性粒细胞减少症极为罕见，但是TTP仍有发生，只是较长期疗法的发生率低。

Mayo Clinic的一个研究组观察了827名连续入院的患者，服用噻氯匹定的疗程为支架植入术后2周。终点事件包括死亡、心肌梗死、重复的血管成形术或冠脉旁路移植术。术后14天终点事件的发生率为1.6%。术后15～30天，已停用噻氯匹定，未见冠脉内血栓形成。冠脉内血栓形成的发生率的95%置信区间为0～0.5%。如果噻氯匹定的疗程为30天，晚期支架内血栓形成的发生率低于中性粒细胞减少症和TTP发生率之和，风险将大于获益。因而得出的结论为：支架植入术后患者服用噻氯匹定的疗程仅需14天。

ATLAST（抗血小板疗法和依诺肝素+抗血小板疗法对支架内血栓形成高危患者疗效的对比研究）入选了1 102名支架内血栓形成的高危患者，抗血小板疗法不包括应用血小板GP Ⅱb/Ⅲa抑制剂。入选病人随机分为两组，分别应用依诺肝素或安慰剂皮下注射2周。两组病人均服用噻氯匹定2周。噻氯匹定停用后2周仅有1例确诊和2例疑似支架内血栓形成。支架内血栓形成的发生率为0.27%。因此，尽管长期服用噻吩吡啶类药物可能有助于减少除支架内血栓形成以外的其他不良事件的发生，但在裸金属支架植入后第15～30天，此类药物对支架内血栓形成的发生率影响不大。

19.4.5　噻氯匹定起效缓慢的不利影响　植入支架后服用噻氯匹定的疗程限制在2周以内，避免了中性粒细胞减少症的发生，显著降低了TTP的发生率。尽管如此，服用噻氯匹定还存在明显的不利因素，包括常见的非致命性不良反应和起效缓慢的特点。临床上冠脉血运重建术常为非择期性，植入支架前多未服用噻氯匹定或服用时间较短，未能达到血小板抑制的最佳效应。Mayo Clinic的一项研究证实，支架植入术时使用噻吩吡啶类药物如果能达到更为完全的血小板抑制，可降低支架内血栓形成的发生率。Wilson等比较了阿司匹林+华法令与阿司匹林+噻氯匹定对支架内血栓形成的发生时间和发生率的影响。联用阿司匹林和华法令的病人，支架内血栓形成出现时间的中位数是4天；联用阿司匹林和噻氯匹定者，这一时间为12 h，该时间段噻吩吡啶类药物尚未达到抑制血小板的最大效应。术后超过24 h支架内血栓形成的发生率非常低。因此，提示在支架植入时达到更为完全的血小板抑制可减少早期支架内血栓形成。

Schomig等的研究还发现，噻氯匹定缓慢起效的血小板抑制作用可能意义重大。他们分析了接受冠脉支架植入术的2 833例病人。早期病人的抗血小板方案为阿司匹林+华法令；后来为阿司匹林+噻氯匹定。尽管阿司匹林+华法令组病人支架内血栓形成的发生率较阿司匹林+噻氯匹定组高5倍，但术后第1天两组病人支架内血栓形成的发生率相似。噻氯匹定组术后支架内血栓形成多发于术后第1天，以后少见。其可能的原因是噻氯匹定抑制血小板聚集的作用逐渐增强，印证了前述支架植入时服用噻吩吡啶类药物达到更为完全的血小板抑制可能减少支架内血栓发生率的推测。

19.4.6　手术相关的心肌梗死　Cleveland Clinic的Steinhubl等的资料表明，支架植入术时服用噻氯匹定获得更为完全的血小板抑制可能降低手术相关心肌梗死的发生率。该研究观察了175例行选择性支架植入术的病人，发现术前服用噻氯匹定超过3天者，心肌梗死的发生率为11%，术前服用噻氯匹定1～2天者，心肌梗死的发生率为17%。手术当天才开始服用噻氯匹定者，手术相关心肌梗死的发生率为29%。临床实践中最后一种情况非常普遍，许多介入手术是非择期的。

Steinhubl的第二个研究再次证实了上述结论。EPISTENT研究入选了需冠脉介入治疗的2 399名病人，随机分入冠脉支架植入术+阿司匹林和噻氯匹定，支架植入+噻氯匹定和阿昔单抗和球囊血管成形术+阿司匹林和阿昔单抗三组。根据研究方案，病人尽可能在介入治疗前使用噻氯匹定，实际上仅有约半数的病人手术前服用噻氯匹定超过24 h。回顾性分析显示，支架植入前使用噻氯匹定的患者，复合终点事件（包括死亡、心肌梗死或入院30天内的紧急靶血管血运重建术）的发生率显著为低。复合终点事件中手术相关的心肌梗死的减少最为明显。支架植入的病人加用阿昔单抗对降低不良事件的发生有额外的益处，即使术前已开始应用噻氯匹定的病人也可以获益。综上，术前开始应用噻吩吡啶类药物可降低手术相关的心肌梗死的发生率，使用阿昔单抗的获益较噻吩吡啶类药物更大。

19.5 氯吡格雷

氯吡格雷是一个在化学结构和功能上与噻氯匹定非常相似的噻吩吡啶类药物。尽管两者相似，但目前尚未发现两者有共同的代谢产物。现已被确认的氯吡格雷的代谢产物均含有一个羧甲基的侧基，此点与噻氯匹定的代谢产物不同。

同噻氯匹定相似，氯吡格雷本身不具有活性，通过肝脏代谢后的产物才具有抗血小板活性。活性产物的血浆达峰时间大致为1 h。如果不采用负荷剂量给药法，服用氯吡格雷约5天才能达到最大抗血小板效应。

19.5.1 二级预防 氯吡格雷的一个剂量评价研究发现，如果用5 μM ADP激活血小板，氯吡格雷的剂量为75 mg/d时血小板抑制效应最大，低于75 mg/d时，血小板抑制效应随剂量增加而升高。高于此剂量时。血小板抑制效应并未见进一步的提高。每日1次75 mg的氯吡格雷，抑制血小板的效能与每日2次250 mg的噻氯匹定相似。

根据剂量评价研究的结果，CAPRIE研究采用了75 mg/d的剂量。该研究入选了19 185名冠心病、脑血管病或周围血管病人，随机分为两组：一组在常规治疗的基础上加用氯吡格雷，对照组则加用325 mg/d的阿司匹林。随访3年后，氯吡格雷组的死亡、心肌梗死或缺血性卒中的发生率下降8.7%。如果观察终点事件下降率的绝对值，则实际下降很少。CAPRIE研究最值得注意的发现是，因药物的不良反应而需停用研究药物的情况非常少见。尽管研究对象的入选条件包括能够耐受阿司匹林，实际上因氯吡格雷的不良反应需停药的发生率比阿司匹林还低。汇总比较噻氯匹定和阿司匹林的3个随机临床研究的资料进行荟萃分析，分析时采用相同的终点—即血管性死亡、非致死性心肌梗死或任何原因的卒中，发现CAPRIE中服用氯吡格雷可使终点事件的发生率下降10%，与前述荟萃分析中服用噻氯匹定的获益相似。因而，两药在体外试验中对血小板的抑制程度以及临床疗效均相似。

尽管CAPRIE试验获得了关于氯吡格雷的有益证据，但是并不支持氯吡格雷替代目前广泛使用的阿司匹林。该研究提示，对于不能耐受阿司匹林的血管病患者，氯吡格雷是一个很好的抗血小板替代药物，长期使用安全性佳。这一观点已得到美国心脏协会（AHA）和美国心脏病学会（ACC）的认可和支持。CAPRIE研究观察到氯吡格雷极佳的耐受性，提出了此研究未解决的新问题：已经使用阿司匹林的心肌梗死或急性冠脉综合征的病人，是否应该加用氯吡格雷；具有心肌梗死或死亡高危险性的三支冠脉病变、周围血管或脑血管严重粥样硬化的病人，是否应该使用氯吡格雷；生物化学指标证实阿司匹林抵抗的病人，是否应该使用氯吡格雷。关于阿司匹林抵抗的定义目前不统一，现有资料提示这类病人血栓性事件的发生率较高，服用噻吩吡啶类药物可能获得特殊的益处。

CURE（氯吡格雷治疗不稳定心绞痛）研究回答了上述问题。该研究入选了12 562名因急性冠脉综合征入院的病人，随机分为阿司匹林+安慰剂和阿司匹林+氯吡格雷两组，以无创的方式评估，很少进行冠脉造影。主要终点事件包括血管性死亡、心肌梗死和卒中等。结果表明氯吡格雷组主要终点事件的发生率降低20%（11.47%对9.28%）（图19-3）。尽管氯吡格雷组出血事件的发生率显著升高，多数病人的最终获益超过了风险。随后的亚组分析发现，高危、中危和低危组患者主要终点事件发生率下降的幅度相似。高危组终点事件的发生率最高，因而终点事件实际减少的绝对数最大。所有亚组中均观察到联用两种抗血小板药物（氯吡格雷+阿司匹林）的有益作用。

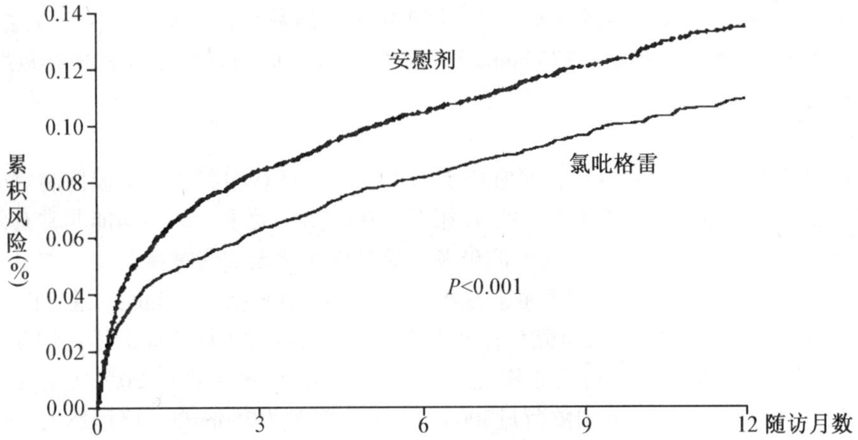

图19-3　The CURE研究　累积风险：心血管死亡、心肌梗死和中风的联合终点

CLARITY-TIMI28研究和COMMIT/CCS-2研究均支持急性心肌梗死未接受直接PCI患者在阿司匹林基础上应用氯吡格雷可以获益。对年龄小于75岁，发病12 h内的ST段抬高急性心肌梗死患者，氯吡格雷辅助溶栓能使梗死相关动脉闭塞、死亡和心肌梗死复发减少36%，30天时进一步改善预后，包括死亡、心肌梗死和需进行血运重建的缺血复发的复合终点下降20%，而严重出血和颅内出血并发症没有增加。COMMIT/CCS-2研究则发现STEMI早期患者无论是否进行纤溶治疗，氯吡格雷每治疗1 000例患者可预防10例主要心血管事件（包括死亡）。两项研究均显示，在标准治疗（无论是否采用纤溶治疗）基础上，氯吡格雷均未明显增加严重出血或颅内出血的风险。

由于现有治疗下仍有10%的STEMI患者于出院后1个月内死亡，18%的男性和35%的女性在6年内将再发心肌梗死，因此对急性心肌梗死患者采用早期和长期的积极抗血小板治疗成为新的治疗趋势。在STEMI患者中无论是否采用纤溶治疗，早期应用氯吡格雷可能使75岁以下患者获益。

19.5.2　一级预防

CHARSIMA（氯吡格雷用于动脉粥样硬化血栓形成高危无事件患者和曾有缺血事件患者的治疗和预防）研究是评价联用阿司匹林和氯吡格雷的大规模临床试验，针对氯吡格雷对心血管疾病的一级预防进行了探讨。在有主要血管危险因素（包括各种传统的危险因素如高血压、高胆固醇血症和既往有过事件如心肌梗死、卒中和外周动脉疾病）的患者中，观察两种抗血小板药物联合应用是否可获得比单用阿司匹林更好的疗效。该研究共纳入至少具有一项危险因素且年龄大于45岁患者15 603例，随机分为低剂量阿司匹林（75～160 mg）联用氯吡格雷或安慰剂两组。

2006年在美国心脏病学会公布的结果显示：单一阿司匹林治疗组和联合治疗组患者心肌梗死、卒中或因心血管病死亡等主要终点无显著性差异。无症状亚组（一级预防为主的人群）中联合治疗组的死亡率较单一阿司匹林组显著增高，因此不建议将双重抗血小板治疗方案用于这类人群的一级预防。症状性亚组联合治疗组虽然心血管事件发生率降低，但是同时出血发生率显著增高。由于试验设计、分组等方面的不足，以及部分结论来自亚组分析，作者提出对于此类人群仍需要进一步研究。CHARISMA研究结果表明，在病情稳定的心血管病患者或有多个危险因素的患者，阿司匹林+氯吡格雷治疗并不比单用阿司匹林更多地减少心肌梗死、脑卒中或心血管病死亡事件，反而会增加中、重度出血的危险。

19.5.3 PCI 现有的资料表明，氯吡格雷和噻氯匹定具有相等的抗血小板活性。然而，在接受冠脉血运重建术的病人，氯吡格雷可能较噻氯匹定更有效。由于服用噻氯匹定后至少需要5天才能达到最大的血小板抑制效果，因此通常给予500 mg的负荷量以加快血小板抑制的起效速度，但这种加速作用非常有限。因常常引起恶心和呕吐等不良反应，不推荐使用更大的负荷量。氯吡格雷剂量为75 mg/d时，达到最大的血小板抑制效果也需要5天，与噻氯匹定不同的是，更大剂量的氯吡格雷耐受良好。在健康志愿者，针对5 μM ADP的刺激，375 mg的氯吡格雷服用后90 min达到60%的血小板抑制，6 h达到最大血小板抑制效应。

19.5.4 支架植入 体外研究发现，氯吡格雷与噻氯匹定具有相似的血小板抑制效应。两者与阿司匹林合用时，减少血管病患者不良事件的疗效相似。在动物实验中，两药均能非常有效地减少支架内血栓形成。因此，在接受冠脉支架植入术的患者，氯吡格雷逐渐取代噻氯匹定。如果支架植入前未能使用氯吡格雷或用药时间不够长，应于术前或术后即刻服用氯吡格雷300 mg，继之以75 mg/d的剂量服用2～4周。已有4个规模较小的随机研究和几个观察性的分析探讨了该方面的用药情况。

CLASSICS试验（氯吡格雷、阿司匹林和支架植入国际协作研究）将1 020名接受支架植入术的病人随机分为3组：一组为氯吡格雷首剂负荷量300 mg，随后剂量为75 mg/d，疗程28天；一组为氯吡格雷75 mg/d疗程28天，不给负荷剂量；另一组为噻氯匹定首剂负荷量250 mg，随后剂量为250 mg/次，每天2次，疗程也是28天。该研究首剂噻吩吡啶类药物的给药时间为支架植入术后1～6 h，即使是抗血小板作用起效最快的方案-负荷量氯吡格雷组-可能获得的益处也会降低。结果表明，不管是否加用负荷剂量，氯吡格雷的耐受性均优于噻氯匹定。出乎意料的是，负荷量氯吡格雷组不良反应的发生率较无负荷量氯吡格雷组更低，最可能的原因是出于偶然。尽管试验的样本量小，仅够比较药物的副反应，尚不足以揭示支架内血栓形成或其他主要不良事件发生率的差异。3组主要不良事件的发生率相似：噻氯匹定组0.9%，无负荷量氯吡格雷组0.5%，负荷量氯吡格雷组1.2%；任意两组间比较均无显著性差异。

TOPPS研究（支架植入后噻氯匹定或氯吡格雷）为单中心比较支架植入术后应用抵克力得（噻氯匹定）或波立维（氯吡格雷）的研究。1 014例行支架植入术的病人随机分为2组：一组（497例）首剂300 mg负荷量的氯吡格雷，继之以75 mg/d的剂量疗程14天；另一组（517例）首剂500 mg负荷量的噻氯匹定，随后以250 mg/次、2次/d的剂量疗程14天。首剂药物的服用时间为支架植入术后2 h内，48%的病人静脉应用了血小板GP Ⅱb/Ⅲa抑制剂。噻氯匹定组和氯吡格雷组分别有4.60%和3.85%的患者达复合终点，包括心源性死亡，Q波心肌梗死，支架内血栓形成和靶血管血运重建术。噻氯匹定组有3.64%的患者不能耐受该药，氯吡格雷组仅有1.62%的不能耐受者。

Mueller等报道的第三个比较两药的随机临床试验将700名植入支架的病人随机分为2组：一组服用75 mg/d的氯吡格雷，未用负荷量；另一组服用噻氯匹定，负荷量500 mg，250 mg每日2次，疗程均为4周。首剂研究药物的给药时间为支架植入术后1 h内。主要不良事件（包括死亡、心肌梗死、支架内血栓形成或再次靶血管血运重建术）的发生率在噻氯匹定组为1.7%，氯吡格雷组为3.1%。噻氯匹定组支架内血栓形成的发生率为0.6%，而氯吡格雷组为2.0%。

3个较大规模的临床试验资料和一些注册研究资料的荟萃分析发现，几乎所有的回顾性分析均显示氯吡格雷对降低主要缺血事件发生率较噻氯匹定有微弱的优势，结果见图19-4。总体上看氯吡格雷的优势有限，可能的原因是：使用氯吡格雷的时期新一代支架已问世，或多或少较旧一代支架疗效更佳；手术者的临床经验增多，技术更为熟练。

综合以上资料，对于预防支架内血栓形成和手术相关心肌梗死，氯吡格雷的疗效至少与噻氯匹定相同。氯吡格雷可给予较大的负荷量快速起效，其临床疗效是否优于噻氯匹定还有待验证。由于氯吡

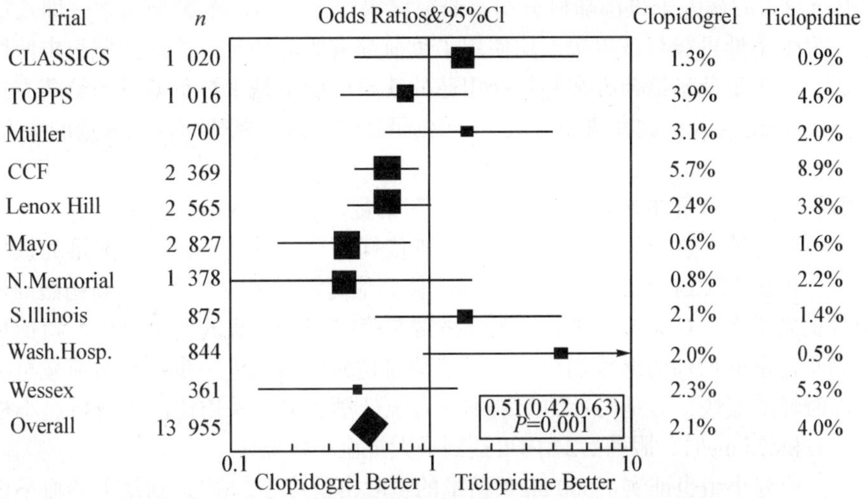

图19-4 比较支架植入术后应用氯吡格雷（Clopidogrel）和噻氯匹定（Ticlopidine）的临床试验。研究终点为30天时主要不良心血管事件的发生率（MACE）

（引自Bhatt DL et al. J Am Coll Cardiol. 2002. 39：9～14）

格雷相关的不良反应（如常见的恶心、呕吐和腹泻等）少见且可致命的不良反应（如中性粒细胞减少症和TTP等）远少于噻氯匹定，因而不管是用于PCI术还是急性冠脉综合征，氯吡格雷不可避免地逐渐取代噻氯匹定。

在服用氯吡格雷的2 000多万病人中，上市后药物监测报告的TTP仅70例。许多病人同时使用了可引起TTP的其他药物，而且多数病人TTP的病因并未明确。尽管上市后药物检测报告的不良反应发生率几乎总是较实际的发生率低，氯吡格雷相关的TTP粗略的发生率为每百万人3.2例，与相同临床背景但未服用氯吡格雷的人群的TTP发生率相似（每百万人4例）。氯吡格雷取代噻氯匹定的另一原因是成本较低：美国市场上氯吡格雷的批发价格较噻氯匹定便宜约30%；服用噻氯匹定的前3个月需每2周检测1次血象，而使用氯吡格雷则无须检测血象，因此可进一步降低治疗成本。

19.5.5 PCI术前应用氯吡格雷及其疗程 CREDO研究（随访期间氯吡格雷减少临床事件研究）评估了长期使用氯吡格雷的有效性和安全性，以及在择期PCI前使用负荷量氯吡格雷的安全性。该研究将2 116名行经皮冠脉血运重建术的病人（包括植入或未植入支架的病人）随机分入2组：一组术前3 h服用300 mg负荷剂量的氯吡格雷，随后以75 mg/d的剂量服用1年，同时服用阿司匹林；另一组术后即时服用75 mg的氯吡格雷，随后以75 mg/d的剂量服用28天，继之服用安慰剂11个月，也同时服用阿司匹林。CREDO有2个主要终点：首先是评估负荷剂量氯吡格雷的疗效，评价指标为PCI后28天的不良事件发生率。第二个主要终点是评估两种抗血小板药物长期联合使用的疗效，根据治疗意向分析PCI后1年的不良事件发生率。28天时的结果发现，负荷量组血管性死亡、心肌梗死和卒中等复合终点事件发生率下降18.5%，但未达统计学意义（6.8%对无负荷量组8.3%）。采用比浊法测定血小板凝聚功能，发现服用300 mg氯吡格雷后达到完全的血小板抑制效果的时间为6 h，因此选取负荷量组中PCI术前服药6 h以上的病人进行亚组分析，结果显示术前用药超过6 h，不良事件的发生率显著降低（5.8%对术前未用氯吡格雷组9.4%）；术前6 h内服用氯吡格雷的病人，不良事件发生率与术后即刻服用者相似（7.9%对术前未用药者7.0%）。

尽管体外检测证实服药6 h以上即可达到对血小板聚集的最大抑制效应，CREDO研究资料的进一步分析发现：除非术前用药超过15 h，否则观察不到术前用药的益处。提示体外的血小板聚集检测（如被认为是金标准的比浊法）与临床效果的相关性不理想，不能作为临床观察的替代（或间接）指标。

CREDO研究的第二个主要终点为术后1年的死亡、非致死性心肌梗死和卒中的发生率，按治疗意向分析，包含所有入选的病人。结果发现，氯吡格雷长期治疗组终点事件的发生率下降26.9%（8.5%

对11.5%）。由于28天后病人未再次随机分组，研究结果混杂了另一个影响因素—即长期服用氯吡格雷组的不良事件发生率低可能与该组病人均使用了负荷剂量的药物有关，而对照组未使用负荷量。进一步的分析显示，采用负荷量给药方案并长期用药的获益可能不是来自负荷量的给药方式，最可能获益的人群为行择期PCI的病人，这种情况类似于CURE研究中因急性冠脉综合征入选的病人。

19.5.6 急性冠脉综合征中氯吡格雷的最佳负荷剂量 从CLASSICS研究开始，以后的多项研究都选用300 mg的负荷剂量，这个剂量的确定缺乏客观依据。有资料显示，更高剂量的氯吡格雷起效更快、耐受性良好。在紧急PCI前无足够的用药时间或伴其他高危因素时，采用更高初始剂量的氯吡格雷可降低不良事件的发生率。Peyrou等评估了氯吡格雷在稳定型冠心病的剂量反应。负荷量大于300 mg时，起效速度随负荷量的增加而继续加快，直至负荷量达525 mg。进一步提高负荷量至625 mg，起效速度仅较525 mg时轻微加快，但是两者的差别不具有统计学意义。采用比浊法分析血小板聚集功能，当负荷量为525 mg和625 mg时，服药后2 h内可达到最大抗血小板效应。

慕尼黑的一个研究小组也证实了600 mg负荷量的氯吡格雷可于2 h内达到最大的血小板抑制效应。他们比较了870例PCI术前开始服用氯吡格雷的病人和864例服用噻氯匹定的病人的临床效果。氯吡格雷的给药方案为PCI前给600 mg的负荷量，随后用75 mg每日2次直至出院。结果发现600 mg负荷量组病人不良事件的发生率显著降低；更为重要的是服用如此大的负荷量，未见任何药物相关的不良反应或药物间的相互作用。

根据上述观察性研究的结果，同一组研究者开展了一项随机临床试验，即ISAR-COOL研究。所有研究对象的用药方案包括首剂600 mg的氯吡格雷、阿司匹林、肝素和GP Ⅱb/Ⅲa抑制剂替罗非班。入选病人随机分为2组：一组于用药后6 h内行冠脉造影术；另一组病人术前药物治疗72 h以上，希望抗血小板及抗血栓治疗可以稳定活动的冠脉病变，从而减少PCI时血栓事件的发生。该研究的结果出乎意料，6 h内行血管成形术和血运重建术的病人不良事件的发生率较低。600 mg负荷量的氯吡格雷耐受性良好，未见明显不良反应。

随后的ISAR-REACT研究入选的是中、低危的病人，其中非胰岛素依赖型糖尿病患者占入选病例的20%。排除标准包括胰岛素依赖型糖尿病和2周内心肌梗死病史。所有病人在PCI或支架植入术前服用600 mg氯吡格雷超过2 h。研究对象随机分入2组：一组使用Ⅱb/Ⅲa抑制剂阿昔单抗；另一组使用安慰剂。术后30天观察结果发现，加用阿昔单抗并未带来明显的临床获益。该研究再次证实了氯吡格雷600 mg负荷量的安全性。

同CREDO研究一样，ISAR-REACT的结果提示PCI术前使用更大的负荷量预防血栓并发症可能比标准剂量更为有效。尽管该研究在试验设计和具体实施上均非检测大于传统剂量的氯吡格雷是否获益更大，但其结果改变了许多医生的治疗观点。现在许多医生在15～24 h内拟行PCI的患者给予600 mg的氯吡格雷，迅速获得对血小板聚集的最大抑制效应；拟于24 h后行PCI的患者，仅需300 mg负荷量的氯吡格雷。

为检验对某些特定的高危人群（如糖尿病等）加用阿昔单抗是否获益，同一研究组又开展了针对特定人群的临床试验。在ISAR-SWEET研究中，研究人员重点观察了症状性冠心病行择期PCI的糖尿病患者。701名糖尿病患者（约三分之一需要胰岛素治疗）在PCI前至少2 h前给予氯吡格雷600 mg和阿司匹林，然后随机分入阿昔单抗+肝素组和安慰剂+肝素组。80%的研究对象术中植入了裸金属支架，10%植入药物涂层支架，另10%仅用球囊扩张。研究发现在两组中主要终点，即PCI后12个月累计的死亡或心肌梗死的发生率没有区别。研究的第二终点，即血管造影显示再狭窄（直径狭窄超过50%）或需再次靶血管血运重建术，在安慰剂对照组中更高。对于占总研究对象80%的植入裸金属支架的患者，两组间的差异在统计学上有显著性，但对10%植入药物涂层支架的患者，差异无显著性。实际上目前使用裸金属支架的很少，而使用药物涂层支架则占据主导地位。该研究再次证实术前应用较大负荷量的氯吡格雷的前提下，加用阿昔单抗不减少中低危患者PCI后再狭窄。

19.5.7 术中出血的危险 因急性冠脉综合征入院或行择期冠脉造影术的患者，使用氯吡格雷的主要顾虑是：如果患者5～7天内行冠脉旁路移植术（CABG），使用氯吡格雷可能增加出血的风险。停药5～7天后，患者的血小板功能即恢复至基线水平。几个观察性研究显示，服用噻吩吡啶的患者CABG术后出血的风险增加4～10倍。病情较重的患者通常较快行CABG术，因而氯吡格雷停用的时间较短，给这些回顾性研究的结果带来偏倚。然而，即使校正了所有可能引起偏倚的因素并排除了紧急手术的患者，结果然显示术后严重出血的风险显著增加。

CURE研究评价了服用噻吩吡啶患者CABG术后出血的风险。整个CURE研究氯吡格雷组大出血的发生率增加1%（氯吡格雷组3.7%，安慰剂2.7%），但是致命性大出血（氯吡格雷组2.2%对安慰剂组1.8%）或出血性卒中（0.1%对0.1%）的发生率无显著增加。对于行CABG的患者，氯吡格雷组致命性大出血的风险亦无显著增加（约增加1%）；所有大出血的发生率增加2%，这种差异的显著性仅在CABG前5天内使用氯吡格雷的患者中观察到。该研究总的结论为行CABG者从入院起使用氯吡格雷的益处大于其可能出现的出血危险。因此，目前的观点为可能行CABG的病人，在诊断性冠脉造影结果未明确前不应给予氯吡格雷。如果造影后拟行CABG，则应于术后才考虑给药。对于已服用氯吡格雷需行CABG的病人，最好停药5天以上再手术。无论急性冠脉综合征患者是否接受血管重建手术，氯吡格雷都将使其受益。如果患者有进行早期手术的可能，则要用小分子GP Ⅱb/Ⅲa抑制剂来代替氯吡格雷，直到手术结束。

19.5.8 氯吡格雷耐药 同阿司匹林的情形相似，某些病人服用氯吡格雷后血小板功能检测发现对该药无反应，有研究者称之为氯吡格雷耐药。目前尚无有力的证据证实该人群发生血栓性并发症的风险增高。仅有一个小规模的研究显示“氯吡格雷耐药”病人支架内血栓形成的发生率轻度增高。为进一步评价氯吡格雷抵抗的真实发生率，Serebranny等分析了此前深入研究过的几个不同的患者群，发现将该人群称之为低反应者较耐药者更为准确。因为在药理学上，个体对某一药物有完全的反应或者完全无反应的例子均罕见。大多数病人对药物有或多或少的反应。研究者将药物低反应定义为药物反应较正常均值低2个标准差。对于544例病人，低反应者占4.2%，低于许多采用不同低反应标准的更小规模的研究所报告的发生率。目前尚不清楚氯吡格雷“抵抗”的病人是否像阿司匹林“抵抗”的病人那样发生缺血性事件的风险增高。

19.5.9 总结 噻吩吡啶类药物通过与P_2Y_{12}受体结合，抑制ADP受体的激活，从而抑制ADP诱导的血小板聚集和活化。目前作为抗血小板药物用于冠心病的治疗和预防的噻吩吡啶衍生物有两种——氯吡格雷和噻氯匹定。氯吡格雷与噻氯匹定抑制血小板效果相当，但由于噻氯匹定不良反应发生率较高，现渐为氯吡格雷替代。阿司匹林和噻吩吡啶类药物的作用机制相互补充，联合应用主要用于NSTE-ACS和PCI。

噻吩吡啶类药物一般用药方法：氯吡格雷75 mg，每日1次，需要快速起效时，负荷剂量300～600 mg。噻氯匹定250 mg，每日2次，需要快速起效时，负荷剂量500 mg。治疗期间应监测血象。

下列用药方法参考胡大一等起草的《冠状动脉粥样硬化性心脏病抗栓治疗专家共识》。

NSTE-ACS：不准备行早期（5天内）介入治疗或冠状动脉旁路移植术的患者，在阿司匹林基础上，尽可能早使用氯吡格雷（首剂300 mg负荷剂量，随后75 mg每日1次），并维持9～12个月。短期内（≤24 h）进行冠状动脉造影的NSTE-ACS患者，在冠状动脉病变明确之后尽早开始氯吡格雷治疗。

STEMI：以往在STEMI治疗中，氯吡格雷只作为阿司匹林严重过敏或明确阿司匹林抵抗时的替代用药，以及已经进行诊断性冠脉造影并准备行PCI或支架植入术后。目前新观点为：STEMI患者无论是否采用纤溶治疗，早期应用氯吡格雷（负荷量300 mg，维持量75 mg/d）可能使75岁以下患者获益。

PCI：阿司匹林和一种噻吩吡啶类药物合用是预防冠脉支架植入术后并发症的标准治疗。氯吡格雷优于噻氯匹定。

PCI术前：PCI术前6 h以上给予氯吡格雷负荷量300 mg。PCI术前给更高剂量的氯吡格雷（450～600 mg）较常规负荷量300 mg起效更为迅速，6 h内行PCI患者可加大负荷剂量致600 mg。

PCI术后：对拟行PCI术的患者，应尽早在阿司匹林基础上应用氯吡格雷（75 mg/d）至少9～12个月。对于出血风险不大的患者，应使用至12个月。如术前未用药，应给与负荷剂量（300～600 mg）。如应用噻氯匹定，植入裸金属支架术后患者应用噻氯匹定2周。如应用氯吡格雷，根据植入支架的种类采取不同疗程：裸金属支架术后至少1个月；雷帕霉素涂层支架术后应用3月，紫杉醇涂层支架术后无出血风险可用6～12个月。

出于对费用和潜在出血并发症的顾虑，孤立冠状动脉病变或动脉粥样硬化危险较低的患者PCI后氯吡格雷治疗时间可相应缩短：裸金属支架术后至少2周；雷帕霉素涂层支架术后2～3个月，紫杉醇涂层支架术后6个月。

CABG：病变不适合PCI或出现PCI相关并发症而需要急诊CABG术的患者，在考虑预先给予氯吡格雷治疗获益的同时，还需要权衡其增加出血的风险。正在服用氯吡格雷患者，如准备进行CABG，可能的情况下，至少停用5天，最好7天，除非血运重建紧急程度大于出血危险。拟行择期CABG的患者，建议择期手术前停用氯吡格雷5～7天。

一级预防：长期阿司匹林加氯吡格雷的双重抗血小板治疗不适于仅具有冠心病危险因素的患者的一级预防，反而会增加出血并发症的风险。

19.6　血小板GP Ⅱb/Ⅲa受体抑制剂

动脉损伤或斑块破裂使内皮下基质暴露于循环中，触发血小板黏附于内皮下胶原，继而激活血小板，引起血小板募集和聚集。血小板聚集依赖于血小板和纤维蛋白原的相互作用，后者受糖蛋白（GP）Ⅱb/Ⅲa受体介导。GP Ⅱb/Ⅲa受体是整合素家族的成员。整合素是一类黏附分子，存在于几乎所有类型的细胞表面，介导众多的生理功能。GP Ⅱb/Ⅲa受体在血小板表面表达最多，每个血小板表达超过50 000～80 000个拷贝。血小板未受刺激时，该受体通常处于一种不结合配体的状态，功能受限。血小板受刺激后该受体产生结构改变，且血小板表面表达受体的数量增多。激活的GP Ⅱb/Ⅲa受体对纤维蛋白原有很高的亲和力，并通过纤维蛋白原与其他激活的血小板相互交联，形成血小板团块。作为血小板聚集的最终共同通路，GP Ⅱb/Ⅲa受体不影响血小板的黏附。最近发现，除影响血栓形成外，GP Ⅱb/Ⅲa受体还通过与CD40配体的相互作用影响炎症反应过程。GP Ⅱb/Ⅲa受体的完全抑制，阻止了可溶性CD40配体从激活的血小板脱落。血小板聚集后，GP Ⅱb/Ⅲa受体介导的自外向内的信号通路的活化引起促炎症物质如TGF-β和P-选择素等的释放，导致血管炎症。由于GP Ⅱb/Ⅲa受体在血小板聚集过程中起关键作用，因而成为阻断ACS相关的血小板聚集的理想靶位。

现有3种商品化的静脉用GP Ⅱb/Ⅲa受体拮抗剂，分别为单克隆抗体——阿昔单抗（abciximab）、肽类抑制剂——埃替非巴肽（eptifibatide）和非肽类抑制剂——替罗非班（tirofiban），该3种拮抗剂的比较见表19-3。GP Ⅱb/Ⅲa受体拮抗剂用于ACS和经皮冠脉介入治疗已有较多的临床研究资料。

表19-3　三种血小板GP Ⅱb/Ⅲa受体拮抗剂的比较

	阿昔单抗	埃替非巴肽	替罗非班
结构	鼠人IgG嵌合体	环肽KGD	小分子非肽RCD
分子量（道尔顿）	5 000	800	500
GP Ⅱb/Ⅲa选择性	差	较强	较强
化学计量法	1.5∶1	100∶1	100∶1
血浆半衰期	10～15 min	1.5～2.5 h	1.5～2.5 h

续表

	阿昔单抗	埃替非巴肽	替罗非班
受体抑制可逆性	差（输注血小板）	较强（停药）	较强（停药）
出血发生率	多	较少	较少
血小板无力症	相对较多	少	少
安全性	相对较差	相对较好	相对较好
价格	昂贵	相对较低	相对较低
适应证	PCI	ACS，PCI	ACS，PCI

引自杨伟宪．医心评论，2007，1：30～35

19.6.1 GP Ⅱb/Ⅲa受体拮抗剂的药理学 阿昔单抗为一个抗GP Ⅱb/Ⅲa受体的单克隆抗体。与其他小分子GP Ⅱb/Ⅲa受体拮抗剂不同，该抗体作用于GP Ⅱb/Ⅲa受体的配体结合RGD序列部位，通过改变其立体构型而在空间上阻碍受体与配体结合。阿昔单抗还可以与整合素$\alpha v\beta_3$（层黏蛋白）结合，提示与配体-受体结合相关的抗原决定簇位于β_3亚基。阿昔单抗具有单一的药代动力学特性，大部分药物25 min内自血浆中清除，但是完全清除则较慢，代谢半衰期可达7 h。停用阿昔单抗14天后，循环中仍可检出与血小板结合的阿昔单抗。由于血小板在循环中的平均寿命为7天，阿昔单抗分子可能随着循环中血小板的更替而自由地与血小板表面的GP Ⅱb/Ⅲa受体结合和解离，药物的“生物学”半衰期得以延长。临床前研究和药效学评估确定了阿昔单抗的有效抗血小板活性范围，即对血小板聚集的抑制率不超过80%。该标准的合理性已为临床试验证实，其抑制率水平是有效且安全的。

由于抗体具潜在的免疫原性，抗原和抗体的相互作用为不可逆性，以及单克隆抗体的制备成本较高，因而人们开发出合成的肽类和小分子GP Ⅱb/Ⅲa受体拮抗剂。这些制剂包含RGD序列（或其变异体），从而占据GP Ⅱb/Ⅲa受体的RGD结合位点。埃替非巴肽是被称为KGD肽的GP Ⅱb/Ⅲa受体拮抗剂，在RGD序列中以赖氨酸残基替代精氨酸。拉米非班和替罗非班是根据RGD模组设计的小分子GP Ⅱb/Ⅲa受体拮抗剂，与阿昔单抗不同，这些小分子制剂特异性作用于GP Ⅱb/Ⅲa受体，却不与其他整合素如$\alpha v\beta_3$结合。其分子量小，不具免疫原性；对GP Ⅱb/Ⅲa受体亲和力高，但不像阿昔单抗那么强，一旦停止静脉输注，可迅速从循环中清除，因此具有生物学上短效制剂的特点：即一旦停药，抗血小板聚集的作用迅速消失。为达到完全的血小板抑制，在化学计量学上每个GP Ⅱb/Ⅲa受体需要超过100个埃替非巴肽或替罗非班分子，而仅需1.5个阿昔单抗分子。

埃替非巴肽的血浆蛋白结合率大约为25%，其余的75%为具药理学活性的部分。埃替非巴肽的清除半衰期为2.5 h，大部分经肾脏清除。替罗非班的血浆蛋白结合率大致为65%，半衰期大约2 h，主要的代谢途径也是经肾脏清除。显著的肾功能不全影响埃替非巴肽和替罗非班的血浆清除率，因而当肌酐清除率下降时需调整用药剂量。

19.6.2 GP Ⅱb/Ⅲa受体拮抗剂在ACS中的临床试验 ACS患者中评估GP Ⅱb/Ⅲa受体拮抗剂的临床试验见表19-4，图19-5。

阿昔单抗（abciximab）：阿昔单抗是首个接受临床评估的GP Ⅱb/Ⅲa受体抑制剂。EPIC（单克隆抗体c7E3 Fab预防缺血性并发症的评估性研究）研究观察了因心肌梗死、临床或造影资料提示高危状态的不稳定型心绞痛而行血管成形术的2 099例病人。入选病例随机分为安慰剂组，单剂（0.25 mg/kg）阿昔单抗组，和首剂加维持输注组（10 μg/min，共12 h）。90%的病人仅接受了经皮腔内冠脉成形术（PTCA），其余病人接受了定向冠脉内粥样斑块旋切术（DCA）或两种手术。EPILOG（阿昔单抗阻断GP Ⅱb/Ⅲa对改善PTCA后长期临床后果的评估性研究）入选了接受急诊或选择性PCI的32 792例病人，随机分为3组：第1组接受安慰剂治疗；第2组阿昔单抗［首剂0.25 mg/kg，维持输注0.125 μg/（kg·min）始，最高10 μg/min，共13 h］加低剂量肝素。第3组为阿昔单抗（用法同上）加标准剂量肝素。

表19-4　血小板GP Ⅱb/Ⅲa受体拮抗剂治疗急性冠脉综合征的临床试验

研究	药物	研究对象	病例数	结果
EPIC	阿昔单抗	行PCI的高危ACS	2 099	MI，血运重建术和死亡率降低
EPILOG	阿昔单抗	行PCI的所有ACS	2 980	死亡和MI的发生率降低
CAPTURE	阿昔单抗	药物治疗无效的ACS，拟行PCI	1 265	PCI术前、术中和术后MI的发生率降低
EPISTENT	阿昔单抗	ACS行支架植入或PTCA	2 399	改善临床转归，支架植入获益更大
PURSUIT	埃替非巴肽	心电图心肌缺血证据或心肌酶升高的ACS	10 948	减少死亡和非致死性MI
PRISM	替罗非班	ACS	3 232	死亡率降低，MI的发生率无改变
PRISM-PLUS	替罗非班	包括症状明显的无Q波心肌梗死	1 915	减少缺血事件
RESTORE	替罗非班	行PCI的ACS	2 139	减少早期血管不良事件，但30天时与对照组无差异

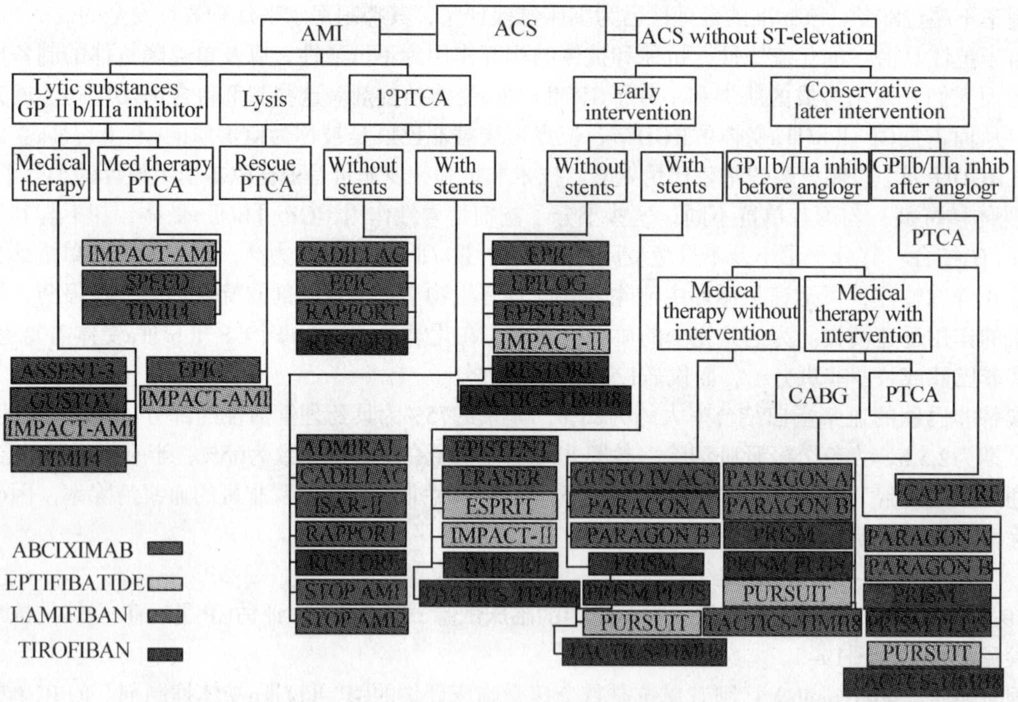

图19-5　血小板GP Ⅱb/Ⅲa受体拮抗剂治疗急性冠脉综合征的临床试验
（引自杨伟宪．医心评论，2007，1：30～35）

EPISTENT（血小板GP Ⅱb/Ⅲa抑制剂在支架植入术中作用的评估研究）将行急诊或选择性PCI的2 399例病人随机分为3组：第1组支架植入+安慰剂+标准剂量肝素；第2组支架植入+阿昔单抗+低剂量肝素；第3组球囊扩张+阿昔单抗+低剂量肝素。上述3个临床试验一致证明阿昔单抗可降低PCI后早期和晚期死亡率，也降低围手术期心肌梗死和急诊冠脉血运重建术的发生率。所有使用阿昔单抗的亚组均显示出有益作用，其中ACS病人的获益最大。EPIC研究中489例诊断不稳定型心绞痛的患者，应用阿昔单抗后终点事件（死亡和心肌梗死）发生率下降的幅度较稳定型心绞痛更大。在不稳定型心绞痛患者，与安慰剂相比，应用首剂加静注维持阿昔单抗方案的病人主要终点事件的发生率下降62%（12.8%对4.8%）。主要终点事件包括死亡、心肌梗死和入组后30天内再次接受血运重建术。6个月时，阿昔单抗组累积死亡和心肌梗死的发生率进一步降低（分别为6.6%对1.8%和11.1%对2.4%）。继续随访发现阿昔单抗减少ACS患者死亡率的有益作用持续至3年后。上述3个研究的荟萃分析表明，阿昔单抗与安慰剂相比，ACS患者1年死亡和心肌梗死的发生率自13.2%下降至6.7%；而在稳定性冠脉疾病患者，上述发生率自13.1%降至9.0%。结论同先前的资料一致，ACS患者应用阿昔单抗获益更大。

CAPTURE（嵌合抗体7E3抗血小板治疗常规疗法无效的难治性不稳定型心绞痛）研究评估了因难治性不稳定型心绞痛行PCI的患者使用阿昔单抗的疗效。其病例入选标准包括：患者在应用肝素和静滴硝酸甘油时仍有持续性胸痛伴心电图改变；已行冠脉造影且造影提示病变适合冠脉成形术治疗。入选病例随机分入阿昔单抗或安慰剂组。阿昔单抗用法为首剂0.25 mg/kg，维持输注剂量为10 μg/min，血管成形术前18～24 h开始给药，持续至术后1 h。全部病人均应用阿司匹林和肝素，肝素持续用至术后1 h。主要研究终点为死亡、心肌梗死或首次住院期间和30天内因心肌缺血而行急诊介入治疗。第3次中期分析提示阿昔单抗组显著受益，因而试验提前终止。安慰剂组30天复合终点事件的发生率为15.9%，而阿昔单抗组为11.3%。对终点事件发生率降低贡献最大的是心肌梗死发生率的下降（8.2%对4.1%）。PCI术前和术中心肌梗死的发生率均下降（术前2.1%对0.6%，术中5.5%对2.6%）。890例病人入院时检测了基线水平的血清肌钙蛋白。肌钙蛋白T升高的病人6个月累积死亡或心肌梗死的发生率是23.9%；而肌钙蛋白水平正常的病人为7.5%。应用阿昔单抗的病人6个月死亡或心肌梗死的发生率较安慰剂组下降68%。其中肌钙蛋白T水平升高的病人6个月累积事件发生率降至9.5%；而肌钙蛋白水平正常者降至9.4%。对该研究资料的进一步分析提示可溶性CD40配体（sCD40L）水平可用来筛选可能从阿昔单抗获益更大的部分病人。sCD40L升高的病人6个月缺血性终点事件的发生率明显升高，经阿昔单抗治疗后可获显著下降（与安慰剂相比，经校正的风险比为0.37，95%置信区间0.20～0.68）。而低水平sCD40L的患者，阿昔单抗的治疗作用不明显。该研究的冠脉造影资料提示，阿昔单抗组病人的血栓溶解率为43%，而安慰剂组是22%。而且，在冠脉存在复杂病变的患者，临床终点事件的发生率也降低。

评价因ACS行PCI的患者使用阿昔单抗的另一个临床试验是TARGET（替罗非班和阿昔单抗的疗效对比研究）。该研究在接受PCI治疗的患者应用替罗非班和阿昔单抗的疗效。替罗非班组30天复合终点事件的发生率较高。复合终点事件包括死亡、心肌梗死或急诊冠脉血运重建术（9.3%对6.3%，风险比1.49，95%置信区间1.15～1.93）。对于稳定性冠脉疾病患者的临床后果，两组间无差异。应用阿昔单抗的ACS病人，30天时心肌梗死的发生率下降32%，6个月时下降27%。有研究者认为替罗非班疗效不佳的原因至少部分是因为采用的剂量较低。

因ACS行PCI的患者，阿昔单抗的价值已获肯定。奇怪的是，对仅接受药物治疗的患者，该药却未显示出任何有益作用。GUSTO Ⅳ研究入选了7 800名胸痛患者，伴有ST段压低或肌钙蛋白浓度的升高，随机分入安慰剂组、阿昔单抗首剂加24 h维持输注组、或阿昔单抗首剂加48 h维持输注组。所有病人均给予阿司匹林和肝素。30天时安慰剂组死亡或心肌梗死的发生率为8.0%，24 h输注组为8.2%，48 h输注组是9.1%。安慰剂组和24 h输注组差异的风险比是1.0，95%置信区间0.83～1.24；安慰剂组和48 h输注组差异的风险比是1.1，95%置信区间0.94～1.39。输注阿昔单抗的48 h内死亡率显著为高，而且不同于PCI人群的是随访1年后并未发现阿昔单抗对存活率的有益作用。对心肌肌钙蛋白水平较低和高C反应蛋白水平的病人进行亚组分析，发现该人群应用阿昔单抗后死亡率增高。研究者推断，引起死亡率反常升高的原因可能是：维持输注阿昔单抗具有促炎症作用，促进sCD40L的释放。另外，对GP Ⅱb/Ⅲa受体的阻断水平未达标可能也是原因之一，口服的GP Ⅱb/Ⅲa受体拮抗剂疗效不佳的原因与此相似。

综上，阿昔单抗的适应证为拟行PCI的ACS患者。临床工作中，如果病人因ACS拟行或正在进行

PCI，尚未应用GP Ⅱb/Ⅲa受体拮抗剂时，阿昔单抗是最好的选择。目前尚无令人信服的证据表明PCI术前已应用小分子GP Ⅱb/Ⅲa受体拮抗剂的患者需于术中换用阿昔单抗。由于冠脉造影前对冠脉病变的程度难以准确评估，导管术前是否应用阿昔单抗是一个困难的选择。但是由于该制剂的显著疗效，当冠脉病变明确后，换用阿昔单抗还是有理由的。

埃替非巴肽（Eptifibatide）：埃替非巴肽是一个环形七肽，为另一个小分子可逆的GP Ⅱb/Ⅲa受体拮抗剂。最初在227例不稳定性心绞痛患者中评估其疗效。在这个剂量评价研究中，Holter检测发现使用高剂量埃替非巴肽的患者心肌缺血的发生率较低、持续时间较短。PURSUIT（不稳定型心绞痛与血小板GP Ⅱb/Ⅲa：埃替非巴肽治疗抑制受体活性研究）入选了10 948例ACS患者，随机分为3组：高剂量埃替非巴肽［首剂180 μg/kg，2.0 μg/（kg·min）维持输注］，低剂量埃替非巴肽［首剂180 μg/kg，1.3 μg/（kg·min）维持输注］，或安慰剂。全部病人均使用阿司匹林及肝素，调整肝素剂量至APTT为50～70 s。3 218例病人入选后，高剂量组的安全性得到证实，故停止了低剂量组病人的入选。主要研究终点为30天时的死亡和非致死性心肌梗死，安慰剂组终点事件的发生率为15.7%，而埃替非巴肽组为14.2%。同未行早期血运重建术的病人（降低7%，14.5%对15.6%）相比，早期血运重建术的病人使用埃替非巴肽的获益更大（降低31%，11.6%对16.7%）。行早期血运重建术的病人，即使在入院后至PTCA术前这段药物治疗间期，也可观察到复合终点事件下降3.8%。不同人群的研究多显示出一致的有益结果，仅在女性、拉丁美洲和东欧等人群中的结果相异。研究结果出现差异的原因可能是临床实践方式的差别，样本量较小的亚组无法检出有统计学意义的临床后果的差异。

PURSUIT研究提示，接受积极的介入治疗的患者，应用埃替非巴肽获益最大。此外，还有资料支持在ACS患者使用该药。ESPRIT研究中，随机分入埃替非巴肽治疗组的ACS患者，复合终点事件（包括死亡、心肌梗死和48 h内行紧急血运重建术）下降47%，而在稳定型心绞痛患者，复合终点事件下降25%。由于ACS患者的样本量较小，由此得出的结论与替罗非班和阿昔单抗等来自大样本的研究结论不具可比性。

拉米非班（lamifiban）：拉米非班是一个高度特异性的非肽类小分子GP Ⅱb/Ⅲa受体拮抗剂。最初的临床评估是加拿大拉米非班研究。该研究包括了365名不稳定型心绞痛患者，评估了4个不同的剂量。所有病人均服用阿司匹林，28%的病人用了肝素。拉米非班治疗病人的死亡、非致死性心肌梗死或药物输注期间需紧急血运重建术的发生率为3.3%，而安慰剂组的发生率为8.1%。用药后1个月，安慰剂组死亡和非致死性心肌梗死的发生率为8.1%，高剂量拉米非班治疗组的发生率仅为2.5%。

随后的研究是PARAGON，观察了2 282例UA/NSTEMI的ACS患者使用拉米非班的疗效。患者随机分为5组：低剂量拉米非班（1 mg/min）伴或不伴肝素；高剂量拉米非班（5 mg/min）伴或不伴肝素；或标准疗法（安慰剂+肝素）。全部病人均用阿司匹林。主要终点事件包括死亡和非致死性心肌梗死。30天时复合终点事件的发生率在标准疗法组为11.7%；低剂量拉米非班组为10.6%；高剂量拉米非班组为12.1%。6个月时，同安慰剂组（17.9%）相比，复合终点事件的发生率最低的是低剂量拉米非班组（13.7%），其次为高剂量拉米非班组（16.4%）。后来进一步分析了810例检测了拉米非班浓度的病人，发现药物的浓度和临床后果显著相关。由于拉米非班经肾代谢，而且无已知代谢产物，PARAGON B研究根据患者肾功能调整用药的剂量。该研究入选了5 225名ACS患者，在使用阿司匹林或肝素的基础上，比较根据肾功能调整过剂量的拉米非班和安慰剂的疗效。两组病人30天时包括死亡、心肌梗死或严重的缺血再发等复合终点事件的发生率无差异。研究中检测了拉米非班的血药浓度，其中达到目标浓度（＞18 ng/mL）的患者和未达目标浓度的患者在临床后果上未见任何差异。根据临床研究计划获得了有利的证据，拉米非班现在仍未商品化。

替罗非班（Tirofiban）：有2个大型随机对照临床研究评估了替罗非班在ACS中的应用。PRISM研究入选标准为：静息时胸痛或入组前24 h内胸痛恶化的ACS患者；冠状动脉病变有以下三者之一的表现：①心电图心肌缺血的证据。胸痛发作时，两个相邻导联新发的ST段压低、或T波倒置或短暂的ST段抬高。②心酶水平升高，或③有心肌梗死病史，6个月前行过冠脉再通术，1个月前行过冠脉外科手术，负荷试验阳性，或既往冠脉造影发现主要冠脉有50%的狭窄。入选患者随机分为替罗非班

［0.6 μg/（kg・min）用30 min，继以0.15 μg/（kg・min）输注47.5 h］或肝素组。研究的头48 h不建议行冠脉造影或血运重建术，如需行这些手术，则建议停用研究药物。主要研究终点为48 h输注结束时包括死亡、心肌梗死或药物治疗无效的心肌缺血等的复合终点事件。次要终点是7天时的上述复合终点事件。研究对象随访30天，预试验的终点为上述复合终点事件和因不稳定性心绞痛再次入院。替罗非班输注48 h，复合终点事件显著下降（3.8%对5.6%），7天或30天时复合终点事件的发生率两组间无差异。30天时替罗非班组死亡率为2.3%，而肝素组为3.6%。

PRISM PLUS研究入选了1 915名ACS患者，随机分入3组：单用替罗非班［0.6 μg/（kg・min）用30 min，继之以0.15 μg/（kg・min）连续输注］；替罗非班［0.4 μg/（kg・min）用30 min，继之以0.1 μg/（kg・min）连续输注］加调整过剂量的肝素；或单用调整过剂量的肝素。由于7天时的死亡率较高，单用替罗非班组提前终止。复合终点事件包括分组后7天内的死亡、心肌梗死和难治性缺血。结果替罗非班加肝素组主要终点事件的发生率为12.9%，而单用肝素组是17.9%。终点事件发生率的下降持续至30天（18.5%对22.3%）和6个月（27.7%对32.1%）时。而且替罗非班加肝素组7天、30天和6个月时死亡或心肌梗死的发生率降低。三分之一的患者接受了冠脉成形术，术前使用替罗非班和肝素的患者获益更大，这些病人术后心脏缺血事件减少了46%，其中死亡和心肌梗死等复合终点事件的发生率下降43%。该试验的研究方案中，介入手术前有48 h用药期，替罗非班加肝素治疗在该期间内观察到有益的效果，提示该作用不依赖于血运重建，且可起到辅助作用，增强了血运重建术的疗效。

TARGET研究发现，PCI术中使用替罗非班的疗效不如阿昔单抗。另两个研究TACTICS-TIMI18和ISAR-COOL间接支持如果PCI术前已用替罗非班，则可于PCI术中继续应用。

19.6.3　GP Ⅱb/Ⅲa受体拮抗剂的荟萃分析　单一临床试验对受试的GP Ⅱb/Ⅲa受体拮抗剂的疗效和安全性提供了有利的证据。针对某些特定人群的亚组分析，以及确定GP Ⅱb/Ⅲa受体拮抗剂的最佳适应证时，需要对所有相关研究进行汇总。几个研究者分别独立地荟萃分析了在ACS患者使用GP Ⅱb/Ⅲa受体拮抗剂的大规模临床试验。

Boersma等汇集了PRISM、PRISM-PLUS、PARAGON-A、PARAGON-B、PURSUIT以及GUSTO IV等研究的资料，评估了ACS中使用GP Ⅱb/Ⅲa受体拮抗剂的风险和获益。通过对这些研究资料的汇总，可以在同一时间点对所有研究对象的临床后果进行评估。这些研究对心肌梗死和大出血并发症的定义不同，荟萃分析时并未重新定义共同的终点，而是评判每个研究的终点并采用具有可比性的部分。

汇总的资料来自41个国家的31 402名病人，随机分为安慰剂组和GP Ⅱb/Ⅲa受体拮抗剂组。两组病人的基线资料无差异。其中CK-MB升高的病人占46%，50%的病人心电图见ST段压低，具有上述两者之一的病人占80%。作者评估了5天和30天时的临床后果，两组病人的死亡率无差异，但药物治疗组非致死性心肌梗死或死亡/心肌梗死复合终点事件的发生率显著降低。终点事件的减少发生在用药早期，5～30天之间未见终点事件发生率的进一步降低或升高。亚组分析表明，GP Ⅱb/Ⅲa受体拮抗剂对多个亚组人群的疗效是一致的。肌钙蛋白基线水平升高的患者获益最大。性别对GP Ⅱb/Ⅲa受体拮抗剂的疗效有显著影响，在男性患者其疗效肯定，但在女性患者使用GP Ⅱb/Ⅲa受体拮抗剂对临床后果有潜在的不良影响。如果将肌钙蛋白水平作为变量加入多变量模型进行分析，则性别对临床后果的影响消失。可能的原因是某些研究入选了一些没有明确冠脉病变的患者，“稀释”了可能存在的疗效。

Roffi等基于上述研究也作了2个荟萃分析，以寻找GP Ⅱb/Ⅲa受体拮抗剂疗效最佳的病人亚组。首先，发现该药对糖尿病患者的生存率有明显的益处，其次，在积极接受靶血管血运重建术的患者，使用GP Ⅱb/Ⅲa受体拮抗剂获益最大，而且获益是逐渐表现出来的。

19.6.4　亚组分析

糖尿病：糖尿病患者的血小板反应性增强，因而推测GP Ⅱb/Ⅲa受体拮抗剂的疗效增强。有证据表明，糖尿病患者血小板反应性增强；黏性和聚集性增强；血小板GP Ⅱb/Ⅲa受体、血小板反应蛋白和P-选择素等的表达明显增多。EPISTENT研究的糖尿病亚组分析显示出糖尿病患者接受阿昔单抗的治疗获益更大。3个主要的PCI临床试验的汇总分析表明，行经皮冠脉干预治疗的糖尿病人，使用阿昔单抗后，1年死亡率得以明显改善。根据一系列的证据，急性冠脉综合征的糖尿病患者，使用强效的血小板GP抑制剂可能获得特别的益处。但在GUSTO V中，STEMI患者接受半量纤溶剂和阿昔单抗治疗者并未观察到相似的疗效。Roffi和同事汇总了6个大规模的在ACS患者中使用GP Ⅱb/Ⅲa受体拮抗剂的临床试验。使用GP Ⅱb/Ⅲa受体拮抗剂的6 458名糖尿病患者，30天死亡率从6.2%降至4.6%。相反，23 072名用药的非糖尿病患者，生存率方面未见有益作用。血小板GP Ⅱb/Ⅲa受体抑制和糖尿病之间的相关性具统计学意义。研究观察的住院期间，1 279例糖尿病患者接受了经皮冠脉介入术，其中使用GP Ⅱb/Ⅲa受体拮抗剂者30天死亡率由4.0%下降至1.2%。而且最近的临床试验证实3种抗血小板药物联合使用，在接受PCI治疗的糖尿病患者取得了满意的临床后果。然而，与GP Ⅱb/Ⅲa受体拮抗剂不同，氯吡格雷在糖尿病患者中使用并未获得额外的益处。

肌钙蛋白：ACS定义中强调肌钙蛋白在诊断NSTEMI的应用。肌钙蛋白升高是微血管阻塞和心肌坏死的标志。其病因常是血小板微栓子栓塞了破裂的斑块远端。因此，理论上这类病人会从GP Ⅱb/Ⅲa受体抑制中获益。许多研究已证实ACS患者肌钙蛋白升高与患病率和死亡率的升高相关。Hamm等进一步分析了CAPTURE的资料，以评价肌钙蛋白升高病人使用GP Ⅱb/Ⅲa受体拮抗剂的疗效。他们根据患者的基线肌钙蛋白水平分层，6个月时死亡和非致死性MI的发生率在肌钙蛋白升高病人为23.9%，肌钙蛋白正常者为7.5%。接受阿昔单抗治疗的病人中，肌钙蛋白阳性者终点事件的发生率降至9.5%。较低的终点事件发生率主要是由于MI发生率的降低所致。肌钙蛋白正常者，阿昔单抗治疗不影响其6个月时死亡或MI的发生率。PRISM研究得到了相似的结果。研究者根据患者肌钙蛋白的水平分层，30天时死亡或MI的发生率与肌钙蛋白水平显著相关（肌钙蛋白Ⅰ阳性者13.0%对肌钙蛋白Ⅰ阴性者4.9%）；替罗非班可降低死亡和MI的发生率。这种有益作用既见于药物治疗者，也见于血运重建术治疗者。肌钙蛋白阴性病人未见到有益的治疗作用。Newby等在一个肌钙蛋白亚组研究中前瞻性观察了1 160名入选PARGON B研究的病人，其中40%肌钙蛋白水平升高，该组病人的不良事件发生率较高。应用拉米非班的肌钙蛋白T阳性患者，包括死亡、MI或严重心肌缺血在内的复合终点事件的发生率较安慰剂组显著下降（19.4%降至11.0%）；而肌钙蛋白T阴性的患者未见相似作用（安慰剂11.2%对拉米非班10.8%）。Boersma等在荟萃分析中评价了肌钙蛋白水平的影响，在他们的病例资料中，35%有肌钙蛋白的测值。肌钙蛋白升高的病人，GP Ⅱb/Ⅲa受体拮抗剂治疗使30天时死亡或MI的发生率自12.0%降为10.3%。但肌钙蛋白阴性者未观察到临床后果的改变（6.2%对7.0%）。综上，临床中判断ACS病人是否从GP Ⅱb/Ⅲa受体抑制治疗中获益时，肌钙蛋白是一个有益的指标。

PCI和GP Ⅱb/Ⅲa受体拮抗剂：治疗ACS时，积极地进行血运重建疗法的作用已有评述，早期行血运重建术的病人应用GP Ⅱb/Ⅲa受体拮抗剂的获益更大。Roffi和同事们分析了入选GP Ⅱb/Ⅲa受体拮抗剂治疗ACS的临床试验的29 570名病人，评估接受血运重建术时GP Ⅱb/Ⅲa受体抑制的相对疗效。虽然不是随机性的研究，但是病人明显地渐进性获益。PCI治疗时继续应用GP Ⅱb/Ⅲa受体拮抗剂者，30天时死亡和MI的发生率下降26%。停用GP Ⅱb/Ⅲa受体拮抗剂后施行PCI者下降13%；而单用药物治疗者，30天时死亡和MI的发生率仅下降5%。同期刊发的编辑评论计算了GP Ⅱb/Ⅲa受体拮抗剂的获益程度：对于接受PCI治疗的患者，用药后每20名患者可预防1次死亡或MI，而单用药物治疗者，每250名病人可预防1次死亡或MI事件。有2个里程碑式的研究检验了早期介入治疗对临床后果的有益作用。TIMI-TACTIC 18研究入选了2 220名ACS病人，比较了早期介入治疗和保守治疗的效果。所有病人均用替罗非班。该研究的主要终点包括死亡、MI和6个月内因ACS再次入院。结果显示，早期介入治疗降低22%的主要终点事件，死亡和MI下降了26%。这是第一个揭示介入治疗可获得较好的临床后果的试验，部分的原因可能是替罗非班降低了围手术期并发症的发生率。ISAR-COOL研究入选了410名病人随机分为两组：一组立即行介入治疗；另一组先行药物治疗，再行介入治疗。所有病人均接受强化的抗血小板治疗，使用阿司匹林、氯吡格雷和替罗非班。早期干预组较晚期干预组MI的发生率低。ISAR-COOL研究为首个检验ACS病人强化抗血小板疗法和早期干预治疗效果的临床试验。有力地证明了在含有GP Ⅱb/Ⅲa受体拮抗剂的强化抗血小板治疗的基础上积极实施血运重建术的临床益处。FRISC

Ⅱ试验未用GP Ⅱb/Ⅲa受体拮抗剂，积极的血运重建术引起术后早期心肌梗死的轻度增多；然而使用替罗非班抑制血小板的TACTICS-TIMI 18研究却未观察到上述现象。

STEMI和GP Ⅱb/Ⅲa受体拮抗剂：与上述NSTEMI-ACS和PCI方面应用的大量研究不同，STEMI病人中详细研究的GP Ⅱb/Ⅲa受体拮抗剂只有阿昔单抗。GP Ⅱb/Ⅲa受体拮抗剂在STEMI治疗中作为直接PCI或药物溶栓再灌注的辅助治疗。

药物溶栓：溶栓疗法是改善STEMI预后的一大进步。许多研究证实了溶栓疗法-特别是MI早期积极溶栓可显著改善预后。尽管溶栓疗法在临床实践中获得了成功，但是人们发现，仅50%的病人溶栓后冠脉血流达到TIMI-3级。进一步的研究表明，溶栓药物的使用反常地激活血小板，引起血小板的聚集，导致微血管功能障碍，再发心肌梗死的危险性增高。因而推测：通过给予GP Ⅱb/Ⅲa受体拮抗剂，强化血小板的抑制，进而改善大血管和微血管的血流，最终提高患者的存活率。

联用GP Ⅱb/Ⅲa受体拮抗剂和纤溶剂的初步研究获得了良好的效果，导致大样本临床试验的实施。IMPACT-AMI研究（急性心肌梗死时使用埃替非巴肽抑制血小板聚集抗血栓形成）在使用纤溶剂阿替普酶（Alteplase）的基础上加用埃替非巴肽或安慰剂。用药90 min时联合用药组冠脉血流达TIMI-3级的比例显著增加，由于研究的统计强度不足，两组临床终点事件发生率未见显著差异。TIMI-14研究中联用阿昔单抗和组织型纤溶酶原激活物（t-PA）、INTRO AMI研究中联用埃替非巴肽和t-PA均观察到心肌再灌注的增强和提前。

上述联合用药对临床转归的影响在两个大样本的临床试验得到评估。GUSTO V研究将16 588名STEMI病人随机分为2组：一组单用瑞替普酶（Reteplase，共注射2次，10 U/次，相隔30 min），另一组联用阿昔单抗和半量的瑞替普酶（注射2次，5 U/次，相隔30 min）。阿昔单抗的剂量为首剂0.25 mg/kg，维持量0.125 μg/（kg·min），最高剂量不超过10 μg/min，连续输注12 h）。研究的主要终点是30天时的全因死亡率。两组间主要的临床终点无差异，单药组5.9%，联合用药组5.6%。但是联合用药组MI的并发症、再梗、复发性缺血和心室颤动等的发生率均显著降低。该研究对象随访了1年，两组的死亡率未见差异（8.4%对8.4%）。联合用药组大出血的发生率为1.1%，较单药组的0.5%为高。ASSENT-3（替奈替普酶的疗效和安全性评估）研究入选了6 095名病人，随机分为3组：第1组用全量的替奈替普酶（Tenecteplase）和依诺肝素；第2组用半量的替奈替普酶、低剂量的普通肝素和阿昔单抗；第3组用全量的替奈替普酶和普通肝素。研究终点有2个，分别为疗效终点和疗效加安全性终点。疗效终点包括30天死亡率、住院期间发生再梗或住院期间发生难治性心肌缺血。疗效加安全性终点除包括上述疗效终点外，还包括住院期间发生颅内出血或其他大出血等并发症。依诺肝素组的临床转归最佳，其疗效终点为11.4%；普通肝素组为15.4%；阿昔单抗组为15.4%。大出血的发生率依次为：阿昔单抗组4.3%，依诺肝素组3.0%和普通肝素组2.2%。

联合用药方案尽管明显降低次要重点事件的发生率，但与标准溶栓疗法相比，并未给病人的存活率带来益处，同时增加了出血的风险，因此不推荐用于临床实践中。

直接PCI：直接PCI时使用GP Ⅱb/Ⅲa受体拮抗剂的疗效已经明确。现有5个研究的结果支持其临床应用。RAPPORT研究（阿昔单抗与直接冠脉内成形术的组织和随机研究）评价了心肌梗死后血管成形术时辅助应用GP Ⅱb/Ⅲa受体拮抗剂的效果。12 h内发生急性心肌梗死的483名患者随机分入两组：阿昔单抗首剂加12 h输注组和配对的安慰剂组。结果发现阿昔单抗显著降低7天、30天和6个月的死亡、再梗或紧急靶血管血运重建术（TVR）的发生率。ISAR-2（冠脉内支架植入和抗血栓治疗-2）评价了急性STEMI病人使用阿昔单抗预防支架植入后再狭窄的作用。尽管再狭窄的发生率并无改变，但是30天时包括死亡、再发MI和TVR在内的复合终点事件的发生率显著降低。（10.5% 对5.0%）。

ADMIRAL（急性心肌梗死行直接冠脉成形术和支架植入术前应用阿昔单抗的短期和长期随访研究）入选了300名因STEMI行直接PCI加支架植入的病人，随机分为阿昔单抗组和安慰剂组。30天时死亡、MI或紧急血运重建术等复合终点事件的发生率在阿昔单抗组为6.0%，较安慰剂组的14.6%明显降低。大多数病人在进入导管室前应用阿昔单抗，该部分病人冠脉造影显示冠脉血流达TIMI-3级的占16.8%，而安慰剂组则为5.4%。

CADILLAC研究（阿昔单抗和支架植入降低晚期血管成形术的并发症的对照研究）是在直接PCI患者中评价阿昔单抗疗效的最大规模的临床试验。患者随机分组时采取2X2对照的方式：血管成形术与支架植入对照；阿昔单抗与安慰剂对照。结果显示阿昔单抗未能改变死亡和MI的发生率以及TIMI血流情况。

Eisenberg等汇总了上述4个研究的资料，将患者分为血管成形术加必要时支架植入和直接支架植入两种PCI治疗策略。应用阿昔单抗后，30天和6个月时死亡、MI和TVR等复合终点事件的发生率在两组病人均见下降。对终点事件发生率影响最大的是TVR，使用阿昔单抗后30天内，每37个病人可避免1次TVR。

ACE研究（阿昔单抗和碳支架评价研究）取得了令人信服的结果，再次证实了行直接PCI的STEMI患者应用阿昔单抗的有益作用。该研究入选了400名因急性STEMI而行支架植入术的病人，随机分入阿昔单抗组或安慰剂组。使用阿昔单抗后，主要终点事件的发生率自10.5%降至4.5%。主要终点事件包括死亡、再梗、TVR和1个月内的卒中。尽管最终TIMI血流无改变，阿昔单抗的应用使ST段的演变提前，同位素分析显示梗死面积缩小。更重要的是6个月时死亡和MI的发生率显著降低（5.5%对13.5%）。随访1年发现，生存率的改善是长期的（5.1%对10.7%）。

ACE研究的编辑评论回顾分析了直接PCI时使用阿昔单抗的汇总资料。汇集上述5个研究的资料显示：阿昔单抗的应用使30天时的死亡率自3.1%降至2.3%；死亡和MI的发生率从4.8%降至3.2%；死亡、MI和TVR的发生率自8.8%降至4.8%。结果支持在早期应用阿昔单抗的基础上，积极行介入治疗恢复心肌灌注。

ADMIRAL研究发现早期应用阿昔单抗有助于冠脉TIMI血流的恢复，更大规模的FINESSE研究（强化再灌注速度促进干预以阻止不良事件的发生）正在进行中，进一步探讨行紧急冠脉介入手术时，应用GP Ⅱb/Ⅲa受体拮抗剂可能起到促进疗效或挽救濒死心肌的作用。

19.6.5 安全性 GP Ⅱb/Ⅲa受体拮抗剂的主要不良反应是出血。所有研究中轻度出血很常见，大出血的发生率变化较大。GUSTO Ⅳ中使用的是阿昔单抗，发生率为4.7%。而PARAGON A中高剂量拉米非班组大出血的发生率为1.1%。汇总4个大型临床试验的资料，GP Ⅱb/Ⅲa受体拮抗剂治疗的病人大出血的发生率为2.4%，而安慰剂组为1.4%。如果换算成大出血的风险，则相对增高64%。目前尚不清楚，是否某种具体的药物引起出血的风险更高。当仅分析使用小分子GP Ⅱb/Ⅲa受体拮抗剂的试验时，出血发生率的绝对值较低，仅1.6%，而相对风险仍未变（为64%）。卒中或颅内出血的发生率在两组之间无差异。出血主要与介入治疗相关，股动脉穿刺点出血在介入治疗中最常见，最严重的出血同CABG相关。随后的资料表明，ACS病人CABG相关出血的风险并不因使用GP Ⅱb/Ⅲa受体拮抗剂而明显增多，而围手术期主要不良心脏事件的发生率降低。

19.6.6 总结 纤维蛋白原与血小板表面的GP Ⅱb/Ⅲa受体相结合，使相邻的血小板桥联在一起，是血小板聚集的“共同最后通路”。已上市的GP Ⅱb/Ⅲa受体拮抗剂有3种静脉制剂——阿昔单抗、埃替非巴肽和替罗非班。应用GP Ⅱb/Ⅲa抑制剂时应考虑药物种类。现有的临床试验证据支持阿昔单抗和埃替非巴肽用于PCI患者抗栓治疗，而埃替非巴肽和替罗非班则用于NSTE-ACS患者。

下列用药方法参考胡大一等起草的《冠状动脉粥样硬化性心脏病抗栓治疗专家共识》。

NSTE-ACS（仅急性期治疗）：在常规抗血小板和抗凝治疗的基础上应用GP Ⅱb/Ⅲa拮抗剂的获益不确定，而出血并发症可能增加。GP Ⅱb/Ⅲa拮抗剂在肌钙蛋白水平升高的高危患者中疗效较好，部分是因其在介入治疗中的价值。中、高危患者的早期，在阿司匹林及肝素基础上加用埃替非巴肽或替罗非班。不准备作PCI者，不建议使用阿昔单抗。

STEMI：溶栓联合应用GP Ⅱb/Ⅲa受体拮抗剂提高再灌注率，但出血风险也增加，需要减少纤溶药物的剂量。年龄大于75岁的患者，溶栓时不建议联合应用GP Ⅱb/Ⅲa受体拮抗剂。接受PCI的STEMI患者，阿昔单抗优于埃替非巴肽，替罗非班或埃替非巴肽的研究资料有限。

PCI：GP Ⅱb/Ⅲa抑制剂降低PCI的急性缺血事件，如存在残余夹层、血栓或干预效果欠佳时，在PCI术中或术后即刻使用阿昔单抗进行补救，此观点缺乏前瞻性研究的证据。行直接PCI者、难治性心绞痛或其他高危患者行PCI时，可使用GPⅡb/Ⅲa抑制剂（阿昔单抗或埃替非巴肽）。伴有肌钙蛋白水平升高的接受PCI的NSTEMI/UA患者可能获益，在介入干预前24 h内开始使用阿昔单抗。阿昔单抗不推荐用于低危的PCI患者。

（冯　冲　吴素华）

参考文献

1. Randomized trial of intravenous streptokinase, oral aspirin, both, or neither among 17, 187 cases of suspected acute myocardial infarction: ISIS-2. ISIS-2 (Second International Study of Infarct Survival) Collaborative Group. J Am Coll Cardiol, 1988, 12: 3 ~ 13
2. Theroux P, Ouimet H, McCans J, et al. Aspirin, heparin, or both to treat acute unstable angina. N Engl J Med, 1988, 319: 1105 ~ 1111
3. A comparison of two doses of aspirin (30 mg vs. 283 mg a day) in patients after a transient ischemic attack or minor ischemic stroke. The Dutch TIA Trial Study Group. N Engl J Med, 1991, 325: 1261 ~ 1266
4. Farrell B, Godwin J, Richards S, et al. The United Kingdom transient ischaemic attack (UK-TIA) aspirin trial: final results. J Neurol Neurosurg Psychiatry, 1991, 54: 1044 ~ 1054
5. Randomised placebo-controlled trial of abciximab before and during coronary intervention in refractory unstable angina: the CAPTURE Study. Lancet 1997, 349: 1429 ~ 1435
6. Bertrand ME, Legrand V, Boland J, et al. Randomized multicenter comparison of conventional anticoagulation versus antiplatelet therapy in unplanned and elective coronary stenting. The full anticoagulation versus aspirin and ticlopidine (fantastic) study. Circulation, 1998, 98: 1597 ~ 1603
7. Buller CE, Dzavik V, Carere RG, et al. Primary stenting versus balloon angioplasty in occluded coronary arteries: the Total Occlusion Study of Canada (TOSCA). Circulation, 1999; 100: 236 ~ 242
8. Hamm CW, Heeschen C, Goldmann B, et al. Benefit of abciximab in patients with refractory unstable angina in relation to serum troponin T levels. c7E3 Fab Antiplatelet Therapy in Unstable Refractory Angina (CAPTURE) Study Investigators. N Engl J Med, 1999, 340: 1623 ~ 1629
9. Taylor DW, Barnett HJ, Haynes RB, et al. Low-dose and high-dose acetylsalicylic acid for patients undergoing carotid endarterectomy: a randomised controlled trial. ASA and Carotid Endarterectomy (ACE) Trial Collaborators. Lancet 1999; 353: 2179 ~ 2184
10. Mehta SR, Yusuf S, Peters RJ, et al. Effects of pretreatment with clopidogrel and aspirin followed by long-term therapy in patients undergoing percutaneous coronary intervention: the PCI-CURE study. Lancet, 2001, 358: 527 ~ 533
11. Simoons ML. Effect of glycoprotein Ⅱb/Ⅲa receptor blocker abciximab on outcome in patients with acute coronary syndromes without early coronary revascularisation: the GUSTO IV-ACS randomised trial. Lancet, 2001, 357: 1915 ~ 1924
12. Bhatt DL, Bertrand ME, Berger PB, et al. Meta-analysis of randomized and registry comparisons of ticlopidine with clopidogrel after stenting. J Am Coll Cardiol, 2002, 39: 9 ~ 14
13. Moliterno DJ, Yakubov SJ, DiBattiste PM, et al. Outcomes at 6 months for the direct comparison of tirofiban and abciximab during percutaneous coronary revascularisation with stent placement: the TARGET follow-up study. Lancet, 2002, 360: 355 ~ 360
14. Stone GW, Moliterno DJ, Bertrand M, et al. Impact of clinical syndrome acuity on the differential response to 2 glycoprotein Ⅱb/Ⅲa inhibitors in patients undergoing coronary stenting: the TARGET Trial. Circulation, 2002,

105：2347～2354

15. Mueller C，Roskamm H，Neumann FJ，et al. A randomized comparison of clopidogrel and aspirin versus ticlopidine and aspirin after the placement of coronary artery stents. J Am Coll Cardiol，2003，41：969～973
16. Neumann FJ，Kastrati A，Pogatsa-Murray G，et al. Evaluation of prolonged antithrombotic pretreatment（"cooling-off" strategy）before intervention in patients with unstable coronary syndromes：a randomized controlled trial. Jama，2003，290：1593～1599
17. Ottervanger JP，Armstrong P，Barnathan ES，et al. Long-term results after the glycoprotein Ⅱb/Ⅲa inhibitor abciximab in unstable angina：one-year survival in the GUSTO IV-ACS（Global Use of Strategies To Open Occluded Coronary Arteries IV--Acute Coronary Syndrome）Trial. Circulation，2003，107：437～442
18. Peters RJ，Mehta SR，Fox KA，et al. Effects of aspirin dose when used alone or in combination with clopidogrel in patients with acute coronary syndromes：observations from the Clopidogrel in Unstable angina to prevent Recurrent Events（CURE）study. Circulation，2003，108：1682～1687
19. Kastrati A，Mehilli J，Schuhlen H，et al. A clinical trial of abciximab in elective percutaneous coronary intervention after pretreatment with clopidogrel. N Engl J Med，2004，350：232～238
20. Beinart SC，Kolm P，Veledar E，et al. Long-term cost effectiveness of early and sustained dual oral antiplatelet therapy with clopidogrel given for up to one year after percutaneous coronary intervention results：from the Clopidogrel for the Reduction of Events During Observation（CREDO）trial. J Am Coll Cardiol，2005，46：761～769

20　急性冠脉综合征的床边血小板功能检测

急性冠脉综合征（ACS）的发生主要是由于粥样斑块破裂，激活血小板及凝血过程导致血栓形成，引起冠脉部分或完全阻塞，而这其中血小板聚集发挥先导而关键的作用。血小板检测主要是检测血小板的黏附、聚集、活化及释放能力，主要目的是为血小板相关的栓塞和出血性事件提供信息。在急性冠脉综合征中的一个重要问题是抗血小板治疗的有效性：即一种抗血小板药物能否达到预期抑制血小板的目的；其次是安全性：即患者是否还剩有残余的血小板功能足以避免出血。尽管阿司匹林、噻氯吡啶和氯吡格雷在治疗急性冠脉综合征中的地位已经确立，但剂量的调整及病人的反应等问题仍然困扰着人们。近十年来，血小板糖蛋白（GP）Ⅱb/Ⅲa受体拮抗剂凸显出优异的抗血小板效果。

20年前，两种重要的血小板糖蛋白GPⅡ和GP Ⅲ的发现把人们的视野引入血小板聚集的分子学基础（这两种蛋白在血小板无力症中消失）。迄今为止，已经超过10万人在临床试验中接受了一种新型、有效的血小板糖蛋白Ⅱb/Ⅲa受体拮抗剂，效果良好。其中三种血小板糖蛋白（GP）Ⅱb/Ⅲa受体拮抗剂（abciximab，阿昔单抗；eptifibatide，埃替非巴肽；tirofiban，替罗非班）已获美国FDA批准在冠脉介入及急性冠脉综合征中使用。

20.1　GPⅡb/Ⅲa受体拮抗剂的疗效

在急性冠脉综合征病人中，GPⅡb/Ⅲa受体拮抗剂明显减低30天死亡率、非致死性心肌梗死率以及紧急血运重建率，特别是在那些肌钙蛋白阳性或经皮冠状动脉介入治疗（Percutaneous Coronary Intervention，PCI）的患者中获益更大（图20-1）。

在首次安慰剂控制的PCI试验（Entered the first placebo-controlled PCI trial EPIC）中接受阿昔单抗治疗的ACS患者相比安慰剂组降低了60%的死亡率。在EPISTENT试验中，接受阿昔单抗的装入支架患

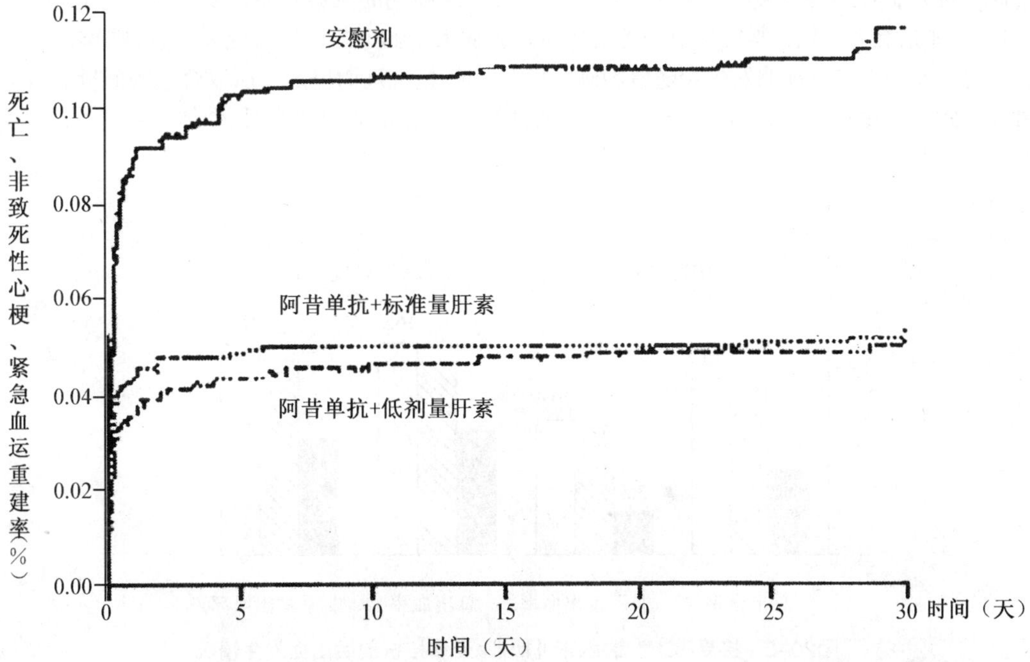

图20-1　接受GPⅡb/Ⅲa受体拮抗剂治疗后Kaplan生存曲线

者1年死亡率有58%的降低。治疗经验表明，在不稳定性心绞痛和非Q-波心肌梗死患者中使用埃替非巴肽、替罗非班能减少10%~35%的死亡和心肌梗死，且效果持续到6个月。在ESPRIT试验中，双倍剂量的埃替非巴肽（即180 μg/kg的埃替非巴肽在10 min内两次弹丸式注射，继以2 μg/（kg·min）的速度静滴维持）可改善接受冠脉支架患者的预后。而此前有一项研究，使用135 μg/kg的弹丸式辅以0.5 μg/（kg·min）的维持静脉滴注20~24 h，发现效果不显。在ESPRIT试验中1 024个患者入安慰剂组治疗，1 040个患者入埃替非巴呔组治疗，且其中有372（8%）名患有急性冠脉综合征。一级联合终点为48 h内死亡、心肌梗死、紧急血运重建和应急使用血栓性抗血小板制剂；二级联合终点为30天内死亡、心肌梗死、罪犯血管紧急血运重建，结果，接受埃替非巴肽患者联合一级终点相对危险降低了37%（10.5%对6.6%），二级终点降低了35%（10.5%对6.8%）。这种大剂量的埃替非巴肽带来的益处不仅在短期联合噻氯匹定和冠脉支架治疗中体现，而且后12个月的随访中持续。在TARGET试验中，对于即将施行支架治疗的患者，进行了替罗非班与阿昔单抗的非劣性对照研究，所有入选者中，63%患有ACS，观察的一级终点为30天的死亡率、非致死性心肌梗死发生率、或罪犯血管的血运重建率，这个头对头的研究显示，阿昔单抗在PCI支架患者的辅助治疗中具有优势，一级终点的发生率在阿昔单抗有显著下降（6.0%对7.6%），在ACS的亚组分析结果显示阿昔单抗降低了32%危险，使用替罗非班的几组病人中，仅仅不到1/3的患者有大于或等于80%的血小板聚集抑制率。另外，GOLD研究提示，血小板抑制率与联合终点事件发生有着显著且独立的相关性，那些抑制率大于95%的OR值为0.44。

埃替非巴肽与替罗非班均显示了在ACS中的临床益处。目前，仍不清楚不同药物之间的疗效差别与临床试验或实验设计的关系以及其与药物本身或抗血小板的力度与时间之间的关系有多大。有人推测，抗体片断及其与其他复合物的结合而产生不同的抑制效果可能解释不同药物间的临床效果差异。

20.2 GPⅡb/Ⅲa受体拮抗剂的安全性

在早期的PCI相关研究中，糖蛋白Ⅱb/Ⅲa拮抗剂有较高的出血发生率（图20-2），后来人们发现出血主要归咎于大剂量长期的使用肝素及延迟拔鞘，因此，后来的研究中，使用了按体重剂量调整的肝素并且尽早拔鞘，结果显示较之安慰剂出血发生无显著差异。然而，这些药物仍然会增加出血的风险，由此而推知，合适的剂量将有助于降低出血的发生。前期的试验表明，要想抑制血栓形成，必须GPⅡb/Ⅲa受体拮抗剂必须占据80%以上的受体位点，而大于90%的血小板受体位点被抑制将导致出血增加。同时，血小板缺乏症的发生会随着静脉应用Ⅱb/Ⅲa拮抗剂而增加，所以合适的剂量非常重要。

另外，除阿昔单抗（rreopro C7E3）之外，有两种低分子量的GPⅡb/Ⅲa受体拮抗剂（同时具有精

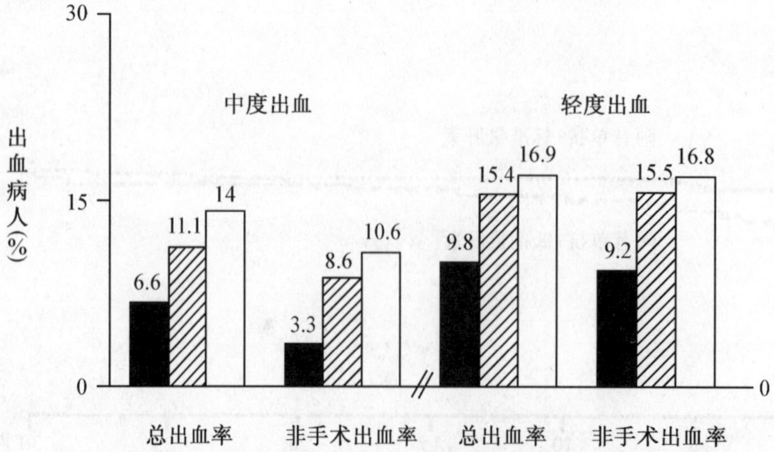

图20-2 接受PCI患者用GPⅡb/Ⅲa受体拮抗剂后出血发生情况
（引自Aguirre FV，et al．Circulation，1995，91：882~890）

氨酸-甘氨酸-天冬氨酸识别序列）已经在缺血血栓性冠脉事件中发挥益处。有关7E3的抗栓效果与其影响出血时间、血小板聚集以及GPⅡb/Ⅲa受体拮抗的对比研究相关研究已经先于阿昔单抗的临床研究开展，这些研究为EPIC研究提供了剂量的信息。类似的临床研究已经报道了其他GPⅡb/Ⅲa受体拮抗剂。同阿昔单抗相比，尽管这些低分子复合物的快速清除率使得其在技术上很难直接评价GPⅡb/Ⅲa受体拮抗的效果。但已经有关荧光检测和快速标记法的研究，这些合成肽和非肽GPⅡb/Ⅲa受体拮抗剂的药代动力学不同于单克隆抗体，他们通过肾脏清除，因此在肾功能不全的患者中应作剂量的调整。

20.3　GPⅡb/Ⅲa受体拮抗剂存在的问题

由于GPⅡb/Ⅲa受体拮抗剂的广泛应用，临床研究得出结论的不同以及个体间的差异，已经引出下面一系列的临床问题。

①在当前应用GPⅡb/Ⅲa受体拮抗剂的过程中，剂量相关的个体差异有多大?

②剂量相关性个体差异与临床事件（出血、缺血）有关吗?

③（除剂量调整之外）基于病人的个体化弹丸式注射能提高治疗的安全性与疗效吗?

④在药物输注时期，有没有不同病人之间或病人不同时间血小板整体抑制时间有差别吗?

⑤药物输注时加强监测和剂量的调整能改善预后吗?

⑥抗血小板药物监测的最佳目标是什么呢？血浆药物浓度？Ⅱb/Ⅲa受体位点占据数？阻断GPⅡb/Ⅲa受体的百分比？还是抑制聚集的程度?

⑦最好的激活剂是什么？（胶原、ADP、TRAP）；各自检测的浓度水平是什么?

⑧功能监测（如检测全血血凝块的形成时间）比血小板特异性（富含血小板血浆）分析更有临床意义吗?

⑨能否找到一种快速、简单、准确、廉价的监测方法来应用于临床呢?

20.4　GPⅡb/Ⅲa受体拮抗剂的药代动力学

GPⅡb/Ⅲa受体拮抗剂的剂量-反应曲线大致是陡直的。图20-3显示了受试者的GPⅡb/Ⅲa受体阻滞情况和由浓度为5 μmol/L的腺苷二磷酸（ADP，生理致聚剂）引起的血小板聚集反应。这些受试者都接受了阿昔单抗0.25 mg/kg弹丸式注射续以12 h的持续静脉滴注。在超过50%的GPⅡb/Ⅲa受体被阻滞前，由ADP和相似拮抗剂引起的血小板聚集几乎不受抑制。而在超过80%的GPⅡb/Ⅲa受体被阻滞时，由传统激动剂如ADP等引起的血小板聚集几乎全被抑制。

GPⅡb/Ⅲa受体阻滞（A和C）和由5 μmol/L浓度的ADP引起基线的血小板聚集反应（B和D）的受试者，他们接受了阿昔单抗0.25 mg/kg的弹丸式注射和12 h的持续静脉滴注。GPⅡb/Ⅲa受体阻滞的程度和血小板的聚集用基线值的百分比表示。圆点表示每个受试者的个体值；实点表示中位数；虚线表示对80% GPⅡb/Ⅲa受体的阻滞和聚集。A和B两图中，测试的是接受了10 μg/min（未依体重调节，*n*=24）注射的患者（图20-2）。

但是，给予动物任一种抗体10E5或7E3（均可阻滞GPⅡb/Ⅲa）的额外剂量就可以完全抑制血小板聚集，并引起出血时间的延长，这个结果证实了额外的抗体具有功能性，而该结果未被血小板聚集度测定的比浊度计检测出来。

对于冠状动脉介入术中快速使用的GPⅡb/Ⅲa受体拮抗剂而言，如果在所有病人中一种干预剂量能够实现持续普遍的受体阻滞，并且病人没有临床出血事件的增加，那么监测就不是必需的，此前，对阿昔单抗的药代动力学研究支持这个假说。大多数而不是所有的病人，在0.25 mg/kg药物和注

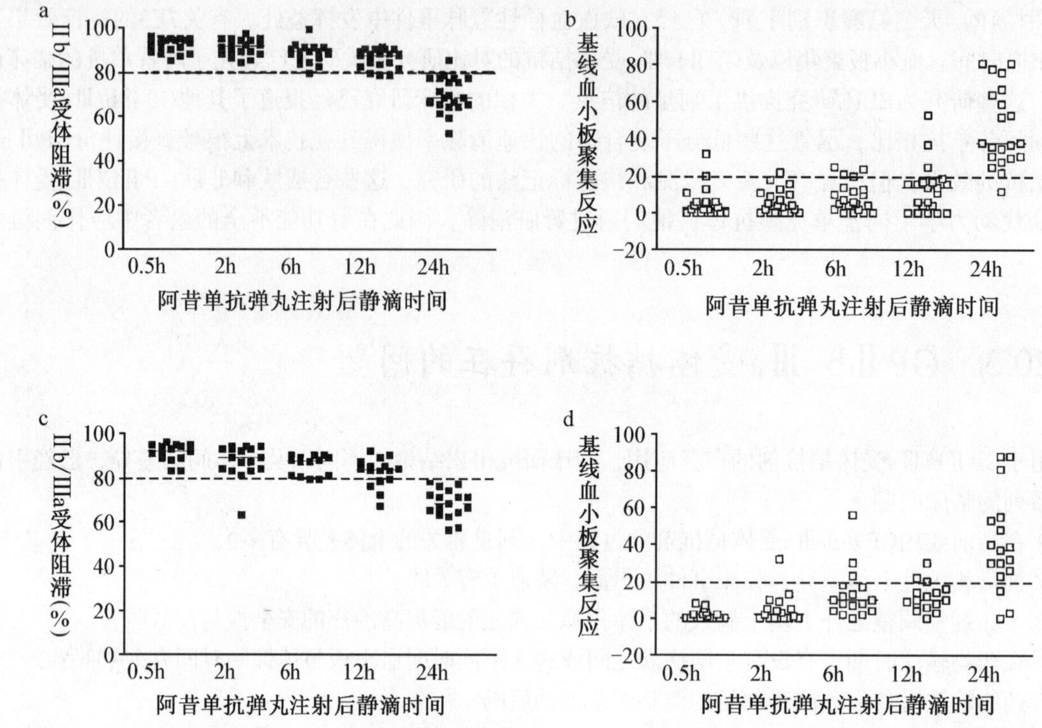

图20-3 血小板受体阻滞（a和c）和血小板聚集反应（b和c）图

射10 μg/min或0.125 μg/（kg·min）的剂量下可获得并维持大于或等于80%的基础抑制阈值水平。但是，临床上在某些个体身上已经观察到受体阻滞的差异存在，并且这种差异已被Mascelli等证实：使用阿昔单抗后6～12 h，平均的GPⅡb/Ⅲa受体阻滞大约为80%，即有某些患者在某些时间内低于80%这个水平。全血阿昔单抗水平的理论峰值高过让一个正常循环中的血小板GPⅡb/Ⅲa受体完全饱和的抗体数量大约两倍。因此，血小板增多症患者或是每个血小板上有更多被激活受体的患者将无法获得与正常血小板数量的患者同等程度的受体阻滞效果。对依赖于阿昔单抗功效而提高的血小板系统评估将会是有价值的，而且剂量调整也有可能增加功效。中止GPⅡb/Ⅲa后受体阻滞的评估对在决定正常血小板功能的恢复上可能也是很重要的。这个信息能帮助医生确定在外科手术或其他有创处理前，输血小板或更多时间的肾脏清除哪个是必需的。大体说来，在受体阻滞水平低于50%时几乎没有什么出血风险。

20.5 GPⅡb/Ⅲa受体拮抗剂的监测

尽管GPⅡb/Ⅲa受体拮抗剂显示出强大的抗血小板功能，但有一个重要问题是只有良好的GPⅡb/Ⅲa受体拮抗剂监测方法才能获取临床结果的改善。表20-1列举了应该积极实施血小板监测的一些场合。通常我们用药物浓度来表示药物的效果，对于GPⅡb/Ⅲa受体拮抗剂来说，血小板上GPⅡb/Ⅲa受体的数目和密度上的个体间差异，固有的血小板功能的竞争，或是血小板辅助因子的水平等等都可能影响对给定的血浆水平GPⅡb/Ⅲa受体拮抗剂所起的反应。GPⅡb/Ⅲa受体阻滞的百分比或GPⅡb/Ⅲa受体拮抗剂对血小板功能的改变，二者中哪一个是最佳参数尚不确定。像受体阻滞的百分比一样，表达GPⅡb/Ⅲa受体拮抗剂避免了一些对血小板功能有影响的变量如抗凝剂的使用，血小板制品，激活剂的使用，终点的度量，和特殊设备的使用。然而，这个监测系统的建立是由于受体阻断尚有几个不足之处。这些不足包括对不同试剂有潜在的需求，对每一个个体药物的化验技术，关注相关研究结果中血小板药物代谢变化的影响，对昂贵设备的需求，和现有分析使用技术的专业性。受体阻滞和血小板功能抑制这二者间最初的相关是建立在对明显正常的个体的研究上，并且对这些资料的推断结果可能还未校正，这是对更广范围的患有可能影响血小板机能和其他协同作用药物的慢性疾病患者的推断。

通过“功能性”血小板的检验来监测GPⅡb/Ⅲa受体治疗，在直接评价治疗目标和结合上述的几乎所有变量的影响上具有同等的优势。例如，标准剂量的GPⅡb/Ⅲa受体拮抗剂对有低血小板计数，使用影响血小板功能的其他药物，或患有影响血小板功能的疾病的患者都是过量的。“功能性检验”的另一个重要优势是，这个简单的检验或许可用于测定有效的GPⅡb/Ⅲa受体拮抗剂。

表20-1　需要积极实施血小板监测的一些情况

特殊病人（证实有80%的聚集抑制）	特殊临床事件	特殊药物因素
PCI治疗	出血相关	换用不同制剂时
严重缺血症状	过度抑制所致	联合其他抗血小板制剂和抗凝剂
其他静脉制剂干扰	指导重复使用拮抗剂	阿司匹林抵抗
异常血小板计数	紧急手术相关	应用氯吡格雷时不同药物对CYP-3A4的交互作用
肾功能不全	证实有50%的血小板聚集	
异常体重（过高或过低）	指导必要时重复使用拮抗剂	

传统的浊度计测定血小板聚集度是使用富含血小板的枸橼酸盐血浆，这种方法是被接受并且广泛使用于测定血小板功能，但却涉及到样本的采集、大范围的质量控制、操作者的经验和昂贵的检验设备等。同时，枸橼酸盐抗凝引起的钙离子螯合可能会人为地增加抑制，这些抑制是与某些GPⅡb/Ⅲa受体拮抗剂如依替巴肽（急性冠脉综合征治疗药，抗血小板药）同时监测的。枸橼酸盐螯合将PRP中Ca^{2+}浓度降至40～50 μmol/L，部分地将Ca^{2+}从GPⅡb/Ⅲa上二价阳离子的结合位点转移。尽管减少的Ca^{2+}降低纤维蛋白原对激活的血小板膜上的GPⅡb/Ⅲa的亲和力，但有效的结合维持着血小板聚集。减少的Ca^{2+}同样地增加依替巴肽与血小板的结合。可能是因为依替巴肽和Ca^{2+}占据了GPⅡb/Ⅲa上重叠的位点。依替巴肽与GPⅡb/Ⅲa结合的增加和纤维蛋白原结合的减少一起促进了依替巴肽抑制活性的增强。

理想的血小板功能检验的特点包括：少量的全血，最少的处理或滴管和数分钟内有准确结果。原因显而易见，干净的全血比富含血小板的血浆（PRP）更适于床边检测，因为后者还包括了一个额外的处理步骤。包括了净化全血的检测，不一定能准确地测定由与GPⅡb/Ⅲa的快速解离的低分子制剂导致的抑制。

表20-2　理想的血小板监测特点

只需全血	自动化
无需移液管或暴露	快速
无需预先准备反应物	价格适宜
样本量小	易于解释结果
设备体积小	准确/稳定
操作简单	重复性好

目前还没有一个能满足各项标准的检测方法可用来做个理想的检测。同样，还没有其他检测方法与之相较的金标准，并且关于使用现有的检测方法的临床结局，其相关资料也非常少。

20.6 血小板受体激动剂

用电镜对血小板微粒进行研究，发现血小板微粒大小不等，其直径可小到0.02 μm，但一般不大于0.5 μm。静息状态下的血小板膜上表达的40多种糖蛋白，大多可在血小板微粒膜上表达。但是，不同激活剂诱导形成的血小板微粒，膜上表达的糖蛋白有可能不同。血小板的激活可通过化学或机械方法经过多种经过胞外信号通路来诱导。了解信号通路及其相关受体、配体对于评价血小板功能是至关重要的。激动剂按照血小板脱颗粒的诱导、Ⅱb/Ⅲa受体的外显以及α颗粒释放纤维蛋白原几方面来分弱激活剂与强激活剂。几种血小板激动剂包括ADP、胶原、血栓素和凝血酶等。

早些年，ADP是最常用于涡流聚集分析研究，其聚集反应是剂量依耐性的。当使用低剂量的ADP时，聚集反应是可逆的，然而当使用高剂量ADP时（10～20 μm），反应式不可逆的，而且低剂量时的双向反应曲线变为单向的较平滑曲线。大部分研究先天性血小板缺乏症是使用的是1～5 μm的ADP或者更低。关于研究Ⅱb/Ⅲa拮抗剂的研究要求更加高浓度的刺激剂，目的是区分不同剂量的反应如何，一般使用10～20 μm。胶原作为激动剂的强度取决于其用药浓度，其可以作为激动剂源自于内皮下大量沉积的胶原在动脉损伤被暴露，不像ADP那样，胶原所诱导的聚集对阿司匹林敏感，胶原作为激动剂使用有限，因为发生聚集时胶原产生、暴露的量不同。花生四烯酸和血栓素A_2（TXA_2）是可以被阿司匹林完全抑制的弱激动剂，花生四烯酸所诱导的血小板聚集有时被用来评价阿司匹林治疗的依从性。

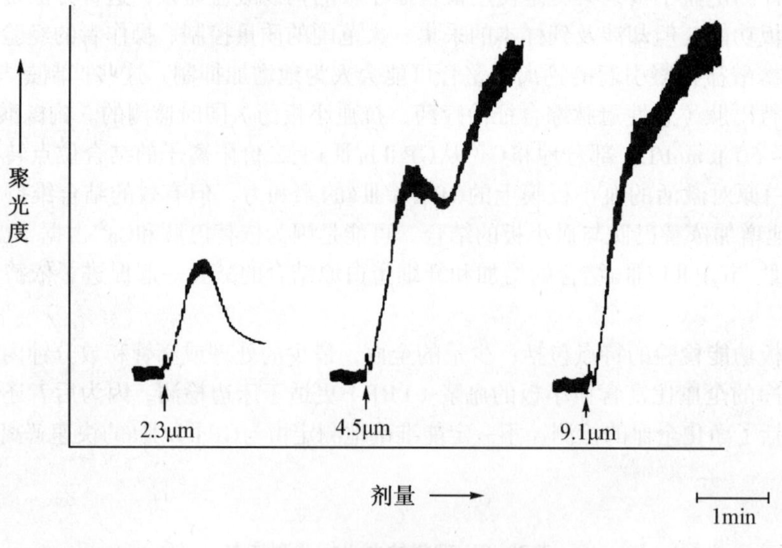

图20-4 ADP的剂量反应曲线

凝血酶不仅可以刺激聚集，而且是最为有效的血小板激动剂，还能血小板脱颗粒。α-凝血酶作为血小板激动剂已经被广泛接受，然而其诱导的血小板聚集有几个局限，包括组间差异、储备需要量以及凝血酶相关凝血瀑布对分析的影响。最近，一种凝血酶受体激动肽（TRAP）被用于取代凝血酶，因为它可以通过凝血酶受体激活血小板而不致引起凝血瀑布的产生。因此，TRAP不受影响临床凝血酶使用的限制，而且价格便宜。异丝氨酸对丝氨酸的替代导致了异-TRAP的产生，该多肽能更好地抵抗血浆中氨基肽酶的降解作用，使其效果具有可重复性。当ADP或胶原相关聚集被抑制时，TRAP的刺激能聚合更多激活的受体到血小板表面，这样照样能产生血小板聚集。增加血中Ⅱb/Ⅲa受体拮抗剂的浓度可以阻断这种聚集。因此，当ADP被最大程度抑制后，TRAP可以用来区分大剂量Ⅱb/Ⅲa受体拮抗剂的效果，其常用浓度为5～10 μm。

20.7　血小板功能检测

各种血小板功能检测仪各自的检测特点、所需底物以及分析的变量见表20-3。

表20-3　常用血小板功能检测仪的底物及分析变量

	底物是否全血	底物是否PRP	是否现场监测	检测的变量
IVY出血时间	是	否	是	初期止血
发光聚集法	否	是	否	聚集
流式细胞仪	是	否	否	激活
血栓弹性图像分析	是	否	否	血凝块强度
PFA100分析仪	是	否	是	初期止血
血凝块特征分析仪	是	否	是	黏附、聚集
Platworks工作仪	是	否	是	聚集
快速血小板功能检测仪	是	否	是	聚集

20.7.1　IVY出血时间　该出血时间用于评估最早的止血过程（血小板黏附、释放反应、聚集和最早的血小板栓子形成）和评价血小板到形成血栓的全部功能。

临床意义：这是一个快速、非侵入性的监测，可评价全部血小板功能。但是，这个检测需要一个专业的技术专家并且需要30 min来完成。该检测方法的准确性、有效性和预见性也还未证实。许多其他（病情的）病人和与技术相关的因素都可能影响出血时间。出血时间的正常范围是7 ~ 10 min。

20.7.2　发光聚集法　这是检验血小板功能最常用、最熟练的方法。这项技能要使用的仪器包括Chrono-Log（Havertown，PA），Bio-Data（Hatboro，PA），Payton-Scientific（Buffalo，NY）和Helena实验仪（Beaumont，TX）。要做这个检验，富含血小板的血浆（PRP）和血小板不足的血浆（PPP）需从加入枸橼酸盐的血液中预备，然后将其分别滴入相应的试管，放置在仪器的正确位置并在37 ℃条件下平衡二者。仪器需校准因此通过PPP的发射光束数量才能确定为100%聚集，而通过PRP的发射光束数量则为0%聚集。在一些实验室，用增加的PPP来调整PRP的血小板计数，由此而获得介于250 000/μL和350 000/μL之间的标准计数。聚集始于增加了经过精心设计的整倍数的血小板激活剂如ADP、胶原、或肾上腺素。搅动是借助于一根有磁性的搅拌棒，通过PRP的发射光束的改变也同时被监测。在聚集的过程中，大量血小板聚集成块，混浊减少，而发射光束通过的样品的增加了。样品吸收的光束转换成电信号，信号被放大并记录下来。结果以聚集的百分比表示。

临床意义：这个普遍应用的方法使用已经超过了30年，它可以标准化，能被很好地接受，并且最广泛地应用于临床。然而，这个过程费力、费时并受PRP的光学性质限制。过程中涉及的离心步骤也影响血小板的反应，这个被分组的血小板可能在离心的过程中就丢失了。医院对他们的检测方法有不同的参照标准，因此通常对医院之间使用这种检验法的结果难以比较。检验过程中临床上的差异包括PRP（准备，离心）、使用校正或未校正的血小板计数，试管的型号、搅拌棒的速度、激活剂的选择或激活剂的浓度、走纸的速度、聚集的使用对作为最早终点的聚集的斜率。这是个对检测慢性或获得性出血紊乱患者的血小板功能缺陷实用的方法。这个检验被用于第Ⅱ阶段研究GPⅡb/Ⅲa受体拮抗剂的药物发展，虽然它耗时，但还是可被临床使用。用这个原理但减少不同的缺陷所设计的快速检验将会是理想的。

20.7.3 流式细胞仪 流式细胞仪是研究血小板微粒的有力工具，近30年来，正是由于流式细胞仪的使用，人们才对血小板微粒有了深入而广泛的认识。应用流式细胞仪分析血小板微粒，不仅操作简单，且可对其表达的蛋白进行准确的测定。流式细胞仪能快速测定大量不同个体的血小板各自的特性。凝血酶、胶原、或ADP等激活剂所诱导的聚集，可通过特异性激活依赖性血小板表面抗原修饰的光谱法检出。这个方法可导致包括离子流出道和细胞骨胶激活的细胞内信号转导级联反应，其结果是分泌出包涵体，通过内面向外的信号可引起表面受体重组和构象改变的表达。血小板激活还使已持续表达的表面糖蛋白产生改变的表达。GPⅡb/Ⅲa复合物数量的增加和GP Ⅰb/Ⅰx复合物数量的降低，源自于细胞表面的糖蛋白和与之表面相连的小管系统或胞内贮备之间的双向运输。内面向外的信号引起GPⅡb/Ⅲa复合物的构象改变，并进一部步导致高配体亲和力的，构象激活依耐性表位的暴露。血小板释放反应是与新表达的颗粒糖蛋白诸如CD62P、CD63相联系的，因此，检测循环中这些抗原的表达不仅反映了血小板激活的状态还反映了其释放的程度。

流式细胞仪是一种敏感而迅速的检测方法，特别是通过定量检测主要的黏附聚集抗体（Ⅰb/Ⅰx，Ⅱb/Ⅲa）等的产生和CD62P、CD63、血小板反应蛋白、纤维蛋白原等的释放来研究遗传性和获得性血小板异常。血小板糖蛋白受体如Ⅱb/Ⅲa等构象的改变可通过识别“配体上单克隆抗体识别的受体诱导的结合位点”（RIBS），和受体上配体诱导结合位点来检测。许多血小板结合配体如纤维蛋白原、vWF因子、P选择素、血小板反应蛋白可通过配体结合的抗原来定量检测。

进行细胞分析时，血小板由荧光结合单克隆抗体标记，并放置于流式箱中，细胞以1 000个/min的速率通过激光聚焦光柱。被标记细胞暴露在激活的波长光范围会产生荧光发射，这样可以检测细胞的前向及侧向散射特性。循环血小板的激活状态可通过激活依耐性的单克隆抗体来评估，这类抗体与激活的血小板紧密结合而与非激活的血小板结合率很弱并且无法测出。荧光血小板数量直接与被评估的激活通路有关。

临床意义：流式细胞分析仪有只需全血分析，用血量很少等优点，此外，对于样本最少的处理，避免了离体血小板聚集的人工因素的影响，同时使用这种方法，血小板聚集的激活状态与活性均可评估，缺点是昂贵的仪器设备且需要有经验的技师。流式细胞分析仪评价特异性的血小板功能、活性与高反应性是有效的，因此已经有人用来监测特异性拮抗剂对于Ⅱb/Ⅲa受体的抑制情况，但主要是用于研究。

20.7.4 血栓弹性图像分析仪（Haemoscope，Morton Grove，IL） 血栓弹性图像检测血凝块的强度。血凝块形成于一个小杯与一个传感装置之间（是由绞合线上悬吊一根细针形成）。血小板起作用后参与血块的收缩将导致纤维蛋白原硬度的增加，这种装置中的小杯不断地摆动，摆动运动传导引起绞合线的运动，进而以图像的形式记录下来。这种测量直接与血凝块的物理特性有关，有几种反应血凝块进展不同阶段的参数。血凝块强度的全程时段的图像描记成一个“雪茄”形状的曲线。血栓弹性图像的5个参数：R、K、α-角、MA、MA60分别测量一个血凝块的进展的不同阶段。“R”表示从检测开始到纤维蛋白形成的时间；“K”表示血凝块形成的初始到血栓弹性颗粒振幅达到20 mm的时间，它代表了血凝块形成的动力学指标，α-角是指图像轨迹的中线与轨迹曲线的切线之间的角度，它代表了纤维蛋白形成与交叉连接的动力学。“MA”是指运动的最大振幅，反映了血凝块的强度，这依赖于血小板的数量与功能以及它与纤维蛋白的作用力。“MA60”反映了“MA”测量后60 min血凝块退缩的幅度，反映了血凝块的稳定性。这种检测一直持续到血凝块崩解或松弛发生，费时约1 h。

临床意义：这种方法只需使用全血并且可以评价血栓的多种成分，然而，这种方法需要更多的时间，较费力，而且需要移液。最近，有一种改进的血栓弹性图像方法监测肝素化病人应用阿昔单抗后血小板功能情况。离体加用阿昔单抗将导致血凝块强度和血小板结合力线性依耐性的降低。目前这种方法尚不能现场血小板的检测。

20.7.5 PFA100分析仪 DaDe Behring（Miami FL）型血小板功能检测仪（PFA100分析仪）通过

分析血小板之间的相互作用来评价原发性的血小板的稳态，方法是让全血流过一个穿有小孔而产生高切应力的毛细管道来实现。首先用柠檬酸化的全血通过一个能产生高切应力的毛细管道而被吸入真空管中，然后血液流过精密设计的小孔，这个小孔已经有一层曾被胶原、肾上腺素或ADP包被过的薄膜覆盖。血液流经小孔时，小细胞在小孔附近聚集直至小孔堵塞，检测结果以堵闭所需的时间来表示，整个检测过程大约需要10 min，小孔的堵塞由Ⅰb、vWF、糖蛋白Ⅱb/Ⅲa的抗体来完成。此过程正如研究富含RGD序列的多肽一样，由此可以准确推测每一个分子的作用。多克隆抗纤维蛋白原是不可以堵塞的，主要是因为其高切应力的缘故。人们推测该系统中可能的机制是首先由vWF通过糖蛋白Ⅰb结合到血小板上，然后又通过糖蛋白Ⅱb/Ⅲa进一步结合，而且胶原很可能与纤维蛋白原介导的血小板聚集相距甚远，这种远距离可能的临床意义是：一些Ⅱb/Ⅲa受体拮抗剂可能越过纤维蛋白原而先阻碍Ⅱb/Ⅲa受体与vWF结合以抑制血小板聚集，或者相反，先阻碍纤维蛋白原诱导的聚集。血样本可以收集于常规的真空管中，室温保存到4 h。此种设备可以先后进行两个样本的检测，譬如，在配有胶原/肾上腺素和胶原/ADP这两个检测槽中，阿司匹林所致的血小板功能失调在前者可能监测到一个延长的关闭时间，而在胶原/ADP这个槽中关闭时间可能是正常的。这种高切应力系统可以产生每秒4 000 ~ 5 000次交互秩序的血小板切应率。该系统常常备用40mBar的真空管以模拟人体中微管系统中的压力。

临床意义：这种方法可以评价参与原发止血过程的多种因素，与标准的没有切割差异影响的出血时间检测相似，而且具有使用全血，操作简单，操作时间短以及自动化的优点。正常的堵闭时间是100 s，该仪器可以检测到300 s的水平，可见其检测范围是有限的，但一般情况下，使用糖蛋白Ⅱb/Ⅲa受体拮抗剂堵闭时间都超过300 s，因此在监测糖蛋白Ⅱb/Ⅲa受体拮抗剂应用时，该装置亟待更多的研究与开发。研究表明，PFA100分析仪与光学聚集分析仪在检测低水平聚集抑制时具有良好的相关性。

20.7.6　血凝块特征分析仪（Clot Signature Analyzer，CSA）　这种方法测量分析血小板功能和血凝块特征的几个方面，有一个胶原槽可以促使暴露到皮下促血栓发生组织，血液以较高的剪切速率（大约6200 S−1）通过胶原纤维表面。血小板通过与胶原黏附聚集进而激活形成血栓。CSA中有一个打孔的通道，通过它可以了解到血小板功能的情况，该通道以0.15 mm的细针钻成两个精密的小孔，小孔部位有较高的剪切应率，当血液流经该通道时，高的剪切力促使血小板在损伤部位黏附、聚集并进一步激活血小板，最终导致该部位的血小板大量聚集，逐渐增长的纤维蛋白血凝块堵塞了通道，导致血流速度减低，这种减低可以通过压力的下降来证实。有专门的厘米水银柱测压装置是双通道中血凝块的生长的时间而设计形成。

临床意义：这是一种自动检测的方法，使用生理条件的血流与温度下未抗凝的全血，它可以同时检测血小板的激活与聚集，然而目前太大的容器体积不能用于常规检查和复杂的报告是其缺点。

20.7.7　血小板工作仪（Plateletworks）　血小板工作仪（Helena laboratory，Beumont.TX）是一种离体的诊断扫描系统，用来检测新鲜全血中血小板聚集和血小板抑制的比例。有功能的血小板的激活和聚集所致的血小板计数的变化是通过电阻依耐性细胞计数器来检测的。

Platworks是血小板聚集分析仪的一种改装，它具有相对简单、廉价、费时少（约5 min出结果）的优点。使用两步法操作的程序：首先使用自动细胞计数器测全血样本中总共的血小板含量，然后在接触过已知的血小板激活剂作用的第二部分全血样本中重新检测血小板数量。血小板激活剂将刺激着部分有功能的血小板聚集成血凝块，这样在第二分血样本中他们将不能被计数。两份样本中血小板计数的差异反应了血小板聚集的程度。抗血小板药物导致血小板的失活或者丧失功能被认为是成功的抑制。Platworks的结果可以用抑制百分数表示：激活剂作用的血小板计数/基础血小板计数 × 100%=抑制率。

临床意义：血小板工作仪（Platwork）的正确性依赖于血小板计数的准确性，自动计数器容易受到多种因素的干扰而影响工作仪的准确性。因此，所获得血小板计数必须结合病人的临床状况及此前已有的血小板计数值。这种方法已经被用于临床上使用糖蛋白Ⅱb/Ⅲa拮抗剂后血小板聚集抑制程度的监测，也适用于应用氯吡格雷之后。

20.7.8 快速血小板功能检测仪 Ultegra-RPFA快速血小板功能检测仪（Accumerics）是一种自动化的，检测全血的，配备有检测槽的现场检测系统，适用于使用糖蛋白Ⅱb/Ⅲa受体拮抗剂后快速地检测血小板功能，它利用血小板激活后可以结合纤维蛋白原这一特性来评价血小板功能，纤维蛋白原包被的聚苯乙烯颗粒根据现有的未受抑血小板表面糖蛋白Ⅱb/Ⅲa受体的数量成比例的黏附、胶着，而糖蛋白Ⅱb/Ⅲa受体的药理阻滞剂防止这种相互作用的发生，并且按照抑制的Ⅱb/Ⅲa受体的比例来阻止聚集。当血小板被激活时，由于聚苯乙烯微粒珠的聚集是迅速而且重复发生的，以种新的凝血酶受体激动肽iso-TRAP［（iso-s）FFLLRN］参与了这个仪器的分析过程。

全血样本是通过标准的柠檬酸化抗凝管中收集，或者在静脉使用过埃替非巴肽后，用PPACK取代柠檬酸抗凝。样本管被放入一次性的塑料槽中，全血样本自动流入两个富含有iso-TRAP及纤维蛋白原包被颗粒的塑料槽中。然后将样本在微处理器作用的钢珠驱动下混合70 s以待检测。血样本的吸光度以每秒钟16次的速度被自动监测，当血小板与纤维蛋白原包被的颗粒相互作用并产生黏附的时候，吸光度会增加，聚集率将以固定时间内吸光度曲线斜率的变化来量化评估，结果以每10 s的毫伏值（mv/10 s）表示。每个患者在使用糖蛋白Ⅱb/Ⅲa拮抗剂之前的基础吸光度曲线的斜率事先存储并记忆，额外的血样本将同样以曲线的斜率的方式表达。

临床意义：相比浊度表聚集分析仪而言，Ultegra-RPFA快速血小板功能检测仪有以下几个好处：①使用全血，避免了样本的准备以及清除额外成分时发生的组间变异；②半自动化操作，避免了操作者的误差以及观察指标的主观性；③检测快速；④数字化结果，便于量化评估；⑤双重分析，避免了随机的误差。有研究表明，在体使用加大剂量的阿昔单抗的患者的血样本用20 uM ADP诱导的聚集后，几乎同时使用Ultegra-RPFA和浊度表聚集分析仪两种方法监测所获得结果具有良好的相关性，同时，Ultegra-RPFA的结果与免疫标记单克隆抗体结合法所测得未阻滞的糖蛋白Ⅱb/Ⅲa受体的比例结果业具有良好的相关性。两组的均差也是阴性的4%，而且，RPFA的结果与游离糖蛋白Ⅱb/Ⅲa受体测值之间的均差也使阴性的2%。诸如Ultegra-RPFA快速血小板功能检测仪评价药物影响下整体的血小板功能，且不受药物种类的影响，所以有可能提供一种良好生物相关性的检测方法。该方法的缺点是需要基础全血样本的比较，而且需要特殊的激动剂。

20.7.9 有关的临床研究 已经有几项试验着眼于对血小板功能的分析以及最佳的糖蛋白Ⅱb/Ⅲa受体阻滞方法的研究。这其中包括“PARADISE”研究和“GOLD”研究。在“PARADISE”研究中，有100例患者入组，结合病人个体间实际的差异，并按照体重调整给以标准剂量的阿昔单抗，几乎所有的病人在使用阿昔单抗后都达到了80%以上的血小板抑制，仅有13%的病人在维持过程未能保持这种抑制水平（图20-5），甚至在静滴结束后出现更大的个体差异，尽管此研究在设计之初未将临床结果作为观察终点，但在药物作用后也进行了系统全面的心酶检查，结果显示，前述的在12 h内未能达到80%以上血小板抑制的13名患者中，有6名（46%）患者有心脏方面的副作用。这与另外75名12 h内已经达到80%以上血小板抑制的患者中仅有5例（7%）出现类似副作用形成显著的差异，尽管这并非一个事先设计的观察目标，但结果却与“血小板抑制必须达到并维持一定水平以防止PCI相关的血栓性事件”这一假说是一致的。

在“GOLD”这项前瞻性的研究中，469例接受选择性PCI并辅以糖蛋白Ⅱb/Ⅲa受体拮抗治疗的病人入组，Ultegra-RPFA快速血小板功能检测仪被用来检测PCI前基线水平、PCI中和PCI后连续的血小板聚集抑制（Inhibition of Paltelet Aggregation，IPA）的比例。结果显示，死亡率、心肌梗死发生率以及罪犯血管血运重建率与IPA的程度也显著相关。值得一提的是，在血小板抑制率<95%的患者中复合缺血事件发生率为14%，相比血小板抑制率>95%的患者的6.4%的事件发生率有明显的增高，一个多元回归模型被用于研究前述这些数据，结果显示，IPA的百分比程度与复合缺血事件终点有着强烈而且独立的相关性，那些血小板抑制率>95%患者的OR值为0.44。

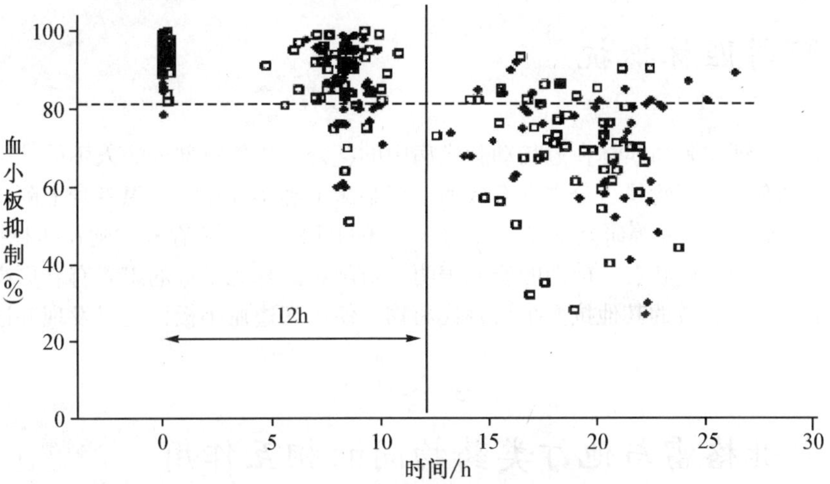

图20-5　“PARADISE”研究中血小板抑制程度观察

实点为糖尿病组，空心点为非糖尿病组，中间实心竖线为输注12 h前后分界点，横的虚线为80%抑制分界点

在替罗非班和阿昔单抗疗效及结果终点比较试验（Do Tirofeiban And Reopro Give similar Efficacy outcome Trial，TARGET）中，30天内死亡率、心肌梗死发生率和紧急罪犯血管血运重建率的联合终点事件降低情况分别在接受替罗非班和阿昔单抗两组病人中进行比较，Kabbani等使用流式细胞仪和发光聚集分析仪来研究使用替罗非斑后的第一个2 h后观察到的差别是否真实反映血小板聚集的次佳抑制。结果显示，在20M二磷酸腺苷（ADP）诱导的血小板聚集中，15～60 min内阿昔单抗对最大聚集的抑制要强于替罗非班。使用阿昔单抗后15～45 min内，最大聚集的平均抑制率在90%～94%范围内波动，而使用替罗非班后最大聚集的平均抑制率波动于61%～66%之间，两者相比在15 min、30 min、45 min这三个时段均有显著性差异。同样在TARGET研究中，Herrmann等观察到在球囊扩张的关键时间点替罗非班的剂量不能完全抑制血小板的聚集。这些发现强有力的解释了在TARGET研究中相比替罗非班而言应用阿昔单抗所带来的优化的临床结果。Soffer等使用血小板工作仪（Platelet works）也证实目前在因不稳定心绞痛接受冠脉介入治疗患者中弹丸式剂量的替罗非班不能充分地抑制血小板的聚集。高剂量埃替非巴肽在PCI术中的药理学研究（The pharmacology of high dose eptifibatide in percutaneous coronary intervention，The PRIDE study）表明在稳定期双倍剂量（180 μg/kg）的弹丸式注射埃替非巴肽续以2.0 μg/（kg · min）的持续静脉滴注可以持续成功抑制80%的血小板聚集。而单倍剂量的弹丸式注射方案在达到稳定期之前会有早期血小板聚集抑制的不足，双倍弹丸式剂量方案可以改善预后。而在GUSTO Ⅳ试验中阿昔单抗不能获益的原因可能要归咎于在急性冠脉综合征中阿昔单抗的现行治疗方案的不合理因而不能持续地抑制血小板聚集。

Mukherjee等人报道几个作为例证的病例，在其中应用Ultegra-RPFA快速血小板功能检测仪以指导对于冠脉或外周血管介入治疗中有较高出血风险的患者糖蛋白Ⅱb/Ⅲa受体拮抗的使用，发现当糖蛋白Ⅱb/Ⅲa受体拮抗剂不能顺利地应用于血小板减少的患者或那些已经用过口服抗凝剂的患者时，系列病例显示在适当减量并且拥有“IPA”百分比监测的前期下，糖蛋白Ⅱb/Ⅲa受体拮抗剂的使用也是安全且有效的。

总而言之，糖蛋白Ⅱb/Ⅲa受体拮抗剂在那些经受PCI治疗或诊断为急性冠脉综合征的患者中的应用已经成了规范治疗。由此，有许多研究涉及到相关患者、相关临床过程或其他需要监测血小板抑制水平的临床现象。越来越多的研究数据表明特殊程度的血小板“IPA”百分比是必要且有意义的。随着监测水平的提高，这类抗血小板药物有望扩大应用范围到更多的患者而无出血风险的增加。在现行的临床研究中显示，对于血小板功能的监测不仅可以增加疗效而且可以降低相关副作用。

20.8 阿司匹林抵抗

尽管临床上已经证实阿司匹林在冠状动脉疾病中的益处，仍然有部分病人不能从阿司匹林治疗中获益。事实上，没有一种药物是百分之百有效的，但临床上确实存在部分患者身上阿司匹林疗效差，称为“阿司匹林抵抗”。Gum等研究发现，有5%～9%的心脏疾病患者存在“阿司匹林抵抗”，有23%的患者存在阿司匹林半反应状态。前期的研究表明，对阿司匹林无反应的患者有着更高的血管事件发生率。由于有了安全、有效的其他抗血小板替代药物，使得床边血小板检测以发现并证实这类患者变得非常重要。

20.9 氯吡格雷与他汀类药物间的相互作用

近期有研究表明，有些他汀类药物诸如阿托伐他汀是经过肝脏细胞色素P-4 50-3A4（CYP3A4）代谢的，他们可能影响氯吡格雷抗血小板聚集的疗效。这种药物间的潜在相互作用在那些诊断为急性冠脉综合征而需要9～12个月持续服用氯吡格雷的患者是相当重要的。临床上有许多药物都是经过CYP3A4代谢的，它们将影响氯吡格雷的疗效，因此，更有必要进行现场血小板功能检测，以确定在使用过氯吡格雷后，血小板聚集的抑制效果是否达标。

20.10 氯吡格雷抵抗的检测

评价氯吡格雷抗血小板疗效的方法可以有流式细胞仪、发光法聚集分析仪、或血小板功能检测仪。这些方法使用的激活剂是ADP，他们的研究显示了在标准剂量氯吡格雷作用下血小板功能抑制的不同反应。这些众多的观察，在排除了本身方法学对检测结果影响之后，提示机体对于氯吡格雷治疗的反应是异质的，在不同个体之间有着显著的不同与氯吡格雷抵抗存在。

总之，在急性冠脉综合征或接受PCI治疗的患者中，口服阿司匹林、氯吡格雷以及静脉应用糖蛋白Ⅱb/Ⅲa受体拮抗剂可以减低血栓相关性并发症。然而，对于这些药物的许多问题亟待解决，快速、稳定地监测不同个体中这些药物的效果对于优化治疗非常重要。对于相当比例人群中阿司匹林抵抗的认知，对氯吡格雷治疗中不同个体间差异的了解，以及对氯吡格雷在CYP3A4水平上药物间相互影响和对可供选择的不同抗血小板药物的了解将有助于深刻了解相关的临床结果。CD40，一种隶属于TNF受体超家族的跨膜糖蛋白已经在血小板上发现，近期又研究报道了CD40在栓塞、炎症和粥样硬化中血小板聚集的作用。而且，急性冠脉综合征患者体内可溶性CD40配体的升高与心血管事件增加有关，可溶性CD40配体的升高可以确认一个高危病人的亚组，该组人群可以从阿昔单抗的抗血小板聚集治疗中获益。可溶性CD40配体水平的升高将有助于确认血小板的高度激活，进而靶向治疗这些高危患者可获取更加有效的血小板抑制。

（肖平喜）

参考文献

1. Topol EJ，Byzova TV，Plow EF. Platelet GPⅡb/Ⅲa blockers. Lancet，1999，353：227～231

2. Boersma E，Harrington RA，Moliterno DJ，et al Platelet glycoprotein Ⅱb/Ⅲa inhibitors in acute coronary syndromes：a meta-analysis of all major randomized clinical trials. Lancet，2002，359：189～198

3. Topol Ej, Ferguson JJ, Weisman HF, et al. Long-term protection from myocardial ischemic events in a randomized trial of brief integrin beta 3 blockade with percutaneous coronary of Ischemic Complication. JAMA, 1997; 278: 479 ~ 484
4. O' Shea JC, Buller CE, Cantor, et al. Long-term efficacy of platelet glycoprotein Ⅱb/Ⅲa integrin blockade with eptifibatide in coronary stent intervention. JAMA, 2002, 287: 618 ~ 621
5. Topol EJ, Moliterno DJ, Herrmann, et al. TARGET Investigators. Comparison of two platelet glycoprotein Ⅱb/Ⅲa inhibitors, tirofiban and abciximab, for the prevention of ischemic events with percutaneous coronary revascularization. N Engl J Med, 2001, 344: 1888 ~ 1894
6. Soffer D, Moussa I, Karatepe M, et al. Suboptimal inhibition of platelet aggregation following tirofiban bolus in patients undergoing percutaneous coronary intervention for unstable angina pectoris. Am J Cardiol, 2003, 91: 872 ~ 875
7. Kereiakes DJ, Brode4rick TM, Roth EM, et al. Time course, magnitude, and consisitehcy of platelet inhibition by abciximab, or eptifibatide in patients with unstable angina pectoris undergoing percutaneous coronary intervention. Am J Cardiol, 1999, 84: 391 ~ 395
8. Steinhubl SR, Talley JD, Braden GA, et al. A prospective multicenter study to determine the optimal level of platelet inhibition with GP Ⅱb/Ⅲa inhibitors in patients undergoing coronary intervention-The GOLD study. J Am Coll cardiol 2000; 35 (2) : 44A
9. Lincoff A, Califf R, Topol E. Platelet glycoprotein Ⅱb/Ⅲa receptor blockade in coronary artery disease. J Am Coll Cardion, 2000, 35: 1103 ~ 1115
10. Wagner CL, Mascelli MA, Neblock DS, et al. Analysis of GP Ⅱb/Ⅲa receptor number by quantification of 7E3 binding to human platelets. Blood, 1996, 88: 907 ~ 914
11. Tsao PW, Bozarth JM, Jackson SA, et al. Piatelet GP Ⅱb/Ⅲa receptor occupancy studies using a novel fluoresceinated cycpic Arn-Gly-Asp peptide. Thronb Rea, 1995, 77: 543 ~ 556
12. Bednar B, Cunningham ME, McQueney PA, et al. Flow cytometric measurement of kinetic and equilibrium binding parameters of arginine-glycine-aspartic acid ligands in binding to glycoprotein Ⅱb/Ⅲa on platelets. Cy-tonetry, 1997, 28: 58 ~ 65
13. Packham MA, Bryant NL, Guccione MA, et al. Effect of the concentration of Ca^{2+} in the suspending medium on the responses of human and rabbit platelets to aggregating agents. Thromb Haemost, 1989, 62: 968 ~ 976
14. Tcheng JE, Ellis SG, George BS, et al. Pharmacodynamics of chimeric glycoprotein Ⅱb/Ⅲa integrin anti-platelet antibody Fab 7E3 in high-risk coronary anginplasty. Circulation, 1994, 90: 1757 ~ 1764
15. Kereiades DJ, Dleiman N, Ferguson JJ, et al. Sustained platelet glyciprotein Ⅱb/Ⅲa blockade with oral xemilofiban in 170 patients arter coronary stent deployment. Circulation, 1997, 96: 1117 ~ 1121
16. Coller BS, Springer KT, Scudder LE, et al. Substituting isoserine for serine in the thrombin receptor activation peptide SFLLRN confers resistance to aminopeptidase M-induced cleavage and inactivation. J Biol Chem, 1993, 268: 20741 ~ 20743
17. Phillips DR, Teng W, Arfsten A, et al. Effect of Ca^{2+} on GP Ⅱb/Ⅲa interactions with integrilin: enhanced GP Ⅱb/Ⅲa binding and inhibition of platelet aggregation by reductions in the concentration of ionized calcium in plasma anticoagulated with citrate. Circulation, 1997, 96: 1488 ~ 1494
18. Soffer D, OnEILL WW, Harjai KJ, et al. Interr-Assay Variability in the Degree of platet Inhibition FollowingGB Ⅱb/Ⅲa Recdptor Blockade in Patients Undergoing Coronary Intervention: A Comparison of Three Different Point-of-Cardiol, 2002, 39: 887 ~ 892
19. Smith JW, Steinhubl SR, Lincoff AM, et al. Rapid platelet-function assay: an automated and quantitative cartridge-based method. Circulation, 1999, 99: 620 ~ 625
20. Herrmann HC, Swierkosz TA, Kapoor S, et al. Comparison of degree of platelet inhibition by abciximab vx. tirofiban in patients with unstable angina pectoris and non-Qwave myocardial infarction undergoing percutaneous coronary intervention. Am J Cardiol, 2002, 89: 1293 ~ 1297

21 急性冠脉综合征的抗栓治疗

急性冠脉综合征（ACS）的发病机制是在冠状动脉在粥样硬化的病理基础上，硬化性斑块（灶）出现破裂、出血、痉挛以及血栓性闭塞（完全性和不完全性）等一系列改变，从而造成部分或全部心肌的缺血、损伤、坏死等病理变化，甚至造成猝死。ST段抬高的ACS是血栓完全阻塞冠状动脉，冠状动脉血流完全中断，血栓成分是纤维蛋白丰富的“红色血栓”，溶栓效果好。而非ST段抬高的ACS，血栓为非闭塞性，冠状动脉血流未完全中断，但有形成闭塞性血栓导致血流完全中断的可能性，血栓成分是以血小板为主的“白色血栓”，纤维蛋白较少，溶栓治疗无效。

在健康个体，血管壁分泌预防血小板黏附的因子。当血管壁受损并停止分泌这些因子时，就会形成血小板凝块。这一过程分为4个阶段：静止期、启动期、扩展期和沉淀期。激活的血小板会变形并脱颗粒，释放ADP等多种物质，同时ADP与血小板表面结合，进一步激活血小板。这一过程在炎症中起重要的作用。激活的血小板可释放很多炎症介质，其中CD40配体（CD40L，血栓前体）是心血管事件危险增加的标志物。

血小板活化与凝血系统瀑布激活在ACS发病过程中起重要作用。这两个基本机制在体内有密切联系，凝血系统激活后产生的凝血酶是一个强有力的血小板活化因子，血小板活化后又将促进凝血过程。针对凝血酶和血小板二个环节的抗栓治疗已经成为ACS治疗的基本措施，也是多年来临床研究的热点。尤其是以血小板激活为主的非ST段抬高ACS。非ST段抬高ACS的急性期和长期治疗以及在经皮冠状动脉介入（PCI）围术期的辅助治疗中恰当应用抗栓治疗可改善患者的短期和长期预后并降低介入治疗的并发症。STEMI治疗的关键是“尽早、充分、持续开通梗死相关动脉”，即再灌注治疗，而抗栓治疗则是预防STEMI患者血管再阻塞和再梗死的重要手段。

抗栓治疗包括抗凝治疗和抗血小板治疗。本章主要讨论抗凝治疗，对抗血小板治疗仅作简要介绍，详见其他章节。

21.1 抗凝治疗

在ACS的治疗策略中，抗凝治疗为不可忽视的重要环节，对病情的发展与转归起着至关重要的作用。在凝血的“瀑布”式反应中，因子Ⅹa因其为内源性及外源性凝血反应的共同途径而发挥关键的作用。如何特异、有效地抑制因子Ⅹa已成为抗凝药物发展的新前景之一。

抗凝药物主要通过抑制凝血酶的生成和/或活性发挥抗血栓作用。传统抗凝药物包括：①间接凝血酶抑制剂：如肝素（heparin）、低分子肝素（low-molecular weight heparin，LMWH）；②直接凝血酶抑制剂：如重组水蛭素（Hirudin）及其衍生物（Hirulog\Hirugen）；③维生素K拮抗剂：主要为双香豆素类，如华法令；④凝血酶生成抑制剂：如因子Ⅹa抑制剂（如戊糖）、因子Ⅸa抑制剂和因子Ⅶa抑制剂；⑤重组内源性抗凝剂：如活化的蛋白C、抗凝血酶Ⅲ、肝素辅因子Ⅱ和组织因子途径抑制物等；⑥凝血酶受体拮抗剂：如凝血酶受体拮抗肽。

21.1.1 间接凝血酶抑制剂

普通肝素：普通肝素亦称为标准肝素或未分级肝素（unfractionated heparin，UFH）是硫酸化的葡聚糖（glycosaminoglycan，GAG），无论在体内和体外都有可靠的抗凝作用。肝素主要是通过抗凝血酶Ⅲ（antithrombin Ⅲ，AT Ⅲ）、肝素辅助因子Ⅱ（HCⅡ）、活化的蛋白C抑制物（APCI）抑制活化的凝血因子，包括凝血因子Ⅱa、Ⅸa、Ⅹa、Ⅺa、Ⅻ及K等。肝素以其特有的戊糖系列与AT Ⅲ的赖氨酸残基结合，使AT Ⅲ构象改变，导致AT-Ⅲ的精氨酸反应部位容易同有关凝血因子的丝氨酸活性中心结合，形成无活性的复合物，发生抗凝血作用。UFH还有抗血栓作用，能增强血浆中抗凝蛋白的活性，也能增强血管内皮细胞抗血栓和促纤溶的功能。肝素又可以与血小板结合，抑制血小板聚集和释放，抑制血小板表面凝血酶的形成。UFH的分子量大约为3 000 ~ 30 000，平均为15 000。肝素为带有负电荷的大分子物质，不易透过生物膜，口服无效。皮下注射吸收慢，血浆浓度低。肌肉注射容易导致局部出血。静脉注射血浆分布均匀。蛋白结合率高达95%，部分被血管内皮细胞和单核巨噬细胞摄取，然后经肝脏内皮系统消除或储存，最后大部分以解聚和祛硫化的代谢形式由肾脏排除，约10%以原型排除。

普通肝素临床应用中最重要的问题是剂量和监测。普通肝素的初始剂量可按体重调节，60 ~ 70U/kg（最大剂量5 000 U）静注，随后12 ~ 15 U/kg持续静脉输注（最大剂量1 000 U/h）。普通肝素剂量调整方案见表21-1。应用肝素疗程不宜过长，预防应用不宜超过5 ~ 7天，治疗应用不宜超过7 ~ 10天。为避免应用过量出现并发症，应定期调整剂量使凝血时间（CT）较治疗前延长1 ~ 1.5倍，部分凝血活酶时间（APTT）延长1 ~ 1.5倍，激活的凝血时间（ACT）延长到180 ~ 210 s，国际标准化比率（INR）调整为2.0 ~ 3.0。治疗结束时采用“断乳”的方法逐渐停用，可能有助于减少反跳性血栓形成及缺血/血栓事件的发生。

表21-1　肝素剂量调整方案

APTT（s）	重复推注量（U）	停止静脉滴注时间	改变滴注速度（U/24 h）	下次测量APTT时间
<50	5 000	+3	+2 880	6 h
50 ~ 59	0	+3	+2 880	6 h
60 ~ 85	0	0	0	次日晨
86 ~ 95	0	–2	1 920	次日晨
96 ~ 120	0	–2	1 920	6 h
>120	0	–4	3 480	6

注：首剂5 000 U静脉推注，随后32 000 U/24 h持续输注，第一次测定APTT在静脉推注后的6 h，根据上述表格调整剂量，再根据最右侧一栏的时间再次测定APTT，范围60 ~ 85 s，相当于肝素抗Ⅹa活性在0.35 ~ 0.7 U/mL

研究证实非ST抬高ACS急性期在阿司匹林基础上应用肝素抗凝治疗，比单独应用阿司匹林减少死亡率和心血管事件。目前普遍认为UFH是PCI术中最常用的抗凝剂，由于需要达到的抗凝水平超过APTT测量范围，在导管室可通过测定ACT来确定PCI术中肝素的剂量。未联用GP Ⅱb/Ⅲa抑制剂时，建议肝素剂量为60 ~ 100 IU/kg，靶ACT 250 ~ 350 s（HemoTec法）或250 ~ 350 s（Hemachron法）；联合使用GP Ⅱb/Ⅲa抑制剂时，靶ACT为200 s。随机研究表明，延长肝素用药时间并不能减少缺血并发症，还可能增加鞘血管部位的出血，因此无合并症的成功PCI术后不常规应用静脉肝素。

尽管抗凝治疗被广泛用于急性心肌梗死，但支持这种治疗策略的已有临床资料有限。最佳抗凝药物、用法、联合抗血小板药物是否增效以及辅助再灌注治疗的作用仍存在争议。有关UFH的研究，如TAMI-3、ECSG-6、GUSTO-2和GTUSTO-V试验等未能获得确切的结论。GUSTO-2A和TIMI-9A试验增加辅助溶栓的肝素用量，使APTT达到85 ~ 90 s，结果发现出血性中风的发生率显著增加，不得不终止试验。由于UFH的应用需要监测凝血功能，且有血小板减少、骨质疏松等副作用，近年来研究者更多关注LMWH在急性心肌梗死中的应用。

低分子肝素：低分子肝素（LMWH）是通过酶法或层析法从普通肝素中提纯出来的，平均分子量较低，为4 000 ~ 6 000，主要以抗Ⅹa活性为主。抗Ⅹa/抗Ⅱa活性比较高，为2∶1或5∶1。皮下注射抗Ⅹa的作用为普通肝素的10倍，量效关系明确，生物利用度高达98%，半衰期约为普通肝素的2 ~ 4倍。LMWH抗凝效果变异小，大部分临床试验均不要求根据抗Ⅹa监测来调整药物剂量，而且诱导血小板减少症、停药反弹高凝状态等不良反应少。LMWH主要通过肾脏清除，严重肾功能不全可使药物清除率下降，有必要监测抗Ⅹa因子活性，静脉用UFH优于LMWH。

20世纪80年代初期LMWH开始应用于临床，有多个临床试验研究（FRISC、FRIC、TIMIⅡb、FRAXIS、FRISCⅡ、ESSENCE）比较LMWH和UFH分别与阿司匹林合用治疗非ST段抬高ACS（NSTE-ACS）急性期的效果和安全性。FRIC研究比较ACS急性期应用达肝素（daheparin）与UFH的6天内死亡或心肌梗死复合终点，结果显示达肝素与UFH的效果相似，研究者因而认为皮下注射达肝素可以替代UFH。FRAXIS研究对不稳定心绞痛或非Q波心肌梗死患者随机接受皮下注射那曲肝素（nadroparin）或静脉注射UFH，6天时复合终点和出血性终点发生率两组相似。ESSENCE和TIMI Ⅱb研究在ACS患者中应用依诺肝素（enoxaparin）或UFH静脉持续给药，这两项结果一致显示依诺肝素的优势，进一步减少20%的死亡和心脏缺血事件。A to Z研究LMWH和UFH两组都合用替罗非班和阿司匹林，结果7天死亡、心肌梗死依诺肝素为8.4%，UFH为9.4%，TIMI出血依诺肝素组为3．0%、UFH为2.2%。SYNERGY研究显示高危NSTE-ACS患者LMWH不优于也不劣于UFH，依诺肝素是普通肝素安全而有效的替代药物，其应用的方便性与略升高的大出血发生率相互抵消。虽然不同研究在人群、用药方案、肝素治疗方案和预后终点有所不同，但总体上LWMH至少与UFH等效。因此，LWMH已取代UFH作为NSTE-ACS急性期治疗的一线用药，特别是作为早期保守治疗策略患者的首选抗凝剂。A to Z和SYNERGY研究同时还提示住院早期换用抗凝剂的患者（既包括普通肝素换为LMWH，也包括LMWH换为普通肝素）发生出血和不良事件的危险都明显增加。

目前NSTE-ACS患者大多进行PCI，LMWH逐渐取代了UFH，但PCI术中监测LMWH的抗凝水平困难，因此目前多为经验剂量LMWH的方案。STEEPLE是第一个PCI术中证实LMWH（依诺肝素）可有效替代UFH的大规模临床试验，入选的3 528例非急诊介入治疗患者被随机分为三组：依诺肝素（0.5 mg/kg）组、依诺肝素（0.75 mg/kg）组和普通肝素，结果显示依诺肝素严重出血减少57%。STEEPLE研究推进了LMWH在PCI中应用的进程。在PCI中依诺肝素与替罗非班或埃替非巴肽联合应用是安全的，有报告在PCI术中达肝素与阿昔单抗联合应用获有益结果。手术简单用依诺肝素0.5 mg/kg可马上拔鞘，若手术时间较长可选用依诺肝素0.75 mg/kg。对于PCI前接受LMWH的患者，建议额外抗凝治疗应根据最后一次使用LMWH的时间。如果PCI术前最后一次使用依诺肝素的时间≤8 h，建议不再追加抗凝治疗。如果PCI术前最后一次使用依诺肝素的时间在8 ~ 12 h之间，建议在PCI开始时静脉注射肝素0.3 mg/kg，也可以补充普通肝素。如果PCI术前最后一次使用依诺肝素的时间＞12 h，建议在PCI过程中按常规抗凝治疗。PCI术后继续应用LMWH并没有显著减少早期缺血事件，成功无并发症的PCI术后无需常规使用。

新的临床实验证明LMWH在STEMI辅助溶栓治疗优于UFH。2006年ACC年会上发布了ExTRACT-TIMI25试验结果（20 479例），证实了LMWH（依诺肝素、克赛）辅助溶栓（包括链激酶、替奈普酶、瑞替普酶和阿替普酶）优于UFH。联合终点（死亡/心肌梗死）的差别在48 h即显现（4.7%对5.2%）；30天时的差别更显著（9.9%对12.0%）。差别主要来源于非致命性心肌梗死（3.0%对4.5%）。LMWH组的紧急血管重建率也显著低于UFH组（2.1%对2.8%）。考虑到溶栓治疗后梗死相关血管再闭塞率较高，该研究结果显示LMWH较UFH能更加有效地保持血管开通，防止再闭塞。尽管LMWH组主要出血发生率明显增加（2.1%对1.4%）；颅内出血没有差别（0.8%对0.7%）。ASSENT-3和ENTIRE/TIMI23试验提示，LMWH（依诺肝素）稍优于UFH。CREATE试验用瑞维肝素（reviparin）和安慰剂直接比较，结果LMWH治疗可改善急性STEMI患者的预后。STEMI用LMWH辅助溶栓治疗虽然目前未进入指南，但大量的循证医学证据表明LMWH将为STEMI的治疗带来帮助。

维生素K拮抗剂：新双香豆素、新抗凝和华法令是可以口服的抗凝剂，这类药物都有与维生素K类似的结构，对维生素K的氧化还原酶有竞争性抑制作用。此类药在体外实验无效，但在体内使维生素K不能还原成氢醌型，影响了维生素K的反复利用，致使许多依赖于维生素K而呈现活性的凝血因子如Ⅱ、Ⅶ、Ⅸ、Ⅹ等不能使肽链上的谷氨酸残基γ-羧化，从而阻止凝血过程的进行。所以这类药物也称为维生素K拮抗剂。但是对已经活化了的各因子无对抗效应，故用药后不能立即生效，须待各活化因子耗竭后始呈现效应。

目前这类药临床最常用的是华法令，易被肠道吸收，生物利用度为100%，血浆蛋白结合率为99.4%，作用速度中等，用药后12～24 h始能生效，1～3天达作用高峰。可通过胎盘，并经乳汁分泌，最后经肝脏代谢失效，由尿和粪便排除。肝硬化、充血性心力衰竭的患者由于肝脏清除功能下降，抗凝效果可以增强其抗凝效果。目前多应用国际标准化比率INR来监测华法林，推荐INR值为2～3。最常见的副作用是消化道和内脏出血，皮肤出血性坏死等。出血严重可用维生素K 12.5～50 mg，每天2～3次静脉注射，或静脉滴注凝血酶原复合物200～400 U，必要时反复使用。

华法令治疗ACS临床试验资料有限。OASIS-2试验对UA或NSTEMI患者长期口服华法令加阿司匹林和单用阿司匹林进行比较，5个月时心血管死亡、心肌梗死和卒中华法林组为7.6%，阿司匹林组为8.3%，两组之间无差异。CHAMP和CARS研究显示ACS患者应用调整剂量和固定剂量的华法令并不优于阿司匹林，而出血并发症增加。但某些情况下，仍然会涉及华法令单独或与阿司匹林联合用药的问题，例如非ST段抬高ACS患者有其他需要抗凝治疗的指征如心房颤动、深静脉血栓或肺栓塞。通常推荐中等剂量华法令（INR 2.0～3.0）和小剂量阿司匹林（≤100 mg/d）。

无其他抗凝指征的PCI手术无需常规使用华法令（或其他维生素K拮抗剂），华法令对支架植入患者早期的效果不比阿司匹林益处多。

STEMI合并心房颤动患者大规模前瞻性队列研究RIKS-HIA显示，与单用抗血小板治疗相比，口服抗凝药物明显减少缺血性心脏病导致的死亡和致死性卒中导致的死亡，建议患者长期联合抗血小板治疗和抗凝治疗。STEMI有其他需要抗凝治疗的指征强：心房颤动、深静脉血栓、肺栓塞或植入支架后应用氯吡格雷（75 mg）和低剂量的阿司匹林（75～100 mg），同时使用华法令，维持INR维持在2.0～3.0，应加强监测，并采用最低的有效抗血小板药物剂量。

21.1.2 直接凝血酶抑制剂（DTIs） 急性冠状动脉综合征常由动脉粥样斑块破裂继而冠状动脉内血栓形成所致。斑块破裂后，血小板迅速黏附、聚集于破裂处并被激活，随之释放血管活性物质和促凝物质。斑块脂质核心中的组织因子启动凝血系统导致凝血酶生成，而凝血酶增强血小板聚集，使纤维蛋白原转化为纤维蛋白，从而使血栓更稳定。由于凝血酶在动脉血栓形成中起核心作用，故目前大多数治疗方案均针对凝血酶，即阻断凝血酶生成或抑制其活性。肝素和低分子肝素通过抗凝血酶使凝血酶失活，而直接凝血酶抑制剂则与凝血酶结合，阻断凝血酶与其底物结合。凝血酶分为三个不同的区域，一个活性点和二个外结合点，外结合点位于酶的两端，带正电荷。凝血酶外结合点1为底物结合点，纤维蛋白是通过该结合位点与凝血酶相互作用；凝血酶外结合点2为肝素结合点，肝素同时还与纤维蛋白结合，但与凝血酶的结合多于与纤维蛋白的结合。肝素-凝血酶-纤维蛋白三联复合物的形成，加强了凝血酶-纤维蛋白相互作用的亲和力，亦使凝血酶相对受到保护，即免于肝素-抗凝血酶复合物的灭活作用，这个保护作用至少部分地反映了三联复合物内凝血酶外结合点2不能接近抗凝血酶结合的肝素。与肝素-抗凝血酶复合物相反，直接凝血酶抑制剂可使纤维蛋白结合的凝血酶失活。

美国食品药物管理局（FDA）最近批准上市的直接凝血酶抑制剂有3种，它们是水蛭素（hirudin）、二价蛭素（bivalirudin）及阿加曲班（argatroban），三者均为肠道外途径用药。水蛭素和阿加曲班批准许用于治疗肝素诱导的血小板减少症，二价蛭素批准作为肝素替代物用于经皮冠状动脉介入治疗（PCI）患者。

目前这类药物在冠心病抗凝治疗的适应证较窄。NSTE-ACS患者，不推荐使用DTIs作为常规治疗，仅用于肝素诱导血小板减少症（HIT）的患者。STEMI溶栓辅助治疗中DTIs没有显著的临床益处，当存在或怀疑HIT时，DTIs应该作为肝素的替代用药，如链激酶溶栓时，联合比伐卢定替代肝素。对出血高危患者如高龄、肾功能不全者以及联合应用GP Ⅱb/Ⅲa抑制者，比伐卢定较UFH更优。

针对进行介入治疗的中高危NSTE ACS患者，AXUITY研究随机比较在阿司匹林和氯吡格雷基础上，UFH或依诺肝素加GP Ⅱb/Ⅲa受体拮抗剂或单独应用比伐卢定的效果。结果显示各组间缺血事件的联合终点没有统计学差异，但单独应用比伐卢定组严重出血终点事件明显降低，比伐卢定组的临床净获益明显优于另外两组。该研究为临床中高危NSTE- ACS患者早期进行介入治疗的抗凝治疗提供了新的思路，比伐卢定可以替代普通肝素或依诺肝素，但是与普通肝素或LMWH（依诺肝素）和GPⅡb/Ⅲa受体拮抗剂合用相比，单独应用比伐卢定的临床净获益更多。

21.1.3 新型抗凝药物 对凝血机制的深入研究加速了新抗凝药物的研究步伐，其中临床研究最多的是Ⅹa因子抑制剂和口服直接凝血酶抑制剂。Fondaparinux是一种合成戊糖，多项研究支持Fondaparinux用于髋部骨折、髋关节置换及膝关节置换术后内科住院患者深静脉血栓的预防和治疗。迄今关于ACS的最大规模临床试验OASIS-5研究入选了2万例不稳定性心绞痛和NSTEMI患者，Fondaparinux（2.5 mg，每天1次）和依诺肝素（1 mg/kg，每天2次）皮下注射9天后，两组之间死亡、MI和难治性心绞痛没有差异，但Fondaparinux组严重出血减少50%。研究支持Fondaparinux在NSTE-ACS的抗凝治疗中优于低分子肝素，尤其是致死性出血并发症发生率低。评价STEMI患者Fondaparinux的安全性及有效性的大规模随机临床研究正在进行中。

口服的直接凝血酶抑制剂Ximelagatran在静脉血栓栓塞的预防治疗和非瓣膜性心房颤动患者血栓栓塞事件的预防等方面获得了大量的证据。ESTEEM试验结果显示，在近期发生心肌梗死（ST抬高或无ST抬高）的患者，对比单用阿司匹林，联合Ximelagatran和阿司匹林可显著减少死亡、非致命心肌梗死和严重的缺血复发。Ximelagatrand引起一过性肝酶的增高方面的安全性也在进一步监测中。

21.2 抗凝在STEMI治疗中的地位

21.2.1 急性STEMI抗凝治疗的现代概念 2004年ACC/AHA指南和ACCP共识推荐：①辅助阿替普酶、瑞替普酶或替奈普酶溶栓时，肝素剂量为60U/kg（最大4 000 U），继之以12 U/（kg·h）静脉输入（最大1 000 U/h）。输注6 h时测定APTT，调整剂量保持aPTT 50～70 s（对照组的1.5～2倍）。这一抗凝水平应维持48 h，抗凝水平过高或过低都会导致不良后果，超过48 h的抗凝是否增加冠状动脉开通率尚不清楚。②如果已有阿司匹林治疗，目前没有资料支持常规UFH辅助非纤维蛋白选择性溶栓剂（链激酶、阿尼普酶或尿激酶）。小规模试验（AMI-SK）显示了依诺肝素可能有利于链激酶溶栓。③根据ASSENT和EMTIRE/TIMI 23试验资料，LMWH可用于年龄小于75岁、肾功能没有严重受损的患者（血肌酐男性≤220 μmol/L，女性≤176 μmol/L）。④直接PCI术中应常规使用肝素以防止血栓形成。ACT目标范围是250～305 s。若联用GP Ⅱb/Ⅲa抑制剂，安全的ACT范围应是200～250 s。不推荐没有并发症患者的术后抗凝，可能增加出血。⑤对于未进行再灌注治疗的急性STEMI患者，若无禁忌，UFH或LMWH可能均有益。⑥ACCP特别推荐，为减少深静脉血栓形成，应给予UFH（每12 h皮下注射7 500 U）或LMWH（例如每12 h皮下注射依诺肝素1.0 mg/kg），直到患者下床活动。对于血栓栓塞高风险患者（前壁STEMI、严重左心室功能不全、心力衰竭、体循环或肺循环栓塞史、房颤、超声心动图显示二尖瓣或左心室血栓）应持续抗凝超过48 h。可将静脉UFH改为皮下UFH或LMWH，然后过渡到口服华法令（目标INR 2～3）。⑦使用UFH的患者应每天监测血小板计数，尤其是应用超过48 h者。免疫介导的肝素诱导血小板减少（HIT）在应用UFH 4天以上患者中的发生率为0.3%～3%。LMWH的HIT显著减少。如果出现或怀疑HIT，禁用LMWH。替代肝素的药物包括阿加曲班（argatroban）、来匹定（lepiruain）或比伐卢定（bivalirudin）。只有阿加曲班被证实在这种情形下能有效辅助PCI，指南推荐比伐卢定只能辅助链激酶栓治疗。⑧尽管早期的一些试验显示华法令可以改善急性心肌梗死患者的预后，但在早期侵入性治疗和强化抗血小板治疗的时代，华法令的作用相对有限，并可能增加出血并发症。目前不推荐已接受阿司匹林和氯吡格雷治疗的心肌梗死患者（尤其是前壁心肌梗死）使用华法令。华法令使用指征为：左心室血栓或室壁瘤；左心室射血分数＜30%，伴（或）不伴心力衰竭；有血栓栓塞史；慢性房颤（应无限期使用）。

21.2.2　STEMI抗凝治疗的新亮点　2006年ACC年会发布了OASIS-6试验结果（12 092例），显示与UFH/安慰剂相比，fondaparinux（一种抗Ⅹa药）显著减少急性STEMI患者30天的死亡和心肌再梗死率（9.7%对11.2%），且未增加出血发生率。这种效益在第9天出现，可持续到180天。进一步研究发现fondaparinux可显著减少STEMI患者9天、30天和3～6个月的死亡率（*P*分别为0.04、0.03和0.03）。这是抗凝治疗用于STEMI的重要发现，将有助于确立抗凝在STEMI治疗中的地位。该研究还显示未接受再灌注治疗或接受溶栓治疗的STEMI患者可从fondaparinux中获益，接受直接PCI治疗的患者未能从中获益。

2004年ACC/AHA指南尚未推荐对STEMI用LMWH辅助溶栓治疗，TIMI25试验结果将可能改变这一观点。尽管溶栓并非是所有急性STEMI再灌注治疗的最佳方法，但是临床简单、易行，尤其在缺乏急诊PCI条件的医院溶栓仍可作为一种替代的再灌注治疗方法。另外，相当数量的急性STEMI患者因各种原因未接受再灌注治疗。上述新的循证医学证据将为溶栓治疗和未接受再灌注治疗的STEMI患者提供更好的保护。

21.3　抗血小板治疗

血小板的激活是ACS血栓形成的始动因素。冠状动脉粥样硬化斑块破裂和表面溃烂使内皮下基质暴露并与血小板表面受体结合，从而使血小板激活。激活后的血小板作为始动因子，通过黏附、聚集和释放形成白色血栓。黏附机制为血液中血管性假血友病因子（vWF）与血管受损后暴露的胶原纤维结合并发导致vwF变构，变构的vwF作为桥梁与血小板膜糖蛋白（主要为GPIb）结合。聚集机制为激活后的血小板膜糖蛋白（GP）Ⅱb和Ⅲa形成GP Ⅱb/Ⅲa复合体（GP Ⅱb/Ⅲa），通过纤维蛋白原与GP Ⅱb/Ⅲa的结合使血小板彼此黏着而发生聚集。同时，激活的血小板还释放二磷酸腺苷（ADP）、血栓素A_2（TXA_2）、5-羟色胺（5-HT）等。这些活性物质进一步促进血小板的聚集，最终形成白色血栓。随后凝血系统激活形成红色血栓并导致冠状动脉管腔严重阻塞甚至闭塞。

在过去的10年中，人们越来越认识到抗血小板治疗在一级和二级预防中的重要性。抗栓临床研究协作组（ATT）对287项共涉及212 000例患者进行的抗血小板二级预防荟萃分析显示，抗血小板治疗使非致死性MI发生率降低1/3，非致死性卒中降低1/4，血管性死亡降低约1/6，总死亡率亦显著下降。而且，新近的证据显示，高危患者血管事件发生风险降低意味着所有血管床的危险性都会降低，长期治疗可使危险持续下降。

抗血小板药物与作用机制具有循证医学证据的抗血小板药物包括3类：阿司匹林、二磷酸腺苷（ADP）受体拮抗剂、静脉血小板膜糖蛋白GP Ⅱb/Ⅲa拮抗剂。

21.3.1　抑制花生四烯酸（AA）代谢途径的药物　血小板和血管内皮膜磷脂分别被激活的磷脂酶A_2作用后释放出AA，后经环氧化酶途径生成不稳定的前列环素（PGI_2）系列的过氧化物PGG_2、PGH_2，两者均可诱导血小板聚集。血小板经血栓素A_2（TXA_2）合成酶作用生成TXA_2。TXA_2有强烈的血小板聚集作用。

阿司匹林（aspirin，ASA）是还氧化酶抑制剂，作用于环氧化酶活化部位附近的丝氨酸-529，使其不可逆地乙酰化而发生酶的失活，抑制AA转化为PGG_2、PGH_2，从而使血小板（TXA_2）合成减少，抑制血小板聚集。在不稳定性心绞痛、心肌梗死、高血压甚至糖尿病的患者，血小板TXA_2合成明显增加，血小板TXA_2受体（TP受体）的表达也增加，因此，阿司匹林的作用显而易见。

阿司匹林是目前ACS抗栓治疗的最重要药物之一，是ACS的二级预防用药。大量循证医学证据表明阿司匹林在冠心病患者中应用可以明显减少心血管死亡率、预防心肌梗死、脑卒中或血栓栓塞性疾病的发生，同时还有助于维持血管外科手术后或血管介入治疗后的血管畅通。因此，除非有明确禁忌证或存在其他抗栓治疗的禁忌证，所有怀疑或确诊ACS的患者都应当给予初始剂量162～325 mg/d，之后75～160 mg/d的阿司匹林治疗。

STEMI患者的血栓虽然以纤维素红细胞为主，也存在血小板血栓核心，血小板的作用依然关键，早期的溶栓临床研究已显示阿司匹林的益处。ISIS-2试验显示，发病6 h内就诊的急性心肌梗死患者采用安慰剂治疗后，5周死亡为13.2%，阿司匹林使死亡率降至10.2%（减少23%），链激酶有相似的疗效，但采用联合治疗可使死亡率降至7.2%。抗栓试验协作研究（ATC）回顾了15个急性心肌梗死患者应用抗血小板治疗（大多数是阿司匹林）的试验，显示抗血小板治疗可减少30%的心血管事件（10.4%对14.2%）。绝对获益是每治疗1 000例患者，减少1个月时的血管事件38次。因此2004年ACC/AHA指南和ACCP共识推荐，对于急性STEMI患者，只要没有绝对禁忌证，无论选择何种再灌注手段，都应尽快服用阿司匹林。

NSTE-ACS患者行CABG术前不应停药，且CABG术后应尽快（24 h内）开始阿司匹林（75～300 mg）；因阿司匹林的生物利用度及抗血小板作用可能延迟，PCI术前至少2 h给予阿司匹林75～300 mg，若应用小剂量阿司匹林（75～100 mg）至少应于术前24 h服药。

阿司匹林发挥作用慢，持续时间较长（7～10天）。口服体内易吸收，服后2～3 h血药浓度达高峰，血浆蛋白结合率为50%～90%，游离型能迅速分布于全身组织，主要由肝脏代谢。阿司匹林的禁忌证包括：主动脉夹层，不能耐受和过敏（表现为哮喘），活动性出血或可疑颅内出血、严重未控制的高血压、活动性消化性溃疡、血液系统疾病等。此外，阿司匹林对其他激动剂所引起的血小板聚集没有影响，是一种较弱的血小板抑制剂。小剂量（75～150 mg/d）时胃肠道出血发生率低，目前没有证据支持常规应用抑酸药物如质子泵抑制剂进行预防。服用阿司匹林后出血或有出血危险因素的患者，推荐使用小剂量阿司匹林（≤100 mg/d）。不能耐受或禁忌使用阿司匹林的患者，可考虑长期使用氯吡格雷75 mg/d替代。

应该正确认识“阿司匹林无效”或“阿司匹林抵抗”。阿司匹林抵抗通常是指阿司匹林治疗未能达到预期的生物学效应（如抑制血小板聚集、抑制血栓素的生物合成、使出血时间延长）或未能预防动脉硬化血栓事件的现象。通常描述为如下两种现象：一是服用阿司匹林不能预防缺血性血管事件的发生，被称作“临床阿司匹林抵抗”；二被描述为针对一种或多种血小板功能试验，阿司匹林无法产生预期效应，如抑制血栓素的生物合成等，被称作“生化阿司匹林抵抗”。国外Weber等学者应用简单的生物化学方法和体外试验，将阿司匹林抵抗分为3种类型并认为这样分类有利于明确机制，了解实际发生率和临床后果。①Ⅰ型抵抗（药代动力学型）：口服阿司匹林抗血小板无效，但是体外加入100 mmol/L浓度的阿司匹林能完全抑制胶原介导的血小板聚集和血栓素的合成；②Ⅱ型抵抗（药效学型）：无论是口服还是体外试验加入阿司匹林均不能抑制胶原介导的血小板聚集和血栓素合成；③Ⅲ型抵抗（假性抵抗）：指尽管口服阿司匹林能完全抑制血栓的合成，但低浓度的胶原（1 mg/mL）便可引发血小板聚集。目前比较敏感的检测阿司匹林抵抗的方法有3种：血小板功能分析系统检测法（用来评价血小板黏附和聚集功能的全血试验），比光镜下血小板聚集试验更敏感；通过测定出血时间识别阿司匹林抵抗；高水平的尿11-脱氢TXB_2检测，能识别对常规剂量阿司匹林发生抵抗的患者。这些方法各有其局限性，用于诊断的标准值及临床事件相关性有待进一步确定。目前还不推荐常规应用实验室方法测定血小板功能以评价阿司匹林的抗血小板作用。

21.3.2 ADP受体拮抗剂 ADP受体拮抗剂抑制血小板内Ca^{2+}活性，并抑制血小板纤维蛋白原桥的形成。常用药物包括氯吡格雷、噻吩匹定等。噻吩匹定通过与P2Y型特殊巯基受体结合，抑制血小板ADP受体的激活。氯吡格雷与噻氯匹定抑制血小板效果相当，但由于噻氯匹定毒性反应中性粒细胞、血小板减少风险更大，现较少使用。阿司匹林和ADP受体拮抗剂的作用机制相互补充，常联合应用。用药方法：氯吡格雷75 mg，每日1次，需要快速起效时，负荷剂量300～600 mg。噻氯匹定：250 mg，每日2次，需要快速起效时，负荷剂量500 mg。噻氯匹定治疗期间应监测血小板计数和白细胞计数。正在服用氯吡格雷患者，如准备CABG，可能的情况下至少停用5天，最好7天，除非血运重建紧急程度大于出血危险。

一级预防：CHAROSMA研究针对氯吡格雷对心血管疾病的一级预防进行了探讨，研究入选了至少具有一项危险因素且年龄大于45岁患者15 603例，低剂量阿司匹林75～160 mg联合或未联合氯吡格雷。研究结果提示长期双重抗血小板治疗不适于一级预防，但对明确冠心病、脑血管疾病和外周动脉疾病的患者能够降低心肌梗死/卒中/心血管死亡的危险12.5%，无严重出血危险增加。

NSTE-ACS急性期和长期治疗CURE研究明确了多靶点抗血小板治疗获益增加，特别是高危NSTE-ACS患者。不准备进行早期（5天内）介入治疗或冠状动脉旁路移植术的患者，在阿司匹林基础上，尽可能早使用氯吡格雷（首剂300 mg负荷剂量，随后75 mg每日1次），并维持9～12个月。

PCI术前：如患者计划行PCI术前6 h以上预先给予氯吡格雷负荷量300 mg。PCI术前给更高剂量的氯吡格雷（450～600 mg）较常规负荷量300 mg可以使其抗血小板作用更为迅速，从而使行紧急介入治疗的患者获得更多的益处。6 h内行PCI患者可加大负荷剂量至600 mg。

PCI术后：CREDO、PCI-PURE和CLASSIC研究支持急性冠状动脉综合征患者在PCI术后或选择性血管成形术后，长期联合应用阿司匹林和氯吡格雷可降低缺血性事件的发生率。对拟行PCI术的患者，应尽早在阿司匹林基础上应用氯吡格雷（75 mg/d）至少9～12个月。对于出血风险不大的患者，应使用12个月。如应用噻氯匹定，植入裸金属支架术后患者应用噻氯匹定至少2周。如应用氯吡格雷，根据植入支架的不同采取不同疗程：裸金属支架术后至少1个月，雷帕霉素涂层支架术后应用3个月，紫杉醇涂层支架术后无出血风险可用6～12个月。出于对费用和潜在出血并发症的顾虑，孤立冠状动脉病变或动脉粥样硬化危险较低的患者PCI后氯吡格雷治疗时间可相应缩短：裸金属支架术后至少2周，雷帕霉素涂层支架术后2～3月，紫杉醇涂层支架术后6个月。

21.3.3　糖蛋白（GP）Ⅱb/Ⅲa受体拮抗剂　GP Ⅱb/Ⅲa受体拮抗体剂的出现使ACS患者的抗血小板治疗进一步加强，因它阻断了血小板黏附、聚集的最后通路。GP Ⅱb/Ⅲa受体拮抗体剂阿昔单抗（abciximab）、小分子多肽如替罗非班（tilofiban）、eptifibatide、lamifiban等，多项临床研究荟萃分析显示对无ST段抬高的ACS患者静脉使用GP Ⅱb/Ⅲa受体拮抗体剂进行抗栓治疗在降低死亡和非致命心肌梗死事件方面有肯定的疗效。

GP Ⅱb/Ⅲa拮抗剂主要降低PCI的急性缺血事件，如存在残余夹层、血栓或干预效果欠佳时，常常在PCI术中或术后即刻使用阿昔单抗来进行补救，但是这种做法并没有经过前瞻性研究验证。在PCI尤其是直接PCI者或顽固性心绞痛、其他高危患者，可在术前、术中使用GP Ⅱb/Ⅲa拮抗剂（阿昔单抗或埃替非巴肽）。ISAR-REACT和ISAR-SWEET研究显示GPⅡb/Ⅲa拮抗剂阿昔单抗对于低危的PCI患者不必要。若伴有肌钙蛋白水平升高接受PCI的NSTEMI/UA患者，在介入干预前24 h内开始使用阿昔单抗。ISAR-REACT2研究证实了在600 mg氯吡格雷基础上应用阿昔单抗对PCI的高危ACS患者，尤其是肌钙蛋白阳性者明显获益。但对于NSTE-ACS患者在常规抗血小板和抗凝治疗的基础上应用GP Ⅱb/Ⅲa拮抗剂的获益不确定，而出血并发症可能增加。已报道了GP Ⅱb/Ⅲa拮抗剂在肌钙蛋白水平升高的高危患者中良好的疗效，部分是因其在介入治疗中的价值。中、高危患者的早期，可在阿司匹林及肝素基础上加用埃替非巴肽或替罗非班。不准备作PCI者，不建议使用阿昔单抗。

21.3.4　其他抗血小板治疗　没有证据支持急性冠状动脉综合征患者急性期应用双嘧达莫来替代阿司匹林或ADP受体拮抗剂，或与二者联合治疗。选择性磷酸二酯酶Ⅲ抑制剂西洛他唑（Cilostazol）在预防PCI术后的急性并发症和再狭窄方面的作用尚未得到普遍认同，如患者合并外周动脉闭塞性疾病，伴有间歇性跛行可联合应用西洛他唑。

21.4　抗血小板在STEMI治疗中的地位

21.4.1　阿司匹林　动脉粥样斑块破裂引发急性冠脉综合征（ACS）事件，继发血栓形成，持续血栓阻塞导致急性心肌梗死。血小板在这一过程中发挥着重要的作用。聚集的血小板形成了血栓核心，向上游和下游扩展富含纤维素和红细胞的血凝块。富含血小板的血栓对溶栓具有抵抗性，并可造成溶栓后的再闭塞。无论是否进行PCI，强化抗血小板在非ST段抬高ACS治疗中的获益已被充分证实。阿司匹林是还氧化酶抑制剂，作用于环氧化酶活化部位附近的丝氨酸-529，抑制AA转化为PGG_2、PGH_2，从而使血小板（TXA2）合成减少，抑制血小板聚集。阿司匹林是目前ACS抗栓治疗的最重要药物之一，是ACS的二级预防用药。大量循证医学证据表明阿司匹林在冠心病患者中应用可以明显减少心血管死亡病率、预防心肌梗死、脑卒中或血栓栓塞性疾病的发生，同时还有助于维持血管外科手术后或血管介入治疗后的血管畅通。

21.4.2 氯吡格雷 随着强化抗血小板治疗在非ST段抬高ACS的应用获得成功，人们又将目光投向STEMI。强化抗血小板治疗是否能进一步减少STEMI患者的住院死亡率成为新的关注点。在阿司匹林的基础上，2004年ACC/AHA指南和ACCP共识推荐氯吡格雷用于所有直接PCI（支架术）患者。CREDO试验提示，为减少急性血栓并发症，应在PCI前（至少6 h）给予负荷量氯吡格雷300 mg。然而，直接PCI要求在入院90 min内实施。鉴于这种限制，在PCI前给予600 mg负荷量然后75 mg/d是可行的方案。与300 mg负荷量相比，600 mg负荷量可在2～3 h内达到最大抗血小板活性，减少了氯吡格雷抵抗的可能性。PCI-CURE亚组分析证实了这种合理性。2004年ACC/AHA指南推荐氯吡格雷的疗程如下：金属支架术后至少1个月；雷帕霉素支架术后至少3个月，紫杉醇支架术后至少6个月；对于出血风险不高的患者可用到12个月。CREDO、CURE和PCI-CURE已经证实了9～12个月的更多获益。一些专家甚至建议长期维持氯吡格雷治疗，除非不能耐受或经济上无法负担。那些严重血管病变患者（既往有心肌梗死、脑血管病史或外周血管疾病）可以考虑这种治疗方案。

2004年ACC/AHA指南和ACCP共识未明确氯吡格雷联合阿司匹林辅助溶栓的问题。2005年发表的COMMIT/CCS-2和CLARITY-TIMI 28两项重大临床研究，共包括了近50 000例患者。CLARITY-TIMI 28研究采用在纤溶剂和阿司匹林的标准治疗方案基础上加用氯吡格雷（75 mg，每日1次），可以降低急性心肌梗死患者1周住院治疗期间再次发生动脉闭塞或再发心肌梗死或死亡的相对危险性达36%（氯吡格雷组15.0%；安慰剂组21.7%）。另外在第30天氯吡格雷降低这些患者发生临床事件（心血管性死亡、再发心肌梗死和再发心肌缺血导致紧急血运重建）的相对危险性达20%（11.6%对14.1%）。在本研究的临床背景下观察到的氯吡格雷结果始终一致，不受患者性别、标准治疗方案（纤溶剂类型或肝素类型）或心肌梗死部位等因素的影响。急性STEMI患者溶栓再灌注治疗后可能出现冠脉再闭塞。CLARITY-TIMI 28研究证明，标准溶栓方案加氯吡格雷可降低从入院到动脉造影这段时间发生动脉闭塞或死亡或再发心肌梗死的相对危险性达36%。COMMIT/CCS-2研究是目前在心血管药物治疗的最大型的随机双盲对照临床研究，从中国的1 250个研究点共入选了近46 000例患者。该研究表明，氯吡格雷联合阿司匹林的标准治疗可降低急性心肌梗死患者的死亡率。在第28天随访时，氯吡格雷降低这些患者死亡率的相对危险性达7%（7.7%对8.1%）。在同一个患者群，氯吡格雷降低心肌梗死复发、脑卒中或死亡的总相对危险性达9%（9.3%对10.1%）。在两项研究中，两个治疗组的严重出血和颅内出血（ICH）的发生率相似。在CLARITY-TIMI 28研究中，严重出血和原发性颅出血的发生率没有显著的统计学差异。在标准治疗（包括纤溶剂和阿司匹林）的基础上，氯吡格雷组严重出血发生率为1.3%，安慰剂组为1.1%。COMMIT/CCS-2研究未观察到致命性或需要输血的出血风险的显著升高。在含阿司匹林的标准治疗基础上，氯吡格雷组的严重出血、非颅内出血发生率为0.4%，安慰剂组为0.3%。另外，颅内出血的发生率很低，氯吡格雷组和安慰组相似。早期给药的另一个好处是有利于稍后可能需要实施的PCI。CLARITY-TIMI 28研究对于年龄小于75岁的患者氯吡格雷剂量是：300 mg负荷量，随后75 mg/d。对于75岁以上的患者，氯吡格雷的最佳初始剂量尚不清楚。一些专家认为低危颅内出血的高龄患者接受300 mg氯吡格雷负荷量是安全的，加一些专家则建议使用COMMIT/CCS-2研究中的75 mg的起始剂量。

目前尽管2004年ACC/AHA指南和ACCP共识未提倡氯吡格雷在无再灌注治疗患者中与阿司匹林联

合应用，但基于对COMMIT/CCS-2研究的分析，多数专家建议此类患者应接受阿司匹林和氯吡格雷联合治疗。

21.4.3 GP Ⅱb/Ⅲa抑制剂 SPEED、TIMI 14和TIGER-PA研究显示，单用GP Ⅱb/Ⅲa抑制剂有利于PCI术前的TIMI血流。尽管指南推荐转运PCI的进门-球囊时间也应<90 min，NRMI调查显示仅有4.2%的病倒达到这一标准，进门-球囊时间<120 min的病例占15%。因此，对于那些需要转运PCI的患者，这种方法更值得考虑。荟萃分析显示GP Ⅱb/Ⅲa抑制剂辅助直接PCI可减少死亡和心肌再梗死率。初步研究显示早期给药辅助直接PCI优于晚期给药。2004年ACC/AHA指南和ACCP共识推荐，计划直接PCI的急性STEMI患者应尽早接受GP Ⅱb/Ⅲa抑制剂治疗；不推荐GP Ⅱb/Ⅲa抑制剂辅助溶栓治疗。已有的临床试验显示这种联合用药不能改善生存，却增加出血风险，尤其对于75岁以上的老年患者。

表21-2 CAPRIE研究氯吡格雷降低高危患者临床事件

高危人群	氯吡格雷事件率（%）	阿司匹林事件率（%）	氯吡格雷相对危险下降（%）
有CABG史的患者	15.9	22.3	28.9
缺血事件≥1次的患者	18.4	20.4	10.0
涉及多个血管床的患者	17.39	19.84	12.4
糖尿病患者	15.6	17.7	12.5
高胆固醇血症者	12.3	13.6	9.7

21.4.4 合理使用抗血小板药物 当前临床上最常使用的抗血小板药物是阿司匹林和氯吡格雷。在现有治疗基础上加用氯吡格雷的益处正在受到极大的关注。如何正确、合理地使用氯吡格雷有效防治ACS？

哪些患者需要接受氯吡格雷治疗？ACS患者无论是否需要接受介入治疗，无论疾病轻重，都可能从阿司匹林与氯吡格雷的联用（9～12个月）中获益，其疗效优于单用阿司匹林。CLARITY和COMMIT研究结果显示，对急性STEMI患者，阿司匹林与氯吡格雷联用的效果也优于单用阿司匹林，氯吡格雷组与心肌梗死相关的血管闭塞率、造影前/住院期间死亡率或心肌梗死的发生率下降了36%。

COMMIT研究还证实，氯吡格雷（75 mg）联用阿司匹林治疗症状发作24 h内的急性心急梗死患者，可使院内死亡的相对风险下降7%，降低心肌梗死复发、脑卒中或死亡的相对危险达9%。这是12年来首次获得的有关通过药物治疗降低总死亡率的最新报道。稳定的动脉粥样硬化血栓疾病，包括脑卒中、心肌梗死，有症状的外周血管疾病应使用氯吡格雷治疗。不能耐受阿司匹林的患者应用氯吡格雷替代阿司匹林。

CARIE亚组分析显示，高危患者用氯吡格雷进行二级预防将获益更多。与阿司匹林相比，在每年治疗的1 000例糖尿病患者中，氯吡格雷能多预防21例患者发生卒中、心肌梗死、心血管死亡和由缺血事件或出血事件导致的住院；需要胰岛素治疗的糖尿病患者，可多预防38例事件；同样，每治疗1 000例正接受任何降脂治疗的患者，氯吡格雷能多预防27例事件的发生，其中对接受他汀治疗的患者可多预防29例事件，提示在降脂治疗的同时给予氯吡格雷能使患者进一步获益；此外，既往接受过冠脉旁路移植术的患者，接受氯吡格雷治疗可多预防64例事件发生。

何时开始氯吡格雷治疗？CURE研究显示，非ST段抬高的ACS患者在随机化24 h内氯吡格雷组与安慰剂组患者的心肌梗死、脑卒中、心血管死亡累计危险曲线就已经开始分离，但两者的绝对值相差很小，氯吡格雷组的危险率仅降低了0.1%。也就是说，如果患者在24小时内进行冠脉造影，可以等到冠脉造影结束后根据冠脉病变情况再给予氯吡格雷治疗，这样风险较小；但是当患者在24 h内不能进行冠脉造影时，如果未给予氯吡格雷治疗，患者的风险就大，因为两组的累计危险率曲线在24 h后将进一步分离，且两者差异很大；如果冠脉造影结果提示患者需要接受进一步冠脉介入治疗（PCI），而手术前又没有接受氯吡格雷预处理，患者的获益程度下降。PCI-CURE和CREDO研究结果显示，如果患者冠脉介入治疗前没有接受氯吡格雷预处理，该患者术后出现事件的风险将有所增加。根据CREDO研究结果，术前使用氯吡格雷负荷量（300 mg）预处理可减少术后28天内死亡率、心肌梗死或紧急靶血管血运重建术复合终点相对风险18.5%，且PCI术前6～24 h比6 h内服用氯吡格雷的28天复合终点相对危险性减少38.6%。因此对高危险患者，应该尽早使用氯吡格雷治疗。

氯吡格雷治疗采用什么剂量？CPRIE研究结果提示，对病情稳定的动脉粥样硬化血栓形成患者可用氯吡格雷75 mg维持量治疗；对ACS患者，不管是否有ST段抬高，都应鼓励用300 mg负荷量。由于CLARITY和COMMIT研究已证实，氯吡格雷联合阿司匹林对STEMI患者的益处，因此我们预计在未来的指南中，会推荐氯吡格雷的负荷剂量，并继之以75 mg的维持量治疗。

目前氯吡格雷标准的负荷剂量是300 mg，但600 mg及900 mg的超负荷剂量是否可以为患者带来更多益处？ClcearPlatelets研究结果显示，300 mg和600 mg氯吡格雷均可抑制血小板的聚集功能，而接受600 mg治疗的患者的血小板功能得到更充分的抑制，其终点事件的发生率也更低，尤其是PCI术后心肌肌酸激酶（CK-MB）升高的患者获益更明显。

氯吡格雷的疗程多长？ACCP 7推荐接受氯吡格雷治疗时间为9～12个月。CURE研究结果显示，接受氯吡格雷治疗的患者在治疗头30天和第2～第9个月两个时间段内同样获益，同时都没有增加出血的风险，就是说在头30天后继续应用氯吡格雷能使患者继续获益，同时不增加出血的风险。如果经济困难，置入裸支架至少1个月和药物洗脱支架至少6个月，则9～12个月为最短疗程；对无高出血风险的患者应继续使用氯吡格雷75 mg12个月。过早停用氯吡格雷可导致STEMI的发生率增加30倍，尤其是置入药物洗脱支架的患者，即使当时没有发生并发症，但停药后相当长时间内仍可能会有迟发性血栓形成（>400天）。

总之，氯吡格雷治疗ACS可降低事件发生危险和患者死亡率，越是高危险患者获益越多，同时氯吡格雷治疗的安全性是可以接受的，颅内出血、危及生命的出血事件与安慰剂相比没有增加。氯吡格雷越早服用，获益越多。

总之，随着新型溶栓剂的出现和介入技术的迅速发展，再灌注方法不断进步。另一方面，新型的抗栓药物和更好的抗栓策略为再灌注保驾护航，两者相辅相成。所有临床试验中再灌注治疗的获益都离不开抗栓治疗的背景，新的抗栓药物和策略正在使再灌注治疗进一步获益。因此，我们在考虑溶栓或PCI再灌注治疗时，千万不能忽略抗栓这一重要的背景治疗，并选择适当的抗栓策略。

（荆小莉　胡春林）

参考文献

1. Antman EM，Anbe DT，Armstrong PW，et al. ACC/AHA guidelines for the management of patients with ST-elevation myocardial infarction-executive summary：a report of the American College of Cardiology /American Heart Association Task Force on Practice Guidelines（Writing Committee to Revise the 1999 Guidelines for the Management of Patients with Acute Myocardial Infarction）. Circulation，2004，110（5）：588～636

2. Sabatine MS，Cannon CP，Gibson CM，et al. Addition of clopidogrel to aspirin and fibrinolytic therapy for myocardial infarction with ST-segment elevation，N Engl J Med，2005，352（12）：1179～1189

3. De Luca G，Suryapranata H，Stone GW，et al. Abciximab as adjunctive therapy to reperfusion in acute ST-segment elevation myocardial infarction：a meta-analysis of randomized trials. JAMA，2005，293（14）：1759～1765

4. Chen ZM，Pan HC，Chen YP. Early intravenous then oral metoprolol in 45852patients with acute myocardial infarction：randomized placebo-controlled trial，Lancet，2005，366（9497）：1622～1632

5. Antman EM，Louwerenbury HW，Baars HF，et al. Enoxaparin as adjunctive antithrombin therapy for ST-elevation myocardial infarction：results of the ENTIRE－Thrombolysis in myocardial Infarction（TIMI）23 Trial. Circulation，

2002, 105 (14): 1642～1649

6. Yusuf S, Mehta SR, Xie C, et al. Effects of reviparin a lowmolecular-weight heparin, on mortality, reinfarction, and strokes in patients with acute myocardial infarction presenting with ST-segment elevation. JAMA, 2005, 293 (4): 427～435

7. Patricia AG, Kandice KM, Emilio DP, et al. Profile and prevalence of aspirin resistance in patients resistance in patients with cardiovascular disease. Am J Cardiol, 2001, 88: 230～235

8. Mehta SR. Aspirin and clopidogrel in patients with ACS undergoing PCI: CURE and PCI-CURE. J Invasive Cardiol, 2003, 15: 17～20

9. Simoons ML. Effect of glycoprotein Ⅱb/Ⅲa receptor blocker abciximab on outcome in patients with acute coronary syndromes without early coronary revascularization; the GUSTOIV-ACS randomisedtrial. Lancet, 2001, 357, (9272): 1915～1924

10. De Lemos JA, Antman EM, Gibson CM, et al, Abciximab improves both epicardial flow and myocardial reperfusion in ST-elevation myocardial infarction. Observations from the TIMI 14 trial. Circulation, 2000, 101 (3): 239～243

11. Topol EJ. Reperfusion therapy for acute myocardial infarction with fibrinolytic therapy or combination reduced fibrinolytic therapy and platelet glycoprotein Ⅱb/Ⅲa inhibition: the GUSTO V randomised trial. Lancet, 2001, 357 (9272): 1905～1914

12. Wallentin L, Goldstein P, Armstrong PW, et al. Efficacy and safety of tenecteplase in combination with the low-molecular-weight heparin enoxaparin or unfractionated heparin in the prehospital setting; the Assessment of the Safety and Efficacy of a New Thrombolytic Regimen (ASSENT) -3 PLUS randomized trial in acute myocardial. Circulation, 2003, 108 (2): 135～142

13. Simoons M, Krzeminska - pakula M, Alonso A, et al. Improved reperfusion and clinical outcome with enoxaparin as an adjunct to streptokinase thrombolysis in acute myocardial infarction. The AMI-SK study. Eur Heart J, 2002, 23 (16): 1218～1290

14. Wallentin L, Bergstrand L, Dellborg M, Fellenius C, Granger CB, Lindahl B, Lins LE, Nilsson G, Pehrsson K, Siegbahn A, Swahn E. Low molecular weight heparin (dalteparin) compared to unfractionated heparin as adjunct to rt-PA (alteplase) for improvement of coronary artery patency in acute myocardial infarction - the ASSENT Plus study. Eur Heart J, 2003, 24: 897～908

15. Bauer KA, Fondaparinux sodium: a selective inhibitor of factor Xa. Am J Health Syst Pharm, 2001, 58 (2): 14～17

16. Bauer KA, Eriksson BL, Lassen MR. et al. steering committee of the Pentasaccharide in Major Knee Surgery study. Fondaparinux compared with enoxaparin for the prevention of venous thromboembolism after elective major knee surgery, N Engl J Med, 2001, 345: 1298～1304

17. Turpie AGG, Gallus AS, Hoek JA Pentasaccharide Investigators. A synthetic Pentasaccharide for the prevention of deep vein thrombosis after total hip replacement. N Engl J Med, 2001, 344: 619～625

18. Coussement PK, Bassand JP, Convens C, et al. A synthetic factor-Xa inhibitor (ORG31540/SR9017A) as an adjunct to fibrinolysis in acute myocardial infarction. The PENTALYSE study. Eur Heart J, 2001, 22: 1716～1724

19. Gardien M, Boland J, Lensing, AWA, et al. PENTUA-investigators. A dose finding study of fondaparinux in patients with non ST-segment elevation acute coronary syndromes: the PENTUA study. J Am Coll Cardiol 2004, 43: 2183～2190

20. Antman EM. TIMI 9B investigators. Hirudin in acute myocardial infarction. Thrombolysis and thrombin in myocardial infarction (TIMI) 9B trial. Circulation, 1996, 94: 911～921

21. HERO-2 Trial Investigators. Thrombin-specific anticoagulation; the HERO-2 randomised trial. Lancet, 2001, 358: 1855～1863

22. Lincoff AM, Kleiman NS, Korrke Marchant K, et al. Bivalirudin with planned or provisional: results of the Comparison of Abciximab Complications with Hirulog for Ischemic Events Trial (CACHET). Am Heart J, 2002, 143: 847 ~ 853

23. Lincoff AM, Bittl JA, Feit F, et al. REPLACE-2 imvestigators. Bivalirudin Ⅱb/Ⅲa blockade during percutaneous coronary intervention. REPLACE-2 randomized trial, JAMA, 2003, 289: 853 ~ 863

24. Goodman SG, Fitchett D, Armstrong PW. et al. for the Integrilin and Enoxaparin Randomized Assessment of Acute Coronary Syndrome Treatment (INTERACT) Trial Investigators. Randomized evaluation of the safety and efficacy of enoxaparin vs. unfractionated heparin in high - risk patients with non-ST-segment elevation acute coronary syndromes receiving the glycoprotein Ⅱb/Ⅲa inhibitor eptifibatide. Circulation, 2003, 107: 238 ~ 244

22 急性冠脉综合征的床边抗凝监测

急性冠脉综合征患者发生冠脉事件主要原因是动脉粥样斑块破裂，激活血小板及凝血过程导致血栓形成，引起冠脉部分或完全阻塞，而这其中凝血酶形成被认为是冠状动脉血栓形成过程中关键性的一步。凝血酶能将纤维蛋白原转化为纤维蛋白，纤维蛋白一旦形成，凝血酶便黏附到其表面，并通过活化Ⅴ因子和Ⅷ因子将其自身的生成放大3～500倍。而且，凝血酶也是血小板功能最强效的生理性活化剂之一。抗凝治疗是粥样硬化性动静脉疾病治疗的核心。

肝素（heparin）的出现大约有50年的历史。肝素的抗凝活性在于它能特异性地与抗凝血酶A结合，引起抗凝血酶A精氨酸反应中心的构形改变，通过抗凝血酶A抑制凝血酶和Ⅹa的活性。肝素通过静脉给药后基本上立即发挥抗凝作用，输入鱼精蛋白可迅速消除抗凝作用，因此便于根据需要选择抗凝时机。但肝素的抗凝活性与半衰期（$t_{1/2}$）与给药剂量有关，且肺栓塞、肝硬化患者的$t_{1/2}$均有延长，因而量效关系不明确，剂量不易掌握。在急性冠脉综合征中，更需要全面、迅速的了解肝素等抗凝药的活性与出血风险，因此，床边快速的抗凝监测成为当前临床治疗中的必要。

普通肝素（UFH）是目前静脉注射给药运用的最广泛的药物，但它的优势逐渐被低分子肝素（LMWH）和直接凝血酶拮抗剂所取代。无论如何，在这个交接点，UFH运用的广泛性使得监测其抗凝效果很有必要，尤其在需要高剂量肝素才能达到效果的时候。由于UFH的治疗窗较窄，因此需要制定监测其抗凝活性的依据以利于在使效果最佳化时保证安全。在这一章里，我们将着重回顾检测抗血栓活性的床旁抗凝监测设备的作用。

22.1 合理的抗凝监测

前期抗凝和溶栓试验的数据增强了我们对急性冠脉综合征（Acute Coronary Syndrome，ACS）时使用UFH需要达到一个最佳抗凝水平的重要性的认识。例如，1990年早期的GUSTO-1试验就显示了当aPTT超过70 s时，出血危险与aPTT呈线性联系（图22-1～图22-2）。aPTT每增加10 s，中等和严重

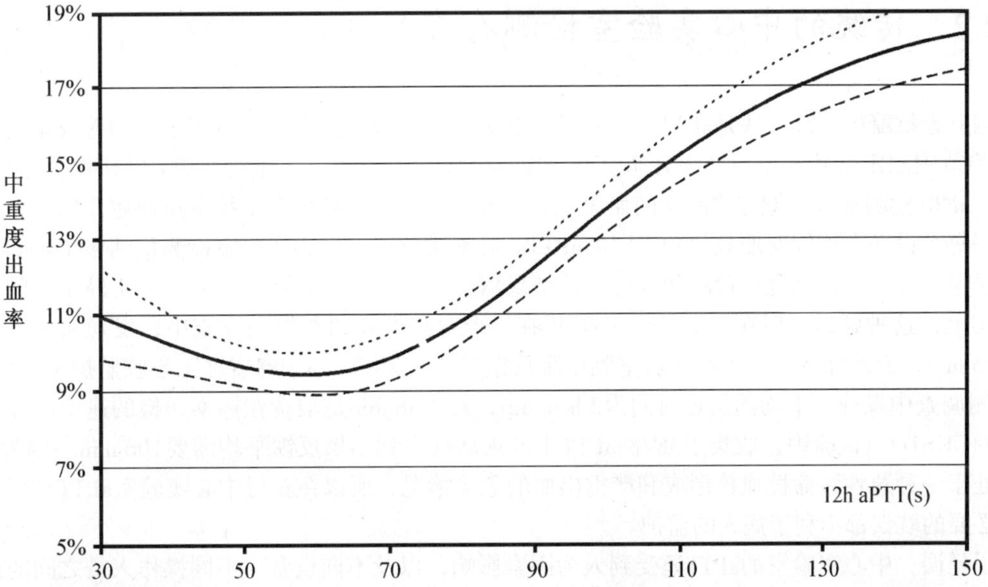

图22-1 GUSTO-1试验中aPTT与出血风险。当aPTT＞70 s时，与出血危险呈线性联系

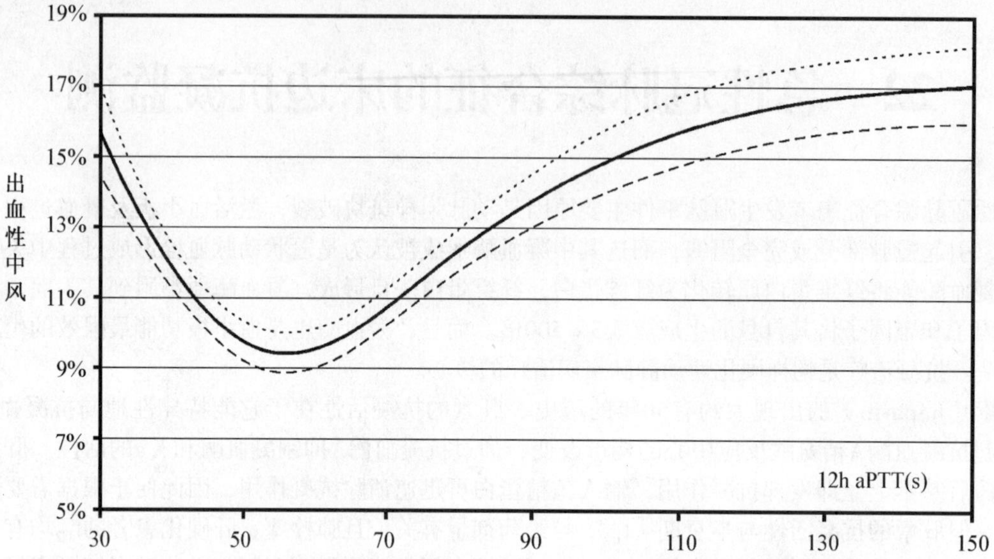

图22-2 GUSTO-1试验中aPTT与出血风险。当aPTT＞70 s时，与出血危险呈线性联系

出血的危险增加1%，颅内出血则增加0.07%。当aPTT低于50 s或高于75 s时，其与高死亡率相关。在GUSTO-2试验中，比GUSTO-1高20%的剂量使用肝素，使颅内出血风险提高2倍。在GUSTO-2A试验中，随着肝素使用剂量下降，风险指数降低，在12 h aPTT时65 s时，颅内出血率下降一半到了0.6%。同样，在TIMI-9b试验中，颅内出血风险也随着肝素使用剂量减少而降低。所以，1999年ACC/AMA将AMI的溶栓治疗指南中肝素使用从12 U/（kg・h）降低到60 U/（kg・h）快速注射，从而到达aPTT50～70 s的目标。这个指南还制定了相应的肝素治疗AMI剂量滴定列线表。

在非ST段抬高型心肌梗死（NSTEMI）的标准中，更低范围的aPTT也同样对降低缺血事件有效。分析TIMI-3B研究可以发现，对于NSTEMI ACS的病人使用肝素强力抗凝治疗使aPTTs大于对照组的2倍并不比使aPTTs控制在对照1.5～2倍之间有额外的好处。这些资料表明，ACS病人抗凝治疗的aPTT控制的理想范围是50～70 s。在抗血小板联合用药中，甚至可以把标准范围降到更低（如血小板糖化蛋白拮抗剂）。

22.2 传统的中心实验室检测存在的问题

监测肝素抗凝的标准方法是aPTT，一个反映肝素抑制内源性凝血，凝血因子Ⅹ和Ⅸ效果的检测。aPTT治疗范围制定是基于兔颈静脉血栓模型，在这个模型中当aPTT大于对照组1.5倍时可以阻止血栓的延续。aPTT检测常常是把柠檬酸化的血浆送到中心实验室，由随机一个技术员使用几组设备中随机的一个，每个设备有不同对照效价和不同的aPTTs-肝素敏感度。中心实验室检测包括多个步骤：静脉抽血、送检、离心、批处理、检测和分析反馈结果信息。每一步都延迟了监测医生获得aPTT的结果产生。事实上，这种延迟一般在2 h左右。1992年在一个对60例aPTT检测的调查中，发现从抽血到送检要延迟45 min，而从标本进入中心实验室到结果反馈又要延迟80 min。麻省理工心脏监护中心的272例aPTT检测调查中发现，平均的延迟时间为2 h 6 min，其中36 min是浪费在标本送检的途中。在79个医院参加的GUSTO-1试验中，收集了387例aPTT中发现从抽血到结果反馈平均需要106 min。因为ACS的病人都处于一种急性致命性血栓形成和严重出血的危险情况，所以在获得中心实验室aPTT结果过程中任何不必要的耽误都不利于病人的监护。

除了延误，中心实验室的aPTT还受到人为因素影响，以及不同设备、不同操作人员之间的误差。人为因素包括静脉穿刺困难或失误、收集了不合适的标本、标本收集与检查结果间的延误、不完全

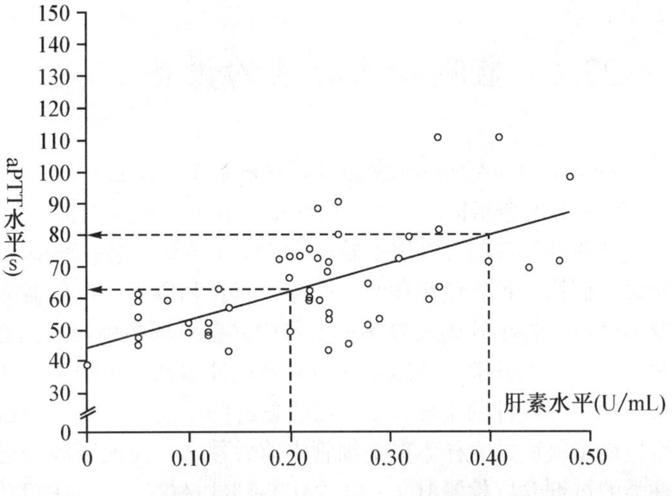

图22-3 aPTT处于正常水平的1.5～2.0倍时，与鱼精蛋白滴定的肝素0.2～0.4 U/mL水平相符

离心等。所以，即使在使用精密、精确、可重复（低变异系数）的对照条件的实验室，aPTT也不能很好地反映病人及时的抗凝水平。而且，事实上不同实验室也间存在很多变异，这些由于试剂–仪器结合的不同，不同的试剂，甚至同种试剂的不同批次都可以造成差异。即使在同一个研究中不同商业试剂进行了测试，使aPTT基线水平变化2倍的平均肝素需要量有2倍的差异。先不说这样做需要的耗费，血液学和实验室都不能制定一个标准的aPTT检测来模拟国际标准化凝血酶原时间。Brill–Edwards和他的同事研究了5个不同的试剂发现aPTT处于正常对照水平1.5～2.0倍时与鱼精蛋白滴定的肝素0.2～0.4 U/mL的水平符合（见图22–3）。基于这个结果，很多医院建立以鱼精蛋白滴定肝素水平0.2～0.4 U/mL或抗–XA活性0.3～0.7 U/mL为基准的aPTT范围目标。但是很多医院是以体外血浆肝素测定来实行这个范围，这其实低估了体内的实际aPTT所需范围。

因此，当中心实验室aPTT仍是检测UFH效果的金标准时，这些现代方法学的限制是非常重要的影响因素。除了获得实验室数据的时间上延迟外，aPTT与肝素水平的关系在不同实验室以及同一个实验室不同的时期也存在不一致性。而且，现在缺少资料证明aPTT、肝素水平、或者其他指标能指导抗凝药物剂量的调整，并且能产生预想的或最佳的临床效果。

22.3 床旁抗凝监测

技术的发展能支持在床旁快速获得病人实验室指标。这种方法叫“床旁现场监测POC（point of care）”，它需要监护供应商决定这种方法在病人监护中提供一个完全的益处，并且指导什么时候该使用它取代传统实验室检测。当然，如果把POC运用于低精度，低质控和高耗费的情况而仅仅为了快速和方面地获得结果就需要权衡了。当时间和方便性比精确度的稍微提高要重要时（比如糖尿病的血糖监测），POC就会比较广泛的接受。现在POC有扩大范围使用的趋势，尽管先前的临床实验室改进管理要求和实验病理学的原则都指出缺乏质量对照将降低监护的质量而限制POC的推广。另一方面，POC从逻辑上具有训练更多人使用选择系统，发展质控办法，整合病人的疾病记录和医院信息系统，以及追踪药物使用的目的。

现在美国已经有大量POC设备用于止血参数监控。更多的设备能用于多种抗凝参数（如ACT、aPTT、PT），只需要选择不同的试剂盒。在介入心血管领域，ACS病人的治疗需要频繁进行PCI，这时及时评估凝血因子拮抗剂的抗凝效果就尤其重要。这种POC设备对心血管手术室、重症监护室、急诊、透析中心以及抗凝治疗同样有价值。本节将回顾下面多种检测UFH、LMWH和直接抗凝血因子的抗凝效果的设备。我们必须清楚的是不同的设备在对同样样本处理时会得出不同的结果。而且，ACT目标的变化还取决于相关临床程序的预设；心脏手术往往需要把ACT目标设为大于400～600 s；PCI需要250～350 s，而透析和人工肺则只需要大约180～200 s，还有移除动脉插管则只需要不超过175 s。

22.4 监测普通肝素的设备

22.4.1 Hemochron全血抗凝分析系统 Hemochron装置用于检测全血ACT大约30多年了，代表床旁监测ACT的金指标。它还能检测很多其他的抗凝指标，如aPTT、PT、TT、人纤维蛋白原等。这个公司生产两种设备都可以用于插管或者漂浮导管。第一种型号的仪器能用3种导管包括硅胶、瓷土和玻璃滤珠。而第二种则使用预装的硅胶、陶瓷和磷脂，该仪器需要2 mL的全血收集于玻璃管中，然后手动混匀全血，将小管放入37 ℃的温箱中并在磁场中旋转。当血液凝固时，置入小管中的磁铁将被置换掉并激活了一个开关，从凝固开始到磁铁外移到一定距离时所花的时间记录为凝血时间，这种微型抗凝系统使用一次性的小杯，上面放置新鲜的全血，在小杯中血液接触硅藻和血小板因子替代物以诱发凝血，尚未凝固的血样本在毛细管中前后移动，血液凝固是通过吸光度的变化来检测的。可以购买不同种类的试剂盒以检测ACT（包括ACT-LR和ACT+）、APTT或TT。ACT的测值不受抑肽酶的影响且与离体1.0 ~ 6.0 U/mL的肝素有线型相关。Jaryno等的研究表明：第三代的Hemochron POC凝血分析系统结果是可靠的，且在临床中与标准的Hemochron装置效果相当。

22.4.2 Hemotec自动凝血记时仪Ⅱ（ACTⅡ） Hepcon凝血处理系统（HMS） Hepcon HMS是一种记录凝血时间的微处理装置，可以测ACT、全血中的肝素浓度以及肝素的反应剂量。基于测量设计的不同可以有不同的试剂盒，如高限范围的ACT检测、全血的肝素浓度检测、肝素的反应剂量检测等等。约400 μL的全血被加入预装有硅藻作为激活剂的试剂盒的两侧。有一个自动控制的活塞不断地浸入和抽出于血样本中，当血液凝固时，形成的纤维蛋白网阻碍了活塞的运动。凝血时间被定义为达到预先设置的活塞运动减速的阈值所需的时间。ACT Ⅱ系统也是基于同样的原理，只是有了手提式系统可以现场操作等优点。Despotis的研究经常被人引用，他发现，在心肺分流术中Hepcon装置所测的肝素水平与标准中心实验室的结果相关性良好，不像该术中ACT水平与血浆肝素水平间相关性那么差。

22.4.3 溶栓评价系统（Raidpoint coag） Raidpoint coag仪器使用一次性的检测卡片，比如：肝素处理检测（Haparin Management Test，HMT）卡，该卡在一个平坦的毛细管样的反应盒内配有顺磁性的氧化离子颗粒（Paramagnetic Iron Oxide Particles，PIOP）。当一滴全血样本（无论柠檬酸化与否）被加入试剂盒中，约30 μL的血液流入试剂盒以溶解干燥的试剂，这时，PIOP在磁场中在磁性吸引下发生摆动。当凝血开始时，由于黏滞度的增大等原因颗粒摆动的速度下降，最后，当血凝块局限固定了该颗粒时，摆动随即停止。这种颗粒的运动为一个红外线感光仪所检测并记录PIOP速率下降所需的时间。利用HMT卡可以检测较宽范围的肝素水平（1 ~ 10 U/mL）。实际上，已经有研究表明，HMT卡所测得的肝素水平和抗Ⅹa水平与ACT比较有较高的相关性。在53名接受心脏手术的患者中，Fitch等发现，HMT所测的ACT水平与Hemochron装置测的水平也高度相关性。而且，较之ACT水平，HMT与抗Ⅹa活性有更好的相关性。Tismikas等在接受PCI患者中比较了HMT与Hemotec所测的ACT也发现有显著的相关性。HMT测值的有效范围是50 ~ 80 s。其中，柠檬酸化血样本为86 ~ 169 s，未柠檬酸化样本为70 ~ 195 s。另外，也可以用Raidpoint coag装置监测各自的PT和APTT水平。

22.4.4 i-STAT分析仪 这种分析仪采用一次性的试剂盒，可以处理众多的实验室指标，如电解质、肌酐、血糖、血气分析和ACT水平。该分析仪采用基于半导体芯片技术的电子机械微型传感器。ACT试剂盒装有硅藻，可以激活全血使之转变为凝血酶的作用底物。电子机械微型传感器可以检测到这种转变，转变产生的电活性化合物可用安培表来记录。Paniccia等在165名心肺分流术及血液透析的患者中研究发现，i-STAT分析仪所测ACT值与Hemochron 401装置的ACT测值具有可比性。他们发现，抗Ⅹa水平与i-STAT分析仪的ACTs水平以及Hemochron的ACTs均有良好的相关性。然而，i-STAT分析仪所测ACT值在低水平ACT范围的意义尚不清楚。

22.4.5 Coaguchek诊断系统 Coaguchek是一种手提式的床边诊断仪器，使用一次性试剂盒，可以检测PT、aPTT、ACT等的水平。一滴取材于手指血或静脉穿刺血的样本被放入预装有硅藻的试剂盒内，当血液流过盒内毛细管道时，通过激光分析仪感知血中红细胞上散射光的变化，并记录光变化的时间。当血液凝固时，原先穿过血液的散射光被遮挡，此时间即被仪器记录为凝血时间。该仪器不能检测>500 s以上的ACT水平，因此在心血管手术中是不适用的。这种仪器所测的aPTT水平与中心实验室所测的结果呈负相关。Ferring等研究了233名外科ICU中手术后的病人，发现Coaguchek所测的aPTT水平与中心实验室结果相关性差。然而，Ansell等报导319例患者中所测的aPTT值在上述两种检查间具有较好的相关性。另外，此仪器对于口服香豆素类药物的患者于家中监测PT水平是可行的。

22.4.6 Actalyke活化凝血时间诊断系统 Actalyke是一种简单的床边肝素监测系统，使用全血样本。其预装有试剂的测试管与Hemochron系统有较好的交叉相容性。同Hemochron系统相似，该仪器也适用磁铁进行凝血诊断。然而，它采用两点凝血检测，确保了在纤维蛋白形成早期的检测，降低了检测误差及非肝素相关的凝血延长。除常用硅藻法检测ACT之外，该系统还能利用预装有多种激活剂如硅藻、烤瓷以及玻璃滤珠的试管执行MAX-ACT检测。这些微型试管能最大限度地将肝素特异性的所有Ⅻ因子转化为活化Ⅻa，而且不像传统法硅藻法检测ACT那样受温度及血液稀释的影响。研究已经证明，在常温下Hemochron系统得ACT测值与MAX-ACT检测差别不大，但是当处于低温时其所测的ACT值明显长于MAX-ACT法。

22.5 监测低分子肝素的设备

在动静脉血栓性疾病中，低分子肝素（LMWH）已逐渐部分取代UFH。几项临床研究表明了LMWH在冠状动脉疾病及静脉栓塞性疾病的治疗中相比UFH的等效性和优越性。特别值得一提的是，在药物治疗试验中，证明伊诺肝素同UFH及安慰剂比较是有效的和安全的（图22-4），不像UFH那样需要常规检测aPTT及ACT以监测其抗凝活性，LMWH不影响上述指标。中心实验室的抗Ⅹa活性检验可以评价LMWH活性，但价格相对昂贵且费时较长。先前由于伊诺肝素使用缺乏快速而简便的方法去监测其抗凝活性，使得大多临床医师不愿再PCI过程中及手术中使用。最近，一种新的POC检测系统-Rapidpoint ENOX可以用来特异性地监测伊诺肝素使用后的凝血时间，这将有助于扩大LMWH的适用范围。

Rapidpoint ENOX检测系统：Rapidpoint ENOX使用一步法检测，所有需要检测伊诺肝素的抗凝指标都包含在测试卡的反应盒内，以便于Raidpoint coag仪器实现联合一致。一滴大约35 μL的全血样本被人工加入测试卡前端的凹陷处，然后通过毛细管道流入反应腔，水化试剂并刺激PIOP在检测盒中的磁场中快速摆动，接着，一个特异的Ⅹa因子激活剂迅速激活Ⅹ因子以启动凝血过程，即开始形成纤维蛋白丝黏附并影响PIOP的运动。当其运动速率达到预先设置降低标准时，有红外线光学感应器来监测其变化并以秒钟记录相应的测试结束点。ENOX 检测系统是针对伊诺肝素而优化调整的，凝血时间范围为50～700 s，所以不适用于UFH或其他LMWH。血小板拮抗剂和溶栓药对其没有影响，但直接凝血酶拮抗剂却有明显影响。有研究发现，在120名正常志愿者的中的ENOX测值范围是106～160 s（均数±2个标准差）。而在166名未经抗凝治疗患者的柠檬酸化血的范围是70～180 s。Saw等研究从166名接受伊诺肝素预防深静脉血栓或作为ACS及PCI期间治疗的患者中抽取332分样本，发现Rapidpoint ENOX测值与Stcrom 肝素分析仪所测的抗Ⅹa活性测值间有良好的相关性。

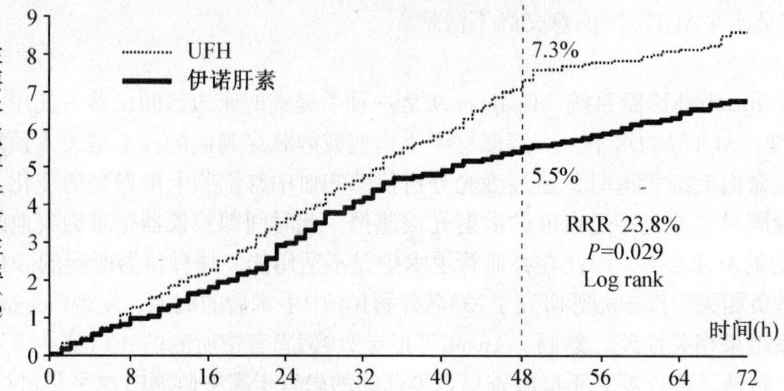

图22-4 伊诺肝素与普通肝素（UFH）疗效比较

22.6 监测直接凝血酶拮抗剂的设备

直接凝血酶拮抗剂不需要联合因子来进行抗血栓活动，即它们直接抑制凝血酶对纤维蛋白原的活性，而且抑制凝血酶诱导的血小板聚集。水蛭素，就是这一类直接的凝血酶拮抗剂，主要生物物理学优越性在于能够直接抑制与血块结合的凝血酶。在凝血酶的表面有4种受体：底物识别位点，催化作用中心，纤维蛋白结合位点，以及肝素结合位点。肝素结合位点位于纤维蛋白结合位点附近。凝血酶与纤维蛋白结合后，便使肝素结合位点难以被肝素2抗凝血酶A复合物接近，此时肝素就很难再抑制与纤维蛋白结合的凝血酶。而直接凝血酶拮抗剂通过与一个或两个位点结合，竞争抑制酶与底物的结合，不需要与纤维蛋白结合位点接近，因而能够有效地抑制血块结合的凝血酶。水蛭素及其类似物如比伐卢定有许多优于UFH的特点，正越来越多地应用于ACS或PCI中，特别适用于肝素诱发的血小板减少症（HIT）。

实际上，比伐卢定在2000年已经被美国FDA批准用于不稳定性心绞痛的PCI治疗。已经有几个关于PCI过程中程序性应用直接凝血酶拮抗剂的临床研究顺利完成，共涉及13 000名病人，结果发现，直接凝血酶拮抗剂在降低缺血性事件上至少与肝素效果相当，且出血事件降低。在最近的REPLACE-2（Randomized Evaluation in PCI Linking Agiomax to reduce Clinicle Events）试验中，有6 010名患者入组，7.2%的患者在PCI过程中，使用比伐卢定加临时的糖蛋白Ⅱb/Ⅲa受体拮抗剂与另外一组肝素联合正规糖蛋白（GP）Ⅱb/Ⅲa受体拮抗剂进行非劣性比较，发现前者在30天二级联合终点（死亡率、心肌梗死发生率以及紧急血运重建率）上并不比后者差（比伐卢定加临时的糖蛋白Ⅱb/Ⅲa受体拮抗剂组为7.6%，肝素联合糖蛋白（GP）Ⅱb/Ⅲa受体拮抗剂组为7.2%）。由此有人预言，直接凝血酶拮抗剂的使用将明显增加，特别是在PCI过程中，这就使监测这类药物的抗凝活性成为必要。

应用水蛭素时抗凝水平可以精确地应用生色底物分析法或蛇毒凝血时间（ecarin clotting times，ECT）来检测。用aPTT来检测水蛭素的抗凝水平是不足的，因为仅仅在水蛭素浓度＜1 mg/L（低于正常的治疗浓度）时，时间测值与水蛭素浓度线性相关。而且，ACT测值与水蛭素水平也是有限的线性相关。当水蛭素浓度大于1 mg/L时，ACT水平超过了检测限度。比伐卢定的确对aPTT、PT及TT 有一定程度上剂量依耐性的影响，但也是范围局限。所幸的是，ECT较之ACT能提供更为准确的直接抗凝活性检测。这种检测方法采用蝰蛇的毒汁来转化凝血酶原为小分子凝血酶，进而促使纤维蛋白原转变为纤维蛋白（该过程可为直接凝血酶拮抗剂所抑制）。Pharma Netics 公司最近研发了一种POC分析仪用来检测ECT。

22.7 溶栓评价系统及蛇毒凝血时间测试卡

溶栓评价系统（TAS）及蛇毒凝血时间（ECT）测试卡最近被美国联邦法院授权用于有HIT（肝素诱发的血小板减少症）的心肺分流术患者中以检测重组水蛭素（r-hirudin）抗凝效果。该测试卡适使用两步法，需要病人柠檬酸化的全血样本，首次需由储存的正常人血浆来稀释。经过稀释的样本随后加入预热过的ECT测试卡中，该卡中含有干燥的蛇毒-ecarin试剂，以及PIOP。Ecarin水解人的纤维蛋白原分子，在没有任何酶原片断释放的情况下生成凝血酶。水蛭素以及低分子量的凝血酶拮抗剂能够抑制凝血酶的形成。Ecarin 激活凝血酶原是绕过Ⅴ-Ⅻ因子这个经典的凝血瀑布的通路来实现的，因此，这些因子的某一个缺乏是不会从结果上反应出来。ECT测试采取同Rapidpoint ENOX检测系统类似的方式，测试卡放置于Rapidpoint coag 分析仪中，也是通过记录PIOP 在磁场中的运动来评价抗凝效果。这种设备以秒的形式报告ECT结果，对于r-hirudin的敏感度达到100 ng/mL的水平。有人在120名正常个体中测出ECT的范围是41.6 ~ 55.3 s（均数 ± 2个标准差）。这种检测方法已经稳定地应用于接受比伐卢定治疗的患者。Cho等人发现，克利夫兰临床研究中心64名接受PCI 病人的263例血样本中， TAS ECT测值与比伐卢定浓度（相当于抗Ⅱa水平）显著相关，而 Hemochron测的ACT值与抗Ⅱa水平仅有微弱相关。同一研究组后来在一项多中心研究中扩大PCI人群到170名患者的784份样本，发现柠檬酸化的ECT、非柠檬酸化的ECT以及ACT均与比伐卢定血浓度相关性良好。在治疗水平上，尽管ECT与比伐卢定血浓度相关性稍好于ACT，但总体相关性还是嫌弱。Koster 等报导了在有HIT异常的心肺分流术患者中使用TAS ECT测试比伐卢定抗凝效果的成功经验，但目前仍不能被广泛接受。

22.8 PCI过程中ACT的监测

在早期的PCI术中，临床医师应用大剂量静脉注射肝素用来预防术中冠状动脉的血栓形成。同样对于心肺分流手术，应用肝素的剂量和应该达到浓度都是依靠检测血液中肝素-部分凝血酶原时间反应曲线区间来定的，因此ACT成了标准实验方法。因为快速反馈在需要抗凝的手术中随时调整肝素的剂量非常重要，ACT已经成为导管室中一种非常重要的检测手段。目前应用的检测设备主要有两种，分别是Hemochron和HemoTec，它们都是检测全血在几分钟内就会得出结果。然而两者检测结果存在明显差别，应用Hemochron要比用HemoTec检测长50 s。

尽管没有专门的随机研究比较不同水平肝素化在PCI术中预防血栓形成的作用，也有一些为了推广GPⅡb/Ⅲa拮抗剂应用的研究中表明用ACT检测的不同肝素化水平与血栓形成的风险相关。一项研究对比103名急性心脏旁路手术的病人和400名对照病人，应用HemoTec检测他们的ACT，发现前者比后者要低60 ~ 80 s。另外一项研究是对比63名急性血栓闭塞病人与124名对照组病人，应用Hemochron检测ACT，发现急性闭塞病人要比对照组短30 ~ 40 s（见图22-5），ACT是300 s的病人要比400 s的病人发生急性闭塞危险性升高两倍（见图22-6）。这两项研究推荐PCI术中肝素化水平应该为ACT300 s（HemoTec）或者ACT 35 s（Hemochron）。

当阿昔单抗与肝素合用时，EPILOG的研究中减少肝素的用量对比EPIC研究可以明显减少出血并发症而不增加血栓闭塞危险性。因此当同时应用GPⅡb/Ⅲa拮抗剂抗凝时推荐减少肝素用量。而且合并阿昔单抗抗凝后，肝素剂量与ACT之间的换算也改变了，经过调整了病人体重的影响，ACT比没用阿昔单抗的病人延长了10% 。相比之下，合并用依替巴肽和替罗非班抗凝的对于肝素剂量和ACT的关系几乎没有影响。Dauerman等检测合并用依替巴肽抗凝的70例病人的ACT水平，发现依替巴肽并没有显著延长病人的ACT。在一项名为TARGET的回顾性研究中，Casserly等发现应用低剂量肝素合并替罗非班或者阿昔单抗的病人ACT峰值水平并没有显著差异，但是并没有专门比较用替罗非班前后ACT水平的变化来观察替罗非班对ACT的影响。

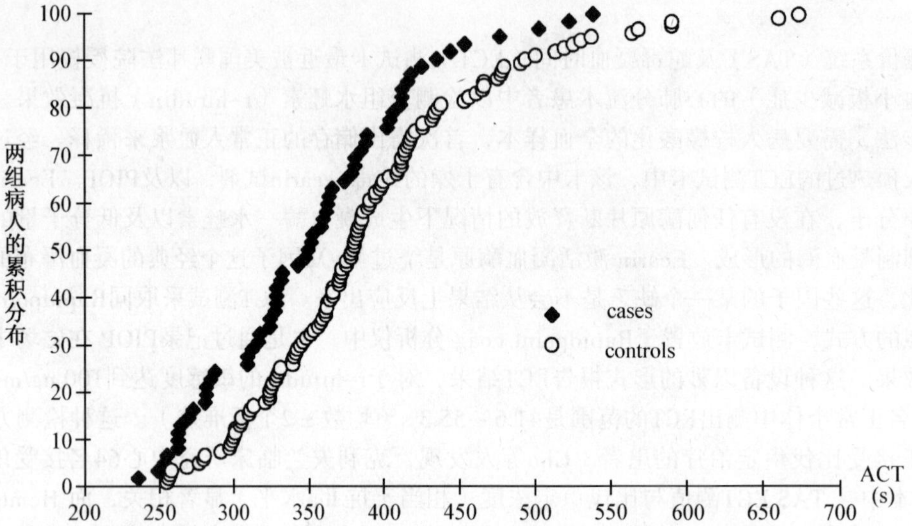

图22-5 急性血栓闭塞病人及对照组ACT的比较

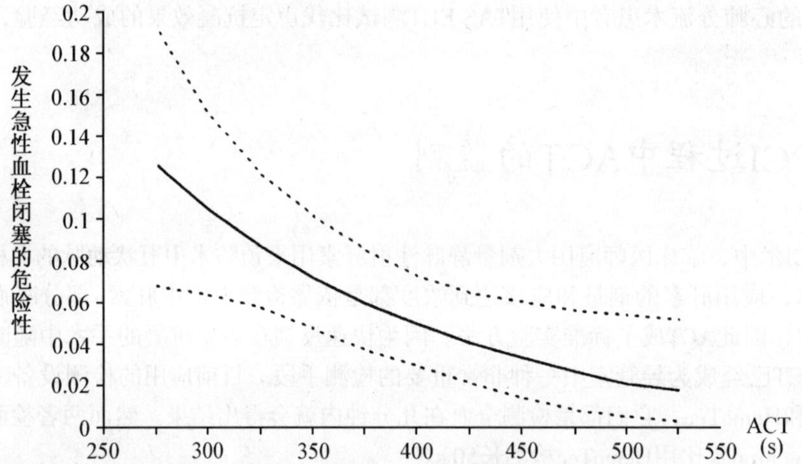

图22-6 不同ACT值患者急性血栓闭塞的危险性

22.9 PCI过程中床边抗凝监测的临床研究

随着ACT检测的推广，PCI术中检测ACT逐渐成了一项常规。随之也出项了大量关于抗凝和抗血小板药于ACT峰值水平影响的随机研究。Chew等汇总了6项大型PCI随机研究包括EPIC、EPILOG、EPISTENT、IMPACT-Ⅱ、RAPPORT、HAS，总共5 216名检测过ACT的病人，以25 s为区间段，从275 ~ 475 s对病人进行分组，其中大部分病人时用Hemochron来检测检测ACT的，占了95%，5%的病人是用HemoTec检测的。在7天内对各组病人出现的死亡、心肌梗死、血管重建、出血等合并症进行统计分析。结果显示单用肝素时，ACT水平高的组病人的缺血事件发生率低，ACT水平在350 ~ 375 s之间时，病人的缺血事件发生率最低（图22-7）。值的注意的一点，在合用肝素和阿昔单抗抗凝的病人中当ACT超过250 s后，ACT水平的进一步升高只会增加出血的危险而无明显降低缺血事件发生的作用。因此，在PCI过程中如果GPⅡb/Ⅲa拮抗剂合用UFH则应将目标ACT水平控制得更低（大约250 s）。

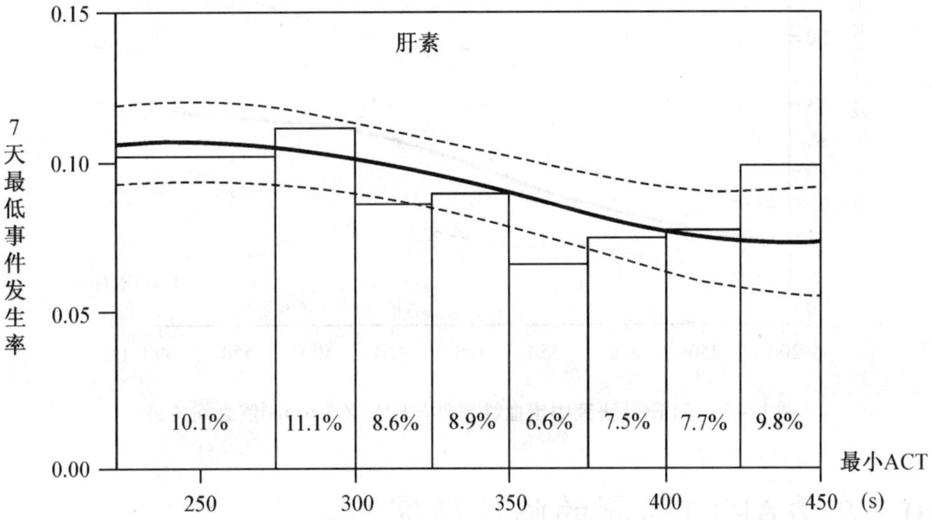

图22-7 PCI术中7天最低事件发生率ACT水平间的关系

在近期的ELECT（Evaluationg ENOX Cloting Time）研究中对ENOX Cloting Time与临床预后之间的关系进行了观察。该研究包括了445名PCI后接受皮下或静脉应用肝素的病人，检测Raid-point ENOX Time及其与临床预后的关系。有或者没有缺血性事件的两组病人在院内死亡、心肌梗死及紧急罪犯血管血运重建的联合终点是大致相似的（各自是461 s和429 s）。在ENOX Time的300～350 s范围内心血管事件发生率最低（见图22-8），然而，logistic 回归发现缺血性事件与ENOX Time测值之间没有显著的关联。在拔鞘期间，ENOX Time测值与出血明显相关（见图22-9）。基于这个研究，并结合推荐抗Ⅹa水平（0.8～1.8 U/mL），Moliterno 等推荐PCI病人在使用依诺肝素时的ENOX Time目标值为250～450 s，拔鞘患者目标值为200～250 s。

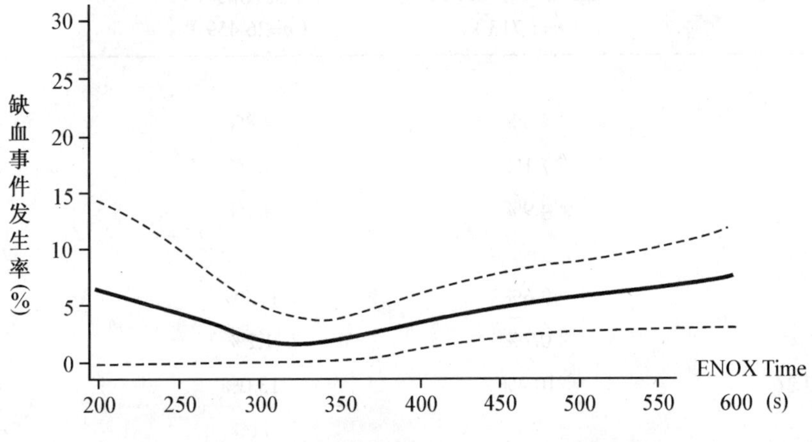

图22-8 ELECT研究中缺血性事件与ENOX Time测值之间关系

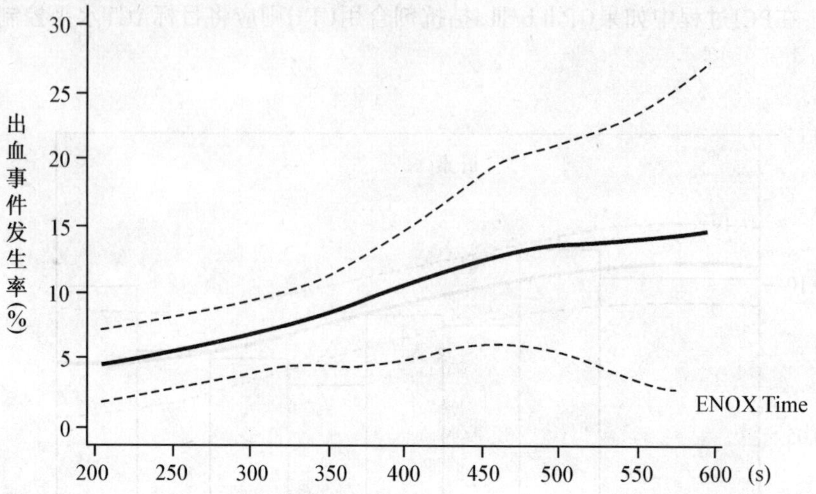

图22-9 ELECT研究中出血性事件与ENOX Time测值之间关系

22.10 床边APTT监测的临床研究

CoaguChek Plus GUSTO-1试验是一个多中心、前瞻、双盲、随机对照性的研究，有41 000患者入组，旨在观察不同抗凝监测方法对患者预后的影响，每个参与的调查者可选择CoaguChek Plus 监测仪或中心试验室方法来检测aPTT，在28 172名接受静脉注射肝素患者中至少有一次aPTT结果。1 719名患者经床边CoaguChek Plus接受全部aPTT检测。结果接受床边的患者更有可能达到目标aPTT范围（26%对22%），而且出血发生率偏低，HCT降低到基线以下的较少，更少的人需要输血，有轻度增加再梗发生的趋势和轻度降低死亡率的趋势（表22-1）。

这些数据提示床边aPTT检查是监测抗凝效果标准、安全而有效的方式。

表 22-1 GUSTO-1试验中监测设备相关临床事件

	CoaguChek监测aPTT（n=1 713）	标准监测的aPTT（n=26 459）	P
死亡率			
30天	4.3%	4.8%	0.27
1年	7.1%	7.7%	0.38
再梗发生率	4.9%	4.1%	0.14
出血发生率			
中度	9.6%	11.8%	0.01
重度	0.7%	1.2%	0.07
中度或重度	10.4%	13.0%	0.001
红细胞输注	7%	11%	<0.001
HCT下降率	5.5 ± 5.2	6.7 ± 5.8	<0.001
中风发生率			
出血性	0.7%	0.7%	0.80
全部中风	1.3%	1.4%	0.71

Hemochron Jr：PARAGON 试验是研究了2 282名不稳定心绞痛患者，随机分到静脉用糖蛋白Ⅱb/Ⅲa 受体拮抗剂拉米非班组、拉米非班加肝素组、拉米非班不加肝素组和安慰剂加静脉用肝素组，其中，研究者应用Hemochron Jr 进行床边aPTT检测，并用密码保护的电脑控制系统根据aPTT结果来调整肝素用量（目标aPTT水平时是50 ~ 70 s），结果成功实现了对aPTT的监测及肝素用量的调整。随机分到肝素对照组的758名患者的平均aPTT值在6 h是62 s，24 h是50 s，第25到第75百分位区间的aPTT值是40 ~ 63 s。肝素对照组的出血发生率与既往基本一致（5.5%）（表22-2）。因此，PARAGON 试验显示拥有自动、盲法电脑调整肝素剂量的床边监测系统可以成功达到治疗aPTT的治疗水平并能降低出血风险。

表22-2 临床试验中接受PCI治疗患者监测所得目标与实际aPTT值

	GUSTO-1 CoaguChek 监测	GUSTO-1 中心实验室监测	TIMI-5 CoaguChek 监测	TIMI-5 中心实验室监测	PARAGON Hemochro 监测
n	25 766	1 713	84	2 868	758
入选病人	ST抬高心肌梗死，接受溶栓	ST抬高心肌梗死，接受溶栓	ST抬高心肌梗死，接受溶栓	不稳定心绞痛/非Q波心肌梗死	不稳定心绞痛/非Q波心肌梗死
是否用列线表法滴定	是	是	是	是	电脑控制
目标aPTT	60 ~ 85 s	65 ~ 90 s	60 ~ 90 s	60 ~ 85 s	50 ~ 70 s
24h实际aPTT	62（7 ~ 88）	71（52 ~ 103）	63（48 ~ 75）	61（50 ~ 75）	50（0 ~ 63）
中重度出血	13.0%	10.4%	23%	8.4%	5.5%

总之，大量研究已证实对冠脉综合征急性期进行抗栓治疗以防止血栓性并发症具有实际的益处。精密、准确而迅速的监测抗凝效果以优化获益/风险比值这个理念使床边抗凝检测变得更加必要。尽管临床观察和小型的随机研究提示床边抗凝检查能改善预后，但更多的研究显示：床边抗凝检查额外增加了费用、不精确、质控不稳定，因此目前在ACS中床边抗凝检查尚难成为主导的检查手段。

在PCI治疗期间，床边ACT检测目前被认为是调整UFH剂量的标准。已经有大量设备用来检测ACT。仪器的选择取决于各种临床设计和不同药物方案所规定的目标ACT水平。在这一点上，暂没有绝对的最优者，因为目前缺乏大规模研究来比较不同设备的临床效果。随着抗凝手段的不断更新进展，相应的剂量与监测方法的优化，如病人的床边监测系统，将变得同药物的研发一样重要。

（肖平喜）

参考文献

1. Granger CB，Hirsch J，Califf RMm Col J，et al. Activated partial thromboplastin time and outcome after thrombolytic therapy for acute myocardial infarction：results from the GUSTO-I trial. Circulation，1996，93：870 ~ 878

2. Antman EM. Hirudin in acute myocardial infarction. Thrombolysis and Thrombin Inhibition in Myocardial Infarction（TIMI）9B trial. Circulation，1996，94：911 ~ 921

3. Ryan TJ, Antman EM, Brooks NH, et al. 1999 update: ACC/AHA guidelines for the management of patients with acute myocardial infarction. A report of the American College of Cardiology/American Heart Association Task Force on Practice Guidelines (Committee on Management of Acute Myocardial Infartion). J Am Coll Cardiol, 1999, 34: 890~911

4. Jaryno S, Bennett K, Loder C, et al. Validation of a new whole blood coagulation monitoring system. J Extra Corpor Technol, 2002, 34: 271~275

5. Despotis GJ, Summerfield AL, Joist JH, et al. Comparison of activated coagulation time and whole blood heparin measurements with laboratory plasma anti-Xa heparin concentration in patients having cardiac operations. J Thorac Cardiovasc Surg, 1994, 108: 1076~1082

6. Paniccia R, Fedi S, Carbonetto F, et al. Evaluation of a new point-of -care celite-activated clotting time analyzer in different clinical settings.The I-STAT celite-activated clotting time test. Anesthesiology, 2003, 99: 54~59

7. Antman E, McCabe C, Gurfinkel E, et al. Enoxaparin prevents death and cardiac ischemic events in unstable angina/non-Q-wave myocardial infarction: results of the thrombolysis in myocardial infarction (TIMI) Ⅱb trial. Circulation, 1999, 100: 1593~1601

8. Lincoff A, Kleiman N, Kottke-Marchant K, et al. Bivalirudin with planned or provisional abciximab vs. low-dose heparin and abciximad during percutaneous coronary revascularization: results of the Comparison of Abciximab Complications with Hirulog for Ischemic Events Trial (CACHET). American Heart Journal, 2002, 143: 847~853

9. Lincoff A, Bittl J, Harrington R, et al. Bivalirudin and provisional glycoprotein Ⅱb/Ⅲa blockade during percutaneous coronary intervention. JAMA, 2003, 289: 853~863

10. Cho L, Kottke-Marchant K, Lincoff AM, et al. Correlation of point-of-care ecarin clotting time vs. activated clotting time with bivalirudin concentrations. Am J Cardiol, 2003, 91: 1110~1113

11. Casserly I, Kereiakes D, Gray W, et al. Point-of-care ecarin clotting time vs. activated clotting time in correlation with bivalirudin concentration. Thrombosis Research, 2004, 113: 115~121

12. Ferguson JJ, Dougherty KG, Gaos CM, et al. Relation between procedural activated coagulation time and outcome after percutaneous transluminal coronary angioplasty. J Am Coll cardiol, 1994, 23: 1061~1065

13. Narins CR, Hillegass WB, Nelson CL, et al. Relation between activated clotting time during angioplasty and abrupt closure. Circulation, 1996, 93: 667~671

14. The EPILOG Investigators. Platelet glycoprotein Ⅱb/Ⅲa receptor blockade and low dose heparin during percutaneous coronary revascularization. N Engl J Med, 1997, 336: 1689~1696

15. The EPIC investigators. Use of a monoclonal antibody directed against the platelet glycoprotein Ⅱb/Ⅲa receptor in high-risk coronary angioplasty. N Engl J Med, 1994, 330: 956~961

16. Dauerman HL, Ball SA, Goldberg RJ, et al. Activated clotting times in the setting of eptifibatide use during percutaneous coronary intervention. J Thromb Thrombolysis, 2002, 13: 127~132

17. Casserly IP, Topol EJ, Jiaq G, et al, Moliterno DJ. Effect of abciximab vs. tirofiban on activated clotting time during percutaneous intervention and its relation to clinical outcomes-observations from the TARGET trial. Am J Cardiol, 2003, 92: 125~129

18. Chew D, Bhatt D, Lincoff A, et al. Defining the optimal activated clotting time during percutaneous coronary intervention. Aggregate results from 6 randomized, controlled trials. Circulation, 2001, 103: 961~966

19. Moliterno D, Hermiller J, Kereiakes D, et al. A Novel Point-of-Care Enoxaparin Monitor for Use During Percutaneous Coronary Intervention Results of the Evaluating Enoxaparin Clottng Times (ELECT) Study. J Am Coll Cardiol, 2003, 42: 1132~1139

20. Zabel KM, Granger CB, Becker RC, et al. Use of bedside activated partial thromboplastin time monitor to

adjust heparin dosing after thrombolysis for acute myocardial infarction: results of GUSTO-I. Global utilization of Streptokinase and TPA for Occluded Coronary Arteries. Am Heart J，1998，136：868 ~ 876

21．The PARAGON Investigators. International，randomized，controlled trial of lamifiban（a platelet glycoprotein Ⅱb/Ⅲa inhibitor），heparin，or both in unstable angina. Circulation，1998，97：2386 ~ 2395

23 急性心肌梗死合并泵功能衰竭和心源性休克

急性心肌梗死，特别是大面积心肌梗死可能出现多种并发症，如泵功能衰竭、心源性休克、心律失常、梗死后心绞痛等。及时和恰当地处理这些并发症可改善患者的预后。本章主要讨论急性心肌梗死合并泵功能衰竭和心源性休克。

23.1 泵功能衰竭

急性心肌梗死（AMI）病人15%～30%可并发泵功能衰竭。泵功能衰竭可由收缩功能不全或同时由收缩功能和缩张功能不全引起。左室收缩功能不全可引起心输出量下降和射血分数下降，而舒张功能不全可引起肺静脉高压和肺充血。泵功能衰竭是预测AMI死亡率的重要指标。

23.1.1 流行病学 并发泵功能衰竭的急性心肌梗死患者年纪大，女性和前壁梗死多。NRMI–2调查研究中190 518名急性心肌梗死患者中36 303名（19.1%）患者Killip 分级 Ⅱ（70%）或 Ⅲ（30%）。47%的泵功能衰竭患者为女性，而没有泵功能衰竭的患者只有32%为女性。4项溶栓试验的61 041例没有休克和心功能状况不清的患者中，17 949（29.4%）例在病程中出现Killip Ⅱ或 Ⅲ 级。心肌梗死并发泵功能衰竭患者多有糖尿病、高血压、既往心肌梗死史和入院时多为前壁心肌梗死。

急性心肌梗死并发泵功能衰竭的病例并不局限于ST段抬高心肌梗死。一个包括4项非ST段抬高的急性冠脉综合征试验的荟萃分析研究了23 187例患者，其中2 903例（12.5%）患者在随机抽样时处于Killip Ⅱ级或以上。比起那些开始没有泵功能衰竭的患者，这些患者年纪更大，多为女性，多有糖尿病、高血压、既往心肌梗死、心血管事件、泵功能衰竭、肾功能不全、周围血管疾病和严重慢性阻塞性肺病等病史。

23.1.2 临床表现 1967年Killip等已描述急性心肌梗死并发泵功能衰竭的临床表现。病人通常有心率增快，可伴有血压升高。如血压不升高提示泵功能衰竭严重，可能发展为心源性休克。体检时可发现颈静脉搏动增强、增快；肺部出现啰音；可有S_3或S_4。胸部X线检查可出现肺充血征象，从间质纹理增多到肺水肿的肺泡改变。超声心动图（UCG）可显示左室射血分数（LVEF）降低。

急性心肌梗死并发泵功能衰竭血流动力学分类具有指导治疗的意义。表23–1、表23–2分别列出了急性心肌梗死的血流动力学分类和急性心肌梗死病人常见临床情况的血流动力学特征。

表23–1 急性心肌梗死的血流动力学分类

根据临床检查结果分类（Killip分级）		根据创伤性监测结果分类	
分级	定义	亚型	定义
Ⅰ	无肺部啰音，无第三心音	Ⅰ	血液动力学结果正常 PCWP＜2.4，CI ＞2.2
Ⅱ	啰音＜1/2肺野	Ⅱ	肺充血 PCWP＞2.4，CI＞2.2
Ⅲ	啰音＞1/2 肺野（肺水肿）	Ⅲ	周围组织灌注不足

续表

根据临床检查结果分类（Killip分级）		根据创伤性监测结果分类	
分级	定义	亚型	定义
Ⅳ	心源性休克	Ⅳ	PCWP<2.4， CI >2.2 肺充血和周围组织灌注不足 PCWP>2.4， CI<2.2

PCWP：肺毛细血管楔压（kPa）；CI：心脏指数［L/（min·m^2）］

表23-2 急性心肌梗死常见临床情况的血流动力学特征

血压（mmHg，1 mmHg=0.133 kPa）					
心脏情况	右房	右室	肺动脉	肺毛细血管楔压（PCWP）	心脏指数［L/（min·m^2）］
正常	0~6	25/0~6	25/0~12	6~12	≥2.5
AMI，无左心衰	0~6	25/0~6	30/12~18	<18	≥2.5
AMI伴左心衰	0~6	30~40/0~6	30~40/18~25	>18	>2.0
全心衰	>6	50~60/>6	50~60/25	18~25	>2.0
右室心肌梗死	12~20	30/12~20	30/12	<12	<2.0
心脏压塞	12~16	25/12~16	25/12~16	12~16	<2.0
肺梗死	12~20	50~60/12~20	50~60/12	<12	<2.0

PCWP：肺毛细血管楔压（mmHg）；CI：心脏指数［L/（min·m^2）］

23.1.3 治疗 急性心肌梗死并发泵功能衰竭的治疗原则包括：充分给氧，减轻心脏前负荷和后负荷，正性肌力药物特别是β-受体兴奋剂的使用，心肌再灌注/血运重建治疗，主动脉内球囊反搏（IABP）循环支持治疗等（图23-1）。

给氧：充足的吸氧是重要而有效的治疗。如高浓度鼻导管或面罩给氧不能保证动脉血氧饱和度（S_aO_2）在90%以上，可考虑气管插管，呼吸机辅助呼吸。呼气末正压（PEEP）通气的采用可提高动脉血氧浓度。持续气道正压通气（CPAP）可能避免气管插管，可在使用呼吸机之前用于急性心肌梗死合并泵功能衰竭患者，特别是老年人。

降低心脏前后负荷：硝酸甘油可降低心脏前负荷，减轻或缓解心肌缺血，降低心室充盈压，高剂量时亦可扩张动脉。如病人收缩压大于13.33 kPa，可舌下含服硝酸甘油继以静脉滴注。硝酸甘油可静脉注射10~20 μg，然后10 μg/min静脉点滴，每5~10 min增加5~10 μg/min直至呼吸困难缓解或平均动脉压降低10%（正常血压病人）或降低30%（高血压病人）或直至心率增加超过10次/min。也可静脉使用其他硝酸酯制剂。

硝酸甘油比硝普钠更好，因为它减轻心肌缺血，而后者可能增加缺血。在一个急性心肌梗死和左室充盈压增加的800例患者的随机试验中，Cohn等人发现输注硝普钠48 h和安慰剂比较在死亡率上并没有收益，特别是在胸痛起病后9 h内。

如考虑肺充血与高容量负荷有关，可静脉使用低-中剂量的速尿（20~80 mg）（0.5~1.0 mg/kg）。如血压不低，可静脉注射吗啡2~4 mg，以减轻心脏前后负荷。如收缩压大于13.33 kPa，应早期口服血管紧张素转化酶抑制剂（ACEI）。可先用短效ACEI，逐渐增加到最大耐受，然后过渡到长效制剂。对于不能耐受ACEI的患者，血管紧张素Ⅱ受体抑制剂（ARB）是合适的替代药物。

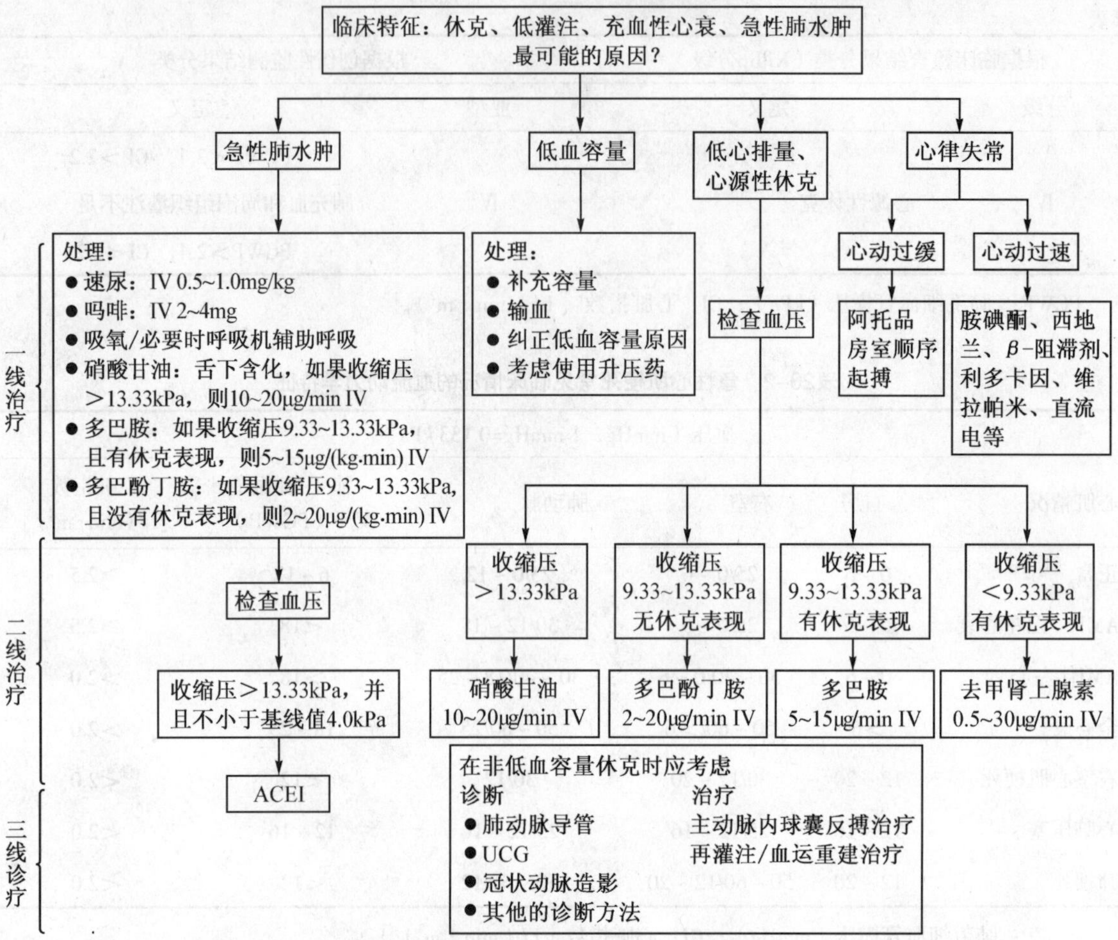

图23-1 急性心肌梗死并发心力衰竭、心源性休克的处理流程图

随机临床试验证实醛固酮拮抗剂能改善心肌梗死合并泵功能衰竭患者长期预后。安体舒通早期应用并联合ACEI比单用ACEI能更好地减少不适当的心室重构。

正性肌力药物的使用：如患者泵功能衰竭严重，肺毛细血管楔压（PWCP）>2.40 kPa，心脏指数（CI）<2.0［L/（min·m²）］，可使用β-受体兴奋剂，如多巴胺和多巴酚丁胺，降低左室充血盈压，减轻肺充血，增加心输出量，提升血压。多巴胺有效剂量范围为5～15 μg/（kg·min），多巴酚丁胺有效剂量范围为2～20 μg/（kg·min）。洋地黄制剂一般仅用泵功能衰竭伴快速房颤患者。也可试用其他正性肌力药物。

血运重建治疗：如果入院时已存在泵功能衰竭，则应给予及时和有效的再灌注治疗。目前的随机试验表明PCI应该是更好的再灌注方式，能减低住院死亡率和再梗死率，比溶栓再灌注治疗减少了颅内出血的风险。泵功能衰竭严重（Killip Ⅲ级）、急性肺水肿时应行急诊血运重建治疗。

主动脉内球囊反搏（IABP）：严重的左室功能衰竭（Killip Ⅲ级）或难治疗性严重肺充血病人可行IABP。

关于心肌梗死早期干细胞治疗的有效性的报道引起了人们的关注，可能对大面积心肌梗死伴有泵功能衰竭或休克的患者有所帮助。但这种方法目前还不能广泛应用于临床，还需要进一步改进技术和评估其在改善长期预后方面的有效性。

急性心肌梗死合并泵功能衰竭病人应急诊超声心动图检查以评价左、右心室功能，并排除机械并发症；可行肺动脉导管检查和动脉内血压监测。

23.1.4 预后 Wu等报道了起病12 h内入院的患者，其中36 303名Killip Ⅱ或Ⅲ级患者住院期间死亡率为21.4%，而入院时没有泵功能衰竭的患者的死亡率为7.2%。入院时伴有泵功能衰竭的患者更可能出现再梗、卒中、持续室性心律失常、心脏破裂和意外猝死。在一个包括176 158名入院时泵功能衰竭或住院期间出现泵功能衰竭的患者的更大的研究中，泵功能衰竭入院的患者的住院死亡率为21%，而住院期间新发泵功能衰竭的患者的死亡率达31%。

23.2 心源性休克

心源性休克约见于7%的急性心肌梗死病人，临床上以心输出量降低，体循环低灌注，低血压，心室充盈压增加为特征。AMI心源性休克的主要原因为左室功能衰竭，其他原因包括心肌梗死并发机械并发症如二尖瓣关闭不全，室间隔穿孔，右室梗死并右室功能衰竭，左室游离壁破裂致心包填塞等。虽然侵入性的血运重建和主动脉内球囊反搏支持等对改善预后有所帮助，但是心源性休克30天内的死亡率仍高达50%以上。

23.2.1 病因和病理生理 急性心肌梗死后休克的最常见原因是左室泵衰竭。在一项名为“我们是否应该为心源性休克病人开通闭塞的冠状动脉”（SHOCK）的试验和注册研究中，左室泵衰竭导致休克所占比例为78.5%，右室泵功能衰竭仅占2.8%，心肌梗死机械并发症占12%～20%（图23-2），其中急性严重二尖瓣反流占7%～10%，室间隔穿孔约占4%，游离壁破裂或心包填塞占1.4%～3%。

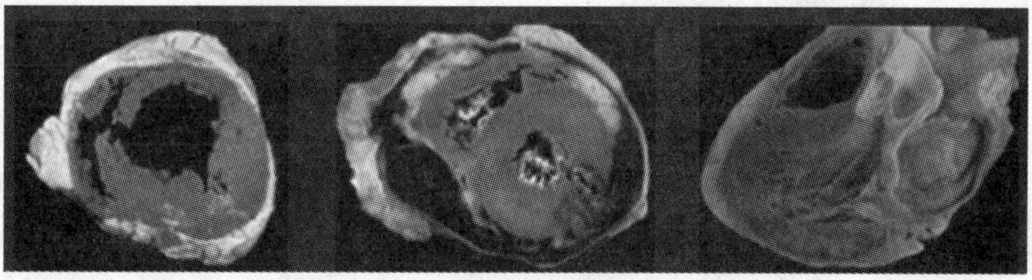

室间隔穿孔　　游离壁破裂　　二尖瓣反流

图23-2 急性心肌梗死并发机械并发症

典型的心源性休克与大面积左室心肌的急性功能障碍有关。在Hollenberg等人描述的经典范例中，心肌梗死导致收缩和舒张功能障碍。心肌收缩功能障碍表现为每搏输出量和心输出量降低，低血压，冠脉灌注压降低，导致进一步缺血以及更严重的心肌功能障碍。低心输出量会降低收缩期的灌注，引起代偿性血管收缩，加重心肌功能障碍。舒张功能障碍可引起肺静脉高压和肺充血。

23.2.2 流行病学 GUSTO-1研究显示，在溶栓治疗的试验患者中，年龄是发生心源性休克最强的预测因子。年龄每增加10岁，发生休克的危险就增加47%。入院时的收缩压、心率和Killip Ⅱ或Ⅲ级是发生心源性休克的其他三个最重要的预测因子。其他的预测因子包括前壁心肌梗死、糖尿病、女性、低体重、高血压和心肌梗死病史。

23.2.3 临床表现 心源性休克的定义并不完全统一，一个普遍接受的定义为：①低血压，即收缩压低于12.0 kPa至少30 min，需要升压药或者主动脉内球囊反搏支持；②外周组织低灌注，心排血指数≤ 2.2 L/（min · m^2）；③心室充盈压增高的血流动力学和影像学特征：肺毛细血管楔压（PCWP）大于2.0 kPa和（或）胸片显示肺充血。

临床上，休克的患者血压降低，外周灌注不良，四肢冰冷，尿量减少。通常都有气促和肺水肿，除非休克是由于单纯的右室衰竭或心脏填塞引起。

大多数心肌梗死患者是在入院后发生心源性休克。在SHOCK试验中，一半的心源性休克患者的ECG上显示多部位梗死，前壁占55%，下壁占46%，侧壁占32%，后壁占19%，心尖部占11%，定位不清的占10%。

所有心源性休克的患者应该行二维和多普勒超声心动图检查，以排除休克可逆的机械性病因和评价左室和右室功能。左室衰竭引起休克的患者可伴有中度的二尖瓣反流（MR）。像左室射血分数一样，二尖瓣反流是死亡率重要的独立预测因子。飘浮导管（Swan-Ganz）导管检查和肺动脉压测定是协助诊断和治疗心源性休克患者有用的工具。冠脉造影和左心导管是准备行介入治疗的患者的重要诊断工具。

23.2.4 治疗

充分给氧：同泵功能衰竭治疗。

正性肌力药物和升压药：治疗急性心肌梗死和左室衰竭导致的低血压患者，早期的处理之一就是给予正性肌力药物和升压药。在治疗继发于左室泵衰竭引起的休克时，多巴胺是首选的正性肌力药物之一。但是，大剂量的多巴胺有害，可以导致低氧血症加重、严重的血管收缩和缺血。相反，联合小剂量多巴胺和多巴酚丁胺（有更好的血流动力学效应，也不会导致低氧血症加重。用法为：多巴胺：5～15 μg/(kg・min）静脉点滴；多巴酚丁胺：2～20 μg/(kg・min）静滴。如果多巴胺/多巴酚丁胺不能充分地改善血流动力学，或者存在严重的低血压，应该使用去甲肾上腺素（0.5～30 μg/min 静滴）。

主动脉内球囊反搏（IABP）：主动脉内球囊反搏（IABP）在减少氧耗的同时提供循环支持，减少主动脉阻抗，增加冠脉灌注，提高血压和心输出量。在急性心肌梗死并发心源性休克，准备行经皮冠状动脉介入治疗（PCI）或冠状动脉旁路移植（CABG）治疗的患者中，IABP已成为其整体治疗的一部分。

几个大的注册研究已报道了急性心肌梗死并发心源性休克的患者使用IABP的预后结果。在SHOCK注册研究中，用IABP治疗的患者其住院期间死亡率为50%，而未使用者死亡率为72%。在NRMI-2休克研究中，IABP的使用也明显减少了死亡率。SHOCK人群的近期分析指出，早期使用IABP逆转低灌注即能改善患者生存率，与早期血运重建、临床、血流动力学和血管造影等变量无关。

冠脉血运重建治疗：

①机械再灌注：SHOCK试验评价了早期血运重建在急性心肌梗死并发左室泵衰竭导致休克且发病不足12 h的患者中的有效性。随机分配到血运重建组的患者将在6 h内行血运重建术，而起始药物治疗组的患者至少54 h内不接受介入治疗。结果显示早期血运重建组30天死亡率（主要终点事件）下降9%。这个差别随着时间而增加，6月死亡率下降13%，47%的早期血运重建的患者存活到1年，而药物治疗组仅为34%（图23-3）。

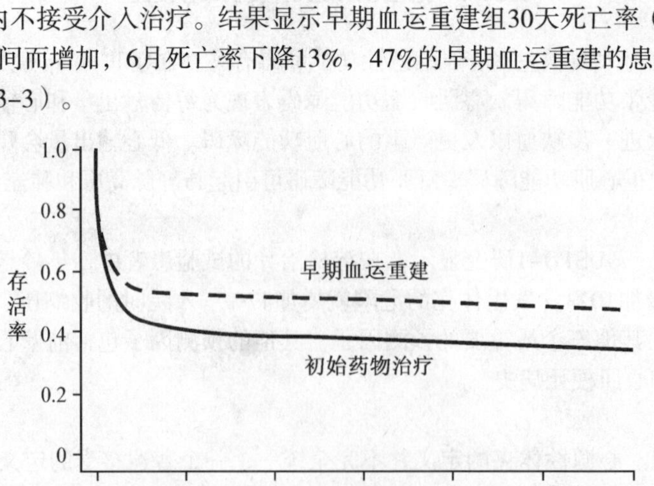

图23-3 急性心肌梗死合并心源性休克患者Kaplan-Meier 生存曲线
（From Hochman JS， et al. JAMA，2001，285：190～192）

不是所有的急性心肌梗死并发心源性休克的老年患者都能从侵入性的血运重建术中获益。一般来说，需要心肺复苏的心跳停止不管是否行PCI，预后都很差。心功能状况比心肌梗死事件对老年患者选择介入治疗的影响更大。临床医师应根据个体情况评估每个患者，发病前状态好的患者可以像年轻患者一样给予侵入性治疗，包括经皮或手术血运重建。临床医师也必须了解患者及其家属的选择，确保不愿行侵入性治疗的患者能获得其他相应治疗。

ACC/AHA 推荐75岁以下AMI患者，如果在心肌梗死后36 h内发生休克，并能在休克18 h内进行血运重建，应早期实施血运重建治疗（如PCI或CABG）。对部分75岁或以上且以前的心功能状态好的AMI患者，如果在心肌梗死后36 h内发生休克，并能在休克18 h内进行血运重建，也可进行血运重建治疗（如PCI或CABG）。SHOCK试验结果显示，再灌注/血运重建能在每100名心源性休克患者中多拯救其中13名患者的生命。

②溶栓治疗：一旦发生休克，溶栓治疗对开通梗死相关动脉的有效性就明显减弱，因为体循环和冠脉灌注压均已降低。 在SHOCK注册研究中，接受溶栓治疗的患者死亡率比没有接受者明显降低（54%对64%）。死亡率最低的是那些在机械血运重建术前接受了溶栓治疗和IABP支持的患者。

NRMI-2注册研究也显示：溶栓治疗和使用IABP（n=23180）可降低心源性休克患者。研究者发现2种治疗有协同效应。既不接受溶栓治疗也不行IABP的患者住院死亡率为78%，仅接受溶栓治疗组死亡率降至67%，两者联合的死亡率降至49%。如果患者不准备行再灌注/血运重建治疗或者没有可纠正的休克机械病因，单纯IABP治疗的价值有限。

因此，对于不适合有创血运重建治疗和没有溶栓禁忌证的心源性休克患者应进行溶栓治疗。

可能改善预后的治疗方法：尽管近几年在改善急性心肌梗死并发泵衰竭所致休克的患者的预后方面取得了很大的进步，但是仍有超过50%的患者在住院期间死亡。为了使这些病危（大部分为老年）患者得到进一步收益，需要寻找新的治疗方法。

①代谢调节：葡萄糖、胰岛素和钾合剂（GIK）治疗可以从缺血过程中占主导的糖原和游离脂肪酸中移走能量产物，一些小规模的研究显示这种治疗可以改善急性心肌梗死的预后，但这个结论有待大样本量的随机试验进一步证实。

一氧化氮合酶抑制剂：小规模随机试验研究显示，一氧化氮（NO）合酶抑制剂可以改善血流动力学和住院生存率。在缺血和再灌注期间，可诱导的NO合酶引起NO过量释放，产生过亚硝酸盐，损害细胞功能，引起心肌细胞受损。过量的NO也可以抑制糖代谢。另外，心源性休克患者通常会有不适当的血管舒张。这些效应都可以被NO合酶抑制剂消除。

②左室辅助治疗：对目前积极的治疗包括再灌注/血运重建和IABP反应欠佳的患者，机械循环辅助以等待心脏移植治疗，或者作为终末期治疗可能是防止一些死亡的仅有的选择。但是，没有随机数据显示这种昂贵的方法能改善心源性休克患者的预后。Castell等人对11名难治性心源性休克患者（平均年龄52岁）发病12 h到4天内植入一个左室辅助装置（LVAD）。3名患者在支持治疗时死亡，1名患者成功脱机，7名患者坚持到成功行心脏移植，整体长期生存率为69%。

Entwistle等在心肌梗死并发左室衰竭所致休克的患者中安装同样的心室辅助装置，11名患者中8名可以脱机，6名（54%）存活出院。6名双室衰竭的患者接受予双室辅助装置（BiVAD）支持治疗，但没有1人可以脱机，其中2人行心脏移植，只有1人存活。Kherani等人报道，在46名心源性休克患者中使用心室辅助装置，其中一些同时予药物治疗，其他行外科血运重建，整体生存率为56%。左室辅助设备和双室辅助设备见彩图5。

总的来说，心室辅助治疗在常规推荐用于急性心肌梗死并发心源性休克患者之前仍需进行大规模随机试验评估。对于一些年轻患者，若发病前心功能良好，没有明显并发症，突然出现心源性休克，经积极治疗病情持续恶化，还没有发展到不可逆的多器官衰竭者，这种治疗可能是仅有的治疗选择。

23.3 继发于心肌梗死机械并发症的心源性休克

23.3.1 继发于急性二尖瓣反流的心源性休克 继发于严重二尖瓣反流的心源性休克大部分都发生在心肌梗死后24 h内，第二个高峰出现在心肌梗死后3～5天内。在SHOCK注册研究中，超过一半的继发性急性二尖瓣反流的休克患者是女性，而女性只占继发于左室泵衰竭的休克患者的1/3。继发于左室泵衰竭的休克多发生在前壁心肌梗死中，而那些继发于严重二尖瓣反流的休克患者，其心电图多为急性下壁心肌梗死，最常见的病理机制是后内侧的二尖瓣乳头肌/键索断裂。

彩色多普勒超声心动图可以确诊是否存在二尖瓣反流。当高度怀疑或显像不够清楚时，可行经食管超声心动图。

起始治疗与泵衰竭所致休克患者的区别不大。通气支持、升压药和正性肌力药物应该根据需要使用，以改善低氧血症和血流动力学。主动脉内球囊反搏是稳定病情的一个关键。因为缺乏随机对照研究资料，所以还不清楚IABP是否能够降低死亡率。在SHOCK注册研究中，68%的二尖瓣反流所致休克的患者使用IABP治疗。几乎所有行手术换瓣或修复的患者都使用IABP，非手术治疗的患者仅有43%行IABP。在98名严重二尖瓣反流的患者中，43名经外科治疗患者的住院死亡率为40%，比51名未行瓣膜手术的患者的死亡率（71%）低得多。目前没有数据显示行血运重建可以改善急性缺血性二尖瓣反流患者的生存率。然而，PCI可能对可逆性、短暂的乳头肌缺血的患者有益，而对不可逆乳头肌的梗死或者乳头肌或键索断裂患者无帮助。

23.3.2 继发于室间隔穿孔的心源性休克 这个并发症占心源性休克病因不到4%。一旦室间隔穿孔进展到心源性休克，死亡率相当高（>80%）。相比起左室衰竭引起的休克患者，继发于室间隔穿孔引起休克的患者一般年纪更大，多数为女性。

经食管超声心动图是一个重要的诊断工具，因为在休克患者中室间隔穿孔和二尖瓣反流不易鉴别。大部分病例中，在决定治疗时需要行经食管超声心动图以明确穿孔的解剖情况。右心导管也有帮助，可以判断有无左向右分流以及分流的大小。右室功能可通过超声心动图或血流动力学评估，有重要的预后预测价值。

像急性二尖瓣反流致休克的病例一样，初始治疗包括正性肌力药物、升压药和IABP支持治疗。最终的治疗需要外科手术，包括切除梗死组织和用补片修复缺损。完全外科血运重建和缺损修复是典型的手术方式。

室间隔穿孔后出现休克预后不良。SHOCK注册研究中，55名室间隔穿孔的患者中只有13名（24%）存活出院；31名行手术修复的患者有25名（81%）死亡。

23.3.3 继发于游离壁破裂和心包填塞的心源性休克 资料显示游离壁破裂或者心包填塞在心源性休克病因中不到3%，但是实际的患病率可能更高。由于游离壁破裂可迅速致命，因此在许多没有明确并发症的患者中游离壁破裂可能就是原因之一。有该并发症的患者比其他休克患者年纪更大。像休克的其他机械病因一样，游离壁破裂或心包填塞更多发生于女性。游离壁破裂和心包填塞患者有鉴别性的临床特征是没有肺水肿体征，其他体征如奇脉在这种情况下既不敏感也不特异。大部分患者的超声心动图检查提示有心包渗出。

最初的治疗是立即行心包穿刺放液，根本的治疗是行外科手术修复缺损。

23.4 右室梗死并发心源性休克

下壁心肌梗死和有血流动力学紊乱的患者应加做胸前V_{4R}导联，检查ST段抬高情况以及超声心动图检查评估是非存在右室梗死。

急性右室梗死通常与急性下壁心肌梗死同时发生。出现右室梗死时病人可出现右室功能衰竭、低血压。因此对于右室梗死并右室功能衰竭、低血压患者，处理原则是：① 维持右室前负荷，如果颈静脉压力正常或降低，血流动力学不稳定，应早期补充血容量；② 如果可能应进行早期再灌注治疗（PCI或CABG或溶栓）；③ 对血流动力学不稳定，经补液无效的患者，应给予正性肌力药物；④ 纠正心动过缓，如需起搏应实现房室同步；⑤ 对于伴随左室功能障碍的患者，通常需要降低右室后负荷。

另外，对于右室梗死后导致临床上显著右室功能障碍患者，4周后给予延迟CABG可能恢复其收缩功能。

（吴素华 张 蓉）

参考文献

1. Wu AH, Parsons L, Every NR, et al, Hospital outcomes in patients presenting with congestive heart failure complicating acute myocardial infarction: a report from the Second National Registry of Myocardial Infarction（NRMI-2）. J Am Coll Cardiol, 2000, 40: 1389～1394
2. Hasdai D, Topol EJ, Kilaru R, et al. Frequency, patient characteristics, and outcomes of miltmoderate heart failure complicating ST-segment elevation acute myocardial infarction: lessons from 4 international fibrinolytic therapy trials. Am Heart J, 2003, 145: 73～79
3. Webb JG, Lowe AM, Sanborn TA, et al. Percutaneous coronary intervention for cardiogenic shock in the SHOCK trial. J Am Coll Cardiol, 2003, 42: 1380～1386
4. Kherani AR, Cheema FH, Oz MC, et al. Implantation of a left ventricular assist device and the hub-and-spoke spoke system in treating acute cardiogenic shock: who survives? J Thorac Cardiovasc Surg, 2003, 126: 1634～1635
5. Entwistle IJ, Bolno PB, Holmes E, et al. Improved survival with ventricular assist device suppout in cardiogenic shock after myocardial infarction. Heart Surg Forum, 2003, 6: 316～319
6. Antman EM. ST-Elevation Myocardial Infarction: Management. In: Zipes DP, Libby P, Bonow RO, et al. Braunwald's Heart Disease: A Textbook of Cardiovascular Medicine, 7th edition. Elsevier Pte Ltd, 2006, p1167～1226
7. Castells E, Calbet JM, Saura E, et al. Acute myocardial infarction with cardiogenic shock: treatment with mechanical circulatory assistance and heart transplantation. Transplant Proc, 2003, 35: 1940～1941
8. Van den Berghe G, Worters P, Weekers F, et al. Intensive insulin therapy in the criticakky ill patients. N Engl J Med, 2001, 345: 1359～1367
9. Urban P, Stauffer JC, Bleed D, et al. A randomized evaluation of early revascularization to Treat Shock complication acute myocardial infarction. The Swiss Multicenter Trial of Angioplasty for Shock.（SMASH）Eur Heart J, 1999, 20: 1030～1038
10. Hochman JS, Sleeper LA, White HD, et al. One-year survival following early revascularization for cardiogenic shock. JAMA, 2001, 285: 190～192
11. Ryan TJ, Antman EM, Brooks NH, et al. 1999 update: ACC/AHA guidelines for Cardiology/American Heart Association Task Force on Practice Guidelines（Committee on Management of Acute Myocardial Infarction）. J Am

Coll Cardiol，1999，34：890～911

12. Wong SC，Sleeper LA，Monrad ES，et al. Absence of gender differences in clinical outcomes in patients with cardiogenic shock complicating acute myocardial infarction. A report from the SHOCK Trial Registry. J Am Coll Cardiol，2001，38：1395～1401
13. Cotter G，Kaluski E，Milo O，et al. LINCS：L-NAME（a NO synthase inhibitor）in the treatment of refractory cardiogenic shock：a procpective randomized study. Eur Heart J，2003，24：1287～1295
14. Hochman JS. Cardiogenic shock complicating acute myocardial infarction：expanding the paradigm. Circulation，2003，107：2998～3002
15. Hasdai C，Topol EJ，Califf RM，et al. Cardiogenic shock complicating acute coronary syndromes. Lancet，2000，356：749～756
16. Hochman JS，Buller CE，Sleeper LA，et al. Cardiogenic shock complicatiog acute myocardial infarction-etiologies，management and outcome：a report from the SHOCK Trial Registry. Should we emergently revascularize Occluded Coronaries for cardiogenic shock? J Am Coll Cardiol，2000，36：1063～1070

24　急性心肌梗死并发心律失常

心律失常是急性心肌梗死（acute myocardial infarction， AMI）最常见的并发症之一，也是导致急性期死亡的主要原因。早期的统计表明：AMI心律失常的发生率为70%～90%，多发生于起病后1～2周，尤以24 h内多见。各种AMI后心律失常中以室性心律失常最为多见，尤其是室性早搏、室性心动过速（室速）。各种程度的房室传导阻滞和束支传导阻滞也常见。室上性心律失常多发生在有泵功能衰竭的患者中。

24.1　急性心肌梗死并发心律失常的机制及病理生理

24.1.1　发生机制　AMI并发心律失常十分常见，常发生在临床症状恶化的早期。早期心律失常可能主要由于微折返（浦肯野纤维与心肌交界处折返）所致，其他重要因素包括肾上腺素能神经活动增强、低血钾、低镁、细胞内高钙、酸中毒、局部心肌缺血和再灌注产生代谢产物的作用等。①折返激动：是由于心肌缺血后形成了发生折返激动的条件即单向传导阻滞和传导减慢，因而易发生折返激动。折返激动可引起各种早搏和快速心律失常。②自律性异常：缺血区心肌细胞代谢紊乱，细胞内ATP酶储备减少，细胞膜Na^+-K^+泵转运功能障碍，快反应电位受抑制而转为慢反应电位，出现自律性。此外缺血也可使心肌组织原有的自律性增高或减低，引起激动形成异常，导致各型心律失常的发生。③触发活动：相当部分的心律失常由触发活动引起，产生原因是缺血导致心肌细胞在复极晚期、有效不应期过后（相当于膜电位恢复至-60 mV以下）、膜电位尚未恢复到静息状态之前出现膜电位的波动，称振荡后电位（oscillatory afterpotentials），振荡后电位达到阈电位水平即可引起心肌细胞的再次除极。触发活动与自律性不同，自律性是自发冲动，而触发活动依赖于其前的冲动。④损伤电流：正常心肌细胞与缺血受损区心肌细胞之间的电位差所形成的损伤电流可引起周围浦肯野纤维细胞动作电位4相上升速度增快，诱发室性心律失常。⑤自主神经功能异常：AMI时由于疼痛或情绪紧张等使交感神经兴奋性增高，循环血液中的儿茶酚胺浓度和心脏内神经末梢局部释放的儿茶酚胺量都会增加，儿茶酚胺释放的增加亦可能是交感神经元缺血损伤直接引起。同时由于缺血坏死引起心房心室肌内儿茶酚胺受体的激活，使得缺血的心肌可能对去甲肾上腺素的致心律失常作用呈过激反应。儿茶酚胺加快由钙离子介导的慢离子流反应并增加心肌组织的自律性，从而诱发心律失常。自主神经本身调节的不平衡也会促使心律失常的发生。⑥室颤阈值降低：心肌缺血2 min后，室颤阈值即可明显降低，此时发生的室性早搏易诱发室速或室颤。室颤阈值降低与缺血心肌自律性增高和交感神经活动增强有关。⑦缺血引起心肌有效不应期和（或）相对不应期延长，因而易发生传导阻滞。⑧动物实验和临床研究显示，电解质紊乱如低血钾、低血镁、酸中毒会提高血液中游离脂肪酸的浓度，产生氧自由基，引起心律失常。

24.1.2　病理生理　伴有心律失常的AMI患者可发生血液动力学障碍，其损害程度与心律失常的类型以及患者的全身情况等有关。快速的室性心律失常或室上性心律失常可导致心力衰竭、低血压、心源性休克甚至猝死，也可恶化心肌缺血，扩大心肌梗死范围。

伴显著的左室功能减退的患者的每次心搏量相对固定，心输出量变化取决于心率改变，但是达到最大心输出量的心率改变范围很小，心率过快或过慢都会引起心输出量显著下降。因此，AMI患者如有明显的心动过速或心动过缓，都会降低心输出量。尽管就心输出量而言，最合适的心率一般在100次/min

以上。但心率是决定心肌耗氧量的重要因素之一，过快的心率会增加心肌能量需要，反过来对缺血心肌的氧供产生不利影响，因此AMI患者的最适心率通常较低，一般在60～80次/min之间。此外在评价具体心律失常造成的血液动力学后果时需考虑的第二个因素是心房给心室提供前负荷的作用。在各种原因引起的舒张期左室顺应性降低的病例（包括AMI患者），心房收缩对左室充盈尤为重要。研究表明，AMI患者，心房收缩能使心室舒张末期容量增加15%，舒张末期压力增加29%，每次心搏量增加35%，而未发生AMI患者即使心房作用完全丧失后，左室心输出量仅减少约15%～20%。

24.2 急性心肌梗死患者超急性期/入院前的心律失常

急性心肌梗死的超急性期是指心肌梗死发生后的前几个小时。AMI患者住院前期指患者自心肌梗死发病到入院的这段时间，此时间的长短与当地医疗条件、患者及家属的医学常识以及交通输送条件等因素有关。由于患者在此阶段尚未得到医疗监护，心律失常的确切发生率尚不完全清楚。研究显示急性心肌梗死患者超急性期入院前的死亡率远远高于住院后死亡率，主要的院前死亡原因是心律失常，特别是原发性心室颤动（室颤）。原发性室颤是指在AMI早期或入院后不久，在没有休克和明显泵功能不全的情况下，突然发生的室颤。原发性室颤与心肌缺血早期心电不稳定有关，如及时发现，处理得当，抢救成功率很高。原发性室颤对心肌梗死患者的远期预后无明显影响。

AMI患者入院前缓慢心律失常亦不少见，主要见于急性下壁心肌梗死患者。不少AMI患者因心动过缓或由其引起的血流动力学障碍（如低血压）的症状而到医院就诊。

因AMI而死亡的患者中约50%是死于症状出现后1 h内，而多数患者在症状出现后2 h甚至更迟才到达医院。导致症状出现到接受治疗的时间延误的原因包括：① 患者本身的延误，如未意识到病情的严重性因而导致就诊的延误；② 院前诊治及转院的时间延误；③ 到达医院诊断至开始治疗的时间延误。其中以患者就诊延迟所耽误时间最长。减少入院前时间延误可明显提高入院前心律失常（特别是原发性室颤）的抢救成功率，降低AMI患者的死亡率。

24.3 心肌梗死急性期的心律失常

心肌梗死急性期绝大多数患者可发生某种心律失常。早期的统计表明，AMI后室性心律失常发生率可达50%～95%，室上性心律失常（窦性心动过缓、窦性心动过速、心房颤动、心房扑动等）30%～70%，房室传导阻滞5%～15%，束支传导阻滞5%～15%。近年来随着急诊再灌注治疗（急诊PCI或溶栓）的逐步普及，早期β-受体阻滞剂的使用和注重患者血钾、血镁的调整，心律失常的发生率已显著下降。

24.3.1 室性心律失常 AMI时室性心律失常的发生的主要原因包括跨膜电位改变，梗死和非缺血组织间不应期延长而产生的折返以及病灶区域自律性增强等。AMI死亡患者中，半数是在发病早期到达医院之前死亡，死因大部分是室颤（VF）或无脉性室速（VT）。AMI后的室颤分为在心肌梗死早期无休克或心力衰竭时突然出现的原发性室颤，在AMI患者起病48 h后发生的迟发性室颤以及在心力衰竭、心源性休克或再梗死时出现的继发性室颤3种。原发性室颤除颤反应良好，继发性室颤除颤反应差，再发率高，预后不良。AMI后室颤多发生在院前，院内室颤发生率仅为5%。急诊再灌注治疗使院内室颤发生率明显下降。

如在心肌梗死发生后6 h内冠脉再灌注成功，心肌缺血相关的电不稳定将减少，不易发生严重室性心律失常。但不论再灌注治疗与否，AMI患者如出现高危的R on T型室性早搏、频发多源性室性早搏、短阵室速等室性快速心律失常时，可静脉应用胺碘酮，先给予150 mg（或5 mg/kg）负荷量静注

（10 min以上），继之1 mg/min静脉点滴，6 h后改为0.5 mg/min维持，24 h总量不超过2.2 g。如无胺碘酮，可用利多卡因50～100 mg静脉注射（可重复1～2次剂量，最大静注剂量不超过200～300 mg），继而1～4 mg/min维持静滴。β-受体阻滞剂可减少室性早搏和室颤发生率。发生室颤和无脉性室速时，可迅速行直流电复律。除颤之前和除颤后行有效的心脏按压和人工呼吸。连续3次除颤后仍有室颤、无脉性室速时，可在行心脏按压和人工呼吸的同时静注肾上腺素，然后再尝试电复律。应注意调整AMI患者的电解质到理想的状态。

室颤：AMI后发生的室颤可分为原发性室颤（图24-1），迟发性室颤和迟发性室颤。原发性室颤发生突然，往往不能预料，患者可没有或仅有轻度泵功能不全的体征或症状。在AMI症状发作后的最初4 h内出现的原发性室颤约占全部室颤的60%，在12 h内出现的室颤约占80%。继发性室颤常常是心力衰竭和心源性休克进行性恶化的结果。在AMI患者起病48 h后发生的室颤称为迟发性室颤，高危因素为室内传导阻滞、广泛前壁心肌梗死、持续性窦性心动过速、心房扑动或病程早期心房颤动和需心室起搏的右室心肌梗死等。

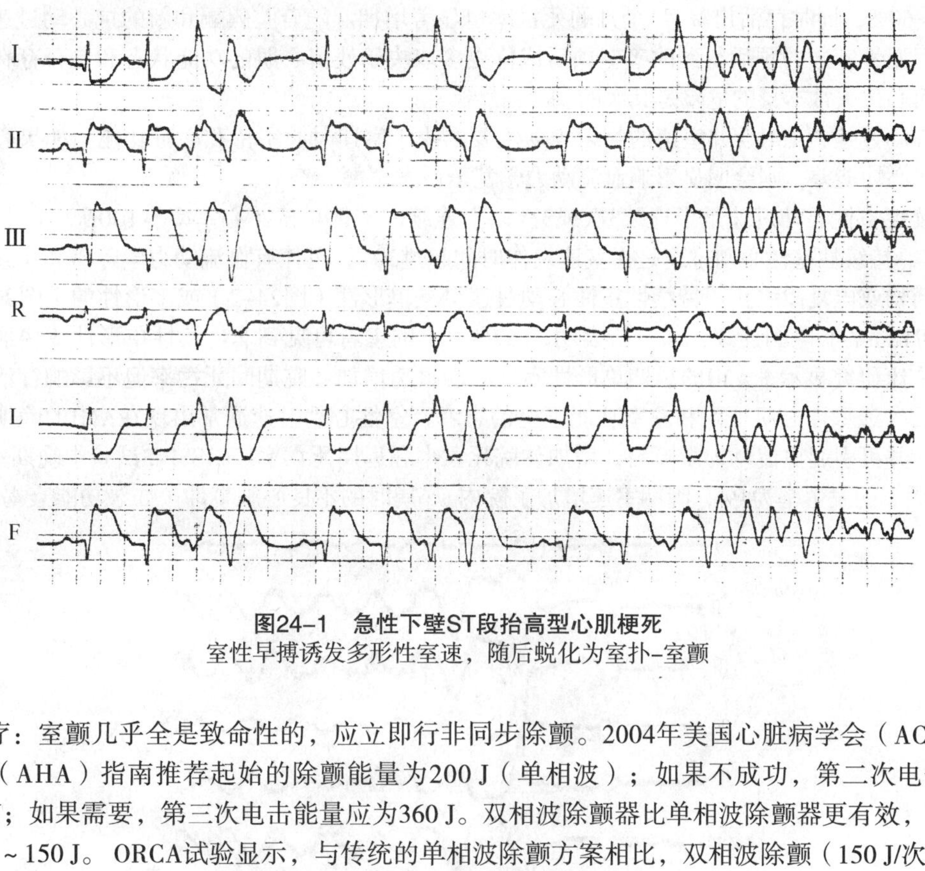

图24-1　急性下壁ST段抬高型心肌梗死

室性早搏诱发多形性室速，随后蜕化为室扑-室颤

①治疗：室颤几乎全是致命性的，应立即行非同步除颤。2004年美国心脏病学会（ACC）/美国心脏协会（AHA）指南推荐起始的除颤能量为200 J（单相波）；如果不成功，第二次电击能量为200～300 J；如果需要，第三次电击能量应为360 J。双相波除颤器比单相波除颤器更有效，初始除颤能量为120～150 J。ORCA试验显示，与传统的单相波除颤方案相比，双相波除颤（150 J/次，如果需要可重复，共3次）成功率显著增加，双相波电击恢复自主循环的几率也更高。对于成功转复的患者，推荐静脉滴注胺碘酮24～48 h。目前不推荐植入式心脏转复除颤器（ICD）用于24～48 h内发生室颤的AMI患者。

对于3次电击无效的患者处理如下：气管插管和开通静脉通道；纠正存在的低血钾和低血镁；静脉给予1 mg肾上腺素，然后在30～60 s内重复电除颤（单相波360 J，双相波150～170 J）。每3～5 min重复肾上腺素1 mg。血管加压素（单次静脉注射40 U）可替代首次肾上腺素。如果室颤持续，静脉注射胺碘酮（5 mg/kg，最大300 mg，稀释到30～40 mL葡萄糖液中），然后在30～60 s内重复除颤（能量同前）。如无胺碘酮，利多卡因可作为替代用药，用法为：首次剂量为1～1.5 mg/kg静脉注射，间隔5～10 min可增加0.5～0.75 mg/kg，最大静脉注射剂量3 mg/kg，同时持续静脉输注1～4 mg/min。

长期治疗取决于持续性室速/室颤出现的时间。AMI早期（24～48 h内）的室速/室颤患者通常不需要在出院前做电生理检查或置入ICD。对AMI 48 h后出现的室颤，若不能确定与一过性、可逆性缺血或再梗死有关，应考虑置入ICD。

②预防：近年来随着急诊再灌注治疗（急诊PCI或溶栓）的逐步普及，早期β-受体阻滞剂的使用和注重患者血钾、血镁的调整，AMI患者室颤发生率已显著下降。研究显示，预防性使用利多卡因不但不能减少AMI患者的住院病死率，似乎还倾向于增加死亡危险（减少室颤却增加死亡率），可能原因是大多数院内室颤患者能得到及时除颤。因此，不推荐对AMI患者预防性使用利多卡因。但在AMI的12 h内，患者又处于没有心电监护和不能很快得到除颤设备的医疗条件下，可考虑预防性应用利多卡因。

③预后：通常认为室颤是缺血的一种表现，与梗死相关动脉无灌注有关。由于治疗方法的改善，并发室颤的AMI患者的住院死亡率已由50%（1975年）降至20%（1997年）。原发性室颤对预后的影响尚有争论。MILIS研究结果表明，室颤对院内病死率无影响；而GISSI-2研究结果提示，AMI患者并发的原发性室颤如果发生在开始的48 h之内，增加住院死亡率，但几乎不增加存活出院患者的远期死亡率（1～2年）。AMI伴左室衰竭或心源性休克的患者，如出现继发室颤提示明显预后不良，院内病死率达40%～60%，同时存活出院者6个月的死亡率也显著增加。随着胺碘酮和新的抗心动过速起搏装置的应用，迟发性室颤的预后得到改善，预后或许更多取决于残留心肌的功能状态和是否存在反复的心肌缺血，而心律失常本身的危险是其次的。

室性心动过速：AMI合并室速的临床表现主要取决于室速时心室率和心脏功能。如果心动过速持续时间长或心功能差，则会明显影响血流动力学甚至诱发室颤。

非持续性室性心动过速是指连续3次或3次以上连续的室性早搏（心室率＞100次/min，发作时间短于30 s）。持续性室性心动过速是指室速发作时间超过30 s，可伴有血流动力学障碍和（或）心肌缺血，常需药物或电复律终止。持续性室性心动过速可是单形性（图24-2）或多形性的（图24-3）。对AMI的最初12 h的心电图连续记录分析表明，67%以上的患者可见到非持续性单形性或多形性室性心动过速。临床研究显示，AMI的早期单形性室性心动过速增加住院期间死亡率但不影响存活出院患者的远期预后。透壁性心肌梗死和左室功能不全的患者，室性心动过速通常出现在AMI的晚期，通常是持续性的，并可引起血流动力学障碍，增加住院死亡率和远期死亡率。GISSI-3试验中晚期室速（AMI后48 h至6周）的发生率为1%，晚期室速增加了院内、6周时的不良心脏事件（如泵功能衰竭、室颤）

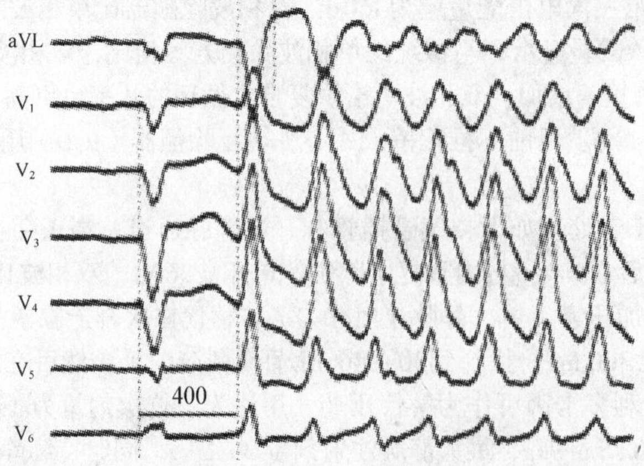

图24-2　急性前壁ST段抬高型心肌梗死并单形性室速

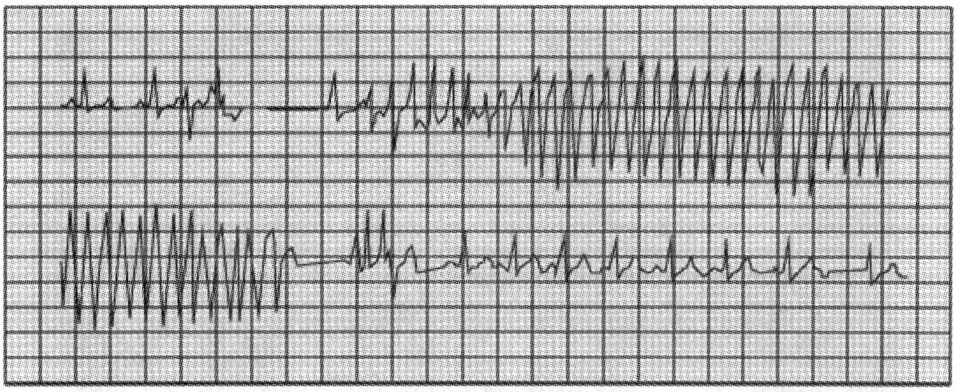

图24-3　AMI并多形性室速的动态心电图记录

和6周死亡率。

治疗：低血钾可增加室性心动过速发生的机会，因此AMI患者在入院后应检查是否存在低钾血症并应及时治疗。血清钾浓度应维持在4.0 mmol/L以上，镁应在2 mmol/L以上。

围心肌梗死期持续性室速应立即处理，因为它可降低心排血量、加重心肌缺血并可能恶化为室颤。2004年ACC/AHA诊治指南对AMI后室速的处理推荐如下：

①持续性多形性室速和无脉性单形性室速应选择200 J非同步电转复；如不成功，选择200～300 J再次电击；必要时选择360 J第三次电击。无脉单型性室速如果对三次电击无反应，应按室颤处理。对于难治性多形性室速患者，应考虑更加积极的措施减轻心肌缺血，比如主动脉内球囊反搏（IABP）、急诊冠状动脉血运重建等。如果这类患者的心率＜60次/min或QT/QTc间期延长，应行临时心脏起搏。

②持续性单形性室速引起心绞痛、肺水肿或低血压（收缩压＜12.0 kPa）时，应选用100 J同步电转复；必要时增加能量再次电击。如果血流动力学允许最好给予短暂麻醉。复发性室速，若没有可逆的因素（如低血钾、缺血或心力衰竭），可选用静脉胺碘酮治疗（用法同前）。静脉普鲁卡因胺可替代胺碘酮。不推荐静脉利多卡因治疗复发持续性室速。利多卡因仅在无上述药物情况下作为替代药物使用，使用方法为：首次剂量为 1～1.5 mg/kg静脉注射，间隔 5～10min可增加 0.5～0.75 mg/kg，最大静脉注射剂量 3 mg/kg，同时持续静脉输注1～4 mg/min。

③持续性单形性室速未引起心绞痛、肺水肿或低血压时，可选用静脉胺碘酮治疗（用法同前），药物无效时用同步电转复（从50～100 J开始）。静脉普鲁卡因胺（用法同前）可替代胺碘酮。对于心肌梗死48 h后发生显著影响血流动力学的持续性室速，若不能确定与一过性、可逆性缺血或再梗死有关，应植入ICD。

对于植入ICD后频繁放电的室速患者，可考虑在三维标测系统（如EnSite 3000）指导下行导管消融根治室速。导管消融亦可考虑用于心肌梗死后药物治疗无效的室速患者（图24-4）。

室性早搏（PVC）：在广泛进行再灌注治疗和β-受体阻滞剂治疗AMI之前，频发室性早搏（每分钟超过5次）、多形性室性早搏、R on T现象、成对室性早搏或连发室性早搏被认为是室颤发生的先兆。但现已清楚，这些所谓的“警告性心律失常”在不发生室颤和发生室颤的患者中出现的机会相同。一些报告显示，原发性室颤可出现于事先并无警告性心律失常的患者，也可发生在警告性心律失常已经控制的患者。另一方面有AMI而一直无室颤的患者中，常观察到频发和复杂性室性早搏，以及R on T型室性早搏。尽管R on T型室性早搏提示心肌存在电不均一性，但只在少数患者诱发室颤。在AMI的现代治疗中，患者室性早搏（图24-5）普遍存在，然而仅极少数患者发生室颤，为了识别室颤的高危患者而对某些所谓的高危室性早搏患者进行的心电图监护，似乎预测室颤的敏感度和特异性都很低。

短阵室性心动过速和频发室性早搏对AMI患者预后的影响与心律失常在疾病过程中出现的时间有关。以往认为，AMI发生后24～48 h内的频发室性早搏和短阵室性心动过速并不影响急性期及长期预

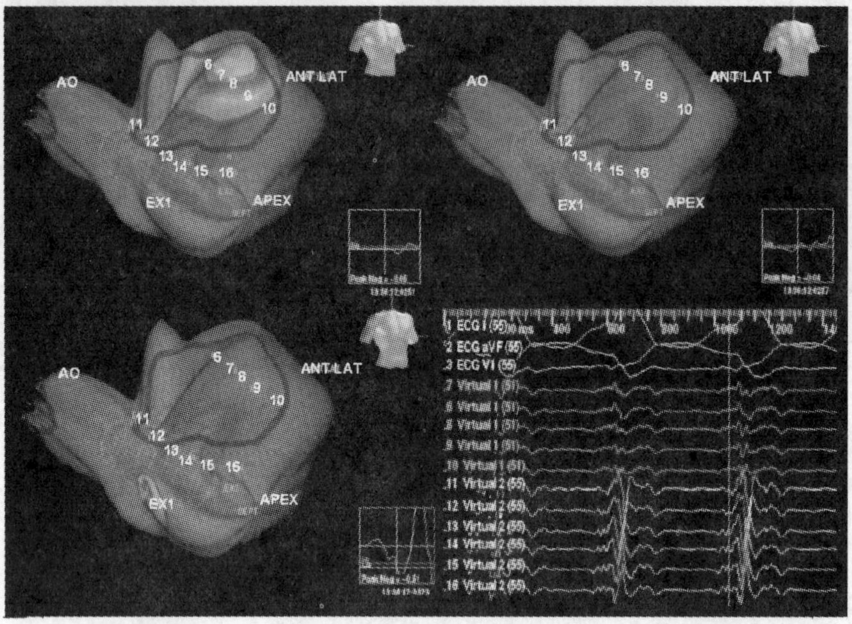

图24-4 三维标测系统（EnSite 3000）指导下导管消融根治心肌梗死后左室室速

多电极导管（MEA）沿左室间隔放置，环形蓝黑线圈内为一低振幅、碎裂电位的区域。左上图：室速时最早的心内膜激动位于舒张期慢传导区内；右上图：室速时慢传导激动逐渐移向室间隔；左下图：室速心内膜出口（EX1），此处可见陡峭的负向反折波；右下图：对应的虚拟电图（Virtual），可见碎裂的收缩期前心内膜激动波。在相当于虚拟电图的6到10之间进行线性消融成功根治室速。AO（aortic outflow tract）：主动脉流出道；APEX：心尖部；ANT LAT：左室前侧壁；EX1：室速出口。（引自 吴素华，等. 中华心血管病杂志，2005，33：998～1001）

后。新近研究表明，心肌梗死后13 h或更长时间后的频发室性早搏和短阵性室性心动过速对预后有不良影响。AMI后1个月内发生短阵室性心动过速的患者，其猝死发生率是无短阵室性心动过速患者的2倍多。在溶栓药问世前，频繁室性早搏和短阵性室性心动过速被认为是心脏总死亡和心源性猝死的独立危险因素。心肌梗死后3个月至1年内发生短阵室性心动过速也增加总体死亡率。

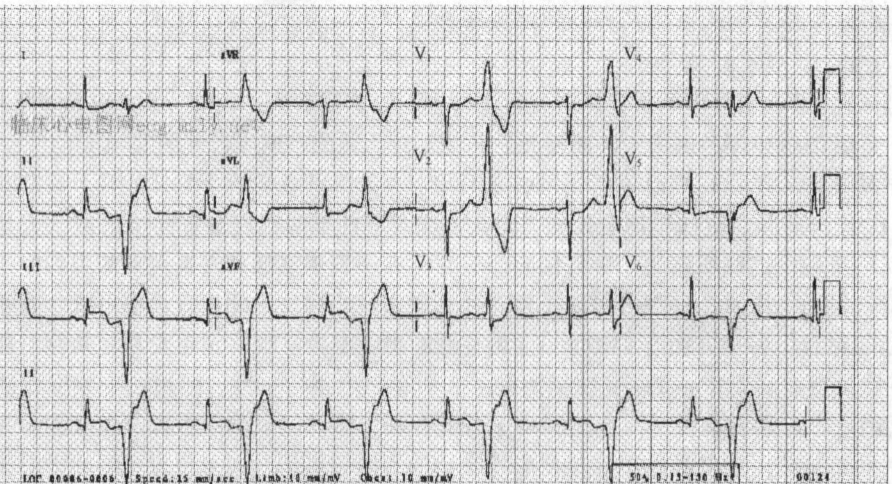

图24-5 急性下壁ST段抬高型心肌梗死并室性早搏（二联律）

治疗：AMI时室性早搏很常见，患者通常没有症状，它在围心肌梗死期的临床意义尚有争议，似乎并不预示室颤。有关室性早搏和心肌梗死早期或晚期死亡率关系的研究存在矛盾的结果。研究结果显示常规使用利多卡因抑制室性早搏以防止室颤的方法并无益处，还可能引起致命性窦性心动过缓和心脏停搏，轻度恶化生存率。在AMI患者观察到室性早搏时，应检查患者是否存在复发心肌缺血、电解质紊乱或代谢异常等诱因。如这些引起室性早搏的可能原因已去除，仍存在频发室性早搏，可静脉应用胺碘酮，先给予150 mg（或5 mg/kg）负荷量，继之1 mg/min输注6 h后改为0.5 mg/min维持，24 h总量不超过2.2 g。用药时注意监测心电图和血压。如无胺碘酮，可用利多卡因50～100 mg静脉注射（可每隔10 min左右重复1～2次），继而利多卡因1～4 mg/min维持静滴。研究显示，心肌梗死刚开始合并有窦性心动过速时，室性早搏常由交感兴奋引起，此时β-受体阻滞剂有效。在AMI早期应用β-受体阻滞剂能有效减少室颤的发生。但有一点必须强调，使用β-受体阻滞剂之前必须确认患者当时不存在泵功能衰竭、低血压等禁忌证。

加速性室性自主心律：加速性室性自主心律的发生机制与自律性增加有关。心电图表现为连续3个或3个以上发生的、起源于心室的QRS波群，心室率通常为60～125次/min。心动过速的开始与终止呈渐进性，常始于室性早搏之后，或当心室异位起搏点超过窦性频率时发生。由于心室与窦房结两个起搏点轮流控制心室节律，融合波常出现于心律失常的开始与终止时。心室夺获很常见，发作短暂或呈间歇性。加速性心室自主节律通常见于前壁和下壁心肌梗死中，特别是急性心肌梗死再灌注期间。AMI进行再灌注治疗的患者出现加室性自主节律是再灌注成功的标志之一。

AMI伴加速性室性自主节律患者一般无症状，亦不影响预后，通常无需特殊治疗。但患者出现下列情况时应考虑给予治疗：由于房室分离扰乱房室收缩顺序，导致血流动力学障碍；同时存在另一种更快速的室速；心动过速的第一个室性早搏发生很早，落在前面心动周期的T波上；心室率过快引起症状；诱发室颤等。

如因加速性心室自主节律引起有明显的血流动力学障碍或反复心绞痛发作时，可考虑使用小剂量利多卡因。

24.3.2　缓慢性心律失常

窦性心动过缓：窦性心动过缓（窦缓）是AMI早期常见的心律失常，多见于下壁、右室和后壁心肌梗死的患者。资料显示，AMI患者中约25%～40%在症状开始后1 h内出现窦性心动过缓。AMI后窦性心动过缓和低血压部分由Bezold-Jarisch反射引起，特别是下壁心肌梗死后前1h和右冠状动脉再灌注时。其他原因包括副交感神经活性增加、局部腺苷浓度、血钾浓度、体循环代谢产物增加以及合并使用药物的影响等。

治疗：单纯窦性心动过缓而不伴低血压或室性早搏时，应先观察而不急于处理。在心肌梗死后的最初4～6 h，如果窦性节律很慢（40～50次/min以下），可先用阿托品静脉注射治疗。阿托品剂量以0.5～1 mg静脉注射开始，每3～5 min可重复1次，至心率达60次/min左右。阿托品最大可用至2～3 mg。阿托品剂量小于0.5 mg时，可能引起迷走张力增高，反而使心率减慢。若窦性心动过缓伴低血压，不论窦性心动过缓时的心率为多少，都应该使用阿托品，常能恢复动脉压和冠状动脉灌注。抬高下肢亦使动脉压升高，使体循环静脉床的血液再分布回流到胸腔，从而增加心脏前负荷、心输出量和动脉压。

AMI发作6 h后出现的窦性心动过缓通常是短暂的，往往是由窦房结功能不全或心房缺血引起，而不是迷走神经张力过高引起，通常不伴有低血压，也不易引起室性心律失常，通常在24h内恢复正常，一般不需要治疗。此时的窦性心动过缓阿托品多无效，如患者有症状和（或）低血压时是应用临时心脏起搏的指征。心功能不全的患者心房起搏或房室顺序起搏较单一心室起搏要好得多，尤其对于合并急性右室心肌梗死的患者。

房室传导阻滞和室内传导阻滞：缺血性损伤可引起房室传导的任何部位或室内传导系统传导阻滞。传导阻滞可出现在房室结、希氏束，产生不同程度的房室传导阻滞；或在左右束支，产生左或右束支传导阻滞；或在左束支的前分支或后分支，产生左前或左后分支阻滞。以上各种传导阻滞也可合并存在。

NRMI-2调查显示，AMI患者入院心电图表现为左束支传导阻滞（LBBB）者占6.7%，右束支传导阻滞（RBBB）者占6.2%。GUSTO-Ⅰ、GUSTO-Ⅲ、ASSENT-Ⅱ和GUSTO-Ⅱb四项试验的回顾性分析（共76 000例）显示，溶栓时代AMI合并高度（包括二度和三度）房室传导阻滞（AVB）的总体发生率为6.9%，下壁和前壁AMI合并高度AVB的发生率分别为9.8%和3.2%。已有的资料显示，溶栓治疗可能减少AMI合并AVB的发生率。

上述四项临床研究也显示，高度AVB可增加AMI患者近期死亡率：下壁AMI合并高度AVB的患者30天死亡率为15%（对照组4%）；急性前壁AMI合并高度AVB的患者30天死亡率为41%（对照组8%）。急性期存活者1年时死亡率不再增加。研究也显示AMI合并束支传导阻滞（BBB）者的死亡率显著增加（28%比12%），尤其是右束支传导阻滞（RBBB）合并左后分支阻滞（LPFB）或交替BBB的患者。NRMI-2研究显示，调整可能的影响因素后，LBBB和RBBB分别增加34%和64%的死亡率。另一些研究显示合并BBB的AMI患者短期和长期存活率都降低。

①Ⅰ度房室传导阻滞：希氏束电图检查显示AMI后几乎所有Ⅰ度房室传导阻滞患者传导障碍均发生于希氏束以上部位，即房室结内。阻滞部位的定位非常重要，因为进展为完全性房室传导阻滞和心室停搏的患者，几乎都是希氏束以下有传导阻滞的Ⅰ度房室传导阻滞患者，尤其在前壁心肌梗死和双束支阻滞的患者中比较多见。

Ⅰ度房室传导阻滞一般不需要特殊治疗。如果怀疑由洋地黄中毒引起，应停用洋地黄。β-受体阻滞剂和非二氢吡啶类钙拮抗剂延长房室传导，同样可以引起Ⅰ度房室传导阻滞。但是在AMI情况下停用这些药物会加重心肌缺血和缺血性损伤的可能。因此除非PR间期大于0.24 s，否则不应减少β-受体阻滞剂和非二氢吡啶类钙拮抗剂的剂量。假如有更高度的传导阻滞或血流动力学障碍，这些药物应停用。如果阻滞是由于迷走神经张力过高引起，可同时合并窦性心动过缓和低血压，给予阿托品可能有效。持续心电监测对可能进展为较高程度的房室传导阻滞的患者非常重要。

②莫氏Ⅰ型/文氏型Ⅱ度房室传导阻滞：在所有伴Ⅱ度房室阻滞的AMI患者中，约90%为莫氏Ⅰ型阻滞。这类传导阻滞的特点是：a. 通常发生在房室结内；b. QRS波时限一般正常；c. 下壁心肌梗死患者中较前壁心肌梗死患者更常见；d. 持续时间短暂，通常不超过72 h；e. 可能是间歇的；f. 很少发展为完全性房室阻滞。Ⅰ度和莫氏Ⅰ型Ⅱ度房室阻滞似乎不影响存活率，最常见于右冠状动脉阻塞，由房室结缺血引起。

急性下壁心肌梗死一般仅并发Ⅱ度Ⅰ型房室传导阻滞（AVB），而不并发Ⅱ度Ⅱ型AVB。当并发Ⅱ度Ⅰ型AVB伴2∶1下传时易误诊为Ⅱ度Ⅱ型AVB。

③莫氏Ⅱ型Ⅱ度房室传导阻滞：莫氏Ⅱ型房室传导阻滞是AMI后少见的房室传导阻滞，总发生率低于1%。与莫氏Ⅰ型阻滞不同，莫氏Ⅱ型阻滞的特点是：a. 阻滞通常发生于希氏束以下传导系统；b. 伴宽大的QRS波形；c. 常突然转变为完全性房室传导阻滞；d. 几乎仅见于前壁心肌梗死。患者的心室率如果超过50次/min，没有因心率慢而并发室性早搏、心力衰竭和束支传导阻滞时，一般不需治疗，但须严密观察，持续心电监护。但是如有上述并发症或心室率低于50次/min时或患者有症状，应立即注射阿托品（0.5～2 mg）。必要时可行临时起搏。

由于莫氏Ⅱ型Ⅱ度房室阻滞可能进展为完全性房室传导阻滞，应该用体外临时起搏或经静脉按需起搏器，频率设置在60次/min左右。

④完全性房室传导阻滞（Ⅲ度房室传导阻滞）：房室传导系统有双重血液供应，由右冠状动脉的房室结分支和来自左冠状动脉前降支的穿隔支供血。完全性房室传导阻滞可发生在前壁或下壁梗死的患者，发生率为5%～15%。像其他形式的房室传导阻滞一样，预后取决于传导系统阻滞的解剖部位和梗死面积的大小。

下壁心肌梗死患者的完全性房室传导阻滞通常由于房室结内或结上损害引起，常由Ⅰ度或莫氏Ⅰ

型Ⅱ度房室传导阻滞进展而来。逸博节律通常较稳定而不会发生心脏停搏。下壁心肌梗死患者的完全性房室传导阻滞通常很短暂，大多数患者仅持续几天。前壁心肌梗死患者的Ⅲ度房室传导阻滞常在心肌梗死后12～24 h内突然出现，但通常先有室内阻滞或由莫氏Ⅱ型Ⅱ度房室阻滞发展而来。这些患者的逸博节律常不稳定，QRS波群增宽，心室率＜40次/min，可突然出现心室停搏。

预后与处理：房室传导阻滞的预后取决于心肌损伤的范围和阻滞的解剖定位。下壁心肌梗死患者通常继发于房室结动脉灌注不足而伴有房室结缺血和梗死，而希氏束、浦肯野系统不受损害。发生房室传导阻滞的下壁心肌梗死患者通常有右冠状动脉或左前降支冠状动脉病变，较常出现交界性逸博节律伴窄QRS波形。前壁心肌梗死患者的房室传导阻滞通常是由广泛的室间隔坏死并累及传导束引起，患者多伴有缓慢的室性自主节律和宽大的QRS波群，提示广泛心肌坏死，容易导致严重的左室衰竭、心源性休克，病死率很高。

尽管资料显示，完全性房室传导阻滞不是引起死亡的独立因素，临时性经静脉起搏本身能否改善急性前壁心肌梗死患者的存活率尚有争论。一些学者认为，应用心脏起搏来纠正预后不良的前壁心肌梗死患者的完全性房室传导阻滞是无用的。然而，另一些学者则认为，心室或房室顺序起搏适用于所有伴完全性房室传导阻滞的AMI患者，起搏可能有保护作用，可避免发生暂时性低血压，缩小梗死范围和发生恶性心律失常的风险。同时，起搏能防止心脏停搏，特别是存在前壁心肌梗死和结下传导阻滞危险的患者。但多数学者认为起搏可能仅能提高少数前壁心肌梗死伴完全性房室传导阻滞的患者的存活率。一般认为，在下壁心肌梗死伴完全性房室传导阻滞患者适合安装起搏器，特别是心室率很慢（＜40～50次/min）时。下壁心肌梗死伴完全性房室传导阻滞时，如果心室应激性增高、存在低血压或发生心力衰竭，阿托品很少有治疗作用。仅在AMI后6 h内出现完全性房室传导阻滞时，阿托品可能消除房室传导阻滞，使逸博节律加速，而在心肌梗死后期见到的持续性完全性房室传导阻滞通常需要安装起搏器。2004年ACC/AHA关于ST段抬高心肌梗死患者并发房室及室内传导阻滞的治疗建议见“急性冠脉综合征概述”章。

室内传导阻滞：在应用溶栓疗法之前的年代，AMI患者中室内传导阻滞，即浦肯野纤维系统的三个分支（束）的一支或多支阻滞（左束支的前和后分支或右束支传导阻滞）的发生率为5%～10%。右束支和左后分支具有来自左前降支和右冠状动脉的双重血液供应，而左前分支由左前降支冠状动脉起始部的穿隔支供血。值得一提的是，并非所有传导阻滞均属AMI的并发症，相当一部分患者可能在AMI发生前已存在传导阻滞。

①单纯的左前分支阻滞：AMI患者左前分支阻滞的发生率为3%～5%。另有5%患者有右束支传导阻滞并左前分支阻滞，单一的左前分支阻滞不大可能发展为完全性房室传导阻滞。并发单纯左前分支阻滞的AMI患者的病死率虽然没有合并其他类型传导阻滞那么高，但病死率增加。

②左后分支阻滞：AMI患者中仅1%～2%发生单纯左后分支阻滞。左后分支较左前分支粗，一般在较大面积梗死时才出现左后分支阻滞，因而AMI合并左后分支阻滞患者病死率明显增高。

③右束支阻滞：AMI患者合并单纯右束支阻滞发生率约2%，提示前间隔梗死，易引起完全性房室传导阻滞。前壁心肌梗死患者合并右束支传导阻滞提示梗死面积很大，即使不伴有完全性房室传导阻滞，死亡危险性很高（可达50%～80%）。

④双束支传导阻滞：右束支传导阻滞合并左前（图24-6）或左后分支阻滞，或左前左后分支同时发生阻滞（即左束支阻滞）通常称为双分支或双束支阻滞。若传导系统中新出现2～3个分支的阻滞，引起完全性房室传导阻滞的危险性就很高。大面积的心肌坏死产生广泛的室内传导阻滞，往往会出现严重的泵功能衰竭，病死率非常高。AMI患者中发生左束支阻滞者约5%（图24-7），虽然左束支阻滞发展为完全性房室传导阻滞的可能性仅为右束支阻滞的一半，但与右束支阻滞和其他两型双束支阻滞一样，病死率较高，并有较高的晚期病死率。有室内传导阻滞的AMI患者，特别是右束支传导阻滞，占住院后期发生室颤病例的大多数。然而，即使不合并高度房室传导阻滞，有室内传导阻滞的患者病死率也增高，所以病死率增高看来是和心力衰竭及大面积心肌梗死有关，而不是与传导障碍有关。

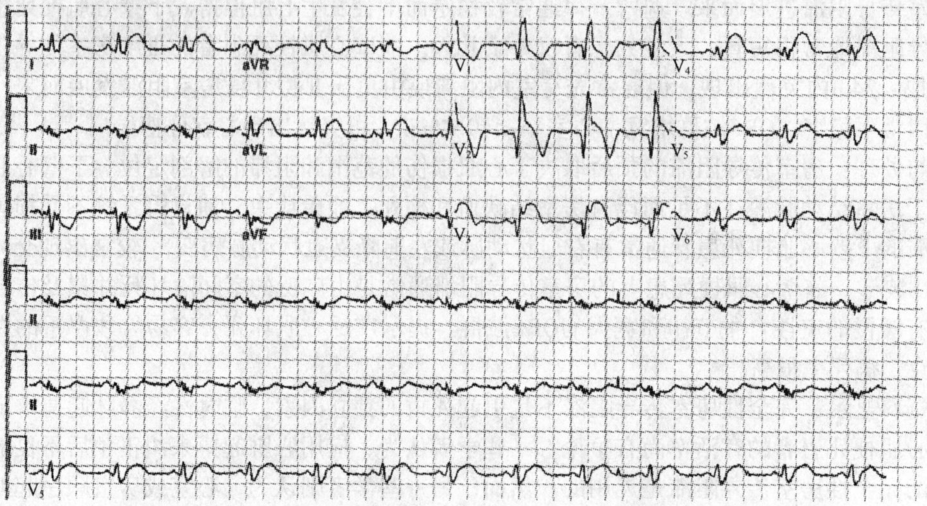

图24-6 ST段抬高心肌梗死合并右束支传导阻滞和左前分支阻滞

$V_2 \sim V_3$导联ST段抬高，$V_1 \sim V_2$导联rsR'波变为qR波，电轴左偏

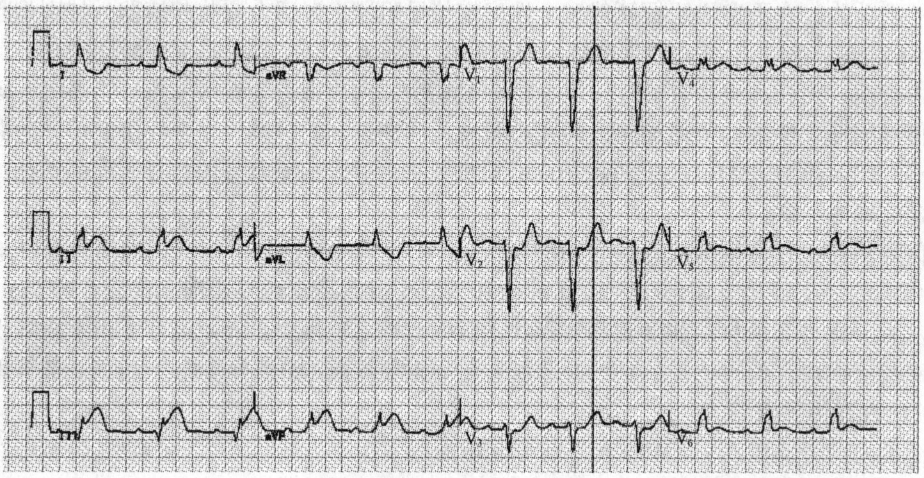

图24-7 急性下壁ST段抬高型心肌梗死合并完全性左束支传导阻滞

Ⅱ、Ⅲ、aVF导联ST段抬高，$V_{1\sim2}$呈rS，Ⅰ、V_6呈R型

AMI患者中原先存在束支传导阻滞和分支阻滞的患者，比在梗死过程中发生束支传导阻滞的患者较少发生完全性房室传导阻滞。伴有PR间期延长（Ⅰ度房室传导阻滞）的双分支阻滞可能显示第三分支有病变，而不是房室结病变。这类病例也称为三束支阻滞，其中约40%可进展为完全性房室传导阻滞。

前壁心肌梗死与下壁后壁心肌梗死患者相比，较多发生完全性束支传导阻滞、右束支合并左前分支阻滞和各种形式的三束支阻滞。所有这些形式的传导阻滞常见于大面积梗死和老年患者，并发其他心律失常的可能性比没有束支传导阻滞的患者高很多。

24.3.3 室上性快速心律失常

窦性心动过速：窦性心动过速（窦速）通常与交感神经活动增加有关，可引起短暂的高血压或低血压，常见原因有焦虑、持续性疼痛、心力衰竭、发热、心包炎、血容量不足和使用增加心率的药物如阿托品、肾上腺素或多巴胺、多巴酚丁胺。在前壁心肌梗死患者中，窦性心动过速很常见，特别是伴有明显左心力衰竭竭的患者。窦速对AMI患者不利，因为可以引起心肌氧耗量增加，而且缩短冠状动脉灌注的时间，因而加重心肌缺血和心肌坏死。如无其他可能解释的原因，持续窦速往往提示持续存在心力衰竭，是预后不良的标志。应寻找窦速的基础原因并采用合适的治疗方法，如镇痛；心力衰竭患者用利尿剂、吸氧；β-受体阻滞剂和硝酸甘油改善缺血；发热或心包炎用阿司匹林。

β-受体阻滞剂可用以治疗窦性心动过速，特别是窦速属高血流动力学循环的表现时。但是β-受体阻滞剂在下列患者中禁用：窦速是低血容量或泵功能衰竭的表现，后者表现为动脉收缩压低于13.33 kPa，肺野的1/3以上有湿啰音，肺毛细血管楔压超过2.67～3.33 kPa，或心脏指数低于2.2 L/（min·m^2）。只有确信患者的持续性心肌缺血是窦性心动过速的结果或原因，才可小心地使用短效的β-受体阻滞剂，并应观察患者心率减慢后的反应。

房性早搏：房性早搏和房性快速性心律失常常由左心室舒张末期压力升高引起继发性心房扩张，心包炎合并心房心外膜炎引起，较少见的情况是由心房和窦房结的缺血性损害引起。房性早搏本身不会增加病死率，心输出量亦不受影响，无需特殊治疗，只需寻找并处理引起房性早搏的可能原因。

交界性心律：交界性心律通常短暂，多出现在心肌梗死后发病的48 h内，典型的是逐渐出现和逐渐终止，其特点是QRS波群和正常传导的QRS波群相似。交界性心律较基础窦性节律稍快。交界性节律分为以下两类：①房室交界性节律的心率在35～60次/min间。房室交界性组织在窦房结受抑制时作为主要的起搏点，这种心律通常是一种良性保护性逸搏心律，常见于下壁心肌梗死伴窦性节律缓慢的患者。交界性心律患者出现血流动力学障碍时，需用经静脉行房室顺序起搏。②加速性交界性节律（非阵发性交界性心动过速），见于交界性组织的自律性增高时，通常频率为70～130次/min。加速性交界性节律在急性下壁心肌梗死患者中较前壁心肌梗死多见，也可出现在洋地黄中毒的患者。溶栓疗法应用前进行的研究显示，前壁心肌梗死伴有加速性交界性节律的患者预后较差，但下壁心肌梗死出现这种心律失常的患者预后并不差。

阵发性室上性心动过速：AMI患者中这种心律失常者较少见，但因为出现这种心律失常时心室率较快需要紧急处理。通过用手按压颈动脉窦提高迷走张力可能恢复窦性节律。治疗非AMI患者的阵发性室上性心动过速的首选药物是腺苷（6～12 mg），但AMI的患者用腺苷治疗的资料很少。用药前无明显左心功能不全的患者可静脉注射维拉帕米（5～10 mg），或地尔硫卓（15～20 mg）或心律平（70～140 mg）或美多心安（5～15 mg）。有充血性心力衰竭和低血压的患者用直流电复律或应用经静脉心房内电极快速心房起搏以期终止心动过速。虽然洋地黄有助于增加迷走神经张力，可能终止阵发性室上性心动过速，但起效缓慢。

心房扑动和心房颤动：AMI患者最少并发的房性心律失常是心房扑动（房扑），发生率低于5%。AMI患者心房扑动常是暂时性的，通常是心房交感神经刺激增加的后果。有左心力衰竭或肺动脉栓塞的患者，心房扑动使血流动力学更趋恶化。

心房颤动（房颤）远较心房扑动多见，在AMI患者中发生率为10%～15%。如同房性早搏和心房扑动一样，心房颤动通常是短暂的（图24-7），常出现在合并左心力衰竭竭的患者，也见于心包炎和缺血性损伤和右心室梗死的患者。房颤时心率增快和心房收缩对左室充盈作用的丧失，导致心排出量显著减少。AMI特别是前壁心肌梗死患者伴有心房颤动时，通常会增加病死率和脑中风发生率。由于心房颤动常见于广泛心肌梗死伴异常的临床和血流动力学表现的患者，所以预后不良。但心房颤动本身对病死率增加只起很小的独立作用。

处理：AMI伴心房扑动和心房颤动的治疗和其他原因引起的心房扑动、心房颤动相似。心房扑动和心房颤动可伴有快速心室率和低血压，因而可扩大心肌梗死面积。当房扑和房颤伴有血流动力学障碍时，应予以电击复律。治疗心房扑动时开始可用50 J，而治疗心房颤动时开始用100～150 J。若首次电击失败，可逐渐增加能量。对无血液动力学异常的患者，首先应使用药物减慢心室率。如无禁忌，理想的方法是用β-受体阻滞剂，因为心房颤动患者通常有心肌缺血和交感神经张力增高同时存在。美托洛尔每2～5 min静注2.5～5 mg，10～15 min总量可达15 mg。合并充血性心力衰竭的心房颤动患者，洋地黄是降低心室率的主要药物，尽管作用开始可能延迟几小时。应用洋地黄后可静脉注射小剂量β-受体阻滞剂，即使患者有轻度心力衰竭亦可小心试用。治疗心房扑动的另一重要方法是经静脉插入电极在心房内进行超速刺激。由于心房颤动时栓塞危险性增高，在无禁忌证时应使用静脉注射肝素或皮下注射低分子量肝素抗凝。

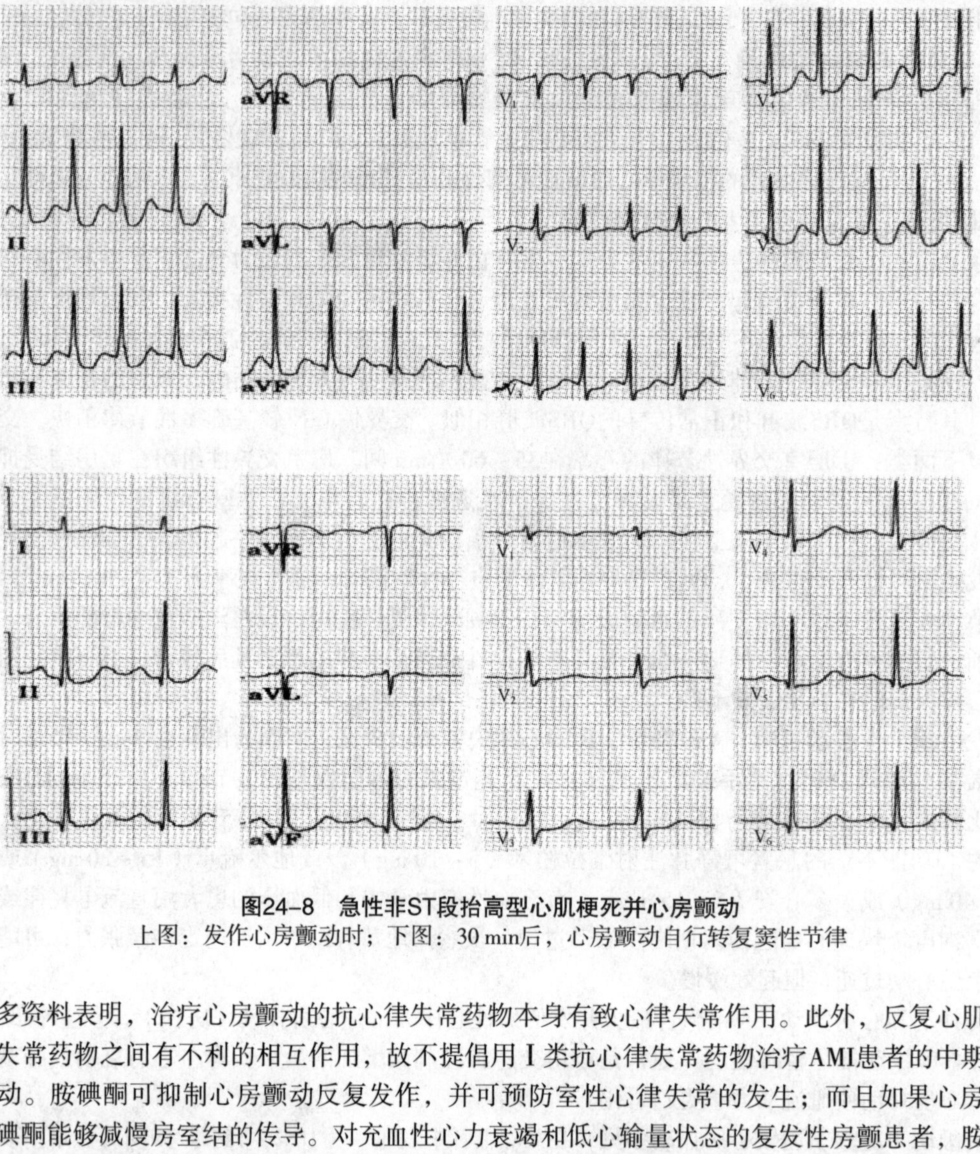

图24-8　急性非ST段抬高型心肌梗死并心房颤动

上图：发作心房颤动时；下图：30 min后，心房颤动自行转复窦性节律

许多资料表明，治疗心房颤动的抗心律失常药物本身有致心律失常作用。此外，反复心肌缺血和抗心律失常药物之间有不利的相互作用，故不提倡用Ⅰ类抗心律失常药物治疗AMI患者的中期和长期心房颤动。胺碘酮可抑制心房颤动反复发作，并可预防室性心律失常的发生；而且如果心房颤动发生，胺碘酮能够减慢房室结的传导。对充血性心力衰竭和低心输量状态的复发性房颤患者，胺碘酮是首选药物。反复发作心房颤动的患者应口服抗凝药物（降低脑栓塞的危险）。如无禁忌证，心肌梗死后大多数患者应服用β-受体阻滞剂治疗。在心肌梗死时和随后服用β-受体阻滞剂，除了其他有益效应外，如果心房颤动复发，β-受体阻滞剂还有助于减慢心室率。

附录　2004 ACC/AHA　ST段抬高心肌梗死（STEMI）并发心律失常的治疗指南

心室颤动（室颤）

Ⅰ类推荐：① 室颤或无脉性室性心动过速（室速）应行非同步电击，首次单相波能量200 J，如不成功，第2次予200～300 J，必要时行第3次电击（360 J）。② 室颤或无脉性室速如电击无效，可应用胺碘酮（300 mg或5 mg/kg快速静脉注射），之后再重复电除颤1次。③ 原发室颤转复后，应纠正水、电解质、酸碱平衡紊乱（使K^+＞4.0 mmol/L，Mg^{2+}＞2 mg/L），以防再发室颤。

提示：①原发性室颤于STEMI前4 h发生率较高，以后明显减少，但对24 h内死亡风险意义重大。室颤纠正后对预后无影响。②纤溶或经皮冠状动脉介入治疗（PCI）后出现的快速型室性心律可能为再灌注心律失常，并不预示增加室颤的危险。应严密观察而无需预防性抗心律失常治疗。③相同能量的双相波除颤可能较单相波效果好。④随机试验表明，对除颤效果差的室颤或无脉性室速患者静脉应用胺碘酮较安慰剂和利多卡因可明显提高住院存活率。

室性心动过速（室速）

Ⅰ类推荐：①持续多形性室速应行非同步电除颤，首次单相波能量200 J除颤，如不成功，第2次予200～300 J，必要时行第3次电击（360 J）。②伴心绞痛、肺水肿或低血压（血压<12.0 kPa）的持续单形性室速，应行同步电复律，首次单相波电击能量100 J。转复不成功，可增加能量。如血流动力学情况允许，应予短时麻醉。③不伴心绞痛、肺水肿或低血压的持续单形性室速，可依据以下原则处理：a.胺碘酮150 mg缓慢（>10 min）静注，如需要，10～15 min重复应用150 mg；然后1 mg/min静滴，6 h后改为0.5 mg/min静滴，24 h累积剂量<2.2 g。b.首次同步单相波能量50 J电击。

Ⅱ类推荐：①Ⅱa类推荐：治疗难治多形性室速可用以下方法：a. 尽量减轻心肌缺血，减少肾上腺素能刺激，使用β-受体阻滞剂、主动脉内球囊反搏（IABP），可考虑行急诊PCI/冠状动脉旁路移植术（CABG）。b. 保持血清K^+>4.0 mmol/L，血清Mg^{2+}>2 mg/L。c. 如果患者有心动过缓，心率<60次/min，或存在长QTc，应提高心率。②Ⅱb类推荐：不伴心绞痛、肺水肿或低血压的持续单形性室速，口服或静注普鲁卡因胺可能有效。

提示：①STEMI时室速的分类：非持续性室速，持续时间<30 s，持续性室速（>30 s）和（或）导致早期血流动力学改变，需尽快治疗。室速分为单形和多形性。②室速治疗策略：持续性并有血流动力学改变的室速需电转复。快速多形性室速应同于室颤，即给非同步200 J能量的电除颤；室率>150次/min的单形性室速可予100 J同步电复律；<150次/min的室速通常无需紧急电转复，除非发生血流动力学改变。③长期随机试验发现，胺碘酮可降低心律失常的病死率，且总病死率也降低。④考虑抗心律失常药的药代动力学因素，应根据患者年龄、体重及肝、肾功能调整药物使用剂量。⑤STEMI 4天后发生的室速如伴心脏射血分数降低，是发生猝死的危险征兆。⑥心室率过快可使大脑供血不足，而导致出现临床症状（如非持续性室速的心室率>200次/min，超过10 min），推荐使用抗室速药物治疗。

提示：①STEMI后>2天发生的室颤或伴血流动力学障碍的持续性室速，不伴再次心肌梗死或潜在可逆性心肌缺血，表明心肌电不稳定，提示预后很差。②陈旧性心肌梗死伴左室功能不全，出现非持续性室速时，2年病死率约为30%，其中50%被认为初始就有心律失常。③非持续性室速、电生理可诱导的及不可控制的室速患者，植入心脏转复除颤器（ICD）较药物治疗（包括胺碘酮）更能降低病死率。如STEMI发生1个月后或冠状动脉（冠脉）成形术后3个月仍存在射血分数降低（0.30或更低），则无需行电生理检查即可植入ICD；如射血分数为0.31～0.40，应根据心肌电不稳定性的证据来决定是否植入ICD。④STEMI发生48 h后无自发性室颤或持续性室速的患者，以及STEMI 1个月后射血分数大于0.40的患者不建议应用ICD。

室上性心律失常或心房颤动（AF）

Ⅰ类推荐：伴有血流动力学障碍的持续性AF和心房扑动（房扑）应按以下一种或多种方法治疗：①对AF首次予单相波能量150～200 J的同步电转复，房扑首次复律能量为50 J，可能情况下给短时的麻醉或镇静。②AF发作对电转复无效或短暂窦性心律后再发AF，建议予以减慢心室率的治疗，可使用以下一种或多种药物，如静脉应用胺碘酮；静脉注射洋地黄制剂控制心室率，特别是严重左室功能不全和心力衰竭患者。

有心肌缺血但无血流动力学障碍的持续性AF和房扑按以下一种或多种方法治疗：①应用β-受体阻滞剂，除非有禁忌证。②静脉应用硫氮卓酮或异搏定。③对AF首次给单相波200 J能量的同步电转复，房扑给50 J的能量，可能情况下先给短时的麻醉或镇静。

对无血流动力学障碍或心肌缺血的持续性AF或房扑，应控制心室率；此外，持续性AF或房扑应予抗凝治疗。STEMI前无AF和房扑史者应转为窦性心律。

突发的折返室上性心动过速，由于心室率快，应按以下顺序治疗：①按摩颈动脉窦。②静脉给予腺苷（>1～2 s内静注6 mg，如无效，1～2 min后再静脉给12 mg，如需要可重复给12 mg）。③静脉给予β-受体阻滞剂美托洛尔（每2～5 min给予2.5～5.0 mg，总量可给至15 mg，时间>10～15 min）或氨酰心安（每2 min给2.5～5.0 mg，10～15 min总量可达到10 mg）。④静脉给予硫氮卓酮（20 mg，0.25 mg/kg），注射时间>2 min，然后静脉点滴10 mg/h。⑤静脉注射洋地黄，通常认为起效至少需1 h（8～15 μg/kg，70 kg患者给予0.6～1.0 mg）。

提示 ① STEMI患者伴室速较房扑或室上性心动过速更频繁，通常认为通过调整心房率可有效控制心动过速。② AF发展与病情的严重程度及长期预后有关。治疗中发生的AF可使短期和长期病死率增加20%和34%；院内治疗中出现AF相对入院时就有AF的患者预后更差；心肌梗死合并AF患者的中风发病率更高。③ 减慢AF患者心室率的最好方法是静脉应用β-受体阻滞剂，但治疗过程要监测心率、血压和心电图。已达治疗效果，或收缩压下降至13.33 kPa以下，或心动过缓（心率<50次/min），都要暂停使用β-受体阻滞剂。④ 左室功能不全患者长期应用短效异搏定会引起心肌收缩障碍，增加STEMI患者的病死率，故不提倡长期应用钙离子拮抗剂来控制心率；然而对有β-受体阻滞剂禁忌的患者，可以短期用以控制心率。⑤ 胺碘酮是控制重症患者心室率的首选用药。胺碘酮有阻滞交感神经和钙离子拮抗的作用，抑制房室传导，对AF可有效控制心室率；对有快速房性心律失常而电转复无效的严重患者，静脉应用胺碘酮有很好的效果，亦是控制慢性心力衰竭或低心排患者反复发生AF的首选用药。⑥ 静脉应用洋地黄能有效减慢心室率，但疗效至少60 min才出现，高峰效果不超过6 h。⑦ 有AF的STEMI患者，甚至短暂AF的患者都应抗凝治疗。当决定使用抗凝治疗时，可使用普通肝素（UFH）或低分子肝素（LMWH），UFH以60 U/kg静注，之后以12 U/kg/h维持静滴，保持活化部分凝血激酶时间（aPTT）在50～70 s（约控制在正常值的1.5～2.0倍）。而是否长期口服抗凝药物要根据个体栓塞危险来决定。

心动过缓

窦性心动过缓发生率占AMI相关心律失常的30%～40%。在STEMI发生后1 h内，由右冠脉的再灌注引起的迷走神经刺激增强，可发生窦性心动过缓。心脏传导阻滞在STEMI中的发生率约6%～14%。房室和室内传导阻滞的进展与缺血和梗死范围扩大有关。房室传导阻滞预示着院内病死率的增加，但并不表明出院长期病死率的增加。纤溶治疗中束支传导阻滞只有4%，但预示着院内病死率的持续增加。预防性起搏通过经静脉或经皮起搏来防止有症状或严重的心动过缓。预防性起搏需预测那些患者会突然发生完全传导阻滞，可以通过心电图形态来估计发生完全性传导阻滞的危险，由此指导预防性起搏的治疗。对STEMI之后的急性期不稳定患者经静脉临时起搏，但抗血栓治疗会增加出血并发症。药物以阿托品治疗为主要方法，0.5～1.0 mg静推，每5 min可重复1次，直至达到满意的效果，或总量达到0.04 mg/kg。存在结下传导阻滞时，阿托品会增加窦房结频率，但不影响结下传导，故有效的传导会较少，心室率也会减少。不推荐使用异丙肾上腺素和氨茶碱，因其能促使心律失常的发生，同时增加心肌耗氧。

心脏停搏

Ⅰ类推荐：即刻心肺复苏（CPR），行包括胸外按压、肾上腺素、加压素、阿托品和临时起搏的复苏方法。心脏停搏可能由窦房结障碍所导致，也可能由于完全性心脏传导阻滞，须根据国际复苏指南行CPR。应用血管加压素或肾上腺素两次还未恢复自主循环，应再加用肾上腺素，可提高入院和出院的生存率。对心室停搏的STEMI患者，血管加压素（40 U）被认为是最合适的血管加压药。

永久起搏器的应用

Ⅰ类推荐：① 对持续希氏-浦肯野系统Ⅱ度房传导室阻滞伴双束支传导阻滞，或STEMI后希氏-浦肯野系统或以下Ⅲ度房室传导阻滞，应植入永久心脏起搏器。② 对短暂的严重Ⅱ度或Ⅲ度结下房室传导阻滞及相应的束支传导阻滞，推荐应用。如不能确定阻滞类型，有必要做电生理（EP）试验。

③ 持续并有症状的Ⅱ度或Ⅲ房室传导阻滞，推荐应用。

Ⅱb类推荐：在房室结水平的持续Ⅱ度或Ⅲ度房室传导阻滞可考虑应用永久心室起搏器。

Ⅲ 类推荐：① 对无室内传导阻滞的短暂房室传导阻滞，不推荐应用。② 对伴有左前束支传导阻滞的短暂房室传导阻滞，不推荐应用。③对不伴有房室传导阻滞的获得性左前束支传导阻滞，不推荐应用。④对老年或不确定时间的持续性Ⅰ度房室传导阻滞伴束支传导阻滞，不推荐应用。

提示：① STEMI后伴房室传导阻滞与室内传导障碍有关，不同于其他永久起搏适应证，不需要出现临床症状。此外，STEMI患者对临时起搏的需要并不意味要应用永久起搏。② 有室内传导障碍的STEMI患者，除孤立左前束支传导阻滞外，其近期和长期预后都不乐观，猝死的危险性增加。尽管纤溶治疗和早期PCI可降低房室传导阻滞在STEMI患者的发生率，但如有发生，病死率依然很高。③ 右束支传导阻滞合并严重Ⅱ度或Ⅲ度房室传导阻滞或合并左前或左后分支传导阻滞者，预后很差。尽管发生在STEMI后的房室传导阻滞可有较好的长期临床预后，如不应用临时或长久起搏，院内存活率也将降低。

STEMI后窦房结功能不全

Ⅰ类推荐：有症状的窦性心律失常，如窦性停搏＞3 s，或心室率＜40次/min，以及伴有低血压或血流动力学障碍体征时，都应静脉给予阿托品0.5～1.0 mg治疗；如无效且已给至阿托品最大剂量（2～3 mg）的情况下，要选择经皮或经静脉的临时起搏。

提示：窦房结功能不全可能由心肌梗死引起，或由于窦房结供血不足、或由于应用β－受体阻滞剂或钙离子拮抗剂所致。短暂窦性心律失常常发生在下壁心肌梗死，应避免应用永久起搏，无心肌梗死和STEMI患者的适应证和发生率大致相同。首次STEMI发生的窦房结功能不全可能是可逆的，如有可能，应在一定时间后才决定植入永久心脏起搏器。

STEMI患者起搏模式的选择

Ⅰ类推荐：所有STEMI后有安装永久心脏起搏器适应证的患者应评估是否有植入ICD的适应证。

Ⅱa类推荐：① 对需要安装永久心脏起搏器的STEMI患者，最好植入双腔起搏器。对持续房颤或房扑患者，应植入单腔心室起搏器。② 对STEMI后有永久起搏适应证患者，应评估行双心室起搏的可能性。

提示：① 在选择永久性双腔或心室起搏时，须先判断转为窦性心律的可能性。对无心动过缓的左室功能不全ICD患者的双腔和心室按需型植入式除颤器（DAVID）试验表明，心率70次/min应用心房房心室起搏（DDD）的患者较低心率应用心室起搏（VVI）的患者更容易发生心力衰竭。② 考虑对STEMI患者应用永久心脏起搏器时，应该考虑两个问题：是否有应用双心室起搏的适应证；是否有应用ICD的适应证。双心室起搏对治疗低射血分数和QRS波延迟超过130 ms的严重心力衰竭患者效果较好。有严重左室功能不全的患者适用于植入ICD来防止致命性室性心律失常导致的猝死，以及对心动过缓的支持治疗。

（唐安丽　吴素华　张雪姣）

参考文献

1. Braunwald E，Antman EM，Beasley JW，et al. ACC/AHA guideline update for the management of patients with unstable angina and non-ST-segment elevation myocardial in farction：Summary Article. A report of the American College of Cardiology/American Heart Association Task Force on Practice Guidelines（Committee on the Management of Patients with Unstable Angina）. Circulatuion，2002，106：1893～1900

2. Braunwald E，Antman EM，Beasley JW，et al. ACC/AHA 2002 guideline update for management of patients with unstable angina and non-ST-segment elevation myocardial infartion. Circulation，2002，106：1893～1900

3. Braunwald E，Antman EM，Beasley JW，et al. ACC/AHA guidelines for the management of patients with unstable angina and non-ST-segment elevation myocardial infarction：executive summary and recommendations：a report of

the American College of Cardiology/American Heart Association Task Force on Practice Guidelines （Committee on management of Patients With Unstable Angina）. J Am Coll Cardiol，2000，36：970～1062

4. ACC/AHA/ESC 2006 Guidelines for Management of Patients With Ventricular Arrhythmias and the Prevention of Sudden Cardiac Death： A Report of the American College of Cardiology/American Heart Association Task Force and the European Society of Cardiology Committee for Practice Guidelines （Writing Committee to Develop Guidelines for Management of Patients With Ventricular Arrhythmias and the Prevention of Sudden Cardiac Death）. J Am Coll Cardiol，2006，48（5）：247～346
5. ACC/AHA/ESC 2006 guidelines for management of patients with ventricular arrhythmias and the prevention of sudden cardiac death： A report of the American College of Cardiology/American Heart Association Task Force and the European Society of Cardiology Committee for Practice Guidelines （Writing Committee to Develop Guidelines for Management of Patients With Ventricular Arrhythmias and the Prevention of Sudden Cardiac Death） Developed in collaboration with the European Heart Rhythm Association and the Heart Rhythm Society. Europace，2006，8（9）：746～837
6. ACC/AHA/ESC 2006 Guidelines for the Management of Patients With Atrial Fibrillation-Executive Summary. A Report of the American College of Cardiology/American Heart Association Task Force on Practice Guidelines and the European Society of Cardiology Committee for Practice Guidelines （Writing Committee to Revise the 2001 Guidelines for the Management of Patients With Atrial Fibrillation）. Circulation，2006，114：700）
7. 方祖祥，江洪，朱中林，等. 埋置心脏起搏器及抗心律失常器指南（修订版）. 中国心脏起搏与心电生理杂志，2003，17（5）：321～338
8. 戚文航. 室性心律失常治疗进展. 中国心脏起搏与心电生理杂志，2001，15（1）：5～6
9. 蒋文平. 提高恶性室性心律失常的防治水平降低心脏性猝死率. 中国心脏起搏与心电生理杂志，1998，12（1）：1～2
10. 中华医学会心血管病学分会，中国生物医学工程学会心脏起搏与电生理分会，中国心脏起搏与心电生理杂志编辑委员会，等. 室上性快速心律失常治疗指南. 中国心脏起搏与心电生理杂志，2005，19（1）：3～15
11. 中华医学会心血管病学分会，中华心血管病杂志编辑委员会，抗心律失常药物治疗专题组. 抗心律失常药物治疗建议. 中华心血管病杂志，2001，29：323
12. 中国生物医学工程学会心脏起搏与心电生理分会，中国心脏起搏与心电生理杂志编辑部. 关于心房颤动患者治疗的建议. 中国心脏起搏与心电生理杂志，2002，16：161
13. 蒋文平，杨向军. 胺碘酮应用指南解读. 中国心脏起搏与心电生理杂志，2005，19（1）：16～18
14. Madrid AH，Mestre JL，Moro C，et al. Heart rate variability and inappropriate sinus tachycardia after catheter ablation of supraventricular tachycardia. Eur Heart J，1995，16：1 637
15. Siddoway L A. Amiodarone： Guidelines for use and monitoring. Am Fam physician，2003，68：2189
16. 吴素华，Peter CT，Kerwin WF，et al. 非接触球囊标测指导血流动力学不稳定性或非持续性室性心动过速的射频消融. 中华心血管病杂志，2005，33（11）：998～1001
17. Wu SH，Peter CT，Gang ES，Noncontact Endocardial Mapping to Guide Ablation of Hemodynamically Unstable or Difficult-to-Induce Ventricular Tachycardia. Circulation，2004，110（17）：111～347
18. Wu SH，Kerwin WF，Peter CT，et al. Catheter Ablation of Hemodynamically Unstable or Non-sustained Ventricular Tachycardia. Acta Cardiol，2007，62（2）：163～169
19. Kochiadakis GE，Igaumenidis NE，Marketou ME，et al. Low dose amiodarone versus sotalol for suppression of recurrent symptomatic atrial fibrillation. Am J Cardiol，1998，81：995
20. Donovan KD，Power BM，Hockings BEF，et al. Intravenous flecaimide versus amiodarone for recent-onset atrial fibrillation. Am J Cardiol，1995，75：693
21. Daoud EG，Strick berger SA，Man KC，et al. Preoperative amiodarone as prophylaxis against atrial fibrillation after heart surgery. N Engl J Med，1997，337：1785
22. Schellekents S，Verheugt FWA. Hotline sessions of the 26th European Congress of Cardiology. Eur Heart J，2004，

25：2164

23. Touboul P，Brugada J，Capucci A，et al. Dronedarone for prevention of atrial fibrillation. Eur Heart J，2003，24：1481

24. Markowitz SM，Christini DJ，Stein KM，et al. Time course and predictors of autonomic dysfunction after ablation of the slow atrioventricular nodal pathway. PACE，2004，27：1638

25 急性心肌梗死的机械并发症及外科手术治疗

急性心肌梗死（AMI）后，部分病人可并发左心室室壁瘤、二尖瓣关闭不全、室间隔穿孔及左心室游离壁破裂（图25-1），引起严重血流动力学障碍，内科治疗预后较差，大部分病人需手术治疗。

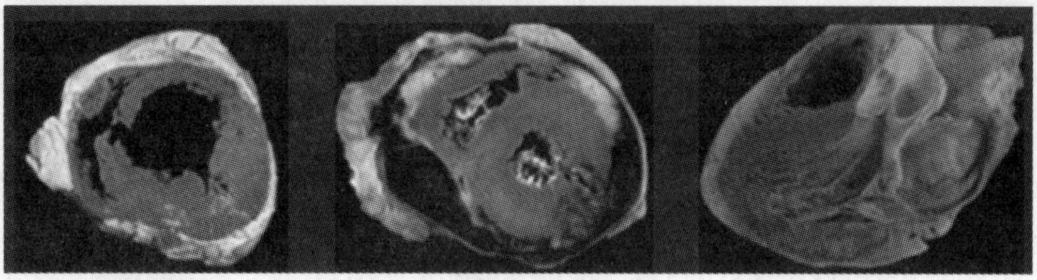

室间隔穿孔 游离壁破裂 二尖瓣反流

图25-1 急性心肌梗死后机械并发症

25.1 左室室壁瘤

25.1.1 概述 左心室室壁瘤（left ventricular aneurysm, LVA）是指心肌梗死后的部分室壁运动出现减低、不运动或反常运动，包括瘢痕组织形成的薄壁的囊袋性LVA和无收缩功能、变薄的含有存活心肌的瘢痕区（图25-2）。室壁瘤可分为真性和假性室壁瘤，真性室壁瘤是透壁性心肌梗死后心室壁变薄和扩张，而假性室壁瘤是左心室壁破裂后被心包粘连包裹而成。LVA是冠状动脉粥样硬化性心脏病患者心肌梗死后的主要并发症之一。

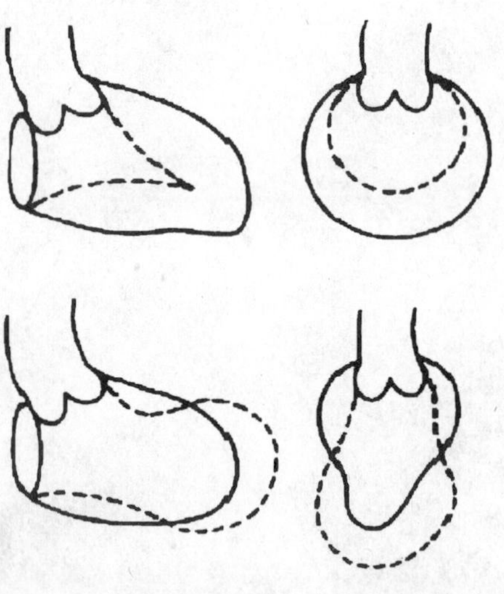

图25-2 急性心肌梗死后左室室壁瘤

左室心尖部瘢痕组织扩张成囊袋状，形成矛盾运动区

25.1.2 历史 左心室室壁瘤最早发现是在尸检中，直到1881年才认识到与冠状动脉病变的关系。现代外科对室壁瘤的治疗始于1955年，Likoff和Bailey经胸施行了首例闭合性左心室室壁瘤切除术。1958年，Cooley在体外循环下施行了首例LVA切除术，当时使用了线性缝合技术。该技术在40年后的今天仍然被采用，被称为标准手术。1977年，Dagget采用Dacron补片替代室壁瘤切除后的部分心室壁。Dacron补片的采用避免了下壁室壁瘤切除后左心室的变形，使室壁瘤的外科治疗大大向前推进。1985年，Stoney和Dor先后提出了采用Dacron补片施行左心室几何重建的新概念。

25.1.3 左室室壁瘤的发病率 在心肌梗死病人中，左室室壁瘤的发生率占10%～30%，其主要差别来自对左室室壁瘤的定义及统计方法的不同。在一项冠状动脉外科研究（CASS）中发现，接受心室造影的病人当中，7.6%的病人有左室室壁瘤。目前由于抗凝药物的使用以及心肌梗死后再血管化手术的实施，左室室壁瘤的绝对发病率在逐年下降。在国内，由于一些患者对AMI积极治疗措施如急诊冠状动脉介入治疗（PCI）或急诊冠状动脉旁路移植术（CABG）等尚不能完全接受，或因边远地区缺乏良好的医疗条件，LVA的发病率仍然较高，可高达冠状动脉旁路移植术的25%。

25.1.4 病理生理改变 真性左室室壁瘤的发生发展包括两个主要的过程：早期扩张期和晚期重塑期。

早期扩张期：早期扩张期从AMI的一发生就开始了，左心室造影表明，50%的左心室室壁瘤患者在心肌梗死的48h内产生室壁瘤，其余的患者室壁瘤的形成是在AMI后的2周内。一般说来，左心室室壁瘤易发生于左前降支或右优势型的右冠状动脉的急性闭塞造成的透壁性心肌梗死。至少88%的LVA由前壁心肌梗死引起，其余由下壁心肌梗死引起，单纯后壁心肌梗死产生的LVA很少见。

实验研究表明，没有侧支循环的穿壁性心肌梗死中，冠状动脉闭塞后20 min心肌细胞开始死亡。而且在梗死后数小时内梗死灶变薄。心肌梗死后数日，产生室壁瘤的心内膜面开始变得光滑，肌小梁消失。在心内膜面有纤维素和血栓沉积。梗死灶内大多数心肌细胞坏死，但有少量存活细胞。大多数的患者中，梗死的心肌组织内有血管外出血并且进一步抑制受累心肌的收缩及舒张功能。心肌梗死后2～3天，炎性细胞浸入梗死灶，加快了坏死心肌细胞的溶解。电镜显示，梗死后数日内胶原网断裂，梗死后5～10天胶原断裂和心肌细胞坏死导致心肌的拉力下降至最低，此时最易发生心室壁的破裂。当室壁瘤变得被纤维组织替代后，左心室壁就不容易破裂。当较大的梗死区丧失了收缩功能而其周围组织仍保留收缩功能时，即可引起梗死区向外膨出变薄，形成室壁瘤。根据Laplace定律：T＝Pr/2 h，心室壁张力（T）与心室内压力（P）和心室曲率半径（r）成正比，与心室壁厚度（h）成反比。在心室压力（P）一定的情况下，增加心室曲率半径（r）和减少梗死区心室壁厚度，二者均造成心室壁纤维张力（T）的增加和进一步牵拉梗死的心室壁。与正常心肌相比较，缺血损伤或梗死的心肌有较大可塑性。换句话说，在一定的压力下，久而久之，心室收缩或舒张的压力使梗死区的心肌会逐渐变形，这就是所谓的梗死灶扩张，直到梗死心肌的愈合才使可塑性下降。

在梗死区内没有明显冬眠心肌的穿壁性心肌梗死是形成真性室壁瘤的必要条件。有时，心室造影显示室壁瘤，但有迹象尚存冬眠心肌（非Q波心肌梗死或铊扫描出现摄入），几周后该室壁瘤可能消失。按严格的标准说，这并不是真性室壁瘤。由于增加舒张期张力或前负荷和儿茶酚胺的升高，其余非梗死的心肌会增加心肌纤维的缩短，最后出现心肌肥厚。这样，心肌缩短增加和心室壁张力的提高，会增加非梗死心肌和整个心脏对氧的需求。LVA除了增加区域心室壁张力外，会增加心肌氧的需求和减少前向净心排血量。当LVA大于左心室面的10%时，由于收缩期LVA的部分会向外膨出部分每搏排血量会被“偷窃”，导致剩余心肌纤维超过缩短限度。心室腔的扩大和僵直，每搏排血量会下降，舒张末压会增加。当LVA占25%的LV面时，非LVA部分的心肌纤维的负荷会加重，最终导致收缩部分EF下降。

左心室壁张力的现象类似主动脉瓣关闭不全的晚期患者，在不到1年的时间内，患者的病情可以急转直下，手术死亡率可迅速增加。尽管有的学者建议药物治疗无效再进行手术，但是近年来，由于人们对LVA病理生理有了进一步的理解，临床医生主张在LVA以外的心肌进行性损害到“不可逆改变”前，应尽早行室壁瘤切除手术，因为室壁瘤的形成使部分每搏排血量进入室壁瘤而不能全部进入主动脉。左心室室壁瘤的形成会造成左心室收缩和舒张期功能不全。舒张期心功能不全是由于扩张和纤维化的瘤壁僵硬，这样削弱了心室舒张期的充盈和增加左心室舒张末期压力。

晚期重塑期：心肌梗死后2～4周，室壁瘤形成的晚期重塑期开始，此时，高度血管化的肉芽组织已产生。到梗死后的6～8周，这些肉芽组织渐渐被纤维组织取代。随着梗死后心肌细胞丧失和心肌被纤维组织的代替，室壁瘤的厚度会下降。在大的梗死灶中，薄一些的瘢痕内常常附着血栓。动物研究表明，急性心肌梗死后，硝酸酯类药物治疗8周，心室负荷减少可减慢梗死灶的变薄，减轻梗死灶的张力和减少非梗死心肌的肥厚。但有趣的是心肌梗死后硝酸酯治疗仅两周并不能阻止室壁瘤的形成。这种观察强调了心肌梗死后从2～8周的晚期重塑期的重要性。研究表明，血管紧张素转换酶抑制剂ACEI

能减小梗死灶的扩张和室壁瘤的形成，因为动物研究表明ACEI非特异性地抑制心室肥厚，目前尚不清楚抑制梗死灶周围心肌的代偿性肥厚，最终是有利还是有害。

没有冠状动脉的再灌注可能是形成室壁瘤的一个重要因素。在人类，梗死灶血管的自发再灌注或通过血栓溶解或通过血管形成再灌注可降低室壁瘤的形成。人们推测，甚至在心肌梗死后2周，如冠状动脉能再灌注，通过改善血流和成纤维细胞转移到梗死的心肌仍可阻止室壁瘤形成。心肌梗死后激素的使用可增加室壁瘤形成的可能性。

室壁瘤形成的过程中，任何时间都可能出现快速性室性心律失常，所有这些患者在室壁瘤的周边区会形成折返通道，从而导致心律失常。

25.1.5 自然病史 在一项对40个无症状性，室壁运动减低的左室室壁瘤病人进行5年的随访发现，这些病人在药物控制下预后较好。在18个早期无症状的病人中，6个病人发展到Ⅱ级心功能，另外12个一直无明显症状，这些病人的10年生存率是90%，但是有症状的病人10年生存率只有46%。

尽管早期的尸检系列报道药物治疗左心室室壁瘤生存率很低。但研究表明，左室不运动的病人（不全是真性室壁瘤）的5年生存率为69%，左室运动减低的病人5年生存率为54%，当左室剩余心肌组织的功能开始下降时，这个数字会降到36%。室壁瘤的大小是影响预后的重要因素，其余死亡的原因包括：心律失常占44%，心力衰竭占33%，再梗死占11%和非心脏死因22%。应用药物治疗左心室室壁瘤其影响生存率因素包括：年龄、心力衰竭的等级、冠状动脉病变的程度、心绞痛持续的时间、陈旧性心肌梗死的情况、二尖瓣的反流情况、室性心律失常、室壁瘤的大小、剩余心室的功能以及左心室舒张末期的压力。

左室室壁瘤的病人的右心功能也可能受损，这可能与室间隔的运动减低或不运动有关。邻近心尖部的右心室运动的减弱会使肺动脉压增高。

一般而言，室壁瘤患者血栓栓塞的危险是低的，占每病人年的0.35%，长期预防性服用抗凝剂是没有必要的。但是，Keren等报道，心肌梗死后，超声检查发现在50%的附壁血栓患者中，随访平均24个月，19%的患者发生血栓栓塞。在这些患者中，服用抗凝药物和密切的随访是必要的。而伴有心房纤颤和巨大室壁瘤的患者具有较高的血栓栓塞的危险。

对于左室假性室壁瘤患者的自然病史目前还没有完整的统计资料。慢性左室假性室壁瘤的自发破裂的机会比想象中的要少，但在急性期或大的假性室壁瘤中，破裂的可能性就比较大。与真性室壁瘤相似，假性室壁瘤可以表现为左心室的容量负荷加重，血栓栓塞或心内膜炎。有报道指出，手术的病人发生的假性室壁瘤会压迫邻近组织比如肺动脉或食道。

25.1.6 临床表现 心绞痛是LVA患者的最常见的症状。左室室壁瘤患者中60%的都有冠状动脉三支病变，所以心绞痛常见。胸闷，气短是第二常见的症状，特别是那些梗死灶达到或超过了20%的病人。气短也可能发生在那些合并收缩和舒张功能下降的病人。

在1/3的病人中，房性或室性心律失常也能造成心悸，晕厥，猝死，或恶性的心绞痛和呼吸困难。血栓栓塞不常见，但可造成脑血管意外，心肌梗死或四肢及内脏的缺血。

25.1.7 诊断 心室室壁瘤的诊断主要依据辅助检查。心电图可表现前壁导联的Q波和ST段改变。X线胸片可显示非特异性的左心室增大。但是对于左室室壁瘤来说，胸片的特异性不高。

左心室造影是诊断左室室壁瘤的金标准。左室造影显示在前间隔和心尖处的巨大的无收缩功能区域，伴有反向搏动，有时根据云雾状充盈还可诊断左心室附壁血栓。在右前斜30°位左室造影中，通过对左室运动的分析可以对左室室壁瘤进行量化。收缩减弱的部分只要超过正常范围的2个标准差，即可诊断室壁瘤；仍可向外运动的称为运动减弱，其余的室壁瘤部分称为无动力区。

二维超声心动图对LVA的诊断具有一定的敏感性及特异性，对附壁血栓和合并的二尖瓣关闭不全具有良好的检出率。此外，超声也常用于区分真性和假性室壁瘤，超声检测到室壁的缺损即为假性室壁瘤。

三维超声成像和核磁共振是评价室壁瘤病人左室容积的最可靠方法。核素扫描，正电子发射电子计算机断层（positron emission computed tomograph，PET）可鉴别梗死后真性室壁瘤和尚存功能的冬眠心肌。

25.1.8 手术指征 研究表明，LVA伴有左心室增大、射血分数减低和严重的冠状动脉病变的患者预后不良。尽管现代药物包括ACE抑制剂在症状控制方面有效，但患者几年后即可出现心功能失代偿，一旦出现失代偿，患者病情会很快恶化。许多学者建议，心肌梗死死后可疑LVA的患者应密切随访，一旦症状明显应考虑手术。这些症状包括：频发心绞痛，严重充血性心力衰竭，严重的室性心律失常或反复的体循环栓塞症状。如果出现心室破裂和假性室壁瘤征象，手术指征更加明确。此外伴有严重冠状动脉病变和有迹象表明左心室功能渐渐恶化（左心舒张末期容积增大，射血分数下降，二尖瓣反流增加）的无症状患者，目前主张手术治疗。

一般来说，LVA的患者常有一定程度的二尖瓣关闭不全（MI），术前多普勒超声显示Ⅱ$^+$的MI，左心室造影往往反映不出来，原因是扩大的左心室使造影剂稀释，造成反流束难以看到。这些病人在施行LVA切除时，一般不需行二尖瓣手术。LVA切除左心室重建+CABG可明显改善瓣膜功能，因为：①左心室重建后使扩大的环也能缩小；②左心室重建后，乳头肌重新排列会改善瓣膜结构的功能；③CABG后，会使缺血的乳头肌功能改善EF<25%，伴有Ⅲ$^+$以上的MI或右心室功能不全，以及靶血管条件差的患者应考虑心脏移植。

左室室壁瘤手术的相对禁忌证包括存在高度的麻醉风险，室壁瘤以外的心肌功能已受损，心脏指数（CI）小于2 L/min/m^2，严重的二尖瓣反流，非透壁心肌梗死（冬眠心肌），分散、壁薄但有明确边缘的室壁瘤。

25.1.9 术前准备 所有怀疑LVA的患者都应在手术前进行冠状动脉和左、右心室的造影。有Ⅱ$^+$以上二尖瓣关闭不全的患者，应行超声心动图检查以明确瓣膜病变性质。对于有心律失常的患者应进行电生理方面检查，以便术后进行对比。因为术后发生室性心律失常的机会较少，且不会因术中切除内膜组织而改变。但是那些在心肌梗死6周内发生的多行性室性心动过速，电生理检查的帮助不大。在等待手术期期间，应采用必要的扩张冠状动脉的药物治疗和强心，利尿治疗。

25.1.10 手术方法 左室室壁瘤手术在体外循环下进行，正如行冠脉搭桥手术一样。诱导麻醉和气管插管后，需放置心电监护，桡动脉置管，深静脉置管，必要时需放置漂浮导管。

切除范围：切除的界线由三方面来考虑，异常运动的室壁和瘢痕组织的分布，心室腔的几何结构及重建后左心室腔的大小。一般来说，术者用手指触摸心肌的收缩性来判断，明显变薄的穿壁瘢痕组织要切除，不能收缩的部分即使是4～5 mm厚的也要切除，而明显收缩或增厚的部分不要切除，而要行再血管化。

闭式折叠术：闭式折叠术（plication）是最早施行于室壁瘤的手术技术，该技术不需打开心腔，仅适用于患者无严重心功能不全，无附壁血栓以及较小的室壁瘤，但此技术有可能会造成附壁血栓脱落引起栓塞。目前该技术应用甚少。

标准线性修补术：在体外循环下，1958年Cooley采用了线性缝合技术，成功地完成了首例LVA切除术，该技术沿用至今，谓之“标准线性修补术”，即“三明治”缝闭技术。打开心腔后，取尽血栓，修剪室壁瘤边缘，留下3 cm的边缘来修复重建左心室。但需小心不要切除过多的室壁瘤，从而减少了心腔容积。该技术优点是术式简单，避免在心腔内使用人工材料。这种传统技术缺点是将LVA的侧壁和内壁（间隔）缝在一起（正常是相距几厘米的），这样明显减小了功能性LV腔和造成LV几何结构扭曲，而且不能消除室间隔的反常运动。

左心室的几何重建技术：研究表明，由于心室重建时，室壁曲度减少的患者其曲度从“标准线性修补”技术改为几何重建时，左心室功能能够改善。Hutchins和Brawley认为，Stoney的修补技术较“标准线性修补”技术更合理，因为其增加了心室段的曲度（1985年），在临床上，Jatene首先提出了LVA切除后几何重建的新概念。他认为，由于LVA的形成，使左心室壁横向及纵向的肌束扭曲，造成正常的螺旋肌束方向改变。手术就是要尽可能将这些被扭曲的正常肌束再恢复其原始的位置和方向，以便减少心室腔的直径和收缩时心室腔的缩短，使左心室恢复到心肌梗死后但梗死区尚未扩大时的状态。手术首先要折叠远端室间隔以消除其反常运动，同时恢复远端室间隔的正常锥体形，然后是环缩LVA的基底。术者要设想将其环缩至梗死后LVA尚未发生时的左心室的大小和形状。为了较准确判断LVA的基底，采取心脏跳动或颤动下，用手指触摸LVA与正常心肌的边界。在缝闭左心室时，若环缩后切口小于2.5 cm，外加毡片直接线性对缝切口。若切口大于2.5 cm时，用Dacron补片缝补缺口。

1984年Dor等采用类似技术谓之“心内环缩补片成形术施行左心室重建术”。使用Dacron内衬心包的补片，在心室内将不运动的室间隔及室壁瘤部分旷置于外面。补片的周边（在瘢痕组织和正常组织的交界处）全部用2-0Prolene线连续缝合止血。该技术与Jatene技术的不同之处：①功能失调的远端室间隔的处理不同，Jatene通过三排后向前的缝线折叠室间隔，以消除其反常运动和恢复远端室间隔的锥体形状，使稳定的室间隔成为左心室壁的一部分，而Dor则通过于室间隔瘢痕和正常组织交界缝合Dacron补片，将功能失调的远端室间隔旷置到外面，以消除其反常运动。②Jatene的荷包线在室间隔更远在游离壁更近；而Dor的荷包线在室间隔更近，在游离壁更远。因此，就室间隔而言，在左心室重建后，Jatene技术没有改变心室尖的位置，而Dor技术将左心室尖移到外侧。

1989年，Cooley经过30年的临床实践，应用多种外科术式完成了3 500例的室壁瘤切除术后，对巨大LVA设计了新的术式谓之“心内补片室壁瘤成形术”将适当大小的卵圆形Dacron补片用2-0或3-0Prolene线缝到心室瘢痕组织和正常组织的交界处，再将旷置在外面的室壁瘤组织对缝起来，这样避免了人造材料直接和心包腔接触的缺点。Cooley认为，一些LVA太大了，以致不能切除的观点是错误的，只要造影或超声证实存在强有力活动的心肌，那么切除LVA消除了反常的收缩力，心功能是能够改善的。当室壁瘤存在时，剩余的存活心肌是不能够最大限度地发挥作用，这一概念是来源于心肌收缩的starling定律。目前几组报道比较了线性修补和几何重建远期生存率，但无统计学差异。病例数量限制了该项研究的实用性。

25.1.11 室壁瘤合并二尖瓣反流的处理 如室壁瘤合并有二尖瓣反流，在体外循环前应行食管内超声评估二尖瓣的反流程度。打开室壁瘤后，从下而上探查二尖瓣，在行二尖瓣成形术时，在两个交界处加一针以缩小二尖瓣环，这种技术短期效果较为满意，但远期效果还不清楚，通常我们在完成远端冠脉吻合，快要开放时来修整二尖瓣，有时同时行左心耳结扎。

25.1.12 假性室壁瘤 假性室壁瘤的手术方式和技巧通真性室壁瘤相同，但要根据室壁瘤的位置及大小而定。环缩术常应用于下壁假性室壁瘤。

25.1.13 室壁瘤心室破裂 上面介绍的所有方法和技巧可用于心室破裂。因为破裂后5～10天的梗死心肌组织特别脆，所以缝合难度较高。心内环缩技术比较适合于这类少见的手术，因为补片可以缝在正常的心内膜，距离室壁瘤有一定距离。

25.1.14 同期冠状动脉再血管化（CABG） LVA患者的冠状动脉再血管化与标准的冠状动脉搭桥技术一致，一般在LVA切除并左心室成形后，根据冠状动脉的病变情况选择目标血管。目前，多数学者认为，对手术指征明确的患者采用室壁瘤切除，左心室几何重建技术同时实行CABC术，远期疗效是满意的。

25.1.15 术后处理 与单纯CABG患者不同，LVA患者术前都不同程度地存在左心室收缩功能的障碍。切除无功能的室壁及减小左心室的舒张末容积，会使患者的心功能得到改善，但这需要一定的适应过程。术后早期除了采用扩张冠状动脉和适度的抗凝治疗外，还需特别注意心功能的维护，应加用强心、利尿治疗。对患者的心排血量、肺动脉压和肺毛细血管楔压进行监测。对低心排的患者应用正性肌力药物，必要时应用主动脉内球囊反搏（IABP）治疗。对于出现心律失常的患者要应用药物治疗。LVA的并发症主要是低心排血量综合征和室性心律失常，占10%～20%。减少并控制这两种并发症不仅是术后处理的重点，也是减少围手术期死亡的关键。其他少见的并发症包括呼吸衰竭、出血、肾衰竭和脑卒中

25.1.16　手术结果　早期接受左室室壁瘤修复的病人，无论有无合并冠脉搭桥手术，死亡率在5%～7%。开展心脏手术初期死亡率更高，在10%～20%，死亡率的下降与手术技术的提高，更好的心肌保护，冠脉手术的成熟以及针对室性心律失常的辅助手段的应用密切相关。应用传统线性缝合术与室壁瘤重建术的早期死亡率显著差异。

统计表明，接受左室室壁瘤手术的病人30天、1年、3年、5年的生存率分别是90%，85%，75%和65%。术后病人死亡主要是由于心力衰竭，1/3病人死于逐渐恶化的心功能不全，另外2/3病人死于心肌梗死后的急性心力衰竭。过去15%病人死于室性心动过速和心脏骤停，但是现在这个比例没有那么高。影响手术预后的因素很多，包括冠脉病变的严重程度和病变时程、心肌梗死后疤痕的位置和深度、手术方法以及术后左室功能的恢复情况。

25.2　缺血性二尖瓣反流

25.2.1　概述　缺血性二尖瓣反流（IMR）是由于一支或多支冠状动脉部分或完全阻塞造成心肌梗死后乳头肌断裂或延长，或是继发于心肌缺血或梗死后的左心功能不全、左心室扩大、左心室反常运动，致使乳头肌移位和（或）功能异常、瓣环扩大、瓣叶脱垂，最终造成二尖瓣关闭不全。IMR须和二尖瓣反流合并冠心病区分。

25.2.2　历史　乳头肌断裂引起二尖瓣反流作为急性心肌梗死的致命并发症在文献中早有记录，1935年，Stevenson等在尸检中发现急性心肌梗死后乳头肌断裂引起的急性二尖瓣关闭不全。1948年，Davidson等首次在临床上对该并发症做出诊断。随后于1963年Burch等提出，心肌缺血本身也可导致二尖瓣关闭不全而不伴乳头肌断裂，称之为“乳头肌功能不全”。1965年，Austen首次在麻省总医院对急性心肌梗死后的乳头肌断裂进行二尖瓣置换手术获得成功。1967年，Spencer施行了首例冠状动脉搭桥合并二尖瓣置换术。

25.2.3　发病率　文献报道，心肌梗死后早期17%～55%病人出现二尖瓣收缩期杂音，多数为轻到中度反流，中-重度IMR发病率为3%～19%。心肌梗死后的二尖瓣反流杂音大约15%在出院时消失，另15%杂音数月后消失。急性心肌梗死后早期没有二尖瓣杂音的患者，约有15%在数月内产生不同程度上的二尖瓣反流。

25.2.4　发病机制　二尖瓣装置是一个较为复杂的结构，包括瓣环、瓣叶、腱索、乳头肌及左心室后壁和左房后壁，任何引起二尖瓣装置损坏的原因都可以引起二尖瓣关闭不全。缺血性心脏病可以影响二尖瓣功能结构的任何部分，但以乳头肌、二尖瓣环或左心室后壁最为常见。左室有前外和后内两组乳头肌，前外组乳头肌位于左室前侧壁中部；后内组乳头肌位于左室长轴前、中三分之一交界下壁近室间隔处。前外乳头肌与二尖瓣前叶和后叶外侧腱索相连；后内乳头肌与二尖瓣前叶和后叶内侧腱索相连。供应乳头肌血液的血管为冠状动脉的终末分支、易受缺血损害，前外乳头肌的血供来自

左前降支的对角支和回旋支的边缘支，而后内乳头肌的血供则仅来自右冠状动脉的后降支，侧支循环少，因此在冠心病人中后内乳头肌较之前外乳头肌更易发生缺血性病变。约75%的急性乳头肌断裂发生在后内乳头肌。

乳头肌断裂可导致急性的、致命的IMR，乳头肌断裂既可是乳头肌干完全断裂也可为腱索附着的一头或多头破裂，部分破裂更常见。心肌梗死后乳头肌断裂发病时间从几小时到2周不等，多数在2～7天内。急性心肌梗死亦可以产生突然、严重的二尖瓣关闭不全而不伴有乳头肌断裂，这类病人IMR的原因常被委婉的描述为“乳头肌功能不全”，其可能机制包括：急性缺血的乳头肌在心室收缩期不能充分缩短，以致不能有效地牵拉腱索，导致瓣叶向左房内返转；乳头肌附着部位的心室肌因缺血梗死而不能收缩，甚或反向运动，当心室收缩时，反向运动的心室肌及乳头肌牵拉腱索及相应瓣叶，以致瓣叶关闭不全。另外，广泛性左室壁梗死时，左室于短时间内扩张，从而使瓣环相应的断裂，如果缺血区域累及瓣环，也可引起瓣环断裂，导致急性IMR产生。

乳头肌断裂或功能失调导致急性二尖瓣关闭不全的病例常伴有心室游离壁心肌梗死，梗死的范围和受累的心肌厚度颇多差异，可为透壁梗死或梗死病变仅限于心内膜下区，严重者乳头肌断裂引起的二尖瓣关闭不全可与心室间隔穿破、心室游离壁穿破或室壁瘤合并存在。

慢性缺血性二尖瓣反流的发病机制较为复杂。病理改变起源于早期的急性心肌梗死，病因包括乳头肌缺血性功能不全，乳头肌瘢痕化及缩短、乳头肌部分断裂；左室心肌运动不协调、节段性室壁运动异常；左心室形态学改变；二尖瓣瓣环扩张等，二尖瓣脱垂少见。IMR严重程度取决于心肌梗死后心肌重塑的个体差异。病理显示梗死的乳头肌萎缩、纤维化，通常不出现乳头肌或者腱索延长。

25.2.5 病理生理改变 急性心肌梗死乳头肌断裂常造成急性、严重的二尖瓣反流，收缩期大量血流由左室反流到左房，由于左室和肺静脉顺应性很差，势必导致左房压及肺静脉压急剧升高，形成高大的V波，可达5.33～9 33 kPa。另一方面，左心室舒张期血流量突然增加，导致急性左心室超负荷、左心室舒张末压急剧升高。因此，无论在心脏收缩期还是舒张期，左房及肺静脉压均明显升高，导致肺毛细血管楔压升高，造成急性肺水肿。急性IMR时，心肌氧耗可没有明显改变，因为二尖瓣反流使左心室收缩晚期室壁张力下降所致，在此期间心输出量可因心搏出量代偿性增加而得以维持。然而，如果反流量过大，经主动脉的前向血流量下降，心输出量则降低。急性IMR时，左房压、肺毛细血管楔压和左室舒张末压突然上升，舒张末期室壁张力显著上升，肺血管阻力迅速提高在短期内出现右心功能衰竭。

慢性IMR的病人左室容量和室壁张力在舒张末期增加，心室容量逐渐增加而舒张末期室壁的厚度并无增加，在保持近与正常EF值的IMR病人，收缩期左心室室壁张力增加，心肌缩短率降低，心排量虽然降低，但通过增加前负荷的代偿作用，临床可无或仅有轻微的症状。一旦射血分数下降，左心室舒张末期和收缩末期容量和负荷均增加，心输出量和每搏出量下降，此后病情急转直下，出现左右心功能不全表现。左心房、左室舒张末期和肺毛细血管楔压较正常值增加了2～3倍，而与EF并无密切相关。

25.2.6 自然病史 IMR的自然预后依临床类型和冠心病心肌缺血的程度差别而有所不同。没有外科干预，乳头肌完全断裂24 h存活率仅25%左右。部分乳头肌断裂生存率稍高，70%存活超过24 h，50%超过1个月，转为慢性IMR。文献报道，急性中-重度（Ⅲ，Ⅳ级）IMR，30天死亡率24%，1年死亡率52%。有冠心病症状同时经左心室造影证实有中度（Ⅱ级）以上二尖瓣反流的慢性IMR中，1年的自然死亡率约为17%；轻度（Ⅰ级）MR 1年死亡率为10%，不伴MR者死亡率为6%；Ⅲ、Ⅳ级以上IMR 1年死亡率大约40%，仅略少于急性IMR。

25.2.7 临床表现 根据病程和临床表现可将IMR分为急性IMR、慢性IMR和短暂IMR。

急性IMR：急性、严重IMR发病年龄和心肌梗死发病年龄一致，平均60岁，男性比女性略多。典型病例表现为突发胸痛、呼吸急促，然后出现急性肺水肿伴外周血压下降，许多患者迅速出现心排血量下降和充血性心力衰竭，甚至出现心源性休克及心脏骤停。多数病人出现响亮的全收缩期或中晚期杂音，放射到左腋窝。部分病人因左心室收缩力严重减弱而不能闻及杂音，严重肺水肿时杂音听诊也受干扰。急性肺水肿可发生于2/3的中重度以上二尖瓣反流病人，中重度以上反流病人肺毛细血管楔压可显著增高，且可出现高大的V波，但左室和左房均可不增大，除非发生广泛的左室心肌梗死。二尖瓣反流的临床过程发展迅速，往往于24～48 h内迅速恶化，产生重度的肺淤血、肺水肿、休克、进行性呼吸衰竭、少尿、肾功能衰竭及死亡。

慢性IMR：慢性IMR的临床表现主要取决于以下因素：缺血的存在及严重程度，MR的严重程度，左心功能不全的程度。患者最初表现为冠心病心肌缺血的症状，在心肌梗死后数月逐渐出现二尖瓣关闭不全的症状和体征。多数病例为轻-中度MR。轻度二尖瓣关闭不全可长期没有相关症状，有些病人仅在体检时发现心脏杂音。当左心功能失代偿，左室收缩末期容量及舒张末期容量增加，左室射血分数减少，病人出现乏力、劳累性呼吸困难等症状。随后，病情常急转而下，出现端坐呼吸，夜间阵发性呼吸困难，甚至急性肺水肿，最后导致肺动脉高压，右心功能衰竭。

短暂IMR：短暂IMR是指冠心病患者在心肌缺血发作时，心尖区闻及二尖瓣反流性杂音，无症状时杂音则减弱或消失。短暂IMR可能是由于短暂的心肌缺血发作引起乳头肌起始部的节段性心室壁运动异常或乳头肌移位，导致瓣膜对合不良，引起MR。二尖瓣环可无扩张，亦不发生瓣叶脱垂，可有或无收缩末期或舒张末期容量增加。短暂IMR在冠心病患者中的发病率有明显的差异，患者表现为反复发作的呼吸困难和一过性的肺水肿，MR 的反流量可能较大，左房V 波和平均压均显著增加，心室缺血改善和节段室壁厚度恢复时，二尖瓣反流减轻或消失。

25.2.8 诊断

急性IMR：诊断的主要依据心肌梗死后突然出现左心力衰竭和典型的心脏杂音。相关辅助检查有助于确立诊断。二维超声心动图可见室壁异常运动和“连枷样”二尖瓣活动。典型病例左房不增大。彩色多普勒可显示MR存在，并对严重程度作出半定量评估。胸部X线可显示肺充血、间质性肺水肿、Kerley B线和肺静脉淤胀，心影大小正常或轻度扩大。如果病情允许，诊断性心导管检查可明确冠状动脉解剖定位，大约一半病人为单支血管病变，常为右冠状动脉，其他的以冠脉三支病变常见。左心室造影可显示节段性室壁运动异常，左室舒张末期和收缩末期容量增加，左室舒张末压升高，伴有明显的左房“V”波和中度肺动脉高压。

急性MR应与心肌梗死后室间隔缺损、无明显MR的大范围心肌梗死、非心肌梗死性腱索断裂相鉴别。超声心动图检查和冠状动脉心室造影可对这些疾病进行鉴别。

慢性IMR：超声心动图对确定IMR的病因有帮助，二维超声心动图可分辨出腱索断裂、瓣环钙化、黏液样变性等非IMR的征象。二尖瓣脱垂通常不是IMR的特征，但可见于此病的一小部分病人中。慢性IMR的特征是一或二组乳头肌异位所致的瓣叶活动受限，二尖瓣环可扩大或不扩大，彩色超声多普勒是判断MR严重程度的主要方法。轻度MR胸部X线心影正常或轻度扩大，左房一般不扩大；中度或重度MR以及合并心功能不全者，左心室增大，心影向左下扩大，左心房也增大，呈双房影。心导管检查可以明确冠状动脉的病理改变，心室造影可发现是否有节段性室壁运动异常、室壁瘤的反常运动、心室腔的大小、MR反流程度及整体的左心室功能。肺动脉高压常为中度，并与左室功能和MR的严重程度有关。

25.2.9 手术指征 急性IMR内科治疗死亡率高，少数不伴乳头肌断裂的高选择性患者可进行急诊PCI或者溶栓治疗，以减少心肌梗死面积、减轻MR程度。紧急外科手术是提高急性、严重心肌梗死后MR患者存活机会的最好选择。慢性IMR患者，轻症者可内科治疗，重症而心功能失代偿者则要考虑手术，除非因心肌缺血需要紧急再血管化，一般选择择期手术。

急性IMR手术指征为：① 伴有Ⅰ～Ⅱ级MR的急性心肌梗死后心绞痛患者，急诊行再血管化可以缓解心绞痛发作并防止心肌梗死范围的扩展，这对于防止MR的进展以及充血性心力衰竭和心源性休克的发展十分重要。② 急性心肌梗死导致乳头肌断裂引起的急性二尖瓣反流，手术应尽可能在血流动力学严重恶化之前进行，如果血流动力学相对稳定，手术可迟至2周至2月之间进行。

慢性IMR手术指征：① 合并慢性IMR的冠心病患者，心肌再血管化的标准和不合并IMR者相同。② 如果术前评估并且术中经食管超声证实MR程度仅为Ⅰ、Ⅱ级，无须进行瓣膜手术治疗。③重度IMR（Ⅲ、Ⅳ级）合并明显左心功能不全，在冠状动脉脉旁路移植手术的同时应进行二尖瓣的手术，瓣膜置换和成形术有助于病人术中脱离体外循环和促进早期康复。

短暂IMR一般不需要进行瓣膜手术，采用PCI或冠状动脉搭桥术就能获得良好效果。在PCI或冠状动脉搭桥术中，如食管超声发现重度MR，则需进行二尖瓣成形术或二尖瓣置换术予以矫治。

手术相对禁忌证：①左室扩大或呈室壁瘤样改变，舒张末期容量大于200 mL/m^{2}者。②严重的MR伴EF＜30%者。③左室舒张末压＞4.67 kPa者。④左室收缩期容量指数＞160 mL/m^{2}者。⑤平均肺动脉高压大于6.67 kPa者。⑥严重三尖瓣反流，合并右心功能衰竭者。⑦严重的合并症如慢性肾功能衰竭、严重的肺阻塞性疾病（COPD）、既往有中风史伴后遗症等。⑧中、重度IMR伴中、重度左心室损害者。

25.2.10 术前准备 慢性IMR术前准备和监护和常规心脏手术类似。急性IMR术前也尽量完善检查，如病情允许，争取进行诊断性心导管检查明确冠状动脉病变部位，评估二尖瓣反流程度和心功能状况，稳定循环。在重症监护室，持续进行心电图、外周血氧饱和度监测，留置动脉插管持续监测动脉血压，进行动脉血气分析，监测动脉血氧饱和度、$PaCO_2$、PaO_2、pH等，经颈静脉穿刺留置Swan-Ganz导管，监测中心静脉压和肺动脉压、心输出量、混合静脉血氧饱和度等。术前交叉配血、检测电解质、血糖、肾功能和凝血功能。鼻导管或者面罩给氧改善氧供，如果出现呼吸窘迫综合征、肺水肿、低PaO_2或者高$PaCO_2$等情况，考虑给与气管插管、呼吸机辅助呼吸。治疗上，积极稳定循环，尽量使用对心肌收缩力影响较小的药物，心动过速伴有心输出量下降时首选电复律，心动过缓和心房扑动时安装临时起搏器。恰当选择正性肌力药物增加心输出量，组织灌注不足，采用主动脉球囊反搏维持冠状动脉压、减轻心室负荷、提高心输出量。如果患者外周血压下降不明显，使用硝酸甘油或者硝普钠降低后负荷，提高心输出量，根据中心静脉压或者肺毛细血管楔压以及心室舒张末压，调整液体入量。重症患者严格控制入量，避免容量超负荷以及急性心室功能失代偿；情况好的患者，适当增加晶体和胶体入量可提高心输出量、增加尿量。

术中常规进行经食管超声检查。麻醉诱导后、仔细评估MR程度、了解瓣膜解剖结构、左室内径和室壁运动情况，以决定是否进行二尖瓣手术。麻醉状态一般可降低体循环阻力和心脏后负荷，静脉注射苯肾上腺素有助于暴露更严重程度的MR，如果术中MR评估为Ⅱ级，主动脉插管后适当增加输液，将前负荷提高至1.5～2.0倍基础肺毛细血管楔压可显露更严重程度的MR。如果术中对MR的评估和术前不一致，最好依照术前结果作为决断依据，因为术前结果反映了实际负荷状态下二尖瓣的功能。

25.2.11 手术方法

急性IMR：急性重症IMR手术方法包括二尖瓣置换和成形术，同时进行冠状动脉搭桥术。是否对术前尚未进行心导管检查的患者进行盲目血管化，或对心肌梗死4～6 h后的患者进行再血管化手术，尚无定论，据统计，一半急性IMR患者存在多支冠状血管病变，再血管化对后期心肌重塑有利影响。无论IMR的病理状态如何，二尖瓣置换是急性重症IMR的最合适选择，如有可能最好保留全瓣结构，这样可保持瓣膜与左心室的连续性，有效地维持左心室功能。急性心肌梗死后周围组织松脆，易出血，二尖瓣成形手术难度大，较费时，一般不主张在急性IMR中应用，但在无乳头肌断裂和腱索装置完整或仅有单头乳头肌断裂和瓣环扩张者，也有医生采用二尖瓣成形术取得较好效果。

慢性IMR：慢性IMR冠状动脉搭桥的指征与一般心肌缺血病人相同。二尖瓣手术治疗同样包括二尖瓣成形术和二尖瓣置换术，老年病人，左心功能严重受损，难以耐受长时间体外循环者，推荐采用瓣膜置换术，手术时间越短，生存机会越高。其他病人，条件允许的话，偏向瓣膜成形手术。若不伴有瓣叶和腱索异常，瓣环成形术是一个好的方法。Gillinov报道的病例中，97%病例采用二尖瓣成形，98%病人进行了瓣环成形术，多数采用较小型号的瓣环，79%小于30 mm，最小的为26 mm，没有医源性二尖瓣狭窄出现。二尖瓣成形方法很多，包括交界环缩、Carpentier环环缩、软质环环缩以及后叶矩形切除等。大多数临床报告认为，术后早期及晚期生存率与术前的反流程度、左心室射血分数大小、NYHA分级以及外科医生经验有关。二尖瓣成形完成后，应常规予经食管彩色多普勒检查，评估成形效果，如果有残余反流，应立即进行瓣膜置换手术。换瓣手术的要求同急性的IMR，尽可能保留瓣下结构，以利于术后左心室功能恢复。瓣膜手术如与冠状动脉搭桥术同时进行，则应在远端吻合口完成后进行。手术切口一般采用经右心房房间隔或房间沟入路，如有室壁瘤需切除，瓣膜成形手术经室壁瘤切口亦可完成。

25.2.12 手术结果 急性重度IMR手术效果不理想，瓣膜置换死亡率高达31%～69%，增加死亡率的因素包括高龄、并存心源性休克、大面积心肌梗死等。近年结果有所改善，主要是因为及时诊断、早期手术、完全血管化、保留瓣下结构从而改善了左心功能。

5年生存率主要受手术年龄、左心功能不全程度及并发疾病的影响。伴轻度MR的患者单独进行冠脉搭桥手术，5年生存率为78%～88%；中度MR者，5年手术生存率为60%～70%。二尖瓣置换同时冠脉搭桥者，手术住院死亡率介于3%～33%之间，平均20%；5年生存率在30%～40%之间。一般来说，IMR瓣膜手术死亡率高于其他病因的二尖瓣手术，人工瓣膜材料选择对手术死亡率没有影响。

25.3 心室游离壁破裂

25.3.1 概述 急性心室游离壁破裂与心源性休克是急性心肌梗死的主要死亡原因之一。心室游离壁破裂常见于老年人，尤其是伴有高血压、年龄超过60岁的老年妇女。心室游离壁破裂大多发生于第一次透壁心肌梗死后5天内。

25.3.2 病理及病理生理 以前的文献认为，前壁是最常见破裂的部位。最近的一系列报道则认为侧壁和后壁是最易破裂处。Davi发现侧壁破裂的概率高于前壁及下壁。只是由于前壁心肌梗死比侧壁心肌梗死更常见。因此，在心室游离壁破裂的所有病例统计中，前壁破裂的病例最多。

与室间隔穿孔相似，心室游离壁破裂也分简单型与复杂型。简单型破裂的破口常从心内膜垂直撕裂至心外膜。复杂性破裂口的走向可能是匍行的通道，常从心内膜向心外膜斜行撕裂，开口可多个。据统计简单型与复杂型约各占心室游离壁破裂的50%。

左心室游离壁破裂可以被分为3个临床病理类型，急性、亚急性与慢性。急性破裂的特点是病程凶险，在急性心肌梗死后突然再发胸痛，电机械分离，心源性休克，在几分钟内由于大量血液从心室涌入到心包腔内，导致急性心包填塞死亡。这一类型的心室破裂大多数患者可能没有时间行外科治疗而猝死。亚急性心室壁破裂通常破裂口较小，破口可能被血块或纤维组织暂时封住，通常过一段时间后出现心包填塞的症状和体征，最终导致心源性休克。亚急性心室破裂可能是小面积急性心肌梗死后的并发症，常伴发心肌梗死面积扩大和心力衰竭，但可能发展速度比较缓慢，在几小时、几天或更长时间内危及生命。慢性心室破裂容易形成假性室壁瘤。由于破口小、出血较为缓慢，在心外膜与心包间形成粘连，发生心室破裂后，心包粘连周围形成高压，发生的破口出血比较慢，加之大量的血栓形成，堵住破口，故出血容易被控制。充血性心力衰竭是左心室假性室壁瘤病人的最常见临床表现，对于临床症状不典型的患者常通过心脏彩色多普勒B超发现假性室壁瘤。

左心室游离壁破裂的发病机制还不十分清楚，但破裂发生在透壁心肌梗死区这一现象说明透壁心肌梗死及心肌梗死面积扩大在心室破裂的发生过程中具有重要的意义，心肌梗死面积扩大在心肌梗死早期24 h内似乎与心肌的坏死程度不相关，而是由于坏死区域的变薄，向外扩张和坏死区心肌细胞数量减少的结果。心肌梗死后，心室向外扩张使心室腔扩大，增加了室壁的张力并使坏死区的内膜易于撕裂。梗死区域缺乏侧支循环也会增加游离壁破裂的发生几率。

25.3.3 诊断 心肌梗死病人临床上出现下列表现时应高度怀疑心室游离壁破裂：①突然出现心源性休克、急性心功能不全、急性心包填塞。②突然意识丧失、呼吸停止、无脉搏。③突然出现心搏骤停。④心电图由窦性心律或窦性心动过缓很快变为结性心律或2度房室传导阻滞，无心音和血压，出现阿–斯综合征样发作，即心电–机械分离，为左心室游离壁破裂的证据。⑤ UCG显示有心包积液。辅助诊断手段中，超声检查是心室破裂最有价值的诊断手段。超声表现包括出现明显的心包积液，积液厚度增加；液体密度较大；心室壁有缺损和心包填塞征象等现象。心包腔穿刺见不凝血液可有助于心包填塞的诊断。左心室假性室壁瘤的诊断可以通过超声、CT、MRI、磁共振、核素显像等方法确诊。

25.3.4 手术指征及术前处理 急性左心室游离壁破裂病程凶险，发病前常无明显先兆，发病后迅速出现心源性休克、急性心功能不全、急性心包填塞，大部分病人常来不及进行手术即已死亡。亚急性左心室壁破裂的患者仍有手术治疗存活的希望，一旦诊断为左心室游离壁破裂，应当马上进行手术，尽量节省时间不做过多的不必要的检查。在术前可给予正性肌力药物，维持灌注，矫正休克。心包穿刺能暂时改善心包填塞病人的血流动力学状态。假性室壁瘤的手术时机依心肌梗死时间而定。在心肌梗死后2～3个月内发现的假性室壁瘤，应在冠状动脉造影及左心室造影充分了解病变情况后紧急手术治疗。如果在心肌梗死后几个月或几年诊断为假性室壁瘤，是否需急诊或手术治疗，应根据当时冠状动脉病变的严重程度来确定。

25.3.5 手术技术 建议在麻醉前做股动脉插管建立股动脉转流，经胸骨正中开胸，建立体外循环，并行左心减压将有利于修补破口。对于心包填塞的病人，切开心包腔减压间有助于稳定循环。对亚急性患者血压不宜过高以防止原破裂口大量出血。建立体外循环后阻断停跳，仔细清除血块覆盖的破口边缘，先用两条垫片水平褥式缝合关闭缺口，然后后用Teflon片覆盖周围坏死的心肌和缝合口，利用Proplene线缝合到正常心外膜组织上，这种方法能较好的控制活动性出血，亦有人尝试用牛心包片或其他生物材料补片加生物胶黏贴在没有活动性出血的破口及其周围的心包外膜上取得成功。

25.3.6 手术结果及预后 左心室游离壁破裂的预后极差，未能进行手术的患者均不可避免死亡。Padro报道了13例亚急性左心室游离壁破裂的患者进行手术后在随访26周后仍存活，是目前该类手术中成功率最高的报道，其他报道术后死亡率在10%～60%不等。左心室游离壁破裂的患者手术的危险性和手术死亡率均比较高。但患者如能成功完成手术均能良好存活。

25.4 室间隔穿孔

25.4.1 概述 心肌梗死后室间隔穿孔（postinfarction ventricular septal defect）是指由于心肌缺血、破裂导致的发生在急性心肌梗死部位的继发性室间隔缺损。室间隔穿孔常发生在心肌梗死发生后2～3天，部分也可发生在心肌梗死后2周内，男性多于女性。

25.4.2 发病率和自然病史 心肌梗死后室间隔穿孔发生率占心肌梗死病人的1%～2%，虽然其发生率不高，但室间隔穿孔后可引起严重的血流动力学障碍与心功能受损，可迅速导致急性心力衰竭与心源性休克，死亡率较高，是心肌梗死后最严重的并发症之一。如不及时治疗，24%的病人在24 h内死亡，1周内死亡50%，2个月内死亡率达80%～90%，因此及时的外科干预治疗十分必要。

25.4.3 病理及病理生理 Edwards认为室间隔穿孔可分为单纯型与复杂型两种。单纯型指穿孔为一连接左右心室的通道，且左右心室开口位于同一水平面；复杂型指连接两个心室可能是匍行的通道，而且可离开原缺损位置向较远部位延伸，两个心室的开口可不在同一水平。穿孔大多发生在室间隔前下方近心尖部，并累及左心室，约占60%～66%，多数由于前降支完全闭塞所致，后部近左室流入道部位占17%～22%，13%在中间部，4%在上部。复杂型室间隔破裂的患者游离壁心室肌或乳头肌也可撕裂。下壁或前壁心肌梗死合并室间隔破裂通常伴右室梗死。

室间隔穿孔早期预后主要取决于心力衰竭的发生及程度，心源性休克可导致重要器官的低灌注，并产生不可逆性损害。心功能衰竭的严重程度主要与穿孔的大小及左向右分流的程度有关。心肌梗死后，由于大面积的心肌缺血坏死，左右心室收缩功能均有不同程度下降，穿孔发生后，由于左心室因缺血而造成收缩协同失调，心功能受到较严重损害，而突然发生的大量左向右分流，使左右心负荷均明显增加，造成心力衰竭加重与肺水肿的发生。充血性心力衰竭和心源性休克造成的持续性低心排最终会导致周围多脏器的衰竭。周围多脏器的衰竭是最终导致此类患者死亡的直接原因。

25.4.4 临床表现 患者一般在急性心肌梗死恢复期内胸痛复发，突然出现收缩期杂音，短时间内出现血流动力学障碍。在急性心肌梗死发作后1周内出现的响亮的收缩期杂音是室间隔穿孔的典型表现，见于90%以上的病人。杂音性质较粗糙，全收缩期，通常在胸骨左缘下部较明显，可触及震颤。胸痛常与杂音同时出现。患者病情在短时间内恶化，并出现充血性心力衰竭与休克。

室间隔穿孔的部位与心肌梗死的部位相对应。Dagget等统计了55位心肌梗死后室间隔穿孔的病人，发现52人室间隔穿孔的部位与心电图显示的心肌梗死部位有对应关系，其中1/3的人出现不同程度的一过性房室传导阻滞。胸部X光片常显示肺血增多的表现，这主要是由于突然增加的左向右分流。

随着超声技术的发展，对心肌梗死后室间隔穿孔的快速诊断与定位已不是难事。心脏彩色超声能诊断、判定穿孔的位置、大小，评估左右心室的功能，测量肺动脉与右心室压力，了解是否合并有二尖瓣反流与心室壁破裂。Smyllie等报道应用彩色多普勒超声鉴别心肌梗死后室间隔穿孔与二尖瓣反流具有100%的灵敏度与特异性，判断穿孔位置的准确性达95%以上。超声诊断的应用在很大程度上缩短了手术前的等待时间。

术前是否进行心导管检查存在争议。有报道认为，在修补心肌梗死后室间隔穿孔的同时，充分进行冠状动脉再血管化可以提高远期疗效。左心导管可以明确诊断，并能同时进行冠脉造影，了解冠脉病变，为以后的搭桥手术做准备。但左心导管会增加术前准备时间，对已经出现心功能不全的病人可能增加死亡率，因此有人认为应根据具体情况选择。

25.4.5 诊断 近期有急性心肌梗死发作的病史，具有明确的胸痛等急性心肌梗死症状，胸骨左缘可听到粗糙的全收缩期杂音，并有血流动力学的进行性恶化，超声心动图检查证实存在心室间分流，可确诊心肌梗死后室间隔穿孔。室间隔穿孔的临床症状有时会和心肌梗死后并发的二尖瓣关闭不全相类似，应加以鉴别。前者的杂音位置在胸骨左缘，杂音较响，可伴有震颤，多见于前壁心肌梗死；后者杂音则位于心尖，较柔和，不伴有震颤，多见于下壁心肌梗死。当然，有个别病例二者会同时存在。超声心动图是鉴别诊断的主要方法。

25.4.6 手术原则 急性室间隔穿孔病程急，预后差。因此，除了少数病变较轻、血流动力学情况稳定的患者以外，对于对大多数心肌梗死后室间隔穿孔患者来说，一旦诊断明确，即应尽早手术治疗。手术治疗可以阻止病程的自然恶化，防止演变成心源性休克与多脏器衰竭而致命。对于心力衰竭难以控制、进行性加重的肺水肿、血流动力学经用药仍无法稳定、BUN进行性升高伴尿量减少的患者，尽早手术十分必要。主动脉内球囊反搏（IABP）的应用时血流动力学指标可能在短期内得到改善，可以利用这段时间进行冠脉造影与左心导管检查，但须注意这些检查不能延缓手术的进行。与早年的观点不同，近年来大多数学者认为患者在发生室间隔穿孔后，若伴有心源性休克者应在药物治疗及IABP和其他左心辅助等尽量维持循环稳定的条件下，尽早行急诊手术。对室间隔穿孔后，分流量小，不伴有血流动力学障碍者，可先行内科治疗，并选择适当时间手术治疗，手术可延至3～6周更为安全，因为此时心肌水肿已明显消退有利于修补穿孔。对于病变程度介于前述两者之间的患者，应在明确诊断和作相关准备后，在穿孔后12～24 h内进行手术治疗。此外，对于已出现多脏器衰竭和败血症的患者，IABP、左心辅助系统等辅助手段也是帮助患者恢复周围脏器功能和控制感染以争取手术机会的必要手段。

25.4.7 术前准备 术前内科治疗的目的是尽量维持循环的稳定以保证重要器官的灌注，为进一步检查与手术治疗争取时间。据统计，至少50%～60%的患者因出现心力衰竭或休克需要密切的监测与内科治疗。术前内科治疗要达到以下目的：①降低体循环血管阻力，从而降低左向右分流。②维持心输出量与血压以保证重要器官的灌注。③维持冠状动脉灌注。因此，术前应用IABP是极其有效的手段，通过降低左心后负荷，IABP可有效地增加心输出量并减少左向右分流。但需要注意的是，IABP并不能从根本上防止血流动力学恶化的发生，IABP的疗效在24 h内最为明显，超过24 h则不能得到进一步改善。正性肌力药物与利尿药物的应用也是必需的。扩血管药物在理论上能减少左向右分流的发生，但需要注意其降低血压的副作用。所有的内科治疗都是为外科手术作准备，因此不应该因为这些治疗而拖延外科手术的进行。

25.4.8 手术方法 最早报道的室间隔穿孔的修补是采用类似先天性室间隔缺损修补术的右心室切口，但右心室切口的缺点是肌小梁多，穿孔显露不清，修补困难，而且会因心脏切口而使心功能受损，现已不主张从右心室入路。目前通常采取左心室梗死区切口入路，能获得较满意的显露。

手术取胸骨正中切口，尽快建立体外循环并降低温度，注意心肌保护并尽量减少对心脏的刺激。根据心肌梗死的部位选择左心室切口的位置，切开梗死部位直接显露室间隔穿孔，有室壁瘤形成者可通过室壁瘤进入左室。小心显露穿孔位置，必要时可修整少许心肌组织以改善显露。靠近心尖部或前间隔的穿孔常较易显露，采用涤纶片和带小垫片的无损伤缝线作间断褥式缝合修补。后部穿孔显露、修补较为困难，须用涤纶片作室间隔成型及修补心室后壁。切除梗死区坏死的室间隔和室壁组织。用带垫片针褥式缝合补片修补缺损，将补片置于左室面。用狭长毡片褥式缝合室壁切口，每针缝线均需穿过室间隔上的涤纶补片。约40%的室间隔破裂为多发性，必须确实修补，以免遗漏。如在急性后期手术，穿孔四周已纤维化，用涤纶毡片修补穿孔，与上述方法相同。修补后关闭左心室切口，双侧加涤纶片或毡片加固，防止术后切口破裂。

修补穿孔的方法依其大小和部位而异，但须遵循下列原则：① 尽快建立中低温体外循环并注意手术过程中心功能的保护。② 根据透壁性心肌梗死的部位选择心室切口的位置，切开梗死部位直接显露室间隔穿孔。③ 修整左心室切口边缘，去除坏死组织，保留有活力的心肌，以防止修补后出现的再破裂。④ 小心修整右室肌肉组织以便显露缺损的边缘。⑤ 检查左室乳头肌了解是否存在乳头肌断裂，必要时可能需要行二尖瓣人工瓣膜置换术。⑥ 修补室间隔穿孔要注意不要有张力，大多数情况下需要用到补片。⑦ 用人造补片关闭心室切口，注意不要有张力，游离壁缺损可以用心包修补以防止内膜撕裂。⑧ 应用毛毡片等衬托缝线以防止缝线割裂脆弱的心肌组织。⑨ 如冠状动脉造影显示有冠脉明显病变者，可同时行冠脉旁路移植术。

关于在修补室间隔穿孔的同时是否进行冠状动脉旁路移植术的问题，目前仍存在争论。有人认为术中同时进行再血管化无助于提高生存率并且术前进行心导管检查会拖延手术时机。Loisance与Piwnica等的回顾性分析均发现在长期存活的的患者当中术中同时行搭桥手术的患者的比例很小。但另一方面，Davies等的研究发现，对60例长期存活的患者的随访发现，仅有5例未再发作冠脉事件无需再进行冠状动脉旁路移植手术的，因此他们建议应进行选择性冠脉造影与冠脉搭桥手术，对于那些既往未发作心绞痛，穿孔又发生在心尖与室间隔前部的患者，因其绝大部分由于前降支闭塞引起，而多支血管病变可能性较少，一般不建议术前进行冠脉造影。总的来说，目前越来越多学者认为修补室间隔穿孔的同时进行冠状动脉旁路移植术至少对患者术后早期的恢复是十分有利的。

现已有报道应用经皮介入技术成功封闭心肌梗死后室间隔穿孔的病例，应用的一种名为Cardioseal的装置，其原理与室间隔缺损的介入封堵装置相类，Landzberg报道这类装置用于心肌梗死急性期时，由于穿孔部位心肌较脆弱且继续坏死，术后7位患者有4位死亡；而该装置用于关闭术后晚期穿孔残余漏则有较好的效果。有关这一类装置的临床应用的试验正在进一步进行中，因此对其效果尚无定论，似乎这类装置对术后晚期穿孔残余漏的治疗值得推广。

25.4.9　术后处理　术后早期须强调利尿药物与呼气末正压通气的应用，以防止体外循环所带来的肺泡内过多水分的渗出，患者复温后，通常应用速尿与甘露醇静脉注射保持尿量在每小时100 mL以上。如果术前已有肾功能不全的迹象，术后尿量持续偏少则可考虑应用持续性肾脏替代治疗（CRRT）。术后再灌注心律失常的防治可应用胺碘酮。

正确有效的穿孔修补可使大部分病人的心功能得到明显的改善，但对于术后仍有心力衰竭症状与心源性休克发作的病人而言，IABP与左室辅助装置仍然具有十分重要的意义。

25.4.10　手术结果及预后　据统计术后早期死亡率为30%～40%，死亡率较高主要与心肌梗死后大面积心肌坏死的病变基础有关。当然，及早手术治疗，有效的心肌保护以及机械辅助装置的应用都有助于减低死亡率。大部分出院病人的心功能评级在NYHA Ⅰ或Ⅱ级。病人大宗的病例随访显示，这一类患者的远期生存率仍不甚乐观，5年生存率为44%～57%，10年生存率为29%～36%。术后死亡原因超过半数以上为心功能衰竭，那些大面积心肌梗死、手术复杂、合并有其他脏器功能不全的患者发生心力衰竭的机会更大，其他死亡原因包括术后出血、感染性休克、中风、消化道出血及穿孔残余漏等。远期死亡的主要原因也是心功能衰竭。术后死亡的相关危险因素包括较差的血流动力学状态及右心功能不全，还有冠脉病变的严重程度及部位、高龄、糖尿病等。穿孔残余漏的发生率文献报道在3%～40%不等，残余漏的可能原因包括：室缺修补后再通，超过一个穿孔未被发现以及在术后早期在发生新的穿孔。穿孔残余漏再次手术的指征为：Qp/Qs大于二；持续的心输出量降低及发生多器官功能不全时。通常认为，心肌梗死的面积愈大，室间隔穿孔后发生心室功能失代偿的程度愈重。关于梗死部位或穿孔部位与手术死亡率是否相关，各报道说法不一。Hill等认为，下壁心肌梗死多合并室间隔基底部穿孔，修补困难，死亡率高，但Parry等认为，梗死部位及穿孔部位与死亡率无关。不同部位的梗死所导致血流动力学变化的程度亦有差异。下壁心肌梗死多合并心源性休克，是因此处心肌梗死多为冠状动脉多支病变引起，手术时应注意选择恰当入路以便能彻底修补穿孔和冠状动脉充分再血管化，以争取良好疗效。另外，心肌梗死后的溶栓治疗是发生室间隔穿孔的危险因素，一旦怀疑有室间隔穿孔应立即停止溶栓。

（王治平　姚尖平　周　立）

参考文献

1. Mills NL，Everson CT，Hockmuth DR.Technical advances in the treatment of left ventricular aneurysm. Ann Thorac Surg，1993，55：792
2. Jatene AD：Left ventricular aneurysmectomy：resection of reconstruction. Thorac Cardiovasc Surg，1985，89：321
3. de Boer HD，Elzenga NJ，de Boer WJ，et al. Pseudoaneurysm of the left ventricle after isolated pericarditis andStaphylococcus aureus septicemia. Eur J Cardiothorac Surg，1999，15：97
4. Faxon DP，Ryan TJ，David KB，Prognostic significance of angiographically documented left ventricular aneurysm from the Coronary Artery Surgery Study（CASS）. Am J Cardiol，1982，50：157

5. Vauthy JN, Berry DW, Snyder DW, et al. Left ventricular aneurysm repair with myocardial revascularization: an analysis of 246 consecutive patients over 15 years. Ann Thorac Surg, 1988, 46: 29
6. Elefteriades JA, Solomon LW, Salazar AM, et al. Linear left ventricular aneurysmectomy: modern imaging studiesreveal improved morphology and function. Ann Thorac Surg, 1993, 56: 242
7. Kesler KA, Fiore AC, Naunheim KS, et al. Anterior wall left ventricular aneurysm repair: a comparison of linear versuscircular closure. J Thorac Cardiovasc Surg, 1992, 103: 841
8. Kawachi K, Kitamura S, Kawata T, et al. Hemodynamic assessment during exercise after left ventricular aneurysmectomy. J Thorac Cardiovasc Surg, 1994, 107: 178
9. DiDonato M, Barletta G, Maioli M, et al. Early hemodynamical results of left ventricular reconstructive surgery foranterior wall left ventricular aneurysm. Am J Cardiol, 1992, 69: 886
10. Fantini F, Barletta G, Toso A, et al. Effects of reconstructive surgery for left ventricular anterior aneurysm on ventriculoarterial coupling. Heart, 1999, 81: 171
11. Tcheng JE, Jackman JD Jr, Nelson CL, et al. Outcome of patients sustaining acute ischemic mitral regurgitation during myocardial infarction. Ann Int Med, 1992, 117: 18
12. Llaneras MR, Nance ML, Streicher JT, et al: Pathogenesis of ischemic mitral insufficiency. J Thorac Cardiovasc Surg, 1993, 105: 439
13. Salgo IS, Gorman JH 3rd, Gorman RC, et al. The effect of annular shape on leaflet curvature in reducing mitral leaflet stress. Circulation, 2002, 106: 711
14. Kono T, Sabbah HN, Rosman H, et al: Mechanism of functional mitral regurgitation during acute myocardial ischemia. J Am Coll Cardiol, 1992, 19: 1101
15. Gorman JH 3rd, Gorman RC, Jackson BM, et al: Papillary muscle discoordination rather than increased annular area facilitates mitral regurgitation after acute posterior infarction. Circulation, 1997, 96(2): 124
16. Lamas GA, Mitchell GF, Flaker GC, et al. Clinical significance of mitral regurgitation after acute myocardial infarction. Survival and Ventricular Enlargement Investigators. Circulation, 1997, 96: 827
17. David TE. Techniques and results of mitral valve repair for ischemic mitral regurgitation. J Cardiac Surg, 1994, 9: 274
18. Oury JH, Cleveland, JC, Duran CG, et al. Ischemic mitral valve disease: classification and systemic approach to management. J Cardiac Surg, 1994, 9: 262
19. Gorman RC, Gorman JH Ⅲ, Edmunds LH Jr. Ischemic Mitral Regurgitation, in Cohn LH, Edmunds LH Jr, (eds): Cardiac Surgery in the Adult. New York, McGraw-Hill, 2003, 751
20. Berger TJ, Blackstone EH, Kirklin JW. Postinfarction ventricular septal defect, in Kirklin JW, Barratt-Boyes BG (eds): Cardiac Surgery. New York, Churchill Livingstone, 1993, 403
21. Agnihotri AK, Madsen JC, Daggett WM Jr, Surgical Treatment of Complications of Acute Myocardial Infarction: Postinfarction Ventricular Septal Defect and Free Wall Rupture: In Cohn LH, Edmunds LH Jr (eds): Cardiac Surgery in the Adult. New York, McGraw-Hill, 2003, 681
22. Oliva PB, Hammill SC, Edwards WD. Cardiac rupture, a clinically predictable complication of acute myocardial infarction: report of 70 cases with clinicopathologic correlations. J Am Coll Cardiol, 1993, 22: 720
23. Hutchins KD, Skurnick J, Lavendar M, et al, Cardiac rupture in acute myocardial infarction: a reassessment. Am JForensic Med Pathol, 2002, 23: 78
24. Coletti G, Torracca L, Zogno M, et al. Surgical management of left ventricular free wall rupture after acute myocardial infarction. Cardiovasc Surg, 1995, 3: 181
25. Cox FF, Morshuis WJ, Plokker T, et al. Early mortality after repair of postinfarction ventricular septal rupture: importance of rupture location. Ann Thorac Surg, 1996, 61: 1752

26　主动脉内球囊反搏在急性冠脉综合征中的应用

基于心脏收缩期“去负荷”而舒张期“增压”的原理，Moulopolus及其同事首先在动物模型上使用主动脉内球囊反搏（intra-aortic balloon pump，IABP）进行辅助循环。1980年Bregman和Casarella改良后的主动脉内球囊反搏导管可经皮使用。主动脉内球囊反搏现已是目前最常见、使用范围最广的机械辅助循环之一，在急性冠脉综合征及其他严重心脏病的循环支持方便发挥重要作用。

26.1　主动脉内球囊反搏的原理

在各种辅助循环手段中，主动脉内球囊反搏是最早以心肌氧供氧耗为理论基础的辅助循环方式。正常情况下，左心室的灌注主要出现在舒张期。在收缩期，左心室心肌收缩，心肌内毛细血管网被压缩，阻力增大，冠脉血流较少；在舒张期，心室肌舒张产生“唧筒”效应，冠脉内血流增加。这意味着，提高舒张期主动脉根部的压力能增加冠状动脉的灌注。

主动脉内球囊反搏是将一条长纺锤状的气囊经外周动脉植入降主动脉，定位于左锁骨下动脉与肾动脉开口之间。利用心电或血压信号触发体外的反搏仪，以氦气迅速充盈气囊或排空气囊。在心脏收缩期结束，主动脉瓣关闭的同时，球囊迅速充气，阻断降主动脉的血流下行，同时将球囊前部的血液挤回主动脉根部，提高主动脉根部的压力，增加了冠状动脉的灌注从而增加心肌供氧，同时也可增加大脑的灌注。在心室等容收缩期结束，主动脉瓣开放前瞬间，球囊迅速排空，使得主动脉内压力骤然下降，左心室射血后负荷降低，减少心肌氧耗；同时，球囊排空还可在主动脉内产生类似“抽吸”的作用，能增加心搏出量，降低左心室舒张末压（图26-1）。

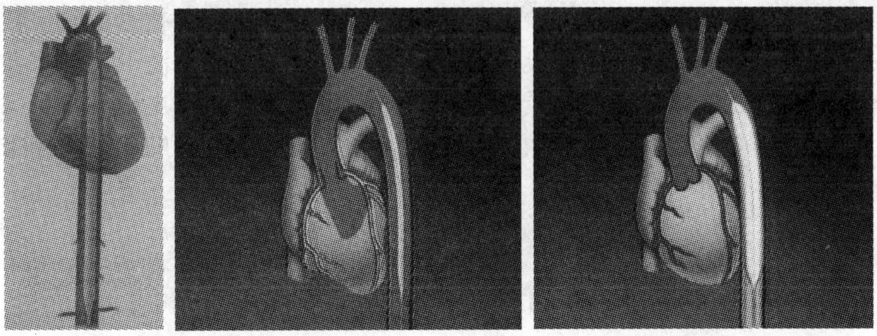

A　　　　B　　　　C

图26-1　主动脉内球囊反搏（IABP）导管示意

A：IABP导管定位于左锁骨下动脉与肾动脉开口之间；B：心脏收缩期，IABP导管气囊排空；C：心脏舒张期，IABP导管气囊充盈

26.2　主动脉内球囊反搏的发展简史

主动脉内球囊反搏的理论基础在于“反搏”，及在正常心动周期时相外的搏动（如在左室舒张期的搏动）。1952年，Adrian和Arthur Kantrowitz发表了在实验动物身上进行反搏治疗对血流动

力学的影响的论文，标志着对反搏研究的正式开展。同年，Spyridon Moulopoulos 研制出了第一台实验用主动脉内球囊反搏仪。1961年，Kolff等首次应用主动脉内球囊反搏抢救心搏骤停的患者，并挽救了患者的生命。1968年，Kantrowitz等首次将第一组16例急性心肌梗死合并心源性休克的情况进行了连续报道，显示出主动脉内球囊反搏能改善患者的血流动力学状态，降低患者的死亡率。

早期的主动脉内反搏球囊采用聚氨基甲酸乙酯，直径为12F或14F，需要采用外科手术切开的方法植入，局部血管并发症也较多。1980年，Bregman等首次报道了采用经皮穿刺的方法植入主动脉内反搏球囊，但球囊外径多在9.5F左右，需要经动脉鞘植入。随着材料科学工艺和球囊设计的改进，首先将球囊导管的顶端由标准的圆钝形变成了圆锥形，其次加固了球囊的近段，使球囊与导管之间结合更加紧密，使球囊导管穿过皮肤、皮下组织及血管壁时不会皱缩在一起，目前临床使用的主动脉内反搏球囊外径基本在8F以内，可以采用经皮穿刺的技术无鞘植入，大大缩短了植入手术的时间并降低了局部血管并发症的发生率。

早期的主动脉内球囊使用空气驱动，但很快便改由二氧化碳气体驱动，主要是由于二氧化碳气体在血液中有很好的溶解性，一旦球囊破裂，也不会造成严重栓塞等并发症。但由于二氧化碳分子量较大，气体密度较高，在实际应用时采用的便携式真空泵难以产生足够的负压，且气体在管道内穿梭的速度也不够快。Kantrowitz等又改用氦气驱动反搏球囊，由于氦气的密度比二氧化碳低20倍，因此能迅速在细小的球囊管道中穿梭。目前的主动脉内球囊反搏系统均采用氦气驱动，并采用了安全腔及漏气监测系统等措施防止气体泄漏而导致栓塞。更小巧及更有效的真空泵也使得反搏仪可以在患者心率较快时能较好地跟踪辅助，当患者需要转运接受治疗时也可以在途中进行辅助循环支持。

早期，Moulopoulos等对球囊充气的时相进行了严格的观察，并且首次提出了应用主动脉波形中的主动脉瓣关闭切迹控制球囊充气，取得了良好的反搏效果。随着计算机及微电子技术的进展，主动脉脉内球囊反搏仪的控制系统的可靠性和有效性得到了大幅度改善。早期的主动脉内球囊反搏仪利用心电信号做触发标志，利用球囊中心腔记录到的动脉波形调节球囊充排气时间，需要使用者手工对充排气时相进行调整，同时对于心率失常的患者反搏效果并不理想；随后的控制软件增加了对心律失常的处理程序，对于心房颤动的患者采用R波触发自动排气的方式，并增加了利用起搏信号触发等功能，提高了反搏效率，但对使用者仍有一定的技术要求。目前最新一代主动脉内球囊反搏仪的控制软件能根据球囊中心腔记录到的动脉内压力波形反馈调节辅助时相，能自动地在心电和有创血压之间选择信号质量较好的作为触发标志，在出现心律失常及患者心率改变时，也能对反搏时相应调整，较好地做到了“智能化、自动化”辅助，给使用带来了极大的便利。

26.3 主动脉内球囊反搏的生理学效应

26.3.1 主动脉内球囊反搏的血流动力学效应 主动脉内球囊反搏（IABP）通过在舒张期充盈，在动脉根部压力波的重搏切迹处产生一个舒张期增大的波形，提高主动脉根部血压，增加冠状动脉的灌注。在左心室等容收缩期结束，主动脉瓣开放前瞬间迅速排空，使左心室舒张末压降低，产生较低的主动脉舒张末期压力波，从而降低心肌氧耗。使用IABP进行治疗时，理想的动脉内压力波应具有如下特点：①有辅助的收缩压较无辅助的收缩压下降约0.67 ~ 1.33 kPa（5 ~ 10 mmHg）；②有辅助的动脉舒张末压较无辅助的动脉舒张末压下降约 1.33 ~ 2.0 kPa（10 ~ 15 mmHg）；③在动脉压力波下降支主动脉瓣关闭（重搏切迹）后产生一个较高的反搏波（Augmentation）；④反搏压力在动脉压力波下降支上的切迹及反搏波呈“V”形。

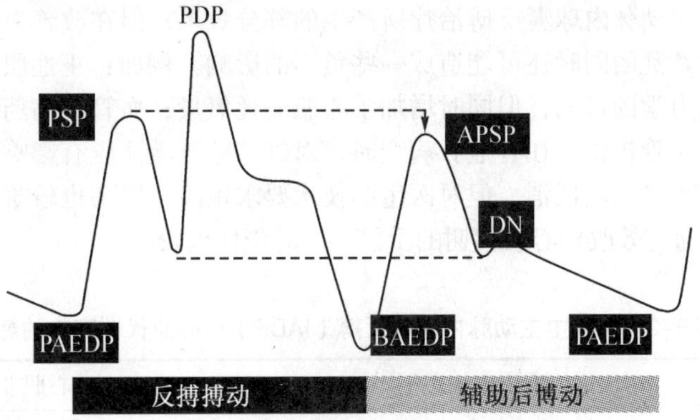

图26-2 主动脉内球囊反搏波形

PSP：peak systolic pressure，收缩期峰压；PDP：peak diastolic pressure，舒张期峰压（反搏压）；APSP：assisted peak systolic pressure，辅助后的收缩期峰压；DN：diastolic notch：舒张期切迹（重搏切迹）；BAEDP：balloon assisted end diastolic pressure，球囊辅助的舒张末压；PAEDP：pre-assisted end diastolic pressure，辅助前的舒张末压

主动脉内球囊反搏对血流动力学指标的影响见表26-1。

表26-1 主动脉内球囊反搏影响的血流动力学指标

血流动力学指标	改变
主动脉收缩压	降低
主动脉舒张压	升高
平均动脉压	升高
左心室舒张末压（left ventricular end-diastolic pressure， LVEDP）	降低
左心室后负荷	降低
射血分数（ejection fraction ，EF）	升高
心输出量（cardiac output， CO）	升高
张力—时间指数	降低
舒张压—时间指数	升高
心内膜下心肌存活指数	升高
外周循环阻力（systemic vascular resistance，SVR）	降低

26.3.2 主动脉内球囊反搏对代谢的影响 心肌的供氧基本依赖冠状动脉血流的变化，而冠状动脉血流灌注主要发生在舒张期。舒张期冠状动脉血流有赖于冠脉的通畅、侧支血流、舒张期时间及冠状动脉的灌注压。冠状动脉的灌注压指主动脉根部的舒张压及其与左室内舒张期压力之差。一般认为，在显著的低血压和心功能不全的情况下，使用主动脉内球囊反搏能使冠状动脉血流持续增加。心肌耗氧量的基本决定因素是心率、收缩压、心肌收缩力和心室容量。主动脉内球囊反搏的血流动力学影响之一是使左室后负荷显著减轻，而左室后负荷与心肌耗氧量关系最为密切。主动脉球囊反搏的最终生理效果是使左心室的工作负荷减轻，心肌耗氧量减少。

主动脉内球囊反搏治疗对代谢方面的效果表现在多方面。一般来讲，因心肌缺血而使用主动脉内球囊反搏治疗的患者表现为有氧代谢增加。研究发现心肌缺血患者使用主动脉内球囊反搏治疗后无氧代谢减少，心肌氧供需平衡得到改善（表26-2）。同时，研究还显示，在进行主动脉内球囊反搏治疗时，肾动脉的灌注也相应得到改善，脑血流增加，其他重要器官的代谢也有了明显改善。

许多药物也能产生主动脉内球囊反搏治疗所产生的部分效果，但在改善血流动力学状态、心肌氧的供需平衡方面及代谢紊乱的同时还可能造成一些负面的影响。例如：正性肌力药物通过增加心肌收缩力来达到改善血流动力学的目的，但同时增加了心肌的耗氧量；血管收缩药物在提升血压的同时也增加了心脏的后负荷；血管扩张剂在有冠脉病变时，对维持冠脉灌注压有影响。尽管临床上医生可以联用这些药物，使得其不良反应抵消，但对医生的技术要求很高，用药也较难把握。主动脉内球囊反搏是目前唯一的能简单而有效改善心肌代谢的手段，同时创伤也较小。

表26-2 实验中主动脉内球囊反搏（IABP）对心肌代谢产物的影响

代谢产物	心肌缺血状态下		心肌非缺血状态下	
	对照组	IABP组	对照组	IABP组
葡萄糖	无变化	升高	无变化	无变化
乳酸盐	降低	升高[1] 升高[2]	无变化	无变化
丙酮酸盐	无变化	降低[1] 无变化[2]	无变化	降低
游离脂肪酸	降低	降低[1] 无变化[2]	无变化	降低
氧	降低	降低[1] 升高[2]	无变化	降低

注：1 — 相对于对照组；2 — 相对于缺血前

26.4 主动脉内反搏球囊的植入方法及管理

随着反搏球囊材料及制作工艺的改进，目前几乎所有的主动脉内反搏球囊均可在床边采用经皮穿刺的方法植入。值得注意的是，因为主动脉内球囊反搏应用的对象往往是低血压或不能平卧的患者，动脉搏动经常触摸不清；植入球囊采用的导丝是加硬的支撑导丝，球囊体积较大且需要在体内进行长时间反搏治疗，一旦导丝无法进入动脉真腔或进入边支将造成严重的并发症，因此，对术者动脉穿刺的基本技术要求较高。笔者建议初学者不要急于开展床边植入。刚开始时，可选择动脉搏动触摸较为清晰的患者进行操作；如果条件许可，最好在X光透视监视下进行操作或由有经验的医生指导进行操作，待经验积累较多后，再逐步过渡到床边操作。

主动脉内反搏球囊植入的技术要点：

手术用物及患者的准备：术前，术者需检查患者双侧股动脉搏动情况，如需要同时进行介入干预时，可由左侧股动脉植入反搏球囊，于右侧股动脉进行介入干预。如需床边植入反搏球囊时，应准备小手术包或静脉切开包，局部麻醉用药及肝素盐水。选择合适大小的反搏球囊，一般根据患者的身高进行选择：152 ~ 163 cm之间的患者可选择30 mL或34 mL的球囊；163 ~ 183 cm的患者使用40 mL的球囊；183 cm以上的患者使用50 mL的球囊。儿童患者应使用专用的儿童用主动脉内反搏球囊。患者双侧腹股沟备皮，以备一侧穿刺失败时，改由另一侧穿刺。

手术步骤：①消毒术侧腹股沟区皮肤，铺无菌巾。铺巾范围应上至胸骨角平面以上，下至患者足部以下。②打开主动脉内反搏球囊包装盒中的穿刺包（目前国内市场上所有的主动脉内反搏球囊均将球囊和穿刺器械分别包装），冲洗穿刺针、导丝及扩张鞘，如需要进行带鞘植入时，冲洗动脉鞘。

③局部麻醉后，按Seldinger's法穿刺术侧股动脉，确保动脉血回喷良好，沿穿刺针送入穿刺包内所附的加硬支撑导丝，透视下将导丝送入降主动脉。如采用床边植入，在送入导丝时，应注意保证推送时无阻力，必要时可稍微回撤导丝，略微旋转调整方向，送入大约导丝全长的1/2。④沿导丝送入扩张鞘，扩张皮肤、皮下组织及血管穿刺口数次，如进行带鞘植入，可沿导丝送入动脉鞘（送入动脉鞘后，应保留导丝在主动脉内），否则可将扩张鞘暂时置于穿刺处，以免出血过多。⑤准备反搏球囊：所有的反搏球囊末端均有两个腔，中心腔一直通到球囊尖端，用于测量球囊近端的动脉内血压，侧腔是反搏气体进出的通道。反搏球囊包装内有一单向阀，将单向阀与氦气腔末端相连，使用球囊包装内所附的注射器负压抽吸球囊2次，使球囊卷包得更为紧密，保持氦气腔内为负压状态。以肝素盐水冲洗球囊中心腔，抽出反搏球囊，注意避免旋转动作，以保证球囊卷包紧密。在体外测量需要植入的球囊的长度。一般将球囊由胸骨角拉至脐水平，再自脐部拉至穿刺点，根据球囊推送杆上的标记，记录球囊应进入体内的长度。⑥沿导丝送入反搏球囊，通过皮肤时，可向同一方向旋转，以利球囊通过，切忌反复旋转。达到测得的长度后停止。⑦撤出导丝，球囊中心腔接测压系统进行有创血压的监测，球囊腔接反搏仪进行循环辅助。一般床边球囊植入后，需行床边胸片检查，以明确球囊位置。

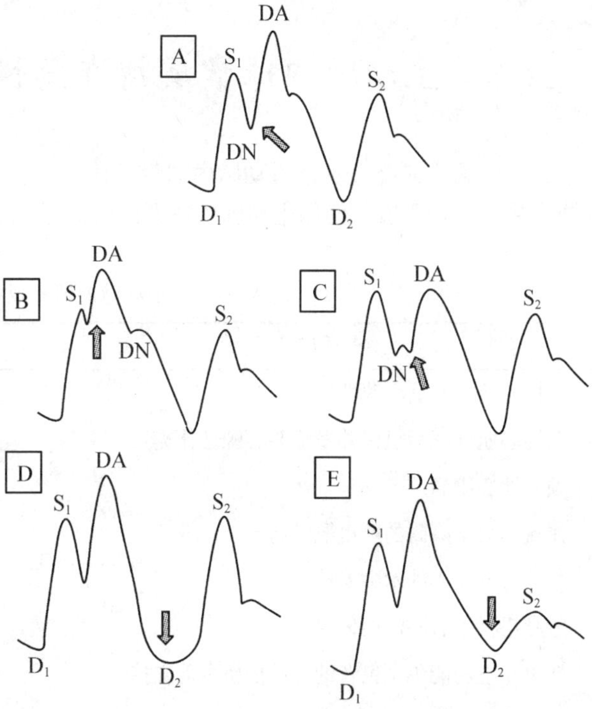

图26-3　正常反波图形及常见错误

A：理想主动脉内球囊反搏的压力波形箭头所示为舒张期切迹。正常情况下反搏波（DA）升高，最好高于收缩压（S_1）；辅助后的收缩压降低（$S_2 < S_1$）；辅助后的舒张末压降低（$D_2 < D_1$）。B：充气过早。舒张期切迹位于反搏波上。过早充气强迫主动脉瓣过早关闭，增加心脏射血的后负荷，降低心搏出量。C：充气过晚。舒张期切迹位于反搏波开始之前，反搏效率较低。D：排气过早。下一心动周期收缩期开始之前有较长的平台。主动脉根部将重新建立新的压力平衡，无法降低心脏射血的后负荷。E：排气过晚。有辅助的舒张末压高于无辅助的舒张末压，心脏射血的后负荷增加

主动脉内球囊反搏的效果直接与反搏时相有关，以图26-3简单说明正常的反搏波形及常见错误。

在常见的时相错误中，充气过早和排气过晚均增加心脏的后负荷，降低心搏出量，增加心肌耗氧量，应当极力避免。

当患者血流动力学条件稳定之后，可以考虑撤除主动脉内球囊反搏。撤除反搏球囊之前，可首先逐步降低辅助的比例。由1：1反搏降至1：2及1：3反搏。如患者能耐受1：3 辅助而无明显血流动力学不稳的情况时，可拔出反搏球囊。拔出反搏球囊时，需要助手协助压迫穿刺点以远的股动脉，拔出球囊后，让少许动脉血由穿刺口喷出，以防局部微小血栓造成远端肢体栓塞，然后压迫止血后加压包扎。

主动脉内球囊反搏常见的并发症包括局部出血、血管损伤、穿刺侧肢体缺血、肾缺血、动脉栓塞、主动脉夹层和感染等。主要与患者动脉粥样硬化情况和穿刺技术有关。植入主动脉内球囊反搏后，应注意检查局部出血情况及穿刺侧足背动脉搏动情况，以及早发现可能出现的并发症。

26.5 主动脉内球囊反搏在急性冠脉综合征中的应用

目前的临床研究显示，主动脉内球囊反搏是一种有效的改善心肌灌注且同时降低心肌耗氧量，增加搏出量的治疗手段。使用主动脉内球囊反搏的适应证和禁忌证见表26-3。

表26-3 主动脉内球囊反搏的适应证和禁忌证

适应证	禁忌证
急性心肌梗死后心源性休克	严重的外周血管疾病
急性心肌梗死后机械并发症并心源性休克	主动脉瘤、主动脉夹层
顽固性心绞痛	严重血小板缺乏
血流动力学障碍的严重冠心病	主动脉瓣关闭不全
高危冠脉介入的术中支持	活动性出血或其他有抗凝禁忌证
冠脉搭桥术后心源性休克	
严重左室功能不全患者的冠脉搭桥术前支持	
心脏移植前的循环支持	
与缺血有关的顽固性室性心律失常	
体外循环开始或脱机时的循环支持	

美国心脏病学会/美国心脏协会（ACC/AHA）关于主动脉内球囊反搏治疗的建议总结如表26-4。

表26-4 ACC/AHA关于主动脉内球囊反搏治疗的建议

临床情况	ACC/AHA建议等级	证据级别
不稳定心绞痛（积极药物治疗无效或仍反复发作；或作为患者接受PCI术前后的循环支持）	Ⅱa	C
反复心肌缺血/梗死（并血流动力学状态不稳定、左室功能障碍或大面积心肌受累）	Ⅰ	C
心源性休克（且不能由药物治疗迅速纠正）	Ⅰ	B
充血性心力衰竭（用于治疗顽固性肺水肿）	Ⅱb	C
与心肌缺血有关的多形性室速（尤其是药物治疗无效时）	Ⅱb	B

26.5.1 主动脉内球囊反搏在急性心肌梗死患者中的应用 主动脉内球囊反搏在急性心肌梗死患者接受溶栓、直接PCI或补救PCI时的作用已为临床研究证实。急性心肌梗死患者接受再灌注治疗后，主动脉内球囊反搏可改善患者血流动力学状况，保证冠脉充分的灌注，以降低血管再次闭塞的风险。

有两项研究对急性心肌梗死患者及PCI时主动脉内球囊反搏的临床及血流动力学影响进行了探讨。Van' t Hof 等观察了284例高危的接受紧急PCI的急性心肌梗死患者，随机分为主动脉内球囊辅助组或传统治疗组。其结果显示两组在死亡、非致命性再梗、卒中及心脏射血分数方面无明显差异。但该研究中，治疗组的交叉高达25%，使得其结果的可信度大大降低。Ohman等观察了182例急性心肌梗死成功接受紧急PCI的患者，术后患者随机接受预防性反搏48 h或药物治疗。结果发现，术后5天的平均观察期内，接受预防性反搏治疗的患者出现复发缺血、再次紧急PCI及梗死相关血管再闭塞的风险均明显低于药物治疗的患者（8%对21%）。但反搏组患者出血并发症有增加的倾向，反搏组患者总体出血的风险仍在较低的水平（2%）。

对四项TIMI研究相关资料的汇总分析显示了主动脉内球囊反搏在急性心肌梗死患者接受静脉溶栓治疗时的临床价值。810例患者中，85例患者非随机地接受了主动脉内球囊反搏治疗。当未对风险进行调整时，反搏组患者死亡率较高，这与患者的条件有关，多数接受反搏的患者的情况更加危重。但接受反搏的患者左室功能改善更佳，1周随访期内梗死相关血管再闭塞的风险也较低。对TAMI系列研究的多变量分析也提示使用主动脉内球囊反搏后，梗死相关血管再次闭塞的风险可明显降低，但出血和血管并发症明显增加。梗死相关血管再闭塞的预测因素包括术后TIMI前向血流较低，心率较快及梗死的血管本身。

PAMI-2研究进一步显示了主动脉内球囊反搏再急性心肌梗死患者接受紧急PCI治疗时的价值。904例患者根据其临床及造影特点分为高危和低危组，PCI后两组患者分别随机接受主动脉内球囊反搏或传统治疗。球囊反搏组患者再发缺血事件、再梗死、再次血管重建及充血性心力衰竭发生的风险较低。球囊反搏组患者出现血管并发症的风险较低。低危急性心肌梗死患者接受球囊反搏获益不明显。Brodie等对1 490例急性心肌梗死接受紧急PCI的患者进行了注册研究。其中105例患者在PCI开始前就进行球囊反搏，108例患者在介入干预完成后开始球囊反搏。尽管前一组患者发生心源性休克的风险更大、多支血管病变的比例更高，这一组患者却获得了更高的手术成功率，围术期不良反应（心律失常及休克）的发生率也较低。尽管这是一项注册研究，多因素分析仍显示出介入治疗前应用主动脉内球囊反搏是围术期并发症降低的独立预测因素。大规模的注册调查能为我们提供主动脉内球囊反搏应用的更详细的资料，在接受研究的22 663名患者中，5 495（24%）诊断为急性心肌梗死。使用球囊反搏的最常见的情况是心源性休克（27%）和高危冠脉介入术中支持（27%），其他使用的指征包括高危的心脏手术术前支持（11%）及心肌梗死后心绞痛（11%）。球囊反搏能提高平均动脉压，同时对患者的心率无明显影响。接受主动脉内球囊反搏及再灌注治疗的患者的院内死亡率低于单纯药物治疗的患者。应用主动脉内球囊反搏的主要指征是心源性休克，由于这些患者死亡的高峰是起病最初3日，因此有学者建议对这些急性心肌梗死的患者尽快进行危险分层，并根据需要尽快进行球囊反搏治疗。

尽管对于心源性休克患者的随机研究不多，各个研究结果均一致地显示出对于高危的急性心肌梗死的患者，在接受介入治疗的同时联合主动脉反搏能降低缺血事件的发生率，出血及血管并发症的发生率也较低。目前ACC/AHA指南中，将急性心肌梗死后心绞痛、再梗死及机械并发症（室间隔穿孔、继发于乳头肌功能不全或断裂的急性二尖瓣反流）列为进行主动脉内球囊反搏的I 类推荐指征。

26.5.2　主动脉内球囊反搏在心源性休克患者中的应用　溶栓治疗时代之前早期的两项小规模随机研究未能显示出接受心源性休克患者接受主动脉内球囊反搏可以获益。此后，一些临床观察发现急性心肌梗死合并心源性休克的患者在接受溶栓治疗的同时接受主动脉内球囊反搏支持能够获益。Hochman等进行了SHOCK研究，其中302例心源性休克患者随机接受紧急再血管化治疗或药物治疗。两组患者中，各有86%接受了主动脉内球囊反搏支持。早期再灌注治疗能降低患者30天死亡率，但差异尚未达到统计学意义。6个月时，再灌注治疗组患者死亡率低于药物治疗组患者，且具有统计学意义。与历史资料对比，两组患者的死亡率均有较低，这与患者接受的治疗更为充分有关，其中包括更为积极地应用主动脉内球囊反搏。对SHOCK研究的回顾性分析还发现，与未接受主动脉球囊反搏治疗的患者相比，使用溶栓治疗结合主动脉内球囊反搏治疗的患者12个月的死亡率有降低的趋势。研究者认为，主动脉内球囊反搏能通过增加冠脉血流而改善溶栓治疗的疗效。Bengtson等对200例急性心肌梗死后心源性休克接受早期积极治疗的患者进行了观察，这组患者的院内死亡率为53%，影响死亡率的主要预测因子为梗死相关血管的开通、心脏指数以及磷酸肌酸激酶峰值。99名患者发现心肌梗死后早期接受了主动脉内球囊反搏治疗，在心源性休克确诊后继续接受反搏支持。接受主动脉内球囊反搏治疗的患者死亡率为48%，未接受反搏治疗的亚组的死亡率为57%。亚组分析显示接受介入干预辅以主动脉内球囊反搏治疗的患者的死亡率低于单纯接受主动脉内球囊治疗的患者。

GUSTO-I研究入选了40 000例适合接受溶栓治疗的急性ST段抬高心肌梗死的患者，其中2 972名（7%）出现心源性休克，734名接受了主动脉内球囊反搏治疗。与接受主动脉内球囊反搏较晚或不接受球囊反搏的患者相比早期接受主动脉内球囊反搏治疗（在开始介入干预之前）的患者30天死亡率有降低的趋势。

“SHOCK注册研究”和“NRMI-2注册研究”为心源性休克患者的治疗情况提供了更加符合现实的资料。“SHOCK注册研究”中共入选了251例心源性休克的患者，接受主动脉内球囊反搏治疗的患者的死亡率较低。“SHOCK注册研究”资料还显示，在856例左心功能不全和心源性休克的患者中，与单纯接受药物治疗的患者相比，再血管化治疗联合主动脉内球囊反搏能更有效降低患者的死亡率。

NRMI-2是最大的急性心肌梗死的注册研究（n=23 180），其中心源性休克的患者接受主动脉内球囊反搏的比例仅31%，当主动脉内球囊反搏与再灌注治疗（尤其是溶栓治疗）联合使用时，患者死亡率能明显降低。对于接受直接介入治疗的患者，主动脉内球囊反搏给患者带来的获益相对较低。亚组分析还显示，球囊反搏使用率较高的医院的心源性休克的死亡率明显低于应用率低的医院。这一结果与患者的基础情况、治疗方案和介入干预的手段无关。使用球囊反搏更多的医院、经验更丰富的医生可能给患者带来更好的预后。

ACC/AHA关于急性心肌梗死的治疗指南中，将合并心源性休克且药物治疗无效的患者作为接受主动脉内球囊反搏的Ⅰ类推荐指征。尽管资料相对较少，主动脉内球囊反搏也可以用于药物治疗无效的严重主动脉瓣狭窄、严重失代偿的二尖瓣反流、持续心肌缺血、恶化的右心/左心功能不全等，以作为其他治疗之前的过渡。

26.5.3　主动脉内球囊反搏在不稳定心绞痛患者中的应用　关于主动脉内球囊反搏在不稳定性心绞痛中的应用的资料不多，目前的证据多来自一些小样本量的回顾性观察。Gold等观察了11例在积极药物治疗后仍有持续胸痛的急性心肌梗死的患者，其中9例在接受主动脉内球囊反搏后症状有改善。另一项研究观察了7例前降支近段狭窄90%以上的不稳定性心绞痛患者接受主动脉内球囊反搏治疗的情况，冠状动脉多普勒显示，接受冠脉介入治疗术前进行主动脉内球囊反搏治疗能改善患者症状并增加冠脉血流。尽管样本量较小，这些研究提示，对于顽固性心绞痛的患者接受血管重建之前使用主动脉内球囊反搏治疗是有益的。ACC/AHA将积极药物治疗下仍有反复缺血症状的患者在血管重建术前接受主动脉内球囊反搏治疗列为Ⅱa类推荐指征。

26.5.4　主动脉内球囊反搏对高危冠脉介入的围手术期支持　随着介入技术和器械的进步，越来越多高危的患者（如低射血分数、多支病变、左主干病变及血流动力学不稳等）接受了经皮冠脉介入治疗。但这部分患者的手术风险仍较高，围术期提供血流动力学支持，改善冠脉血流在理论上能改善这部分患者的预后，提高手术成功率。

小样本的回顾性研究提示，接受介入治疗的高危患者在围术期选择性使用主动脉内球囊反搏支持能获得很好的效果。常用的一种策略是术前穿刺对侧动脉，建立动脉通道，球囊反搏“待命支持”，一旦需要时，可以迅速进行反搏治疗。Briguori等连续观察了133例接受介入治疗的高危患者。这些患者被分为两组：术前预防性反搏支持组和根据术中情况临时进行反搏支持组。对于射血分数低的患者，临时决定是否反搏组的患者出现心血管事件（急性心肌梗死、休克、卒中、死亡或需要紧急冠脉旁路手术）的风险为17%，而预防性反搏支持组为0%。

还有资料显示，紧急冠脉旁路手术前使用主动脉内球囊反搏支持能改善患者血流动力学状况，改善心电图的缺血表现。另一项小样本研究观察了32例因介入手术失败而需要紧急冠脉旁路手术的患者。21例患者术前出现了ST段抬高，其中15例接受了主动脉内球囊反搏。紧急冠脉旁路手术前使用主动脉内球囊的患者术后心肌梗死的风险较低，但差异尚未具有统计学意义。

但目前高危介入术中使用主动脉内球囊反搏的资料尚不充分，临床应用中仍应根据患者的具体情况决定。

总之，主动脉内球囊反搏是一种最常用的循环辅助装置，对于多种心血管急症均有很好的疗效。其操作较为简便，可于病房内床边进行。对于血流动力学条件不佳的患者能迅速有效地进行辅助循环，是有效的一线抢救措施。随着球囊植入技术的改进及反搏控制系统的改进，主动脉内球囊反搏的应用范围定会更加广泛。

（李 怡 吴素华）

参考文献

1. Kern MJ，Aguirre F，Bach R，et al. Augmentation of coronary blood flow by intra-aortic balloon pumping in patients after coronary angioplasty. Circulation，1993，87：500
2. Mueller H，Ayres SM，Conklin EF，et al. The effects of intra-aortic counterpulsation on cardiac performance and metabolism in shock associated with acute myocardial infarction. J Clin Invest，1971，50：1885
3. Williams DO，Korr KS，Gewirtz H，et al. The effect of intra-aortic balloon counterpulsation on regional myocardial blood flow and oxygen consumption in the presence of coronary artery stenosis in patients with unstable angina. Circulation，1982，66：593
4. Mahaffey K，Kruse K，Ohman EM. In： Ej T，editor. Perspectives on the use of intra-aortic balloon counterpulsation in the 1990 s. Philadelphia： W. B. Saunders； 1996. pp 303 - 320
5. Baskett RJ，Ghali WA，Maitland A，et al. The intra-aortic balloon pump in cardiac surgery. Ann Thorac Surg，2002，74：1276
6. Christenson JT，Simonet F，Badel P，et al. Optimal timing of preoperative intraaortic balloon pump support in high risk coronary patients. Ann Thorac Surg 1999，68：934
7. Urban PM，Freedman RJ，Ohman EM，et al. In-hospital mortality associated with the use of intra-aortic balloon counterpulsation. Am J Cardiol，2004，94：18
8. Arceo A，Urban P，Dorsaz PA，et al. In-hospital complications of percutaneous intra-aortic balloon counterpulsation. Angiology，2003，54：577
9. Cohen M，Ferguson JJ，3rd，Freedman RJ，et al. Comparison of outcomes after 8 vs 9.5 French size intra-aortic balloon counterpulsation catheters based on 9 332 patients in the pro-Aortic Counterpulsation 75 spective Benchmark registry. Catheter Cardiovasc Interv，2002，56：200
10. Ferguson JJ，3rd，Cohen M，Freedman RJ，et al. The current practice of intra-aortic balloon counterpulsation：results from the Benchmark Registry. J Am Coll Cardiol，2001，38：1456
11. Stone GW，Ohman EM，Miller MF，et al. Contemporary utilization and outcomes of intra-aortic balloon counterpulsation in acute myocardial infarction： the benchmark registry. J Am Coll Cardiol，2003，41：1940
12. Cohen M，Dawson MS，Kopistansky C，et al. Sex and other predictors of intra-aortic balloon counterpulsation-related complications： prospective study of 1119 consecutive patients. Am Heart J，2000，139（2 Pt 1）：282
13. Hartzler GO，Rutherford BD，McConahay DR，et al. 'High-risk' percutaneous transluminal coronary angioplasty. Am J Cardiol，1988，61：33
14. Kahn JK，Rutherford BD，McConahay DR，et al. Supported 'high risk' coronary angioplasty using intra-aortic balloon pump counterpulsation. J Am Coll Cardiol，1990，15：1151
15. Murphy DA，Craver JM，Jones EL，et al. Surgical management of acute myocardial ischemia following percutaneous transluminal coronary angioplasty. Role of the intra-aortic balloon pump. J Thorac Cardiovasc Surg，1984，87：332
16. Ohman EM，George BS，White CJ，et al. for the Randomized IABP Study Group. Use of aortic counterpulsation to improve sustained coronary artery patency during acute myocardial infarction. Results of a randomized trial.

Circulation, 1994, 90: 792

17. Stone G, Marsalese D, Brodie B, et al. The rountine of intra aortic balloon after primary PTCA improves clinical outcomes in very high risk patients with acute myocardial infarction: Results of the PAMI-2 Trial. Circulation, 1995, 92 (I): 139
18. Stone G, Marsalese D, Brodie B, et al. Is prophylactic IABP use beneficial or harmful in a high risk elderly population with acute myocardial infarction? Results of the PAMI-2 Trial. Circulation, 1995, 92 (I): 139
19. Andersen R, Stebbins A, Bates E, et al. Underutilization of aortic counterpulsation in patients with cardiogenic shock: observations for the GUSTO-1 Study. Circulation , 1995, (I): 139
20. French JK, Feldman HA, Assmann SF, et al. Influence of thrombolytic therapy, with or without intra-aortic balloon counterpulsation, on 12-month survival in the SHOCK trial. Am Heart J, 2003, 146: 804
21. Bengtson JR, Kaplan AJ, Pieper KS, et al. Prognosis in cardiogenic shock after acute myocardial infarction in the interventional era. J Am Coll Cardiol, 1992, 20: 1482
22. Holmes DR, Jr, Bates ER, Kleiman NS, et al. for the GUSTO-I Investigators. Contemporary reperfusion therapy for cardiogenic shock: the GUSTO-I trial experience. Global Utilization of Streptokinase and Tissue Plasminogen Activator for Occluded Coronary Arteries. J Am Coll Cardiol, 1995, 26: 668
23. Hochman JS, Boland J, Sleeper LA, et al. for SHOCK Registry Investigators. Current spectrum of cardiogenic shock and effect of early revascularization on mortality. Results of an International Registry. Circulation, 1995, 91: 873
24. Chen EW, Canto JG, Parsons LS, et al. Relation between hospital intra-aortic balloon counterpulsation volume and mortality in acute myocardial infarction complicated by cardiogenic shock. Circulation, 2003, 108: 951
25. Fasseas P, Cohen M, Kopistansky C, et al. Pre-operative intra-aortic balloon counterpulsation in stable patients with left main coronary disease. J Invasive Cardiol, 2001, 13: 679

27 急性冠脉综合征的调脂治疗

血脂异常对动脉粥样硬化的发展及其临床表现起着重要的作用，特别是在冠状动脉循环系统。相当多的证据提示胆固醇的降低可稳定动脉粥样硬化斑块和降低冠心病事件，包括所有原因的死亡。冠心病事件发生危险极高的病人，特别是有糖尿病和已有冠心病的病人，降胆固醇治疗获益最大。降脂治疗后冠状动脉造影或超声检查试验表明，与中等程度降脂治疗相比，强化降脂治疗能进一步减慢疾病的进程。大量的一级预防和二级预防临床试验证实，降脂治疗可以在具有不同胆固醇水平的患者中明显降低心血管事件的发生。这些结果提示强化降脂治疗与传统的抗心绞痛以及冠脉介入治疗一样均能达到相同的治疗目标，特别是在降低心绞痛发作频率、改善运动耐量和减少冠心病事件发生及其死亡率等方面，都能达到相同的效果。这一章节主要探讨动脉粥样硬化的病理生理和降脂治疗对其的影响以及血管生物学，简要介绍冠状动脉疾病病人的调脂治疗，包括接受冠脉介入手术病人的调脂治疗。

27.1 动脉粥样硬化的病理生理

冠状动脉粥样硬化早期阶段的特征性改变为内皮功能紊乱、血管内膜脂质沉积、单核细胞和T淋巴细胞聚集、炎症诱导的平滑肌细胞迁移和增殖以及胶原和基质的修饰。在疾病较晚期的进展阶段，可因动脉粥样硬化斑块破裂、血栓形成以及血管重塑而使冠状动脉粥样硬化这个病理过程显得更为突出，临床上可表现为不稳定型心绞痛，急性心肌梗死。冠状动脉粥样硬化一般从20岁以后开始出现，早期没有症状，直到发展为明显的管腔丢失或者血管突然闭塞。在只是管腔丢失的情况下，稳定型劳累性心绞痛可能是首发症状，尽管其发生率在男性只有12%～26%、在女性为47%。而冠心病的首发症状大部分表现为不稳定型心绞痛、急性心肌梗死以及猝死等。早期重要的病理生理过程主要是内皮功能紊乱，由冠心病危险因素、机械创伤、可能的感染（衣原体肺炎，巨细胞病毒和疱疹病毒感染）以及低密度脂蛋白（low density lipoprotein， LDL）的氧化修饰等引起。动脉粥样硬化斑块一旦形成，在斑块局部炎症因子、斑块纤维帽胶原溶解和血管动力因素等作用下，斑块可发生破裂，紧接着局部形成血栓，从而发生急性冠状动脉事件。已经证明，降胆固醇治疗可以减慢冠脉粥样硬化的进程、减少斑块破裂的发生。同时降胆固醇治疗也可以降低血栓形成、减少血小板黏附到裸露或破损的血管壁上。除了对动脉粥样硬化过程的影响以外，降胆固醇治疗还可以改善内皮功能，通过增强大血管和微小动脉的血流介导的血管舒张作用降低冠状动脉缺血事件的发生。

27.1.1 动脉粥样硬化发生的内皮通路 内皮功能紊乱以及脂质沉积和氧化修饰这两个过程在动脉粥样硬化形成和发展初期扮演着关键角色。血管内皮是血管活动、血管生长、血小板聚集、单核细胞黏附、炎症、免疫反应、斑块重塑、血栓形成和纤维蛋白溶解的主要调节因素。在大血管和阻力血管，内皮源性舒张因子包括一氧化氮、一氧化氮加合物、前列环素和超极化因子，它们各自通过环磷酸鸟苷（cGMP）、环磷酸腺苷（cAMP）和钾离子通道等信号机制的介导起作用。内皮介导或激活的血管收缩因子包括内皮素-1、血管紧张素Ⅱ、血栓素、前列环素-H_2和氧自由基。内皮素-1可促进肾素和儿茶酚胺的分泌。血管内皮还可分泌多种单核细胞黏附分子和凝血调节因子。在内皮依赖性刺激（例如乙酰胆碱、5-羟色胺、凝血酶和血流剪切力）的作用下，上述因子释放。

正常的内皮可以通过促进血管舒张、抑制平滑肌细胞的增生、减少血小板和单核细胞的黏附以及促进血栓溶解（升高tPA：PAI-1）来阻止动脉粥样硬化的发展。实验研究证明一氧化氮合酶抑制剂

（L-NAME）可以加速动脉粥样硬化的发展，反之增加一氧化氮（nitric oxide， NO）的供给比如外源性输入L-精氨酸可减慢粥样硬化的发展 。尽管有一个研究显示，肱动脉反应性和冠状动脉疾病严重程度具有相关性，但是其他几个研究都提示临床心血管事件多发生于那些内皮依赖血管舒张能力低的病人身上，而病人冠状动脉狭窄的程度不一定有明显差异。

所有主要的冠心病危险因子（包括可纠正的和不可纠正的）都与内皮功能紊乱有关。有几种机制被认为与一氧化氮的减少伴高胆固醇血症有关，包括氧自由基增多（主要是超氧阴离子），氧自由基快速结合并使一氧化氮失活，产生有毒性的过氧化亚硝酸盐。异常的G蛋白信号、氧化低密度脂蛋白（oxidized low density lipoprotein， OX-LDL）使一氧化氮合酶表达下降致使一氧化氮生成降低都能够减少一氧化氮的可用性。其他可能的机制包括局部微环境中底物L-精氨酸的可用性降低、不对称二甲基精氨酸（asymmetric dimethylarginine， ADMA）增多、一氧化氮合酶辅助因子四氢生物嘌呤降低以及小窝蛋白（一氧化氮合酶的膜抑制蛋白）活性增高等。一氧化氮失活和内皮功能紊乱导致血管收缩性增强、平滑肌细胞增殖、血小板聚集、单核细胞黏附、炎症、金属蛋白酶和组织因子产生增多以及纤维蛋白溶解活性减弱等，这些因素都在动脉粥样硬化发展、斑块破裂和血管血栓形成过程中起着重要的作用。内皮功能在血管调节方面的作用可在冠状动脉循环中做出评估，其方法是在冠状动脉内注入乙酰胆碱、5～羟色胺或P物质。也可以在肱动脉循环中使用阻塞后充血使血管舒张（血流介导）的方法或者乙酰胆碱刺激后前臂体积描记法来评估肱动脉的血流情况，以反应内皮功能。对这些刺激的正常反应表现为血管舒张，反之内皮功能紊乱则表现为血管舒张能力下降或血管收缩。然而血管调节作用在空间上是可变的，远端和小血管一般具有更大的反应性。内皮功能紊乱被认为是冠状动脉粥样硬化病理生理过程中的一个重要部分。存在内皮功能紊乱时，临床刺激如运动诱发的充血、冷刺激和情绪应激都可引起硬化部位的动脉收缩。阻力血管的内皮功能紊乱同样能引起相应脏器的缺血。可溶性黏附分子和系统炎症标志物的检测（例如C-反应蛋白）能部分反应内皮功能。

大量临床研究显示，对于那些有或没有冠心病的受检者，降胆固醇治疗可以显著改善冠状动脉或者肱动脉的内皮功能。病人的初始胆固醇水平在5.1～9.7 mmol/L范围内，随着低密度脂蛋白胆固醇（low density lipoprotein cholesterol， LDL-C）降低到2.6 mmol/L，内皮依赖性血管舒张功能明显改善。一定程度的高脂饮食、高甘油三酯血症、高残留脂肪微粒水平都被证实可以损伤内皮功能，这种损伤作用与自由基的释放有关，至少在短期内可以被抗氧化维生素、他汀类药物、叶酸、血管紧张素受体阻断剂和血管紧张素转换酶抑制剂的应用所减轻。抗氧化的维生素、B族维生素、雌激素和血管紧张素转换酶抑制剂都能够改善内皮依赖性血管舒张功能。吸烟者服用抗氧化维生素可以减少单核细胞黏附分子在内皮的表达。与降胆固醇治疗相比，长期服用抗氧化维生素的患者并不能减少心血管事件的发生。

27.1.2 动脉粥样硬化发生的胆固醇通路 胆固醇的沉积（主要来自LDL）和修饰是早期动脉粥样硬化的第二个主要过程。起初，LDL经由跨细胞作用通过内皮屏障，这一跨膜转运过程在血清LDL水平增高和内皮损伤时得到加强。血管内膜下的LDL可通过糖基化、氧化和乙酰基化而被逐渐修饰。对于吸烟者和糖尿病病人，即使血清LDL水平正常，上述LDL转运和修饰过程也可以发生。相似地，对于血脂不高的人群，如果存在低高密度脂蛋白（high density lipoprotein， HDL）血症，那么同样可以出现LDL氧化增强，这是因为HDL除了可以逆行转运胆固醇以外，还有抗氧化的作用。

最低限度修饰的LDL是内皮功能一个潜在的抑制因素。最大限度修饰的LDL会被巨噬细胞认识为外源性物质，并通过上调清道夫受体来吸收清除它们，从而产生代谢性激活的泡沫细胞。这些细胞产生大量的生长因子和细胞因子，刺激平滑肌细胞的迁移和增殖以及基质的增殖，从而导致复合粥样斑块的形成。在动脉粥样硬化的早期发展阶段，于主要斑块处，常发生以血管管腔扩大为表现形式的血管壁正性重塑，从而不会使血管管腔内径变窄（图27-1）。因此，血管内超声检查（IVUS）比冠脉造影更能发现血管壁的病理损害，这种病理损害发生在血管管腔内径变窄之前。

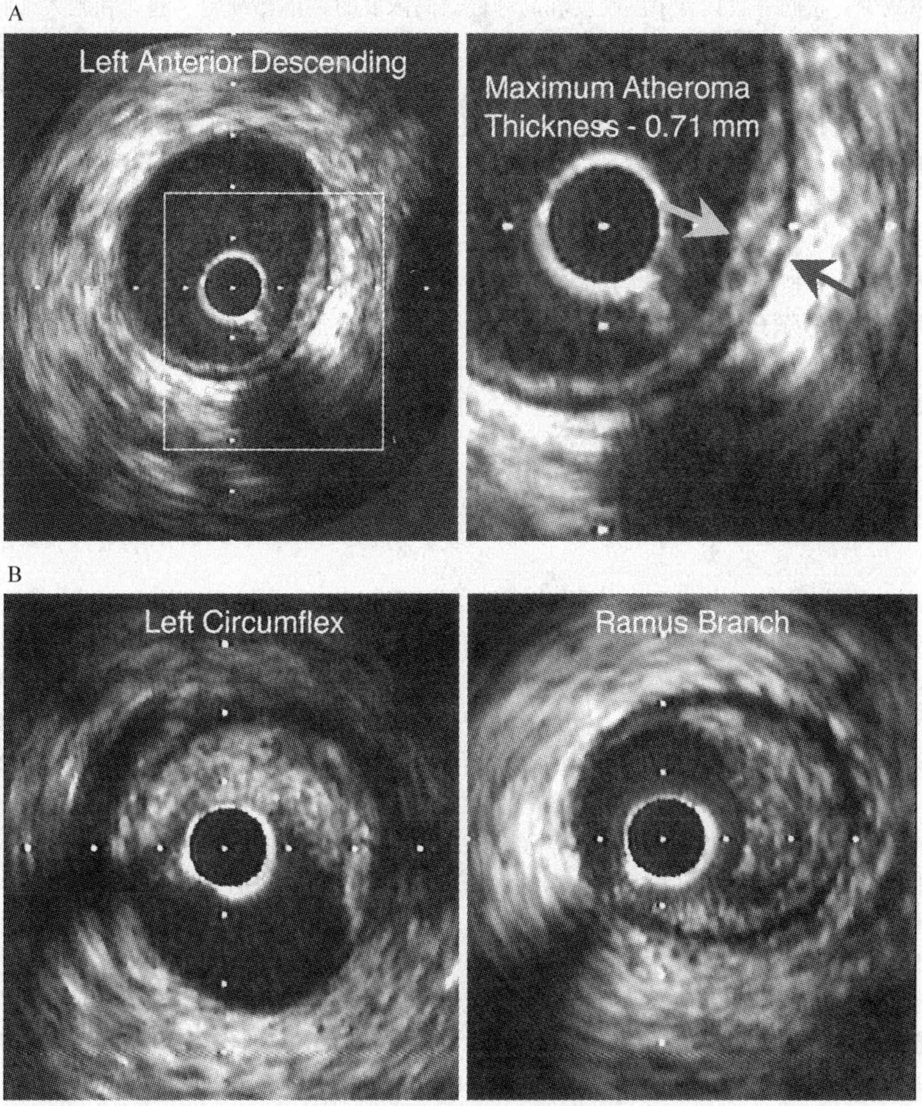

图27-1 动脉粥样硬化的早期和晚期阶段

A. 左前降支动脉粥样硬化，偏心性内膜增厚，早期动脉粥样硬化；
B. 左回旋支晚期动脉粥样硬化

最终，动脉粥样斑块的扩大超过了局部可调节的代偿机制，导致血管管腔的狭窄，意味着到了冠心病较晚期的阶段，即使此时也可以没有症状出现。一般来说，患者冠状动脉管腔直径狭窄超过70%才会出现症状。

27.2 斑块破裂和炎症反应

心血管事件的发生经常是易损斑块破裂或者溃疡的结果，高胆固醇血症和吸烟已被证实与斑块破裂和溃疡形成有相关性。斑块破裂往往伴随有不同程度的血管壁内出血和血管腔内血栓形成。不完全的管腔内血栓形成可引起恶化型或者不稳定型心绞痛，完全的管腔内血栓形成在没有足够的侧支循环的情况下可引起心肌梗死。血管壁内出血和腔内血栓形成是狭窄严重程度快速进展的重要机制。

易损斑块往往是偏心性的，有比较大的、软的（胆固醇酯）联合脂质池和薄的纤维帽，并且斑块内部的胶原减少。它们一般具有中度硬度和高弹性。高浓度的T–淋巴细胞、泡沫和肥大细胞及细胞因子在斑块破裂处发现，提示炎症机制的参与。易损斑块局部温度略高，pH较低，同时比起稳定斑块它要承受更大的氧化压力。炎症过程经常发生在斑块的肩部，即在粥样斑块和正常血管壁的交界处。通过干扰素的作用，T–淋巴细胞可以抑制平滑肌细胞的增殖，刺激泡沫细胞分泌金属蛋白酶从而消化降解斑块内部的胶原。炎症和血管活性被认为是斑块不稳定的重要决定因素。相对于斑块的形态，狭窄的严重程度与易损斑块的破裂相关性很小。斑块破裂通常不是发生在最狭窄的地方，而一般是出现在中度狭窄之处。明显狭窄（如狭窄大于70%）经常伴随有侧支循环形成，同时可以发展到完全狭窄而不伴心肌梗死。血管造影显示的复杂性狭窄比那些较平滑的损害往往更容易进展，发生急性缺血事件更常见。可溶性黏附分子和系统性炎症标志物在急性冠脉综合征的病人中升高，同时也可以作为预测心血管事件发生危险的预测因子。炎症标志物的升高（例如C–反应蛋白）也预示着病人接受降胆固醇治疗（如使用他汀类药物）将会有更多得益。

27.3　斑块的稳定

除了改善内皮功能以外，降胆固醇治疗还可以通过减轻斑块的炎症反应、减少泡沫细胞的数量和激活以及增加斑块内的胶原基质等途径起到稳定斑块的作用。胆固醇饲养的猴子在饮食恢复正常以后，动脉粥样硬化斑块局部的巨噬细胞数量减少、胶原增多、脂质减少、斑块变硬，最后变为一个更小、更硬的粥样斑块，血管内径扩大。这些改变理论上可以降低斑块的易损性，从而使斑块破裂发生减少。与实验研究结果相比，以血管管径增加作为标准，临床降胆固醇治疗只有轻度逆转动脉粥样硬化的作用。作用不明显的原因可能是由于血管发生了负性重塑，血管负性重塑限制了管径的增加，尽管有斑块的退化。疾病进程减慢与斑块变得稳定有关，因为相关心血管事件的发生率显著降低。

脂质丰富的斑块破裂伴随着血管壁内出血和管腔内血栓形成占急性缺血事件的55%～85%。第二种机制是蛋白多糖和平滑肌细胞丰富但无脂质核心的斑块表面糜烂处形成血栓。这种损伤多见于年轻患者、吸烟者以及妇女，其管径狭窄、管壁钙化和巨噬细胞、T淋巴细胞聚集的程度往往更轻。对于斑块破裂和斑块表面糜烂这两种诱发血栓形成的机制，腔内血栓形成的大小取决于血管壁内组织因子和系统炎症因子的浓度，包括脂蛋白（α）［LP（α）］、血小板聚合素、纤维蛋白原和其他促凝血因子。胆固醇降低可减少血小板黏附到裸露的血管内皮上。降低LDL–C也可以减低LP（α）升高所带来的风险。

27.4　动脉粥样硬化的临床研究

具有里程碑意义的Framingham研究、七国研究和MRFIT研究充分证实，高胆固醇血症是心血管疾病发病率和死亡率的重要危险因素。LIPID研究（临床冠心病一级预防研究）和Helsinki心脏试验显示，在健康人群胆固醇水平的降低可明显减少心血管事件的发生。美国国家胆固醇教育计划（NCEP）1987年提出，1993年和2001年得到修订，NCEP成人治疗委员会发表了关于高胆固醇血症病人的测试和治疗指南，这个指南列出了比以前实际应用方案更强的降胆固醇治疗方案。在20世纪80年代末和90年代初，几个血管造影的试验证实，通过改善生活方式、药物或者手术方法来降低胆固醇可以延缓冠状动脉疾病的进展。后来的一些临床试验普遍使用HMG–CoA还原酶抑制剂（他汀类药物），反映在临床上用量的增大。这些试验证明，降胆固醇治疗有轻度解剖上得益，统计学上有显著差异，主要心血管事件发生率平均降低48%。从1994年开始，许多大型心血管事件试验评估了范围广泛的高危组人群，包括稳定、不稳定型心绞痛和冠心病等危症病人。这些研究证明，与一般人群降胆固醇治疗结果有显著的一致性，强化降胆固醇治疗能够减少心血管疾病的发生率和死亡率。总体生存得益已经在很多权威试验中得到证实，这些试验包括斯堪的那维亚人辛伐他汀生存研究（scandinavian simvastatin survival study，4S）、苏格兰西部冠脉预防研究（west of scotland coronary prevention study，WSCPS）、胆固醇和复发事件试验（cholesterol and recurrent events trial，CARE）、缺血性疾病普伐他汀长期干预研究（long-term intervention with pravastatin in ischemic disease，LIPID）、空军冠状动脉粥样硬化预防研究/得克萨斯冠状动脉粥样硬化预防研究（air force coronary atheroslclerosis prevention study/texas coronary atherosclerosis prevention study，AFCAPS/TexCAPS）、退伍军人高密度脂蛋白干预研究（veterans affairs hdl intervention trial，VA-HIT）和心脏保护研究（the heart protection study，MRC/BHF）。强化降胆固醇治疗减少心脏缺血事件的发生，大规模的强化与中度降胆固醇治疗比较血管造影试验（Post-CABG Trial）和较小规模的强化与一般降胆固醇治疗比较试验（Atorvastatin versus Revascularization Trial）都证实了这点。

27.4.1　一级预防试验

脂质研究和临床冠心病一级预防试验：表明胆固醇与冠心病的发展有因果关系的最有力证据来自随机对照的一级和二级预防临床试验。脂质研究和临床冠心病一级预防试验（the lipid research clinics coronary primary prevention trial，LRC-CPPT）研究入选了3 806个没有冠心病症状的中年男性（35～59岁），他们的血清总胆固醇水平大于7 mmol/L。在7年的随访研究中，每天消胆胺（考来烯胺）24 g降低总胆固醇13%、降低LDL-C20%。冠心病死亡治疗组发生155例，对照组发生187例，相对危险降低19%。降胆固醇治疗组心绞痛、运动试验阳性、外科血管重建和心力衰竭发生的相对危险都降低。这些研究还发现，胆固醇降低1%，则冠心病事件发生可减少2%。

赫尔辛基心脏研究（The Helsinki Heart Study）：随机入选4 081个中年男性（40～55岁），他们的非高密度脂蛋白胆固醇大于5.2 mmol/L，给予吉非贝齐（Gemfibrozil）治疗，600 mg/次，一天两次，结果总胆固醇降低8%，LDL-C 降低8%，甘油三酯降低35%，而HDL-C增高10%。在5年随访中，接受吉非贝齐治疗的人群心血管事件发生率降低34%。在LRC-CPPT 和赫尔辛基心脏研究两项研究中，全因死亡并没有差异。

苏格兰西部冠脉预防研究：一级预防性试验也使用HMG-CoA还原酶抑制剂。苏格兰西部冠脉预防研究（WOSCOPS）入选6 695例男性，年龄在45～64岁之间，LDL-C大于4.0 mmol/L，随机分为2组，分别给予普伐他汀（pravastatin）40 mg/d或安慰剂治疗。结果显示，普伐他汀治疗组总胆固醇降低20%，LDL-C降低26%，一级终点事件、冠心病死亡和非致死性心肌梗死降低31%。全因死亡下降22%，在调整了基线危险因素后变得有明显的统计学差异。

空军冠状动脉粥样硬化预防研究/得克萨斯冠状动脉粥样硬化预防研究（air force/texas coronary atherosclerosis prevention study，AF/TexCAPS）：入选6 605个健康中年男性和女性，HDL-C小于1.3 mmol/L，LDL-C 3.38～4.94 mmol/L，随机分为2组，分别给予阶梯性洛伐他汀治疗使LDL-C降低到2.86 mmol/L以下或给予安慰剂治疗。这个5的随访研究证实，洛伐他汀治疗使死亡、心肌梗死、不稳定型心绞痛住院下降36%，这个结果在试验头一年末已经得到展现。接下来的分析显示，在那些HDL-C 小于0.91 mmol/L 和0.91～1.01 mmol/L之间的人群，心血管事件危险性分别降低45%和44%。由此提示，那些HDL-C小于1.04 mmol/L和LDL-C大于3.38 mmol/L 的健康人群将得益于HMG-CoA还原酶抑制剂治疗。

盎格鲁-斯堪的那维亚人心脏预后试验（anglo-scandinavian cardiac outcomes trial，ASCOT）：入选10 305个男性和女性高血压病人（年龄40～79岁），具有冠心病危险因素和总胆固醇小于6.5 mmol/L。他们除了被随机分配接受抗高血压治疗外，还被随机分配到两个组，分别给予阿托伐他汀每天10 mg或者安慰剂治疗。这个计划随访5年的研究进行到中间阶段3.3年时提前结束，因为他汀类药物治疗组LDL-C平均降低到2.6 mmol/L以下，冠心病事件发生率明显降低（36%）。这个研究的结果支持，具有多种冠心病危险因素的高血压患者需要接受强化降脂治疗，使LDL-C小于2.6 mmol/L。

27.4.2 血管造影试验 在过去的20年里，许多随机、对照试验调查降胆固醇治疗是否可以减缓血管造影或超声检查所能发现的冠状动脉或颈动脉粥样硬化的进展。在这些试验中降低胆固醇使用了许多不同的方法，包括低脂饮食、运动、单一药物、多种药物和部分回肠旁路术。最近的临床试验常用HMG-CoA还原酶抑制剂，多采用定量冠状动脉造影术进行评价，反应在临床上他汀类药物得到广泛的应用。试验时间从1~10年不等，病例数从43~838个。除了个别试验以外（治疗前病人的胆固醇水平最低），这些试验都显示，与对照组相比，接受他汀类药物治疗的病人血管造影结果得到了改善，疾病进展缓慢，存在的病变损伤更稳定，新的病变损伤发生减少。他汀类药物治疗组和对照组相比，尽管冠状动脉内径大小的绝对差别较小（1%~3%），但有统计学意义，而且总体看来这种差异代表着疾病进程相对减缓50%~75%，意味着心血管事件发生相对危险显著降低。有临床试验证实，他汀类药物治疗可使血管狭窄百分比或内膜中层厚度有一个平均较小程度的降低。尽管这个研究结果提示疾病进展的延缓，但血管造影试验只提供了管腔直径变化的信息，不能提供斑块容积变化的情况。然而初步的血管内超声研究资料提示，降胆固醇治疗可减小粥样斑块的面积，即使血管腔直径并没有增加。最近一个随访18个月的临床试验（REVERSAL）观察了502个高脂血症的冠心病病人（平均年龄56岁，平均LDL3.9 mmol/L，平均甘油三酯2.2 mmol/L），发现高剂量的阿托伐他汀（每天80 mg）治疗使LDL-C平均降低到2.07 mmol/L，血管内超声检测显示斑块容积减小0.4%。相应的，普伐他汀（每天40 mg）治疗使LDL-C平均降低到2.86 mmol/L，斑块容积增加了2.7%。这些研究结果再一次向我们展示，强化降脂治疗可延缓疾病的进程，但不能很好地逆转冠脉的病变损伤。

27.4.3 二级预防试验

斯堪的那维亚人辛伐他汀生存研究：虽然早期的心血管事件和血管造影二级预防试验证实了他汀类药物治疗可降低心血管事件的发生，但是斯堪的那维亚人辛伐他汀生存研究（scandinavian simvastatin survival study， SSSS，4S）是第一个证实他汀类药物治疗可降低全因死亡的临床试验。4S研究总共纳入了男女病例4 444个（其中男性占81%），年龄35~70岁，有心肌梗死病史（79%）和（或）有心绞痛史，病人起始胆固醇水平5.54~8.06 mmol/L，甘油三酯水平小于2.24 mmol/L，辛伐他汀用量20 mg/d或40 mg/d，目的是使胆固醇水平降低到5.2 mmol/L。在平均5.4年的随访过程中，辛伐他汀降低胆固醇水平平均从6.76 mmol/L到4.91 mmol/L（降低25%），全因死亡降低30%，心肌梗死、血管成形术或搭桥手术需要、中风和短暂性脑缺血发作以及住院率都有明显的降低。在所有分析的亚组中，糖尿病病人获得最大的相对和绝对的益处（危险度下降55%）。不管初始胆固醇水平如何，主要心血管事件的危险都得到相同程度的降低。高甘油三酯血症和（或）低高密度脂蛋白胆固醇水平的病人似乎获益更大。LDL-C降低的幅度和与其治疗前的水平都与心血管事件和死亡降低的得益有关。

胆固醇和再发事件研究（cholesterol and recurrent events study， CARE）：被设计用来评价降胆固醇治疗的效果（普伐他汀40 mg），总共纳入男女病例4 159个（其中男性占86%），有心肌梗死病史，胆固醇水平一般（小于6.24 mmol/L），各脂质成分的平均值为：总胆固醇5.44 mmol/L、LDL-C3.6 mmol/L、高密度脂蛋白-胆固醇1.0 mmol/L、甘油三酯1.76 mmol/L。这个平均胆固醇水平几乎与美国民众的平均胆固醇水平相同（5.4 mmol/L）。普伐他汀治疗使总胆固醇降低20%、LDL-C降低32%。在五年的随访中，一级终点事件、冠心病死亡和非致死性心肌梗死从对照组的274人降低到治疗组的212人（减少24%）。正如4S研究结果一样，普伐他汀治疗使血管成形术或搭桥手术需要、不稳定性心绞痛和中风的发生降低13%~31%。CARE试验结果延伸了4S研究的重要观察结果，它的研究对象大部分是美国的冠心病病人，包括女性病人。

缺血疾病普伐他汀长期干预试验（long-term intervention with pravastatin in ischemic disease trial，LIPID）：是第三个大规模的二级预防试验，在澳大利亚和新西兰进行，总共入选9 014个男性和女性，他们的胆固醇水平为4~7 mmol/L。普伐他汀40 mg/d治疗可降低一级终点事件冠心病死亡24%。与其他二级预防试验观察结果一样，中风危险降低19%。这些二级预防试验均提示，LDL-C降低到2.6 mmol/L以下伴随着心血管事件发生的减少。

尽管4S和CARE试验显示，对于初始胆固醇水平不同的人群，二级预防都将使他们得到益处。但这两项试验并没有评估不同程度的胆固醇水平降低得到的益处如何。冠状动脉旁路移植术后试验（Post-CABG）进行了这方面的探讨。这个血管造影试验总共入选1 351个病例（男性占92%），试验前均接受过冠状动脉旁路手术，采取2乘2的阶梯设计，分别给予中等降胆固醇或强化降胆固醇治疗，并进一步分组分别给予低剂量的华法林或安慰剂治疗。中等降胆固醇治疗组病人的LDL-C平均降低到3.51 mmol/L，而强化降胆固醇治疗组（他汀类药物+/- 胆汁酸多价螯合剂）病人的LDL-C平均降低到2.47 mmol/L。4年随访结果显示，与中等降胆固醇治疗相比，强化降胆固醇治疗组病人旁路移植术后血管桥疾病进展更慢，长期（随访7.5年）心血管事件发生的相对危险降低24%，死亡下降35%。因此，这个试验首次证明强化降LDL治疗（LDL小于2.6 mmol/L）的额外益处，正如美国国家胆固醇教育计划所推荐的一样。

阿托伐他汀与血管重建比较试验（atorvastatin versus revascularization trial， AVERT）：证实了Post-CABG试验的结果，在341个具有轻度的稳定型心绞痛的冠心病病人中，比较强化降胆固醇治疗（阿托伐他汀 80 mg/d）、常规降胆固醇治疗和血管成形术的临床疗效。结果显示，阿托伐他汀可使LDL-C从3.74 mmol/L降低到2.0 mmol/L，而常规治疗从3.82 mmol/L降低到3.12 mmol/L。一级复合临床终点事件在强化治疗组降低36%，主要是降低了不稳定型心绞痛的住院率。AVERT试验的不足是其结果缺乏普遍性，因为这一试验是在支架植入广泛开展之前进行的。

心肌缺血减少与强化降胆固醇治疗研究：在心肌缺血减少与强化降胆固醇治疗研究（the myocardial ischemia reduction with aggressive cholesterol lowing study， MIRACL）之前，二级预防试验都入选稳定冠心病病例。相反，MIRACL研究入选的病例为急性冠状动脉综合征病人（包括不稳定型心绞痛或非Q波心肌梗死），总共入选男女病例3 086个，年龄在26～94岁之间，评估阿托伐他汀（80 mg/d）治疗16周的效果。阿托伐他汀在入院后的1～4天内开始给药，病人的初始总胆固醇和LDL-C水平平均是5.36 mmol/L和3.13 mmol/L，干预后治疗组和对照组的LDL分别是1.87 mmol/L和3.51 mmol/L。在治疗的16周，阿托伐他汀治疗组一级复合终点事件包括死亡、非致死性心肌梗死、心脏骤停和复苏、心绞痛住院率降低16%（14.8%对17.4%）。在具有低中等程度初始LDL-C水平的亚组病例中（LDL-C小于3.12 mmol/L），也发现有明显统计学益处。也意外地发现中风降低50%。这项研究凸显了强化降胆固醇治疗可降低炎症反应、改善急性冠脉综合征病人的预后，而不管病人基础胆固醇水平如何。在之前接受过他汀类药物治疗的急性冠脉综合征病人，如果中断降胆固醇治疗可引起冠心病事件反跳性增加。

医学研究委员会心脏保护研究（medical research council-heart protection study， MRC-HPS）：是规模最大的临床终点评价试验（n=20 000），历时5年，被设计用来评估他汀类药物降脂治疗（辛伐他汀）对接受或不接受抗氧化维生素治疗的高危人群的临床影响。病例纳入标准包括先前存在冠心病、糖尿病、其他血管疾病或治疗过的高血压。结果显示，辛伐他汀治疗均明显降低总死亡率和冠心病事件的发生率（降低24%～33%），这些得益均在高危病人中观察到，包括糖尿病和基础LDL-C低（小于2.6 mmol/L）的病人。这项研究提供了令人注目的证据，就是所有具有血管疾病的病人都应该进行降脂治疗，不管他们的基础LDL-C水平如何。

退伍军人高密度脂蛋白干预试验（veterans affairs hdl intervention trial， VA-HIT）：被设计用来评价苯扎贝特和吉非贝齐对胆固醇水平正常的冠心病病人的临床影响，病人平均年龄64岁，LDL-C 2.88 mmol/L，伴有低HDL-C（小于1.04 mmol/L）。吉非贝齐600 mg，每天两次可升高HDL-C 6%， 降低甘油三酯31%，同时不影响LDL-C水平。一级终点事件包括冠心病死亡和非致死性心肌梗死降低22%。在这个试验里，HDL-C升高得到的益处小于25%，同时观察到，治疗后HDL-C水平最高的病人其心血管事件的发生率最低。当病人有糖尿病或者血浆胰岛素升高时得益最多。

苯扎贝特心肌梗死预防研究（bezafibrate infarction prevention study， BIP）：是二级预防试验，应用苯扎贝特治疗，入选3 090个病人，与VA-HIT试验相比，这些病人具有不同的人口统计学和生物化学特征，年龄较年轻（平均60岁），基础LDL-C高（平均3.8 mmol/L），糖尿病病人较少（10%对25%以上）。资料从6.2年的随访中获得，结果显示，一级终点事件如再发心肌梗死或心脏猝死降低7.3%（无统计学差异）。尽管如此，亚组分析显示，基础总甘油三酯大于或等于2.24 mmol/L的亚组病例，一级终点事件降低40%。这些结果提示，对于伴有混合型高脂血症的冠心病病人，与他汀类药物相比，苯扎贝特并不是有效的一线治疗药物。

27.5 调脂治疗的目标

美国国家胆固醇教育计划（NCEP）成人治疗委员会的推荐治疗方案都是基于空腹检测的LDL-C、HDL-C和甘油三酯水平。只要心血管疾病和脂质代谢紊乱诊断成立，饮食和药物治疗就应该启动。对于已有心血管疾病、糖尿病或冠脉疾病等危险因素，NCEP指南建议血脂治疗的主要目标是使LDL-C降低到2.6 mmol/L以下，其次的目标是使非HDL-C低于3.38 mmol/L（或甘油三酯低于1.7 mmol/L）伴随HDL-C升高大于1.04 mmol/L。

NCEP的第三次报告给出了一个全面危险评估表用来区分一级预防的优先次序。对血脂异常患者首先应进行危险分层，分层依据包括以下危险因素：①LDL-C以外的冠心病主要危险因素：吸烟，高血压（血压≥18.67/12 kPa或正在接受抗高血压治疗），低HDL-C（＜1.04 mmol/L），年龄（男性＞45岁，女性＞55岁）、早发冠心病家族史（男性直系亲属＜55岁患冠心病，女性直系亲属＜65岁患冠心病）。②生活方式危险因素：肥胖［体重指数＞30/（kg·m^2），国内定为＞28/（kg·m^2）］缺乏体力活动，致动脉粥样硬化性饮食。③新兴的危险因素：脂蛋白（α）、同型半胱氨酸、促凝因子、促炎因子、空腹血糖或异常的糖耐量。

ATP Ⅲ 提出冠心病等危症的概念，即非冠心病者10年内发生主要冠脉事件的危险与已患冠心病者同等，新发和复发冠心病事件的危险＞20%，包括糖尿病、症状性颈动脉病、腹主动脉瘤、周围动脉疾病，10年冠心病的危险性＞20%（Framingham危险评分法见表27-1、表27-2）等。通过危险分层可确定心血管病的高危患者，如有多重危险因素聚集的患者，冠心病及冠心病等危症、急性冠脉综合征患者，冠脉血管重建术后患者等。2004年ATPⅢ危险分层的修订建议提出了心血管病极高危的概念（表27-3）。具有多种危险因素，但没有确定冠心病或冠心病等危险因素，NCEP建议治疗目标应使LDL-C低于3.38 mmol/L。在没有多种危险因素的健康人群中（10年发病危险性小于10%），NCEP建议LDL-C应低于4.16 mmol/L。近年来大型临床试验结果为“LDL-C降低幅度越大，临床获益越多”提供了充分的依据，尤其对于高危病人，LDL-C应获得较大幅度的降低。

根据21世纪初相继公布的大型临床试验（HPS、PROSPER、ALlHAT-LLT、ASCOT-LLA，PROVE IT-TIMl22），2004年NCEP ATPⅢ作了一些重要的补充性建议。首先，NCEP ATPⅢ提出了极高危的概念和更为积极的降脂目标。极高危患者即指心血管病（CVD）危险性极高的患者。这些对象包括明确的CVD加上：①多种主要危险因素（尤其是糖尿病）；②严重并且控制较差的危险因素（尤其是继续吸烟）；③代谢综合征的多种危险因素［尤其是TG≥2.24 mmol/L加上非-HDL-C≥3.38 mmol/L，并且低HDL-C（＜1.04 mmol/L）］；④急性冠脉综合征患者。对于列为极高危的患者，ATP Ⅲ补充报告建议将LDL-C降低至＜1.82 mmol/L作为可选择目标（见表27-4）。ATPⅢ补充报告还建议，对于中度高危者（2^+危险因子，10年危险10%～20%），建议降LDL-C目标为＜3.38 mmol/L。按现有的临床试验证据，LDL-C＜2.60 mmol/L为可选择的目标。对于中度高危患者，目标LDL-C＜2.60 mmol/L可作为一种治疗选择，LDL-C水平在2.6～3.38 mmol/L也可选择此目标，若基线或生活方式改变下的LDL-C水平在2.60～3.38 mmol/L，按现有的临床试验证据，可以开始降LDL-C药物治疗，使LDL-C降至＜2.60 mmol/L，这并非强制性的。对于高危患者，LDL-C的目标是＜2.60 mmol/L，按现有的临床试验结果，LDL-C＜1.82 mmol/L也是可供选用的目标，若LDL-C＞2.60 mmol/L，在进行TLC（治疗性生活方式改变）同时，宜服用一种降LDL-C药物。若基线LDL-C＜2.60 mmol/L，按现有的临床试验证据也可以开始降LDL-C药物治疗，使LDL-C降至<1.82 mmol/L，这并非强制性的。对于高危或中度高危患者使用降LDL-C药物治疗时，建议其治疗强度足以使LDL-C水平至少降低30%~40%。若高危者伴高甘油三酯或低HDL-C，可考虑一种贝特类或烟酸与一种降LDL-C药物合用。若甘油三酯>2.2 mmol/L，非HDL-C成为第二治疗靶标，治疗目标比LDL-C治疗目标高0.78 mmol/L。治疗性生活方式改变（TLC）仍是必不可少的重要措施。TLC通过几种降LDL-C以外的机制发挥降低心血管危险的潜在作用。凡有生活方式相关危险因子（肥胖、体力活动少、高甘油三酯，低HDL-C或代谢综合征）的高危或中度高危者，无论LDL-C水平高低，均需进行TLC，以改善这些危险因子。

中国血脂异常防治所建议的血脂治疗目标值和开始治疗的标准值见表27-5。TC、HDL-C、LDL-C的单位换算：mmol/L=mg/dL×0.025 86；TG的单位换算：mmol/L=mg/dL×0.011。在接受治疗前，需要评估引起血脂代谢紊乱的其他继发原因，如甲状腺功能低下、糖尿病、肾或肝的疾病、蛋白代谢紊乱、酒精中毒、厌食症、卟啉症和妊娠以及黄体酮、蛋白同化的类固醇、皮质类固醇、利尿药和β-受体阻滞剂的使用。血脂治疗应该基于多次空腹血脂蛋白的检测结果。

表27-1　男性10年内罹患冠心病的危险评估（Framingham危险评分法）

Age	Points	Total Cholesterol	Points at Ages 20~39	Points at Ages 40~49	Points at Ages 50~59	Points at Ages 60~69	Points at Ages 70~79
20~34	-9	<4.14	0	0	0	0	0
35~39	-4	4.14~5.20	4	3	2	1	0
40~44	0	5.20~6.18	7	5	3	1	0
45~49	3	6.18~7.21	9	6	4	2	1
50~54	6	≥7.21	11	8	5	3	1
55~59	8						
60~64	10						
65~69	11						
70~74	12	Nonsmoker	0	0	0	0	0
75~79	13	Smoker	8	5	3	1	1

HDL	Points	Systolic BP	if Untreated	if Treated
≥1.56	-1	<16.0	0	0
1.30~1.56	0	16.0~17.3	0	1
1.04~1.56	1	17.3~18.7	1	2
<1.04	2	18.7~21.3	1	2
		≥21.3	2	3

Point Total	10-Year Risk	Point Total	10-Year Risk
<0	<1%	11	8%
0	1%	12	10%
1	1%	13	12%
2	1%	14	16%
3	1%	15	20%
4	1%	16	25%

续表

		Point Total	10-Year Risk	Point Total	10-Year Risk
		5	2%	＞17	≥30%
		6	2%		
		7	3%		
		8	4%		
		9	5%		
		10	6%		

注：血压的单位为kPa，总胆固醇、高密度脂蛋白的单位为mmol/L。Age：年龄（岁）；points：积分；point total：总积分；total cholesterol：总胆固醇；HDL：高密度脂蛋白；systolic BP：收缩压；if untreated：如果不治疗；if treated：如果治疗；10 ~ year risk：10年内罹患冠心病的危险［引自美国国家胆固醇教育计划成人高胆固醇血症检测、评价和治疗专家组第三次报告（NECP ATP Ⅲ）］

表27-2 女性10年内罹患冠心病的危险评估（Framingham危险评分法）

Age	Points	Total Cholesterol	Points at Ages 20 ~ 39	Points at Ages 40 ~ 49	Points at Ages 50 ~ 59	Points at Ages 60 ~ 69	Points at Ages 70 ~ 79
20 ~ 34	−7	＜4.14	0	0	0	0	0
35 ~ 39	−3	4.14 ~ 5.20	4	3	2	1	1
40 ~ 44	0	5.20 ~ 6.18	8	6	4	2	1
45 ~ 49	3	6.24 ~ 7.21	11	8	5	3	2
50 ~ 54	6	≥7.21	13	10	7	4	2
55 ~ 59	8						
60 ~ 64	10						
65 ~ 69	12						
70 ~ 74	14	Nonsmoker	0	0	0	0	0
75 ~ 79	16	Smoker	9	7	4	2	1

HDL	Points	Systolic BP	if Untreated	if Treated
≥1.56	−1	＜16.0	0	0
1.30 ~ 1.56	0	16.0 ~ 17.3	1	3
1.04 ~ 1.56	1	17.3 ~ 18.7	2	4
＜1.04	2	18.7 ~ 21.3	3	5
		≥21.3	4	6

		Point Total	10-Year Risk	Point Total	10-Year Risk
		＜9	＜1%	20	11%
		9	1%	21	14%
		10	1%	22	17%
		11	1%	23	22%
		12	1%	24	27%

续表

	Point Total	10-Year Risk	Point Total	10-Year Risk
	13	2%	≥25	≥30%
	14	2%		
	15	3%		
	16	4%		
	17	5%		
	18	6%		
	19	8%		

注：血压的单位为kPa，总胆固醇、高密度脂蛋白的单位为mmol/L。Age：年龄（岁）；points：积分；point total：总积分；total cholesterol：总胆固醇；HDL：高密度脂蛋白；systolic BP：收缩压；if untreated：如果不治疗；if treated：如果治疗；10-year risk：10年内罹患冠心病的危险［引自美国国家胆固醇教育计划成人高胆固醇血症检测、评价和治疗专家组第三次报告（NECP ATP Ⅲ）］

表27-3　2004年NCEP ATP Ⅲ关于危险分层的修订建议

分层	分层依据	分层	分层依据
极高危（very high risk）	存在动脉硬化心血管疾病，并有以下之一 ①多种重要危险因子，尤其糖尿病 ②严重和控制不良的因子，尤其是继续吸烟 ③代谢综合征的多种危险因子，尤其是TG≥2.24 mmol/L+非HDL-C≥3.38 mmol/L且HDL-C≤1.04 mmol/L ④急性冠脉综合征	中度高危（moderately high risk）	2^+危险因子*（10年危险10%～20%）
高危（high risk）	冠心病：心肌梗死、不稳定性或稳定性心绞痛、PTCA/CABG#史或临床上有显著的缺血证据；冠心病等危症：非冠脉粥样硬化性疾病（周围动脉病、腹主动脉瘤、颈动脉病包括TIA和卒中）、糖尿病、2^+危险因子*（10年危险>20%）	中度危险（moderately risk）	2^+危险因子*（10年危险<10%）
		低危（low risk）	0～1危险因素

注：# PTCA：经皮腔内冠状动脉成形术；CABG：冠状动脉旁路移植术；*：2^+危险因子：2项或2项以上危险因子

表27-4　2004年NECP ATP Ⅲ对治疗性生活方式改变和药物治疗的LDL-C目标值和切点的修订建议（mmol/L）

危险分层	LDL-C目标值	开始TLC的LDL-C水平	考虑药物治疗的LDL-C水平
高度危险 CHD或CHD等危症 （10年危险>20%）	<2.60 可选<1.82	≥2.60	≥2.60 <2.60：可考虑用药
中度高危 2^+危险因素* （10年危险10%～20%）	<3.38 可选<2.60	≥3.38	≥3.38 2.60～3.38：可考虑用药

续表

危险分层	LDL-C目标值	开始TLC的LDL-C水平	考虑药物治疗的LDL-C水平
中度危险 2⁺危险因素 （10年危险＜10%）	＜3.38	≥3.38	≥4.16
0～1危险因素	＜4.16	≥4.16	≥4.94 4.16～4.94：可考虑用药

注：*：2⁺危险因素指2个或2个以上危险因素［引自胡大一，中国胆固醇教育计划系列讲座之五，China Medical News，2005，20（10）：20］。

表27-5 中国血脂异常防治建议的血脂治疗目标值和开始治疗的标准值（mmol/L）

危险分类	饮食疗法开始标准	药物疗法开始标准	治疗目标值
动脉粥样硬化病（-） 其他危险因子（-）	TC＞5.72 LDL-C＞3.64	TC＞6.24 LDL-C＞4.16	TC＜5.76 LDL-C＜3.64
动脉粥样硬化病（-） 其他危险因子（+）	TC＞5.2 LDL-C＞3.12	TC＞5.72 LDL-C＞3.64	TC＜5.2 LDL-C＜3.12
动脉粥样硬化病（+）	TC＞4.68 LDL-C＞2.60	TC＞5.2 LDL-C＞3.12	TC＜4.68 LDL-C＜2.60

27.6 饮食治疗

大部分西方国家人群有高的胆固醇水平，原因是因为他们摄取超量的饱和脂肪和卡路里及运动量不足。然而，一些西方国家的社会团体有相对低的冠心病发生率，例如太平洋Rim人群，他们低脂饮食。还有地中海人群，他们的饮食以含丰富单价不饱和脂肪酸的食物以及水果、蔬菜为主。低脂肪、低饱和脂肪酸和地中海饮食都被证明可以减缓冠心病的进展和减少心血管事件的发生。进食饱和脂肪酸可降低肝LDL受体的活性，而肥胖可导致脂蛋白产生过度。饮食治疗是一级预防中胆固醇降低的基本方法，特别是对于那些低度危险的病人。而且饮食治疗也是二级预防药物治疗的重要辅助手段。除了降低胆固醇水平外，适当的饮食治疗可以减轻体重，降低血压，改善高血糖状态和胰岛素抵抗。

饮食治疗的目标是达到合适的体重和血脂水平以及改善胰岛素敏感性和血管生理功能。单价或多不饱和脂肪酸代替饱和脂肪酸可以降低血清总LDL-C水平。不过，过高摄入多不饱和脂肪酸可使HDL-C轻度降低。一般地，在降低胆固醇方面，降低饮食中的饱和脂肪酸和卡路里比降低饮食中的胆固醇含量更有效。尽管高碳水化合物饮食（大于总热量的60%）可以有效降低胆固醇，但会使甘油三酯升高。

饱和脂肪酸通过氧化应激机制直接损害内皮功能，这与高胆固醇血症的影响方式相似。这种内皮损伤在糖尿病病人中更明显，饮食以水果和蔬菜为主可以减轻这种损伤，因为水果和蔬菜含有丰富的抗氧化物质。这可以用来解释，在七国和Lyon饮食心脏研究中，食用含黄酮类化合物丰富的水果和蔬菜有临床得益，因为抗氧化性物质摄入量高。

内科医生在建议和确保饮食结构调整上起着关键性作用，但需要营养师和护士协助执行。为了降低LDL-C，NCEP建议日常饮食从脂肪中得到的卡路里为25%～35%，从饱和脂肪酸得到的卡路里小于

7%，胆固醇摄入量小于5.2 mmol/L。具潜在降低胆固醇作用的食物有：每天食用含2 g固醇酯的人造黄油降胆固醇15%，每天食用含50 g异黄酮的豆制产品降胆固醇10%，每天食用鸟氨酸转氨酶麦麸6 g降胆固醇5%。NCEP推荐可食用可溶性纤维和含固醇酯的人造黄油来降低胆固醇。减少食用肉产品、全脂牛奶产品、热带油（如椰子油）和氢化植物油可降低饱和脂肪酸和反式脂肪酸。美国食品药物管理局（FDA）要求在食物包装上要有其脂肪含量的食物标签。在鱼油和植物油如芸苔油中发现的ω-3脂肪酸具有许多血管保护作用，包括改善内皮功能、稳定细胞膜、降低血小板聚集以及降低甘油三酯水平。两个血管造影临床试验中的一个证实，进食鱼油可减缓疾病的进程。GISSI研究组报告心肌梗死后的病人食用ω-3脂肪酸（1 g/d）可降低心血管病的死亡17%，主要是猝死降低（降低26%）。低脂、全碳水化合物（特别是可溶性纤维）都是被强烈推荐在对心脏健康有益的食谱上。与戒酒或过度饮酒相比，适量的酒精摄入（1~2 oz/d）可降低心血管病危险和总死亡率。然而随着酒精摄入量的增加，其他酒精相关性疾病以及高血压、心功能不全的发生增多，总死亡率增加。经常有规律的运动可以减轻体重，降低LDL-C、甘油三酯水平，降低心肌梗死和猝死的危险性，同时升高HDL-C水平，改善心血管调节功能，使身体处于一个良好的状态。

地中海饮食有丰富的水果、蔬菜、鱼、生面团和葡萄酒，在降低心血管危险方面可提供实质性的益处。Lyon饮食心脏试验证实，遵照以下的饮食建议心血管事件相对危险可降低72%，死亡相对危险降低60%，这些饮食建议包括：多面包、水果、蔬菜和黄豆，少肉和全脂牛奶产品，同时使用含ω-3脂肪酸丰富的芸苔油。另一个可选择的方案是极低脂肪饮食，大约10%的卡路里是来自于脂肪。但关于这些饮食治疗的长期随访资料很少，有小规模的血管造影试验显示这类饮食治疗5年使血管直径平均增加3%。尽管如此，少有病人和医生愿意或者能够确保这些饮食方案的执行，部分是因为病人的口味和具有心脏保护作用的单价和多价不饱和脂肪酸来源的限制，尤其是ω-3脂肪酸。最新的NCEP指南推荐至多35%的卡路里来自脂肪，但建议尽可能少摄入饱和脂肪酸和反式脂肪酸，如果可能的话要完全去除。

27.7 运动

运动减少是心血管疾病发生的一个重要危险因素，同时运动是高胆固醇血症治疗的一个基本方法。每天步行30 min（大约1.5 km）降低心肌梗死危险50%，强度较大的运动每星期1~2次降低心肌梗死危险80%，每星期3~4次降低心肌梗死危险90%，每星期5次或更多次降低心肌梗死风险98%。运动对心血管系统有很多益处，同时可减少冠心病的危险因素，包括降低血压、心率和升高HDL-C，同时降低甘油三酯，增高胰岛素敏感性和促进纤维蛋白溶解。已有证据表明，运动（每天运动30 min，达到根据年龄预测的最大心率的75%）和低脂饮食（从脂肪来的卡路里小于20%）相结合可以延缓血管造影所示冠状动脉疾病的进展，并且增加疾病逆转的几率。患者主观上感觉身体状况良好，也较少出现抑郁。减肥运动训练可以额外（与有氧运动无关）再降低冠心病事件20%~25%。NCEP推荐每天运动至少30 min。

27.8 药物治疗

药物治疗高胆固醇血症一般比饮食调控来得有效。对于低度危险病人的一级预防，可以推迟3~6个月进行药物治疗，以便留出时间让患者调整饮食结构。相反，对于二级预防或者高度危险病人的一级预防，一旦高胆固醇血症诊断确立，必须立即开始给予药物和饮食治疗。调脂药物大体上可以分为两大类，一类主要降低LDL-C，以HMG-CoA还原酶抑制剂（即他汀类药物）和胆汁酸螯合剂为代表，另一类主要降低甘油三酯和升高HDL-C，以烟酸和苯氧酸衍生物为代表。HMG-CoA还原酶抑制剂也可升高HDL-C和降低甘油三酯。大剂量HMG-CoA还原酶抑制剂可更为有效地降低高甘油三酯患者的甘油三酯水平和升高低HDL患者的HDL水平。相比之下，胆汁酸螯合剂却可以升高甘油三酯水平，正如高碳水化合物饮食、酒精和雌激素也有同样的作用。肠道吸收抑制剂可以降低LDL水平15%～20%，而不引起甘油三酯的升高。烟酸是升高HDL胆固醇最有效的药物，而大剂量（超过1 g/d）也可以降低LDL-C。苯氧酸衍生物则是降低甘油三酯最有效的药物。见表27-6。

表27-6 临床常用的几类影响脂质代谢的药物

药物种类	药名	剂量	调脂效果	副作用	禁忌证	临床试验结果
HMG-CoA还原酶抑制剂(他汀类)	洛伐他汀 普伐他汀 辛伐他汀 氟伐他汀 阿伐他汀	20～80 mg 20～40 mg 20～80 mg 20～80 mg 10～80 mg	LDL-C 8%～55% HDL-C 5%～15% TG 7%～30%	肌病，肝酶升高	绝对：活动或慢性肝病；相对：与某些药物合用	降低主要冠脉事件，降低冠心病死亡，减少冠脉介入手术，降低脑卒中，降低总死亡
胆汁酸整合剂	考来稀胺 考来替泊 Colesevelam	4～16 g 5～20 g 2.6～3.8 g	LDL-C 15%～30% HDL-C 3%～5% TG （无变化或升高）	胃肠不适，便秘，吸收减少	绝对：异常B脂蛋白血症，TG > 4.48 mmol/L；相对：TG > 2.24 mmol/L	降低主要冠脉事件
烟酸	速释剂 缓释剂	1.5～3 g 1～2 g	LDL-C 5%～25% HDL-C 15%～35% TG 20%～50%	面红，高血糖，高尿酸（或痛风），上消化道不适，肝毒性	绝对：慢性肝病，严重痛风；相对：糖尿病，溃疡病，高尿酸血症	减少主要冠脉事件，可能减少总死亡
苯氧芳酸类	吉非贝齐 非诺贝特 氧贝特	0.6g/bid 0.2 g 1g/bid	LDL-C 5%～20% HDL-C 10%～20% TG 20%～50%	消化不良，胆石症，肌病	绝对：严重肾病，严重肝病	减少主要冠脉事件

引自赵水平，冠心病防治中调脂治疗的指南. 见陈修主编. 心血管药理学（第三版）. 人民卫生出版社，2002

27.8.1 他汀类药物：LDL-C降低效应 细胞内胆固醇合成限速酶三羟基三甲基戊二酰辅酶A（HMG-CoA）还原酶抑制剂，是目前临床上应用最广泛的调脂药，由于这类药物的英文名称都含有“Statin”，故常简称为他汀类调脂药。他汀类调脂药凭借其高效（25%～60%的LDL-C降幅）和低副作用发生率成为治疗LDL-C增高的首选药物。这类药物抑制细胞胆固醇的产生，从而增加肝脏LDL受体表达。目前在美国中有6种HMG-CoA还原酶抑制剂药物用于临床，包括阿托伐他汀，氟伐他汀，洛伐他汀，普伐他汀，罗苏伐他汀和辛伐他汀（各种他汀类药物的调脂作用见表27-7、表27-8）。一般而论，HMG-CoA还原酶抑制剂给药剂量加倍可以额外再降低6%～7%的LDL胆固醇水平。HMG-CoA还原酶抑制剂一般每日晚间一次给药，因为大多数胆固醇是在夜间合成的。在开始HMG-CoA还原酶抑制剂治疗之后6周左右，必须重复测定血脂水平，饮食调节仍必须强调。如果达不到期望的LDL-C水平，则需考虑加大用药剂量或者改用其他更高效能的他汀类药物。作为加大剂量或者换药的替代方案，也可以加用第二种降脂药，例如胆固醇吸收抑制剂或者胆汁酸螯合剂。联合用药目前可以在多基因性高胆固醇血症患者（LDL胆固醇水平增高最常见的表型）的治疗中实现60%~70%的LDL-C降幅。1995年以来发表的4S、CARE、LIPID、WOSCOPS、AF/TexCAPS、Post-CABG和MIRACL等大规模临床试验表明：①他汀类药物（辛伐他汀、普伐他汀、洛伐他汀、氟伐他汀和阿托伐他汀）不但可明显降低TC和LDL-C，并且对于冠心病的一级和二级预防有明显作用，可显著减少致命或非致命性心肌梗死、心血管死亡、对PCI（percutaneous coronary intervention，经皮冠状动脉介入治疗干预）与CABG（coronary arterial bypass surgery，冠状动脉旁路移植术）的需要以及脑卒中，降低总死亡率。②对于用药前基线TC/LDL-C水平明显升高或处于平均水平的患者均有效。③与PCI或CABG合用，可明显减少干预后的重要心血管事件或减缓动脉粥样硬化病变的进展，并减少再次PCI或CABG的需要。④在急性冠脉综合征早期用药安全有益。⑤糖尿病、高龄（>70岁）、有外周动脉粥样硬化的患者或女性均可从他汀干预获益。

表27-7 目前使用的5种他汀类药物对无高甘油三酯血症病人脂质和脂蛋白影响的比较

他汀类药物（mg）					脂质和脂蛋白水平变化			
阿托伐他汀	辛伐他汀	洛伐他汀	普伐他汀	氟伐他汀	总胆固醇降低	LDL-C降低	HDL-C升高	甘油三酯降低
	10	20	20	40	22%	27%	4%~8%	10%~15%
10	20	40	40	80	27%	34%	4%~8%	10%~20%
20	40	80			32%	41%	4%~8%	15%~25%
40	80				37%	48%	4%~8%	20%~30%
80					42%	55%	4%~8%	25%~35%

引自赵水平．各类调脂药物的临床疗效评价．见陈修主编．心血管药理学（第三版）．人民卫生出版社，2002

表27-8 降低LDL-C水平30%~40%需要的现有他汀类药物的剂量（标准剂量）

药物	剂量（mg/d）	LDL水平降低（%）
阿托伐他汀	10	39
洛伐他汀	40	31
普伐他汀	40	34
辛伐他汀	20~40	35~41
氟伐他汀	40~80	25~35
罗苏伐他汀	5~10	39~45

引自胡大一．中国胆固醇教育计划系列讲座之十二．China Medical News，2005，20（19）：14

27.8.2 他汀类药物：非LDL-C降低效应 除了抑制HMG-CoA还原酶的作用外，他汀类药物还可以阻断胆固醇生物合成途径中其他中间产物的生成，包括焦磷酸法尼酯和3,7-二甲基辛二烯-2,6-焦磷酸（图27-2）。这可使得在细胞内信号处理和翻译后调控中发挥重要作用的信号转导G蛋白异戊二烯化减少。G蛋白异戊二烯化减少有助于改善内皮功能，减轻炎症和平滑肌细胞肥大，减少血栓形成。他汀类调脂药还能够增加斑块的稳定性。尽管这些降脂以外效应的临床重要性还没有完全确定，但是最能紧密联系他汀类药物与其独立于LDL之外效应的是减少全身性炎症（以C反应蛋白为提示指标）。许多大规模临床试验显示，他汀类药物能够显著减少心血管事件。

他汀类调脂药物治疗的获益在用药早期即可出现，并早于其降低胆固醇的效应，甚至在治疗后血脂水平没有明显变化的患者也是如此。他汀类药物可降低卒中的风险，但LDL并不是卒中的重要预测因素。这些研究结果支持，他汀类药物的有益作用不仅仅在于降低胆固醇，还在于一些非降脂作用。其他与他汀类药物相关的有益效应还包括减缓钙化性主动脉瓣狭窄，改善症状性充血性心力衰竭和跛行，减少系统性硬化症患者的病变数目和体积，改善阿尔茨海默病病人的症状。另外，他汀类调脂药物可以降低冠心病病人抑郁症发生的风险，还能够降低服药病人的骨折和癌症发生的风险。

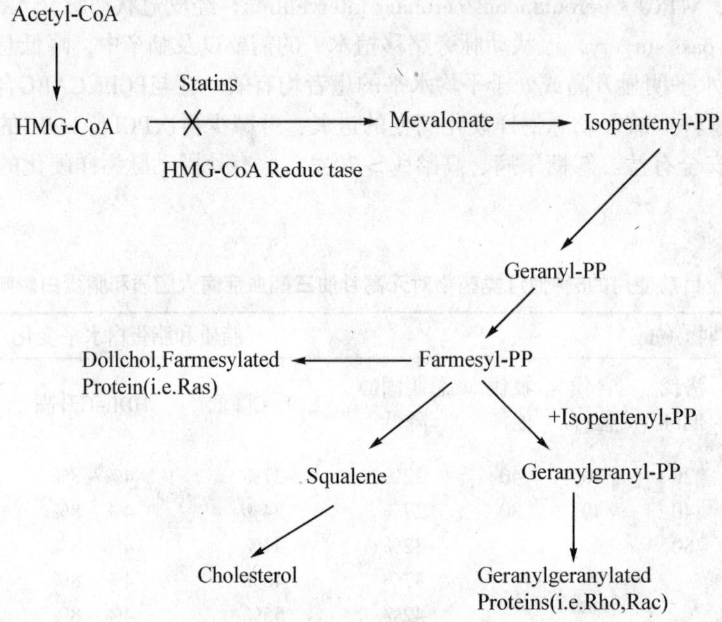

图27-2 胆固醇生物合成通路，他汀类调脂药物抑制异戊二烯化合物和胆固醇的合成

一般来说，HMG-CoA还原酶抑制剂是可以良好耐受的药物。肌炎或者肝细胞损害发生率很低。HMG-CoA还原酶抑制剂可引起肝功能指标轻微增高，除非测定值超过参考值上限3倍以上，否则无需考虑停药。如果肝功能测定有异常，还需要考虑是否有酒精摄入增多。停药后肝功能状况可以恢复正常，可以考虑减少给药剂量或者换药。肌炎（弥散性的骨骼肌疼痛和无力）伴随肌酸磷酸激酶（creatine phosphokinase， CK）水平的显著增高（高于正常上限的10倍以上）在HMG-CoA还原酶抑制剂用药中极少出现，但是该类药物联用吉非贝齐、免疫抑制药物、大环内酯类抗生素和抗真菌药物治疗时，发生率则增高。最严重者可发生横纹肌溶解和肾功能衰竭。可增加该类副作用发生率的情况包括老龄、女性、肌肉萎缩、甲减和肾功能不全。即使没有CK增高，肌痛也可能累及双侧对称的骨骼肌（近端多于远端）。这些疾病的间发状态可能预示一个一过性的病程。在这种情况下，他汀类药物应暂时停用，但是在短时间的清除期（1～2周）后应当以较低剂量重新应用或者换用其他种类的药物（例如胆固醇吸收抑制剂、胆汁酸螯合剂）。

胆固醇吸收抑制剂是一类新的药物，可以选择性降低小肠刷状缘膜表面的饮食胆固醇和胆汁胆固醇摄取。药物原型依替米贝及其葡萄糖苷酸代谢物在小肠壁有活性而仅有极少量吸入人体循环。该药可降低15%～20%的LDL胆固醇，并且可以良好的耐受。副反应可有轻微的胃肠道不适。给药方式为每日一次10 mg，服药时间不限，也不受饮食时间限制。此药既可以单独应用也可以与他汀类药物联合应用。当联合应用他汀类药物和依替米贝时可以降低甘油三酯和C反应蛋白水平，并升高HDL胆固醇水平。

胆汁酸螯合剂（考来烯胺、考来替泊、考来维仑）可以通过结合小肠内的胆汁酸，破坏胆汁酸肠肝循环从而增加肝脏胆固醇的分泌。这类非系统性药物可以降低10%～25%的LDL-C。胃肠道副反应

（例如，便秘、胃肠气胀）在应用考来维仑或者低剂量应用（每日8～12 g，分次给药）另外两种胆汁酸螯合剂时少见。它们也会同时影响其他药物的吸收，包括华法林（香豆素）和其他降胆固醇药物。故需告知患者在服用考来烯胺或考来替泊前至少30 min或者在服用此二药之后4 ～5 h方可服用其他药物。但考来维仑不受相似的时间限制。

27.8.3　高密度脂蛋白-胆固醇　低高密度脂蛋白-胆固醇（HDL-C）预示着心脏事件的发生，也是冠心病患者最常见的脂蛋白异常。理想的总胆固醇水平（低于5.20 mmol/L）条件下，低HDL-C发生率在65%～80%之间，这使得再梗和心血管死亡的发生率增多了2倍。

低于正常人高密度脂蛋白（HDL）中位数水平（男性1.17 mmol/L，女性1.43 mmol/L）以下每0.13 mmol/L冠心病事件发生率就增高25%。HDL被认为是胆固醇逆向运输的主要推动者。它刚开始是部分脂化的盘状颗粒，并在肝脏和小肠来源的富甘油三酯脂蛋白水解过程中不断获得表面成分（载脂蛋白和磷脂）。这些前-β HDL颗粒活跃地参与肝外细胞（例如血管壁巨噬细胞）胆固醇的流出转运，并由ATP结合盒式运载体（$ABCA_1$）介导。载脂蛋白A-1辅助胆固醇的酯化，所形成的富胆固醇HDL颗粒将胆固醇酯转运给LDL，并交换回甘油三酯，促进LDL被肝脏摄取，这一过程为胆固醇酯转运蛋白所介导。另外，HDL也可以锚定和储存胆固醇于外周组织以用于产生激素或者直接带到肝脏进行代谢，最终形成胆汁分泌。尽管普遍认为，高HDL胆固醇水平是有心血管保护作用，但是冠心病患者出现高HDL胆固醇水平却也可能是HDL颗粒促炎症反应的结果。相反，单纯性低HDL胆固醇血症（比如不伴有其他冠心病危险因素）致冠心病的危险性并不明显增高，除非同时伴有其他因素，包括甘油三酯和LDL-C水平升高。原发的单纯性低HDL胆固醇血症（男性低于1.04 mmol/L，女性低于1.30 mmol/L，并且甘油三酯水平低于2.60 mmol/L）在年轻人中较普遍，而少见于老年人，如同有代谢因素（如体重增加、久坐生活方式）参与而增加伴发高甘油三酯血症的可能性。高危的患者包括LDL胆固醇及甘油三酯升高和HDL胆固醇降低三联征。

提示动脉粥样硬化逆转最有力的证据是，静脉内注射重组$ApoA_1$仅5周后血管内超声（IVUS）检查发现斑块容积缩小了4%。这个研究结果再次确定之前临床资料得出的结论，即降低LDL-C药物（他汀类药物+胆汁酸螯合剂）和升高HDL治疗（烟酸）两者合用可以达到最大的斑块逆转效应。如果这些研究结果在大规模的试验中得到重复和证实，这些有说服力的初步资料则支持在治疗初期短期应用高效的治疗方法增强胆固醇的逆行转运（RCT），随后联合应用降低LDL治疗和增强RCT治疗以最大限度地降低冠心病的发生率。

运动、酒精、戒烟、雌激素和减肥可以升高HDL-C。低脂肪饮食和蛋白同化性甾体类药物可以降低HDL胆固醇水平，尽管前者也同时降低LDL胆固醇水平。一般来说，药物增高HDL-C的效果不如降低LDL-C的效果。临床试验表明，虽然他汀类药物治疗仅仅轻微地升高HDL-C水平，但仍能使低HDL-C患者冠心病事件发生减少。尽管他汀类药物仍然是低HDL-C 冠心病患者的一线治疗药物，但烟酸才是升高HDL胆固醇水平最有效的药物（最大可达30%）。在冠脉药物工程中观察到烟酸有迟发的（15年）降低全因病死率的作用。副作用如面部潮红、头痛、消化不良和皮肤干燥常见，尤其多发于用药初期或者增大用药剂量时。在服用烟酸之前30 min给予无肠衣阿司匹林可以缓解面部潮红。烟酸可引起易感个体痛风样发作，加重高血糖，偶可导致肝功能异常。

若选择快速释放的烟酸，应该从低剂量（50 mg每天2次）开始用药，之后再渐渐增加剂量滴定到1.0～1.5 g，每天2次。另外，也可选用缓释制剂（每日2次用药）或者控释制剂（每日1次用药），常常能够更好地耐受、更有效。

苯氧酸衍生物（吉非贝齐、非诺贝特）对于升高HDL胆固醇水平也很有用（升高5%～10%），尤其是对于伴有甘油三酯水平增高者，并且已经表明可以延缓冠状动脉疾病的进展和减少心血管事件的发生。这些药物一般都可以良好地耐受，但是当HMG-CoA还原酶抑制剂与吉非贝齐合用时可以增加肌炎发生的危险性。因此目前如果需要与他汀类药物合用，则选用非诺贝特。苯氧酸衍生物被推荐于伴有低HDL-C（低于1.04 mmol/L）和低LDL胆固醇（低于3.38 mmol/L）冠心病患者的二线用药。

27.8.4 甘油三酯 尽管依据HDL胆固醇水平进行调整后，甘油三酯水平增高与冠心病的相关性减小了，但是前者仍是后者的独立危险因素，尤其在女性更为明显。对于已确诊冠心病的患者，高甘油三酯血症强烈预示心血管事件的发生。而高甘油三酯血症患者可从降低LDL胆固醇（4S 研究）和升高HDL胆固醇治疗（helsinki heart study）中获益更多。可以预见的是，高心血管事件发生率的混合脂质异常（以LDL胆固醇和甘油三酯水平增高合并有HDL胆固醇水平降低为特点）患者在给予他汀类药物治疗后其事件发生率降幅远远超过原本发生率就比较低的单纯性高LDL胆固醇血症患者。

餐后高甘油三酯血症较之空腹高甘油三酯血症更能够提示冠心病危险，一次脂餐后的甘油三酯水平增高与暂时性的血管内皮障碍有关。NCEP成人治疗委员会将空腹甘油三酯水平超过3.90 mmol/L定为临界高值，而高于5.20 mmol/L定为升高。极高甘油三酯水平（高于10.4 mmol/L）往往出现于血糖控制不佳的糖尿病患者、酗酒者及肾功能不全患者。

尽管最佳空腹甘油三酯水平还没有确定，但资料支持临界值定为小于2.60 mmol/L。然而，甘油三酯水平的测定有其局限性，部分可能与热量摄入和血容量影响引起的甘油三酯内在变化有关。因此，要确定一个更加准确的基础甘油三酯水平，要求空腹一夜（10 h）后至少测量三次，每次血液标本都要在相同体位保持至少10～15 min后采集。但甘油三酯水平并不能指示富甘油三酯颗粒的致动脉粥样硬化活性，而其他指标（如apoC3水平和循环残留脂蛋白）可以及时地发现甘油三酯仅轻中度升高而冠心病事件相对危险高的患者。

治疗高甘油三酯血症必须首先通过生活方式调节以去除继发性的原因，这些生活方式调节包括减肥、减少饮食脂肪量和饮酒量以及增加运动和戒烟。雌激素、胆汁酸螯合剂和极高碳水化合物饮食可以升高甘油三酯。鱼油对于降低甘油三酯（20%～40%）和降低心血管事件发生有效。苯氧酸衍生物和烟酸是降低甘油三酯最为有效的药物（35%）。HMG-CoA还原酶抑制剂也可以20%～30%的幅度降低增高（基础水平超过5.20 mmol/L）的甘油三酯水平。

27.8.5 混合脂质代谢紊乱 HDL胆固醇降低合并甘油三酯升高者往往与小而致密的LDL颗粒有关，这尤其具有致动脉粥样硬化活性。混合脂质代谢紊乱可与代谢综合征有关，后者还有内脏型肥胖、空腹血糖异常和高血压。目前NCEP指南建议将混合脂质代谢紊乱患者的非HDL水平（LDL胆固醇+VLDL胆固醇）控制在3.38 mmol/L以下。LDL-C目标值定为小于2.60 mmol/L，而甘油三酯目标值定为小于3.90 mmol/L。烟酸和苯氧酸衍生物等药物可以有效地使LDL颗粒成分正常化，并将其转变为低致动脉粥样硬化活性的形式（对氧化的敏感性降低），LDL颗粒密度变得更轻。HMG-CoA还原酶抑制剂可以降低脂质颗粒的数量。因此，对于混合脂质代谢紊乱患者可给予HMG-CoA还原酶抑制剂和烟酸或者苯氧酸衍生物二者之一联合的用药方案。联合用药引起的危险性需要注意，但是如果没有药物-药物相互作用（如免疫抑制治疗）、肾功能衰竭和甲状腺功能减退合并存在，肌炎发生率很低。

动脉粥样硬化、缺血性心脑血管疾病是目前人类健康面临的重大挑战。人们已经认识到，在众多致动脉粥样硬化的危险因素中，脂质代谢异常是最重要的致病性因素。降脂药物治疗尤其是他汀类药物调脂治疗不但可明显降低TC和LDL-C，还可以改善内皮功能，稳定动脉粥样硬化斑块。大量的临床试验证明，他汀类药物对于冠心病的一级、二级预防有明显作用，可以显著降低致命或非致命性心肌梗死和心血管死亡等心血管事件危险，已成为冠心病防治的重要措施。随着循证医学的不断发展，调脂治疗的理论也在不断深入发展和演变之中，近年来强化降脂理论的提出进一步推动了调脂治疗的发展。顾名思义，强化降脂需要更大程度地降低脂质，即相对于一般降脂而言，更为积极地降脂治疗，强调达到目标值或更低。对于他汀类降脂，日益积累的证据表明：早期使用，早期获益，长期使用，长期获益，强化降脂，更大获益。实际上，血脂异常防治指南在不断地更新和发展，而我们的临床实践与指南之间存在着不小差距。固然，我们要强调降脂治疗的重要性，遵循指南，对脂质代谢紊乱的病人进行危险分层，积极地进行降脂治疗，使脂质水平达到相应的靶目标值，同时也要注意药物的不良反应，尽管其发生率很低。而在我国，更要依据我们的国情，在强调治疗达标、强化降脂的同时，不能忽视药物治疗的效价比，更不能忽视治疗性生活方式改变的重要性。心脑血管疾病的防治，需要我们对所有危险因素进行全面干预，在进行调脂治疗的同时，不能忽视其他可逆危险因素的干预和纠正。尽管目前他汀类调脂药物是最有效的、使用最广泛的调脂药物，他汀类药物治疗取得了巨大的临床效益，然而我们还需要不断地开发研究新的调脂药物。新近对高密度脂蛋白作用的研究以及对以HDL为治疗靶点的药物研究（包括针对载脂蛋白AI、ATP结合盒转运子AI和胆固醇酯转运蛋白的研究）可能为未来的调脂治疗和心脑血管疾病的防治提供新的思路和方法。

（彭龙云　何旭瑜　吴素华）

参考文献

1. Anderson M，Castelli WP，Ievy D，Cholesterol and mortality： 30 years follow-up from the Framingham Study. JAMA，1987，257：2176～2180
2. Verschuren WMM，Jacobs DR，Bloember BP，et al. Serum total Cholesterol and long-term coronary heart disease mortality in different cultures. Twenty-five year follow up of seven countries study. JAMA，1995，274：131～136
3. The Long-Term Intervention with Pravastatin in Ischemic Disease（LIPID）Study Group. Prevention of cardiovascular events and death with pravastatin in patients with coronary heart disease and a broad range of initial cholesterol levels. N Engl J Med，1998，339：1349～1357
4. Plehn JF，Davis BR，Sacks FM，et al. Reduction of stroke incidence after myocardial infarction with pravastatin. The cholesterol and recurrent events（CARE）study. Circulation，1999，99：216～223
5. Knattemd GL，Rosenberg Y，Campeau L，et al. Long-term effects on clinical outcomes of aggressive lowering of low-density lipoprotein levels and low-dose anticoagulation in the Post Coronary Artery Bypass Surgery Trial. Circulation，2000，102：157～165
6. Sever PS，Dahlof B，Poulter NR，et al. ASCOT investigators. Prevention of coronary and stroke events with atorvastatin in hypertensive patients who have average or lower-than-average cholesterol concentrations，in the Anglo-Scandinavian Cardiac Outcomes Trial-Lipid Lowering Arm（ASCOT-LLA）： a multicentre randomised controlled trial. Lancet，2003，361：1149～1158
7. Heart Protection Study Collaborative Group. MRC/BHF Heart Protection Study of cholesterol lowering with simvastatin in 20 536 high-risk individuals： a randomised placebo-controlled trial. Lancet，2002，60：7～22
8. Rubins HB，Robins SI，Collins D，et al. Diabetes，plasma insulin，and cardiovascular disease： subgroup analysis from the Department of Veterans Affairs high-density lipoprotein intervention trial（VA-HIT）. Arch Intern Med，2002，162：2597～2604
9. Collins R，Armitage J，Parish S，et al. Heart Protection Study Collaborative Group. MRC/BHF Heart Protection Study of cholesterol-lowering with simvastatin in 5963 people with diabetes： a randomised placebo-controlled trial. Lancet，2003，361：2005～2016
10. Kinlay S，Schwartz GG，Olsson AG，et al. Myocardial Ischemia Reduction with Aggressive Cholesterol Lowering Study Investigators. High-dose atorvastatin enhances the decline in inflammatory markers in patients with acute coronary syndromes in the MIRACL study. Circulation，2003，108：1560～1566
11. Xydakis AM，Ballantyne CM. Role of non-high-density lipoprotein cholesterol in prevention of cardiovascular disease： updated evidence from clinical trials. Curr Opin Cardiol，2003，18：503～509
12. National Cholesterol Education Program（NCEP）Expert Panel on Detection，Evaluation，and Treatment of High Blood Cholesterol in Adults（Adult Treatment Panel Ⅲ）. Third Report of the National Cholesterol Education Program（NCEP）Expert Panel on Detection，Evaluation，and Treatment of High Blood Cholesterol in Adults（Adult Treatment Panel Ⅲ）final report. Circulation，2002，106（25）：3143～3421
13. Shavelle DM，Takasu J，Budoff MI，et al. HMG CoA reductase inhibitor（statin）and aortic valve calcium.

Lancet, 2002, 359: 1125 ~ 1126
14. Node K, Fujita M, Kitakaze M, et al. Short-term statin therapy improves cardiac function and symptoms in patients with idiopathic dilated cardiomyopathy. Circulation, 2003, 108: 839 ~ 843
15. Mohler ER, Hiatt WR, Creager MA. Cholesterol reduction with atorvastatin improves walking distance in patients with peripheral arterial disease. Circulation, 2003, 108: 1481 ~ 1486
16. Ballantyne CM, Corsini A, Davidson MH, et al. Risk for myopathy with statin therapy in high-risk patients. Arch Intern Med, 2003, 163: 553 ~ 564
17. Turley SD, Dietschy JM. The intestinal absorption of biliary and dietary cholesterol as a drug target for lowering the plasma cholesterol level. Prev Cardiol, 2003, 6: 29 ~ 33, 64
18. Ballantyne CM, Houri J, Notarbartolo A, et al. Ezetimibe Study Group. Effect of ezetimibe coadrninistered with atorvastatin in 628 patients with primary hypercholesterolemia: a prospective, randomized, double-blind trial. Circulation, 2003, 107: 2409 ~ 2415
19. Miller M, Zhan M. Factors influencing coronary risk in low HDL syndromes. Atheroselerosis, 2003, 169: 347 ~ 348
20. Heart Protection Study Collaborative Group. MRC/BHF Heart Protection Study of antioxidant vitamin supplementation in 20 536 high-risk individuals: a randomised placebo-controlled trial. Lancet, 2002, 360: 23 ~ 33
21. Nissen SE, Tsunoda T, Tuzcu EM, et al. Effect of recombinant ApoA-I Milano on coronary athersclerosis in patients with acute coronary syndromes: a randomized controlled trial. JAMA, 2003, 290: 2292 ~ 2300

28 激光心肌打孔心肌血运重建治疗缺血性心脏病

激光心肌打孔直接心肌血运重建术是新近发展的一种治疗终末期冠心病的新方法，它是通过激光消融心肌打孔，旨在使左心室腔含氧血直接灌注到缺血区心肌，以改善缺血心肌的供氧。

28.1 激光心血管重建术的分类

28.1.1 按接触方式分类

接触式：采用导光纤维传输激光能量，通过导光纤维直接接触心肌或心内膜，在激光能量的作用下形成心肌通道。

非接触式：通过导光纤维导管传输激光并聚焦在被治疗部位进行心肌打孔，常用开胸法。

28.1.2 按途径分类

心外膜法（transluminal myocardial revascularization，TMR）：接触式或非接触式均可，它是从心外膜向左心室腔打孔将心肌打穿形成隧道。

心内膜法（percutanous transluminal myocardial revascularization，PTMR）：接触式，不需开胸，它是将激光导光纤维从股动脉逆行送至左心室腔，在左心室心内膜打孔，但不需要打穿心肌。

28.2 激光的光源种类和打孔特点

用于心肌打孔理想的激光光源应具备下列特点：①发射的激光能使心肌产生持续、稳定的通道；②激光对孔道周围的组织损伤小；③无致心律失常作用。目前临床使用的激光光源种类有二氧化碳激光（CO_2）、钬激光（HO：YAG）、准分子激光（Excimer）和钕激光（Nd：YAG）。

用CO_2激光心肌打孔仪打孔时与心电图R波同步，一次一孔，孔道光滑，周围组织损伤小，可避免心律失常的产生。CO_2激光不能经导光纤维传递，目前只能用TMR。

用HO：YAG激光打孔仪打孔时是多脉冲打一孔，孔道不光滑，周围组织损伤较多，可导致心律失常。HO：YAG能经导光纤维传递，它可用于TMR和PTMR。

Excimer激光和Nd：YAG激光现在还处于实验研究阶段。

28.3 经皮心内膜激光心血管重建术（PTMR）适应证

①应用药物不能控制心绞痛发作，加拿大将心绞痛分级为Ⅲ级或Ⅳ级。

②冠状动脉呈弥散性病变，不能进行PCI或CABG。

③心脏射血分数＞30%。

④左心室壁＜9 mm。

28.4 经皮心内膜激光心血管重建术（PTMR）禁忌证

①在过去3月内有心肌梗死发生。

②左心室附壁血栓形成。

③主动脉机械瓣植入。

④严重的阻塞性肺源性心脏病。

⑤严重心律失常。

⑥充血性心力衰竭。

⑦主动脉瓣病变，如主动脉狭窄，压力梯度大于5.33 kPa（40 mmHg），或主动脉瓣口面积小于1 cm^2。

⑧肾功能不全。

⑨不能应用抗凝剂。

⑩严重的外周动脉疾病。

28.5 术前准备

①冠状动脉造影及左心室造影。

②心肌灌注显像（SPECT或PET）或电机械标测技术鉴别缺血心肌与存活心肌，确定打孔部位。

③超声心动图、运动试验及心电图检查。

28.6 操作方法

目前PTMR打孔仪均用HO：YAG激光，三家公司可以生产PTMR打孔仪，这些公司是：① Biosense-Johnson & Johnson，Tirat-Haca met，Israel。② Cardiogenesis，Sunnyvale，CA。③ Eclipse，Sunnyvale，CA。

下面以Eclipse公司打孔仪为例介绍打孔方法：

①按Seldinger法常规行股动脉穿刺，9F血管鞘置入股动脉。

②静脉注射肝素10 000 U。

③左心室和冠状动脉造影，以确定心肌打孔的部位。

④Eclipse PTMR导管（Eclipse Surgical Technologies，Inc.CA. USA）逆行达左心室。通过Eclipse PFMR导管将Slim：FlexTM激光纤维（Eclipse Surgical Technogies Inc. CA，USA）送进左心室。激光导光纤维直径为1 mm，在导光纤维末端0.5 mm处有一X线可见的标志物，用于提示打孔导光纤维损伤，导光纤维的近端与激光发生器相连接，在左心腔与心室壁间建立深度3 mm孔道。激光打孔功率为3.5 W，连续发放3次激光脉冲打1孔。

⑤术后超声心动图确认有无心包积液。

⑥CCU观察24 h期间连续心电监测和心肌酶谱检查。

28.7 作用机制

激光心肌打孔血运重建能有效地减轻冠心病心绞痛的程度，但对于激光心肌打孔治疗冠心病心绞痛的作用机制，至今尚未完全明了，可能的作用机制有下列几种：

①激光心肌打孔可直接提高缺血区的心肌灌注。根据Weam理论，激光打孔后建立了通道，且来自压力较大的左心室腔，能直接地、被动地灌注到缺血心肌层，通常认为这是心肌打孔能成功控制心绞痛发作的作用机制之一。然而近期研究也有不支持这种观点的，如Siegel等1998年报道3例激光打孔后24h、10天和14天后死亡的病例，经尸检结果均未发现有效通道的存在。Siegel认为患者的死亡可能是因为通道闭塞的结果。而另一方面也提出了通道存在是否与改善症状有关还有待更进一步的研究。

②激光心肌打孔间接地诱导缺血区新血管生长。激光热损伤和机械损伤诱导血管生长因子的合成与生长，血管生长因子能刺激血管的生成和促进微血管侧支循环的形成，达到心肌灌注加强和自救。然而也有文章表明虽然心肌打孔能降低心绞痛的严重程度，但SPECT与PET技术评价心肌灌注的变化与改善心绞痛的严重程度不一致，提示心绞痛症状的改善并不一定与心肌灌注增强有关。

③激光心肌打孔阻断了心交感神经的传导。支配心脏痛感觉的神经即心脏传入神经A纤维和C纤维能将心脏疼痛传入中枢神经系统，心脏传入神经与交感传出神经相伴行，从心外膜深处达心内膜下心肌间，激光心肌打孔损伤心脏痛觉传入神经，导致“心肌麻醉”，从而降低心绞痛的严重程度。

④最近也有学者提出激光心肌打孔可能具有安慰剂效应，使患者从心理上增加了痛觉阈值。

关于心肌激光打孔作用机制的推论，认为是几种因素的综合效应，即早期以心交感神经阻断和直接心肌灌注增强为主，中晚期则是激光诱导的新的血管生长和心交感神经阻断共同发挥抗心绞痛作用，而激光心肌打孔阻断心脏交感神经传导，是其降低心绞痛严重程度的主要机制之一。

28.8 展望

经皮激光心肌打孔确能降低心绞痛的严重性，与外科心肌打孔比较还具有创伤小、不需开胸、避免全麻、并发症少和能反复实施治疗等优点。国外研究报道，PTMR能使19%的心绞痛患者CSS分级在12个月内下降2个级别，使44%的心绞痛患者CSS分级在3年内下降2个级别。同时，PTMR较TMR外科手术方法死亡率更低。因此，虽然其作用机制还不是十分明了，但对于不适合PCI和CABG治疗的终末期冠心病心绞痛患者，经皮激光心肌打孔是一种改善症状的有效手段，而且作为将来开展的缺血性心脏病血管生长治疗的手段之一，经皮激光心肌打孔术将会有更大的应用前景。

（陶 军）

参考文献

1. Cooley DA, Frazier OH, Dadippasaoglu KA, et al. Transmyocardial laser revascularization: anatomic evidence of long-term channel patency. Tex Heart Inst J, 1994, 21: 220～224

2. Siegel JE, Abramovich CM, Lytel BW, et al. Transmyocardial laser revascularization: three siquentaial autopsy cases. J Thorac Cardiovasc Surg, 1998, 115: 1381～1385

3. Gassler N, Wintze HO, Stubbe HN, et al. Transmyocardial laser revascularization: histological features in human nonresponder myocardium. Circulation, 1997, 95: 371～375

4. Malckan R, Reynolds C, Kelley ST, et al. Angiogenesis in transmyocardial laser revascularization: a nonspecifie respones to injury. Circulation, 1997, 96: 1～564

5. Hovath K, Cohn LH, Cooley DA, et al. Transmyocardial laser revascularization: results of nulticenter trial with transmyocardial laser revascularization used as sole therapy ofrend-stage coronyary artery disease. J Thorac Cardiovasc Surg, 1997, 113: 645～645

6. Rimoldi O, Burns SM, Rosen SDm, et al. Measurement of myocardial blood flow with positron emission tomography before and after transmyocardial laser revascularization. Circulation, 1999, 100: 134～138

7. AI-Shcikh T, Allen KB, Strake SP, et al. Cardiac sympathetic after transmyocardial laser revascularization. Circulation, 1998, 98: 67~72

8. Lange RA & Hillis LD. Transmyocardial revascularization. N EngI J Med, 1999, 341: 1075~1076

9. Hughes GC, Baklanov DV, Biswas SS, et al. Regional cardiac sympathetic innervation early and late after transmyocardial laser revascularization. J Card Surg, 2004, 19: 21~27

10. Allen KB, Dowling RD, Schuch DR, et al. Adjunctive transmyocardial revascularization: five-year follow-up of a prospective, randomized trial. Ann Thorac Surg, 2004, 78: 458~465

11. Beek JF, van der Sloot JA, Huikeshoven M, et al. Cardiac denervation after clinical transmyocardial laser revascularization: shortterm and long-term iodine 123-labeled meta-iodobenzylguanide scintigraphic evidence. J Thorac Cardiovasc Surg, 2004, 127: 517~524

12. Cardarelli M. A proposed alternative mechanism of action for transmyocardial revascularization. Tex Heart Inst, J 2006, 33: 424~426

13. Nordrehaug JE and Salem M. Treatment of chronic refractory angina pectoris-lightat the end of the tunnel? Euro Heart J, 2006, 27: 1007~1009

14. 陶军，等. 经激光心肌血流重建术对冠心病绞痛患者心脏自主神经功能影响. 中华老年心脑血管病杂志，2001，3（增刊）：20~21

29　干细胞移植在急性冠脉综合征中的应用

急性冠脉综合征（acute coronary syndrome， ACS）是冠状动脉疾病谱中致死率与致残率很高的临床综合征。近年来ACS的药物溶栓与介入治疗等血管再通术有了长足的进展，并且在相关的药物辅助治疗，如β-受体阻滞剂、血管紧张素转换酶抑制剂（ACEI）、他汀类调脂药物以及抗血小板药物（如血小板糖蛋白Ⅱb/Ⅲa抑制剂）等的应用上也获得了重要的突破。尽管如此，不少ACS病人仍面临发生严重心血管不良事件的风险。

目前，在血管再通术治疗领域，出现了两个主要的问题。第一，仍有相当一部分病人即便是接受了血管重建治疗后，其左室功能的改善仍不满意；第二，对于已经受损的心肌，血管重建治疗并没有从任何角度考虑到其血管再生的需要。导致的后果是随着疾病的进展，晚期充血性心力衰竭（congestive heart failure， CHF）的发病率逐渐升高。

造成充血性心力衰竭的原因是心室重构，表现为进展性左室腔扩张及纤维化，最终引起心脏功能的下降。由于目前对逆转心室重构过程的治疗手段有限，CHF的死亡率不断升高。心脏移植治疗对CHF疗效最确切，但难以推广，原因在于其往往矫枉过正，在治疗一组症状的同时引出另一组病征。因此，如果有一种崭新的治疗方法不断可以减轻细胞的坏死，减少继发性的病理性心室重构，并可使受损心肌组织再生，必将在临床产生显著的疗效。针对这一问题，细胞移植治疗被认为具有广阔的应用前景。可以作为供体细胞来源的有胎儿心脏细胞（fetal cardiac myocytes）、成纤维母细胞（fibroblasts）、平滑肌细胞（smooth muscle cells）、骨骼肌成纤维细胞（skeletal myoblast， SKMB）等。

有关SKMB移植的Ⅰ期临床试验证实，冠脉搭桥术（coronary artery bypass grafting，CABG）术中同时进行SKMB移植，可使左室重构与心功能得到轻微改善。尽管SKMB移植治疗是相对安全性的，但分离扩增出足够数量的SKMB往往需要数周的时间。因此，SKMB临床应用的前景不佳。

造血干细胞（hematopoietic stem cells，HSC）与间质干细胞（mesenchymal stem cells，MSC）具有分化为心肌组织和血管结构的潜能。在心肌梗死动物模型上，不同的干细胞投送方法均获得梗死区域的心肌受损减轻以及相当程度的血管再生，如：静脉注射，梗死区域心肌局部直接注射$c\text{-}Kit^{+}$阳性骨髓干细胞，静脉给予生长因子以促进内源性干细胞动员等方法。但细胞融合现象以及再生动力可能是来源于局部的心脏干细胞（cardiac stem cell）争议，似乎不支持来自骨髓的干细胞“归巢”并分化而产生。

近年来，对脐血干细胞的关注正逐渐升温。脐血干细胞富含间质祖细胞、内皮祖细胞以及大量不成熟的干/祖细胞，体外扩增能力强，免疫原性低，成为吸引另一重要的细胞来源。实验研究已初步确证了脐血干细胞的再生能力。

除此以外，对于细胞移植最佳的治疗时间窗，最佳的移植途径以及最佳细胞类型等问题学术界仍未获得一致的结论。研究认为，生理性的干细胞修复机制若通过给予外源性的干细胞因子如SDF-1得到足够程度的加强，似乎最终并不需要真正意义上的细胞移植。此外，对于错过了最佳治疗时间窗的患者，细胞移植治疗是否仍存在适应证的问题仍需进一步探讨。

本章简要介绍干细胞移植治疗在急性冠脉综合征的应用与研究进展。

29.1　干细胞移植的供体细胞类型

干细胞在生物学上维系着自我复制和定向分化为成熟组织细胞的能力。干细胞主要分为胚胎干细胞与成体干细胞两种。当受精卵分裂发育成囊胚时，来自内细胞团（inner cell mass）的，具有分化为各种组织细胞（包括生殖细胞）能力的全能干细胞，称为胚胎干细胞（embryonic stem cells）。而存在于人与哺乳动物已分化组织与器官中，具有自我更新、高度增殖和多向分化潜能的尚未分化的不成熟细胞群体，称为成体干细胞（adult stem cells）。

目前，可用于细胞移植治疗的干细胞包括胚胎干细胞（embryonic stem cells）、成体造血干细胞（adult hematopoietic stem cells）、成体间质干细胞（adult mesenchymal stem cells）、多能成体祖细胞（multipotent adult progenitor cells，MAPC）、非选择性骨髓干细胞（unselected bone marrow stem cells）、脐血干细胞（umbilical cord blood stem cells）。这些干细胞有其各自的优点与缺点（表29-1）。

表29-1 各型干细胞的优点与缺点

细胞类型	优 点	缺 点
胚胎干细胞	全能性 易于扩增	伦理问题 免疫原性 易发生畸胎瘤 缺乏特异性标记 不易被分离
成体干细胞	无伦理问题 容易获得 多能性 自体性（无免疫原性） 体外易于扩增	相对有限的分化潜能

胚胎干细胞易于从囊胚取得，易于扩增，且理论上确为“全能”的干细胞，但其研究与使用受到伦理学的挑战和一定政治环境的约束，同时还有发生畸胎瘤的风险。胚胎干细胞能够真正应用于心肌再生的治疗还有很长的路要走。

成体造血干细胞不仅可以分化为造血系统各系的细胞，还具有分化为非造血系统的各种组织细胞的潜能。间质干细胞则可分化为来自3个不同胚层的成熟细胞。活体实验则发现MAPC可分化为大多数的体细胞。上述成体干细胞由于较容易获得，分化潜能确实，以及由于来源于自身避开了免疫抑制以及伦理问题，其在再生医学中的地位不可忽视。如何在ACS中发挥这些细胞的优势，正是目前研究的热点之一。

脐血干细胞亦属于成体干细胞。如前所述，具有富含间质祖细胞、内皮祖细胞以及大量不成熟的干/祖细胞，体外扩增能力强，以及免疫原性低等生物学特点。脐血干细胞对心脏的再生能力已为实验所证实。而且脐血干细胞的另一优点是取材方便。脐带血一度被认为是生物垃圾而在产妇分娩后直接被丢弃。在充分认识到其价值后，世界各国已经纷纷建立起脐血库，这为日后脐血干细胞的应用奠定了来源基础。

上述的干细胞必须经过各种细胞生物学技术如细胞筛选、密度梯度离心法等提纯之后，才能应用于移植治疗。由于需时较长，有可能造成病情的延误，一定程度上限制了其应用。可能的解决方法有以下两种。首先，鉴于间质干细胞、多能成体祖细胞以及脐血干细胞等免疫源性低或无，一般不引起免疫反应，可考虑以此建立“干细胞库”，有利于ACS患者能尽早获得移植治疗的细胞源。另外，非选择性骨髓干细胞由于其独特的特点而可望作为解决这一时间差问题的方法。总之，系统阐明各型细胞用于心肌再生的优缺点及作用机制是目前ACS细胞移植治疗的研究重点。

29.2 干细胞移植治疗的基础研究进展

急性冠脉综合征治疗的最终目的，是尽可能减轻心肌损伤所致的临床后果，降低致死率与致残率。传统的治疗方法仅着眼于减轻心肌损伤以及后继的左室重构，却没有考虑到对已损伤心肌的再生以及心功能的恢复。干细胞研究为我们提供了新的视野。实验表明，造血干细胞、间质干细胞、非选择性骨髓干细胞以及脐血干细胞所具有的分化潜能，可促进损伤心肌进行有意义的再生性修复。与上述干细胞的再生能力密切相关的作用机制亦被逐步阐明。

29.2.1 造血干细胞

直接细胞移植：Orlic等在小鼠的心肌梗死模型中检验了造血干细胞的再生能力。在对实验动物的左前降支结扎3～5 h后，表达绿色荧光蛋白的$Lin^{-}c\text{-}Kit^{POS}$亚群被注射到梗死周边的心脏组织，9天后与对照组相比，实验组小鼠可检测到部分的前壁心肌再生以及明显的心功能改善，具体表现为左室舒张末压的降低和射血分数的增加。造血干细胞的这一亚群还表现出分化为内皮细胞与平滑肌细胞的能力，有效促进新生血管形成。

在此研究基础上，Kocher等在裸鼠心肌梗死模型上，发现了同样的骨髓造血干细胞移植效果。关于造血干细胞在心肌再生中的作用机制可能包括：促进新生血管形成，减少梗死周边肥大心肌细胞的凋亡，挽救尚有活力的心肌以及减少心肌纤维化。

造血干细胞移植治疗ACS的另外一个问题是选择何种移植途径，以使临床医师可以以最少的细胞数量获得最大的治疗效益，并尽可能减少其他不良反应。Kawomoto等以猪为实验动物建立心肌缺血模型，4周后通过电子测绘系统定位梗死部位，利用经皮方式移植自体$CD31^{+}$亚群细胞。另外，在另一平行对照实验中，结扎免疫缺陷大鼠的左前降支10 min后，直接心肌注射人$CD34^{+}$细胞，但使用的HSC细胞数量较少。两组实验动物与对照组相比均有毛细血管密度增加、左室功能改善等治疗效应，充分证实了造血干细胞在心肌缺血再生治疗中的有效性。

促进干细胞动员：如前所述，体内存在生理性再生修复机制，体内的干细胞在一定条件下可被动员、归巢至损伤部位并参与心肌再生。该生理性机制虽不足以产生任何治疗效益，但为再生医学的研究提供了不少思路。Orlic等通过结扎前降支建立大鼠心肌梗死模型，并在结扎前5天与结扎后3天注射外源性粒细胞集落刺激因子（granulocyte colony stimulating factor，G-CSF）与干细胞因子（stem cell factor，SCF），发现实验组动物梗死面积减少（40%）、心腔扩张减少（26%），射血分数进行性增加，血流动力学障碍显著改善。可检测到心肌细胞与血管组织结构的再生。通过促进体内干细胞动员可获良好的治疗效果，但实际上却没有太大的临床价值，因为临床医师不可能准确判断患者心肌梗死发生的时间。另外，该实验也发现，此方法导致梗死心肌周边的白细胞增多，因此其安全性问题必须作进一步的探讨。

目前，干细胞归巢机制的了解正逐渐增多。研究发现，体细胞衍生因子-1（SDF-1）在心肌梗死早期增高，被认为与稍后介导干细胞归巢与心肌再生的过程有关。Schuster等通过在围心肌梗死期心肌注射SDF－1与静脉给予G-CSF或GM-CSF相结合，发现两者存在协同效应，可更好地促进新生血管形成、减轻心肌细胞凋亡与改善左室功能。上述实验表明，如果促进干细胞动员这一途径可被利用，临床医师有望通过非侵入性途径实施再生治疗，改善心功能。

29.2.2 间质干细胞 间质干细胞（mesenchymal stem cells）是一种多能干细胞，由成人骨髓分离得到，可在体外或活体条件下被诱导分化为各种间质细胞，包括骨、软骨、肌腱、肌肉和脂肪等组织细胞。间质干细胞这一再生潜能已被许多实验所证实，而且在一定的环境下还可移植到正常心肌组织并被诱导为心肌细胞。造血干细胞是否存在转分化能力的矛盾（详见后）使间质干细胞成为心肌再生研究的另一焦点。研究表明，在心肌梗死发生4周内，间质干细胞移植后可在正常或损伤的心脏组织中被诱导分化为心肌细胞与血管内皮细胞，改善心功能，因而理论上可用于ACS的细胞移植治疗（表29-2）。

Shake等的实验在猪心肌缺血再灌注模型中使用未分化的间质干细胞移植以评价其有效性。在心肌梗死发生2周后，在梗死区域直接注射标记的间质干细胞，发现移植后的间质干细胞在梗死部位归巢并表达心肌细胞特异性蛋白，左室重构与左心功能得到改善。实验表明，间质干细胞在无定向诱导条件下仍表现出可分化为心肌细胞的可塑性。

然而，在间质干细胞能够真正应用于ACS移植治疗前，还需要解决两个问题：在活体实验中，间质干细胞是否具有与造血干细胞相当的再生能力？最佳的移植途径又是什么？Kudo等为解答上述问题进行了相关的实验。在心肌梗死发生10 min后，分别对两组动物实行间质干细胞与Lin^-骨髓细胞的移植，发现间质干细胞到达梗死区域后分化为心肌细胞与血管内皮细胞，减少梗死区面积与心肌纤维化。与之前的研究结果相吻合的是，$Lin^-/c\text{-}kit^+$细胞可分化为具有心肌细胞表型的潜能，因此间质干细胞与造血干细胞同样具有心肌再生能力，但尚不能判断二者之中何者更优。

按现有实验的结果看，间质干细胞有效的移植途径为直接的心肌注射，因此只能在患者行冠脉搭桥术的条件下才可实现。若冠脉内注射或静脉注射途径有效则可扩大其适应证。利用冠脉内注射，心肌梗死发生2周后移植的间质干细胞分化为心肌细胞、血管内皮细胞以及成纤维细胞。另外一项实验通过心肌梗死发生10～14天内左室腔内给予间质干细胞证实了这一途径同样有效。事实上，上述途径比静脉途径有效，部分原因是静脉给予的细胞在经过肺循环时会被部分筛除而在数量上有所减少，最终影响疗效。总而言之，冠脉内注射是否为最佳的移植途径尚不能确定，但由上述实验看来，这一方法似乎更优。

29.2.3 非选择性骨髓干细胞 非选择性骨髓干细胞（unselected bone marrow stem cells）拥有分化为心肌细胞的再生能力，再加上其无需进行细胞分离因而缩短准备过程的特点，使之称为再生治疗中的另一受人关注的细胞来源。Nishida等的实验评估了非选择性骨髓干细胞在大鼠心肌缺血模型中的有效性。自体骨髓细胞的局部移植使缺血心肌的灌注，左室重构与心功能改善。非选择性骨髓干细胞的另一优点是同时具有造血干细胞与间质干细胞，并在一定程度上为细胞再生提供了必须的底物。

29.2.4 脐血干细胞 ACS患者通常在中年以上，年龄的增加会使体内的骨髓干细胞数量趋于减少，冠心病本身也会使内皮祖细胞的血管再生潜能降低。因此自体骨髓干细胞移植在急性冠脉综合征这种特殊的临床条件下遭遇两难之境。脐血干细胞提供了一个可能的解决办法。Yasutaka等的研究利用$CD34^+$脐血干细胞移植至心肌梗死小鼠，发现移植细胞在梗死部位心肌存活，促进心肌供血相关的血管新生，改善心功能。然而为了比较骨髓干细胞与脐血干细胞的有效性何者更优，在最近的另一项研究中，N. Ma等人发现脐血单个核细胞与$CD133^+$细胞可归巢至梗死心肌，参与新生血管形成，但均不能对损伤心肌进行再生修复。而在骨髓$CD133^+$细胞与脐血$CD133^+$细胞移植对心功能恢复相比较，仅前者对左室收缩功能有恢复作用，可能的解释是由于骨髓干细胞中的间质干细胞成分较多。尽管出现上述结果，脐血干细胞由于具有许多优点（如前述），在ACS的再生治疗中仍十分有前景，未来的研究有望进一步将这种可能变为现实。

29.3 干细胞移植的作用机制

干细胞在心肌再生中作用机制的阐明，是细胞移植治疗在ACS中得以应用的理论基础，也是目前最主要的研究方向。

29.3.1 干细胞移植与心肌再生 实验证明，发生心肌梗死时，机体内存在生理性再生修复机制，包括一系列体内干细胞的动员、归巢至受损组织以及分化为心肌细胞的过程。在一项研究中，利用同系交配Rosa 26小鼠的造血干细胞，通过骨髓移植的方法移植至野生型C57B/6小鼠，因此受体内表达Lac Z的野生型小鼠必然说明该Lac Z阳性的细胞来自供体小鼠的骨髓。结扎移植后小鼠的左前降支，2～4周后检测心脏组织Lac Z阳性的内皮细胞与心肌细胞，结果清楚地显示，心肌梗死发生后骨髓干细胞归巢至受损部位，并分化为血管内皮细胞（较多）以及心肌细胞（较少）。同样，另一实验表明，当人类的女性心脏移植至男性体内时，可发现有Y染色体阳性的心肌组织和血管组织，提示来自受体体内的干细胞。

心脏组织中似乎也存在一种具有再生能力的心脏干细胞（cardiac stem cells，CSC）。传统观念认为，心肌细胞为终末分化细胞，因此面对损伤的惟一反应只能是通过心肌肥大而无法再生。然而，最近发现在心肌组织里存在同时表达干细胞标记如c-Kit，MDR1与Sca-1，以及表达心肌细胞特异性蛋白质的细胞。当采集上述细胞并注射至缺血心脏时，可获得占心室70%以上心肌细胞、平滑肌细胞以及血管内皮细胞。另外，心脏干细胞是促进主动脉瓣狭窄时心脏增大的原因之一。一般情况下正常的再生修复机制处于很低的水平，远远不能达到任何治疗目的。如果通过各种方法促进这个机制，在理论上有可能获得临床上有意义的心肌再生。

29.3.2 干细胞动员与归巢 ACS的细胞移植治疗其中一个突破口是干细胞动员与归巢。静脉给予G-CSF所动员的干细胞可归巢至并急性梗死的心肌组织并开始再生。除了G-CSF以外，围梗死期对干细胞动员和归巢有促进作用的其他内源性（如生长因子）或外源性（如药物）因子也逐步被发现。随着上述因子和作用机制的认识的不断加深，干细胞的归巢与再生将会被更好地操控。

实验表明，静脉给予血管内皮生长因子（vascular endothelial growth factor，VEGF）可促进小鼠$CD34^+$造血干细胞在骨髓中动员并归巢至缺血组织，继而诱导新生血管形成。在重构心肌的局部给予VEGF可增加干细胞归巢与促新生血管形成的能力。最近一项临床研究表明，心肌梗死后7天外周血中的$CD34^+$细胞升高至峰值，与血浆VEGF升高的峰值时间相吻合，进一步推断VEGF在干细胞动员与归巢中具有重要地位。

研究表明，HMG CoA还原酶抑制剂（他汀类）调脂药可以诱导体内的干细胞动员。这可以解释心肌梗死后早期用药的治疗益处。他汀类可显著提高小鼠循环中内皮祖细胞的水平。还有，稳定性冠心病患者服用他汀类药物治疗对循环内皮祖细胞不仅有数量上的升高，而且有功能上的增强。

干细胞的动员以及归巢至损伤心肌这一过程十分重要，否则来自骨髓的干细胞无法在到达这一局部环境后集中进行扩增与分化。实验表明，G-CSF动员的干细胞无法归巢至已重构的心肌，表明心肌梗死后早期促进干细胞动员与归巢的因子到了晚期已经不复存在。有研究试图寻找类似的在心肌梗死后早期短暂表达的因子。利用候选基因方法可检测到有数个因子的表达上调，包括SDF-1等。SDF-1的表达水平在心肌梗死后1 h开始增高，持续3天，然后开始降低，7天后测不出。上述结果提示，细胞移植可促进SDF-1的表达，而慢性的过度表达将促进干细胞归巢至重构的心肌、促进新生血管形成以及改善左室功能。

上述研究提供了令人鼓舞的结果，但对促进干细胞动员与归巢的相关方法的有效性与安全性仍需进一步的论证。同样重要的是，对干细胞动员与归巢的机制仍需要更深入的探讨。

29.3.3 是细胞分化还是细胞融合 造血干细胞与间质干细胞具有分化为不同组织细胞的可塑性，即具有再生损伤组织的潜能。但来自骨髓的干细胞转分化为其他组织细胞的这种能力最近受到了质疑。Castro等利用分离纯化的骨髓干细胞或非选择性的骨髓干细胞均无法在小鼠大脑检测到神经样细胞。类似的，受过致死性照射的小鼠在接受绿色荧光蛋白标记的造血干细胞移植后，并没有出现预期的非造血组织细胞的再生。出现这种矛盾现象的其中一个可能的解释是，干细胞的局部环境中可能存在对转分化诱导不足的因素。而另外一个解释是，组织再生现象中存在另外一种作用机制。针对第二个解释，有人提出了“细胞融合”的假说，指出以前的基础研究中被认为是干细胞转分化的过程实际上是细胞间的一种融合作用。一些研究将已标记的胚胎干细胞与成体骨髓干细胞或神经干细胞共同培养，发现数周后标记细胞表达转分化相关的蛋白标记。但是，进一步的分析显示，杂交的、含有多倍体DNA提示转分化的本质实为细胞融合。为了确证上述结果，Vassilopoulos等与Wang等分别进行的动物活体实验显示，严重肝功能不全小鼠在移植后再生的肝细胞是存在受体与供体两种基因的杂交细胞。

然而，细胞融合假说的不足之处在于，活体实验中融合的发生率十分低，大约每1～10万个细胞发生一次，而转分化的发生率则较多，尤其是在共同培养的条件下。因此，并不能单单通过细胞融合的贡献来解释骨髓干细胞移植后的大部分肝脏再生，或几乎完全的心肌再生。尽管有研究资料表明，转分化是最主要的作用机制，真正的再生作用有可能是包括了两者且在两者之间。似乎可以这样理解，细胞融合作为生理性修复作用的促进因素，理论上可将新的“健康的”基因带到受损的细胞中，防止凋亡或坏死，而另一方面移植的干细胞转分化则作为最主要的力量，对损伤组织进行再生修复。

29.4 干细胞移植的临床研究

前述研究积累了一定的理论基础，为细胞移植治疗的临床试验铺平了道路。目前这方面的临床试验前规模较小，但均尝试着从有效性和安全性两方面论证急性与慢性冠心病患者干细胞移植治疗的可行性。

29.4.1 慢性冠心病的细胞移植治疗 Hamano K等对5例慢性冠心病患者行CABG术，并对无法搭桥部位辅以自体骨髓干细胞移植，其中3例获得侧支循环的改善。1年随访并无发现与细胞移植相关的不良反应。但尚不能判断该结果所显示的益处究竟是来自CABG还是来自细胞移植。

Tse等利用经皮电机械导引系统（NOGA），采用心肌局部注射的移植方式，对8例难治性稳定性心绞痛进行骨髓单个核干细胞移植，结果显示，左室射血分数没有显著增加，但局部室壁变厚的情况改善，且低灌注的心肌所占比率减少。在临床上，患者每周心绞痛的发作次数减少。同样，没有任何与移植相关的不良反应的报告。

干细胞治疗同样被用于终末期冠心病患者以评估有效性及安全性。Perin EC等的试验结果表明，在细胞移植治疗2周后，缺血心肌局部的血供改善，左室功能改善，并持续至4个月后。同样，本试验中的患者也没有出现任何与移植相关的不良反应。

考虑到机体存在生理性再生修复机制，Seiler等的试验对不适宜行血管再通术的冠心病患者给予外源性GM-CSF促进干细胞动员，2周后监测发现冠脉侧支循环改善。

综上，对于慢性冠心病患者，干细胞移植可作为传统治疗外有效及安全的辅助治疗。当然，在临床应用与推广之前，仍需要大规模的随机对照试验来验证。

29.4.2 ACS的细胞移植治疗 在基础研究的基础上，已有数项临床试验采用不同类型的干细胞对急性心肌梗死的患者进行细胞移植治疗。Stamm C等对行CABG的患者进行细胞移植作为辅助治疗，使用$AC133^+$骨髓单个核细胞移植至临床上判断无法搭桥的部位，10天到3个月后6名患者中有4名射血分数增加，5名心肌灌注显著改善，且所有患者心功能均有改善。随后9～16个月内的随访并没有发现移植相关不良反应的报告。

在另外两项研究里，心肌梗死后急性期患者以冠脉内给予的途径移植自体骨髓单个核干细胞，获得了左室功能以及心肌灌注的改善。Strauer BE等对10例发生心肌梗死后5～9天内已行冠脉血管再通术的患者进行额外的细胞移植，使用10^4左右的自体骨髓单个核细胞，随访3个月后发现梗死区域显著减小，局部心脏功能改善。Assmus等在此基础上对比骨髓干细胞与外周血祖细胞的有效性与安全性，在心肌梗死后平均4天的时间点给予细胞移植治疗，获得左室局部与整体功能的显著改善，以及左室重构的减轻。两项试验均没有与移植相关的近远期不良反应的报告。

上述试验表明，对于急性心肌梗死患者，干细胞移植治疗可作为在传统治疗基础上的辅助治疗手段，安全有效。不过，到底治疗益处更多地来自及时的血管再通术还是细胞移植，仍需要进一步的探讨。进行更多的大规模的随机对照临床试验是必须的。

总而言之，目前对ACS细胞移植的临床研究规模仍较小，但已初步确立了细胞移植治疗的有效性与安全性。下一阶段的临床试验将进一步论证这个问题。

2004～2006年国内外细胞移植治疗冠心病的临床研究情况见表29-2。

表29-2 2004～2006年国内外细胞移植治疗冠心病的临床研究情况

年份	研究者	病例	移植细胞类型	移植方式	治疗效果
2004	中国 陈绍良等	急性心肌梗死	自体骨髓间质干细胞	经冠状动脉内注射	左心室功能明显改善
2004	韩国 Hyun-Jae Kang等	急性心肌梗死	自体外周血干细胞	经冠状动脉内注射	心功能明显改善
2004	西班牙 Francisco Ferna'ndez-Avile's等	急性心肌梗死	自体骨髓单个核细胞	经冠状动脉内注射	左心室收缩末期容量降低，左心室射血分数增加、局部室壁活动增加，左心室功能改善
2004	巴西 Emerson C. Perin等	心力衰竭	自体骨髓单个核细胞	电机械图指引下从心内膜面进行心肌内注射	左心室射血分数增加，局部室壁活动、灌注增加，心绞痛减轻
2004	德国 Kai C Wollert等	急性心肌梗死	自体骨髓单个核细胞	经冠状动脉内注射	左心室射血分数增加
2004	德国 Friedhelm Kuethe 等	急性心肌梗死	自体骨髓单个核细胞	经冠状动脉内注射	左心室射血分数和局部室壁运动均无变化
2004	德国 Volker Sch chinger 等	急性心肌梗死	自体骨髓单个核细胞，自体循环祖细胞	经冠状动脉内注射	左心室射血分数增加，左心室舒张末期容积缩小
2005	波兰 Tomasz Siminiak1 等	心力衰竭	骨骼肌成肌细胞	超声指导下心肌内注射	大部分患者左心室射血分数增加
2005	中国 李家一等	急性心肌梗死	自体骨髓单个核细胞	经冠状动脉内注射	左心室射血分数，收缩期室壁增厚率以及梗死区心肌灌注显著提高。
2005	中国 卢长青等	心力衰竭	自体骨髓单个核细胞	经冠状动脉内注射	心功能改善，患者缺血范围不同程度缩小
2006	德国 Volker Sch chinger等	急性心肌梗死	自体骨髓单个核细胞	经冠状动脉内注射	左心室射血分数增加，死亡率和复发率下降

续表

年份	研究者	病例	移植细胞类型	移植方式	治疗效果
2006	挪威 Ketil Lunde等	急性心肌梗死	自体骨髓单个核细胞	经冠状动脉内注射	左心室射血分数、梗死面积均无变化
2006	德国 Volker Sch chinger 等	心肌缺血	自体骨髓单个核细胞，自体循环祖细胞	经冠状动脉内注射	左心室射血分数增加，心功能改善
2006	中国 姚康等	急性心肌梗死	自体骨髓单个核细胞	经冠状动脉内注射	显著改善患者左室收缩功能和心肌灌注，减少心肌缺血面积
2006	中国 王伟民等	急性心肌梗死	自体骨髓单个核细胞	经冠状动脉内注射	促进心肌梗死患者左室功能恢复和心肌灌注改善

29.5 展望

尽管目前细胞心肌再生的动物实验和临床研究取得了令人鼓舞的结果，但是细胞治疗心肌缺血坏死的研究目前还处于起步阶段，仍有许多亟待解决的问题。

①选用何种细胞类型或何种细胞组合移植最好：目前对于哪种细胞类型移植效果最好或何种细胞组合移植最好尚无结论。许多研究证实了造血干细胞与间质干细胞良好的可塑性，而另外一些研究支持非选择性骨髓干细胞与脐血干细胞不但由于同时富含造血干细胞与间质干细胞而更具再生潜能，且取材方便，避免了繁琐的细胞生物学预处理过程，因而似乎更具实用性。因此，仍需要进行更多的随机对照临床试验来探讨细胞移植中最佳的细胞类型。

②需要的细胞数量：大多动物实验和临床研究使用的细胞数介于10^3～10^8数量级之间，但哪个数量级最佳以及不同类型细胞需要的细胞数是否不同也无结论，并且还存在物种和个体之间的差异以及病情严重程度的差异。而且，量化到细胞移植治疗本身与临床预后的关系，以及与传统治疗相比较，何者对治疗益处的贡献更大，也是需要探讨的问题之一。

③细胞移植的合适时机：目前大多数研究都集中在围心肌梗死期，而在此时间窗之外给予细胞移植是否有效则尚无定论。值得一提的是，由于心肌梗死发生后早期机体出现较重的急性的炎症反应，理论上说，移植治疗的疗效可能会受到影响。

④ 最佳的移植途径：基础研究与临床试验所采用的几种移植途径，包括外科术中心肌直接注射、介入途径冠脉内局部给予、静脉给予以及单纯给予干细胞因子等，其各自的有效性与安全性均已得到结果的支持，然而最佳的移植途径仍无定论。或者说，可能并不能单纯提出其中一种较其他方式更优，而应视临床的具体情况来判断。比方说，急性冠脉综合征的病人由于体内动员因子水平正处于上调状态，可能静脉或冠脉内局部给予即可获得较好疗效。又或者慢性稳定性或终末期患者，由于体内干细胞因子水平较低，直接心肌注射或经皮心肌内注射等方式更能获益。

⑤干细胞在移植后的归巢、整合、生存和分化机制尚不确定。

⑥细胞治疗的安全性：前述的临床试验表现出了较好的安全性资料，但这一治疗的安全性问题仍值得关注。比如说，可塑性最强的胚胎干细胞，移植后可能会导致肿瘤的发生；经冠状动脉内注射有在冠脉内形成栓子的可能，Vulliet等发现经冠状动脉移植间质干细胞会引起冠状动脉微梗死；如果移植的细胞分化为成纤维细胞而不是心肌细胞，瘢痕增加的结果可能会导致心室功能恶化和心律失常，已有骨骼肌成肌细胞移植后出现恶性室性心律失常的报道，而且Yoon等发现注射未分选的骨髓细胞到

急性梗死心肌会诱导心肌严重钙化；最近研究又发现经冠脉内滴注骨髓单个核细胞，虽可促进血管生成，改善心肌梗死患者的心功能，但却加重冠脉血管重建术后的再狭窄。

虽然还存在诸多问题，但动物实验及临床研究大都证实了其有效性。我们相信，随着对分化调控、信号转导、归巢分子机制等研究的深入，细胞移植无疑将会为冠心病的治疗提供新的手段，产生广阔的应用前景。

（伍贵富　杨达雅）

参考文献

1. Menasche P，Hagege AA，Vilquin JT，et al. Autologous skeletal myoblast transplantation for severe postinfarction left ventricular dysfunction. J Am Coll Cardiol JT-Journal of the American College of Cardiology，2003，41（7）：1078～1083
2. Badorff C，Brandes RP，Popp R，et al. Transdifferentiation of blood-derived human adult endothelial progenitor cells into functionally active cardiomyocytes. Circulation JT-Circulation，2003，107（7）：1024～1032
3. Jiang Y，Jahagirdar BN，Reinhardt RL，et al. Pluripotency of mesenchymal stem cells derived from adult marrow. Nature JT-Nature，2002，418（6893）：41～49
4. Pesce M，Orlandi A，Iachininoto MG，et al. Myoendothelial differentiation of human umbilical cord blood-derived stem cells in ischemic limb tissues. Circ Res JT-Circulation research，2003，93（5）：51～62
5. Orlic D，Kajstura J，Chimenti S，et al. Bone marrow cells regenerate infarcted myocardium. Nature JT-Nature，2001，410（6829）：701～705
6. Tomita S，Mickle DA，Weisel RD，et al. Improved heart function with myogenesis and angiogenesis after autologous porcine bone marrow stromal cell transplantation. J Thorac Cardiovasc Surg JT-The Journal of thoracic and cardiovascular surgery，2002，123（6）：1132～1140
7. Kudo M，Wang Y，Wani MA，et al. Implantation of bone marrow stem cells reduces the infarction and fibrosis in ischemic mouse heart. J Mol Cell Cardiol JT-Journal of molecular and cellular cardiology，2003，35（9）：1113～1119
8. Barbash IM，Chouraqui P，Baron J，et al. Systemic delivery of bone marrow-derived mesenchymal stem cells to the infarcted myocardium：feasibility，cell migration，and body distribution. Circulation JT-Circulation，2003，108（7）：863～868
9. Kawamoto A，Tkebuchava T，Yamaguchi J，et al. Intramyocardial transplantation of autologous endothelial progenitor cells for therapeutic neovascularization of myocardial ischemia. Circulation JT-Circulation，2003，107（3）：461～468
10. Askari AT，Unzek S，Popovic ZB，et al. Effect of stromal-cell-derived factor 1 on stem-cell homing and tissue regeneration in ischaemic cardiomyopathy. Lancet JT-Lancet，2003，362（9385）：697～703
11. Liechty KW，MacKenzie TC，Shaaban AF，et al. Human mesenchymal stem cells engraft and demonstrate site-specific differentiation after in utero transplantation in sheep. Nat Med JT-Nature medicine，2000，6（11）：1282～1286
12. Jackson KA，Majka SM，Wang H，et al. Regeneration of ischemic cardiac muscle and vascular endothelium by adult stem cells. J Clin Invest JT-The Journal of clinical investigation，2001，107（11）：1395～402
13. Quaini F，Urbanek K，Beltrami AP，et al. Chimerism of the transplanted heart. N Engl J Med JT-The New England journal of medicine，2002，346（1）：5～15
14. Wagers AJ，Sherwood RI，Christensen JL，et al. Little evidence for developmental plasticity of adult hematopoietic stem cells. Science JT-Science（New York，N. Y.），2002，297（5590）：2256～2259
15. Terada N，Hamazaki T，Oka M，et al. Bone marrow cells adopt the phenotype of other cells by spontaneous cell

fusion. Nature JT-Nature，2002，416（6880）：542～545

16. Ying QL，Nichols J，Evans EP，et al. Changing potency by spontaneous fusion. Nature JT-Nature，2002，416（6880）：545～548
17. Vassilopoulos G，Wang PR，Russell DW. Transplanted bone marrow regenerates liver by cell fusion. Nature JT-Nature，2003，422（6934）：901～904
18. Wang X，Willenbring H，Akkari Y，et al. Cell fusion is the principal source of bone-marrow-derived hepatocytes. Nature JT-Nature，2003，422（6934）：897～901
19. Oh H，Bradfute SB，Gallardo TD，et al. Cardiac progenitor cells from adult myocardium：homing，differentiation，and fusion after infarction. Proc Natl Acad Sci U S A JT-Proceedings of the National Academy of Sciences of the United States of America，2003，100（21）：12313～12318
20. Hamano K，Nishida M，Hirata K，et al. Local implantation of autologous bone marrow cells for therapeutic angiogenesis in patients with ischemic heart disease：clinical trial and preliminary results. Jpn Circ J JT-Japanese circulation journal，2001，65（9）：845～847
21. Tse HF，Kwong YL，Chan JK，et al. Angiogenesis in ischaemic myocardium by intramyocardial autologous bone marrow mononuclear cell implantation. Lancet JT-Lancet，2003，361（9351）：47～49
22. Perin EC，Dohmann HF，Borojevic R，et al. Transendocardial，autologous bone marrow cell transplantation for severe，chronic ischemic heart failure. Circulation JT-Circulation，2003，107（18）：2294～2302
23. Stamm C，Westphal B，Kleine HD，et al. Autologous bone-marrow stem-cell transplantation for myocardial regeneration. Lancet JT-Lancet，2003，361（9351）：45～46
24. Strauer BE，Brehm M，Zeus T，et al. Repair of infarcted myocardium by autologous intracoronary mononuclear bone marrow cell transplantation in humans. Circulation JT-Circulation，2002，106（15）：1913～1918
25. Assmus B，Schachinger V，Teupe C，et al. Transplantation of Progenitor Cells and Regeneration Enhancement in Acute Myocardial Infarction（TOPCARE-AMI）. Circulation JT-Circulation，2002，106（24）：3009～3017

30 急性冠脉综合征的心脏康复

心脏康复是从冠心病康复开始的，并且冠心病的康复是心脏康复中发展最好、研究最充分的一部分。急性心肌梗死后的康复一直是心脏康复的重点所在。20世纪50年代以前，所有的心肌梗死的患者都遵循卧床原则，即“急性心肌梗死患者卧床休息时间越长越好，活动越少越好”，患者卧床时间都在6周以上。然而，卧床休息既没有达到专科医生预期的减少心脏合并症的目的，反而因长时间卧床出现一系列的失适应并发症。40年代末期，心脏学家Levine和Lown提出了急性冠脉栓塞的“椅子疗法”，即患者在起病1周内开始每日起床坐安乐椅，每次坐1～2 h。“椅子疗法”疗效满意，所有患者既未出现任何心脏并发症，也未发生失适应并发症。之后心脏康复在冠心病的治疗中得到了深入研究，逐渐成为心肌梗死治疗常规中不可缺的一部分，同时，心脏康复也逐渐拓展到心脏疾病的其他领域，成为一种被广泛接受的管理心脏病患者的方式。

常规的心脏康复方案包括：个体化运动方案、危险因素控制、健康教育和心理和社会支持等。在今日，一个急性心肌梗死的患者通常在冠心病重症监护室（CCU）监护治疗相对较短的时间，继以早期的移动、床边坐起和渐进性的运动后，某些无合并症的患者在少于1周的时间内就可以出院。随机对照研究也证实，这种早期活动、早期出院的治疗方案在心脏并发症方面是安全的。住院期间康复时间很短，但是早期即可以通过步行方案预防医源性的失适应的发生，录像或宣传小册子可用以健康教育的开始。心理康复在医生的办公室、在患者进行处方运动的过程中以及健康教育时就可以同时进行。

虽然目前因溶栓疗法和急诊导管介入治疗方法的普遍使用已使急性心肌梗死的致残率下降，但是冠心病仍是致残率较高的一种疾病，患者通常会出现体力活动的限制和工作能力的下降，并且由于普遍存在的焦虑和抑郁的心理状况，重返起病前的社会角色比较困难，患者的生活质量下降。综合的心脏康复方案可帮助患者在体力、心理和社会适应方面得以恢复，帮助患者重返社会，提高患者的生活质量。

急性冠脉综合征包括不稳定性心绞痛和急性心肌梗死（非ST段抬高的心肌梗死和ST段抬高的心肌梗死）。不稳定心绞痛是运动的禁忌，但是心脏康复的其他内容包括健康教育、危险因素控制和心理社会支持对不稳定心绞痛的患者也是必要的，在心绞痛控制、病情趋于稳定之后也应逐渐开始个体化的运动，其原则和急性心肌梗死的康复相同。本文主要讨论急性心肌梗死患者的心脏康复。

30.1 住院期心脏康复

所有的急性心肌梗死的患者住院期间的心脏康复程序必须包括以下内容：早期的评估和活动，确定并了解心血管危险因素及自我照顾的能力；全面的出院计划，必须包括关于后续治疗选择的讨论、家庭康复程序和正式的院外康复程序。

30.1.1 早期评估

对患者进行的评估可通过填表和面谈的方式，最初的面谈应集中在了解患者对活动和接受健康教育的意愿方面。填表的目的在于确定心脏病的诊断以及目前的医疗状况；确定心血管疾病危险因素以便进一步开始干预；了解有何并发症或其他可增加再发心脏事件危险性的情况。

早期评估的内容包括目前的疾病、过去的疾病情况、目前的症状、体征、社会状况和职业情况。危险因素的评估是早期评估的重要内容，应包括吸烟情况、血脂异常、高血压、体力活动水平、压力和心理状况、体重、糖尿病、酒精或其他嗜好等。此外，还必须评估患者进行运动及学习的意愿以及患者对心脏康复的预期目的。

30.1.2 早期活动

1960年以前，患急性心肌梗死的患者被认为需要严格限制体力活动。患者通常需要严格地卧床休息，所有的活动都由看护者帮助进行。担心主要来自体力活动可能会导致室壁瘤形成、心脏破裂、心力衰竭、心律失常、再次心肌梗死及猝死等并发症。住院期长达3～4个月，体力活动限制至少1年。这一治疗的主要依据是病理学检查显示坏死的心肌至少需要6周的时间才能形成坚固的疤痕组织，而且，也确有报道在精神病医院发作的心肌梗死因为不能有效地做到严格控制活动，心脏破裂的发生率较高。

但是，临床对照研究却发现心肌梗死后早期活动者与严格卧床者比较在死亡及其他并发症的发生方面并无差异。这些结果支持心肌梗死早期开始渐进性的活动。因为很多患者因强制卧床出现体能的下降，同时研究也显示，在CCU内开始的心肌梗死患者早期活动计划可预防医源性的失适应。

椅子疗法：治疗的革命性变化发生在20世纪40年代末，心脏病学家Levine 和Lawn 给心脏病患者引入了椅子疗法。在坐位的情况下，外周血回流减少，降低了心肌的前负荷。前负荷的降低使左心室的室壁静息张力下降，减少了心肌的耗氧。同时，坐位还有助于减少深静脉血栓的形成以及肺栓塞的发生。

之后的生理学研究记录了失适应情况下的血液动力学变化。长期卧床后，站立时极易出现心动过速和低血压。这与长期卧床出现的压力反射改变及低血容量有关。很明显，心肌梗死导致的残疾与心肌功能损害本身及卧床均有关系。血液动力学的改善则通常和心脏功能的恢复（瘢痕形成及代偿性心肌肥厚）以及重新回复到正常的体力活动有关。

在重力作用下的活动：目前对卧床引起的失适应导致的血液动力学改变已有很深入的了解。年轻男性卧床休息3周后，最大摄氧量降低20%～25%。除了体能降低以外，长期卧床可导致体位性低血压、静脉血栓形成、肺功能下降以及负氮和负钙平衡。

问题是，这种卧床休息导致的血液动力学恶化包括体能的下降，是由活动的缺乏引起，还是由缺乏直立体位重力作用下的活动所致。至少有4个理由认为是后者，即缺乏直立体位重力作用下的活动导致这些变化：①卧位下的活动不能预防卧床所致的失适应；②坐位休息和卧床休息相比，最大摄氧量的下降缓慢；③经过一段时间的卧床休息后，直立运动测得的最大摄氧量下降比卧位运动测得的最大摄氧量下降要更明显；④一种下肢加压设施（LBPPD）可减少卧床导致的失适应。很明显，在住院期卧床时间间断性坐起和站立暴露于重力压力下可避免心肌梗死后继发的心血管功能减退。过去曾有研究通过低水平的运动训练努力达到限制心肌梗死后的体能下降。但是也有研究认为仅通过暴露于重力压力下这一简单的过程就能达到同样的目的。

进行渐进性的活动的注意事项：在进行活动以前，必须由有经验的心脏康复组的成员给患者进行基本的体格检查，包括心肺听诊、外周脉搏触诊、评估大关节和肌群的力量及柔韧性以及患者自我照顾的能力，这些检查的结果必须和基线时的血压、心率和心律情况一起记录下来。起病前的功能状态也应了解，尤其对于老年患者以及有其他合并疾病的患者。如果患者在心肌梗死之前就已经有活动能力下降，那么给患者制定的活动计划就应该调整，使其不至于超过心肌梗死前的活动水平。

同时，还应了解活动时的异常反应，一旦出现这些异常反应，必须马上中断活动。活动异常反应包括：舒张压≥14.67 kPa（110 mmHg）；收缩压下降＞1.33 kPa（10 mmHg）；明显的室性和房性心律失常；二度或三度传导阻滞；运动不耐受的体征和症状，包括心绞痛、明显气促以及心电图显示心肌缺血表现。

活动的渐进性进行依赖于初始时的以及每日的评估。因患者具体情况不同，活动的进展也有很大差异。对于低危险的心肌梗死患者（无合并症，无左室功能不全），进展的速度应比较快；对于高危患者或衰弱患者，如合并充血性心力衰竭或异常血压反应的患者，进展的速度应放慢。

运动时除了需要考虑患者的氧耗量和心率变化之外，还应该注意活动的持续时间。延长的活动对心肌瘢痕形成影响如何尚不清楚，但是在延长的稳定状态的运动中，心率增加而心脏收缩力下降，左心室容积增加。很明显，即使患者能达到某一活动负荷水平，但是并不需要急性恢复期的患者维持长时间的活动。最安全的办法是建议患者不要使自已劳累，并按照疲劳水平和主观劳累程度来限制活动时间。

早期心脏康复活动计划设定：在早期的心脏康复中，主要采用的活动类型为日常生活活动、床边坐位、站位上肢活动、下肢体操活动、步行和爬楼梯等。在头两天内，活动通常限制为呼吸运动、简单的上肢和下肢关节活动和部分自我照顾活动。接下来的2～3天，根据心血管状态，逐步开始离床坐、短距离步行和其他的日常活动包括沐浴和着装等。这些活动所达到的代谢当量水平及心率反应情况见表30-1，早期活动计划见表30-2。

表30-1　早期心脏康复常见活动类型

活 动	活动方式	代谢当量	平均心率反应
入　厕	床上便盆	1～2	增加5～15次
	便 桶	1～2	
	床上排尿	1～2	
	站立排尿	1～2	
沐　浴	床上沐浴	2～3	增加10～20次
	浴缸沐浴	2～3	
	淋浴	2～3	
步　行	2 mph	2～2.5	增加5～15次
	2.5 mph	2.5～2.9	
	3 mph	3～3.3	
上躯干运动（站立位）	上肢	2.6～3.1	增加10～20次
	躯干	2～2.2	
下肢体操		2.5～4.5	增加15～25次
爬楼梯（1层＝12级）	下1层	2.5	增加10次
	上1～2层	4.0	增加10～25次

摘自AACVPR：Guidelines for Cardiac Rehabilitation and Secondary Prevention Program. 4th Edition。

表30-2　急性心肌梗死住院早期心脏康复4天渐进性活动计划

	代谢当量水平	活动
第一天	1～2	卧床休息至病情稳定 离床至床边椅子 床边便桶
第二天	2～3	自我照顾 坐位热身活动 室内步行
第三天	2～3	尽量离床 站立位热身活动 大厅内步行5～10 min，每日2～3次，第1次在监护下进行
第4天	3～4	坐位沐浴 站立位热身活动 大厅内步行5～10 min，每日3～4次，上1层楼梯，或在活动平板上步行

摘自AACVPR：Guidelines for Cardiac Rehabilitation and Secondary Prevention Program. 4th Edition。

30.1.3 危险因素控制 需要控制的危险因素包括吸烟、血脂异常、高血压、体力活动缺乏、心理社会因素和体重等。危险因素的管理应在给患者进行早期评估时即开始，此时应了解患者学习控制疾病相关知识的意愿和理解疾病发展过程的能力水平。患者学习的意愿反映了其在生理和心理状态是稳定的，意识到自己所面临的问题，并需要去了解解决问题的方法。这是危险因素控制重要的影响因素。另外，在危险因素的管理中，对患者家人的教育也同样重要。

吸烟是一个非常重要的危险因素。心血管疾病五分之一的死亡可归结于吸烟。吸烟增加心血管事件的发生危险。烟草中最重要的副产物尼古丁可以促进去甲肾上腺素的释放，增加心率和血压，增加了心肌的氧耗量。另外，尼古丁收缩外周血管，干扰血流对组织的灌注；降低心室纤颤的阈值；促进血小板激活；还干扰脂质代谢，降低HDL，升高氧化LDL，这些作用均导致动脉硬化发展。另一个吸烟的副产物一氧化碳可损伤内皮，降低红细胞携带氧气的能力，减少心肌供血。

戒烟对心血管疾病预后产生显著影响。在罹患心肌梗死的人群中，戒烟可减少50%的全因死亡，其中50%的死亡减少发生在戒烟的头一年。对超过70岁，进行了冠脉手术的老年患者，戒烟也同样可减少其死亡率。

由于住院时间的缩短，没有充足的时间在早期就所有的危险因素给患者进行健康教育，早期控制的重点在于帮助患者戒烟。在这方面需遵循的原则为：①每一位患者都需确定其吸烟状况；②通过教育和行为治疗方法帮助患者度过停止吸烟的住院期，在出院时评估患者继续戒烟的意愿，如患者愿意维持戒烟状况，给患者提供相关帮助。

30.1.4 制定出院计划 制定出院计划必须考虑两个基本的原则：即患者的安全和治疗计划的延续性。

出院不意味着治疗的终结，所以，出院计划的核心内容在于为进一步的康复制定正确的方案。无论患者在何处继续进行康复治疗，患者的安全是最重要的。为保证患者在恢复过程中的安全，必须让患者掌握正确的生存技巧包括识别症状和体征，硝酸甘油的使用，紧急情况的救治等。另外，对活动的建议和限制也要让患者了解。

出院时患者应了解活动过量时的体征和症状，并能够正确地使用如Borg主观劳累程度之类的量表来评定活动的水平。

虽然出院时制定的活动计划必须要依赖于患者的临床状态、症状和病史，以下的FITT（frequency，Intensity，timing，type）标准必须执行：①频率：2～3次/天；②强度：活动心率达到静息心率+20次/min；Borg主观劳累程度评分小于11分或至个人耐受程度；按照症状限制活动强度程度，包括气短、心绞痛和劳累，活动强度应控制在出现以上症状之下；③时间：5～20 min；每次活动5 min以内，接着休息，总共的活动时间达到20 min；④类型：坐、站立位功能活动；关节活动度活动；步行。

急性心肌梗死患者在出院内第一个月关心的问题包括重返工作、开车、家务活动、爬楼梯、搬东西、性生活、步行和社交活动，心脏康复组成员必须根据患者的状况提供正确的个体化的建议。出院前的运动试验或一个6 min步行试验可提供患者进行活动时的反应情况，有助于制定个体化的家庭活动指南及出院后的康复计划。

30.2 出院前运动试验

研究证明急性心肌梗死后早期（心肌梗死后3天到3周）运动试验是安全的。早期运动试验已经成为心肌梗死治疗标准方案中的一部分。早期运动试验有诸多益处：明确患者对运动的反应和运动能力；帮助制定适合的运动处方；识别需要进一步医疗如手术等的情况。对患者的心理也有良好的作用，是心脏康复不可缺的一部分。

30.2.1　心肌梗死后早期进行运动试验的安全性　在心肌梗死后早期进行运动试验时出现死亡和严重心律失常的危险性非常低。致死性心脏事件包括致死性心肌梗死和心脏破裂的发生率为0.03%，非致死性心肌梗死发生率为0.09%，复杂性心律失常包括室性心动过速发生率为1.4%。症状限制性运动试验比次极量运动试验的事件发生率多1倍，但是总的致死性事件的发生率仍然很低。这些数值主要来自通过临床选择的患者，一般无心肌梗死并发症如心力衰竭、严重心律失常和心肌缺血、左心室功能下降以及其他严重疾病。在有这些并发症的人群中，早期运动试验的危险性增高。

次极量运动试验可在心肌梗死后5～7天安全施行，症状限制性运动试验可在3～6周后施行，最早可在心肌梗死后14～21天开始。

30.2.2　心肌梗死后运动试验指南　ACC/AHA运动试验指南关于心肌梗死后实施运动试验的建议如下：

Ⅰ类：对符合Ⅰ类情况的患者，有充分证据或普遍认同对其施行心肌梗死后的运动试验是有用的，按照以下的时间开始施行运动试验：①在出院前，为评估预后、设定运动处方和评估治疗（4～7天内行次极量运动试验）；②出院早期，如果未施行出院前运动试验，为评估预后、设定运动处方、评估治疗以及心脏康复，可在14～21天施行症状限制性运动试验；③出院后期，如果未行早期运动试验，为评估预后、设定运动处方、评估治疗以及心脏康复，可施行症状限制性运动试验。以上需排除下面谈到的Ⅱb及Ⅲ类情况。

Ⅱa类：对Ⅱa类患者是否施行心肌梗死后运动试验临床证据冲突，但倾向于实施，仅见于以下情况：已经施行了冠脉成形术，为进行心脏康复中的运动训练和活动，在出院后可行运动试验。

Ⅱb类：对Ⅱb类患者是否施行心肌梗死后运动试验临床证据冲突，支持的证据少于Ⅱa。在这类情况下，运动试验可在以下情况实施：①已施行心脏导管治疗的患者，在出院前为了解处于临界狭窄程度的血管分布范围内有无缺血；②因左束支传导阻滞、室内传导延迟、左心室肥厚和洋地黄治疗出现的静息异常心电图以及若干导联的静息心电图示ST段压低＞1 mm；③在持续参与心脏康复运动训练的患者中进行周期性随访运动试验。

Ⅲ类：给Ⅲ类情况的患者施行心肌梗死后运动试验是无益有时甚至是有害的，见于以下情况：合并有其他影响生命的严重疾病或需行血管成形术的患者。

运动试验可以了解患者可能在运动中出现的不良反应。在可控制的环境中出现这些不良反应是相对安全的。虽然也有在心肌梗死后早期安全施行极量运动试验的报道，但是临床上一般在心肌梗死后1个月内，仍主要采用次极量运动试验。也可以主观地采用以下标准控制运动试验强度：40岁以下患者，最高心率控制在140次/min，最大工作负荷在7代谢当量（MET）以下；大于40岁的患者，最高心率为130次/min，最大工作负荷为5MET。对于服用β－受体阻滞剂的患者，可使用Borg量表评分为15 分作为停止运动的标准。另外，通常的运动试验终止指标也适用于心肌梗死后运动试验。

有研究评价了心肌梗死后5～7天进行运动试验的价值，这些研究证明症状限制性运动试验比次极量运动试验更多诱发心肌缺血，对最大运动能力的评价也比较准确。因此，早期症状限制性运动试验比次极量运动试验在运动处方的设定方面更有用，但是，这种在心肌梗死恢复早期的症状限制性运动试验对判断疾病预后的价值是否优于心肌梗死后数周于恢复后期才施行的症状限制性运动试验则尚无定论。

心肌梗死后早期的运动平板试验主要选用改良Bruce方案和Naughton 方案。在预测最大运动能力和缺血性反应方面，两种方案是相似的，但是Naughton方案的最大运动时间比较长。也有研究发现，出院前实施症状限制的改良Naughton方案比心率限制运动方案可以检出更多的心肌缺血。心肌梗死后6周标准Bruce方案比症状限制改良Naughton方案更多地发现缺血性心电图异常，因为在Bruce方案中患者可在较短的时间内达到更高的双乘积水平。心肌梗死后的运动试验方案需根据患者的具体情况进行个体化的选择，一般来说，起始的运动水平为2METs并每一级别提高1～2METs。

30.2.3 早期运动试验对活动的指导 心肌梗死后的运动试验对于指导患者及家属在患者出院后安全地进行日常生活、休闲以及职业活动很有帮助。在运动试验中获得的工作负荷最大代谢当量值可用于预测患者在某项活动中的耐受程度。大多数的日常活动所需的代谢当量水平均小于5MET，所以，出院前进行一个次极量的运动试验已足够满足患者出院后最初数个星期内的活动指导的需要了。

在心肌梗死后3～6周完成的运动试验则有助于进一步的运动指导及帮助决定是否能重回工作岗位。大部分的职业活动达到的当量水平小于5METs，但有部分患者的工作涉及较重的体力活动，此时不能仅仅根据运动试验的结果给患者工作建议。常规的运动试验没有评估搬起重物、温度、环境及心理压力对能量需求的影响，但这几方面的因素在给患者进行工作指导时均应考虑到。对于运动耐量低下、左室功能不全、有运动诱发的心肌缺血以及对返回体力工作有忧虑的患者，应进行模拟工作测试。

在心脏康复过程中，运动试验的实施是很重要的。首先，安全和有效的运动强度的设定必须参照运动试验的结果；其次，在给患者进行危险性分层以决定进行运动训练时监护的水平时也需要参照运动试验结果；最后，在评估运动训练的作用时也要施行运动试验。因此，对所有的进入心脏康复程序的心脏病患者均需行运动试验检查。按照实践经验，经过8～12周的运动锻炼，稳定的心脏病患者需再行一次运动试验检查。在以下的情况下也需要复查：心肌梗死1年后；症状出现改变和所用药物可能影响运动。此时的运动试验可有助于重写运动处方，评估患者的运动耐量变化并给病人以治疗的反馈。

总的来说，心肌梗死后出院前运动试验可能的益处有：设定安全的活动水平；优化出院计划；改变医疗策略；决定随访的强度；给患者信心和鼓励；打消家属的疑虑以及辨别运动诱发的心肌缺血和心律失常。

30.3 出院后的心脏康复策略

30.3.1 出院后心脏康复策略与冠心病二级预防 急性心肌梗死患者出院后的心脏康复过程与二级预防的实施是分不开的，其主要内容为：评估和管理心血管疾病发展的危险因素；对运动中出现心血管事件的危险性进行分层并给予适当的监护；实施二级预防计划。

冠心病的二级预防计划结构为：①必须评估所有患者的心血管危险因素是否存在及危险的严重程度，包括吸烟、高血压、异常血脂、糖尿病、肥胖、心理社会失适应和体力活动缺乏；②根据患者的病史、机体和心理状态，大部分患者在住院期间需开始强化二级预防及心脏康复并在出院后延续。恰当的药物治疗在住院期间开始。运动训练在出院后1～3周即应开始。大部分患者，包括那些无并发症的做了PTCA/支架手术的患者，均能并应在出院后1周内开始运动训练；③实施计划必须达到以下目的：完全停止吸烟；改善血脂情况；控制高血压；认识并治疗心理社会功能障碍，营养改善以及形成体力活动的习惯。

30.3.2 危险因素的评估和控制 二级预防的目的在于最大限度地控制冠心病的发展，减少冠脉事件的发生。危险因素的控制有助于稳定冠状动脉斑块。一个患者如果有多种危险因素存在则其心血管事件发生的危险性增高。在患者进入二级预防计划之前，应进行危险因素的评估，以确定干预措施的力度。

ACC/AHA 2006关于动脉粥样硬化性疾病的二级预防中对危险因素的控制建议如下：

戒烟：目标是彻底戒烟，不要接触吸烟环境。建议：患者每次就诊时，医师要询问吸烟问题；

要求吸烟患者戒烟；评估吸烟患者是否愿意戒烟；帮助患者制订戒烟计划；安排随访及特别的教育课程，或药物治疗，包括尼古丁替代治疗和丁氨苯丙酮治疗；强调工作中和在家中避免接触吸烟环境。

控制血目标：所有患者的血压控制在<18.67/12.0 kPa（140/90 mmHg）。如果患有糖尿病或慢性肾脏疾病，则血压控制在<17.33/10.67 kPa（130/80 mmHg）。

建议：所有患者均应开始改善生活方式，包括控制体重、增加运动锻炼、减少酒精摄入量、限制钠盐，强调多吃水果、蔬菜和低脂肪饮食；如果血压≥18.67/12.0 kPa，或者糖尿病或慢性肾脏疾病患者血压≥17.33/10.67 kPa，则开始应用β-受体阻断剂和（或）血管紧张素转化酶抑制剂（ACEI），为达到目标血压可加用噻嗪类利尿剂。

调脂治疗：目标是LDL-C控制在<2.60 mmol/L。如果甘油三酯≥2.24 mmol/L，则非HDL-C应当<3.38 mmol/L。建议：饮食治疗。减少饱和脂肪酸、反式脂肪酸和胆固醇；补充植物甾醇类（2 g/d）和黏稠纤维（>10 g/d）可以进一步降低LDL-C；增加每日活动量并控制体重；鼓励多吃 omega-3脂肪酸鱼油或胶囊（1 g/d）以降低风险；调脂治疗。

评估所有患者空腹血脂水平，并且对于因急性心血管事件或急性冠状动脉综合征的患者应在入院24 h内完成评估。在出院前开始应用降脂药物。

运动锻炼：目标是运动锻炼时间为每周7天（至少每周5天），每天30 min。

建议：所有患者，根据既往体力活动的情况和（或）运动试验来确定运动的危险性，制订运动处方；鼓励所有患者每天进行30～60 min中等强度的有氧运动如快步走，同时增加日常生活的运动量以作为补充；鼓励进行每周有两天进行阻力运动训练；对于高危患者（例如新近急性冠状动脉综合征或血管重建治疗、心力衰竭）应在医疗监督下进行锻炼。

控制体重：目标是体重指数为18.5～24.9 kg/m^2。男性腰围应<约93 cm（40英寸），女性腰围应<81 cm（约35英寸）。

建议：每次就诊时确定体重指数和（或）腰围，并且通过适当平衡体力活动与热量摄取、正规的活动计划来控制和减轻体重，将体重指数控制到18.5～24.9 kg/m^2；如果腰围（髂前上棘水平测量）≥81 cm（女性）或93 cm（男性），开始启动改变生活方式和考虑按代谢综合征治疗；减肥治疗的起始目标应将基础体重减轻10%。成功后，如果进一步评估显示有必要的话，则进一步减肥。

控制糖尿病：目标是糖化血红蛋白（HbA1c）应<7%。建议：改善生活方式并开始药物治疗，使HbA1c接近正常；开始积极消除其他危险因素，例如按上述建议开始运动锻炼、控制体重、控制血压和控制胆固醇；与患者的经治医师、内分泌专科医师协调治疗糖尿病。

30.3.3　运动危险性分层　运动训练是出院后的心脏康复程序中重要的组成部分。运动训练的目的在于减少患者的症状，提高患者的体力活动水平，使其在躯体、心理和职业上均达到较好的状态，并尽可能地减少运动的危险。为达到这个目的需要对患者进行仔细的评估、教育和管理。为保证运动的安全，最重要的一点是对患者在运动中可能出现的急性心血管并发症的危险进行分层。所有的患者在进入运动康复训练时均应就此进行危险性分层。危险性分层有助于心脏康复组医疗成员决定对患者进行监护的水平。

运动中发生心脏事件危险性最高的是有左心室功能明显降低、显著的室性心律失常和因后期缺血事件发生危险性升高导致非Q波心肌梗死的患者。另外有研究显示如患者没有遵循运动处方进行运动，死亡的危险性升高。尤其超过运动处方规定的运动强度常是导致运动心脏并发症的原因。心脏康复程序必须给患者提供明智的运动处方及正确的运动监督。在决定运动监督的强度之前，必须就患者在运动中可能出现心血管并发症的危险性进行判断。根据患者的临床表现和运动试验的结果，将患者分为低危、中危和高危三层，见表30-3。

表30-3 运动危险性分层标准

低度运动危险性（必须具备所有下列的条目才能认为该患者运动危险为低度）：

运动试验中及恢复期没有复杂的室性心律失常

运动试验中及恢复期没有心绞痛和其他明显的症状（异常的气短、头晕、眩晕等）

运动试验中及恢复期血液动力学反应正常（即随着运动负荷的增加和减少心率和收缩压出现相应的升高和降低）

运动耐量≥7METs

静息EF≥50%

无心肌梗死并发症或血运重建术

休息时无复杂的室性心律失常

无充血性心力衰竭

无事件后和手术后心肌缺血的症状和体征

无临床抑郁

中度运动危险（具有一项或数项以下条目可认为该患者运动危险为中度）：

在高水平运动负荷（≥7METs）时出现心绞痛和其他明显的症状（异常的气短、头晕、眩晕等）

运动试验中及恢复期出现无症状的轻至中度心肌缺血表现（ST段较基线水平压低<2 mm）

运动耐量<5METs

静息EF=40%～49%

高度运动危险（具有一项或数项以下条目可认为该患者运动危险为高度）：

运动试验中及恢复期出现复杂性心律失常

运动试验中及恢复期在低负荷水平（<5METs）时出现心绞痛和其他明显的症状（异常的气短、头晕、眩晕等）

运动试验中及恢复期出现无症状的严重心肌缺血表现（ST段较基线水平压低≥2 mm）

运动试验中及恢复期血液动力学反应异常（变时性功能不全或随着运动负荷的增加收缩压不升或下降以及严重的运动后低血压）

静息EF<40%

心搏骤停病史

休息时有复杂的心律失常

有心肌梗死并发症或血运重建术

有充血性心力衰竭表现

有事件后和手术后心肌缺血的症状和体征

有临床抑郁

但是，对于在进入心脏康复程序之前未能行运动试验的患者，以及虽然施行了运动试验检查，但是运动试验的诊断价值较低的患者，依据上表进行危险性分层往往不够准确，这些患者应接受更细致的危险性分层且在运动处方设定时要比较保守。运动试验诊断价值降低见于以下人群：①静息心电图异常的患者，包括左束支传导阻滞、左心室肥厚伴或不伴ST-T改变、非特异性室内传导阻滞、预激综合征和心室起搏心律；②服用洋地黄的患者；③运动试验阴性但是未达到最大预测心率的85%的患者；④合并有其他的严重疾病导致运动能力受限的患者。

30.3.4 运动中的医疗监督和心电监护

心脏康复计划安全原则：在心脏康复程序中，医疗监督是每一天都需要考虑的影响安全的因素。为降低运动中的心血管事件发生的危险，必须注意在整个心脏康复程序中贯彻安全策略，包括心脏康复计划设定、患者的安全教育和运动中的监护等方面。

康复计划设定策略：

①确保所有的患者均为专科医生转介，在进行运动训练之前确保每一位患者均完成正确的评估和定期的随访；

②心脏康复组成员均应熟悉掌握并发症的紧急处理，并应周期性练习紧急抢救技巧；

③确保抢救药物和设施的供给，必须有除颤器及维持生命的设备；

④强调进行运动的持续时间，尤其是高危患者。

患者的安全教育：

①向患者强调其应在家中和运动中对症状变化的警告信号保持警觉，包括胸部不适或其他心绞痛样症状、头晕、眩晕、脉搏异常、体重增加和气短等等；

②教育患者在出现上述情况时正确的处理方法；

③强调遵循运动处方的重要性；

④提醒患者需根据环境的变化调整运动的水平，如炎热、潮湿、寒冷和海拔升高。

运动中的监护：

①在患者开始运动前评估患者状况的改变、体重、血压、药物的依从性和心电图；

②正确地使用持续或间断心电图监护；

③根据患者运动前的状况和活动反应，有必要随时调整运动的强度和持续时间；

④运动中和运动后维持监督直至患者离开；

⑤修正休闲活动，减少竞争性活动。

运动中的心电监护：心电监护是临床常用的医疗监督手段之一。心电监护与事件发生的危险性成负相关，持续的心电监护可以检出危险的心律失常或其他明显的心电图改变，有助于及时处理避免并发症升级；同时还能监测运动处方的实施，尤其在心率方面，而且也为患者进行独立活动增加信心。

心脏康复组成员需根据患者进行运动时的危险性分层选择心电监护的强度，见表30–4。

表30–4 患者进行运动时的危险性分层

低度运动危险的患者： 至少在头6～18次运动训练过程或事件后30天内应有直接的医疗监督，开始时是持续的心电监护逐渐过渡到间断监护（如在6～12次时过渡）； 对于一直属于低危的患者，其心电监护和血液动力学反应应一直保持正常，运动方案实行中及实行后不应有任何异常症状和体征的发展，运动疗法的进展应是适当的。
中度运动危险的患者： 至少在头12～24次运动训练过程或事件后60天内应有直接的医疗监督，开始时是持续的心电监护逐渐过渡到间断监护（如在12～18次时过渡）； 对于恢复至低危的患者，其心电监护和血液动力学反应应一直保持正常，运动方案实行中及实行后不应有任何异常症状和体征的发展，运动疗法的进展应是适当的； 心电和血液动力学反应出现异常，运动方案实行中及实行后可出现异常症状和体征的发展，需要显著地降低运动水平等，意味着患者一直处于中度危险或甚至发展至高度危险。
高度运动危险的患者： 至少在头18～36次运动训练过程或事件后90天内应有直接的医疗监督，开始时是持续的心电监护逐渐过渡到间断监护（如在18次，24次或30次时过渡）； 对于恢复至低危的患者，其心电监护和血液动力学反应应一直保持正常，运动方案实行中及实行后不应有任何异常症状和体征的发展，运动疗法的进展应是适当的； 心电和血液动力学反应出现异常，运动方案实行中及实行后可出现异常症状和体征的发展，或者参与活动的能力明显受限均可导致运动方案的终止，直到正确的评估和必要的干预措施实行以后才能开始。

30.3.5 运动方案的实施 众所周知，运动训练是一种冠心病的有用的干预手段。运动训练有诸多方面的益处，包括降低死亡率和发病率，增加运动耐量，控制危险因素和改善心理社会状态等等。运动训练应被视为综合的治疗方案中单独的能降低心血管危险和全面改善预后的一部分。虽然耐力训练是心脏康复运动训练中最重要的组成成分，但是如果要让患者达到最佳的功能状态需要进行全面的运动训练方案包括肌肉耐力训练、柔韧性练习和阻力训练。

运动方案的安全性：已经证实，运动训练在大多数正确评估的患者中施行是安全的。最近有报道，参加心脏康复的患者平均运动中心跳骤停发生、非致死性心肌梗死和死亡的发生危险分别为每117 000人–小时，220 000人–小时和750 000人–小时1例。

虽然运动训练中心脏事件的发生率很低，但是对于患心血管疾病的患者运动强度的提高确实给心脏带来一定程度的危险。平素有运动习惯的患者，这种运动中的危险发生显著地减少。

虽然运动诱发的事件不能完全地被预防，但是临床医生可通过正确评估、危险性分层、患者的教育以及坚持既定的原则减少危险。运动训练开始时需注意有以下情况的患者不能参与住院期以及出院后的运动训练。

运动训练的临床禁忌证包括：

①不稳定性心绞痛。

②静息心电图显示缺血性改变。

③休息时收缩压≥20.67 kPa或舒张压≥14.67 kPa。

④有症状的直立性低血压，血压降低＞1.33 kPa。

⑤严重的主动脉狭窄。

⑥急性全身性疾病或发热。

⑦没有控制的房性和室性心律失常。

⑧没有控制的窦性心动过速（＞120bpm）。

⑨失代偿的充血性心力衰竭。

⑩未安装起搏器的三度房室传导阻滞。

⑪急性心包炎和心肌炎。

⑫近期的血栓形成。

⑬血栓性静脉炎。

⑭未控制的糖尿病（空腹血糖＞22.2 mmol/L）。

⑮严重的骨关节疾病。

⑯其他的代谢性疾病如急性甲状腺炎、高钾和低钾血症、血容量减少等。

运动处方的设定：在设定运动处方的时候，必须考虑以下的因素：①安全因素：包括病史、危险性分层、运动危险、左心室功能受损的程度、缺血阈和心绞痛阈以及认知和心理的问题；②相关因素：包括职业和休闲活动的要求、骨关节系统的限制、起病前和目前的活动状况以及个人要求达到的健康和体能的目标；③其他的非心血管的问题。安全因素的考虑影响到运动处方的整体设定，相关因素的考虑影响到运动处方中不同运动类型的组成，主要为耐力训练和阻力训练之间的平衡。

运动处方的设定必须遵循如上所述的FITT原则，其中运动强度的设定是最重要的。在设定运动处方时，对于运动可能诱发异常体征和症状的患者，最重要的是要设定一个安全的上限值，使运动的强度不至于大到超过这个上限，否则就会导致心血管事件发生的危险性增加。运动强度不能大到使患者出现如下表现：

①心绞痛的发生或其他心血管功能不全的症状。

②收缩压（SBP）不升或下降，SBP≥32.0 kPa（240 mmHg）或舒张压（DBP）≥14.67 kPa（110 mmHg）。

③ST段水平或下斜型压低＞1 mm。

④核素心肌显像显示运动时的可逆性灌注缺损，或超声心动图出现中至重度的室壁活动异常。

⑤室性心律失常发生增加。

⑥其他的显著的心电图异常表现如二度或三度房室传导阻滞（AVB），房颤，室上性心动过速，复杂的室性异位心律。

⑦其他的运动不耐受表现。

运动训练的靶心率至少应比诱发以上表现的心率低10次，其他的指标如收缩压反应及主观劳累程度也需考虑进去。

运动强度可通过心率、代谢当量水平和主观劳累程度去进行设定，见表30-5：

表30-5　运动强度设定方法

运动强度设定方法	具体方法
%峰值HR（PHR）	根据运动试验的结果，取峰值心率的百分比设定靶心率。这种方法大约低估15%氧耗量（70%PHR=55%的峰值METs）
HR储备（HRR）	根据运动试验得出的峰值心率和静息心率算出心率储备值，然后根据心率储备值和静息心率设定运动训练靶心率。如：PHR150-静息HR70=80 HRR，靶心率为60%的HRR+静息HR70，为80×0.6+70=118。这种方法接近氧耗量水平。
METs	通过所需的MET水平设定工作负荷或活动的强度。当周围条件可控制时，或以功率自行车或平板作为运动训练的方式时使用此方法最佳，可降低预测METs值的变异程度
RPE	如患者能正确可信地使用RPE量表，则这种方法和心率联合起来设定运动强度最佳，尤其是在患者使用了影响心率的药物或患者不能准确地测量心率时这种方法尤其有用。使用标准化的RPE量表十分重要，而且必须在运动训练过程中重新确认RPE分数，因为在运动训练时的RPE评分可能和在运动试验中得到的评分有少许差异

注：HR：心率；METs：代谢当量；RPE：主观疲劳水平

设定运动处方的运动强度时还应考虑患者当前的心血管体能状况。运动训练前体能低下的患者，起始的运动强度低至运动耐量的50%即可起到促进患者的运动功能的作用。但是，根据运动训练的超载原则，运动强度的设定必须随着患者体能的改善而逐渐增加，只有这样才能够使患者的体能进一步提高。如患者的体能水平很高，那么可能需要高达80%运动耐量的训练才能够进一步增加患者的运动功能和心血管体能。

一旦初始运动处方设定好，患者应循序渐进地逐步达到既定的目标。如何循序渐进没有固定的模板，因为诸多的因素均可以影响到运动训练的进展，如患者的体能水平、患者参与的积极性以及骨关节疾病对运动的限制等等。通常比较谨慎的做法是，每次改变一个变量（运动强度、时间、类型和频率），观察一段时间，了解患者对新的负荷的适应情况再进一步继续。如果康复疗程允许，延长训练的持续时间优于增加运动强度。

无论是增加运动强度还是延长运动时间，总的运动量必须达到一定标准才能增加体能和控制体重。以热量的消耗为标准，运动训练至少应达到20.92～62.76 J/周（500～1 500卡/周）的热量消耗。对于左室功能不全或缺血阈低的患者，只能进行低强度的运动训练，此时可通过增加运动频率和运动时间的方法来达到热量消耗的阈值水平。

冠心病患者常用的运动训练模式有两种：持续训练模式和间歇训练模式。患者进行持续训练时，整个过程不休息，总运动时间为20～60 min；间歇训练的患者则可运动数分钟（通常为5 min）作为1个回合，间以短暂的休息（1～2 min，必要时可延长），之后又继续1回合的训练，整个运动训练的时间达到运动处方设定的即可。研究证明两种运动模式均可使患者受益，而持续训练模式患者的体能改善更显著些。间歇运动模式相对安全且不太费劲，适合老年人、左室功能不全的患者以及体能低下的患者。选择间歇式治疗模式时必须适当地延长治疗时间，以使总的运动时间达到设定的水平。运动类型一般选择大肌群的活动如步行、慢跑、骑自行车和游泳等等。在选择的时候应考虑患者的职业和休闲活动的需要。

阻力运动训练：过去一直认为阻力运动对心脏病患者是有害的，或至少是无益的。事实上研究证据并不支持这一点。与耐力训练相比，阻力运动训练时心肌氧耗量较少。研究还发现，心脏病患者进行阻力训练时心内膜下的血流灌注增加。现在阻力训练作为心脏康复综合运动训练计划中的一部分已经被接受了。ACC/AHA2006关于“动脉粥样硬化性疾病的二级预防指南”中明确指出每周应有两次的阻力运动训练。

虽然在消耗热量和调节危险因素方面，阻力运动训练的效果均比不上耐力训练，但是如果通过阻力训练使肌肉体积增加可以升高基础代谢率，而基础代谢是24 h能量消耗最主要的一部分。阻力训练还可以增加肌肉力量和耐力，同时增加运动耐量，这对心脏病患者安全地进行日常生活、职业活动和休闲活动是十分重要的。对于年老体弱的患者，肌肉力量和耐力的增强有助于减少跌倒的危险。其他的可通过阻力训练获益的情况包括下腰痛、骨关节病变、肥胖和糖尿病等。

但是，虽然有充足的证据证明阻力训练的安全性和有效性，谨慎地选择病人还是很重要的。开始阻力运动训练时，必须考虑以下的注意事项：①阻力训练需至少在心肌梗死后5周才开始，而且患者已经完成了4周的监护下心脏康复耐力训练；②必须没有以下情况的存在：充血性心力衰竭；未控制的心律失常；严重的瓣膜疾病；未控制的高血压；不稳定的症状。

在进行阻力运动训练之前必须完成基础的肌肉力量检查。检查结果对于制定阻力运动训练计划很有用，而且可以了解运动时的主观和客观反应。在进行基础肌肉力量检测的过程中，必须进行心率、血压和心电图监护。测试方法有：

①一次最大重量（one repetition maximum，1RM）：一次可举起的最大重量。

②改良1RM：90%最大重量，每2 min增加重量，直至受试者能举起2次而不能举起3次。

③等动测试：测试不同肌肉收缩速度下肌肉的力量，必须使用等速肌力测试仪。

进行阻力运动训练的注意事项：

①为减少肌肉酸痛和损伤的危险，初始负荷量应较低，允许轻松地重复12～15次。对于上肢，这个负荷约为30%～40%的1RM，对于下肢则为50%～60%1RM。

②每周训练2～3次。

③先进性大肌肉群的训练，再进行小肌肉群的训练。

④当患者可以舒适地重复12～15次的举起时，增加5%的重量负荷。

⑤避免用力过度。

⑥在举起重物的用力期呼气。

⑦避免持续的、紧绷的状态，因为这样可能引起血压的过度升高。

⑧尽可能减少训练间歇时间以获得最大的肌肉耐力。

⑩主观劳累程度控制在11～13分。

⑩出现警告症状或体征时应立即停止运动，包括头晕、心律失常、异常的气短和心绞痛样不适感。

通过心脏康复，可使急性心肌梗死患者死亡危险降低25%，使心肌梗死再发减少20%。除此以外，心脏康复还可以提高运动耐量、促进日常生活能力和工作能力的恢复、增加自信、减少焦虑和抑郁等不良情绪，提高急性心肌梗死患者的生活质量，使患者能够真正地重返社会，达到康复的目的。

（梁　崎）

参考文献

1. B Franklin，K Bonsheim，J Warren，et al. Effects of a contemporary，exercise-based rehabilitation and cardiovascular risk-reduction program on coronary patients with abnormal baseline risk factors，Chest，2002（122）：338～343

2. RS Taylor, A Brown, S Ebrahim, et al. , Exercise-based rehabilitation for patients with coronary heart disease: systematic review and meta-analysis of randomised controlled trials, Am J Med, 2004 (116): 682 ~ 692
3. Thorpe, S. Griffiths and C.F. George, Cardiac rehabilitation: results of a national survey, Br. J. Cardiol, 2005 (12): 361 ~ 366
4. Leon, B.A. Franklin, F. Costa, et al. Cardiac rehabilitation and secondary prevention of coronary heart disease, Circulation, 2005 (111): 369 ~ 376
5. Hugh JN Bethell. Exercise-based cardiac rehabilitation.Medicine, 2006 (34): 195 ~ 196
6. Matthew N. Bartels, Jonathan H. Whiteson, Augusta S, et al. Cardiopulmonary Rehabilitation and Cancer Rehabilitation. 1. Cardiac Rehabilitation Review. Archives of Physical Medicine and Rehabilitation, 2006 (87): 46 ~ 56
7. Olga Cortés, Heather M. Arthur. Determinants of referral to cardiac rehabilitation programs in patients with coronary artery disease: A systematic review. American Heart Journal, 2006 (151): 249 ~ 256
8. José M. Maroto Montero, Rosario Artigao Ramírez, et al. Cardiac Rehabilitation in Patients With Myocardial Infarction: a 10 ~ Year Follow-up Study. Revista Espanola de Cardiologia, 2005 (58): 1181 ~ 1187
9. Romualdo Belardinelli, Francesca Lacalaprice, Ernesto Faccenda, et al. Clinical Benefits of a Metabolic Approach in the Cardiac Rehabilitation of Patients with Coronary Artery Disease. The American Journal of Cardiology, 2006 (98): 25 ~ 33
10. Kate Jolly, Rod S. Taylor, Gregory Y.H. Lip and Andrew Stevens.Home-based cardiac rehabilitation compared with centre-based rehabilitation and usual care: A systematic review and meta-analysis International Journal of Cardiology, 2006 (111): 343 ~ 351
11. David Carless, Kitrina Douglas, Kenneth Fox, et al. An alternative view of psychological well-being in cardiac rehabilitation: Considering temperament and character European Journal of Cardiovascular Nursing, 2006 (5): 237 ~ 243
12. Urte Scholz, Nina Knoll, Falko F. et al. Physical activity and depressive symptoms in cardiac rehabilitation: Long-term effects of a self-management intervention. Social Science & Medicine, 2006 (62): 3109 ~ 3120
13. St é phanie le Bris, Bertrand Ledermann, Nathalie Topin, et al. A systems model of training for patients in phase 2 cardiac rehabilitation. International Journal of Cardiology, 2006 (109): 257 ~ 263
14. Robert R. West Cardiac Rehabilitation Following Myocardial Infarction. Journal of the American College of Cardiology, 2005 (45): 1909
15. Robert D. Reid, William A. Dafoe, Louise Morrin, et al. Impact of program duration and contact frequency on efficacy and cost of cardiac rehabilitation: Results of a randomized trial American Heart Journal, 2005 (149): 862 ~ 868
16. Patrick D. Savage, John A. Banzer, Gary J, et al. Prevalence of metabolic syndrome in cardiac rehabilitation/ secondary prevention programs. American Heart Journal, 2005 (149): 627 ~ 631
17. Brandi J. Witt, Steven J. Jacobsen, Susan A. et al. Cardiac rehabilitation after myocardial infarction in the community. Journal of the American College of Cardiology, 2004 (44): 988 ~ 996

31 急性心肌梗死治疗指南简介

美国心脏病学会/美国心脏协会（ACC/AHA）早在1990年就推出“急性心肌梗死（AMI）病人早期治疗指南”，又在1996年修订的指南中首次使用了“急性冠脉综合征（acute coronary syndrome，ACS）”这一术语，强调了易损斑块或高危斑块导致缺血事件的概念，并将急性心肌梗死分为ST段抬高心肌梗死（STEMI）与非ST段抬高心肌梗死（NSTEMI），这样的分类体现了不同ACS之间病理生理机制的不同，使治疗更加合理。随着新的临床试验不断发表，ACC/AHA于2004年再次推出“ST段抬高心肌梗死治疗指南”以指导临床。现将其重点内容作一简介。

为了使读者清晰地了解某一诊疗措施的价值或意义，本指南简介在叙述中会采用国际通用的建议分类和证据级别：

建议分类

Ⅰ类：指那些已证实和（或）一致公认有益、有用和有效的操作和治疗。

Ⅱ类：指那些有用和有效性的证据尚有矛盾或存在不同观点的操作和治疗。

Ⅱa类：有关证据和（或）观点倾向于有用和（或）有效。

Ⅱb类：有关证据和（或）观点尚不能充分说明有用和（或）有效。

Ⅲ类：指那些已证实和一致公认无用和（或）无效，对有些病例可能有害的操作和治疗。

证据级别

证据级别A：资料来自多中心临床随机试验或荟萃分析。

证据级别B：资料来自单中心试验或非随机研究。

证据级别C：专家们的一致意见、病例研究或标准治疗。

31.1 急性心肌梗死的院前处理

AMI的院前处理主要包括3个方面：①完善医疗急救服务体系：该体系包括急救系统一线人员的培训和装备、公共安全一线人员使用自动除颤器的培训和装备、急救中心调度人员的培训以及全国性应急预案的制定和实施。②院前胸痛评估与治疗：对拟诊AMI胸痛患者应给予嚼服阿司匹林162～325 mg，除非有禁忌证或已使用阿司匹林（Ⅰ类建议，证据级别C）。应告诉有AMI症状但没有阿司匹林过敏史的患者在急救人员到达前嚼服阿司匹林162～325 mg（Ⅱa类建议，证据级别C）。所有高级心肺支持人员都应对拟诊AMI胸痛患者常规完成并评估12导联心电图（Ⅱa类建议，证据级别B）。如果心电图提供有AMI的证据，院前急救人员应根据心电图结果初步预测再灌注方式，然后决定将病人转送到具有相应设备和技术能力的医院（Ⅱa类建议，证据级别C）。③院前溶栓：有关院前溶栓的随机试验证实了尽早溶栓的益处，Bonnefoy等荟萃分析CAPTIM等溶栓试验后发现，与院中溶栓相比，院前溶栓的受益可相对提高17%～95%（CI 2%～29%）。建立院前溶栓必须要有内科医师在急救车上；要有组织良好的急救医疗系统、全程负责12导联心电图监护的护理人员、接受过心电图和AMI治疗基本和深入训练的一线医务人员、可移动式心电图设备、在线医疗指挥和处置AMI有训练/经验的医疗指挥者、不断改进质量的计划（Ⅱ类建议，证据级别B）。

31.2 急性心肌梗死的院内急救和治疗

31.2.1 急诊室一般处理 所有因胸痛或其他提示AMI症状到急诊室就诊的患者，都应优先进行危险分层，并根据所在医院的胸痛预案进行评估和治疗。应即刻给患者进行心电监测并配备除颤器等急诊复苏设备。如果心电图提示为STEMI，应争取在30 min内溶栓，或90 min内行经皮冠状动脉介入治疗（PCI）（Ⅰ类建议，证据级别B）。如果首份心电图不具诊断性而患者仍有症状且临床高度拟诊AMI，则应连续监测心电图特别是ST段变化。

另外，需要从病史、物理检查、心电图、实验室检查、心肌损害的生化标记物和影像检查等方面对患者进行初步的整体评估，但任何评估危险的手段都不应当延误AMI患者所需要的治疗策略。

急诊室一般处理除了危险分层和整体评估之外还包括对氧饱和度<90%患者的吸氧（Ⅰ类建议，证据级别B）以及急诊药物的积极使用如硝酸甘油、镇痛剂（吗啡）、阿司匹林、β-受体阻滞剂等（此部分将在本指南简介后面“急性心肌梗死药物治疗”内容中具体阐述）。

31.2.2 再灌注治疗 易损或高危斑块破裂是导致ACS的病理生理机制，而AMI患者中很大比例有阻塞冠状动脉的血栓存在，因此对AMI患者，再灌注治疗至关重要的目的是尽快并尽可能完全恢复梗死相关动脉血流，还应当着眼于最大限度减轻微血管损伤，保护濒危的心肌细胞。有试验证据显示，采用溶栓或急诊PCI开通心肌梗死病人梗死相关血管是决定近期与远期预后的关键因素。对所有AMI患者应快速评估是否能实施并迅速制定再灌注治疗策略（Ⅰ类建议，证据级别B）。应尽力使“就诊—开始溶栓治疗的时间”（door to needle time）缩短至30 min以内，使“就诊—球囊扩张的时间”（door to balloon time）缩短在90 min内完成（Ⅰ类建议，证据级别B）。而且目标时间不是“理想”时间而是可以接受的最长时间，越早则获益更大。

关于再灌注方式的选择应从患者的“症状持续时间”、“STEMI的危险性”、“出血危险”以及“转运到可熟练进行PCI的导管室所需的时间”等四个方面因素来综合考虑。

应首选溶栓治疗的情况包括：① 发病早期（症状出现≤3 h且不能及时行介入治疗）。② 介入治疗不可行：导管室被占用或不能使用，动脉穿刺困难，不能到达熟练的导管室。③ 不能及时行介入治疗：转运延迟，从就诊到球囊扩张时间大于90 min。

应首选介入治疗的情况包括：① 有熟练PCI技术的导管室及心外科支持：从就诊到球囊扩张时间小于90 min，从就诊到球囊扩张比就诊到开始溶栓治疗时间小于1 h；② 高危STEMI病人：心源性休克、Killip 3级以上；③ 有溶栓禁忌证（包括有高危出血和颅内出血病人）；④ 非早期发病（症状出现超过3 h）；⑤ STEMI的诊断有疑问。

多数随机对照试验显示，随着PCI时间的延长，直接PCI较溶栓的优势下降，超过60 min后行直接PCI与即刻用溶栓比较可能并不能降低死亡率。目前没有哪种再灌注方法在所有病人、任何临床过程中均优于其他再灌注治疗。按目前文献的观点，及时地选择某种再灌注治疗比选择治疗方式本身更有意义。

31.2.3 溶栓治疗 基于大规模、双盲、安慰剂对照的临床试验结果，目前已经明确溶栓治疗有利于STEMI患者的生存。9个STEMI溶栓治疗临床试验的荟萃分析显示，35天死亡率比对照组明显降低。GUSTO-1研究也提示溶栓可以减少最终梗死面积，保存局部室壁和整体心脏功能。但溶栓治疗的出血等并发症必须引起重视，在临床中需严格掌握其适应证与禁忌证。

溶栓治疗绝对适应证：①没有禁忌证，发病12 h之内，至少两个胸前导联或至少两个相邻肢体导联ST段抬高超过0.1 mV；②没有禁忌证，发病12 h之内，新出现或可疑新出现左束支阻滞（Ⅰ类建议，证据级别A）。

溶栓治疗相对适应证：①没有禁忌证，发病12 h之内，12导联心电图符合后壁心肌梗死（Ⅱa类建议，证据级别C）；②没有禁忌证，发病12～24 h，持续缺血性胸痛，至少两个胸前导联或至少两个相邻肢体导联ST段抬高超过0.1mV（Ⅱa类建议，证据级别B）。

对发病超过24 h以上且已无症状的STEMI病人不应行溶栓治疗；12导联心电图仅显示有ST段压低而非后壁心肌梗死者也不应行溶栓治疗。

溶栓治疗绝对禁忌证：①既往任何时间的颅内出血；②已知结构性脑血管损伤（如动静脉畸形）；③已知恶性颅内肿瘤（原发或转移）；④3个月内缺血性脑卒中（不包括3 h内急性缺血性卒中）；⑤可疑主动脉夹层；⑥活动性出血或出血性体质（月经除外）；⑦3个月内严重头或面部闭合性创伤（Ⅰ类建议，证据级别A）。

溶栓治疗相对禁忌证：①慢性严重控制不良的高血压病史；②存在严重不能控制的高血压（SBP＞24.0 kPa或DBP＞13.33 kPa）；③既往缺血性脑卒中病史超过3个月（不包括痴呆或已知的颅内病变）；④有创性或较长时间（大于10 min）的心肺复苏或大手术（小于3周）；⑤近期（2～4周内）内脏出血；⑥不能压迫的血管穿刺；⑦曾使用链激酶/anistreplase（超过5天）或曾对其药物过敏；⑧妊娠；⑨活动性消化性溃疡；⑩目前正在使用抗凝剂：INR越高，出血危险越高。

对存在4%以上脑出血风险的STEMI病人，应该优先选择PCI而不是溶栓治疗（Ⅰ类建议，证据级别A）。

31.2.4 经皮冠状动脉介入治疗 经皮冠状动脉介入治疗（PCI）对重建冠状动脉血流是一个非常有效的方法，至少适合于90%的患者。大量研究支持在急性心肌梗死患者选用PCI，已报道PCI达到TIMI3级血流概率是70%～90%。在此重点介绍冠状动脉造影、直接PCI、补救PCI（rescue PCI）以及心源性休克的PCI等四个部分。

冠状动脉造影：诊断性冠状动脉造影一直是一种必要的危险分层的手段。病人有下列情况之一应进行诊断性冠状动脉造影：①准备直接或补救性PCI病人（Ⅰ类建议，证据级别A）；②准备血运重建的心源性休克病人（Ⅰ类建议，证据级别A）；③室间隔破裂或严重二尖瓣关闭不全而准备外科手术病人（Ⅰ类建议，证据级别B）；④持续血液动力学和/或心电不稳定的病人（Ⅰ类建议，证据级别C）。但是，对伴有多种疾病的病人不主张行冠状动脉造影检查，因为血运重建风险可能大于获益。

直接PCI（Primary PCI）：直接PCI的研究较多，有22个临床试验比较了直接PCI与溶栓治疗，结果证明直接PCI在短期死亡率、非致死性再梗、出血性卒中方面较溶栓均有显著降低，但出血危险增加。这些结果均来自于那些有经验丰富的医师、良好的设备环境、能迅速启动PCI的医疗中心。

上述研究提示，要想达到直接PCI 更大的获益需遵循一定的条件与要求。因此指南强调：①直接PCI应尽快完成，目标是从病人就诊到行球囊扩张的时间在90 min内（Ⅰ类建议，证据级别B）；②若症状持续时间在3 h内，且预期的就诊至球囊扩张时间减去预期的就诊至溶栓时间为1 h内，直接PCI较好，若超过1 h，则溶栓较好（Ⅰ类建议，证据级别B）；③若症状持续时间超过3 h，且就诊至球囊扩张时间有可能缩短至90 min之内完成，应选择直接PCI方式（Ⅰ类建议，证据级别B）；④对年龄小于75岁、伴ST段抬高或左束支阻滞、心肌梗死36 h内发生休克，且血运重建可在休克18 h内进行的病人应进行直接PCI，除非因病人的反对或禁忌或不适合进一步介入治疗（Ⅰ类建议，证据级别A）；⑤严重心力衰竭和（或）肺水肿（Killip 3级），且发病12 h以内的病人，应行直接PCI，且就诊至球囊扩张时间应尽可能缩短至90 min之内完成（Ⅰ类建议，证据级别B）。

对年龄≥75岁的急性心肌梗死病人，ST段抬高或左束支阻滞，或心肌梗死的36 h内出现休克而适合血运重建，并且在休克发生的18 h内有实施直接PCI的条件，以前的心功能状态好、同意介入治疗的病人可选择直接PCI（Ⅱa类建议，证据级别B）。对发病12～24 h内并伴有下列一项或以上的病人适合行直接PCI：①严重心力衰竭，血流动力学或电活动不稳定；②有持续缺血症状（Ⅱa类建议，证据级别C）。

补救PCI：补救PCI（Rescue PCI）是指溶栓失败后12 h内仍有持续或再发心肌缺血的病人进行的

PCI。RESCUE试验随机入选前壁心肌梗死溶栓失败患者，在心肌梗死发病<8 h行补救PCI，结果院内死亡率、死亡和充血性心衰的联合终点较对照组均有下降，并且优势持续到患者入选后1年。

应该实施补救PCI治疗的情况包括：①年龄小于75岁、伴ST段抬高或左束支阻滞、梗死后<36 h发生休克、并可在休克18 h内进行血运重建的病人（Ⅰ类建议，证据级别B）。②有严重心力衰竭和（或）肺水肿（Killip 3级）且发病在12 h以内的病人（Ⅰ类建议，证据级别B）。③年龄≥75岁，ST抬高或左束支阻滞，或心肌梗死的36 h内出现休克而适合补救PCI血运重建，并且在休克发生的18 h内有实施补救PCI血运重建条件的病人，以前的心功能状态好、适合补救PCI且同意介入治疗的病人可选择该治疗方案（Ⅱa类建议，证据级别B）。④有下列一项或一项以上情况的病人也适合行补救PCI：血流动力学或电活动不稳定；有持续缺血症状（Ⅱa类建议，证据级别C）。

补救性PCI的主要问题是很难准确判断溶栓是否恢复前向血流，且过度的时间延迟（>3 h以上）会导致补救性PCI不能挽救大部分心肌，因此还需要更多临床试验来评估。

心源性休克的PCI：SHOCK研究结果提示，对于急性心肌梗死患者，无论是入院即刻还是入院后出现的心源性休克，都可从PCI中获益。对年龄<75岁、伴ST段抬高或左束支阻滞的心肌梗死，梗死后36 h内发生休克，适合血运重建，并可以在休克18 h内完成PCI病人应行直接PCI，除非因病人的意愿或禁忌证不适合进一步介入治疗（Ⅰ类建议，证据级别A）。部分年龄≥75岁、具备上述条件，以前的心功能状态好、适合直接 PCI且同意介入治疗的病人可选择该治疗方案（Ⅱa类建议，证据级别B）。应该指出，即使行PCI后心源性休克的死亡率仍达50%，但该死亡率已显著低于药物治疗组。

31.3 急性心肌梗死的药物治疗

31.3.1 抗凝药物 易碎或高危斑快破裂后，其内容物将会直接暴露于血流之中，进而激活内源性凝血的瀑布样连锁反应，其反应产物凝血酶在纤维蛋白形成和血小板激活过程中起了至关重要的作用。因此对于急性心肌梗死，无论是再灌注治疗期间还是住院期间抗凝治疗都是有其重要理论依据的。

普通肝素：普通肝素治疗急性心肌梗死已有40余年的临床经验，ISIS-3研究发现，在使用链激酶溶栓患者普通肝素组较未常规应用普通肝素组死亡率有轻度减低（每1 000例患者多存活4～5人）。另外几项血管造影研究显示链激酶溶栓即刻给予静脉普通肝素治疗ST段回降程度要大于后期静脉肝素治疗。GUSTO-1 冠状动脉造影亚组研究中，皮下普通肝素组再梗率较低，但5～7天梗塞血管开通率静脉肝素组较高。SACTI 研究发现在应用链激酶溶栓的栓塞高危病人中普通肝素可显著降低住院死亡率和卒中发生。因此，对有体循环栓塞高危病人（大面积或前壁心肌梗死、心房颤动、既往有栓塞病史或已知左室血栓形成）使用非选择溶栓剂（链激酶、尿激酶，anistreplase）治疗后，应皮下注射普通肝素（Ⅰ类建议，证据级别B）；对使用阿替普酶（alteplase）、瑞替普酶（reteplase）和替奈普酶（tenecteplase）等纤维蛋白选择性溶栓剂进行再灌注治疗的病人，应静脉给予普通肝素，用法为：一次注射60 U/kg（最大4 000 U），再用维持剂量12 U/（kg·h）（最大1 000 U/h）静脉滴注，调整维持aPTT为正常的1.5～2.0倍（约为50～70 s）（Ⅰ类建议，证据级别C）；再灌注治疗期间，接受过PCI或CABG的病人应使用普通肝素（Ⅰ类建议，证据级别C）；应用普通肝素病人应每天监测血小板计数（Ⅰ类建议，证据级别C）。对接受链激酶再灌注治疗的病人，静脉用普通肝素也是合理的（Ⅱb类建议，证据级别C）。

住院期间，对那些有体循环栓塞高度危险的心肌梗死后病人（大面积或前壁心肌梗死、心房颤动、既往栓塞史、左心室血栓或心源性休克），应给予静脉用普通肝素或低分子量肝素（Ⅰ类建议，证据级别C）。对未进行再灌注治疗的心肌梗死病人，如果没有抗凝禁忌，可以给予至少48 h的静脉或皮下肝素或皮下低分子量肝素；对那些临床情况需要延长卧床时间和（或）减少活动的病人，抗凝治疗也可以维持到病人活动为止（Ⅱa类建议，证据级别C）。

低分子量肝素：近期许多临床试验支持低分子量肝素在急性心肌梗死治疗中的益处。ETMI试验显示依诺肝素单药治疗与普通肝素单药治疗或低分子量肝素与普通肝素联合治疗之间的一级终点（30天死亡率、再梗或心绞痛发生率）无显著差异。AMI-SK 研究显示，在接受链激酶溶栓患者，依诺肝素治疗组较安慰剂组可促进溶栓后180 min时的ST段回落，溶栓后8天梗死相关动脉开通率较高，而且死亡率、心肌梗死发生率和心绞痛复发率均有降低。ASSENT-3试验结果提示：接受达肝素组与普通肝素组比较，30天死亡率、住院期间再梗死率或住院再缺血率均有降低，但在年龄＞75岁的患者，低分子肝素组非中枢性出血率较高，此试验排除了严重肾功能不全的患者。ASSENT-3 PLUS 试验也提示年龄与出血危险显著相关。因此，如果病人没有严重的肾功能不全，低分子量肝素可替代普通肝素以辅助治疗年龄小于75岁的溶栓病人。在年龄小于75岁的病人，全量替奈普酶（tenecteplase）溶栓联用依诺肝素（30 mg静推，随后1.0 mg/kg皮下注射，每12 h 1次，直至出院）是研究最多的治疗方案（Ⅱb类建议，证据级别B）。但是，低分子量肝素不能替代普通肝素辅助治疗年龄大于75岁溶栓的病人，也不能替代普通肝素辅助治疗年龄小于75岁且严重肾功能不全（男性肌酐≤220 μmol/L或女性肌酐≤176 μmol/L）的溶栓病人。

31.3.2 抗血小板药物 阿司匹林：由于使用阿司匹林的潜在益处大，危险性和费用低，因此应尽早给有心肌梗死症状的患者使用阿司匹林（除非有使用禁忌证）。对在发生AMI前未曾服用过阿司匹林的心肌梗死患者应立即嚼服阿司匹林，初始剂量为162～325 mg（Ⅰ类建议，证据级别C）。尽管有些试验应用肠溶剂型阿司匹林作为初始用量，但非肠溶剂型阿司匹林能更快速经过颊部吸收。162 mg以上剂量的阿司匹林可通过即刻和近乎完全地抑制血栓素A_2（TXA_2）的产生迅速发挥其临床抗血栓效应。因此，阿司匹林是目前所有拟诊AMI病人早期治疗的一个重要部分，并且应在前24 h内迅速给予162～325 mg，之后每天服用75～162 mg（Ⅰ类建议，证据级别A）。

由于过敏或严重胃肠道反应不能口服阿司匹林者，应给予氯吡格雷治疗（Ⅱa类建议，证据级别C）。CAPRIE试验是在19 185名有血管事件高危因素的患者中比较阿司匹林与氯吡格雷的疗效，结果证明氯吡格雷较阿司匹林在心血管事件发生率上有轻微但统计学意义显著的降低（8.6%，P=0.043）。这些数据提示在阿司匹林过敏的患者中氯吡格雷是最佳选择药物。

氯吡格雷：进行了诊断性心脏导管检查和准备行PCI的病人，应开始服用氯吡格雷，置入裸金属支架病人至少应用1个月，置入药物涂层支架病人要用至数月时间（如使用紫杉醇者应服用氯吡格雷 3个月，使用雷帕霉素者应服用氯吡格雷 6个月），没有出血危险的病人可服用长达12个月（Ⅰ类建议，证据级别B）；除非血运重建的紧急程度超过手术时大量出血的危险，否则，准备CABG（冠状动脉旁路移植术）前，口服氯吡格雷的病人要停药至少5天，最好停药7天（Ⅰ类建议，证据级别B）。

血小板糖蛋白Ⅱb/Ⅲa受体拮抗剂：血小板糖蛋白（GP）Ⅱb/Ⅲa受体拮抗剂通过抑制GPⅡb/Ⅲa受体与纤维蛋白原结合引起的血小板交联而发挥抗血小板作用。ADMIRAL研究、CADILAC研究、ACE研究等都显示在阿昔单抗治疗组，梗死相关动脉开通率较高而死亡率、再梗死率和靶血管重建率较低。EPIC试验和EPILOG试验也证明阿昔单抗减少非致死性AMI等主要不良事件。因此，在直接PCI（用或不用支架）治疗STEMI病人之前，尽早开始用阿昔单抗治疗是合理的（Ⅱa类建议，证据级别B）。ESPRT试验证明依替巴肽（Eptifibatide）减少非急症PCI的危险性，RESTORE试验证明替罗非班（Tirofiban）减少PCI患者事件。在直接PCI（用或不用支架）治疗STEMI病人之前，可给予替罗非班或依替巴肽（Ⅱb类建议，证据级别C）。值得注意的是，血小板糖蛋白Ⅱb/Ⅲa受体拮抗剂在与溶栓剂或肝素合用时增加出血风险，应加强监测。

31.3.3 硝酸甘油 硝酸甘油的药理学作用包括通过扩张周围血管，降低前后负荷，扩张冠状动脉以改善冠脉血流，扩张侧支血管提高心内膜下与心外膜的血流比例。扩张冠状动脉尤其是斑块破裂处或毗邻处冠状动脉可能对急性心肌梗死特别有利。急诊入院患者如有持续性心肌缺血表现者应该舌下含服硝酸甘油（0.4 mg），5 min后再含服1片，连用3次，然后评估是否需要静脉使用硝酸甘油（Ⅰ

类建议，证据级别C）。静脉硝酸甘油亦可用于减轻持续缺血症状、控制高血压或治疗肺淤血（Ⅰ类建议，证据级别C）。但对于收缩压低于12 kPa或较基础血压降低大于或等于4.0 kPa、严重心动过缓（<50次/min）、心动过速（>100次/min）或诊断为右室梗死的患者应避免应用硝酸甘油。对24 h内曾应用磷酸二酯酶抑制剂治疗勃起功能障碍者也不应该使用硝酸甘油。

心肌梗死后48 h内应使用静脉滴注硝酸甘油来治疗持续性心肌缺血、充血性心力衰竭或高血压，制定用药方案和剂量时应考虑到与其他可降低死亡率的药物（如β-受体阻滞剂或ACE抑制剂）的合用（Ⅰ类建议，证据级别B）。大于48 h后继续使用硝酸酯，需不妨碍β-受体阻滞剂或ACE抑制剂的治疗（Ⅰ类建议，证据级别B）。

31.3.4 β-受体阻滞剂 β-受体阻滞剂通过阻滞β-受体而发挥负性变时、变力、变传导的生理作用，而交感神经过度兴奋所带来的过度的正性变时、变力、变传导是急性心肌梗死中非常重要的病理生理机制之一。因此β-受体阻滞剂的使用应贯穿心肌梗死治疗的全过程。

在急性心肌梗死发作后的前几个小时，β-受体阻滞剂可通过降低心率、体循环动脉血压和心肌收缩力来降低心肌耗氧，此外还可以通过降低心率延长舒张期，增加到缺血心肌尤其是心内膜下的灌注。ISIS-1试验和MIAMI试验均提示，在未接受溶栓的患者早期使用β-受体阻滞剂可以明显降低死亡率。在接受溶栓的患者，TIMI-Ⅱ试验显示β-受体阻滞剂可以减少非致死性再梗发生率、再次缺血发生率和死亡率。因此，无论是否行溶栓治疗或直接PCI，只要没有禁忌证，应立即给予AMI病人口服β-受体阻滞剂治疗（Ⅰ类建议，证据级别A）。对无禁忌证的AMI病人特别是合并快速心律失常或高血压者，最好立即静脉应用β-受体阻滞剂（Ⅱa类建议，证据级别B）。

在心肌梗死的恢复期β-受体阻滞剂的治疗也很重要，一项关于溶栓前时代多个临床试验（其中>2.4万例患者在恢复期接受β-受体阻滞剂治疗）的荟萃分析显示，应用β-受体阻滞剂可以使7天死亡率的相对危险性降低14%，长期死亡率的相对危险性降低23%。因此，AMI患者在第一个24 h内接受过β-受体阻滞剂治疗且无不良反应，在恢复期应连续应用（Ⅰ类建议，证据级别A）；无β-受体阻滞剂禁忌证的病人，如果在AMI后第一个24 h内没有接受β-受体阻滞剂治疗，应在恢复早期开始应用（Ⅰ类建议，证据级别A）；对在AMI发病的第一个24 h内应用β-受体阻滞剂有禁忌证的病人，应重新评价他们是否可以接受β-受体阻滞剂治疗（Ⅰ类建议，证据级别C）。

在高危患者的二级预防中，β-受体阻滞剂治疗的价值已被研究广泛证明。"AMI早期治疗指南"强调，除低危（左室功能正常或接近正常，成功再灌注，无有意义的室性心律失常）和有禁忌证者，所有心肌梗死患者均应接受β-受体阻滞剂治疗。若发病初始没有积极使用，则应在事件发生的数天内使用并长期应用（Ⅰ类建议，证据级别A）。对于有中至重度左心室衰竭的患者应少量开始逐步增加地使用β-受体阻滞剂（Ⅰ类建议，证据级别B）。对于无β-受体阻滞剂禁忌证的心肌梗死后低危患者给予β-受体阻滞剂也是合理的（Ⅱa类建议，证据级别A）。

31.3.5 肾素-血管紧张素-醛固酮（RAS）系统抑制剂 急性心肌梗死的关键病理生理变化是心室重构，即心室梗死段和非梗死段的大小、形态和厚度发生变化，而抑制RAS系统是缓解甚至逆转重构的一个关键性治疗。同β-受体阻滞剂一样，在心肌梗死的早期治疗、恢复期治疗和二级预防中RAS系统抑制剂都占了很重要的地位。

许多大型随机临床试验如ISIS-4、GISSI-3、SMILE和中国卡托普利研究都显示了心肌梗死患者早期使用血管紧张素转化酶（ACE）抑制剂可降低死亡率。荟萃分析这些主要试验和其他11个小规模临床试验共入选患者>10万例，结果显示总死亡率减少6.5%（P=0.006）。这些试验资料均提示早期应用ACE抑制剂获益更大。因此对发病24 h内、伴前壁心肌梗死、肺水肿、或左室射血分数<0.40的心肌梗死病人，若无低血压或ACE抑制剂类药物禁忌证，应该使用口服ACE抑制剂，（Ⅰ类建议，证据级别A）。ACE抑制剂也可用于发病24 h内、非前壁心肌梗死、无肺水肿、左室射血分数不小于0.40且无低血压或ACE抑制剂类药物禁忌证的AMI病人（Ⅱa类建议，证据级别B）。血管紧张素受体拮抗剂

（ARB）用于不耐受ACE抑制剂的AMI病人，有心力衰竭的临床或放射学证据或左室射血分数小于0.40的病人（Ⅰ类建议，证据级别C）。

在心肌梗死患者恢复期治疗和二级预防中，ACE抑制剂通过影响心室重构而减轻心室扩张，改善AMI后左室功能障碍，进而有可能降低心衰、复发性心肌梗死或死亡的发生率。SAVE研究中对心肌梗死后患者平均服用卡托普利11天，约减少20%的死亡率；AIRE研究和TRACE研究显示了类似的结果；HOPE研究通过长期随访发现雷米普利可以显著降低动脉硬化高危患者的联合终点（非致死性心肌梗死、卒中、心血管死亡）的相对危险；EUROPA研究发现培哚普利能显著降低无心力衰竭的稳定性冠心病联合终点（非致死性心肌梗死发生、心血管死亡或成功的心肺复苏）的相对危险，其受益出现在1年时并且在整个试验期间持续获益。这些试验均表明ACE抑制剂在AMI 恢复期甚至出院后长期应用的价值。因此，"AMI早期治疗指南"规定，对AMI 恢复期能耐受ACE抑制剂的病人，应口服长期应用（Ⅰ类建议，证据级别A）；对没有禁忌证的心肌梗死患者出院后应使用ACE抑制剂（Ⅰ类建议，证据级别A）；血管紧张素Ⅱ受体拮抗剂缬沙坦和坎地沙坦的治疗地位分别在VALIANT试验和CHARM试验中得到证实。对不能耐受ACE抑制剂的AMI患者，有临床或放射学上证据表明有心力衰竭或左室射血分数低于0.40的病人，应该给予ARB治疗（Ⅰ类建议，证据级别B）；对于能耐受ACE抑制剂，有心力衰竭临床或放射学征象，左室射血分数<0.40的患者，也可以选择ARB作为长期治疗（Ⅱa类建议，证据级别B）。对长期心力衰竭且左室射血分数<0.40的心肌梗死患者，可以考虑ACE抑制剂与ARB联合应用（Ⅱb类建议，证据级别B）。

RALES和EPHUSUS等研究支持对AMI后无严重肾功能不全（男性肌酐≤220 μmol/L，女性肌酐≤176 μmol/L），无高血钾（血钾≤5.0 mmol/L），已经接受治疗剂量的ACE抑制剂但左室射血分数≤0.40，或有心力衰竭症状或糖尿病病人长期应用醛固酮拮抗剂治疗（Ⅰ类建议，证据级别A）。

31.3.6 调脂药物 在住院早期开始调脂治疗可以减少心血管事件的发生。血脂与冠状动脉研究（Lipid- Coroncry Artery Disease）试验提示住院早期用他汀治疗可以明显降低2年的临床事件。MIRA-CL 研究在ACS患者入院后96 h之内在治疗组使用阿托乏他汀，结果显示主要终点事件死亡、非致死性心肌梗死、心肺复苏或严重心肌缺血再发率均有明显降低。瑞典重症监护注册登记（Swedish Registry of Crdiac Intensive Care）在出院前开始他汀治疗发现可以降低1年死亡率达25%。

几个经典的研究如4S试验、CARE试验、LIPID试验、LISA试验均有力证明了对心肌梗死恢复期患者药物降脂的益处。心脏保护研究（Heart Protection Study）支持在所有的冠心病患者都应使用他汀类药物。心肌梗死后目标LDL-C水平应当<2.60 mmol/L，所有LDL-C≥2.60 mmol/L的病人出院时应进行调脂药物治疗，优先给予他汀类药物（Ⅰ类建议，证据级别A）；LDL-C<2.60 mmol/L或LDL-C水平未知的病人出院时也应给予他汀类药物治疗（Ⅰ类建议，证据级别B）。对非HDL-C水平<3.38 mmol/L同时HDL-C<1.04 mmol/L的病人，应特别强调接受非药物治疗（如体育锻炼、减肥、戒烟）以提升HDL-C水平（Ⅰ类建议，证据级别B）。

另外，对于非HDL-C≥3.38 mmol/L的出院病人，也可考虑给予药物治疗以达到降低非HDL-C至3.38 mmol/L的目标（Ⅱa类建议，证据级别B）。对于LDL-C <2.60 mmol/L和非 HDL-C<3.38 mmol/L但HDL-C <1.04 mmol/L的病人，除饮食治疗和其他非药物治疗外，也可给予药物如烟酸或贝特类治疗以提高HDL-C水平（Ⅱa类建议，证据级别B）。不论LDL-C和HDL-C水平如何，若甘油三酯水平>5.60 mmol/L就应在饮食外增加烟酸或贝特类药物治疗。在这种情况下，胆固醇控制的目标应该是非 HDL-C（目标为<3.38 mmol/L），而不是LDL-C（Ⅱa类建议，证据级别B）。

31.4 急性心肌梗死的恢复期处理及二级预防

31.4.1 出院前教育 所有 AMI患者，均应在出院前接受健康宣教，并且自觉参与改变生活方式和药物治疗（Ⅰ类建议 据级别：B）。AMI患者及家属应得到关于识别急性心脏病症状和适当处理的出院指导以确保再次出现症状时的早期评估和处理；建议AMI患者的家属学习体外自动除颤器和心肺复苏技术，参加心肺复苏项目培训；理想的做法应将这样的培训计划面向全社会成员，重点是高危人群的家属（Ⅰ类建议，证据级别C）。

31.4.2　抗血小板治疗　心肌梗死恢复患者应长期口服阿司匹林，每日75～162 mg（Ⅰ类建议，证据级别A）。若对阿司匹林过敏，最好选用氯吡格雷，每日75 mg，1次口服；或可选择噻氯匹啶250 mg，每日2次口服（Ⅰ类建议，证据级别C）。对阿司匹林过敏，年龄<75岁，出血危险小，能充分监测INR以调整剂量维持目标INR范围的患者，可使用华法林代替氯吡格雷治疗，维持INR在2.5～3.5之间（Ⅰ类建议，证据级别C）。布洛芬有阻断阿司匹林的抗血小板作用，不宜使用。

31.4.3　肾素-血管紧张素-醛固酮（RAS）系统抑制剂　对无禁忌证的心肌梗死后患者出院时均应使用ACE抑制剂；无显著肾功能不全（男性肌酐应≤220 μmol/L，女性肌酐应≤176 μmol/L）或高钾血症（血钾应≤5.0 mmol/L），左室射血分数≤0.40，有症状性心力衰竭或糖尿病的心肌梗死后患者，在使用治疗剂量的ACE抑滞剂基础上应长期使用醛固酮拮抗剂（Ⅰ类建议，证据级别A）。其余见急性心肌梗死药物治疗中肾素-血管紧张素-醛固酮系统抑制剂部分。

31.4.4　β-受体阻滞剂　β-受体阻滞剂在高危患者的二级预防中的价值已被研究广泛证明。除低危（左室功能正常或接近正常，成功再灌注，无有意义的室性心律失常）和有禁忌证者，所有心肌梗死患者均应接受β-受体阻滞剂治疗；若发病初始没有紧急使用，则应在事件发生的数天内使用，并长期应用（Ⅰ类建议，证据级别A）。对于有中至重度左心室衰竭的患者应少量逐步增加地使用β-受体阻滞剂（Ⅰ类建议，证据级别B）。对于无β-受体阻滞剂禁忌证的心肌梗死后低危患者给予β-受体阻滞剂也是合理的（Ⅱa类建议，证据级别A）。

31.4.5　控制血压　应使用药物治疗将血压控制于靶水平（<18.67/12.0 kPa），糖尿病或慢性肾病患者控制于<17.33/10.67 kPa；血压≥16.0/10.67 kPa的患者应开始改变生活方式（控制体重、改变饮食习惯、体育锻炼及限制钠盐）（Ⅰ类建议，证据级别：B）。另外，不应该使用短效二氢吡啶类钙拮抗剂治疗高血压。

31.4.6　调脂治疗　早期的急性心肌梗死调脂治疗二级预防试验是在使用他汀治疗时代前进行的，当时使用的药物和饮食控制证明，这种治疗能够降低非致死性心肌梗死25%和致死性心肌梗死14%。心肌梗死病人康复出院后应首先开始低饱和脂肪和胆固醇饮食（饱和脂肪<7%总热量，胆固醇<200 mg/日）治疗。鼓励增加下列饮食：ω-3脂肪酸、水果、蔬菜、可溶纤维、完整的谷物，热量摄入应与能量支出相平衡，以达到并保持健康体重（Ⅰ类建议，证据级别A）。血脂情况应从既往记录中获得，如果没有，所有心肌梗死病人均应作此项检测，最好在禁食、入院24h内检测（Ⅰ类建议，证据级别C）。（具体调脂药物介绍见前面调脂药物部分）。

31.4.7　糖尿病治疗　糖尿病患者降糖治疗应使HbA1c<7%。但对于心力衰竭，NYHA 心功能分级Ⅲ级或Ⅳ级的心肌梗死后患者不应使用噻唑烷二酮类药物（Ⅰ类建议，证据级别B）。

31.4.8　戒烟　有吸烟史的AMI恢复后患者应戒烟并避免被动吸烟。向患者及家属提供劝告，同时给予药物治疗（包括尼古丁代替品和安非他酮）和适当的正规的戒烟计划（Ⅰ类建议，证据级别B）。

31.4.9 控制体重 应定期测量腰围和计算体重指数。合适的体重指数范围应是18.5～24.9 kg/m^2（Ⅰ类建议证据级别B）。

31.5 处理好指南与临床实践的关系

与我国2001年《急性心肌梗死诊断与治疗指南》相比，2004 ACC/AHA的指南对病人发病各阶段（包括发病前的教育和出院后的二级预防）管理更为细致，相关的过程管理也有具体规定，这在临床上有很强的可操作性。考虑到我国的国情，指南不可能照搬使用。比如ICD（埋藏式心脏复律除颤器）的植入指征对我国而言过于超前；对AMI并发左心功能不全（KillipⅢ级）的病人实施急诊PCI风险较大，在我国易引起医疗纠纷；另外，新的研究对“易化PCI”已经提出了质疑，在临床中需谨慎。总之，我们应该准确理解指南的精神实质，并与实践紧密结合，才能更好地为临床服务。

（马 虹）

32　急性心肌梗死的床边血流动力学监测

急性心肌梗死患者多发生血流动力学的改变，对AMI患者进行有效的血流动力学监测是治疗心肌梗死的重要手段。血流动力学监测可分为无创性和有创性两类。无创性（如自动无创测量血压）简便、安全、无并发症；有创性（如中心静脉压、肺动脉楔压和心输出量测定）可能引起并发症，应掌握使用的适应证。血流动力学监测所测量的参数可用数字和波形显示，通过分析和推算可得到更多有关病情的参数。根据病人的血流动力学参数，可以评估病情、明确诊断、指导治疗，并可用来判断疗效。目前临床上使用的血流动力学监测参数很多，本章主要介绍常用参数如外周动脉血压、中心静脉压、肺动脉压、肺动脉楔压、心输出量的监测方法、适应证、禁忌证和临床意义等。

32.1　肺动脉漂浮（Swan-Ganz）导管

血流动力学监测技术临床应用始于20世纪60年代初期。60年代后期，Swan-Ganz漂浮导管的应用使血流动力学监测的发展达到一个新的高度。Swan-Ganz导管除能监测肺动脉压、肺动脉楔压、右房压（中心静脉压）及血氧等外，还可测算出心排血量（CO）、心脏指数（CI）、射血分数（EF）、体循环及肺循环阻力等参数。

32.1.1　Swan-Ganz导管的构造　床边血流动力学监测通常使用的Swan-Ganz漂浮导管是一根100～110 cm长、多腔、可和压力转换器连接的特殊导管。该导管有二至五腔之分，通常使用四至五腔的Swan-Ganz导管，二至三腔导管无监测心输出量功能，只能监测压力。

五腔Swan-Ganz导管的主要结构及功能如下（图32-1）：

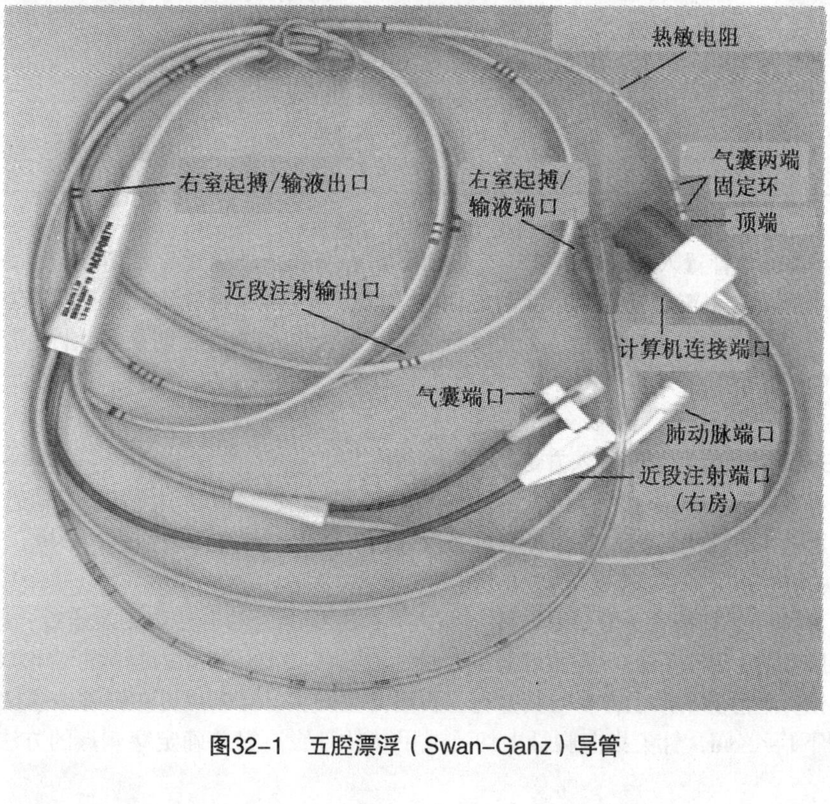

图32-1　五腔漂浮（Swan-Ganz）导管

顶端（肺动脉端口）：位于导管顶部，一般接黄色末端，推送导管时用于判断管尖的位置，到达肺动脉时用于测定肺动脉压（pulmonary arterial pressure，PAP）和肺动脉契压（pulmonary arterial wedge pressure，PAWP）。还可用于测量肺血氧饱和度、心输出量（cardiac output，CO）等。

侧孔（近段注射输出口）：在距导管顶端30 cm处，一般接蓝色末端，用于测定右房压（right arterial pressure，RAP）及注入冰水或室温生理盐水测定心输出量，也可以用于输液等。

气囊：末端带1.5 cm注射器，用于使气囊充气。当导管进入右心房时，使气囊充气，导管便沿血流的方向前进，到肺动脉时用于测定肺动脉契压。当测完肺动脉契压后，应放气，此时可测肺动脉压。

热敏电阻：位于顶端导管附近，用于测定血液温度。当推入冰水或室温生理盐水时感知肺动脉温度变化，以测定心输出量。

右室起搏/输液出口：右室起搏/输液出口距导管顶端约20 cm处，可用于行右室起搏或输液等。

32.1.2 肺动脉漂浮（Swan–Ganz）导管的适应证和禁忌证 肺动脉漂浮（Swan–Ganz）导管在心血管疾病及其他疾病诊疗中的适应证见表32–1。

表32–1 漂浮导管（Swan–Ganz）的适应证

诊断方面	治疗方面
休克原因的鉴别	有合并症的心肌梗死
心源性	围手术期心脏情况不稳定
低血容量	心脏外科手术后
阻塞性（大面积肺栓塞）	多器官功能衰竭
鉴别肺水肿的机制	指导药物治疗
心源性	升压药
非心源性	正性肌力药物
诊断肺动脉高压	扩血管药物
诊断心包填塞	指导非药物治疗
诊断心内左向右分流	液体管理
	烧伤
	肾功能衰竭
	败血症
	指导呼吸机治疗

由于Swan–Ganz导管置入过程中可能于三尖瓣、右心室和肺动脉瓣有密切接触，因此禁忌用于：①三尖瓣或肺动脉瓣人工瓣膜置换术；②右心团块（栓子和（或）癌栓）；③三尖瓣或肺动脉瓣性心内膜炎。相对禁忌证：①出血性疾病；②免疫抑制性疾病及某些疾病晚期；③急性心肌炎或风湿热；④急性严重感染；⑤严重室性心律失常。

32.1.3 Swan–Ganz导管的置入方法

术前准备：准备Swan–Ganz漂浮导管，压力换能器，扩张管，J型导引钢丝，三通管，穿刺针，1%利多卡因，肝素盐水，压力监护设备等。测量病人身高、体重，计算体表面积；心电、血压监护。

静脉穿刺：

①锁骨下静脉：穿刺锁骨下静脉是常用径路之一，根据导管的自然弯度及走行，在无X线透视下比较容易进入肺动脉。锁骨下静脉是腋静脉的延续，在胸锁关节后与颈内静脉汇合形成无名静脉。锁骨下动脉位于锁骨下静脉的后上方，与其并行，再后方是肺尖。穿刺点可在锁骨中内1/3交点或锁骨中点，锁骨下缘下1～2 cm，针尖指向胸骨上切迹或甲状软骨缘。简单确定穿刺点的方法是用手指触压

锁骨与第一肋骨的间隙，针尖紧贴锁骨后缘，并指向胸骨上窝。边进边回抽，有静脉回血时停止。如无回血则缓慢退针，且边退边回抽，往往在退针时抽到回血，说明已穿透静脉。当针尖进入血管后根据压力和血的颜色一般容易判断是动脉还是静脉。但有时针尖与动脉壁接触使其压力不高容易误认为是静脉，如果放入扩张外鞘会导致严重后果。因此，为增加锁骨下静脉穿刺的安全性，可采用如下方法：①针管内不带液体穿刺，因为液体与静脉血混合后，颜色鲜红不易与动脉血区别开，因而当误入锁骨下动脉时不能根据血液的颜色来鉴别。②如在X线下操作，则应在X线透视确保导引钢丝进入下腔静脉后才放置扩张管。

②颈内静脉：在床边无X线指导下，颈内静脉亦是常用径路之一。颈内静脉走行于颅底乳突部向锁骨的胸骨端部注入锁骨下静脉，其下段位于锁骨与胸锁乳突肌锁骨头形成的三角内，颈内静脉最好的穿刺部位在此三角内。颈动脉位于颈内静脉的内侧。一般选择穿刺右侧颈内静脉，患者头偏向左侧。按表面解剖标志穿刺点通常有三处穿刺点，即中路、后路和前路进针。

中路进针：于胸锁乳突肌的胸骨头和锁骨头与锁骨形成的三角的顶点进针，针干与皮肤呈30°角，进针方向与正中线平行，如未穿中，针尖稍向外偏斜5°～10°角，指向胸锁乳突肌锁骨头内侧缘，常能成功。

前路进针：术者左手示指和中指摸及颈总动脉搏动将其推向对侧，在胸锁乳突肌前缘中点（相当于喉头水平）紧靠颈总动脉外缘进针，针干与皮肤呈30°～45°角，针尖指向同侧乳头。

后路进针：取此进路时病人头部尽可能转向对侧，从胸锁乳突肌外侧缘的中、下1/3交界处进针。针头向胸骨上窝方向推进，此路不可过深以免误伤颈总动脉。

③股静脉：穿刺股静脉安全且容易，但无X线透视下将导管推送到肺动脉内比较困难，因而床边操作较少选择股静脉。股静脉紧邻股动脉，在腹股沟韧带下方，股三角内由内到外依次为：股静脉、股动脉及股神经。当触诊股动脉后，在其内侧1 cm，腹股沟韧带下方2 cm左右处进针。针尖指向肚脐，针体与大腿成15°～45°夹角，边推送针边回抽或针尖达股骨后慢慢退出回抽，确认进入静脉后送入导丝及鞘管。

进管方法：穿刺成功后，打开Swan-Ganz导管，用肝素盐水冲洗各腔，将0.75～1.5 mL（根据导管说明）空气注入球囊，使球囊膨胀，检查球囊有无漏气，有无偏向一侧。确认导管正常后连接好所有传感器。经穿刺鞘管缓慢推送导管，当导管到达腔静脉后，开始观察压力变化。无X线设备时，可根据所显示的压力波形来判断导管尖端的位置。当压力曲线随呼吸而变化时，提示已进行腔静脉。

导管进入右心房时，监视器上显示右房压力波形。此时向气囊内打气（根据导管说明），一般打气0.75～1.5 mL，然后继续送管，导管到右心室时监视器上显示右心室压力波形。继续推送导管，根据肺动脉压力波形及肺动脉契压曲线来判断导管是在肺动脉内或嵌顿在中、小肺动脉。当导管的气囊充盈后阻塞在中等大小的肺动脉时，导管不能再前进。测定完肺动脉契压后，气囊放气，肺动脉契压波形变成肺动脉压力波形。当压力曲线显示满意即可固定导管。

如导管到达右心室后再推进15cm以上仍未出现肺动脉压力波形，应考虑导管在右心室内发生盘曲。此时应缓慢退出导管至右房，再重新缓慢送入导管。有时导管进入肺动脉较困难，可嘱病人深吸气，或向导管内注入少量冰水使其变硬后再推送。从不同静脉穿刺时送入导管长度估计见表32-2。

表 32-2　肺动脉漂浮（Swan-Ganz）导管长度的估计

穿刺静脉	到达各部位所需导管长度（cm）		
	右心房	右心室	肺动脉
锁骨下静脉	10～15	25～30	35～45
颈内静脉	15～20	30～40	40～55
股静脉	30～40	45～55	55～70

32.1.4 压力曲线 肺动脉漂浮（Swan-Ganz）导管监测的各部位压力曲线见图31-2～图31-4。

右心房压力（RAP）：RAP压力曲线主要由两个向上的a波和v波构成，此二波间有向下的x线和y线，a波的下降支有时可见一个向上的c波。a波由心房收缩所致，在心电图P波之后，a波的高度取决于右房的收缩力及对右室充血时的阻力。c波由三尖瓣关闭引起，在心电图QRS波之后。右心室射血后期血液由上下腔静脉向右房回流产生v波，在心电图T波稍后处。v波一般略低于a波。RAP正常范围0～1.067 kPa。

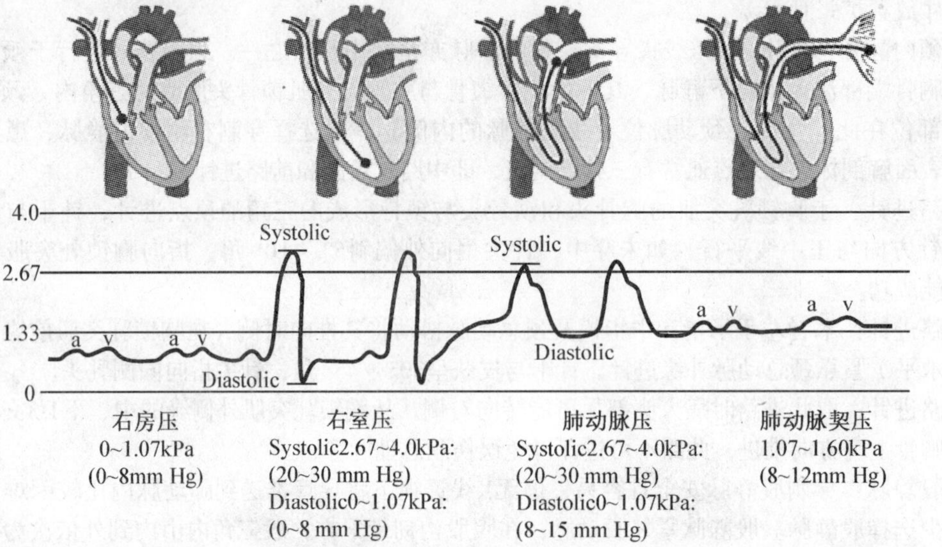

图32-2 漂浮（Swan-Ganz）导管顶端在心腔内不同位置的压力波形图及压力正常范围
Systolic：收缩期；Diastolic：舒张期

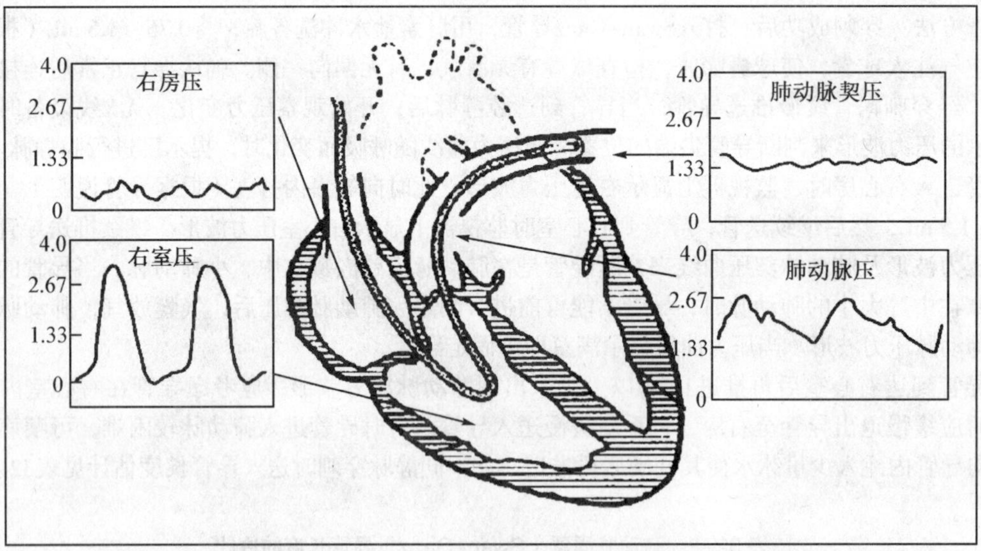

图32-3 漂浮（Swan-Ganz）导管顶端在不同部位的压力波形

血容量、静脉血液回流情况、右室功能、胸腔内压力、心包内压等因素均可影响RAP。一般情况下，RAP降低提示血容量不足，但如补液应注意左心功能变化。RAP增高见于右心衰竭、右心室梗死、容量负荷过重、三尖瓣狭窄或关闭不全以及任何影响心室舒张功能的疾病。

右心室压力（RVP）：RVP波形包括收缩波和舒张波二部分。正常右心室压力曲线呈高原型。右室等容收缩期，压力迅速上升，形成高大波型，在心电图QRS波之后。RVP正常范围：收缩期

2.67 ~ 4.0 kPa，舒张期0 ~ 1.07 kPa。右室收缩压增高常见于肺动脉狭窄，舒张压增高见于各种原因引起的右心衰竭及缩窄性心包炎。

肺动脉压力（PAP）：PAP波形由收缩波，重搏切迹及舒张波组成。上升段由右室射血形成，下降段由射血后期及肺动脉瓣关闭形成。PAP正常范围：收缩期2.67 ~ 4.0 kPa，舒张期1.067 ~ 2.0 kPa。肺动脉收缩压超过4.0 kPa，平均压超过2.67 kPa，可诊断为肺动脉高压。常见于肺动脉血流量增加，如慢性阻塞性肺部疾病；先天性心脏病左向右分流；二尖瓣狭窄及原发性肺动脉高压等。

肺动脉契压（PAWP）：PAWP是气囊阻塞肺动脉某一小分支后远端血流对导管尖产生的压力，即左心房产生的后向性压力。二尖瓣无狭窄时，PAWP与左心室舒张末压（LVEDP）相似。PAWP正常范围1.067 ~ 1.60 kPa。PAWP增高见于左心衰竭，二尖瓣病变。冠心病心肌梗死合并左室泵衰竭时PAWP明显增高。

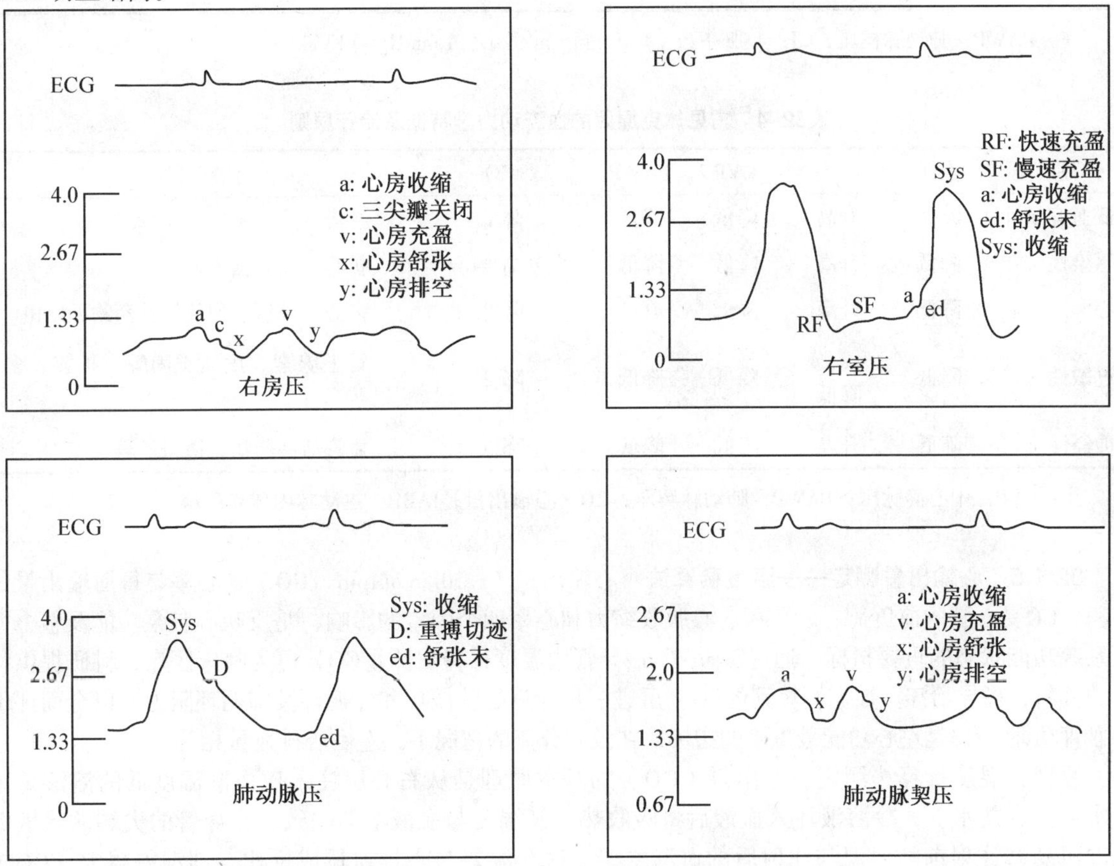

图32-4 右房压、右室压、肺动脉压和肺动脉契压曲线

急性心肌梗死常见临床情况的血流动力学特征见表32-3，常见休克原因的血流动力学特征及治疗原则见表32-4。

表32-3 急性心肌梗死常见临床情况的血流动力学特征

心脏情况	血压（kPa）				
	右房	右室	肺动脉	肺动脉楔压（PAWP）	心脏指数［L/（min·m²）］
正常	0 ~ 0.8	3.33/0 ~ 0.8	3.33/0 ~ 1.6	0.8 ~ 1.6	≥2.5
AMI，无左心衰	0 ~ 0.8	3.33/0 ~ 0.8	4.0/1.6 ~ 2.4	<2.4	≥2.5

续表

心脏情况	血压（kPa）				
	右房	右室	肺动脉	肺动脉楔压（PAWP）	心脏指数[L/（min·m²）]
AMI伴左心衰	0～0.8	4.0～5.33/0～0.8	4.0～5.33/2.4～3.33	>2.4	>2.0
全心衰	>0.8	6.67～8.0/>0.8	6.67～8.0/3.33	2.4～3.33	>2.0
右室心肌梗死	1.6～2.67	30/1.6～2.67	4.0/1.6	<1.6	<2.0
心脏压塞	1.6～2.13	25/1.6～2.13	3.33/1.6～2.13	1.6～2.13	<2.0
肺梗死	1.6～2.67	6.67～8.0/1.6～2.6	6.67～8.0/1.6	<1.6	<2.0

注：PAWP：肺动脉楔压；CI：心脏指数［L/（min·m²）］；1 mmHg=0.133 kPa

表32-4　常见休克原因的血流动力学特征及治疗原则

休克类型	血压	心率	CVP	PAWP	CO	治疗原则
低血容量性	降低	升高	降低	降低	降低	扩容
感染性	降低	升高	降低	降低	先升高再降低	扩容、血管活性药物
心源性	降低	升高	降低	升高	降低	强心、利尿、血管活性药物、IABP
过敏性	降低	升高或降低	降低	降低	降低	肾上腺素、皮质类固醇、扩容、多巴胺
神经性	降低	升高	降低	降低	降低	血管活性药物、适当扩容

注：CVP：中心静脉压；PAWP：肺动脉契压；CO：心输出量；IABP：主动脉内球囊反搏

32.1.5　心输出量测定——温度稀释法　心输出量（cardiac output，CO）是心率与每搏输出量的乘积。CO受心脏的前负荷、后负荷、心肌收缩力和心率四个因素的影响，是反映心脏泵功能及整个循环系统功能状态的重要指标。通过Swan-Ganz导管用温度稀释法测量CO，可为临床医疗、科研提供科学的资料，指导治疗。根据测算到的CO，可进一步计算心脏做功和体循环及肺循环阻力，以全面评价心血管功能。CO是左心功能最重要的指标，在没有分流的情况下，左右心排血量相等。

原理：温度稀释法测定心排出量（CO）的基本原理是从右心房注入比血液温度低的溶液（冰盐水或室温盐水），冷溶液注入血液后将吸收热，其温度与血液渐渐一致。在导管的尖端的热敏电阻即可感知注射前的血温与注射后的血温之差。这个温差与心排血量成反比，即温差越大，CO越低。热敏电阻与监测器中的电脑元件连接，计算机描记出时间温度曲线，按公式自动计算出CO。如将病人的身高、体重及心率等输入，还可以显示出心排血指数（CI）、心搏指数、外周血管阻力）等。

方法：可用室温溶液或冰水溶液，根据导管型号和容量设定计算常数。注意取注射器或从大瓶中抽取冰液时，动作要迅速，尽量减少手与注射器的接触时间及接触面积。在一定的时间（3～5 s）内迅速而均匀地将液体推入导管内，即可在心排血量监测器上显示出CO的数值，同时可记录CO曲线。这种方法的优点是可反复测定，但有5%～10%的误差。

一般应取三次测量的平均值，且三次的差异应在10%以内。测量误差的原因包括：CO偏高常见于注入液体量过少、注射前注射器内的液体变暖及注射速度不均匀等；CO值偏低常见于注射液量过多等。

CO增加见于各种原因引起的高排血状态，如以心脏前负荷增加为主的心脏病（某些左向右或右向左分流的先天性心脏病如房间隔及室间隔缺损、动脉导管未闭、二尖瓣及主动脉瓣关闭不全等）、甲状腺功能亢进、贫血等。CO降低见于各种原因的心功能不全，或由于脱水、失血、休克等导致回心血流量减少，引起继发性CO降低。

32.1.6 放置漂浮导管的注意事项 放置漂浮导管时应注意以下6点：①严格无菌操作；②仔细观察心电变化，如出现心律失常应先暂停操作，必要时先退出导管，待心律失常好转后再重新置管；③漂浮导管放置好后应及时摄床旁胸片；④气囊注气时间不应超过60 s；⑤一旦发生气栓，让病人取平卧位，吸氧，摄正侧位胸片，并对症处理；⑥导管穿刺部位应每日用碘酒、酒精消毒，无菌敷料覆盖；⑦如在使用导管的过程中出现不明原因的寒战、高烧、血糖升高等感染迹象，应考虑是由于Swan-Ganz导管所导致的败血症的可能，应及时拔除导管，行导管管尖培养、深静脉血培养和外周静脉血培养。

32.1.7 常见并发症及处理

血胸及气胸：穿刺锁骨下静脉最常见的并发症之一是气胸及血胸。发生率与医生的经验及熟练程度有关。穿刺颈内静脉大多数可以避免此类并发症，但如果选用穿刺部位过低及进针的方向或角度不适当时，也可刺破肺尖，引起气胸。因此放置Swan-Ganz导管后应常规行胸片检查，一方面可以了解导管的位置，另一方面可以查看有无血气胸的发生。

刺伤动脉及误将鞘管送入动脉内：穿刺静脉血管时都有可能误伤动脉，如穿刺颈内静脉误伤颈总动脉；穿刺锁骨下静脉误伤锁骨下动脉；股静脉穿刺误伤股动脉。当针误穿入动脉时，拔除穿刺针，局部压迫，一般不会出现严重并发症。

如果扩张管已放入锁骨下动脉内，不要盲目拔出，否则，可能由于无法压迫止血导致危及生命的出血并发症。这种情况过去通常的处理方法是由心胸外科医生开胸取出鞘管，并缝合动脉伤口。近年来有学者试用一种简单保守处理的方法，即保留扩张鞘管至少1周，让鞘管的周围形成一窦道后再缓慢拔除鞘管。窦道形成后血液不会经锁骨下动脉的破口流入胸腔或周围组织，只能沿窦道向皮肤外流，此时压迫10～15 min即可。应用此方法时需注意在保留扩张鞘管期间管内血栓形成。因此，留管期间需在鞘管内注入肝素盐水抗凝。拔管时，必须确保管腔中无血栓形成，否则可能出现体循环栓塞等并发症。

感染：包括皮肤穿刺处感染及和管腔内的感染。要注意无菌操作，留置导管较长时间时应经常给伤口换药。测压装置各接头处应保持无菌，三通接头处应盖上无菌小帽。如果留置导管超过24 h，应预防性使用抗生素。

导管堵塞：通过加压冲洗不断输入肝素液一般不会使导管堵塞。管腔堵塞时可见压力曲线变平坦。如发现压力曲线变形时应及时冲洗，以防完全堵塞。

气囊破裂：在操作导管和气囊充气时均可发生，充气后不能回抽出气体即可肯定气囊已破应封闭注气口，取下注射器。千万不要反复注气测试，否则将引起气栓。

血栓栓塞：导管在体内是异物，可诱发血栓形成。另外，放置导管的病人一般长期卧床，形成下肢血栓的可能性增加。导管内或管尖可发生血凝块，如脱落可导致肺栓塞。因此，要经常保持导管通畅，不通时应及时拔出。

32.2 动脉压监测

动脉血压（arterial blood pressure，BP）：是血流动力学的重要指标之一，也是心脏急诊监测的基本指标之一。影响血压的因素很多，主要包括心输出量及体循环的外周血管阻力。心输出量受心脏前后负荷、心率及心肌收缩力的影响；外周血管阻力与阻力小动脉结构、血管壁顺应性、血管的舒缩状态及血液黏稠度等因素有关。

收缩压（systolic blood pressure，SBP）：即心室收缩时动脉血压达到的最高值。SBP可以克服各脏器的临界关闭压，以保证其血流供应。

舒张压（diastolic blood pressure， DBP）：即心室舒张时动脉血压下降，在心脏舒末期动脉压下降所达到的最低值。DBP受心率、外周血管阻力的影响较大。其重要性是维持冠状动脉的血流灌注。

脉压（SBP–DBP）：脉压等于 SBP–DBP正常值为4.0 ~ 5.33 kPa（30 ~ 40 mmHg），由每搏量和血容量决定，受大血管弹性的影响。血管弹性降低，脉压增大。低血容量休克的病人脉压减小。

平均动脉压（mean arterial blood pressure， MBP）：表示心脏在整个心动周期中给予动脉内血流的平均推动力，即心动周期的平均血压。MBP=DBP+1/3（SBP–DBP）。MBP与心输出量和外周血管阻力有关。MBP的正常范围为8.0 ~ 13.33 kPa（60 ~ 100 mmHg）。

32.2.1　动脉血压的监测方法

间接测量法：间接测量血压的方法可以分为袖带加压法、自动无创血压间断测量以及动态血压监测。

有创直接动脉测压法：

适应证：急性心肌梗死合并心力衰竭或心源性休克；呼吸心跳停止复苏后；各类顽固性休克；体外循环心内直视手术；控制性降压和低温麻醉；多器官功能衰竭和严重创伤以及其他血液动力学不稳定病人的手术；手术中可能会大量出血的病人，如巨大脑膜瘤切除术；呼吸衰竭需反复抽取动脉血作血气分析等检查的病人。

禁忌证：无动脉搏动；Allen试验阴性（提示掌弓侧支循环不好）；局部皮肤感染。

32.2.2　桡动脉穿刺方法

Allen试验：所有患者术前均应做Allen试验。方法如下：①术者用双手同时按压桡动脉和尺动脉搏动部位；②嘱患者反复用力握拳和张开手指5 ~ 10次至手掌变白；③松开对尺动脉的压迫，继续压迫桡动脉。观察手掌颜色变化，若手掌颜色10 s之内迅速变红或恢复正常，表明尺动脉和桡动脉间存在良好的侧支循环，即Allen试验阳性，可以行桡动脉穿刺测压，一旦桡动脉发生闭塞也不会出现缺血。相反若10 s后手常颜色仍为苍白，则Allen试验阴性，表明手掌侧支循环不良，不应行桡动脉穿刺测压。

穿刺方法：患者的手臂自然外伸、外展置于臂托上，将腕部垫起以有利于穿刺。取腕横纹近端2 ~ 3cm左右为穿刺点，此处桡动脉表浅易触及。在穿刺点上方用1%利多卡因浸润麻醉。以中指在桡骨茎突上摸及动脉搏动，示指在其远端牵拉绷紧皮肤，穿刺点在搏动最明显处的远端0.5cm。套管针与皮肤呈30° ~60° 角，对准中指摸到的动脉搏动方向，当针尖接近动脉表面时刺入动脉，直至针尾有鲜红血液喷出。血流通畅可接上测压导管系统。用肝素稀释液冲洗测压导管、动脉套管以防止凝血，并将测压导管与压力换能器连接，在多功能监测仪上就可显示动脉压波形和各项数值。如果穿刺部位出现血肿，需按压5 min或更长时间，再行穿刺时应在第一次穿刺部位近心端的1 ~ 2 cm处。

32.3　中心静脉压监测

中心静脉压（central venous pressure， CVP）是指胸腔内上、下腔静脉或右心房内的压力。主要是经过穿刺颈内静脉或锁骨下静脉（方法同前），将中心静脉导管放置在上腔静脉或右心房而获得。也可经过穿刺股静脉，将较长中心静脉导管放置在下腔静脉或右心房，测量中心静脉压。肺动脉漂浮导管的右房压（RAP）可代表中心静脉压。

CVP的正常值为0.49 ~ 1.176 kPa（5 ~ 12 cmH_2O），小于0.196 ~ 0.49 kPa提示右心房充盈欠佳或血容量不足，大于1.47 ~ 1.96 kPa提示右心功能不全或血容量过多。动态监测CVP变化比单次测量更具有临床价值。

（吴素华　徐明国）

33　急性冠脉综合征常用药物

急性冠脉综合征（acute coronary syndrome，ACS）主要是由于冠状动脉粥样斑块不稳定或破裂，引起冠状动脉内血栓形成，导致严重心肌缺血的一组严重进展性疾病，包括ST段抬高性心肌梗死（ST-segment elevation myocardial infarction STEMI）、非ST段抬高性心肌梗死（non ST-segment elevation myocardial infarction NSTEMI）和不稳定型心绞痛（unstable angina UA）。

近年来，急性心肌梗死（acute myocardial infarction，AMI）的诊断和治疗取得了长足进步，为了指导临床实践，我国依据大量循证医学的临床试验结果，参考美国心脏病学会（ACC）/美国心脏协会（AHA）的AMI治疗指南，并结合我国具体情况，制订了心肌梗死诊断和治疗指南。急诊处理和药物治疗部分要点见图33-1，附录1～3。

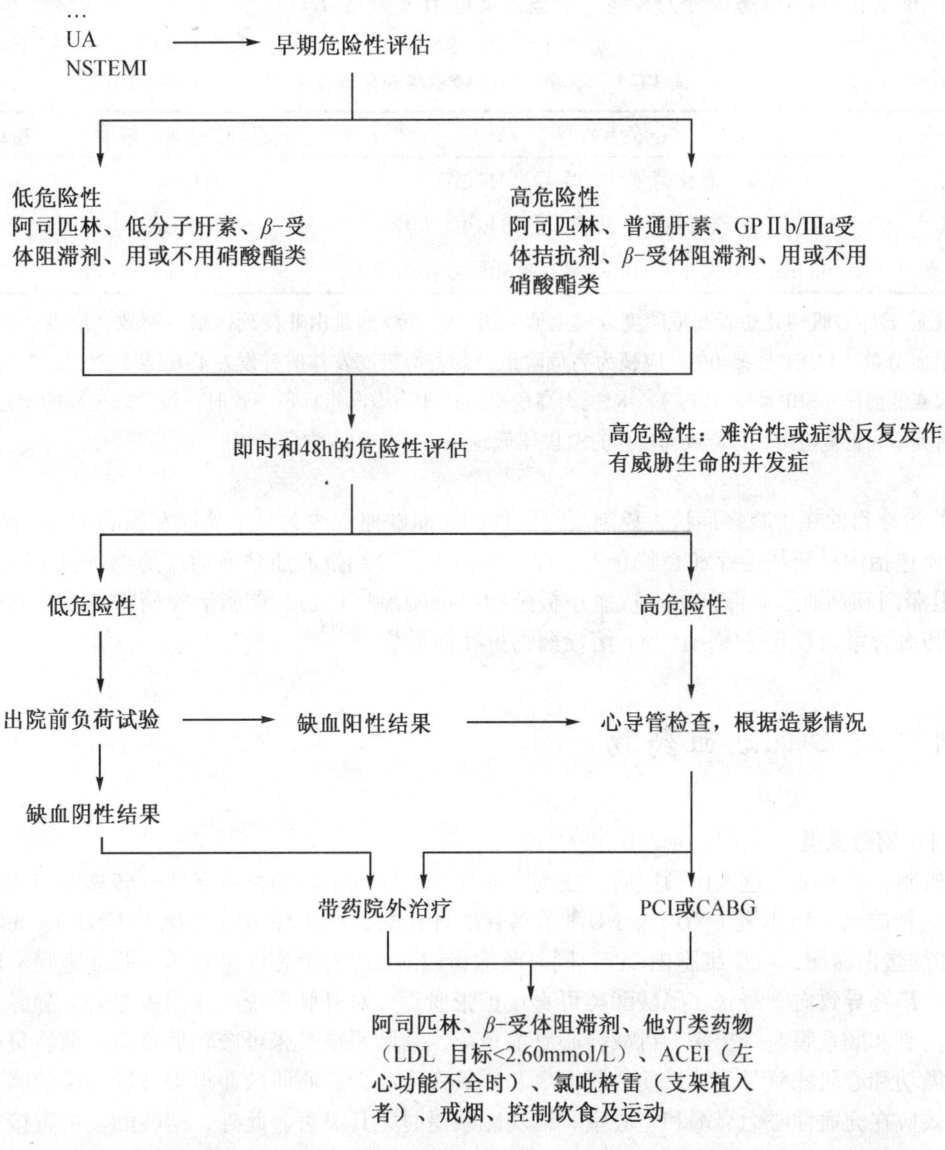

图33-1　不稳定型心绞痛（UA）与非ST段抬高型心肌梗死（NSTEMI）病人的治疗策略

对于确诊为UA/NSTEMI患者，进行临床处理前应进行危险分层，明确治疗的紧迫性（NSTEMI和UA病人的治疗策略见图33-1）。一般认为，静息时无心绞痛或无夜间心绞痛者，且心电图正常者属于低危；而伴有肺水肿、持续性静息心绞痛时间长于20 min、心绞痛发作时有第3心音奔马律、肺部啰音、新出现二尖瓣关闭不全性杂音或杂音加重、低血压、动态ST段改变≥1 mm者均属于高危；而介于两种情况之间者属于中危。Antman等制定了7点危险记分，即TIMI记分，项目包括年龄≥65岁，有≥3个冠心病危险因素，既往冠脉造影显示血管阻塞，心电图ST段偏移，24 h内有2次以上心绞痛发作，最近7天内使用过阿司匹林和心肌标记物升高，每个项目记1分。记分多少与死亡、再次心肌梗死或复发性严重缺血而需要血管重建术这些不良事件相关，0～1分事件发生率为5%，6～7分事件发生率则高达41%。

国内也提出了不稳定型心绞痛危险分层的建议，认定患者病情严重性判断的主要依据是心脏病病史、体征、心电图特别是发作时的心电图。病史中的关键点是1个月来的心绞痛发作频率，尤其是近1周的发作情况。其内容应包括活动耐量降低的程度、发作持续时间和严重性加重情况、是否在原劳累性心绞痛基础上近期出现静息心绞痛。根据心绞痛发作情况、发作时ST段压低程度以及发作时患者的一些特殊体征变化可将UA患者分为高危、中危、低危组（表33-1）。

表33-1　不稳定型心绞痛临床危险度分层

分层	心绞痛类型	发作时ST降低幅度	持续时间
低危险组	初发、恶化劳累性，无静息时发作	≤1 mm	＜20min
中危险组	1个月内出现的静息心绞痛，但48 h内无发作	＞1 mm	＜20min
高危险组	48 h内反复发作静息心绞痛；梗死后心绞痛	＞1 mm	＞20min

注：①陈旧性心肌梗死患者其危险度分层上调一级，若心绞痛是由非梗死区缺血所致，应视为高危险组；②左心室射血分数（LVEF）＜40%，应视为高危险组；③若心绞痛发作时并发左心功能不全、二尖瓣反流、严重心律失常或低血压（SBP≤12.0 kPa），应视为高危险组；④当横向指标不一致时，按危险度高的指标归类，例如：心绞痛类型为低危险组，但心绞痛发作时ST段压低＞1 mm，应归入中危险组

ACS的治疗目的在于减轻症状、控制反复发作的心肌缺血、改善心室功能和预防AMI和猝死。ACS的治疗主要包括内科药物治疗和心脏介入治疗。本章主要介绍抗心肌缺血治疗药物（包括硝酸酯类、β-受体阻滞剂和钙通道阻滞剂）、抗血小板药物、抗凝治疗药物、调脂治疗药物、血管紧张素转换酶抑制剂和血管紧张素Ⅱ受体拮抗剂。溶栓药物见其他章节。

33.1　抗心肌缺血药物

33.1.1　硝酸酯类

作用机制：硝酸酯类进入血管壁后，主要在血管平滑肌细胞内的谷胱苷肽S-转移酶与巯基的作用下，被代谢释放出一氧化氮（NO）。NO激活鸟苷酸环化酶，产生环磷酸鸟苷（cGMP）。cGMP激活依赖cGMP的蛋白激酶，减少细胞内Ca^{2+}，同时收缩蛋白对Ca^{2+}的敏感性也减弱，肌细胞膜上K^+通道活性也下降，最终导致血管舒张。硝酸酯类可直接扩张血管，对静脉系统的作用更显著。静脉系统扩张（特别是内脏和肠系膜血管扩张）可减轻心脏前负荷，动脉系统扩张可减轻后负荷。前后负荷减轻可减少心脏做功和心肌耗氧量，结果使心肌需氧和耗氧失衡改善，心肌缺血得以减轻。硝酸酯类上述血流动力学效应在充血性心力衰竭和左心室收缩功能减退时尤其显著。此外，硝酸酯类可直接扩张冠状动脉，解除冠状动脉痉挛，改善冠状动脉侧支循环，从而增加全部或局部血流，改善心内膜下与心外膜的血流比率。硝酸酯类还能抑制血栓素A_2（TXA_2）合成及二磷酸腺苷（ADP）和凝血酶介导的血小

板聚集。

适应证：

①硝酸酯类在STEMI中的应用：以前的研究表明AMI早期应用硝酸酯类有可能减少梗死面积并改善存活心肌的功能。急诊再灌注治疗之前的研究荟萃分析显示，硝酸酯类药物可降低AMI病死率35%。但ISIS-3和ISIS-4研究 和其他一些相关临床随机研究的结果不支持对无并发症的AMI病人常规应用硝酸酯类治疗。但是，AMI、充血性心力衰竭、再发性心肌缺血和需处理的高血压病人发病初24～48 h使用硝酸甘油是合理的。充血性心力衰竭和大面积透壁心肌梗死的病人应继续口服或局部应用硝酸酯类。AMI早期建议静脉给药，可及时防止副作用的发生。

②硝酸酯类在UA/NSTEMI中的应用：同AMI一样，硝酸酯类并不能降低UA/NSTEMI病人的死亡率，因此仅用于缓解胸痛发作和控制病人并发的心力衰竭。

剂型与用法：临床上现有的三种硝酸酯类化合物：硝酸甘油、硝酸异山梨醇酯（ISDN）和5～单硝酸异山梨醇酯（ISMN）。硝酸甘油半衰期很短，只有几分钟；ISDN是一种有机硝酸酯，半衰期为40～90 min，在肝脏代谢成两种活性产物：2-硝基-异山梨醇和ISMN；ISMN不需要通过肝脏代谢，口服生物利用度为100%，半衰期为4～5 h。ISDN和ISMN都有缓释剂型。

硝酸酯类共有7种剂型，包括舌下含化片、口服片（包括缓释片）、静脉注射剂、经皮肤吸收软膏、皮肤贴膜、气雾剂和肛栓剂。

①含服或口服制剂：a. 硝酸甘油（nitroglycerin），0.5 mg/次，含服，必要时反复使用。硝酸甘油舌下含服，口腔黏膜吸收极快，由于它避免了“首过效应”，几乎与静脉滴注相似，药物浓度很快达峰值。通常含服后1～2 min起效，4 min达作用高峰，作用维持20～30 min。对于心绞痛和急性心力衰竭患者未建立静脉通路之前尤为合适。b. 硝酸甘油控释片：2.6 mg/次，每天2次。c. 硝酸异山梨酯（消心痛）：10～20 mg/次，每天2～3次。d. 单硝酸异山梨酯（异乐定，欣康）：20 mg/次，2次/天。

②静脉注射剂：有硝酸甘油和硝酸异山梨酯（异舒吉，ISDN）。静脉滴注硝酸甘油时应经常测量血压和心率。患者血压不稳定、发生低血压甚至休克、临床怀疑左心室充盈压不足时，最好进行有创血流动力学监测。

临床静注硝酸甘油从10 μg/min开始，每5～10 min增加5～10 μg，直至达到有效治疗剂量，即临床症状改善或控制、血压正常者动脉收缩压降低1.33 kPa（平均动脉压下降10%）、高血压患者动脉收缩压降低4.0 kPa（平均动脉压下降30%）、每分钟心率增加10次以上（但不超过每分钟110次）、肺动脉舒张压降低10%～30%、患者能耐受、同时没有明显副作用发生的剂量。平均动脉压降至10.67 kPa以下或收缩压低于12.0 kPa、每分钟心率超过110次时，应减慢滴速或暂时停用。硝酸甘油没有绝对的上限剂量，但剂量超过100 μg/min有增加低血压的风险，应考虑换药（如改为硝普钠）或联合用药（α-受体拮抗剂）。

临床上，更为具体、方便的方法：硝酸甘油25 mg加入5%葡萄糖500 mL中，从每分钟4滴开始，每5～10 min增加1～2滴，如每分钟20滴仍不能达到静脉滴注的终点，将硝酸甘油增加至50～100 mg，再按上述方法调整滴数。AMI早期持续静脉滴注硝酸甘油24～48 h后，改为口服长效硝酸酯，如长效异乐定50 mg，每日1次。静脉滴注硝酸甘油联合应用β-受体阻滞剂，耐受良好，可以降低心动过速危险性，但需注意选择合适的病人。

静脉滴注ISDN的剂量范围为2～7 mg/h，开始30 μg/min，观察30 min以上，如无不良反应可逐渐加量。

③经皮肤吸收软膏：吸收情况受多种因素影响，如受涂搽的面积、所涂部位皮肤的血流量、药物蒸发速度等，因此临床应用受到一定程度的限制。

④经皮肤贴片膜：硝酸甘油是存放于密封的半透膜巾片中，将膜面黏附于皮肤上，药物可按准确剂量恒速经皮肤进入血液，作用可维持24 h。

⑤气雾剂：目前有硝酸甘油气雾剂、硝酸异山梨酯气雾剂。气雾剂的特点是起效快，多在30 s内起效。气雾剂的作用较舌下含服的疗效要好，使用方便，利于急救，安全可靠。

禁忌证和副作用：硝酸酯类最常见的副作用为搏动性头痛与面部潮红，是舒张血管的结果，继续用药可减轻或缓解，部分病人可因严重头痛而停药。可加重通气-灌注血流比例失调而加重低氧血症，但最严重的副作用是低血压，并引起反射性心动过速而加重心肌缺血。其禁忌证为AMI合并低血压（收缩压≤12.0 kPa）或心动过速（心率>100次/min）。下壁心肌梗死者应小心静脉滴注硝酸甘油，右室梗死者更应小心，此类患者依赖足够的右心室前负荷以维持心输出量，使用硝酸酯类时可能出现严重的低血压。舌下含服硝酸甘油时应平卧，以避免因回心血量剧减产生的低血压甚至昏厥。当使用硝酸甘油出现心动过缓和低血压时，处理方法是终止用药，抬高下肢和快速输液，必要时给予阿托品、异丙肾上腺素。因增高颅内压与眼压，故忌用于颅内高压和青光眼的病人。

使用硝酸酯类需间歇给药才能保持抗缺血作用。硝酸酯类耐药是一个复杂的多因素现象，已知发生的原因之一是连续给药，持续用药24 h即可产生耐药性。补充含有巯氢基的物质可以防止并能逆转耐药性。而在体内直接释放NO的硝普钠不会产生耐药性，因此目前认为硝酸酯类的耐药性与巯氢基相对耗竭有关。血管的超氧化物增多也起重要作用。间断给药方案是避免硝酸酯类耐药的有效措施。一般情况下，硝酸甘油持续静滴的时限为24～48 h，超过24 h出现耐药，可增加静滴速度、调整硝酸甘油种类和剂型、或用另一种血管扩张剂（如硝普钠或ACEI）替代，硝酸甘油的疗效通常在停药后12 h恢复。使用ISDN时，每日给药2～3次，避免耐药性需要14 h的无药间期。

临床试验：早期临床试验显示，静脉使用硝酸甘油可以减少梗死面积和改善局部心肌功能，硝酸甘油可以防止大面积透壁性心肌梗死后的左心室重构。GISSI-3和ISIS-4试验常规使用溶栓治疗和阿司匹林，并以短期死亡率作为一级终点，对硝酸酯类的疗效作了观察。对于总体和亚组的分析表明，使用硝酸酯类未能使死亡率明显下降。临床随机试验总体上并不支持对AMI无并发症的病人均常规使用硝酸酯类。但是对于AMI伴复发性心肌缺血、充血性心力衰竭、高血压的病人，适宜静脉使用硝酸甘油24～48 h。

33.1.2 β-受体阻滞剂

作用机制：β-受体阻滞剂竞争性地抑制细胞膜上的β肾上腺素能受体。选择性β_1受体阻滞剂主要选择性抑制心肌细胞上的β_1受体，通过抑制儿茶酚胺的作用降低心肌收缩力、窦房结频率和房室传导速度。β_2受体主要存在于血管和支气管平滑肌，阻断β_2受体可引起血管收缩和支气管痉挛。β-受体阻滞剂通过抑制儿茶酚胺介导的β_1活性发挥对ACS的治疗作用：可通过减慢心率，降低体循环血压，减弱心肌收缩力来减少心肌耗氧量；通过减慢心率使舒张期延长，增加受损心肌尤其是心内膜下心肌的灌注，从而改善缺血区供氧与需氧的失衡，缩小心肌梗死面积；降低急性期并发症发生率、再梗死率和病死率。

分类与用法：β-受体阻滞剂可广义分为：①非选择性：竞争性阻断β_1和β_2肾上腺素能受体；②选择性：选择性阻断β_1受体。国内临床上常用的普萘洛尔等为非选择性β-受体阻滞剂，而阿替洛尔、美托洛尔和比索洛尔等为选择性β_1-受体阻滞剂。

有些β-受体阻滞剂具有内源拟交感活性（ISA），这类药物对心脏的保护作用可能较差。卡维地洛和拉贝洛尔同时阻断α_1肾上腺素能受体，对外周血管有扩张作用；塞利路尔（Celiprolol）通过兴奋β_2肾上腺素能受体，扩张外周血管；布新洛尔和奈必洛尔（nebivolol）扩外周血管的机制与肾上腺素能受体的阻断无关。

根据药物动力学特征，β-受体阻滞剂分为脂溶性（如美托洛尔、普萘洛尔等）、水溶性（如阿替洛尔等）和平衡性清除药物（如比索洛尔）。脂溶性药物从胃肠道快速完全吸收，在肠壁和肝内广泛代谢（首过效应），生物利用度低（10%～30%）。脂溶性药物清除半衰期短（1～5 h）。水溶性β-受体阻滞剂完全从胃肠道吸收，而以原形或活性代谢产物从肾脏排出；半衰期长（6～24 h），与其他肝代谢药物无相互作用；很少通过血脑屏障，肾小球滤过率减低（老年人、肾功能不全）时，清除半衰期延长。脂溶性β-受体阻滞剂容易通过血脑屏障，进入中枢神经系统，可能是它们的中枢副作用较常见的原因。但这些药物预防猝死的作用可能比水溶性药物强。最新的荟萃研究显示，水溶性的β-受体阻滞剂如阿替洛尔在降压的同时，并不能减少心血管事件的发生率和死亡率，而脂溶性的β-受体阻滞剂如普萘洛尔、美托洛尔等则已在高血压、急性心肌梗死和心肌梗死后二级预防、慢性心力衰竭等大规模研究中证明能显著降低心血管死亡率。平衡性清除药物中，比索洛尔具有低的首次通过代谢，可进入中枢神经系统，以相同比例从肝肾途径清除。由于强的首过效应，卡维地洛口服生物利用度低。它与血浆蛋白结合，经肝代谢排出。艾司洛尔为超短效药物，经静脉使用，迅速被红细胞酯酶水解，半衰期仅9 min。

常用β-受体阻滞剂的剂量和用法见表33-2、表33-3。

表33-2 常用β-受体阻滞剂口服剂量

β-受体阻滞剂	内在拟交感活性（ISA）	脂溶性	扩张外周血管	静脉用药	一般每天口服剂量
非选择性β-受体阻滞剂					
喹酮心安carteolol	+	低			2.5 ~ 20 mg，每日1 ~ 2次
纳多洛尔nadolol	0	低			40 ~ 320 mg，每日1次
喷布洛尔penbutolol	+	中			20 ~ 80 mg，每日1 ~ 2次
吲哚洛尔pindolol	++	高			10 ~ 40 mg，每日2次
普萘洛尔propranolol	0	高		+	40 ~ 180 mg，每日2次
索他洛尔sotalol	0	低		+	
噻吗洛尔timolol	0	高			5 ~ 40 mg，每日2次
选择性β-受体阻滞剂					
醋丁洛尔acebutolol	+	中			200 ~ 800 mg，每日1 ~ 2次
阿替洛尔atenolol	0	低		+	25 ~ 100 mg，每日1次
倍他洛尔betaxolol	0	中			5 ~ 20 mg，每日1次
比索洛尔bisoprolol	0	中			2.5 ~ 10 mg，每日1次
塞利洛尔celiprolol	+	中	+		200 ~ 600 mg，每日1次
艾司洛尔esmolol	0	低		+	只能静脉用药
美多心安metoprolol	0	高		+	50 ~ 100 mg，每日1 ~ 2次
a_1和β-受体阻滞剂					
布新洛尔bucindolol	+	中	+		25 ~ 100 mg，每日2次
卡维地洛carvedilol	0	中	+		3.125 ~ 50 mg，每日2次
拉贝洛尔labetalol	+	低	+		200 ~ 800 mg，每日2次

表33-3 常用β-受体阻滞剂静脉剂量

药物	负荷量	维持量
阿替洛尔atenolol	5 mg	口服，50 ~ 100 mg/d
艾司洛尔esmolol	0.5 mg/kg，1 ~ 5 min内注入	0.05 ~ 0.3 mg/（kg · min）
拉贝洛尔labetalol	20 mg，2 min内注入	2 ~ 10 mg/min
美多洛尔metoprolol	2.5 ~ 5 mg，2 min内注入，可用3次	口服，25 ~ 100 mg/12 h
普萘洛尔propranolol	0.15 mg/kg	口服，0.1 ~ 0.2 mg/(kg · min)，80 ~ 240 mg/(kg · min)

摘自2004欧洲心脏协会（ESC）指南

适应证：

①β-受体阻滞剂在STEMI中的应用：β-受体阻滞剂是减少AMI梗死面积的一线治疗药物之一。AMI患者只要无禁忌证，应用β-受体阻滞剂越早越好。在一项大规模的研究——ISIS-1研究中，16 000多名临床怀疑心肌梗死的病人在症状出现后12 h内立即静脉给予5～10 mg阿替洛尔，随后每天口服100 mg并与对照组进行比较。结果阿替洛尔组第1天和第7天的病死率分别下降4.3%和3.7%。ISIS-1研究资料提示病死率的下降主要是由于β-受体阻滞剂防止了心脏破裂和室颤的发生，对各亚组（初始心率、危险分类、有否室性心律失常等）详细分析显示β-受体阻滞剂对各组均有益。

②β-受体阻滞剂在UA和NSTEMI中的应用：许多随机研究结果表明，β-受体阻滞剂可明显降低NSTEMI和UA的病死率。

2004欧洲心脏协会（ESC）关于β-受体阻滞剂应用的指南见表33-4～表33-6。

表33-4 β-受体阻滞剂在AMI中的应用

背景/适应证	适应证级别	证据等级
静脉用药		
为缓解缺血疼痛	Ⅰ	B
为控制高血压、窦性心动过速	Ⅰ	B
心源性猝死的一级预防	Ⅰ	B
出现快速型心律失常，如心房颤动伴快速心室率	Ⅰ	C
限制梗死面积	Ⅱa	A
无禁忌证的所有患者	Ⅱb	B
口服用药		
无禁忌证的所有患者	Ⅰ	A

表33-5 β-受体阻滞剂在心肌梗死后二级预防中的应用

背景/适应证	级别	证据等级
所有无禁忌证患者	Ⅰ	A
为改善存活率	Ⅰ	A
为预防再梗死	Ⅰ	A
心脏性猝死的一级预防	Ⅰ	A
为防治迟发性室性心律失常	Ⅱa	B

表33-6 β-受体阻滞剂在非ST段抬高ACS中的应用

背景/适应证	级别	证据等级
早期受益，减少缺血	Ⅰ	B
早期受益，预防MI	Ⅰ	B
长期二级预防	Ⅰ	B

使用原则：用药需个体化，严密观察病情变化，尤其注意心率、血压、心功能变化。

注意事项：

①初始剂量宜小：极少数患者第一次服用一般剂量的β-受体阻滞剂后，可以发生意想不到的严

重不良反应，表现为血压明显下降，心率减慢，可能因此导致死亡。这种反应多见于原有心功能不全、年老体弱者。因此，在第一次使用β-受体阻滞剂时，应从小剂量开始，并密切观察用药后反应，以避免这种“首剂综合征”的发生。

②不能突然停药：长期应用者突然停药可能导致“停药综合征”发生，即表现为服用一段时间β-受体阻滞剂后，如突然停用，病人出现焦虑、不安、失眠、头痛、心悸及胃肠道反应，以及高血压患者的血压反弹和心绞痛患者胸痛加剧等，一般在停药1～2天或稍长的时间发生。发生的机制为：a.长期服用无内在拟交感作用的β-受体阻滞剂，可使效应细胞β受体上调，一旦突然撤药，增加的β受体与内源性儿茶酚胺结合，呈现过度的交感反应，使血压突然升高，心绞痛恶化，甚至引发急性心肌梗死。b.突然停药后心肌耗氧量增加，血中儿茶酚胺和甲状腺素水平升高，肾素-血管紧张素-醛固酮系统活性增强。所以，对于长期服用β-受体阻滞剂的患者，由于某种原因需要停药时，应在2周内逐渐减量至完全停药。一旦发生停药反应，应立即用原先的β-受体阻滞剂，但剂量可减少些，并根据临床表现对症处理。

③具体用法：美托洛尔25～100 mg，每日2次，阿替洛尔6.25～50 mg，每日2次。前壁AMI伴剧烈胸痛或高血压者，可静脉使用β-受体阻滞剂：美托洛尔5 mg缓慢静脉注射，间隔5～10 min可再予1～2次，继而口服维持。如静脉使用β-受体阻滞剂出现严重副反应如房室传导阻滞、严重心动过缓或低血压，可通过滴注异丙肾上腺素1～5 μg/min予以纠正。

不良反应：β-受体阻滞剂产生的不良反应可分为2类：一类与药理作用有关，如心力衰竭、低血压、心动过缓和传导阻滞；另一类与受体阻滞无关的一些反应。

①心力衰竭：临床上使用β-受体阻滞剂诱发心力衰竭比较少见。但在某些情况下，如治疗前已处心力衰竭的边缘，再使用β-受体阻滞剂，则会诱发心力衰竭。包括：a. 濒临心力衰竭的病人要依赖于增加交感刺激来维持心排血量的患者，用少量β-受体阻滞剂亦可导致心力衰竭；b. 心搏量不足，需要加快心率以维持心排血量的患者；c. 有主动脉关闭不全，舒张期延长而增加反流量的患者。心力衰竭的发生大都在治疗早期，如治疗数周都不发生，以后就不太会发生。

②窦房结功能障碍和房室传导阻滞：β-受体阻滞剂可降低窦房结和房室结细胞的自律性，出现窦性心动过缓及心脏传导阻滞。所以，有病态窦房结综合征或存在二度或二度以上房室传导阻滞的患者禁用β-受体阻滞剂。但是，对于心房颤动患者在使用洋地黄过程中出现二度房室传导阻滞，要心室率＞50次/min，并不属于β-受体阻滞剂的禁忌证。

③哮喘：所有β-受体阻滞剂（无论有无选择性）对支气管哮喘患者甚至支气管炎病人，均可能诱发支气管痉挛。但选择性β-受体阻滞剂如比索洛尔、阿替洛尔或美托洛尔引起哮喘发作的可能性远小于非选择性β-受体阻滞剂（如普萘洛尔）。

④肢端循环障碍：β-受体阻滞剂可在某些病人中引起肢体温度降低、脉搏消失，甚至发生紫绀和肢体坏疽，少数病人可出现雷诺现象，以普萘洛尔的发生率最高。产生这种肢端循环障碍的直接原因是由于血管的β_2受体阻滞后，血管α受体兴奋性相对增高，致使血管收缩；而间接原因是因为心排血量减少，使血管的血流灌注缓慢。因此，β-受体阻滞剂禁用于有周围动脉粥样硬化的患者（临床表现为间歇性跛行）。

⑤其他：如低血糖反应、中枢神经系统反应、阳痿和对血脂的影响。

禁忌证：

β-受体阻滞剂治疗的禁忌证为：①心率＜60次/min；②动脉收缩压＜13.33 kPa；③中重度心力衰竭（≥killip Ⅲ级）；④二、三度房室传导阻滞或PR间期＞0.24 s；⑤严重慢性阻塞性肺部疾病或哮喘；⑥末梢循环灌注不良。相对禁忌证为：①哮喘病史；②周围血管疾病；③胰岛素依赖性糖尿病。

临床试验：未行溶栓治疗的AMI患者静脉使用β-受体阻滞剂可降低梗死范围和短期死亡率。ISIS-1试验如前述，MIAMI试验将5 700例AMI病人随机分为安慰剂组或美托洛尔组，分3次静脉注射15 mg美托洛尔，继之口服50 mg，每6 h1次，共48 h，然后口服100 mg每日2次。结果发现安慰剂组和美托洛尔组的15天死亡率分别为4.9%和4.3%。行溶栓治疗的患者，静脉使用β-受体阻滞剂可降低继发性非致命性再梗死和再缺血的发生率，尤其在症状发作后2 h内给药；β-受体阻滞剂还可以降低死亡率。TIMI Ⅱ试验所有接受静脉重组型人组织纤溶酶原激活剂（rt-PA）的病人中，一组随机静脉注射美托洛尔15 mg，之后口服50 mg每日2次，第二天再口服100 mg每日2次，该组病人与那些急性事件6 h开始口服美托洛尔者比较，其继发性非致命性再梗死和再缺血的发生率降低。早期（症状发作后2 h内）受治的病人中，其复合终点（死亡或再梗死）在即刻静脉使用美托洛尔的病人少于未静脉使用美托洛尔者。

许多研究将死亡分为猝死和非突然死亡，以症状出现到实际死亡的时间为划分依据。猝死指的是“立即”或“1 h”内的死亡，死亡原因可能是心律失常或心脏破裂。非突然死亡指症状出现后经过一段时间（超过1 h）的死亡，可能是非心律失常如再梗死或一些非心源性的死亡。目前的研究显示β-受体阻滞剂可降低猝死率约30%，而非突然死亡率仅下降12%，提示它可能主要通过降低心律失常的发生率和减轻心律失常的严重性来发挥有益的作用。β-受体阻滞剂可显著降低AMI病人的长期病死率，这一结论适用于任何类型的β-受体阻滞剂。有无心脏选择性似乎并无显著差异。心率下降是β-受体阻滞剂保护性作用的一个重要特征，β-受体阻滞剂心率降低的幅度与非致命性再梗死的发生率下降的程度之间存在显著相关性。

药物间的相互作用：临床上常将β-受体阻滞剂与硝酸酯类或钙通道阻滞剂联合用于冠心病、心绞痛，这是因为β-受体阻滞剂可降低心肌耗氧量，而硝酸酯类能扩张冠状动脉和减轻前后负荷，钙通道阻滞剂则可预防冠状动脉痉挛和减轻后负荷。利用两类药物的不同作用机制，常常起到协同治疗作用，但是需注意此三类药物同时用可能出现低血压而不利于心绞痛的治疗。β-受体阻滞剂与其他药物相互作用的机制和后果见表33-7。

表33-7 β-受体阻滞剂与其他药物间的相互作用

药物	相互作用药物	机制	后果
各种β-受体阻滞剂	维拉帕米、地尔硫卓	引起低血压，增强负性肌力作用	发生心肌缺血或诱发心力衰竭
	氟卡尼、奎尼丁	过度抑制窦房结和房室结	引起过度心动过缓，房室传导阻滞
普萘洛尔	硝苯地平、利多卡因	心排血量减少致肝血流量减少	硝苯地平、利多卡因作用增强
美托洛尔	普罗帕酮、维拉帕米、西米替丁	美托洛尔清除率降低	美托洛尔效应增强
拉贝洛尔	西咪替丁	拉贝洛尔清除率降低	拉贝洛尔效应增强

33.1.3 钙通道阻滞剂

作用机制：钙离子内流触发血管平滑肌细胞和心肌细胞的收缩。钙通道阻滞剂（CCB）抑制血管平滑肌细胞和心肌细胞动作电位中的钙离子内流，直接导致血管舒张和负性变力、变时（减慢心率）、变传导（减慢房室传导）作用。血管扩张反射性刺激交感活性，从而促进房室结传导。钙通道阻滞剂的临床效应是它的直接作用和反射性间接作用的总和，主要包括二氢吡啶类（包括硝苯地平、氨氯地平和尼卡地平等）和非二氢吡啶类（包括维拉帕米和地尔硫卓等）。二氢吡啶类具有较强的血管选择性和外周血管扩张作用，反射性刺激交感活性；非二氢吡啶类具有较强的心脏选择性和负性变力、变时、变传导作用。两类钙通道阻滞剂都能抑制冠状动脉收缩和降低血压。因此，钙通道阻滞剂主要通过减少心肌耗氧量达到抗缺血的作用。作用机制包括降低血压（二氢吡啶类和非二氢吡啶类）、减慢心率和减弱心肌收缩力（非二氢吡啶类），还可防止冠状动脉痉挛。钙通道阻滞剂还可能通过抑制心脏缺血时钙离子内流发挥重要的心脏保护作用，从而减少心肌坏死。

适应证：

钙通道阻滞剂在UA中的应用：许多研究显示钙通道阻滞剂可改善病人的临床症状，因此，虽然钙通道阻滞剂对降低UA病死率和延缓心肌梗死进展无效，但仍支持用于缓解难治性心绞痛的临床症状。由于随机试验显示钙通道阻滞剂存在增加AMI（尤其伴左室功能障碍）病人死亡危险性，所以钙通道阻滞剂仅用于硝酸酯类和β-受体阻滞剂难于控制症状的难治性心绞痛。ACC/AHA最近关于使用钙通道阻滞剂的治疗指南见表33-8。

钙通道阻滞剂在AMI中的应用：钙拮抗剂在AMI治疗中不作为一线用药。临床试验研究显示，无论是AMI早期或晚期、Q波或非Q波心肌梗死、是否合用β-受体阻滞剂，给予速效硝苯地平均不能降低再梗死率和病死率，对部分患者甚至有害。因此，在AMI常规治疗中钙拮抗剂被视为不宜使用的药物。

①二氢吡啶类：动物和临床试验表明，钙通道阻滞剂在心肌梗死时及其后的二级预防中并无肯定的益处，而且几乎一致认为硝苯地平不仅无益甚至有害。然而，钙通道阻滞剂对于纠正AMI病人的病理生理改变异常有效，如二氢吡啶类联合β-受体阻滞剂可有效降低AMI合并高血压病人的血压。

②非二氢吡啶类：减慢心率是维拉帕米和地尔硫卓共同的药理学效应，在一些情况下还可以减弱心肌收缩力，使心肌耗氧量下降。Yusuf等研究的荟萃分析显示，维拉帕米和地尔硫卓对降低AMI后的病死率无效，但可明显减少再梗死的发生。虽然总体研究结果显示维拉帕米对减少病死率无效，但有关亚组的分析表明，对不适用β-受体阻滞剂且无心力衰竭的AMI病人发病最初几天使用维拉帕米可能降低以再梗死和死亡为复合终点的事件发生率。目前还没有将维拉帕米或地尔硫卓与β-受体阻滞剂相比较的研究。β-受体阻滞剂能降低死亡率和再梗死的发生率，应推荐所有耐受此药的病人使用。对不耐受β-受体阻滞剂的病人可选择使用能够耐受的钙通道阻滞剂。但需注意，许多因严重心动过缓或心力衰竭而不能耐受β-受体阻滞剂的病人有可能同样不能耐受维拉帕米或地尔硫卓。

表33-8　ACC/AHA关于钙通道阻滞剂在急性冠脉综合征中应用的建议

- ■ AMI后无充血性心力衰竭、左室功能不全或房室传导阻滞，β-受体阻滞剂无效或禁忌（如哮喘）可试用维拉帕米或地尔硫卓以减轻缺血进展或控制房颤时的快速心室率
- ■ 无ST段抬高、左室功能不全、肺淤血、充血性心力衰竭的病人在病情需要时可考虑使用地尔硫卓。
- ■ AMI禁忌常规使用硝苯地平（短效制剂），主要因为同时伴有负性肌力作用、反射性交感神经兴奋、心动过速及低血压
- ■ AMI伴左室功能不全或充血性心力衰竭者禁用维拉帕米或地尔硫卓

使用原则：在AMI中不作为一线用药。在ACS的病人中，已经使用足量硝酸酯类和β-受体阻滞剂的病人，或不能耐受硝酸酯类和β-受体阻滞剂的病人以及变异型心绞痛的病人可选用钙通道阻滞剂，应优先选择维拉帕米和地尔硫卓。非二氢吡啶类钙通道阻滞剂与β-受体阻滞剂合用，缓解心肌缺血的疗效优于一种药物单独使用，但应注意其不良反应。

第一次非Q波AMI或首次发生下壁AMI且无左室功能衰竭的病人，维拉帕米和地尔硫卓可以降低再梗死率，在AMI发生的前24 h内开始标准治疗并持续用药1年。维拉帕米和地尔硫卓可用于缓解或控制AMI后无左室功能衰竭、房室传导阻滞的进行性缺血，亦可控制快速型心房颤动并且β-受体阻滞剂无效或禁忌患者的心室率。

不良反应：包括负性肌力作用、致心律失常效应、致缺血效应、显著低血压、下肢水肿及其他不良反应，如头昏、头痛、面红、牙龈增生、便秘等。维拉帕米和地尔硫卓对窦房结和房室传导有抑制作用，可出现心动过缓和房室传导阻滞。

禁忌证：左心功能不全、房室传导阻滞、严重窦性心动过缓或低血压等。

临床试验：

①缬沙坦抗高血压长期应用评价（VALUE）试验：这是一项为比较血管紧张素Ⅱ受体拮抗剂缬沙坦与钙离子阻滞剂（CCB）氨氯地平在降低心血管事件方面的疗效而进行的双盲随机对照的大规模临床试验，历时7年（1997～2003年），受试者为15 245例高危高血压患者，大多数患冠心病、脑卒中或糖尿病。试验结果显示，氨氯地平组较缬沙坦组心肌梗死事件减少19%，脑卒中危险降低15%，心力衰竭住院和所有原因死亡2组间均无显著差异。治疗开始后第一个月，氨氯地平单药治疗（5 mg）比缬沙坦（80 mg）治疗收缩压多降低0.533 kPa（4 mmHg）。治疗六个月时，氨氯地平组的收缩压仍比缬沙坦组多降低0.267 kPa。结果说明氨氯地平比缬沙坦的血压控制和心血管保护作用更强，从而纠正了既往认为“CCB预防心血管事件作用较弱”的看法，为CCB用于心血管危险的防治提供了有力的证据。

②硝苯地平控释片：治疗冠心病的国际临床研究（ACTION）：入选的7 665例稳定型心绞痛患者，随机分为拜心同组和安慰剂组，治疗随访4.9年。结果显示，治疗组血压下降0.8/0.4 kPa，全因死亡、心血管事件或PCI减少11%，延长无心血管事件和无PCI生存时间41天，使任何心血管事件发生率明显减少，新发心力衰竭发生率也明显降低。试验证明了硝苯地平控释片在稳定冠心病患者中的安全性，并使冠心病事件、心力衰竭、PCI与CABG手术明显减少。

③氨氯地平：氨氯地平防止AS进展的临床试验（PREVENT）与抗高血压药对冠心病防治效果的研究（CAMELOT）等试验也为长效二氢吡啶类CCB安全地应用于冠心病，减少心脑血管事件和死亡提供了可靠的临床证据。

33.1.4 联合用药与相互作用

β-受体阻滞剂：与硝苯地平等联合可使抗高血压作用增强，而与维拉帕米、地尔硫卓联用可能导致心力衰竭，窦性心动过缓，房室传导阻滞。合用时应注意：①忌用于左室功能不全或房室传导障碍者；②避免同时合用其他负性肌力药物；③必须合用时，适当减少剂量；④一般还同时使用维拉帕米和β-受体阻滞剂的注射剂。

洋地黄类：维拉帕米使洋地黄毒苷肾性清除下降，降低地高辛肾清除率，增加其浓度。

抗心律失常药：维拉帕米、地尔硫卓与奎尼丁合用时减少其清除或增加对窦房结的抑制，易致心动过缓、房室传导阻滞及心力衰竭的危险。维拉帕米与胺碘酮合用亦有此危险。维拉帕米与利多卡因合用是负性肌力作用相加，易致心力衰竭、低血压。

其他：与西咪替丁合用会导致CCB浓度增高，宜减量。与阿司匹林合用可能增加CCB的抗血小板作用。

（黄慧玲　廖新学　卢　章）

33.2 抗血小板药物

ACS主要原因为冠状动脉内斑块不稳定，易诱发局部血栓形成，而血小板活化对于急性血栓形成起着重要作用，抗血小板治疗已成为常规治疗，应尽早使用。阿司匹林、氯吡格雷、噻氯匹定是临床上常用的抗血小板药物。

33.2.1 阿司匹林 抑制血小板内血栓素A_2（TXA_2）合成，阻止TXA_2引起的血小板聚集。阿司匹林口服的生物利用度约为70%，1～2 h内血浆浓度达高峰，半衰期随剂量增加而延长。阿司匹林的抑制血小板作用是不可逆的，但由于每天都有新生的血小板形成，当新生血小板占整体的10%时，血小板功能可恢复正常，所以阿司匹林需每日维持服用。

使用原则是早期、持续、长期。阿司匹林在75～325 mg/d时是一种有效的抗血栓制剂。30 mg/d也可能有效。没有资料显示长期使用小剂量是否优于大剂量，但是小于160 mg/d不能即刻生效。ACS急性期，阿司匹林使用剂量应在150～300 mg/d之间，首次服用时应选择水溶性阿司匹林或肠溶阿司匹林嚼服以达到迅速吸收的目的。3天后改为小剂量阿司匹林50～150 mg/d长期服用。

阿司匹林的副作用主要是胃肠道症状，并与剂量相关。使用阿司匹林稀释液、肠溶剂或缓冲剂型，或H_2受体拮抗剂、抗酸剂，可减少胃肠道反应。

阿司匹林过敏者应避免使用阿司匹林，恶液质或严重肝疾病者应慎用。有出血性消化性溃疡者，可在直肠内安全使用阿司匹林栓剂。

33.2.2 噻氯匹定 与阿司匹林不同，噻氯匹定抑制二磷酸腺苷（ADP）诱导的血小板聚集。服药后噻氯匹定抑制作用可能延迟24～48 h，因此，需要迅速的抗血小板作用时（如AMI溶栓前），噻氯匹定是无用的。

研究表明噻氯匹定对减少心血管性死亡和不稳定性心绞痛病人的心肌梗死较对照组治疗有效。噻氯匹定在临床上用于阿司匹林治疗无效、不能耐受或有禁忌证的冠心病、脑缺血病人，或与阿司匹林联合用于置入支架的AMI患者。

噻氯匹定口服后24～48 h起作用，3～5天达高峰。开始服用的剂量为250 mg，每日2次，1～2周后改为250 mg，每日1次维持。

噻氯匹定最严重副作用是中性粒细胞减少，这仅见于连续治疗2周以上时。噻氯匹定亦可引起血栓性血小板减少性紫癜（TTP）。

33.2.3 氯吡格雷 是新型ADP受体拮抗剂，化学结构与噻氯匹定非常相似，与后者不同的是口服后起效快，副反应明显低于噻氯匹定，在使用氯吡格雷患者中未见发生血小板减少性紫癜的报道。对于阿司匹林抵抗的病人，或阿司匹林过敏而禁忌的病人，氯吡格雷优选于噻氯匹定。氯吡格雷首次负荷剂量300 mg，以后75 mg/d维持。

33.2.4. 血小板GPⅡb/Ⅲa抑制剂 为第三代血小板抑制剂，主要通过占据血小板表面的GPⅡb/Ⅲa受体，抑制纤维蛋白原结合而防止血小板聚集。主要制剂有阿昔单抗（abciximab）和依替巴肽（eptifibatide）和替罗非班（tirofiban）等。英国心脏协会建议，对于ACS的高危患者，应给予至少4天的血小板GPⅡb/Ⅲa抑制剂。伴有肌钙蛋白增高的ACS患者，如果准备接受PCI并在使用普通肝素，应提前给予静脉血小板GPⅡb/Ⅲa抑制剂。尽管多个试验均证实血小板GPⅡb/Ⅲa抑制剂有增加出血的危险，但没有一个试验发现它增加颅内出血。用药期间应密切监测出血，并定期检查血小板。

33.3 抗凝药物

目前临床使用的抗凝药物有普通肝素、低分子肝素（LMWH）和水蛭素等，其他人工合成或口服的抗凝剂正在研究或临床观察中。

33.3.1 普通肝素 在所有未作溶栓治疗的ACS病人且无肝素禁忌证的病人静脉注射4 000 U，然后以1 000 U/h维持静脉滴注，调整肝素剂量使激活的部分凝血活酶时间（aPTT）延长至对照的1.5～2倍（无条件时可监测全血凝固时间或激活的全血凝固时间）。

适当的肝素治疗时间尚未确定。基于动脉粥样斑块破裂的证据和对愈合内皮表面应是有益的认识，标准治疗时间为2～5天。使用静脉肝素48 h，然后根据病人的临床特征使用肝素。低危病人可以停用肝素，体循环栓塞高危者使用皮下肝素，冠状动脉再闭塞高危者使用静脉肝素。

令人担忧的是突然停用肝素时病人要经历再发性血栓的高危期。尽管有此担忧，但目前尚无减少这种临床“反跳”效应的特殊对策。然而，几个正在进行的研究在逐步减少肝素滴注（即6 h内减半，然后12 h内停用）。

对使用肝素的病人应每天监测血小板计数。近期资料提示，肝素所致血小板减少症的发生率为3%，并且与血栓形成前事件的高危有关。若血小板计数＜100×10^9/L，则应作肝素所致血小板减少症的检查，且临床应警惕血栓性并发症，因为血小板减少症病人的预后大多较差。

33.3.2 低分子肝素 低分子肝素（low molcular weight heperin）是通过对肝素进行化学和酶的裂解处理得到的产物，由同源、长度相同的短链组成，平均分子量4500道尔顿。有下述特点：抗因子Ⅹa和凝血酶的作用更加均衡；抗凝效果可以预测，不需要aPTT检测；与血浆和组织蛋白的亲和力弱，生物利用度高；皮下注射，给药方便；促进更多的组织因子途径抑制物生成，更好地抑制因子Ⅶ和组织因子复合物，从而增加抗凝效果等。

目前已有证据表明低分子量肝素与普通肝素静脉滴注比较，低分子量肝素在降低UA患者的心脏事件发生方面有更优或至少相同的疗效，由于后者不需血凝监测、停药无反跳、使用方便，故可采用低分子量肝素替代普通肝素。

33.3.3 水蛭素 水蛭素（hirudin）是从药用水蛭唾液中分离出来的第一个直接抗凝血酶制剂，通过重组技术合成的是重组水蛭素（hirulog）。重组水蛭素理论上优点：无需通过AT-Ⅲ激活凝血酶；不被血浆蛋白中和；能抑制凝血块黏附的凝血酶；对某一剂量有相对稳定的APTT，但其主要经肾脏排泄在肾功能不全这可导致不能预料的蓄积。

多数试验证实水蛭素能有效地降低死亡与非致死性心肌梗死的发生率，但出血危险有所增加。水蛭素在NSTEMI病人的应用仍有待更深入的研究。

目前，水蛭素或重组水蛭素仅用于肝素诱导的血小板减少性紫癜病人的抗凝治疗，以及外科髋关节置换术后深静脉血栓的预防。

33.4 调脂药物

对脂蛋白的研究显示，低密度脂蛋白胆固醇（LDL-C）增高促进动脉粥样硬化，高密度脂蛋白-胆固醇（HDL-C）增高则防止动脉粥样硬化。

随着新调脂药物问世及循征医学概念的兴起，多项大规模、长期前瞻性临床试验相继完成。其中冠心病一级预防试验，包括WOSCOPS和AFCAPS/TexCAPS，冠心病二级预防试验，包括4S、LIPID、CARE及斑块消退试验。这些试验的结果确立了调脂治疗作为防治动脉粥样硬化疾病基本措施的地位。

调/降脂药的作用除了主要表现全面调脂、降脂外，尚有改善内皮功能，减少炎症反应，稳定斑块，抑制脂质氧化，改善糖耐量，减少血小板聚集及逆转左室肥厚的作用。

根据中国血脂异常防治所的建议，ACS患者胆固醇（TC）＞4.68 mmol/L（180 mg/dL）、LDL-C＞2.60 mmol/L（100 mg/dL）开始饮食疗法，TC＞5.20 mmol/L（200 mg/dL）、LDL-C＞3.12 mmol/L（120 mg/dL）开始调脂药物治疗，治疗目标值TC＜4.68 mmol/L（180 mg/dL）、LDL-C＜2.60 mmol/L（100 mg/dL）、甘油三酯（TG）＜1.70 mmol/L（150 mg/dL）。

调脂药物目前国际上常用的有四大类：他汀类，贝特类，烟酸类和胆酸螯合剂。但临床上，最常用的是前二类。

他汀类是最新一代调脂药，主要降低血TC和LDL-C，也降低TG和升高HDL-C。常用的他汀类调脂药及其用法为：辛伐他汀（舒降之），20～40 mg，每晚1次；阿托伐他汀（立普妥），10～40 mg，每晚1次；洛伐他汀（美降之），20～40 mg，每晚1次；普伐他汀（普拉固），10～20 mg，每晚1次；氟伐他汀（来适可），20～40 mg，每日1次；从最小剂量开始使用，须注意肝损害、肌病的发生。

贝特类主要减低血TG，也降低血TC和LDL-C，升高血HDL-C。常用的贝特类调脂药及其用法为：非诺贝特（力平脂），0.2 g，每日1次；益多脂（特调脂），0.25 g，每日2次；吉非贝特（诺衡），0.6 g，每日2次；苯扎贝特（必降脂），0.2 g，每日3次。副作用有肝功能受损、胃部不适、皮肤潮红发痒、诱发痛风。

使用调脂药物须注意下述几点：①依据我国血脂防治建议，从小剂量开始用药，每4～6周检查肝功能与血肌酸激酶（CK），依结果逐步递增剂量。②调脂药物引起的肝功能损害一般出现在用药3个月内，停药后逐渐消失，因此，用药3～6个月内定期检测肝功能。如转氨酶超过正常上限的3倍，应减少剂量或暂停给药；肝功能保持良好可每6～12个月复查1次；如递增剂量则每12周检查1次肝功能，稳定后改为每半年1次。③调脂药性肌病是肌溶解所致的严重不良反应。患者用药中出现不明原因的肌痛、肌压痛、乏力、发热，须注意肌病的发生。用药期间，如有引起肌溶解的急性肌病，如败血症、创伤、大手术、低血压、癫痫大发作等，宜暂停调脂药，可避免肌病的发生。定期检测CK亦是发现肌病的一个手段，如CK超过正常上限的10倍，应暂停用药。肌溶解进一步发展可产生肌红蛋白尿，严重者引起肾功能衰竭，甚至死亡。患者有上述表现，同时血CK升高超过正常上限的10倍，可诊断为调脂药性肌病。及时发现并停药，绝大多数肌病症状自行缓解消失。④一般情况下不主张他汀类与贝特类联合应用。以TC升高为主的高脂血症，先予他汀类，TC达标后如TG未达标，可停用他汀类并予贝特类降低TG。如少数混和性高脂血症患者其他治疗效果不佳而考虑联合用药时，也应从小剂量开始，严密观察不良反应，并检测肝功能和血CK，可避免肝功能受损及肌病的发生。

33.5 血管紧张素转换酶抑制剂

33.5.1 药理效应

扩张血管，影响血流动力学：ACEI舒张动脉及静脉，降低周围血管阻力，减少醛固酮的释放，从而减少水钠潴留及血容量，降低血压，扩张冠状动脉，保护心肌细胞，改善心功能。ACEI舒张肾脏出球小动脉作用强于舒张入球小动脉，明显降低肾小球毛细血管压，改善肾血流状态。ACEI在扩张血管的同时，明显改善动脉顺应性。

调节交感神经系统：通过减少血管紧张素Ⅱ，削弱血管紧张素Ⅱ对神经递质的作用，使交感神经末梢对去甲肾上腺素的释放减少，突触前膜对其重摄取增多，降低机体对去甲肾上腺素的敏感性，并直接作用于中枢神经系统起到抑制交感神经活性的作用。

抗增殖和抗重构作用：ACEI降低左室质量，预防和逆转心脏肥厚，其主要机制如下：负荷依赖性增加、直接抑制组织ACE，阻滞血管紧张素Ⅱ介导的心肌肥厚、降低醛固酮增加胶原含量的作用、缓激肽的抗生长及抗增殖作用以及一氧化氮或前列环素介导的一些可能机制。

直接抗动脉粥样硬化作用：ACEI具有内皮保护、抗有丝分裂、抗栓塞或斑块稳定作用以及可能的清除氧自由基的抗氧化特性。动物试验证实，ACEI具有直接的抗动脉粥样硬化作用。

抗缺血作用：ACEI具有抗缺血及再灌注损伤的作用。在一些研究中，ACEI可使梗死面积缩小，改善细胞内生化稳态，对顿抑心肌、再灌注损伤、再灌注心律失常亦也有益作用。

抗血栓作用：ACEI减少血管紧张素Ⅱ生成，阻断缓激肽的酶促分解，增加组织型纤溶酶原激活剂（t-PA）和减少纤溶酶原激活剂抑制剂的作用（PAI-1），改善内源性纤溶功能。

对代谢的影响：ACEI对血糖和血脂代谢存在有益作用，能减轻胰岛素抵抗，提高胰岛素敏感性，改善糖代谢。ACEI还有可能有轻度降低甘油三酯、总胆固醇及低密度脂蛋白胆固醇，增高高密度脂蛋白胆固醇的作用。

抗心律失常效应：该作用尚未十分明确，有学者认为，ACEI可能通过降低Ca^{2+}从肌质网释放或抑制与心律失常相关的一过性钙内流等直接作用以及降低交感神经张力，保护缺血心肌，纠正低钾、低镁等间接作用而发挥抗心律失常特性。

33.5.2 适应证

早期治疗适应证：根据目前的研究资料和临床经验，对于收缩压＞13.33 kPa的AMI病人在24 h内应尽早使用ACEI。可使用任何一种ACEI制剂，但最好先开始使用小剂量短效制剂（如卡托普利6.25 mg），尤其对病情不稳定的病人或收缩压＜14.67 kPa的病人。

长期治疗适应证：除非有强烈的禁忌，所有病人在心肌梗死后1～2天应开始ACEI治疗。现有证据表明，ACEI对于AMI后有症状或无症状的左室功能不全患者可明显减少之后的致命性或非致命性心血管事件，包括缺血和再梗死，因此对这些患者应长期用药进行二级预防。

部分常用血管紧张素转换酶抑制剂的剂量见表33–9。

表33–9 部分常有血管紧张素转换酶抑制剂的剂量

药物	起始剂量	维持剂量
卡托普利	6.25 mg每天3次	25～50 mg每天3次
依那普利	2.5 mg/d	10 mg每天2次
赖诺普利	2.5 mg/d	5～20 mg/d
雷米普利	1.25～2.5 mg/d	2.5～5 mg每天1次

33.5.3 使用原则 早期使用，通常应在24 h内开始，从小剂量口服开始并在24～48 h内逐渐增加至最大耐受量。AMI后 4～6周如无其他需要服用ACEI的情况且无左心室功能障碍时停用ACEI。

33.5.4 不良反应

一般不良反应：如恶心、腹泻等消化道反应，及头痛、头昏、疲倦等中枢神经系统反应。

与抑制ACE的药理作用相关的不良反应：①首剂低血压：口服吸收快、生物利用度高的，首剂低血压副作用多见，如卡托普利。在肾素依赖状态，如低盐摄入、应用利尿药时发生率较高，应从较小剂量开始应用。②咳嗽：无痰干咳是ACEI较常见的副作用，在东方女性、不吸烟者与老年人更多见，是被迫停药的主要原因之一。其机制尚不十分明确，可能与缓激肽、P物质聚集，刺激迷走C纤维及影响花生四烯酸代谢等有关。色甘酸二钠对ACEI所致咳嗽有一定疗效。严重或持续性咳嗽可停药或改用血管紧张素Ⅱ受体拮抗剂、肾素抑制药。③高血钾：多见于肾功能障碍的患者和同时服用保钾利尿药及糖尿病的病人更多见。④低血糖：ACEI特别是卡托普利能增强机体对胰岛素的敏感性，可能导致低血糖。⑤血管神经性水肿：是一种罕见但十分严重，甚至是致命的不良反应，发生率仅0.1%～0.2%，机制可能与缓激肽的作用有关。其特征是水肿局限于唇、舌、口腔、喉、鼻或面部等。喉部血管性水肿常可危及生命；胰腺组织的血管性水肿，胰导管系统阻塞，可发生胰腺炎。血管神经性水肿通常在用药2周到1个月内发生，也有可能在治疗数年后发生。患者一旦出现血管神经性水肿，应立即停药，迅速给予1∶1 000的肾上腺素0.3～0.5 mL皮下注射或糖皮质激素处理。⑥其他：肾功能损害作用、对妊娠及哺乳的影响、性功能障碍、胎儿异常等。

与化学结构相关的不良反应：含有巯氢基的卡托普利有味觉障碍、皮疹与白细胞减少等不良反应。不含巯氢基的ACEI则无此类反应。

33.5.5 禁忌证 ACEI的禁忌证：①AMI急性期动脉收缩压＜12.0 kPa；②临床出现严重肾功能衰竭（血肌酐＞265 μmol/L）；③有双侧肾动脉狭窄病史者；④对ACEI制剂过敏者；⑤妊娠、哺乳妇女等。

33.5.6 临床试验 大规模临床随机试验已确定在AMI病人早期使用ACEI的价值，即无论有无心功能不全，口服ACEI均能降低死亡率。SAVE、SOLVD试验结果表明，ACEI能明显降低心功能不全ACS患者心脏事件及AMI的发生率。培哚普利用于冠心病患者预防心脏事件的欧洲研究（EUROPA）有12 218例稳定性冠心病患者服用培哚普利（8 mg/d），随访4.2年后心肌梗死危险性下降24%，心力衰竭危险下降39%，而且用药1年后即可使患者受益。此外，HOPE、PEACE试验结果也表明，ACEI能明显减低心功能正常ACS患者心脏事件及AMI的发生率。ISIS-4试验结果证明了早期治疗的重要性。SAVE研究是评估ACEI治疗AMI疗效的第一个大型、随机、双盲、安慰剂对照研究，入选条件是EF≤40%，无明显充血性心力衰竭或严重进行性缺血，梗死后3～16天开始使用ACEI 2～5年。结果显示：服用ACEI总病死率相对危险降低19%，心血管病死率相对危险降低21%。SAVE研究确立了AMI后ACEI治疗的地位。GISSI研究对19 394例MI后病人给予长效ACEI制剂赖诺普利治疗6周，观察生存率是否得到改善。该研究为多因素设计，同时研究AMI后硝酸酯类治疗的疗效。结果显示：赖诺普利治疗组在AMI后第42天观察到微小但有显著性意义的病死率下降（相对危险降低11%，绝对危险降低0.8%）。同样，ISIS研究入选58 050名病人，研究AMI后1天内开始使用ACEI治疗共1个月的疗效。结果卡托普利治疗组显著获益，5周死亡相对危险降低7%，绝对危险降低0.5%。ACEI早期治疗的一些益处可以持续至少1年。

33.5.7 药物间的相互作用 ACEI与某些其他类药物联合应用时可发生药物相互作用，通过影响吸收、代谢或排泄等多种途径直接影响临床治疗效果，甚至导致严重的不良后果。临床常见的与ACEI有相互作用的药物机制及后果见表33-10。

表33-10 ACEI的药物相互作用

联用药物	结果	机制	注意点
利尿药			
噻嗪类	抗高血压协同作用	利尿药增加肾素活性	首剂小剂量，避免过度利尿
保钾利尿药	合用易致高血钾	血钾潴留增加或醛固酮受抑制	避免合用，必要时严密监测血钾
钙通道阻滞剂	抗高血压协同作用		抗高血压较佳配伍
β-受体阻滞剂	增强抗高血压作用，但非相加		
α-受体阻滞剂	增强抗高血压作用，合用有良好的血流动力学效应	α-受体阻滞剂增加肾素活性	抗高血压治疗可配伍
地高辛	增加地高辛血药浓度	肾清除率下降	调整地高辛剂量
非甾体消炎药	降低ACEI抗高血压作用，增加肾功能不全和高血钾危险	减少肾血流量	避免合用
阿司匹林	降低ACEI疗效	抑制扩血管性前列腺素	避免合用
免疫抑制药	粒细胞减少危险增加	免疫作用增强	避免合用，查血常规
抗酸药	降低ACEI疗效	影响ACEI吸收	避免合用
别嘌醇	偶致阿-斯综合征	促进别嘌醇利用	避免合用

33.6 血管紧张素Ⅱ受体拮抗剂

33.6.1 作用机制 血管紧张素Ⅱ受体拮抗剂（ARB）通过选择性阻断血管紧张素Ⅱ的1型受体（AT_1受体），从而阻断血管紧张素Ⅱ的有害作用。为AT_1受体可介导血管收缩、延长血管紧张素Ⅱ的作用寿命。目前的临床使用的ARB都对AT_1受体有高度的亲和力、选择性和特异性，在阻断AT_1受体的同时还可刺激AT_2受体的表达，发挥双重有益的作用。

33.6.2 适应证 ARB在心血管病中的应用日趋广泛，除应用于高血压的治疗外，还用于充血性心力衰竭、心肌梗死、心肌肥厚的治疗。

ARB在AMI中的应用：心肌梗死后的心肌细胞的凋亡、左室重构、心力衰竭、心律失常、死亡的发生与血管紧张素Ⅱ有关。ARB可通过阻滞AT_1受体抑制心肌梗死后这些有害的作用。研究表明，ARB能降低ACS患者的死亡率、病残率和住院率，明显延缓心力衰竭的进展，改善患者的生活质量。

ARB改善心室重构，逆转左室肥厚：左室肥厚是目前已知的心血管事件、猝死的独立危险因素。血管紧张素Ⅱ通过AT_1受体刺激心肌细胞和冠状动脉平滑肌细胞增生，儿茶酚胺增加冠状动脉阻力和心脏的负荷使心室发生重构、心室肥大，直接或间接影响心脏的收缩和舒张功能、心脏的电活动以及心肌的氧化和代谢。动物实验和临床试验均已证实ARB可拮抗血管紧张素Ⅱ的上述细胞生物学和血流动力学效应，从而改善心室重构，逆转左室肥厚。与ACEI相比它的最大优势在于副作用少，尤其是咳嗽的发生率低，无首剂低血压现象，患者可良好地耐受。当患者不能耐受ACEI引起的副反应时可选用ARB。

33.6.3 不良反应 ARB类不良反应轻，耐受性好。偶有头昏、头痛等ACEⅠ类似的反应，但咳嗽少见。

33.6.4 禁忌证 与ACEI大部分相同：①低血压（收缩压＜12.0 kPa）；②严重肾功能衰竭（血肌酐＞265 μmol/L）；③双侧肾动脉狭窄；④ARB过敏；⑤妊娠、哺乳妇女；⑥高钾血症（＞5.5 mmol/L）

33.6.5 常用的ARB

氯沙坦：是1995年美国FDA批准治疗高血压的第一个血管紧张素Ⅱ受体（AT_1）阻断药，具有以下特点：与AT_1受体的高亲和力、高选择性与高特异性；无激动剂活性；无ACE抑制作用。口服后达峰时间为1 h左右，约5%的氯沙坦钾以原型从肾脏排泄，30%的代谢产物从肾脏排泄，而65%的代谢产物在肠道排泄。氯沙坦可有效地抑制血管紧张素Ⅱ所引起的收缩血管和正性肌力作用，降低周围血管阻力，使动脉收缩压和舒张压明显下降，左室舒张末期压轻度下降；降低交感神经张力，抑制细胞增生、延迟血管和左室重构，或使左室肥厚逆转，防止和减轻PCI术后再狭窄、改善血管和心肌顺应性；对肾小球滤过率、肾血流量、尿量均无明显影响，能减少蛋白尿，减轻肾小球硬化和间质纤维化。

缬沙坦：是1996年美国FDA批准治疗高血压的第二个AT_1阻断药，它对AT_1受体有选择性亲和力。口服2～4 h起效，抗高血压效果4～6 h达到高峰，持续时间达24 h。缬沙坦主要经胆管排泄，其次经肾脏排泄。因食物影响其吸收，宜空腹服用。

厄贝沙坦：为氯沙坦化学结构同类的新的AT_1拮抗剂，1997年美国FDA批准应用。它比氯沙坦的疗效更高，作用时间更长，因其毒副作用无剂量依赖性等优点，有人认为它是近于理想的抗高血压药。口服吸收快，1.5～2 h血药浓度达峰值。吸收不受食物的影响。不同于氯沙坦、坎地沙坦等，它在体内不需要生物转化即有较强的AT_1受体拮抗作用。它经肾与肝双通道排泄，其药动学较少受肝、肾功能不全与年龄、性别的影响。

坎地沙坦：是1998年美国FDA批准的新的长效AT_1受体拮抗剂。其特点是作用强，与AT_1受体的亲和力很高，拮抗血管紧张素Ⅱ升压的作用比氯沙坦高48倍。其不良反应与安慰剂相似，与剂量无关。

替米沙坦：其特点是清除半衰期特别长，是同类药最长的，不经代谢即有活性。口服3 h发生抗高血压作用。与地高辛合用能升高地高辛的血药浓度，故应检测地高辛的血药浓度。

33.6.6　临床试验　VAL-PREST试验评价了缬沙坦对支架术后再狭窄的预防作用，共入选250例B2和C型病变的病人，6个月时服用缬沙坦80 mg组99例及安慰剂组101例病人作了重复冠脉造影，结果显示，与安慰剂组比较，缬沙坦80 mg口服6个月使支架内再狭窄率下降19.2%（39/101对19/99）；需再次干预率在安慰剂组及缬沙坦80 mg组分别为28.7%与12.1%。该研究结果显示缬沙坦80 mg口服对支架术后再狭窄有很好的预防作用。

POTIMAAL研究是一项多中心、随机、双盲、大规模的临床试验，共入选5 477例AMI后有心力衰竭或左室功能异常的患者，平均随访2.7年。氯沙坦组2 744例患者中，499例死亡；而卡托普利组2 733例患者中，447例死亡。氯沙坦组发生死亡的相对危险度为1.13（95% CI：0.99～1.28），二组间差别无统计学意义。该研究不支持氯沙坦降低总死亡率优于卡托普利的说法。

此外，LIFE研究显示，氯沙坦改善左室肥厚的作用优于氨酰心安。但ARB对心室重构的影响以及是否优于ACEI，还需要更多大规模的临床试验证实。

附录1　急性心肌梗死诊断和治疗指南急诊处理和药物治疗部分

急诊处理

诊断：急诊应在10 min内完成临床检查和12导联ECG，作出AMI的诊断，入门至溶栓的时间（door-to-needle）<30 min（Ⅰ类）。

常规措施（氧、硝酸甘油、阿司匹林及缓解剧烈胸痛）：

（1）所有急性缺血性胸痛患者，应给氧、建立静脉通道和持续ECG监测（Ⅰ类）。

（2）对所有拟诊急性缺血性胸痛患者，在到达急诊科10 min内必须做一份ECG并且予以分析解释（Ⅰ类）。

（3）给氧的建议：

①严重肺充血（Ⅰ类）。

②动脉血氧未饱和（SaO_2<90%）（Ⅰ类）。

③在无并发症的AMI患者，入院前2～3 h常规应用（Ⅱa类）。

④在无并发症的AMI患者，入院前3～6 h常规应用（Ⅱb类）。

（4）对静脉硝酸甘油的建议：

①在AMI并且有充血性心力衰竭、大面积前壁梗死、持续性缺血或高血压的患者发病后前24～48 h（Ⅰ类）。

②在有复发性心绞痛或持续性肺充血的患者连续使用48 h以上（Ⅰ类）。

③在AMI但是无低血压、心动过缓或心动过速的患者用于前24～48 h（Ⅱb类）。

④在大面积AMI或有并发症的AMI患者连续使用48 h以上（注：可以用口服或局部涂抹制剂替代）（Ⅱb类）。

⑤收缩压<12.0 kPa或严重心动过缓（<50 bpm）的患者（Ⅲ类）。

（5）阿司匹林的建议：

①AMI第一天给予阿司匹林160～325 mg，以后每天使用同样剂量（Ⅰ类）。

②如果阿司匹林过敏，或如果阿司匹林无效，可以其他抗血小板药物如双嘧达莫、噻氯匹定或氯吡格雷替代（Ⅱb类）。

药物治疗

（1）硝酸酯类药物：常用的硝酸酯类药物包括硝酸甘油、硝酸异山梨酯和5～单硝山梨醇酯。

综合临床试验资料显示，AMI患者使用硝酸酯可轻度降低病死率，AMI早期通常给予硝酸甘油静脉滴注24～48 h。对AMI伴再发性心肌缺血、充血性心力衰竭或需处理的高血压患者更为适宜。静脉滴注硝酸甘油应从低剂量开始，即10 μg/min，可酌情逐渐增加剂量，每5～10 min增加5～10 μg，直至症状控制、血压正常者动脉收缩压降低1.33 kPa或高血压患者动脉收缩压降低4.0 kPa为有效治疗剂量。在静脉滴注过程中如果出现明显心率加快或收缩压≤12.0 kPa，应减慢滴注速度或暂停使用。静脉滴注硝酸甘油的最高剂量以不超过100 μg/min为宜，过高剂量可增加低血压的危险，对AMI患者同样是不利的。硝酸甘油持续静脉滴注的时限为24～48 h，开始24 h一般不会产生耐药性，后24 h若硝酸甘油的疗效减弱或消失可增加滴注剂量。静脉滴注二硝基异山梨酯的剂量范围为2～7 mg/h，开始剂量30 μg/min，观察30 min以上，如无不良反应可逐渐加量。静脉用药后可使用口服制剂如硝酸异山梨酯或5～单硝山梨醇酯等继续治疗。硝酸异山梨酯口服常用剂量为10～20 mg，每日3次或4次，5～单硝山梨醇酯为20～40 mg，每日2次。硝酸酯类药物的不良反应有头痛、反射性心动过速和低血压等。该药的禁忌证为AMI合并低血压（收缩压≤12.0 kPa）或心动过速（心率＞100次/min），下壁伴右室梗死时即使无低血压也应慎用。

（2）抗血小板治疗：冠状动脉内斑块破裂诱发局部血栓形成是导致AMI的主要原因。在急性血栓形成中血小板活化起着十分重要的作用，抗血小板治疗已成为AMI的常规治疗，溶栓前即应使用。阿司匹林和噻氯匹定或氯吡格雷是目前临床上常用的抗血小板药物。

①阿司匹林：阿司匹林通过抑制血小板内的环氧化酶使血栓素A_2（TXA_2）合成减少，达到抑制血小板聚集的作用。AMI急性期，阿司匹林使用剂量应在150～300 mg/d之间，首次服用时应选择水溶性阿司匹林，或肠溶阿司匹林嚼服以达到迅速吸收的目的。3天后改为小剂量50～150 mg/d维持。

②噻氯匹定和氯吡格雷：噻氯匹定作用机制不同于阿司匹林，主要抑制ADP诱导的血小板聚集。口服24～48 h起作用，3～5天达高峰。开始服用的剂量为250 mg，每日2次，1～2周后改为250 mg，每日1次维持。该药起作用慢，不适合急需抗血小板治疗的临床情况（如AMI溶栓前），多用于对阿司匹林过敏或禁忌的患者或者与阿司匹林联合用于置入支架的AMI患者。该药的主要不良反应是中性粒细胞及血小板减少，应用时需注意经常检查血象，一旦出现上述副作用应立即停药。

氯吡格雷是新型ADP受体拮抗剂，其化学结构与噻氯匹定十分相似，与后者不同的是口服后起效快，不良反应明显低于噻氯匹定，现已成为噻氯匹定替代药物。初始剂量300 mg，以后剂量75 mg/d维持。

（3）抗凝治疗：凝血酶是使纤维蛋白原转变为纤维蛋白最终形成血栓的关键环节，因此抑制凝血酶至关重要。

①普通肝素：肝素作为对抗凝血酶的药物在临床应用最普遍，对于ST段抬高的AMI，肝素作为溶栓治疗的辅助用药；对于非ST段抬高的AMI，静脉滴注肝素为常规治疗。一般使用方法是先静脉推注5 000 U冲击量，继之以1 000 U/h维持静脉滴注，每4～6 h测定1次APTT或ACT，以便于及时调整肝素剂量，保持其凝血时间延长至对照的1.5～2.0倍。静脉肝素一般使用时间为48～72 h，以后可改用皮下注射7 500 U每12 h 1次，注射2～3天。如果存在体循环血栓形成的倾向，如左心室有附壁血栓形成/心房颤动或有静脉血栓栓塞史的患者，静脉肝素治疗时间可适当延长或改口服抗凝药物。

肝素作为AMI溶栓治疗的辅助治疗，随溶栓制剂不同用法亦有不同。rt-PA为选择性溶栓剂，半衰期短，对全身纤维蛋白原影响较小，血栓溶解后仍有再次血栓形成的可能，故需要与充分抗凝治疗相结合。溶栓前先静脉注射肝素5 000 U冲击量，继之以1 000 U/h维持静脉滴注48 h，根据APTT或ACT调整肝素剂量（方法同上）。48 h后改用皮下肝素7 500 U，每日2次，治疗2～3天。

尿激酶和链激酶均为非选择性溶栓剂，对全身凝血系统影响很大，包括消耗因子Ⅴ和Ⅷ，大量降解纤维蛋白原，因此溶栓期间不需要充分抗凝治疗，溶栓后6 h开始测定APTT或ACT，待APTT恢复到对照时间2倍以内时（约70 s）开始给予皮下肝素治疗。对于因就诊晚，已失去溶栓治疗机会，临床未显示有自发再通情况，或虽经溶栓治疗临床判断梗死相关血管未能再通的患者，肝素静脉滴注治疗是否有利并无充分证据，相反，对于大面积前壁心肌梗死的患者有增加心脏破裂的倾向。在此情况下，以采用皮下注射肝素治疗较为稳妥。

②低分子量肝素：鉴于低分子量肝素有应用方便、不需监测凝血时间、出血并发症低等优点，建议可用低分子量肝素代替普通肝素。低分子量肝素由于制作工艺不同，其抗凝疗效亦有差异，因此应强调个体化用药，不是泛指所有品种的低分子量肝素都能成为替代静脉滴注普通肝素的药物。

（4）β-受体阻滞剂：β-受体阻滞剂通过减慢心率，降低体循环血压和减弱心肌收缩力来减少心肌耗氧量，对改善缺血区的氧供需失衡，缩小心肌梗死面积，降低急性期病死率有肯定的疗效。在无该药禁忌证的情况下应及早常规应用。常用的β-受体阻滞剂为美托洛尔，常用剂量为25～50 mg，每日2次或3次；阿替洛尔，6.25～25 mg，每日2次。用药需严密观察，使用剂量必须个体化。在较急的情况下，如前壁AMI伴剧烈胸痛或高血压者，β-受体阻滞剂亦可静脉使用，美托洛尔静脉注射剂量为5 mg/次，间隔5 min后可再给予1～2次，继口服剂量维持。

β-受体阻滞剂治疗的禁忌证为：①心率＜60次/min；②动脉收缩压＜13.33 kPa；③中重度左心功能衰竭（≥killipⅢ级）；④二、三度房室传导阻滞或pr间期＞0.24 s；⑤严重慢性阻塞性肺部疾病或哮喘；⑥末梢循环灌注不良。相对禁忌证为：①哮喘病史；②周围血管疾病；③胰岛素依赖性糖尿病。

（5）血管紧张素转换酶抑制剂（ACEI）：ACEI主要作用机制是通过影响心肌重塑、减轻心室过度扩张而减少充盈性心功能衰竭的发生率和病死率。几项大规模临床随机试验如ISIS-4、GISSI-3、SMILE和CCS-1研究已确定AMI早期使用ACEI能降低病死率，尤其是前6周的病死率降低最显著，而前壁心肌梗死伴有左心室功能不全的患者获益最大。在无禁忌证的情况下，溶栓治疗后血压稳定即可开始使用ACEI。ACEI使用的剂量和时限应视患者情况而定，一般来说，AMI早期ACEI应从低剂量开始逐渐增加剂量，例如初始给予卡托普利6.25 mg作为试验剂量，一天内可加至12.5 mg或25 mg，次日加至12.5～25 mg，每日2次或每日3次。对于4～6周后无并发症和无左心室功能障碍的AMI患者，可停服ACEI制剂；若AMI特别是前壁心肌梗死合并左心功能不全，ACEI治疗期应延长。

ACEI的禁忌证：① AMI急性期动脉收缩压＜12.0 kPa；② 临床出现严重肾功能衰竭（血肌酐＞265 μmol/L）；③ 有双侧肾动脉狭窄病史者；④ 对ACEI制剂过敏者；⑤ 妊娠、哺乳妇女等。

（6）钙拮抗剂：钙拮抗剂在AMI治疗中不作为一线用药。临床试验研究显示，无论是AMI早期或晚期、q波或非q波心肌梗死、是否合用β-受体阻滞剂，给予速效硝苯地平均不能降低再梗死率和病死率，对部分患者甚至有害。因此，在AMI常规治疗中钙拮抗剂被视为不宜使用的药物。

①地尔硫卓：对于无左心力衰竭竭临床表现的非q波AMI患者，服用地尔硫卓可以降低再梗死发生率，有一定的临床益处。AMI并发心房颤动伴快速心室率，且无严重左心功能障碍的患者，可使用静脉地尔硫卓，缓慢注射10 mg（5 min内），随之以5～15 μg/（kg·min）维持静脉滴注，静脉滴注过程中需密切观察心率、血压的变化，如心率低于55次/min，应减少剂量或停用，静脉滴注时间不宜超过48 h。AMI后频发梗死后心绞痛者以及对β-受体阻滞剂禁忌的患者使用此药也可获益。对于AMI合并左心室功能不全、房室传导阻滞、严重窦性心动过缓及低血压（≤12 kPa）者，该药为禁忌。

②维拉帕米：在降低AMI的病死率方面无益处，但对于不适合使用β-受体阻滞剂者，若左心室功能尚好，无左心功能衰竭的证据，在AMI数天后开始服用此药，可降低此类患者的死亡和再梗死复合终点的发生率。该药的禁忌证同地尔硫卓。

（7）镁剂：AMI病人中是否使用镁剂是一个悬而未决的问题，有几个小型试验以及最近进行的2 316例病人的试验显示，在症状发生的早期静脉应用镁剂有益于提高存活率。而最大的（ISIS-IV）并未显示出镁剂和安慰剂组间在病死率方面有任何差别，事实上，似乎会产生负效应。

附录2　中国不稳定型心绞痛药物治疗建议

患者到医院就诊时应进行UA危险度分层，属低危险组者可酌情短期留观或住院治疗，而属中、高危险组者应收住院治疗。

一般内科治疗

UA急性期卧床休息1～3天、吸氧、持续心电监测。对于低危险组患者留观期内未再发生心绞痛，心电图也无缺血性改变，无左心力衰竭的临床证据，留观12～24 h期间未发现有CK-MB升高，肌钙蛋白T或I正常，可留观24～48 h后出院。对于中、高危险组患者特别是肌钙蛋白T或I升高者，住院时间相对延长，内科治疗也应强化。

药物治疗

（1）抗血小板治疗：阿司匹林仍为抗血小板治疗的首选药物。急性阿司匹林使用剂量应在150～300 mg/d，可达到快速抑制血小板聚集的作用，3天后可改为小剂量即50～150 mg/d维持治疗。对于存在阿司匹林禁忌者，如过敏反应，可用噻氯匹定或氯吡格雷替代治疗，使用时应注意经常检查血常规，一旦出现明显血细胞或血小板降低者应立即停药。

（2）抗凝血酶治疗：静脉肝素治疗用于中、高危组患者，对于人们常采用先静注5 000 U肝素，然后以1 000 U/h维持静脉滴注，调整肝素剂量使激活的部分凝血活酶时间（aPTT）延长至对照的1.5～2倍。静脉肝素治疗2～5天后可改为皮下注射肝素7 500 U，12 h 1次，再治疗1～2天。目前已有证据表明（ESSENCE、TIMI ⅡB和FRAXIS试验）低分子肝素和普通肝素静注比较，低分子肝素在降低UA患者的心脏事件方面有更优越或至少相同的疗效，由于后者不需监测aPTT、停药无反跳、使用方便，故可采用低分子肝素替代普通肝素。

（3）硝酸酯类药物：使用此类药物的主要目的是控制心绞痛的发作。心绞痛发作时应口含硝酸甘油，初次含硝酸甘油的患者应先含1片为宜，对于已有含服经验的患者，心绞痛症状严重时也可以一次含服2片。心绞痛发作时若含服1片无效，可在3～5 min内追加1次，如连续含服硝酸甘油3～4片仍不能缓解疼痛，则需应用强镇痛药以缓解疼痛，并随即采用硝酸甘油或硝酸异山梨酯静脉滴注，硝酸甘油的剂量从5 μg/min开始，每5～10min增加5～10 μg，直至达到有效治疗剂量，即临床症状改善或控制、血压正常者动脉收缩压降低1.33 kPa，最高剂量一般不超过80～100 μg/min，一旦患者出现头痛或血压降低（SBP＜12.0 kPa）应迅速减少静脉滴注的剂量。维持静脉滴注的剂量以10～30 μg/min为宜。对于中、高危患者，硝酸甘油持续静滴24～48 h即可，以免产生耐药性而降低疗效。常用的口服硝酸酯类药物为硝酸异山梨酯（消心痛）和5～单硝酸异山梨酯。硝酸异山梨酯作用的持续时间为4～5 h，故以每日3～4次口服为妥，对劳力型心绞痛患者应集中在白天给药。5-单硝酸异山梨酯可采用每日2次给药。若白天和夜间或清晨均有心绞痛发作者，硝酸异山梨酯可采用每6 h给药1次，但宜短期治疗以避免耐药性。对于频繁发作的UA患者口服硝酸异山梨酯短效药物的疗效常优于服用5-单硝类的长效药物。硝酸异山梨酯的使用剂量可以从10 mg/次开始，当症状控制不满意时可逐渐加大剂量，一般不超过40 mg/次，只要患者心绞痛发作时口含硝酸甘油有效，即是增加硝酸异山梨酯剂量的指征，若患者反复口含硝酸甘油不能缓解症状，常提示患者有极为严重的冠状动脉阻塞病变，此时即使加大硝酸异山梨酯剂量也不一定能取得良好效果。

（4）β-受体阻滞剂：此类药物对UA患者控制心绞痛症状以及改善其近、远期预后均有好处，因此主张常规服用，除非有禁忌证如肺水肿、未稳定的左心功能衰竭、支气管哮喘、低血压（SBP＜12.0 kPa）、严重窦性心动过缓或二、三度房室传导阻滞者。在β-受体阻滞剂品种选择上应首选具有心脏选择性的药物，如阿替洛尔、美托洛尔和比索洛尔等。除少数症状严重者可采用静脉注射β-受体阻滞剂外，一般主张直接口服给药。剂量应个体化，根据症状、心率及血压情况调整剂量。阿替洛尔常用剂量为12.5～25 mg，每日2次，美托洛尔常用剂量为25～50 mg，每日2～3次，比索洛尔常用剂量为5～10 mg，每日1次，不伴有劳力型心绞痛的变异型心绞痛不主张使用。

（5）钙拮抗剂：服用此类药物是以控制心肌缺血的发作为主要目的。钙拮抗剂中硝苯地平对缓解冠状动脉痉挛有独到的效果，故为变异性心绞痛的首选用药，一般剂量为10～20 mg，每6 h 1次，若仍不能有效控制变异性心绞痛的发作还可与地尔硫卓合用，以产生更强的解除冠状动脉痉挛的作用，当病情稳定后可改为缓释或控释剂型。短效二氢吡啶类药物也可以用于治疗UA合并高血压病的患者，但应与β-受体阻滞剂合用，该类药物的不利方面是加重左心功能不全，造成低血压和反射性心率加快，所以使用时需注意了解左心功能情况。另一类钙拮抗剂地尔硫卓，有减慢心率，降低心肌收缩力的作用，故较硝苯地平更常用于控制心绞痛发作。一般使用剂量为30～60 mg，每日3次或4次。该药可与硝酸酯类合用，亦可与β-受体阻滞剂合用，但与后者合用时需密切注意心率和心功能变化，对已有窦性心动过缓或左心功能不全的患者，应禁用此药。对于一些心绞痛反复发作，静脉滴注硝酸甘油不能控制的患者，也可试用地尔硫卓短期静脉滴注，使用方法为5～15 μg/kg · min，可持续静滴24～48 h，在静滴过程中需密切观察心率、血压的变化，如静息心率低于50次/min，应减少剂量或停用。维拉帕米一般不能与β-受体阻滞剂配伍，多用于心绞痛合并支气管哮喘不能使用β-受体阻滞剂的患者。总之对于严重UA患者常需联合应用硝酸酯类、β-受体阻滞剂和钙拮抗剂。

（6）溶血栓治疗：国际多中心大样本的临床试验（TIMI ⅢB）已证明采用AMI的溶栓方法治疗UA反而有增加AMI发生率的倾向，故已不主张采用。至于小剂量尿激酶与充分抗血小板和抗凝血酶治疗相结合是否对UA有益，仍有待临床进一步研究。

附录3　美国ACC/AHA指南（摘要）

抗心肌缺血治疗

Ⅰ类：

（1）对于休息时仍有胸痛者，卧床休息，连续心电图监测心肌缺血和心率失常。（证据水平：C）

（2）立即缓解心肌缺血和伴随的症状，给予硝酸甘油舌下含服或喷雾，随后静脉滴注。（证据水平：C）

（3）有发绀或呼吸困难者给予吸氧，血氧饱和度监测，存在低氧血症者继续给氧。

（4）对于使用硝酸甘油不能缓解症状者或有急性肺充血或严重焦虑不安者，静脉给予吗啡。

（5）胸痛继续存在且无禁忌证者，给予β-受体阻滞剂，首剂静脉注射，然后改为口服。

（6）对于胸痛持续存在或反复发作，且对β-受体阻滞剂属禁忌者，又无严重的左心室功能不全或其他禁忌证者，可首先使用非二氢吡啶类钙通道阻滞剂，如维拉帕米或地尔硫卓。

（7）对于存在左心室功能不全或充血性心力衰竭者，给予硝酸甘油和β-受体阻滞剂治疗，仍然有高血压，或者为糖尿病合并急性冠脉综合征者，可考虑给予血管紧张素转换酶抑制剂。

Ⅱa类：

（1）充分应用硝酸甘油和β-受体阻滞剂后，仍然有反复发作的心肌缺血，且无禁忌证者，口服长效钙通道阻滞剂。

（2）所有急性冠脉综合征发作后的患者，给予ACEI。

（3）尽管积极的内科治疗仍然有持续或反复发作的严重心肌缺血者，在冠脉成形术前后存在血流动力学不稳定者，采用主动脉内球囊反搏。

Ⅱb类：

（1）用非二氢吡啶类钙通道阻滞剂的缓释剂替代β-受体阻滞剂。

（2）在已服用β-受体阻滞剂的基础上加用普通剂型的二氢吡啶类钙通道阻滞剂。

Ⅲ类：

（1）在24 h内已服用西地那非（万艾可）者服用硝酸甘油或其他硝酸酯类制剂。

（2）对于尚未服用β-受体阻滞剂者，给予普通剂型的二氢吡啶类钙通道阻滞剂。

（廖新学 黄慧玲 卢 章）

参考文献

1. Braunwald E，Antman EM，Beasley JW，et al. ACC/AHA guideline for the management of patients with unstable angina and non-st-segment elevation myocardial infarction. J Am Coll Cardiol，2000，36：970～1062
2. Braunwald E. Unstable angina：an etiologic approach to management（editorial）. Circulation，1998，98：2219～2222
3. Braunwald E. Unstable angina：a classification. Circulation，1989，80：410～414
4. Antman EM，Cohen M，Bernink PJ，et al. The TIMI risk score for unstable angina/non-ST elevation MI：a method for prognostication and therapeutic decision making. JAMA，2000，284：835～842
5. 中华医学会心血管病学分会，中华心血管病杂志编辑委员会. 不稳定型心绞痛诊断和治疗建议. 中华心血管病杂志，2000，28：409～416
6. Gunnar RM，Bourdillon PDV，Dixon DW，et al. ACC/AHA guideline for clinical application of echocardiography. Circulation，1997，95：1686～1744
7. Bugiandini. Risk stratification in acute coronary syndrome：focus on unstable angina/non-ST segment elevation myocardial infarction. Heart，2004，90：729～731
8. Braunwald E. Application of current guidelines to the management of unstable angina and non-ST elevation myocardial infarction. Circulation，2003，108：28～37
9. Antman EM，Anbe AT，Armstrong PW，et al. ACC/AHA guidelines for the management of patients with ST-elevation myocardial infarction-executive summary：a report of the American College of Cardiology/American Heart Association Task Force on Practice Guidelines. Circulation，2004，110：588～636
10. 陈修. 心血管药理学. 第3版. 北京：人民卫生出版社，2002.492～539
11. Bertrand ME. Provision of cardiovascular protection by ACE inhibitors：a review of recent trial. Curr Med Res Opin，2004，20（10）：1559～1569
12. Devereux RB，Dahlof B，Kjeldsen SE，et al. Effects of losartan or atenolol in hypertensive patients without clinically evident vascular disease：a substudy of the LIFE randomized trial. Ann Intern Med，2003，139（3）：169～177
13. Boersma E，Mercado N，Poldermans D，et al. Acute myocardial infarction. Lancet，2003，361：847～858
14. Sabatine MS，Cannon PD，Gibson CM，et al. Addition of Clopidogrel to Aspirin and Fibrinolytic Therapy for Myocardial Infarction with ST-Segment Elevation. N Eng J Med，2005，352：1179～1189
15. Lechat P，Packer M，Chalon S，et al. Clinical effects of β-adrenergic blockade in chronic heart failure. Circulation，1998，98：1184～1191
16. Fenuestein GZ，Bril A，Fowler MB，et al. Effect of carvedilol in the myocardium. Am J Cardiol，1997，80：41～45
17. Ostergren J. Candesartan for the treatment of hypertension and heart failure. Provision of cardiovascular protection by ACE inhibitors：a review of recent trials. Expert Opin Pharmacother，2004，5（7）：1589～1597
18. Myocardial infarction redefined-a consensus document of the Joint European Society of Cardiology/American College of Cardiology Committee for the redefinition of myocardial infarction. J Am Coll Cardiol，2000，36：959～969
19. Hamm CW，Braunwald E. A classification of unstable angina revisited. Circulation，2000，102：118～122
20. Antman EM，McCabe CH，Gurfinkel EP，et al. Enoxaparin prevents death and cardiac ischemic events in unstable angina/non-Q-wave myocardial infarction：results of the Thrombolysis In Myocardial Infarction（TIMI）ⅡB trial. Circulation，1999，100：1593～1601
21. Antman EM，Cohen M，Bernink PJ，et al. The TIMI risk score for unstable angina/non-ST elevation MI：a method

for prognostication and therapeutic decision making. JAMA，2000，284：835 ~ 842

22. Zaacks SM，Liebson PR，Calvin JE，et al. Unstable angina and non–Q–wave myocardial infarction： does the clinical diagnosis have therapeutic implications? J Am Coll Cardiol，1999，33：107 ~ 118
23. Wolny A，Clozel JP，Rein J，et al. Functional and biochemical analysis of angiotensin Ⅱ forming pathways in the human heart. Circ Res，1997，80：219 ~ 227
24. Stroth U，Unger T. The rennin–angiotensin system and its receptors. J Cardiovasc Pharmacol，1999，33（1）：21 ~ 28
25. 高润霖，等. 急性心肌梗死诊断和治疗指南. 中华心血管病杂志，2001，29（12）：710 ~ 725

34 急性心肌梗死后微循环障碍的评估及治疗

急性心肌梗死（AMI）时，急诊溶栓或经皮冠状动脉介入治疗（PCI）能迅速使闭塞冠脉再通，恢复心肌再灌注，达到挽救缺血心肌、缩小梗死面积、保护心室功能和改善患者近远期预后的目的。然而，急性心肌梗死患者在经过完美的PCI或溶栓治疗后，仍然可能出现微循环功能障碍（MCD），具体表现为无复流（no-reflow）现象，患者出现左室局部、整体收缩性能和同步性能降低，左心室射血分数下降。急诊PCI或溶栓治疗后无复流现象是再灌注治疗时代面临的一大难题，在这其中，栓塞和微循环障碍是其中的主要问题。

34.1 无复流的定义

闭塞的心外膜冠状动脉已部分或全部开通后，缺血组织的微循环血流仍不能恢复正常称为无复流。无复流现象多见于急性心肌梗死血运重建后，梗死相关动脉恢复再通，管腔内也无机械性阻塞（无明显残留狭窄、大血栓、血管壁夹层及痉挛等）存在，但相应的心肌组织仍未能获得有效灌注（TIMI血流0级–1级）。

34.2 冠脉微循环的概念

直接参与组织、细胞的物质、信息、能量传递的血液、淋巴液的流动，称为微循环。

冠脉微血管指直径＜200 μm的血管，冠脉造影不能看到。成人冠脉内有约45 mL的血液，定义为冠脉血容积，其中冠状动脉、静脉和毛细血管网各占1/3。基础状态下，约8%的左室重量为微循环内的血液，而其中的90%在毛细血管内，定义为心肌血容量（myocardial blood volume，MBV）。冠脉血流速度与毛细血管的直径和分布有关，毛细血管平均长度0.5 mm，平均直径7 μm，静息状态下红细胞血流速度约为1 mm/s。冠脉微循环不仅是心肌内血液流通的网络结构，还控制心肌血流和代谢。冠状动脉平滑肌的肌源性反应通过自身调节能维持毛细血管的压力。在稳定状态下，冠状静脉同样有弱的肌源性反应，通过改变血液流变学的成分而控制局部血管阻力。在冠脉血流增加的情况下，冠脉血流（coronary blood flow， CBF）的阻力主要来自毛细血管，限制了最大的CBF。毛细血管越多，冠脉血流增加情况下的CBF越高；反之，冠脉血流增加情况下CBF越低。这与解剖或者功能上的毛细血管数量改变有关。

34.3 冠脉微循环异常的病理生理

34.3.1 心肌毛细血管阻力增加 直径＞30 μm的心肌毛细血管总阻力主要来自血管阻力；直径＜30 μm的心肌毛细血管总阻力决定于血液黏滞度。在循环总阻力增加60%～70%的情况下，血管阻力和血液黏滞度对总阻力的贡献是相乘的，很小的血液黏滞度改变就会对毛细血管总的循环阻力产生很大的影响。高脂蛋白血症者血液黏滞度显著增加，其冠脉微循环总阻力增加。冠心病患者冠脉微循环总阻力与血黏滞度有强的正相关性。轻、中度冠脉狭窄通过自身调节，可以减少小动脉的阻力而抵消微循环增加的阻力，结果是总的血管阻力没有改变，静息下CBF也没有改变，冠脉血流增加情况下总的血管阻力下降。对于显著狭窄的冠脉来说，冠脉血流增加时小动脉和静脉阻力已经是最小了，此时阻力的增加主要来自毛细血管阻力的增加。故冠脉狭窄时CBF储备减少主要是由于毛细血管而不是狭窄本身。

34.3.2 冠脉微循环侧支血流 急性心肌缺血时，只要冠脉血流仍有25%以上并有侧支血流的存在，心肌就不会发生坏死。连接毛细血管床的侧支血管多存在于心内膜区域，形成了交通动脉。侧支血流的速度通常比正常血流要慢。与正常心肌相比，侧支血流区域充盈显著延迟。有侧支循环供血的梗死区域，梗死血管再通后，病人心功能显著改善，改善的程度与侧支血流的数量和空间分布有关。实际上绝大多数病人都有侧支循环，但仅有部分较大的侧支血管可以通过冠脉造影看到。梗死相关动脉没有再通的病人，依赖侧支循环存活的心肌可能会因运动诱发心肌缺血而产生较严重的后果，如心律失常、心肌局部功能丧失、心室壁张力增加。

血管造影显示的无复流，可能是临床上微血管损伤和灌注障碍最严重的表现，是持续缺血、梗死进展、心室重构、心功能恢复障碍的预测指标，心肌微循环水平灌注是目前评估再灌注治疗成功与否的主要指标之一。无复流分布的区域和缺血持续的时间有关，也和心肌梗死坏死的范围有关。冠脉微循环灌注障碍和无复流现象发生机制和参与机制目前还不完全清楚。并且，从冠脉解除梗阻即刻到心肌恢复再灌注这一过程中，不同的机制可能在各阶段起着不同的作用，从再灌注的动物实验模型上观察到的机制也未能在临床上得到证实。

34.4 无复流的机制

无复流的发生原因和参与机制还不完全清楚，公认的发生机制是冠状动脉微循环损伤，主要为两方面：微血管栓塞和再灌注损伤，其结果导致严重的微血管损伤或微循环功能障碍。

34.4.1 微血管阻塞 在溶栓、PCI以及冠状动脉搭桥术后桥病变介入治疗时，微栓子脱落造成微循环内血流受阻形成微栓塞。

微栓子可能形成原因：①在血管壁损伤和炎症反应的基础上，粥样斑块趋于不稳定，纤维帽破裂，内容物（如胆固醇等）溢出，形成微栓子。Topol等通过回收碎片发现，这些碎片的组成主要是无细胞粥样物质，吸出这些碎片后发现出现无复流现象的9处病变有7处获TIMI 3级血流。②毛细血管内血小板及纤维蛋白形成血栓。③无复流区的微血管腔内大量中性粒细胞聚集，毛细血管内明显的红细胞阻滞。④血管内皮细胞受损时内皮抗凝机制受损，暴露的组织因子可活化Ⅶ因子从而激活外源性凝血途径；导管、钢丝和支架等通过激活Ⅶ因子，通过内源性凝血途径生成大量凝血酶，促进纤维蛋白形成。

微血管阻塞与内皮细胞肿胀、白细胞浸润、红细胞滞留和血管外水肿有关，也因再灌注氧自由基损伤而加重。AMI溶栓后及PCI过程中血栓栓子、粥样斑块向心肌内小血管移动，组织因子释放和其他物质激活血小板，导致血小板聚集并在心肌微血管内形成原位微血栓。

冠状动脉粥样斑块破裂后的微小碎片可造成冠脉微栓塞。Frink报道24例斑块破裂致血栓形成引起致死性AMI患者，79%尸检心肌内有微血栓。Davies报道，90例冠心病猝死者中，尸检发现30%的患者微循环内有血小板聚集。

34.4.2 微血管功能失调 缺血/再灌注时引起冠脉大血管及微血管内皮细胞损伤，主要表现为冠脉血管阻力增加，血管扩张的储血能力减弱、毛细血管阻塞，即形成“无复流”现象。根据Kassab等的研究，冠状动脉系统由心外膜下传输动脉、微动脉、毛细血管、微静脉和静脉等5部分组成，其中直径＜300 μm的微血管占2/3。在生理情况下，心肌血流量（MBF）变化主要由直径＜300 μm的微血管收缩或扩张来调节。微血管受到损坏时，可直接导致心肌血流灌注减少。动物实验发现，短期冠状动脉闭塞微血管床还保留完整；延长闭塞时间后，毛细血管网坏死，毛细血管被坏死的血细胞和碎片阻塞，微血管失去解剖的完整性；梗死相关动脉开放后，仅解剖上保留完整微血管的心肌才能得到再灌注。因此，缺血持续时间和（或）症状开始到梗死相关动脉成功重建时间是微血管功能最强有力的决定因素。

微血管功能失调是无复流现象发生的主要机制。介入治疗可使斑块中脂质碎片、基质成分、内皮细胞、炎症细胞、血小板及白细胞黏附聚集，直接造成心肌微循环栓塞，心肌微循环也可出现无复流现象。

34.4.3 冠状动脉介入治疗损伤 介入治疗中或治疗后发生的心肌梗死称围手术期心肌梗死。在CAVEAT试验中，经皮冠状动脉腔内成形术（PTCA）围手术期心肌梗死发生率为3%，定向冠状动脉内膜切除术（DCA）为6%。以肌酸磷酸激酶同工酶（CK-MB）升高为标准，PTCA为8%，DCA为19%；若以肌钙蛋白T和I（TnT和TnI）为标准，冠状动脉再血管化的心肌梗死的发生率可达30%～40%，提示介入治疗后冠脉微栓塞十分常见。从发生冠脉微栓塞的频率看，DCA＞旋磨＞支架置入＞PTCA。从病变的性质看，弥散性病变、长期病变、多支血管病变及大隐静脉桥病变更易发生冠脉微栓塞和围手术期心肌梗死。

34.4.4 溶栓的影响 溶栓治疗可造成致栓环境，如纤维蛋白脱落，凝血酶释放激活血小板，引起远端微栓塞（图34-1）。Menke报道了链激酶溶栓治疗中远端冠状动脉栓塞的造影证据，并经尸检组织学证实。

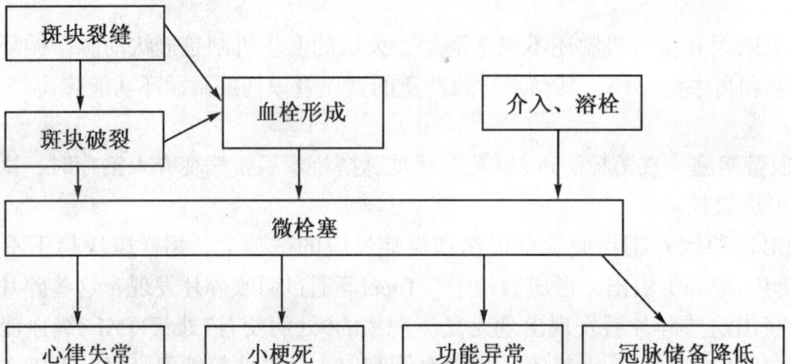

图34-1 斑块破裂、血栓形成和微栓塞

34.5 冠脉微栓塞在无复流形成中的作用

34.5.1 经典无复流动物模型与PCI治疗后无复流的区别 1974年Kloner等以不同时间间隔夹闭冠脉后再灌注证明无复流现象存在于缺血心脏，PCI治疗与之不同在于，梗死相关血管再开通后，无复流不仅出现于梗死心肌区，也出现于远端微栓塞引起的微血管阻塞区。

34.5.2 无复流分型 最近，Galiuto等根据形态学和功能学的研究，将无复流分为解剖型和功能型无复流。解剖型无复流是指微血管解剖结构受到破坏，导致不可逆心肌细胞及成分损坏；功能型无复流是开放的、解剖结构完整的微血管由于痉挛和（或）微栓塞而受损。功能型无复流是突发微循环阻塞所致，具有动态时相特征，并有可逆性。Galiuto等对心肌梗死后存在无复流的患者研究表明，近50%的无复流患者在心肌梗死后第一个月功能型无复流是可逆的。

34.5.3 内皮缺血性损伤和机械性压迫 在犬实验模型上观察到的毛细血管内皮的超微结构改变显示与缺血有关的微循环损伤时的形态学特点，这可能直接造成无复流现象。该区出现的肿胀内皮细胞和内皮突出部分是最普遍的发现。这些突起可能阻塞了毛细血管腔，对导致灌注缺损及冠状动脉的血流恢复起着最重要的直接作用。再灌注后，毛细血管内有紧密聚集的红细胞，提示在阻塞缓解后这些区域最早曾出现血供。心肌细胞内/间质突然发生的水肿是由再灌注引起的最早的形态学改变。因为组织水肿可能压迫微血管床，无复流现象可能部分归因于血管的受压。

34.5.4 白细胞与间接的内皮损伤 无复流区的毛细血管中白细胞的蓄积是显著的，它可以引起直接栓塞或释放自由基而导致微血管狭窄和机械性梗阻。Enter等证实在冠脉闭塞和再灌注5 h后，微循环被大量的白细胞阻塞，且不能通过灌注晶体液所清除。白细胞对无复流的影响并不仅仅是栓塞，可能还包含了与内皮、血小板、肌细胞之间复杂的相互作用。多形核白细胞可以释放出反应性的氧代谢物、蛋白水解酶和脂氧化酶产物（白三烯），这些可以影响血小板和内皮的功能，内皮细胞也可以通过黏附分子的表达，例如细胞间黏附分子-l（ICAM-1）以及释放活性物质包括NO、前列腺环素、内皮素和血小板活化因子来调整白细胞的功能。

34.5.5 白细胞、血小板和纤维蛋白作用 白细胞聚集在无复流的病理生理学上占重要地位。Engler等发现，冠脉闭塞后及再灌注5 h白细胞弥散性阻塞在毛细血管床，不能被灌注晶体液所清除。无复流区毛细血管内白细胞持续沉积，白细胞可能不仅只限于起阻塞作用，还可与内皮细胞、血小板及心肌细胞相互作用。内皮细胞通过黏附分子表达和释放可溶性因子来调节白细胞功能，例如细胞间黏附因子1（I-CAM1）或P选择素，可溶性因子包括一氧化氮（NO）、前列腺素、内皮素和血小板活化因子。最近有研究表明，白细胞计数是冠脉介入治疗的心肌梗死患者发生无复流现象和死亡率的独立预测因子。造成微栓塞细小碎片（微栓子）的成分包括聚集的血小板、血小板和（或）纤维蛋白、透明蛋白、粥样斑块破裂的脂质碎片（含胆固醇结晶）、基质成分及内皮细胞、炎症细胞黏附聚集。从这些成分可见冠状动脉微栓塞的形成与血液成分的改变密切相关，而它们也是促进无复流形成的因素在高速血流状态下形成的动脉血栓成分主要由血小板聚集体与丝状纤维蛋白组成。当动脉粥样硬化性斑块裂开，破裂，血管内膜下组织直接与循环血液接触，其结果是启动血栓的发生发展。如果形成的血栓为非阻塞性，即不显著影响快速血流，血栓可以掺入动脉粥样斑块中；如果血栓导致动脉明显狭窄，使血流切变速率增加，则可以引起泛化的血小板及纤维蛋白沉积，进而导致阻塞性血栓生成。冠状动脉微栓塞的形成可从上述两方面来解释，血小板与纤维蛋白的促栓作用在冠状动脉微栓塞和无复流的形成机制中有很重要的作用。

34.5.6 血小板的作用 血小板聚集及与白细胞、毛细血管内皮的相互作用促进无复流。很多黏附受体能够促进白细胞、血小板聚集及黏附于微血管内皮。这些黏附分子主要包括P-分泌素（血小板和内皮细胞表达），CD11/CD18（白细胞表达）和纤维蛋白原受体（血小板表达）等。针对它们研制的单克隆抗体在动物实验中可减轻无复流。用祛除血小板的血流再灌注可减轻无复流。

34.5.7 氧自由基、内皮素和微血管痉挛 冠状动脉闭塞后再灌注最初的2～10 min氧自由基产物达到峰值，氧自由基的来源包括黄嘌呤氧化酶反应、线粒体、多形核细胞。超氧化物歧化酶途径在正常时是负责清除过氧化物阴离子的，可能在缺血发作后其功能发生了改变。给予超氧化物歧化酶加上过氧化氢酶可以引起无复流的显著降低，动物模型观察到在超微结构上内皮损伤也得到了减轻。同时，自由基清除剂可以阻止缺血再灌注损伤的功能性血管障碍。在治疗过程中损伤的内皮释放出自由基和血管活性物质，内皮细胞和心肌细胞可释放的肽类物质如内皮素-1（ET-1），以及血小板血栓素。缺血和再灌注能刺激这些活性物质的释放，随后出现冠脉收缩的增强而引起的微血管痉挛，进一步阻碍了冠状动脉的血流。内皮源性血管舒张因子NO是最强的微血管扩张剂，能够影响缺血的过程，ET-1的增加和NO的减少会引起严重的血管收缩。实验证实，ET-1的阻滞剂可使心肌梗死面积减少，冠状动脉血流增加。只对心外膜血管起作用的硝酸甘油并不能扩张微血管，这进一步证明了无复流只是微循环发生了障碍的理论。这种微血管的持续性痉挛可能会中和甚至取代正常的血管自我调节控制。

内皮受损所致内源性舒张因子合成受损，血小板内皮细胞释放缩血管物质（如TXA_2/内皮素）引起的远端血管严重痉挛；微血管痉挛可以加重血管腔狭窄，使血流受阻更加严重。

34.6 微循环障碍的危险因素

一般认为，饮酒、心肌梗死前心绞痛、高脂血症、高血糖以及病变血管闭塞时间等是再灌注后无复流的危险因素。研究表明，大量饮酒、低年龄、术前心绞痛（初发）发作时间≤30天、甘油三酯（TG）及胆固醇（TC）升高、高纤维蛋白原血症（FIB）与无复流现象明显相关。Logistic回归分析显示：心肌梗死、高TC血症、PTCA前心绞痛（初发）发作时间＜30天是PTCA后发生无复流的独立危险因素。有学者对AMI相关血管斑块特征与无复流关系进行临床研究，认为富含脂质核心、正性重构斑块可能为AMI病人PCI术后出现无复流的高危因素。因此认为再灌注治疗后心肌无复流现象的危险因素有：心肌损害的严重性（异常Q波导联数）、危险区的大小（室壁运动积分）、梗死相关动脉完全闭塞以及无梗死前心绞痛等因素显著相关。Iwakura等对AMI病人分析发现，病人自身诸多因素影响无复流的发生，其中对无复流影响最大的可能是血糖水平，不过高血糖究竟是无复流的原因还是结果并不能确定。

34.7 检测微循环障碍的常用方法

34.7.1 心电图 心电图检查是最简单、最廉价、最方便的检查急性心肌梗死血管重建后有无MCD现象的方法。抬高的ST段回落预示阻塞的冠状动脉已通畅，心肌微血管已灌注。急性心肌梗死急诊介入治疗成功后ST段未回落，则为左室功能障碍和死亡的高危患者。ST段回落的程度可反映血管完全再通、部分再通或没有再通，与TIMI分级相关，也与近远期死亡率相关。有学者发现，假如30 min内ST段能够完全恢复正常，则可提高患者的左心室射血分数、减少充血性心力衰竭的发生，降低死亡率。而在血管重建后60 min内ST段未能恢复至正常的患者，充血性心力衰竭的发生率较高，心肌梗死范围较大，还可伴有节段性或普遍性的左心室功能下降（图34-2）。

Santoro等对37例心肌梗死后成功进行血管成形术的病人进行了研究，发现再灌注后抬高的ST段下降缓慢或ST段下降后又抬高，提示无复流的存在。Mager等在对前壁AMI者进行分析后发现，病人入院时心电图QRS的终末部分顿挫，预示着急诊血管成形术后更易发生无复流。

34.7.2 生化标志物 生化标志物包括血浆肌球蛋白、肌酸激酶同工酶（CK-MB）、心肌肌钙蛋白T（cTnT）和心肌肌钙蛋白I（cTnT、cTn I），这些生化标记物在再通60 min后的量与基础量的比率及峰值延迟出现可能反映了微循环再灌注的完成程度。这些生化标志物的意义有待进一步研究，如能应用于临床将大大降低无复流的诊断成本。

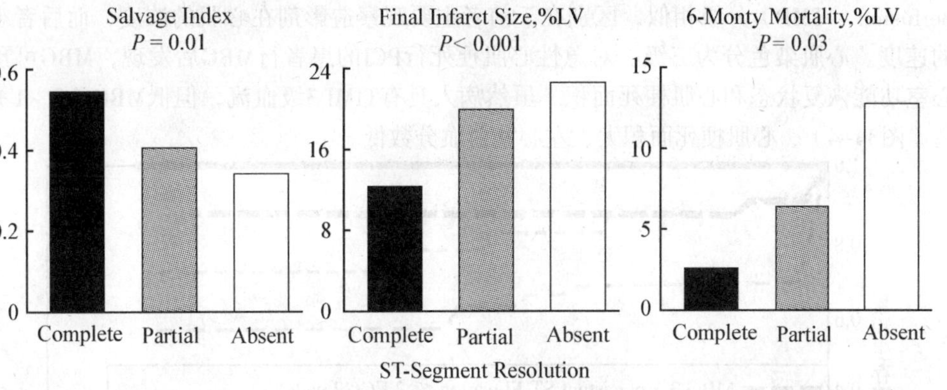

图34-2　血运重建后ST段回落程度与抢救成功率、心肌梗死面积及6个月死亡率之间的关系

ST-Segment Resolution：ST段回落的程度；Salvage index：抢救成功率；Final infarct Size：心肌梗死面积；6-month Mortality：6个月死亡率；complete：完全回落；partial：部分回落；Absent：不回落（引自 Dong J，et al. Circulation，2002，105：2946～2949）

34.7.3　心外膜血流灌注　急性心肌梗死后通过药物溶栓或机械方法使得梗死相关血管重建，重建的血管与非梗死相关血管相比，心外膜血流的速度与程度代表了微循环障碍的程度，通常用TIMI分级来表示。多个溶栓试验以及PCI试验都证明TIMI血流分级可以预测急性心肌梗死后血管重建患者的预后。行PCI术的患者，对73例连续病例Stone等的研究显示：尽管PCI后94%的患者达到TIMI血流3级，但只有29%的患者组织水平的再灌注是正常的，其他试验也证明了心外膜血流与微循环的不协调性（图34-3）。

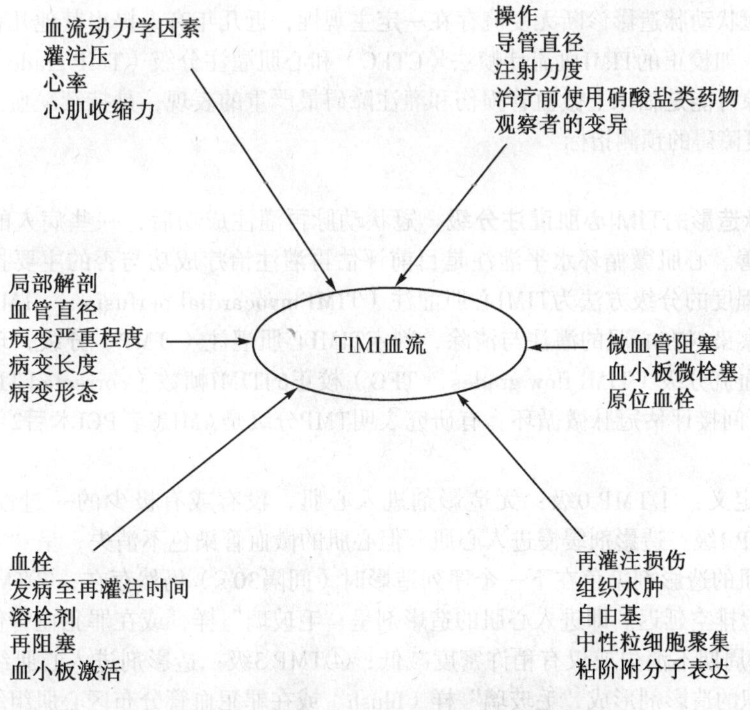

图34-3　急性心肌梗死后决定TIMI血流分级的因素

（引自Mukherjee D，et al. Am J Cardiol，2000，85：39～46）

34.7.4　心肌染色　心肌染色分级（Myocardial Blush Grade，MBG）与TIMI心肌灌注（TIMI myocardial perfusion，TMP）分级相似，区别在于前者主要观察造影剂在心肌的浓度，而后者观察造影剂的排空的速度。心肌染色分为三级。对急性心肌梗死行PCI的患者行MBG后发现，MBG可预测心肌梗死后左心室功能恢复状态和心肌梗死面积。虽然病人具有TIMI 3级血流，但低MBG（0～1）患者一年死亡率高（图34-4）、心肌梗死面积大、左心室射血分数低。

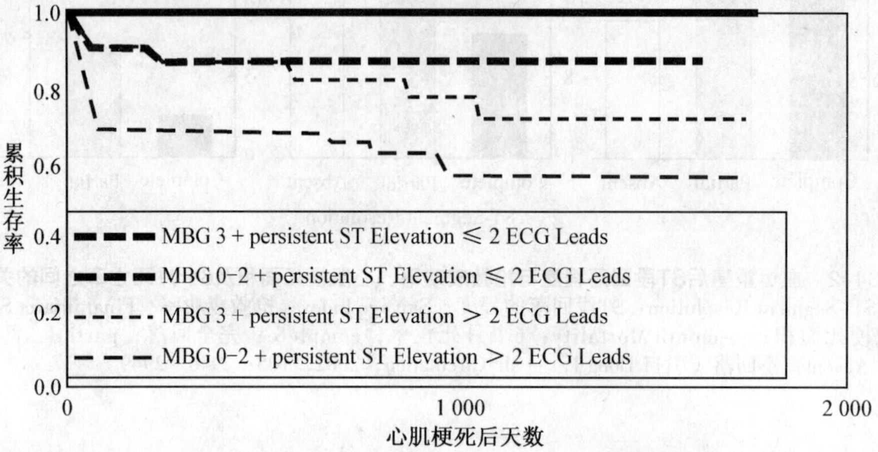

图34-4　急性心肌梗死（AMI）后微循环障碍

253例AMI 患者PCI术后，心肌染色等级（MBG）与ST段回落的程度不同，其生存率也有差异。persistent ST Elevation：持续ST 段抬高；Leads：导联数（引自Haager PK，et al. J Am Coll Cardiol，2003，41：532～538）

34.7.5　血管造影　冠状动脉造影是临床上诊断无复流现象的金标准。AMI病人的冠状动脉造影呈现出冠状动脉完全闭塞，无复流者表现为阻塞消除后，开通的血管内血流缓慢，甚至血流停止的影像学特征。单纯冠状动脉造影诊断无复流存在一定主观性，近几年有人提出其他几种通过冠脉造影评价无复流的方法，如校正的TIMI血流计帧法（CTFC）和心肌灌注分级（TMP grade）。血管造影可以显示的无复流现象可能是临床上微血管损伤和灌注障碍最严重的表现，是持续缺血、梗死进展、心室重构、心功能恢复障碍的预测指标。

34.7.6　冠脉造影的TIMI心肌灌注分级　冠状动脉再灌注成功后，一些病人的心功能可能并没有得到相应的改善。心肌微循环水平灌注是目前评估再灌注治疗成功与否的主要指标之一。最常用的心肌组织灌注程度的分级方法为TIMI心肌灌注（TIMI myocardial perfusion，TMP）分级，即以染料为对比剂，观察染料在心肌的灌注与清除，判定TIMI心肌灌注（TMP）分级，现称为“心肌血管造影术”。TIMI血流分级（TIMI flow grades，TFG）校正的TIMI帧数（corrected TIMI frame counts，CTFC）等指标可间接评估冠脉微循环。有研究表明TMP分级是AMI患者PCI术后2年独立的生存预测指标。

TMP分级的定义：①TMP 0级：无造影剂进入心肌，没有或有极少的一过性造影剂心肌染色（blush）；②TMP 1级：造影剂缓慢进入心肌，但心肌的微血管染色不消失，呈“毛玻璃”样，或罪犯血管供应区心肌的造影剂染色在下一个序列造影时（间隔30 s）仍然存在；③TMP 2级：造影剂可进入心肌组织，但排空延迟。即进入心肌的造影剂呈“毛玻璃”样，或在罪犯血管供应区心肌密度增高，持续3个心动周期不消失或仅有稍许密度减低；④TMP 3级：造影剂进入心肌组织和排空正常。即：进入心肌组织的造影剂形成“毛玻璃”样（blush）或在罪犯血管分布区心肌组织密度增高，排空正常（即在3个心动周期内完全排空，与非梗死相关血管相似。或仅有轻/中度造影剂染色，在3个心动周期内肉眼可见密度明显减轻，亦称为TMP 3级）。

TMP分级与病死率密切相关（图34-5）。多因素分析显示在溶栓治疗后心肌灌注障碍和死亡危险相关联，独立于心外膜冠状动脉血流TIMI 分级，心肌组织灌注正常者（TMP 3级）死亡危险极低。

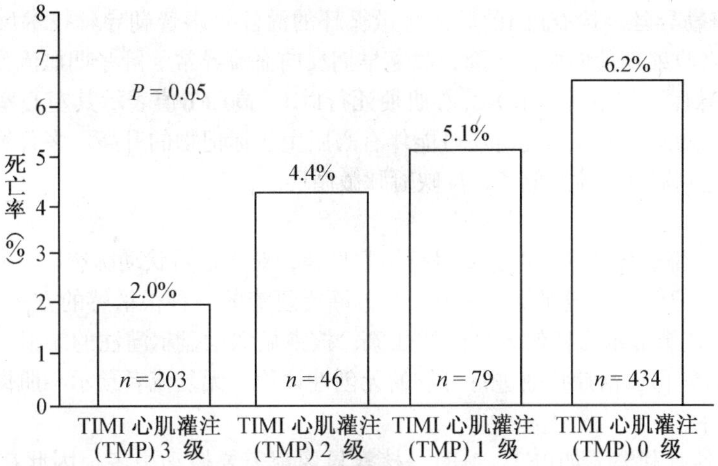

图34-5　TIMI心肌灌注（TMP）分级与死亡率的关系
（From Gibson CM， et al. Circulation，2000，101：125～130）

34.7.7　心肌声学造影（myocardial contrast echocardiography，MCE）　心肌声学造影是近20年用于评价心肌梗死后微循环灌注状况，从静脉注射发泡剂通过超声观察心肌梗死患者行血管重建前后对比，了解有无微循环障碍存在及序贯性灌注异常。能观察心肌灌注情况。灌注缺损区与室壁节段性运动不良，与心肌无存活处相对应，是观察心肌灌注血流有用的方法。MCE通过背向散射信号实现心肌灌注显像，检测回声强度及分布状态，对心肌灌注情况进行定性评价。MCE可明确心肌灌注缺损，证实AMI存在；正确评估冠脉造影不能确定的再灌注是否成功，判断存活心肌的范围，较准确地评价梗死区域的大小；监测溶栓治疗和介入治疗的效果；也可用于判断干预治疗对再灌注损伤后能否减少炎症反应。另外也可用于合并左束支阻滞、心室起搏、预激综合征等的心肌梗死的诊断。PTCA术后TIMI 2级病人经MCE检查见不同程度无复流，即使TIMI 3级仍有16%病人存在无复流现象，同时还伴有节段性和普遍性左心室功能下降。表明MCE诊断无复流比冠状动脉造影敏感性更强。MCE可预测急性心肌梗死早期心肌的变异性。

34.7.8　单个光电子发射层面摄影（SPECT）　单个光电子发射层面摄影可以用来检测心肌梗死血管重建后有无MCD状态，注射潘生丁、腺苷或三磷酸腺苷后，在最大冠脉血流下用PET检查局部心肌微循环血流、微循环血流储备。以^{18}FDG和$^{13}NH_3$作为标志物。检查方法如下：PET直线扫描定位左室，然后透射扫描同时进行15～20 min的动态显像，校正随后的组织衰减发射扫描，并消除因间壁与侧壁放射性分布差异所产生的影响。15～20 s内均匀的弹丸注射$^{13}NH_3 \cdot H_2O$（0. 25 mCi/kg），同步采集动态图像检测心肌血流（MBF）。MBF在基础扫描后50 min获得，潘生丁注射4min后，检测最大MBF。心肌血流用mL/（min·g）为单位记录。在相应的左室节段如室间隔、左室游离壁对平均MBF进行评价。MBF降低的患者，即便其TIMI血流达到3级，也得不到有效的灌注，在随后的3个月，左心室功能也得不到明显的改善。冠脉血流储备的计算方法：为潘生丁注射后MBF/基础下MBF。

34.7.9　磁共振显像（MRI）　无创性MRI检测心肌内微循环技术的原理是在冠脉血流流入心肌组织的时候，检测纵轴迟缓（T_1）改变，用spin-标记的技术检测心肌灌注，在血管造影剂Gd-DTPA-白蛋白给予前后进行相对心肌血流速度（MBV）的检测，联合MRI检测左室的几何形状和功能，对冠脉微循环进行系列检测。MRI可以和放射性微球检测技术联合应用，检测心肌内微循环。有学者认为用强化MRI确定的无复流与病人心血管并发症及长期预后直接相关，甚至在梗死面积控制后强化MRI确定的无复流也有重要意义。强化MRI是无创性检查，因此应用前景广泛。

34.7.10 多普勒导丝 检查PCI前后冠脉微循环的灌注，多普勒导丝技术反映冠脉血流的变异性，微循环障碍患者收缩期前向血流下降，收缩早期反向血流异常。舒张期血流变异性增加。多普勒压力导丝可反应冠脉血流储备（CFR），心肌梗死行PCI后高CFR值表示其左心室功能改善良好，低CFR值表示微循环栓塞发生率高，此时还可能伴有心肌生化标记物的升高。多普勒导丝还可用于研究心外膜冠脉血流，检测冠脉血流和储备，反映冠脉微循环。

34.7.11 核素闪烁现象技术 以铊或锝行核素显像，对于在冠状动脉造影没有发现无复流的病人中；应用核素闪烁显像仍可发现无复流现象，是诊断无复流的一种很敏感的方法。Kondo等发现心肌梗死行PCI后，即使造影显示无任何无复流的征象，核素显像也显示灌注的缺损。心肌灌注显像可对AMI病人梗死相关血管再通治疗疗效进行可靠的无创性评价，无复流者预示心肌微循环灌注不良，心功能差，近中期预后差。

以上几种检查各有利弊，如PET、MRI、核素显像都需要搬动患者，因此在早期不能行这些检查，从而造成时间上的延误。而多普勒压力导丝和MCE可由手术者当场就检查有无微循环障碍；心电图则为方便快捷的检查方法，任何医生均可操作。以上几种方法联合使用，可以提高诊断的准确性。

34.8 微循环障碍的临床相关因素

34.8.1 缺血性损伤的程度及危险因素 单变量分析表明：AMI症状发作前48 h内无心绞痛发作，心功能Killip分级，梗死相关动脉（IRA）完全闭塞，异常Q波指数，梗死相关动脉成功再通后20min内ΣST下降<50%和ΣST再抬高≥30%及超声心动图室壁运动与无复流现象明显相关；多变量分析发现上述因素中除心功能Killip分级，其他均是无复流现象发生的独立危险因素，其中异常Q波导联数与无复流现象发生的相关性最好，是无复流现象发生危险性最大的因素。而梗死前发生心绞痛似乎能减少无复流的发生。心绞痛初发时间小于30天，高甘油三酯血症等与无复流显著相关。

34.8.2 血管斑块成分参与无复流 日本Kotani等对48例急性冠脉综合征（ACS）患者的51个病变的介入治疗进行了分析。在介入治疗前后分别抽取犯罪血管的血液，并将抽取液过滤进行镜检。9例患者出现无复流现象，39例患者未出现无复流现象。介入治疗前两组患者的吸出物无显著差异，但介入治疗后无复流组患者不仅血小板纤维蛋白复合物、巨噬细胞和胆固醇结晶较多，而且粥样硬化斑块碎片也较多。吸出这些成分后，7例患者的无复流现象明显改善，血管的前向血流增至TIMI 3级。因此研究者认为，无复流现象的发生，一方面是由于粥样硬化斑块碎片阻塞远端小血管，另一方面血小板和纤维蛋白形成的复合物也可能会影响微小血管灌注。

34.8.3 抗氧化物质 Matsumoto等检测了26例行PCI的AMI患者的抗氧化剂VitC、VitE及抗氧化酶细胞外的谷胱甘肽过氧化物酶（GPX）等物质。发现6例无复流（TIMI≤2级血流），20例再灌注。前组的VitC、VitE、GPX的水平明显低于后组。因此研究者认为氧化还原反应在无复流现象的发生机制中起重要作用。

34.9 无复流的治疗

急性心肌梗死后微循环障碍的治疗目的在于减少和预防微栓塞的形成，同时针对产生微循环障碍的各种危险因素如氧自由基、中性粒细胞介导的微栓塞、间质以及细胞水肿、血管痉挛、血管收缩以及内皮功能损伤的治疗。

微血管损伤一般发生在心肌坏死区域，故治疗无复流现象可能不会使已坏死的心肌受益，但改善无复流后可将血流及其营养成分输送至坏死区，加速愈合，减少心肌梗死扩展，延缓左室重构及促进新生血管的生成。由于缺血时间越长无复流越严重，因此应该积极并尽早促进血管再通。对于ST段不抬高的ACS虽然不主张溶栓治疗，但可在运用硝酸酯、β-受体阻滞剂、肝素的基础上加强抗血小板治疗，减少心外膜血管及微血管的血小板血栓，改善冠脉血流，必要时予介入治疗；而ST段抬高的ACS则主张积极、及时的各种血管再通治疗。一些作为血管再通的辅助药物起到了很好的预防、减轻无复流现象的作用。药物治疗应该在无复流出现之前或作用不明显时使用，否则药物无法进入远端微血管而无法发挥抗缺血/再灌注损伤的作用。

34.9.1　抗血小板治疗　血小板的活化和微栓子形成是无复流现象的重要病理基础。针对无复流的机制，强化抗血小板治疗血小板微血栓栓塞，阻止血小板的聚集和可能的冠脉内微血栓形成，改善冠脉微血管血流，这是近年来出现的一种积极、有鼓舞性的治疗方向。血小板膜糖蛋白Ⅱb/Ⅲa（GpⅡb/Ⅲa）受体拮抗剂是一种有效的抗血小板药，通过与血小板表面的GpⅡb/Ⅲa受体和副纤维连接蛋白受体结合，拮抗纤维蛋白原及vWF等活性物质的激活，对血小板的聚集产生强效抑制。同时，它还通过与多种配体的结合，抑制纤维蛋白原，凝血因子Ⅹ与Mac-1的结合，直接调节凝血过程，抑制血小板相关的血栓形成，削弱单核细胞和多核白细胞在损伤部位的聚集、黏附。研究结果表明在PCI治疗前接受阿昔单抗治疗的病人TIMI 3级血流明显多于安慰剂组，而且发生无复流现象明显减少。

阿昔单抗可以改善PTCA后的冠脉血流，ADMIRAL研究表明：AMI病人PCI后用血小板膜糖蛋白Ⅱb/Ⅲa受体拮抗剂阿昔单抗可改善TIMI血流，减少6个月内恶性心血管事件。同时发现与对照组相比，治疗组的左室收缩功能明显改善，并发症下降80%。目前尚不能确定冠脉微循环血流的改善是通过抑制血小板聚集，还是因心外膜血管迅速再通，或是二者共同作用的结果。

很多研究表明，在心肌梗死早期（90 min内）联合使用阿昔单抗和小剂量tPA可以提高ST恢复正常的程度，提高TIMI血流，减少20天内心脏恶性事件发生。另外一个试验-ACE研究是比较心肌梗死单纯放支架与放支架联合使用阿昔单抗的疗效，在1个月后行核素心肌显像发现，联合使用阿昔单抗组其ST段回复较快，且心肌梗死面积缩小。其余几个大规模的PCI临床试验，对死亡率、再梗以及靶血管重建为观察终点进行为期1～6个月的观察，发现使用阿昔单抗较单纯放支架组患者死亡率下降、再梗发生率以及靶血管重建事件减少。

34.9.2　解痉治疗　罂粟碱能够改善梗死相关冠脉TIMI血流，在静脉移植旁路或PCI后TIMI 2级血流的AMI病人，冠脉内直接注射维拉帕米能直接改善冠脉血流和心肌灌注，有利于心功能恢复和改善心室重塑。

34.9.3　扩血管治疗

①腺苷：腺苷是一种内源性嘌呤核苷酸，具有广泛的心血管效应，扩张冠脉、保护血管内皮与心肌功能的作用。腺苷治疗无复流的作用于1987年首次被证实。可降低心肌缺血再灌注损伤，减少梗死面积，改善心功能。Mazilli等随机选取了54例AMI后成功地进行了PTCA病人，给予腺苷后发现腺苷组较对照组有更好的血运，无复流发生率明显降低。美国心血管造影和介入学会2003年对无复流的处理指南的扩充中，腺苷被列为一线药物，在无复流的病例中通过导管内反复弹丸注射腺苷可使血流恢复正常或冠状动脉血流达TIMI 3级。

动物实验及初步的临床观察显示PTCA后给予腺苷可以减少无复流现象的发生，再灌注后冠脉内注射腺苷，可以减少进行性的冠脉微血管异常，改善心肌收缩功能，这些益处独立于其血管扩张效应，其血管扩张的机制可能是通过抑制中性粒细胞迁移，维持内皮完整性和增强缺血预适应。大剂量冠脉内腺苷注射（4 000 μg）可以减少心脏恶性事件发生（例如顽固性心绞痛、非致命性的心肌梗死、充血性心力衰竭以及心性死亡）。AMISTAD研究对236个心肌梗死患者行静脉内腺苷注射（70 μg/（kg·min），与生理盐水比较，腺苷可以减少心肌梗死面积，但对于其他临床终点没有明显改善。

②钙离子拮抗剂：研究发现AMI患者行PTCA后立即给予维拉帕米辅助治疗可以减少无复流区域，出现无复流的患者给予维拉帕米后，发现校正的TIMI帧数、ST段及胸痛改善，一般维拉帕米的剂量为200~500 μg。其他钙拮抗剂如尼卡地平，冠脉小剂量应用也能改善冠脉血流。

③钾通道激活剂：腺苷对心肌缺血的保护作用与ATP依赖的钾离子通道开放有关。Nicorandil是线粒体ATP敏感性钾通道开放剂和硝酸盐的混合制剂，有报道说可以减轻前后负荷，抗自由基及减少中性粒细胞反应，达到减少梗死面积和改善微血管灌注的目的。

④硝酸酯制剂：硝酸甘油对改善微循环无效，而硝普钠是直接的NO供体，不需细胞内代谢。在血管再通术后存在无复流现象的患者中冠脉内应用（平均剂量200μg）可以改善血流（TIMI级别提高，校正TIMI帧数减少）且无低血压和其他不良反应。

⑤镁制剂：通过增加镁可以减少缺血/再灌注损伤，其机制被认为是由于镁和钙是天然的拮抗剂，并且镁有保护Na^+-K^+-ATP酶的活性，间接减少氧自由基产生的作用。

⑥其他的药物还有他汀类药物和ACEI等。

⑦基因治疗：如针对血管内皮细胞激活蛋白的基因调控，阻断核因子-κB（NF-κB），通过基因干扰的方法，抑制内皮细胞中干扰素的表达等。这些可能具有广泛治疗前景的方法正在探索中。

34.9.4 中药治疗 川芎嗪为中药川芎的有效成分，十多年来该药被广泛用于心血管等疾病的治疗。动物实验观察川芎嗪对兔AMI再灌注后心肌无复流现象的影响，结果显示川芎嗪可减少兔心肌梗死再灌注后心肌无复流面积和心肌梗死面积，与尼可地尔效果相当。其防治微循环障碍的机制可能是：抑制微血栓形成，扩张微血管，抗氧自由基作用。此外还有丹参、通心络、葛根素，补心饮拆方等中药均有相应研究，证实可减少微循环障碍的发生，但最后疗效有待大规模临床实验验证。

以上这些药物治疗都只是通过小规模的临床试验证实，认为可增加心外膜血流，提高组织水平的灌注。然而，尚缺乏大规模、前瞻性的随机临床试验，说明这些药物的有效性。而且，当血栓或粥样硬化斑块较大时，药物毫无作用，只有通过机械方法才能预防和改善微循环血流（详见下述）。

34.9.5 主动脉内球囊反搏（IABP） 冠脉微血栓不仅来自近端大血管的血栓，也可以由局部Ⅱb/Ⅲa激活形成。在不可逆的心肌损伤之前，激活的血小板同样释放促进微血管痉挛的物质。微血管在低血流状态下（缺血）可导致血小板聚集和白细胞黏附以及红细胞滞留。如果微循环低血流状态持续存在，可导致心肌细胞坏死。因此，AMI患者出现低血容量休克可加速心肌坏死；而可逆的组织低灌注可以减少无复流的程度。IABP的益处在于它增加了侧支循环的血供，改善了心肌组织低灌注，从而减少无复流现象的发生。

34.9.6 远端保护装置 远端保护装置有两大品种：①抽吸类：有两种型号：Percusurge，Angiojet和X-sizer导管。其中，Percusurge，Angiojet采用闭塞机制，于靶损伤远端扩张球囊使靶血管完全闭塞，行血管造影和支架术后，经抽吸导管吸出血液和碎片物质。另一种型号为X-sizer Catheter，采用尖端带有特殊装置的抽吸导管送至损伤远端直接抽出附壁血栓和脱落的粥样斑块碎片，无须阻断血流。②滤网类（ANgioguard，Filter Wire）：采用过滤机制，将滤器放在损伤远端，常规血管造影和放置支架。然后通过专门的回收导管撤退装满碎片物质的滤器，无须阻断血流。

两种远端保护装置各有优缺点，详见表34-1。

表34-1 两种远端保护装置的特性比较

	优点	缺点
滤网类	无须阻断血流	直径大，通过困难，增加栓塞的风险
	操作相对容易	滤网与导丝分离
	可使血管重建完全	回撤的时候滤网卡在支架内
		操纵导丝困难，不能有效吸出血栓 使得血液流向分支 不能保护远端血管的病变
球囊阻断类	可使血栓抽吸完全	使得血液流向分支
	可以抽出部分血管活性物质和细胞因子	阻断远端血流，造成心绞痛，低血压和心律失常
	与滤网类相比，直径较小，容易通过	不容易判断病变部位 操纵导丝困难 不能保护远端血管的病变

应用经导管栓子回收装置直接减少血栓或者破裂斑块的方法正在临床开展。SAFER和FIRE研究发现，对于大隐静脉桥行介入治疗中，使用远端保护装置可以有效减少心脏恶性事件的发生（MACE），EMERALD研究也发现，使用远端保护装置的患者在30 min内其ST段回落较快，通过核素心肌显像发现：血管重建后5～14天，心肌梗死面积缩小。另外，在PCI术中应用X-Sizer导管行冠脉内血栓清除术，可减少冠脉微循环栓塞、减少无复流现象的发生。

国外一项关于Guidewire远端保护下的临床研究报道，39例冠心病病人接受了PCI术中有19例发生不同程度的胸痛，但无1例需提前减压球囊，恢复正常血流也未见血流动力学异常。术后抽出物分析，有31例可检出可见碎片，抽出物光镜下观察，主要为胆固醇坏死栓，富含脂质的巨噬细胞和纤维蛋白，也可见到纤维帽和平滑肌细胞，该研究初步显示了Guidewire血管远端保护装置的安全性及有效性。但其在冠心病中的应用尚需进一步的大规模的随机临床研究来验证。

上述研究均表明，远端保护装置可以有效地防治心肌梗死PCI术后MACE事件的发生。但是，如何才能有效地防治，怎样合理地选择器械还需进一步摸索。

34.9.7 针对内皮激活和白细胞聚集活化的药物 抗CD11、CD18的单克隆抗体已用于动物实验，表现出微循环白细胞聚集减少，再灌注损伤减少，缺血性心肌收缩功能改善明显。在HALAMI实验中，患者并未观察到梗死面积减少，但可看到死亡率和充血性心衰发生率降低的趋势。

34.9.8 易化直接经皮冠脉介入术（PCI） 指AMI发生后首先尽可能早地给予院前（或患者家中）药物溶栓再灌注疗法，同时静脉给予血小板糖蛋白受体拮抗剂或口服氯吡格雷，并在这种药物易化了的再灌注治疗中尽快地将患者转运到能行急诊PCI的中心行PCI治疗，从而弥补了AMI患者住院前的治疗空白期，大大缩短了症状发作到接受再灌注治疗的时间间隔。这样在时间窗的掌握上使医生更加主动，给予患者更多康复和生存的机会。

34.9.9 其他 此外多药物可用于治疗心肌梗死PCI术后无复流，如硝酸甘油、溶栓药物（尿激酶）、组织型纤溶酶原激活物（t-PA）、肝素、甘露醇、前列腺素E-1等。

34.10 无复流的预防

临床医生必须提高警惕，对于心肌梗死的患者，在进行溶栓和PCI后60 min内必须行心电图的检查以判断ST段有无恢复到正常，假如没有恢复，则有可能发生微循环障碍，必须马上行相应检查例如：MCD、TMP等检查，并且在术中使用抗血小板制剂，联合使用其他扩血管药，必要时应用远端血管保护装置。

34.11 展望

无复流本身虽不是危险区心肌梗死的最初原因，但无复流是心肌梗死后继续缺血、梗死延展、心室重构、心功能恢复障碍的预测指标，也是严重心肌和微血管损伤的标记。冠状动脉微栓塞可导致缺血性心脏病频发恶性事件发生，尤其是在PCI治疗中。

从临床角度来说，心肌梗死和不稳定心绞痛后、冠状动脉介入疗法和溶栓疗法之后，确有不少患者发生冠状动脉微栓塞，应引起临床医师高度重视，及时做必要的检查和适当的处理，以防止心脏功能恶化和心律失常性猝死的严重后果。再灌注损伤可导致心肌缺血损伤发展和恶化，包括心肌收缩功能改变，心律失常阈值改变，从可逆到不可逆心肌损伤的潜在转变。Ambrosio等证明了从再灌注2 min到3.5h无复流区的面积增加了2倍，并伴随着最早恢复血供区进行性心肌血流降低。所以，无复流一方面决定于最初缺血性损伤的程度，另一方面也明显决定于微循环水平的再灌注损伤。

无复流现象在经PCI处理的病人中发生率较高，严重影响了病人的预后。目前，在术中远端保护装置的应用和手术前后辅以药物治疗在动物实验及临床实践中均已取得了一些令人满意的结果。然而，各种药物的使用时机、剂量及各种措施的联合应用等问题尚未解决，仍需要进一步进行基础理论的研究以及大规模临床试验的证实，逐步建立完善冠状动脉无复流现象的治疗策略。因此，预防和治疗溶栓或PCI后无复流现象将成为一重要研究课题。

（吴 杏）

参考文献

1. Ito H，Maruyama A，Iwa kurak，et al. Clinical implication of the 'no-flow' phenomenon predicatior of complication and left ventricular remodeling in reperfused anterior wall myocardial infarction. Circulation，1996，93：223 ~ 228
2. Kawano H，Hayashida T，Ohtani H，et al. Histopathological findings of the no-flow phenomenon of following coronary intervention for acute coronary syndrome. Int Heart J，2005，46（2）：327 ~ 332
3. Topol EJ，Yadav JS. Recongnition of the importance of embolization in theroscleroti c vascular disease. Circulation，2000，101：570 ~ 580
4. Iwakura K，Ito H，Ikushima M，et al. Association between hyperglycemia and the no-reflow phenomenon in patients with acute myocardial infarction. J Am Coll Cardiol，2003，41：1 ~ 7
5. Marzilli M，Orsini E，Marraccini P，et al. Beneficial effects of intra coronary adenosine as an adjunct to primary angioplasty in acute myocardial infaction. Circulation，2000，101：2154 ~ 2159
6. Sutsc G，Kiowski W，Bossard A，et al. Use of an embolicontain Ment and retrieval system during percutaneous coronary angioplasty in native coronary arteries. Schweiz Med Wochenschr，2000，130（33）：1135 ~ 1145
7. Galuto L. Optiml therapeutic strategies in the setting of post-infarct no reflow； the need for apathogenrtic classification. Heart，2004，90：123 ~ 125

8. Galuto L, Lombrado A, Maseri A, et al. Temporal evolution and functional outcome of no-reflow: sustained and spontaneously reversible patterns following successful coronary recanalization. Heart, 2003, 89: 731～737
9. Hamm CW, Heeschen C, Goldman B, et al. For the CAPTURE investigators. Benefit of abciximab in patients with refractory unstable angina relation to serum troponin T levels.N Engl J Med, 1999, 340: 1623～1629
10. 刘君，傅向华，马宁，等. 急性心肌梗死经皮冠状动脉介入治疗后心肌灌注分级无再流现象对心室功能和收缩同步性的影响. 中华心血管病杂志，2004，32（10）：874～878
11. 骆秉铨.冠状动脉无复流现象的临床研究进展. 中国微循环，2002，6（5）：261～264
12. 朱淑贤，钱菊英.冠状动脉微循环灌注障碍和冠脉无复流机理研究. 中国微循环，2004，8（5）：267～269
13. Zalewski J, Zmudka K, Musialek P, et al. Detection of microvascula rinjury bye valuating epicardial blood flow in early reperfusion following primary angioplasty. Int J Cardiol, 2004, 96（3）：389～396
14. Christiansen JP, Leong Poi H, Klibanov AL, et al. Noninvasive imaging of myocardial reperfusion injury using leukocyte targeted contrast echocardiography. Circulation, 2002, 105（15）：1764～1767
15. Reffelmann T, Hale SL, Dow JS, et al. No reflow phenomenon persists long term after ischemia/reperfusion in the rat and predicts infarct expansion. Circulation, 2003, 108（23）：2911～2917
16. Kotani J, Nanto S, Mintz GS, et al. Plaque gruel of atheromatous coronary lesion may contribute to the no reflow phenomenon in patients with acute coronary syndrome. Circulation, 2002, 106: 1672～1677
17. Matsumoto H, Inoue N, Takaoka H, et al. Depletion of antioxidantsis associated with no reflow phenomenon in acute myocardial infarction. Clin Cardiol, 2004, 27（8）：466～470
18. Marzilli M, Orsini E, Marraccini P, et al. Beneficial effects of intracoronary a denosine as an adjunct to primary angioplasty in acute myocardial infarction. Circulation, 2000, 101（18）：2154～2159
19. Napodano M, Pasquetto G, Sacca S, et al. Intracoronary thrombectomy improves myocardial reperfusion in patients undergoing direct angioplasty for acute myo cardial infarction. J Am Coll Cardiol, 2003, 42: 1395～1402

35 不稳定型心绞痛和急性心肌梗死的异同

急性冠脉综合征（ACS）是急性心肌缺血的一个连续的病理生理过程，伴或不伴有心肌坏死的证据，临床上包括不稳定型心绞痛（UA）、非ST段抬高型心肌梗死（NSTEMI）和ST段抬高型心肌梗死（STEMI）。急性冠脉综合征患者大部分表现为非ST段抬高急性冠脉综合征，即不稳定型心绞痛或非ST段抬高心肌梗死，小部分表现为ST段抬高心肌梗死。STEMI大部分发展为Q波心肌梗死，小部分发展为非Q波心肌梗死（NQMI）。NSTEMI患者大部分发展为NQMI，小部分发展为QMI。

不稳定型心绞痛是指严重程度介于稳定型心绞痛和心肌梗死之间的症候群。其他用于描述不稳定型心绞痛的术语如中间综合征和梗死前心绞痛也提示不稳定型心绞痛严重程度接近于心肌梗死。另一方面，也有很多特点可区分不稳定型心绞痛和急性心肌梗死。不稳定型心绞痛与急性心肌梗死的差异可以影响诊断、治疗和预后。这一章将讨论不稳定型心绞痛和急性心肌梗死的共同点和不同点。

35.1 定义和分类

不稳定型心绞痛（UA）和急性心肌梗死（MI）的第一个区别是它们的定义或分类。UA有一个广而不太明确的定义，而急性MI的定义是特定的。引起UA的临床情况的多样性，胸痛程度及频率的多变性以及它的不可预测性使得UA分类颇为复杂。基于临床症状的UA分类已被反复、广泛地修改，特别是发生于休息时的、新出现的或严重程度逐渐增加的心绞痛（表35-1）。Braunwald提出了基于心绞痛的严重程度、临床环境、心电图变化和抗心绞痛治疗强度的临床分类方法（表35-2）。Ⅰ级病人有新的或加重的劳累型心绞痛，Ⅱ级病人有亚急性（胸痛发生于48 h以前）而Ⅲ级病人有急性（胸痛发生于48 h之内）静息型心绞痛。与UA相关的临床环境被进一步分为A型（继发的、与冠状动脉无关的，如贫血、发热、低氧血症），B型（原发于冠状动脉狭窄）或C型（梗死后心绞痛）。抗心绞痛治疗的强度分为：1级（没有治疗），2级（常规的口服治疗）和3级（强化治疗，例如静脉使用硝酸甘油）。一个正在常规服用药物的冠状动脉粥样硬化病人如在轻微活动时或静息时出现急性胸痛，应列为心绞痛Ⅲ级B_2，这是心绞痛最普通的临床表现。

表35-1 不稳定型心绞痛三种主要临床表现

静息心绞痛	静息时出现较长时间的心绞痛，通常持续＞20 min
初发心绞痛	新出现的心绞痛，至少达加拿大心脏协会（CCS）Ⅲ级或以上心绞痛
恶化心绞痛	心绞痛程度、频率增加，发作时间延长，或更低的诱因门槛（要求CCS增加Ⅰ级或以上至少达Ⅲ级）

表35-2 Braunwald 不稳定型心绞痛临床分类

严重程度	Ⅰ级	劳累型心绞痛
	Ⅱ级	静息型心绞痛：亚急性，最后一次发作在48 h以前
	Ⅲ级	静息型心绞痛：急性，最后一次发作在48 h之内
原因	A	继发性
	B	原发性
	C	梗死后

续表

治疗情况	1级：没有治疗
	2级：常规心绞痛治疗
	3级：强化的心绞痛治疗

根据心电图变化可将急性MI清楚地分为NSTEMI和STEMI，也可传统地分为非Q波心肌梗死和Q波心肌梗死。现在认为MI是由于延长的心肌缺血导致心肌细胞坏死。世界卫生组织（WHO）以前定义诊断MI应符合下列3项中的2项：①典型的心肌缺血症状；②心肌酶系列升高和下降；③系列心电图变化。2000年欧洲心脏协会和美国心脏学院重新定义了MI，新定义的MI更加精确地联合使用了心肌血清标记物（包括肌钙蛋白）、心电图、病理和临床表现（表35-3）。一些研究者对比了MI的两种诊断标准，发现新定义的MI的诊断标准明显增加了急性MI的诊断率（至少增加25%），而这些病人如使用WHO诊断标准将会被漏诊。

急性STEMI定义为新出现2个或以上连续导联ST段抬高0.1 mV或以上，例外的是后壁MI（定义为V_1和V_2导联ST段压低0.1 mV或以上）和出现新的左束支传导阻滞。STEMI病人至少有一支心外膜冠状动脉已闭塞，使得大面积心肌缺血坏死，这类病人需要立即进行心肌再灌注治疗（溶栓或经皮冠脉介入治疗）。如未进行及时的再灌注治疗，心电图中即可出现病理Q波（Q波MI）。NSTEMI的定义是存在心肌坏死（血清肌钙蛋白或CK-MB浓度大于正常值的上限），但并无ST段抬高。STEMI或NSTEMI可逐渐发展为Q波MI或非Q波MI。

表35-3 2000年欧洲心脏协会/美国心脏病学会（ESC/ACC）关于心肌梗死的新定义

急性进展的或新近的心肌梗死须满足下列标准之一：
（1）心肌坏死血清生化标记物典型升高和逐渐下降（肌钙蛋白）或快速升高和下降（CK-MB）伴至少下列条件之一：
①缺血性症状
②心电图出现病理Q波
③心电图变化提示心肌缺血（ST段抬高或压低）
④冠状动脉侵入性治疗
（2）急性MI的病理变化

35.2 病理生理

35.2.1 供应-需求失调 像所有其他原因引起的组织缺血一样，UA和MI引起的心肌缺血起源于心肌组织对氧和营养物的需求增加或供应不足。由于心肌负荷增加（心率-收缩压）而引起的心肌对氧和营养物的增加几乎见于所有类型的稳定型心绞痛，大约1/3的UA，很少见于MI。例如，Braunwald Ⅰ级UA，患者有稳定的症状加重，变成更加严重、更为频繁或更容易诱发，这样提高的对氧和营养物需求超过了心肌血液供应。相反，供应不足单独来说只是很少部分稳定型心绞痛，2/3的UA和几乎所有MI的原因。

供应-需求失衡的病因学能进一步分为原发性与继发性。原发性心肌缺血是由于阻塞性冠状动脉病变，继发性心肌缺血的原因是可变的，包括冠状动脉血管床以外的原因，这种情况UA比MI更常见。这些引起心肌缺血的因素对已存在冠状动脉狭窄的心肌通常增加心肌对氧的需求。增加心肌对氧需求或降低氧供应（如低氧血症、贫血）的继发性原因（如发热、甲亢）（表35-4）可导致UA，偶尔也可导致MI的发生。

表35-4 心肌缺血常见的继发性原因

增加心肌对氧的需求
发热
快速型心律失常
严重高血压
甲状腺功能亢进
充血性心力衰竭
主动脉狭窄
限制性心肌病
高心排量状态
氧供应量下降
贫血
低氧血症
红细胞增多症

35.2.2 斑块破裂 Braunwald Ⅱ级和Ⅲ级不稳定型心绞痛和几乎所有的心肌梗死都是由于冠状动脉斑块破裂和血栓形成引起。容易破裂的粥样斑块（例如易损斑块）一般脂核大，肌纤维胶原帽薄，平滑肌细胞密度低，炎性细胞浸润丰富，巨噬细胞密度高，基质金属蛋白和组织因子浓度高。当脂质丰富的斑块进展时，巨噬细胞蛋白酶和中性粒细胞弹性蛋白酶的产生导致肌纤维帽变薄。这些变化与血管壁的张力和血流切应力一起，可以导致内皮细胞侵蚀、斑块裂隙或斑块破裂，特别是在肌纤维帽与血管壁的连接部。斑块破裂伴血栓形成可导致急性心肌梗死。微小的斑块溃疡合并小面积的内皮下膜的暴露可解释一些UA病例。由于损伤的面积受限制，冠脉血流保持通畅，血栓的聚集没有发生，损伤基本无痕迹地愈合。Falk和其他研究者的组织学和血管造影的结果表明不稳定型心绞痛病人的冠脉狭窄是反复发作的斑块溃疡和斑块愈合过程中伴随斑块体积逐渐增大而产生的。血管修复期间斑块的纤维成分增加，从而限制进一步的斑块破裂。急性心肌梗死时斑块破裂的范围更大，血栓积累导致冠状动脉阻塞，心肌组织坏死随之发生。

几个关于急性心肌梗死的研究发现，导致冠状动脉阻塞的基础斑块多数是最近发生的、松软的基础狭窄，仅仅有轻到中等程度管腔狭窄（大约70%的病变在破裂前狭窄小于50%）。遗憾的是，这些易于破裂造成临床事件的易损动脉粥样硬化斑块不能仅靠诊断性的血管造影而加于鉴别。例如，易于破裂的冠状动脉斑块倾向有正性重塑，更大的脂质核和更多的巨噬细胞数，这些只有在血管造影时使用血管内超声检查（IVUS）才能识别。血管是否发生阻塞取决于许多因素，包括血管破坏的范围、血液流变学（血管直径，病变的形态和远端的血管收缩性）、血小板聚集和内在的止血与血栓溶解因子的平衡。

炎症：近年来的研究显示炎症在动脉粥样硬化和ACS的病理生理中起重要作用。炎症涉及易损斑块发展的所有阶段，从脂质沉积到斑块破裂和血栓形成。事实上ACS病人不仅冠状动脉血管床有炎性浸润，而且也表达了炎症的体循环标记，如急性阶段反应物（如C反应蛋白，白细胞介素1、6和18，髓过氧物酶，肿瘤坏死因子D），黏附分子（如细胞内黏附分子1，P-选择素，E-选择素），循环基质金属蛋白和循环激活的炎症细胞（如中性粒细胞，淋巴细胞和单核细胞）。处于高炎症状态的患者发生心血管事件的危险增加。例如，研究表明血浆髓过氧物酶水平增加（炎症状态下由激活的白细胞分泌）是ACS患者30天和6个月的主要不良心脏事件（MACE）的独立预测因子。

血栓：斑块破裂后血栓形成的过程是多阶段的，开始是内皮下成分的暴露，例如胶原、Von Willebrand因子和纤维结合素等。这些基质成分被血小板表面受体识别，血小板随而黏附在血管壁并被激活。血小板激活期间从它们的α-颗粒分泌多种物质，包括血栓素A_2、5-羟色胺、纤维蛋白原、PAI-1和生长因子等，导致血管收缩、趋化性、有丝分裂并激活邻近的血小板，引起血小板聚集。聚集的血小板通过提供结合的表面而促进凝血酶的产生，使前凝血酶转化为凝血酶的各因子。

Sherman等的研究显示有逐渐加重症状的心绞痛病人通常有复杂的斑块形态，而那些有静息心绞痛的病人一般都有冠脉内血栓。相对于不稳定型心绞痛的非阻塞性血栓，与MI相关的血栓是暂时的或持续的完全性冠脉阻塞。依据阻塞的范围和时间的不同，侧支循环的存在与否和心肌灌注面积的不同，可表现为非Q波或Q波心肌梗死。发生心肌梗死而没有动脉血栓较少见。不常见的原因如非血栓栓塞，心肌挫伤和主动脉夹层偶尔也可导致MI（表 35–5）。

表 35–5　动脉粥样硬化血栓外的心肌梗死的原因

非粥样硬化性冠状动脉狭窄或压迫
痉挛（如变异心绞痛）
主动脉夹层
冠状动脉起源异常
栓塞
心内膜炎
与冠脉介入手术有关的粥样硬化斑块或空气栓塞
心脏黏液瘤
瓣膜置换术后血栓栓塞
左房/左室血栓栓塞
心肌氧耗量增加
主动脉狭窄
主动脉关闭不全
肥厚性心肌病
甲亢
心肌供氧不足
一氧化碳中毒
低氧血症
贫血
持续低血压

由于血栓形成是大多数ACS病人的原因，一些研究已经评估联系到止血和内源性血栓溶解的血清学因子，如血纤维蛋白肽，凝血素片段1，+2、D–二聚体、PAI–1等，发现不稳定型心绞痛病人的这些血清因子水平有显著的升高。

血管痉挛和循环血流变化：对UA病人在静息时进行连续的监测显示，多数病人首先表现为冠状窦血流下降，继而出现典型的缺血性心电图变化和胸部不适。心率和收缩期动脉压随着胸痛的出现而增加。这些缺血的发作，以及那些Holter监测记录到的发作在几分钟后缓解，也许在疾病不稳定时又反复发作。在冠状动脉狭窄处发作性血小板聚集已被证明是冠脉循环血流减少和暂时的心肌缺血的主要原因。

总之，多数静息心绞痛病人有复发的、暂时的冠脉血流的减少，这些是继发于冠状动脉粥样斑块破裂部位的血管收缩和血栓形成。不稳定型心绞痛的发生是血管壁、白细胞、血小板和致动脉粥样硬化脂蛋白相互作用的结果。

35.3　临床特征

因ACS而住院的多数病人在50～75岁。GUSTO–Ⅱb研究的12 142个病人中，STEMI和非ST段抬高的急性冠脉综合征的平均年龄分别是63岁和66岁。也许因为女性代表更大的老年人比例，她们有相对更多的非ST段抬高急性冠脉综合征。由于男性比女性更多见ACS，男性与女性的非ST段抬高急性冠脉综合征的比例是2∶1，STEMI的比例是3∶1。冠心病（CAD）危险因素如高血压、高脂血症、吸烟见于30%～40% 的ACS病人，而糖尿病见于15%～20%的ACS病人。而且，也许因为年龄更大的缘故，与STEMI相比，那些非ST段抬高的急性冠脉综合征病人更可能有糖尿病、高血压和高脂血症。因为一些原因，包括更大的年龄、更广泛的冠脉病变、更高比例的血管再阻塞率，急性非ST段抬高心肌梗死病人更可能有心肌梗死病史或心肌再灌注手术史（表35-6）。

表 35-6　GUSTO-Ⅱb 试验中ACS患者的基线特征

特征	非ST段抬高（*n*=8 011）	ST段抬高（*n*=4 131）
年龄（岁）	66	63
收缩压（mmHg）	139	130
女性（%）	33	24
糖尿病（%）	19	16
高血压（%）	48	40
高胆固醇血症（%）	41	36
目前的吸烟者（%）	27	41
心肌梗死病史（%）	32	17
CABG史（%）	12	5
PCI史（%）	11	6

注：表中数据为以均数表示；CABG：冠状动脉旁路移植术；PCI：经皮冠脉介入治疗（引自Pidker PM，et al. Lancet，1998，351：88～92）

35.3.1　体格检查和评估　鉴别UA、STEMI和 NSTEMI的关键是ECG变化和心肌坏死的血清标记物证据。从临床表现来说，鉴别这几种ACS很困难，有时几乎不可能。UA表现为新出现的心绞痛，或者胸痛的程度加剧，或者比稳定型心绞痛更易诱发胸痛发作。急性心肌梗死病人也许疼痛或者相关的症状和体征（例如恶心、呼吸困难、出汗）比UA更严重，持续时间更长，但他们也许有相似的血流动力学稳定。然而，与急性心肌梗死相反，不稳定型心绞痛患者心肌没有发生坏死，少见发生心源性休克。

泵功能Killip分级是急性STEMI病人预后的很好预测指标。 Khot等也使用Killip分级对26 090个NSTEMI病人进行预后判断，发现高的Killip分级联系到高的30天死亡率（Ⅰ级2.8%，Ⅱ级8.8%和 Ⅲ/Ⅳ级14.4%）和6个月死亡率（Ⅰ级5.0%，Ⅱ级14.7%，Ⅲ级23%）。

ST段抬高被认为是透壁性心肌缺血，相反，心内膜下心肌缺血联系到UA或NSTEMI的ST段压低和（或）T波倒置。有趣的是，对UA病人进行连续Holter监测，显示病人有频繁的ST段异常，但病人却无症状（无痛性心肌缺血），这种现象也许反映了罪犯血管狭窄部位循环血流量的变化。Gottieb等发现超过50%的不稳定型心绞痛病人在CCU期间存在静息型心肌缺血，这些病人通常预后更差。多个研究显示肌钙蛋白水平能够指导UA和NSTEMI的治疗策略的选择。 随机临床试验显示与开始保留治疗策略相比，早期侵入性治疗可减少缺血事件，特别是对肌钙蛋白水平升高的病人。

35.3.2　冠状动脉解剖　冠状动脉造影研究已清楚地显示冠状动脉粥样硬化的存在与否、严重程度、是否存在冠脉内血栓和病变的形态学。一些资料显示1、2、3支严重冠脉狭窄见于15%，35%和50%的UA病人。相对于稳定型心绞痛和首次MI病人，这些资料提示UA病人存在更广泛的冠状动脉病变和偏心性狭窄。然而，TIMI ⅢA研究（评价溶栓治疗对静息性心肌缺血病人罪犯血管的效果）发现不稳定型心绞痛1、2、3支血管病变发生率是35%、39%和26%，这与慢性稳定型心绞痛病人中的发现类似。

UA病人的造影也经常发现冠脉内血栓，特别是在前24 h内发生过静息性心绞痛的病人（>50%），而少见于那些前1个月发生过胸痛的病人（<10%）。血栓栓塞发生率更多见于急性MI。Deword等的研究显示，Q波心肌梗死病人4 h内冠脉闭塞发生率为87%。这些和类似的研究也显示在MI发生后冠脉内血栓栓塞率逐渐地下降，但在2周内仍达40%～50%。冠脉血栓栓塞率下降的原因通常是发生了自发性内源性溶栓。这个内源性溶栓如发生在几分钟内，可以避免心肌细胞坏死（这种情况可见于UA病人）。

35.3.3　无创性评估　除了常规12导联ECG可以显示以前梗死的存在和ST段、T波的异常外，连续的Holter监测也可以提供有帮助的信息，如检测发作性ST段移位。运动心电图对男性病人有帮助，更短的运动时间、更低的最大心率-血压乘积和运动中诱发的心绞痛或ST段压低预示临床预后不良。表35-7列出了预测不良后果和多支血管病变的负荷试验指标。

表35-7　与不良预后相关的运动负荷试验

（1）症状限制运动试验时间<6 METs
（2）运动时血压不能升高至16.0 kPa以上，或持续性下降≥1.33 kPa，或低于静息时血压水平
（3）ST段压低≥2 mm，下斜性ST段压低，发生于6 METs之前，超过5个导联，持续≥5 min
（4）运动诱发的ST段抬高（aVR导联除外）
（5）低运动负荷时发生心绞痛
（6）运动诱发持续（>30 s）或症状性室性心动过速

使用^{201}铊核素扫描评估区域性心肌灌注能在静息时进行，或与生理的或药理的负荷试验联合使用。一些研究显示，静息时^{201}铊显像单独检测严重冠状动脉狭窄平均敏感性小于60%，而在药物负荷时^{201}铊显像对诊断UA病人的敏感性增加到90%，特异性保持在80%左右。正电子发射显像（PET）评估心肌组织代谢表明，相对于稳定型心绞痛病人，UA病人静息时糖消耗增加。这种情况在没有症状或心电图的心肌缺血证据时也存在，提示UA病人存在一个延长的或慢性低灌注状态。因此，核素心肌显像对检测和定位严重的冠脉狭窄有中到高度的敏感性。

35.3.4　有创性评估　大量的研究表明超过80%的UA病人有严重的冠状动脉粥样硬化性心脏病，这个百分比在心肌梗死后更高，因此一些医生认为住院期间应直接确定这些病人的冠脉病变范围和严重性。Guarantee研究中对1 457个连续UA病人进行了冠状动脉造影，82%的病人有严重的冠状动脉粥样硬化性心脏病。结合无创检查中度的阳性预测值，提示很大一部分病人在没有进行冠脉造影时也许不能发现原本存在的重要冠脉病变。一小部分UA病人冠脉造影可能正常。这些冠脉造影正常的UA病人和MI后冠脉造影显示仅存在微小冠脉病变的病人预后良好。

35.4　药物治疗

UA和MI的病理生理过程相似，治疗策略上两者也有很多相似之处。像上面提到的，UA和急性MI的病理生理特征是血栓形成，这个血栓形成过程涉及血小板和一些组织因子。因此治疗这个血栓形成的过程应该针对血小板、凝血酶、纤维蛋白和一些凝血因子。

35.4.1　抗血小板治疗　在8个临床试验近16 000例心肌梗死后存活病人中评价了阿司匹林减少复发性心血管事件的效果。这8个临床试验表明阿司匹林可减少1/3的非致命性心肌梗死和下降1/4的复发性MI、中风或心血管死亡。氯吡格雷也减少ACS病人继发性心肌缺血事件。CURE研究显示，同单独使用阿司匹林相比，在12 000例非ST段抬高型ACS中，合并使用氯吡格雷和阿司匹林可减少心血管死亡、非致命性MI或中风的联合终点的20%。

6个主要临床研究（GUSTO-IV ACS，PRISM，PRIDM-PLUS，PURSUIT，PSRAGN-A和PARAGON-B）的Meta分析表明，使用血小板糖蛋白Ⅱb/Ⅲa 受体阻滞剂可轻度降低ACS病人死亡率和MI发生率。血小板糖蛋白Ⅱb/Ⅲa 受体阻滞剂在ACS病人PCI中的试验也显示相似的益处。EPIC、EPILOG和EPISENT研究显示，3 478例ACS病人使用阿昔单抗（abciximab）可降低1年死亡率或MI发生率。更重要的是，统计分析显示更可能受益的是那些NSTEMI患者，而不是UA病人。例如，在PRISM试验中，替罗非班（tirofiban）没有减少肌钙蛋白阴性病人30天死亡或心肌梗死发生率。相反，对肌钙蛋白升高的病人，替罗非班减少67%的30天心脏事件（13.0%对4.3%）。

对STEMI，已经完成几个使用血小板糖蛋白Ⅱb/Ⅲa 受体阻滞剂作为溶栓剂连接治疗的临床研究。结果显示溶栓时合并使用血小板糖蛋白Ⅱb/Ⅲa 受体阻滞剂是可行的和安全的。

35.4.2 抗凝治疗 临床上已使用肝素进行许多临床试验，如在UA病人治疗和作为急性MI溶栓治疗的连接治疗。Oler等对6个临床试验的1 300个UA病人进行Meta分析，这1 300个病人接受肝素治疗加上阿司匹林75～650 mg/d。使用肝素以后，住院病人死亡率或心肌梗死发生率联合终点降低。当更强力的抗血小板治疗被使用，如在PARAGON和PRISM试验中使用血小板糖蛋白Ⅱb/Ⅲa 受体阻滞剂，肝素的益处可能被削弱。

当凝血酶被纤维蛋白或内皮包裹，肝素的抗纤维蛋白效果丧失。肝素也可被血小板因子4和肝素酶灭活。低分子肝素（LMWH）对Xa激活有更多的阻滞效果，且更少可能被血小板因子4灭活。新的抗凝血制剂，如水蛭素与肝素不同之处在于水蛭素对游离和被包裹的凝血酶有阻滞作用，且不要求抗凝血酶作为一个共同因子。LMWH和水蛭素已被证实对ACS有效。ESSENCE研究显示皮下注射LMWH（依诺肝素）可使30天死亡、再梗或复发缺血的联合终点发生率降低15%（23%和19.8%），死亡率或再梗发生率下降20%。

总之，同抗血小板治疗一样，抗凝治疗对UA、STEMI和NSTEMI均有益处，肌钙蛋白升高的病人获益更加明显。

35.4.3 溶栓治疗 尽管UA和急性MI的主要病理生理基础都是冠脉内血栓形成，但多个临床试验表明，溶栓治疗不适合UA病人，也不适合NSTEMI病人。对UA或NSTEMI病人进行溶栓不但不能使病人获益，还会恶化病人的预后。然而，众多临床试验已证实对STEMI进行溶栓治疗可明显改善病人的生存质量和预后。

35.4.4 抗心肌缺血治疗

硝酸酯：硝酸甘油通过扩张周围血管，降低前后负荷，扩张冠状动脉以改善冠脉血流，扩张侧支血管提高心内膜下与心外膜的血流比例。扩张冠状动脉尤其是斑块破裂处或毗邻处冠状动脉可能对急性心肌梗死特别有利。急性冠脉综合征患者如有持续性心肌缺血表现者应该舌下含服硝酸甘油（0.5 mg），如无效5 min后再含服1片，可连用3次。心肌梗死后48 h内应使用静脉滴注硝酸甘油来治疗持续性心肌缺血、充血性心力衰竭或高血压。但对于收缩压低于12.0 kPa、严重心动过缓或诊断为右室梗死的患者应避免应用硝酸甘油。

临床试验显示，静脉使用硝酸甘油可以减少梗死面积和改善局部心肌功能，硝酸甘油可以防止大面积透壁性心肌梗死后的左心室重构。所有的临床随机试验总体上并不支持对AMI无并发症的病人均常规使用硝酸酯类。但是对于AMI伴再发性心肌缺血、充血性心力衰竭、高血压的病人，适宜静脉使用硝酸甘油24～48 h。硝酸酯也可用于控制UA病人的胸痛症状。

β-受体阻滞剂：在急性心肌梗死发作后的前几个小时，β-受体阻滞剂可通过降低心率、体循环动脉血压和心肌收缩力来降低心肌耗氧，此外还可以通过降低心率延长舒张期，增加缺血心肌尤其是心内膜下心肌的灌注。ISIS-1试验和MIAMI试验均提示，在未接受溶栓的STEMI患者早期使用β-受体阻滞剂可以明显降低死亡率。在接受溶栓的患者，TIMI-Ⅱ试验显示β-受体阻滞剂可以减少非致死性再梗发生率、再次缺血发生率和死亡率。因此，无论是否行溶栓治疗或直接PCI，只要没有禁忌证，应立即给予急性MI病人口服β-受体阻滞剂治疗。对无禁忌证的AMI病人特别是合并快速心律失常或高血压者，最好立即静脉应用β-受体阻滞剂。

随机研究结果表明，β-受体阻滞剂也可明显降低UA和NSTEMI患者非致死性再梗发生率、再次缺血发生率和死亡率。

钙通道阻滞剂：许多研究显示钙通道阻滞剂可改善UA病人的临床症状。虽然钙通道阻滞剂对降低UA病死率和延缓心肌梗死进展无效，但可用于缓解难治性心绞痛的临床症状。

减慢心率是非二氢吡啶类钙通道阻滞剂维拉帕米和地尔硫卓共同的药理学效应，这两种药在一些情况下还可以减弱心肌收缩力，使心肌耗氧量下降。Yusuf等研究的荟萃分析显示，维拉帕米和地尔硫卓对降低急性MI后的病死率无效，但可明显减少再梗死的发生。β-受体阻滞剂能降低急性MI后死亡率和再梗死的发生率，应推荐所有耐受此药的病人使用。对不耐受β-受体阻滞剂的病人可选择使用能够耐受的钙通道阻滞剂。但需注意，许多因严重心动过缓或心力衰竭而不能耐受β-受体阻滞剂的病人有可能同样不能耐受维拉帕米或地尔硫卓。

由于随机试验显示钙通道阻滞剂存在增加急性MI（尤其伴左室功能障碍）病人的死亡危险性，所以钙通道阻滞剂仅用于硝酸酯类和β-受体阻滞剂难于控制症状的难治性心绞痛。

35.5　临床预后

20世纪80年代晚期，研究显示UA病人在开始几周发生心肌梗死的比例大约为10%，死亡率4%。TIMIⅢB研究显示20世纪90年代早期6周非致死性心肌梗死的发生率为5.4%，死亡率2.4%。NSTEMI伴ST段压低或伴T波倒置病人的预后与ST段抬高型心肌梗死病人的预后相似。

GUSTO-ⅡB入选12 142例病人，其中T波倒置病人30天死亡率或MI发生率为5.5%。ST段抬高病人30天死亡或MI发生率为9.4%，ST段压低病人为10.5%，ST段压低和抬高病人为12.4%。UA、NQMI 和QMI病人的长期预后预测因子包括年龄、左室功能、心率 、ST段压低和心肌梗死病史等（表35-8）。

近年来，随着更加强化的药物治疗和机械介入治疗，UA和MI病人的死亡率或心肌梗死发生率均有下降。

表35-8　30天死亡或心肌梗死的独立预测因子

GUSTO-Ⅰ	GUSTO-Ⅱb	PURSUIT
年龄	年龄	年龄
收缩压	MI（入选时）	MI（入选时）
Killip分级	心力衰竭	ST段压低
心率	ST段压低	女性
心肌梗死部位	心动过速	心力衰竭
心肌梗死病史	糖尿病	

GUSTO-Ⅰ：入选病人为ST段抬高型心肌梗死；GUSTO-Ⅱb和PURSUIT：入选病人为非ST段抬高急性冠脉综合征（不稳定型心绞痛和非ST段抬高心肌梗死）病人。MI：心肌梗死

总之，急性冠脉综合征是一组有着相似病理生理基础的心肌缺血综合征，有着相似的病理生理变

化，诊断和治疗措施也有很多相似之处。开始诊断为UA伴动态心电图变化的病人，有近1/3的病人随后可发现心肌坏死的证据（如血肌钙蛋白升高）而被诊断为NSTEMI。尽管UA和MI之间存在许多相似之处，它们之间也存在一些差异。这些差异包括对溶栓治疗的反映（仅STEMI可从溶栓治疗中获益）和临床预后不同。心电图变化和血清生化标记物可对急性冠脉综合征进行危险分层并指导治疗策略的选择。对急性冠脉综合征病人进行早期强化的药物治疗和必要时及时的机械再灌注治疗可使病人最大限度获益。

（董吁钢　吴素华）

参考文献

1. Fuster V，Chesebro JH．Mechanisms of unstable angina．N Engl J Med，1986，315：1023～1024
2. 陈灏珠．动脉粥样硬化和冠状动脉粥样硬化性心脏病．见：叶任高，陆再英主编．内科学．北京：人民卫生出版社，2004．263～302
3. Meier MA，Al-Badr WH，Cooper JV，et al．The new definition of myocardial infarction：diagnostic and prognostic implications in patients with acute coronary syndromes．Arch Intern Med，2002，162：1585～1589
4. Braunwald E，Antman EM，Beasley JW，et al．ACC/AHA guidelines for the management of patients with unstable angina and non-ST-segment elevation myocardial infarction．A report of the American College of Cardiology/American Heart Association Task Force on Practice Guidelines（Committee on the Management of Patients with Unstable Angina）．J Am Coll Cardiol，2000，36：970～1062
5. Aceti A，Taliani G，Bac C，et al．Monocyte activation and increased procoagulant activity in unstable angina．Lancet，1990，336：1444～1446
6. Haverkate F，Thompson SG，Pyke SD，et al．Production of C-reactive protein and risk of coronary events in stable and unstable angina．European Concerted Action on Thrombosis and Disabilities Angina Pectoris Study Group．Lancet，1997，349：462～466
7. Morrow DA，Rifai N，Antman EM，et al．Serum amyloid A predicts early mortality in acute coronary syndromes：A TIMI 11A substudy．J Am Coll Cardiol，2000，35：358～362
8. Ridker PN，Hennekens CH，Roitman-Johnson B，et al．Plasma concentration of soluble intercellular adhesion molecule 1 and risks of future myocardial infarction in apparently healthy men．Lancet，1998，351：88～92
9. Libby P，Ridker PM，Maseri A．Inflammation and atherosclerosis．Circulation，2002，105：1135～1143
10. The Global Use of Strategies to Open Occluded Coronary Arteries（GUSTO）；Ⅱb Investigators．A comparison of recombinant hirudin with heparin for the treatment of acute coronary syndromes．N Engl J Med，1996，335：775～782
11. Khot UN，Jia G，Moliterno DJ，et al．Prognostic，importance of physical examination for heart failure in non-ST elevation acute coronary syndromes：the enduring value of Killip classification．JAMA，2003，290：2174～2187
12. Wallenti L，Lagerqvist B，Husted S，et al．Outcome at 1 year after an invasive compared with a non-invasive strategy in unstable coronary-artery disease：the FRISC Ⅱ invasive randomized trial．FRISC Ⅱ Investigators．Fast Revascularisation during Instability in Coronary artery disease．Lancet，2000，356：9～16
13. Cannon CP，Weintraub WS，Demopoulos LA，et al．Comparison of early invasive and conservative strategies in patients with unstable coronary syndromes treated with the glycoprotein Ⅱb/Ⅲa inhivitor tirofiban．N Engl J Med，2001，344：1879～1887
14. Lindahl B，Venge P，Wallentin L．Troponin T identifies patients with unstable coronary artery disease who benefit from long-term antithrombotic protection．Gragmin in Unstable Coronary Artery Disease（FRISC）Study Group．J Am Coll Cardiol，1997，29：43～48
15. The TIMI ⅢA Investigators．Early effects of tissue-type plasminogen activator added to conventional therapy on the

culprit coronary lesion in patients presenting with ischemic cardiac pain at rest: results of the thrombolysis in myocardial ischemia (TIMI ⅢA) Trial. Circulation, 1993, 87: 38～52

16. Chaitman B. Exercise Stress Testing In: Braunwald E, Ed. Heart Disease: A Textbook of Cardiovascular Medicine. 5th edition ed. Philadelphia: WB Saunders, 1997. 162

17. The PURSUIT Trial Investigators. Inhibition of platelet glycoprotein Ⅱb/Ⅲa with eptifibatide in patients in patients with acute coronary syndromes. N Engl J Med, 1998, 339: 436～463

18. The GUSTO-IV ACS Investigators. Effect of glycoprotein Ⅱb/Ⅲa receptor blocker abciximab on outcome in patients with acute coronary syndromes without early coronary revascularization: the GUSTO-IVACS randomized trial. Lancet, 2001, 357: 1915～1924

19. Antman EM, Giugliano RP, Gibson CM, et al. Abciximab facilitates the rate and extent of thrombolysis: results of the thrombolysis in myocardial infarction (TIMI) 14trial. Circulation, 1999, 99: 2720～2732

20. Oler A, Whooley MA, Oler J, et al. Adding heparin to aspirin reduces the incidence of myocardial infarction and death in patients with unstable angina: a meta-analysis. JAMA, 1996, 2276: 811～815

36 急性冠脉综合征易损斑块的检测与评估

心血管疾病是发达国家人们致死的主要原因，同时正在快速成为发展中国家的头号杀手。据估计，每年美国100多万人，世界上其他地区1 900 多万人经历突发性心脏事件，包括急性冠状动脉综合征和（或）心脏性猝死。

传统观点认为，动脉粥样硬化是由于脂质沉积动脉内膜下，形成粥样斑块并逐渐增大而突入管腔，造成管腔狭窄和组织供血不足，最终导致急性心脑血管事件的发生，因此动脉粥样硬化治疗的重点是斑块的消除。

然而，近年来的大量研究证实，急性冠状动脉综合征（ACS）的发生与冠状动脉狭窄的严重程度并无明显的关系，常常是轻至中度的冠状动脉狭窄易伴发急性冠状动脉事件。冠心病患者发生ACS的主要原因是斑块破裂和血栓形成，后者取决于斑块的易损性（vulnerability），即斑块的不稳定性。粥样斑块核心的组成和体积、纤维帽的强度、单核/巨噬细胞等炎性细胞浸润情况等决定了粥样斑块本身的性质。斑块破裂可以是由于斑块性质变化而自发的，也可能在过度疲劳、情绪激动及急性感染等多种诱发因素作用下发生。斑块破裂时斑块的纤维帽撕裂，斑块粥样核心内的大量脂质进入动脉管腔，迅速继发血栓形成并引发多种临床症状。国外的尸检研究已证实，70%～80%的冠状动脉血栓形成是继发于斑块破裂，因此深入地研究易损斑块的发生机制、诊断技术和防治措施已成为近年来动脉粥样硬化研究领域中一个新的热点，对降低动脉粥样硬化的病死率有着极其重要的意义。

近几年出现了一些很有潜力的研究方法，用来分析确定冠状动脉粥样硬化斑块破裂的可能性，包括用以确定斑块形状和组成成分的影像学方法和通过检测斑块炎症情况而确定斑块易损性的诊断技术。影像学方法主要包括超声、光（红外线或X线）和磁共振。热象图检查和生化标记物可用来检测炎症情况。本章主要介绍血管内超声成像技术、光学相干断层成像技术和热象图技术在易损斑块检测方面的最新进展。

36.1 易损斑块

20世纪70年代以后，科学家们就开始探索慢性冠状动脉粥样硬化转变为急性冠脉综合征的机制。Muller等人用易损斑块来描述那些引起大多数临床冠脉事件的易破裂斑块。当时认为造成急性冠脉事件的斑块（根据回顾性尸检研究）有大的脂质池，薄的纤维帽，并有巨噬细胞聚集于其表面上或其下发生炎症反应。

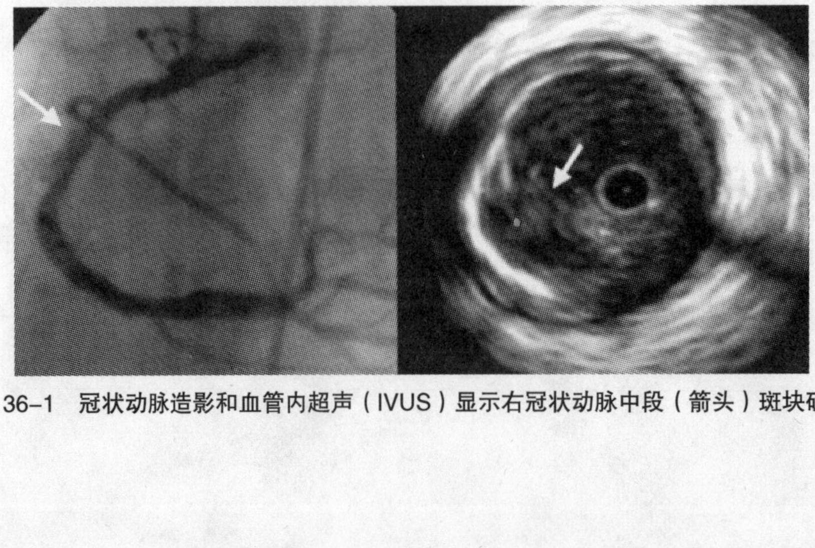

图 36–1　冠状动脉造影和血管内超声（IVUS）显示右冠状动脉中段（箭头）斑块破裂

现多数学者建议使用易损斑块（vulnerable plaque）这个名称，意指所有易于发生血栓，以及可能快速进展从而成为罪犯斑块的那些粥样病变（图36–1）。

当一个病人发生急性冠脉综合征时，导致事件的粥样硬化斑块就称为罪犯斑块。换句话说，冠状动脉内的罪犯斑块或病变是一种回顾性的诊断。一些研究试图通过对猝死患者的研究找出罪犯斑块的特征，表36–1列出了导致猝死的罪犯斑块的病理变化。

表36–1　罪犯斑块的病理情况

破裂斑块（70%）
引起狭窄的（20%）
没有引起狭窄的（50%）
未破裂斑块（30%）
受侵蚀
钙化结节
其他／不明情况的

由于易损斑块是指有破裂倾向的斑块，因此，当一个研究设计用于前瞻性确定那些将来可能会成为罪犯斑块的斑块时，应很小心使用易损斑块这个术语。目前尚不清楚易损斑块的确切组织学特征。由于斑块的性质在不断变化，血栓形成的危险持续存在，因此准确区分稳定斑块和易损斑块较为困难。另外，需要指出的重要一点是，一些破裂斑块不一定导致临床症状，而是导致非临床症状性的病变进展。这一点也增加了确定易损斑块时的难度，因为对于ACS来说，一个易损斑块可能不表现为罪犯斑块，而有可能逐渐进展为更加狭窄的病变，导致或者不导致临床症状。急性冠脉综合征和动脉粥样硬化常用名词的定义见表36–2。

表 36–2　急性冠脉综合征和动脉粥样硬化常用名词的定义

罪犯病变
指冠状动脉病变在血管造影、尸检以及其他检查认为是一个临床事件的原因。在不稳定型心绞痛、心肌梗死、心源性猝死，罪犯病变往往是并发血栓形成扩展到管腔的斑块。
溃疡斑块
斑块的管腔内皮细胞功能障碍或丢失，导致血栓形成。通常没有斑块的裂隙或缺损，斑块经常是含有较多的平滑肌细胞和蛋白聚糖。
高危、易损斑块
这些命名可被用作同义词描述具有增高的血栓形成危险并导致快速进展的狭窄的斑块。
结节性钙化斑块
钙化斑块在钙化性结节上有内皮细胞的功能障碍或丢失，导致纤维帽缺失，因此斑块具有高危或易损性。这是三种可疑易损斑块中最少见的一种。
破裂斑块
斑块有很深的损伤，在纤维帽上有缺损或裂隙，纤维帽下是富含脂质的粥瘤核，因此将斑块的致血栓形成的脂质核暴露于流动的血液。这是导致血栓形成的最常见原因。
血栓形成斑块
斑块表面有血栓延伸至血管管腔，血栓可是闭塞性或非闭塞性的

回顾性尸检系列报告提示心源性猝死和急性冠状动脉事件可由下列不同类型病理基础引起：①易破裂斑块，脂质核心大，纤维帽薄及巨噬细胞浸润。②已破裂斑块——亚闭塞性血栓及早期机化。③易糜烂斑块——富含平滑肌细胞的斑块内有蛋白多糖基质。④已糜烂斑块伴亚闭塞性血栓。⑤继发于血管滋养管泄漏的斑块内出血。⑥钙化小结突入血管腔。⑦慢性狭窄性斑块伴严重钙化，陈旧性

血栓及偏心性狭窄。上述均为易损斑块。

36.1.1 易损斑块的诊断标准 动脉粥样硬化斑块核心的大小及成分、纤维帽的强度等方面决定了粥样硬化斑块的稳定性，易损斑块的诊断标准见表36-3。存在一项或多项表明发生斑块并发症的危险性高。

表36-3 易损斑块的诊断标准

主要标准
活动性炎症（单核细胞／巨噬细胞或T淋巴细胞的渗出）
纤维帽薄而脂核大
内皮脱落，表面血小板聚集
斑块裂隙
狭窄程度＞90%
次要标准
浅表钙化结节
斑块呈亮黄色
斑块内出血
内皮功能异常
外向（正性）重构

主要标准：

①具有偏心性的、相对体积大且质软的脂质核心（脂质核心大）。动脉粥样硬化斑块的脂质核心由胆固醇酯及胆固醇结晶组成。易损斑块的脂质核心大，一般大于斑块体积的30%，并且胆固醇酯的含量高。胆固醇酯在体温状态下呈液态，而胆固醇结晶呈胶状，胆固醇酯的比例增高，会降低脂质核心的硬度，易于破损。这样体积大、质软且偏心的脂质核心使斑块的受力不均，特别是使斑块的纤维帽与正常动脉壁的结合部位即斑块肩部的受力增大，容易撕裂，60%的斑块破裂发生在斑块的肩部。脂质核心的另一个特点是致栓性，它含有巨噬细胞，可以产生组织因子；同时含有脂质蛋白（a），有致栓性。当脂质核心暴露于血流中时，就具有很强的促血栓形成作用。非易损斑块只有5%的脂质，主要成分为胆固醇晶体，该成分可以增加斑块的硬度。

②斑块内有大量炎性细胞浸润，包括单核／巨噬细胞、少量的T淋巴细胞及肥大细胞。这些炎性细胞都处于活化状态，分泌大量细胞因子和基质金属蛋白酶等活性物质。炎性细胞主要分布在脂质核心、纤维帽及新生血管周围。过去认为，炎性细胞主要通过动脉管腔直接进入，而现在认为炎性细胞也可以通过新生血管聚集到斑块内。机体免疫功能的变化、感染、高血糖、氧化低密度脂蛋白及血管紧张素Ⅱ增加等因素均可导致炎性细胞在斑块内聚集。

③纤维帽薄弱，外形不规则。纤维帽的细胞成分主要是平滑肌细胞。其分泌大量细胞外基质，包括胶原蛋白、弹性蛋白等，这些细胞外基质决定了纤维帽的厚度及强度。由于凋亡等原因致使平滑肌细胞数量减少或（和）平滑肌细胞合成分泌细胞外基质的数量减少，以及多种蛋白酶活性增强致使细胞外基质降解，这些变化都可使纤维帽变得薄弱，厚度通常小于250 μm，胶原含量低。这种纤维帽容易发生撕裂，通常发生在肩部（纤维帽与正常血管壁交界处），且伴有偏心斑块的形成。

④斑块内有大量新生血管。粥样硬化斑块的外膜和内膜中有新生血管，特别是急性冠脉综合征的罪犯病变处。新生血管在动脉粥样硬化病变形成的早期就可出现，有研究显示根据美国心脏协会制定的动脉粥样硬化斑块病理学分型标准，Ⅰ型病变即早期病变的新生血管发生率为31%，而在晚期病变，Ⅴ型为79%，Ⅵ型可达100%。在晚期的动脉粥样硬化斑块内，新生血管不仅有助于大量炎性细胞聚集到斑块内，更由于新生血管壁较薄，容易发生破裂出血，从而导致斑块内出血进而引发斑块破裂。

⑤内皮剥脱，表面有血小板聚集。斑块表层的糜烂在无斑块破裂时就可能伴有血栓的形成。通常见于猝死者、吸烟人群和女性患者。

⑥重度狭窄。重度狭窄斑块的表面，剪切力显著增加血栓形成或突发闭塞的危险。因此，无论是否造成缺血，狭窄斑块都可能是易损斑块。此外，发现狭窄斑块常提示存在许多非狭窄或狭窄不严重的斑块，这些斑块易破裂及并发血栓。

次要标准：

①浅表钙化结节。在纤维帽内或近纤维帽处有钙化结节，这些结节可向外突起导致纤维帽破裂（图36-2）。

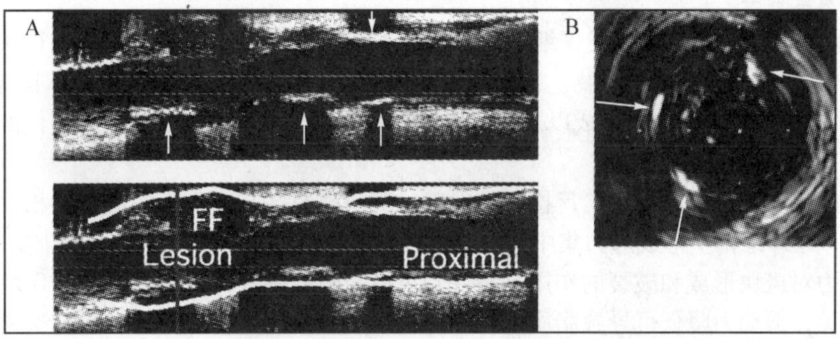

图36-2　血管内超声（IVUS）显示急性心肌梗死患者的典型斑点状钙化纤维脂肪斑块

②黄色斑块。尤其是亮黄色斑块提示斑块有大的脂核和薄的纤维帽，发生破裂的危险大。但由于斑块在不同的阶段都可以呈现黄色，且并不是所有饱含脂质的斑块必然会破裂或形成血栓，故此标准可能特异性不高。

③斑块内出血。有红细胞外渗或铁沉积，可能说明斑块不稳定。

④内皮功能不全。各种急性和慢性疾病状态下均可能出现血管内皮舒张功能不全。易损斑块具有发生活动性炎症反应核氧化应激的位点，而且容易并发内皮功能受损。

⑤扩张性（正性）重塑。许多非狭窄性病变发生“扩张性”、“正性”或“外向性”重塑，即在明显影响血管腔之前，代偿地扩大。有几项研究提示这种重塑可能是斑块易损的潜在替代指标。

36.1.2　易损斑块的发生机制

炎症与斑块易损性：1999 年，Ross提出AS 是一种炎症性疾病，这种假说已得到证实。随着研究的不断深入，AS 中新的细胞因子不断检出，炎症已成为AS 发生发展过程中的核心因素，是动脉粥样硬化血栓形成最常见的原因。炎症反应不仅是斑块破裂的促发因素，亦是斑块破裂后的继发性改变。

炎性标志物被越来越多地应用于ACS病情的监测。高敏C 反应蛋白（hs-CRP）是目前发现的最重要的ACS 的炎性标记物。hs-CRP 具有独立的预测能力，不稳定型心绞痛患者血清hs-CRP 水平明显高于稳定型心绞痛患者，ACS 患者血清中的hs-CRP＞3.0 mg/L时提示预后不良。炎症介质不仅提高生物标志物如CRP的浓度，而且激活削弱斑块纤维帽的途径，导致内膜表面的腐蚀、刺激前凝血素的产生、抑制内源性纤维蛋白溶解。由于肝脏过度产生急性期反应物如纤维蛋白原、纤溶酶原激活物抑制剂21及CRP本身，炎症介质不仅在局部组织（斑块中），而且在血液内调节血栓形成。ACS 1个月后测定CRP，发现它和用 IVUS在事件发生时检测到的破裂斑块的数量相关联，虽然这种关系可能反映炎症是其结果而不是斑块不稳定性的原因，但是证明了炎症和斑块的不稳定性联系。

可溶性黏附分子是黏附分子被酶解后排至血中的细胞外部分，通过检测血清中的成分可以反映组织中的水平。目前血液中可检测到的可溶性黏附分子主要有sICAM-1、sP-选择素、sE-选择素、sVCAM-1等。研究表明可溶性黏附分子在急性心肌梗死和不稳定型心绞痛患者中明显增高，在预测ACS 的发生和预后方面具有十分重要的作用。此外，核转录因子NF- êB 和纤维蛋白原等均可作为预测斑块破裂的标志物，反映斑块的易损性。研究表明肺炎衣原体、巨细胞病毒、疱疹病毒和幽门螺旋菌等病原体参与冠心病的形成和斑块的破裂过程。已经从粥样斑块中检出这些病原体，血清学检查也发现了大量阳性证据。这些感染性病原体可产生大量的促炎因子，导致斑块局部炎症反应加剧，致使斑块破裂。

氧化应激与斑块易损性：氧化修饰的低密度脂蛋白（ox-LDL）和氧化应激对血管内皮细胞的损伤是AS的主要致病因素之一。在人和动物的血浆和AS 斑块组织中已检测到ox-LDL 抗原及相关抗体。研究结果显示，ox-LDL在斑块破裂前已经升高，说明ox-LDL与斑块易损性关系密切，可作为斑块易损性的一项标志物。斑块破裂后，ox-LDL水平明显升高，这与斑块破裂后脂质核成分大量释放入血，激发了氧化应激等因素有关。

细胞凋亡与斑块易损性：研究发现细胞凋亡参与了AS 斑块形成和发展过程，在斑块中已检测出促凋亡基因bax、Fas 和p53等的表达产物。细胞凋亡通过促进AS斑块脂质核心的形成、诱导VSMC 增殖和迁移、促进AS 斑块的破裂和血栓形成以及促进血管重构的发生等机制，在斑块易损性的演变过程中具有重要作用。

斑块所受的应力与斑块易损性：尸检研究发现，斑块破裂区与应力集中区高度相关。当脂质池超过管周45%时，在纤维帽上形成应力集中区，若此区域胶原含量减少且富含巨噬细胞时纤维帽极易破裂。血流剪切力对斑块形成和破裂的作用日益受到重视。研究发现，斑块的形成与斑块所受的剪切力呈显著的负相关，剪切力降低可导致脂质沉积和斑块形成。血流剪切力亦与斑块破裂密切相关，血流剪切力能够影响脂质和巨噬细胞在斑块中的分布，剪切力的增加可导致内皮细胞分泌一氧化氮生成增加，而血小板源性生长因子（PDGF）分泌减少，从而抑制VSMC 蛋白的合成，促进VSMC 细胞凋亡增加。

36.1.3　易损斑块的触发因素　斑块破裂主要由自身的特点所导致，斑块外部的一些因素是触发斑块破裂的重要因素。血管壁长期暴露于机械和血流动力学力量的作用下，可能会触发斑块的破裂。血管壁经常受到切应力的作用，在血压升高或管腔增大时，切应力会增加；管壁增厚时，切应力会减少。病变的血管通常有管腔的不规则，斑块成分不一致，外切应力沿管腔的分布不均匀。计算机模型研究已经证实在斑块的肩部附近容易有较大的切应力，特别是有脂质池的偏心斑块。一些解剖和生理状况会影响斑块的破裂。血压波动和心脏的活动会使血管壁反复伸展、折叠、弯曲等，对血管壁产生长期的压力作用，导致斑块的“疲劳”、纤维帽的削弱以及斑块的突然破裂。冠状动脉痉挛也可能会导致斑块的不稳定。另外，情绪波动、体力活动、交感活动的突然波动会造成血流动力学的突然改变并在管壁的某一部位使外周压力增加，从而触发斑块破裂。

36.1.4　斑块破裂模型的建立　长期以来有关易损斑块破裂的机制、防治措施的研究在很大程度上受到缺乏理想的实验动物模型的限制。以往的研究中，培养模型时间过长，一般要以高脂饲料喂饲apoE基因小鼠1年以上，而且斑块的破裂很不规律。最近Vonder等的研究非常值得关注。Vonder等的方法是首先用一段硅橡胶管套套在apoE小鼠颈总动脉外周以快速诱导动脉粥样硬化。在3周时颈动脉壁出现泡沫细胞，6周时发展为有纤维帽和坏死中心的动脉粥样硬化斑块。再将以腺病毒为载体的人p53基因导入小鼠的总颈动脉，使p53高表达，在转染的第一天平滑肌细胞增殖就开始减少。转染的14天，纤维帽的厚度显著减少，其结构特点为胶原含量减少，平滑肌细胞显著减少，与人冠状动脉不稳定性动脉粥样斑块相似。转染p53后促进了病变发展，但斑块仍很少发生自发性的破裂（16例中只出现2例）。在静脉注射加压剂复合去氧肾上腺素（剂量要达到使血压升高至少2.0 kPa，作用时间至少达到15 min）后，斑块破裂的发生率显著增加（20例中有8例破裂），表现为斑块的纤维帽破裂、核心内容物挤出、斑块内出血、颈动脉内血栓形成以及病变内巨噬细胞吞噬红细胞等。

相比之下，Vonder等的方法是目前最快速最接近人体的动物模型，但仍有许多不够理想之处，首先该模型需用硅橡胶管套使动脉粥样硬化病变加速，再以腺病毒为载体转染p53基因，在实际操作中需要外科和颈动脉基因转染等很复杂的操作，这就使该模型不适于大规模制备及高通量筛选药物和研究基因功能的工作。人的动脉粥样硬化斑块破裂后形成富含血小板和纤维蛋白的血栓，该模型却极少能反映出这种变化；此外p53转染已形成的粥样斑块后对细胞增殖、细胞凋亡、蛋白酶活性和炎症细胞等的影响以及这些变化在纤维帽变薄过程中的作用仍远未清楚，但Vonder等的工作已使动脉粥样硬化斑块破裂的动物模型研究有了长足的进展，在此基础上建立重复性强易操作，能更充分反映人不稳定动脉粥样硬化斑块的变化和破裂后继发病变的小鼠模型对预防易损斑块的研究有极大的促进作用。

36.2 易损斑块的检测技术

由于易损斑块常呈轻度甚至中度的狭窄，血管造影容易漏诊，因此很有必要采用其他的检测方法以更好地检测斑块的性质，识别易损斑块。

目前对于易损斑块的识别可以采用有创和无创两种检测方法，其中有创方法包括血管内超声（IVUS），血管镜，光学相干断层扫描（OCT），温度描记法，分光镜检查，血管内核磁共振等；无创方法包括有磁共振（MRI）和CT。

36.2.1 血管内超声（IVUS）

标准的血管内超声成像技术：传统的血管造影技术是基于组织的原子密度不同产生阴影，而声学成像则是依据不同声学特性的组织间的界面可以产生回声。因此，超声束信号的强度和特性决定了超声仪器是否扫描了某一特性的结构。组织的声阻抗决定了反射声束的波幅和图像的亮度。组织的声学特性由各自的重力、可压缩性和黏性决定，其中前两个因素在临床成像中最重要。软组织间的主要差异可能是各自的重力不同。对于正常冠状动脉，胶原产生的回声信号最强，外膜因有高的胶原含量而强烈地反射超声波。冠状动脉中层主要是平滑肌细胞，胶原含量很少，这一层反射较少的超声波。内层弹力膜主要是由密集的弹力组织反射超声波。对于正常的冠状动脉，血管壁回声分为三层：内层、外层以及无回声的中层。由于外壁和血管周围的结缔组织相融合，外壁的外界不是很清晰。年轻人群中，内弹力膜密度较低，不能反射超声信号而表现为典型的无回声层。

利用IVUS检查，管腔内的血液呈现特别的回声方式，在探头的频率大于25 MHz时，管腔内的血流表现为细小的回声，以旋转的形式在血管内运动。很多情形下，血液点状回声可以帮助确定夹层平面和管腔。血液点状回声的形式取决于血液的流速，在血流受限时，表现为强度增加和更加混乱的回声特点。如果检查是在血流比较缓慢的状态下，血流就呈现五彩镶嵌的特性，因为增加的血流回声会打破血液组织之间的界面。将超声的频率增加到大于40 MHz的时候，由于表面波的分散，可以明显提高血液的对比度。

冠状动脉内超声仪器包括两大主要部件：连接有微型变频器的探头和装有重建图像的电子仪器控制台。由于探头置于管腔内近管壁处，可以使用高频探头（30～50 MHz）来获得高分辨率的冠脉图像。探头频率为30 MHz时，波长大约是50 μm，轴向分辨率大约是100 μm。横向分辨率的决定因素比较复杂，取决于图像的深度和声束的形状。一般情况下，对于30 MHz的探头，在冠脉图像上特定的距离内，横向分辨率大约是250 μm。现在已经将两种变频器的不同设计方法结合在一起，机械转动仪器和多元件电子矩阵。尽管最初机械转动探头应该有较好的图像，尤其是在近场，但是也更容易产生伪像。然而随着技术的进步，图像质量差异已经明显缩小。

血管内超声图像可以提供病变的严重程度、血管重构的信息，在某种程度上还可以提供导致ACS的病灶形态信息。随着这一“标准”成像技术的进步，图像中组织特性的显示也得到提高。

标准血管内超声检查的组织特征：对于每一个病变，定义标准IVUS检查的组织特征是困难的、有限制的。通常，一个“软”斑块定义为至少80%的区域的回声低于外膜回声，以及钙化的弧度小于

10°；纤维斑块定义为至少80%的区域的回声和外膜回声一样高，甚至更高；混合斑块定义为同时含有低回声和高回声区域。纤维斑块和混合斑块属于硬斑块。

早先的研究已经证明了超声成像预测粥样硬化斑块组成成分的可靠性。Gussenhoven等对比了1 100处新鲜的人体动脉斑块的组织学和相应超声图像的表现。脂质区呈现为低回声，而“弱”回声代表的是纤维肌性病变。高密度纤维和钙化表现为高回声，而后者以出现在深部的影子（声影）为特征。含有脂质、纤维肌性组织和钙化的病变表现为带有声影的不均匀回声。带有大量表面纤维“帽”的脂质或纤维肌性病变，其中的回声源结构将弱回声和管腔分开。一项对人类冠脉研究中，对于21条冠脉的112个象限，超声图像估测斑块组成成分的准确性高达96%；纤维和钙化斑块的象限几乎在所有的图像中都得到准确辨别（103个中的100个，97%）；但是对于主要是脂质沉积的斑块，辨别准确性较低，9个象限中7个诊断正确（78%）。

在冠状动脉钙化的发展方向上，相对于荧光成像法和血管造影，超声成像法已经显示出显著的优势。对斑块钙化程度的定量评价是根据和钙化斑块弧形相对的血管壁的成角。一项研究中，对110例要进行导管手术治疗的患者进行斑块钙化度检查：84例进行了超声检查，50例进行了荧光检查（76%对14%）。超声检查的钙化程度和荧光检查的钙化检测率之间存在相关性。钙化存在于两个或更多个象限（≥180°）内，等于或大于5 mm长就可以增加荧光检查对钙化的检出率（分别为74%和86%）。超声检查的钙化深度也会影响荧光检查对钙化的敏感度。在一个回顾性研究中，对183例介入患者进行血管造影和超声检查，超声在138例患者中检测到斑块钙化，而荧光检查只在63例患者中检测到斑块钙化。血管造影的灵敏度和特异度分别是46%和82%。这两种检查方法得到的结果在92例患者中是一致的，在91例患者中是不一致的。相对于血管造影检查中没有发现钙化的患者，发现钙化的患者在超声检查中得到钙化斑块的弧度要大（175°±85°对108°±71°）。如果血管造影检查中发现钙化，超声检测得到钙化的弧度会大于90°，并且钙化是表面性的；如果血管造影检查没有发现钙化，超声检查中发现大而浅表的钙化斑块的比率就会低12%。另外如果血管造影在非目标区远端检测出钙化斑块，超声检查在目标区检测到钙化的可能性会较高。

然而，传统视密度测量法在区分粥样硬化斑块类型时的准确性只是限制于区分基本的三种类型：带有声影的高回声病变通常是钙化组织，等回声区代表纤维和轻微钙化，增厚的无回声区代表纤维性的、血栓性/出血性、脂肪组织或者这几种组织的混合体。更客观地说，视密度测量方法得到量化的组织数据没有使区分斑块细节组成上有很大提高。

标准IVUS得到的重要临床信息：标准IVUS得到的重要临床信息可以分为斑块形状、病变严重程度、重构情况。

①斑块形状：IVUS 技术弥补了传统的冠状动脉造影只能反映血管内径的不足，可准确显示斑块的大小和质地。斑块在IVUS 显像时表现为内膜有异常的回声，管壁厚度增加，管腔面积缩小。根据回声信号强弱的不同可以分为脂质型、纤维型和钙化型斑块，对钙质成分的识别尤为准确（图36-3），根据内膜回声的连续性可以显示斑块表面的破裂和溃疡。IVUS 根据斑块的声学特点，将冠状动脉斑块分

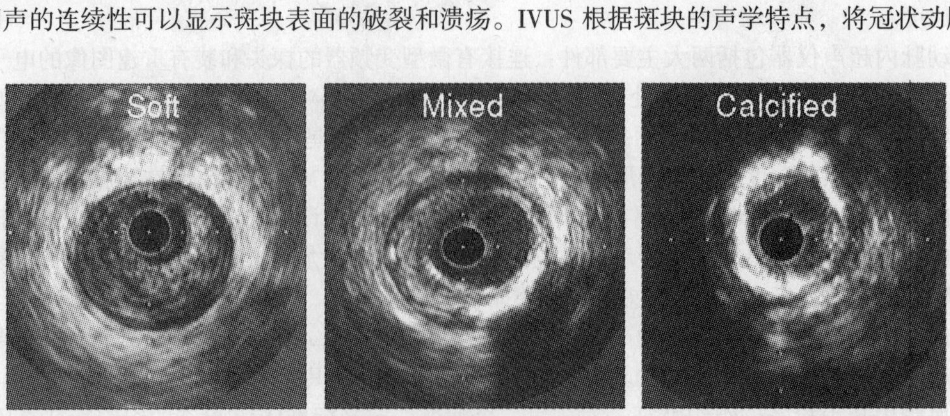

图36-3 斑块的血管内超声（IVUS）
Soft：软斑块；mixed：混合斑块；calcified：钙化斑块

为4 种：a. 软斑块。指80%以上斑块部位为内膜增厚回声，回声强度均匀，强度低于血管外膜，没有钙化回声。b. 纤维斑块：指80%以上斑块部位由均匀的、较高的回声组成，其强度等于或大于血管外膜回声强度，无钙化回声。c. 钙化斑块：指斑块内可见强而亮的回声，并有声影，至少在一个超声切面上可见强回声占血管周径的90%以上。d. 混合性斑块：指斑块内强回声并有声影（范围小于血管周径的90%），或软斑块和纤维斑块均少于病变范围的80%。

IVUS 发现冠状动脉造影所显示的单处斑块破裂实际上常为同一斑块或多个斑块的多处破裂。虽然目前IVUS 30～40 MHz 的分辨率还不足以准确识别纤维帽的厚度和内膜-中膜边界，但根据不同回声强度的边界所计算出的斑块面积和外弹力膜面积与病理测量结果高度一致。IVUS 的研究证明，正性重构多发生在有易损斑块的血管节段，偏心指数和重构指数的增大与斑块的易损性高度相关。由IVUS 导管回拉所获得的血管长轴信息可以判断斑块病变的弥漫程度，将系列二维图像进行三维重建可完整显示整个斑块的体积。

血管内超声的研究表明，血管造影显示有严重冠脉病变的患者，临床症状主要和斑块的性质有关，而不是与狭窄的严重程度有关。IVUS检查出的破裂斑块和临床上ACS的发作相关。

破裂斑块的特征是在斑块内出现无回声区域且纤维帽薄而不清晰（Ⅰ型），或者斑块内深层不清晰（Ⅱ型）。

在IVUS检查中，易损斑块的形态学特征还没有确定，然而，一些研究已经描绘了不稳定型心绞痛患者的罪犯斑块形态特征，并与稳定型心绞痛患者的斑块的形态学特征相比较。Kearney等报道了在不稳定病变中出现内层分离，分隔线是纤细的环周状线。这种表现见于77%（18个中的14个）的不稳定病变和7%（15个中的1个）的稳定病变。Rasheed等进行多变量研究来寻找斑块形态的独立预测因子，发现稳定型心绞痛、年龄大于60岁以及病变位于末梢部位是斑块回声密度的预测因子。Gyongyosi等研究了不稳定型心绞痛患者的冠状动脉粥样硬化危险因子和斑块形态之间的关系，发现高胆固醇血症、吸烟以及男性与血栓形成高发有关。糖尿病和高胆固醇血症是大体积斑块的独立预测因子。

Ge等利用血管内超声检查比较破裂斑块和没有破裂证据斑块的特征，结果显示破裂斑块的无回声区面积（$4.1\ mm^2 \pm 3.2\ mm^2$）比未破裂斑块的无回声区面积（$1.32\ mm^2 \pm 0.79\ mm^2$）明显要大。作者建议不稳定斑块的特征是脂核大于$1\ mm^2$、脂核和斑块的比例大于20%和纤维帽厚度小于0.7 mm。这一研究也找到了斑块易于破裂的部位，即斑块的肩部区域（在这一研究中的比例是55%）。斑块受到侵蚀而深部的脂核没有暴露于管腔这一特点被公认为是ACS的发病机制。然而，在Ge等的研究中，只有10%的斑块出现浅表溃疡，这可能受限于当前IVUS仪器较低的分辨率。

尽管IVUS可以提供高频率图像，可能由于斑块内的脂质和疏松结缔组织的回声与血栓内的凝固血液回声相似，在区分急性血栓和无回声斑块时IVUS的结果仍然不可靠。超声图像和血管造影二者比较，超声成像诊断血栓的可靠性较低。超声成像诊断血栓的灵敏度为57%，特异性为91%，二者都比血管造影差（灵敏度和特异度都是100%）。几个较小的观察性研究试图明确IVUS成像中冠状动脉血栓的表现，血栓定义为管腔内低回声斑块，有轻微的同步震动和较高回声的斑块之间的界面声阻抗差异很大。根据超声标准，血栓形成是基于观察到低回声结构，并且和血管壁之间有明确的界限。Chemarin-Alibelli等对经过溶栓治疗且组织学证明有血栓形成的急性心肌梗死（MI）患者进行引导性粥样硬化斑块切除术的同时进行超声检查，研究血栓的超声学特征。结果显示，相对于组织学，IVUS的灵敏度是84%，特异度是71%。12例在MI发作后5天内检查的患者，发现突出于管腔的血栓特征是：明亮、闪光、产生回声并且可动。18例在MI发作5天后检查的患者，很少发现突出于管腔的血栓回声。陈旧性血栓较难被发现，因为新鲜血栓闪烁的特征被更高的回声取代。

Bocksch等对50例急性MI患者胸痛发作6 h内，尚未进行经皮冠状动脉成形术时施行IVUS检查。在随后的血管造影确认存在近端阻塞病变的50例患者中，42例成功地利用一个3.5机械超声导管（30 MHz）通过病变部位（84%），对整个过程所需时间42 min来说，仅增加了75 s ± 22 s的时间。对于其中的37例患者（88%），超声鉴别了血栓和高回声的粥样硬化斑块，血栓的超声特征是突出于管腔的可动性低回声物质。在32例患者中（76%）斑块是硬的，狭窄面积为48% ± 14%。有趣的是其他文献中大多数（76%）的斑块也被认为是硬斑块，并证明83%的斑块有钙化。

钙化通常是陈旧性粥样硬化斑块的标志。Hodgson等发现相对于稳定型心绞痛患者，不稳定型心绞痛患者有更多的无回声病变，钙化斑块少见。De Sevi等认为ACS患者超声图像中斑块很常见。在43例不稳定型心绞痛患者中，54%的患者在罪犯病变处发现有轻度到重度的钙盐沉积。有趣的是，Braunwald ⅠB组患者相对于ⅡB组和ⅢB组更易见到局部钙盐沉积，ⅡB组和ⅢB组更多见没有钙化的软病变。一项大规模（*n*=1 442）研究显示预测目标病变钙化的独立预测因子包括患者的年龄、稳定型心绞痛、病变的部位以及斑块局部的压力。然而对于绝大多数ACS患者，血管造影显示至少有中等程度的病变，超高速计算机断层扫描（CT）显示有冠状动脉钙化。没有冠脉钙化的患者较年轻，并且倾向于是吸烟的患者。对于血管造影显示没有明显狭窄的ACS患者，钙化斑块的节段数随着病变节段数的增加而增加。

对ACS患者的IVUS研究表明在多处病变有斑块破裂的征象（图36-4），而不仅是在罪犯病变处。CADILLAC研究显示19%的急性MI患者在罪犯病变近端存在斑块溃疡。这一点也在组织学研究中得到证实。组织学研究也表明斑块破裂常见，但只有少数斑块破裂并发ACS。

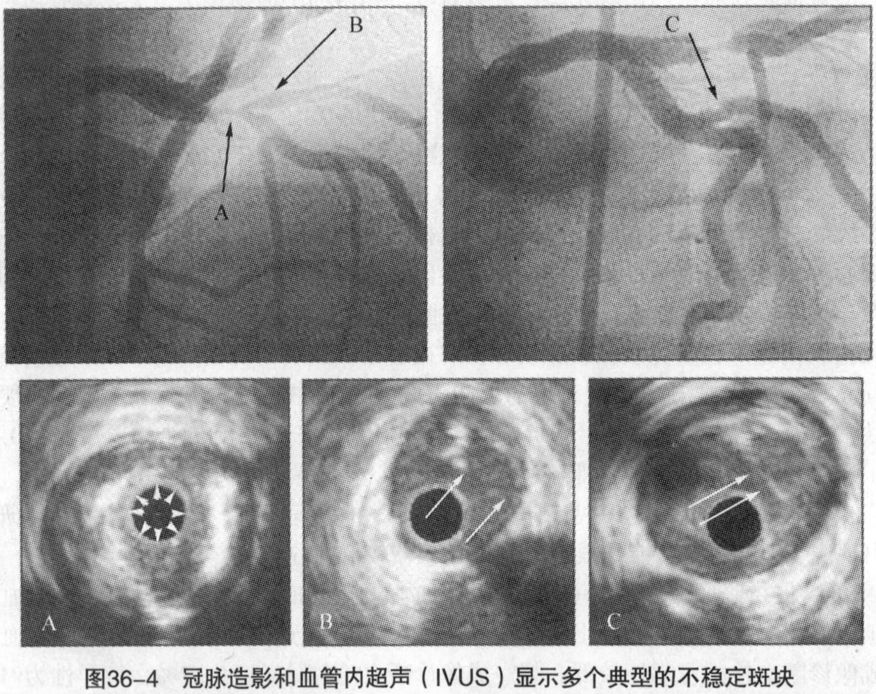

图36-4 冠脉造影和血管内超声（IVUS）显示多个典型的不稳定斑块
罪犯病变导致左前降支次全闭塞（A）；IVUS发现其他两处斑块破裂：对角支（B）和边缘支（C）

②罪犯病变严重程度：血管造影研究表明仅冠脉狭窄的严重程度还不足以准确预测随后的冠脉阻塞的部位和时间以及导致心肌梗死的可能性。Littal及其同事发现66%的患者心肌梗死前冠脉内最窄处不足50%，17%的患者狭窄小于50%，但是所有的患者均有管腔不规则。相对于无预兆的急性MI来说，非复杂性稳定型心绞痛患者的粥样硬化更加严重和广泛。另外还要强调的是血管造影所示的病变严重程度和临床表现之间的关系，假设斑块破裂和斑块稳定持续不断交替出现在病变进展过程中，而没有临床症状出现，直到狭窄达一定的程度才出现临床症状。这一假设解释了相对于易损斑块患者，稳定斑块患者的冠脉狭窄更加严重。Ge等报道了144例心绞痛患者中的139例的血管内超声成像结果：31例患者中发现破裂斑块的特征，即斑块内空洞和薄层纤维帽的撕裂。有斑块破裂征象的患者（*n*=31）的罪犯斑块狭窄比没有斑块破裂征象的患者（*n*=108）要多（56%±16%对 68%±13%）。两组间斑块的面积没有明显差别。另有一些研究报道，相对于稳定冠脉病变来说，不稳定冠脉病变患者有更大的斑块压力，然而，几乎所有的不稳定病变斑块狭窄面积比稳定斑块的狭窄面积要小。这些发

现都强调了不稳定粥样硬化斑块重构的重要性。

ACS患者血管造影偶尔也会表现为正常的冠状动脉。对这类急性MI患者的解释是梗死相关冠脉暂时阻塞或者痉挛或者是二者共同作用的结果。IVUS检查可能对发现这些患者出现MI的机制有所帮助。这类患者IVUS的检查结果是：轻微的病变合并较大的血栓、自发夹层或者外伤后夹层，有时也会发现中度甚至是重度的病变。

心肌桥通常没有症状，但是对于有冠脉疾病危险因素的患者，心肌桥和急性MI有关。尸检中发现多达5%的做过血管造影的患者有心肌桥。冠状动脉血流供应主要是在舒张期，深层心肌桥可以扭曲冠状动脉，减少舒张期血流，同时在心肌桥处的损伤可能会增加内膜损伤以及血小板聚集的倾向。心肌桥伴有症状的患者，IVUS检查可明确心肌桥下是否存在明显的粥样硬化病变。

③重构：指在疾病发展过程中动脉内径的变化。最初重构是指为了适应粥样硬化物质的沉积动脉径线的增大，即正向的重构。最近几年，组织病理学和IVUS研究表明动脉内径可出现缩窄，即负向的重构。在病变部位，动脉可能实际上是收缩加重管腔的狭窄，而不是代偿。图36-5显示了一个经久不愈的斑块。

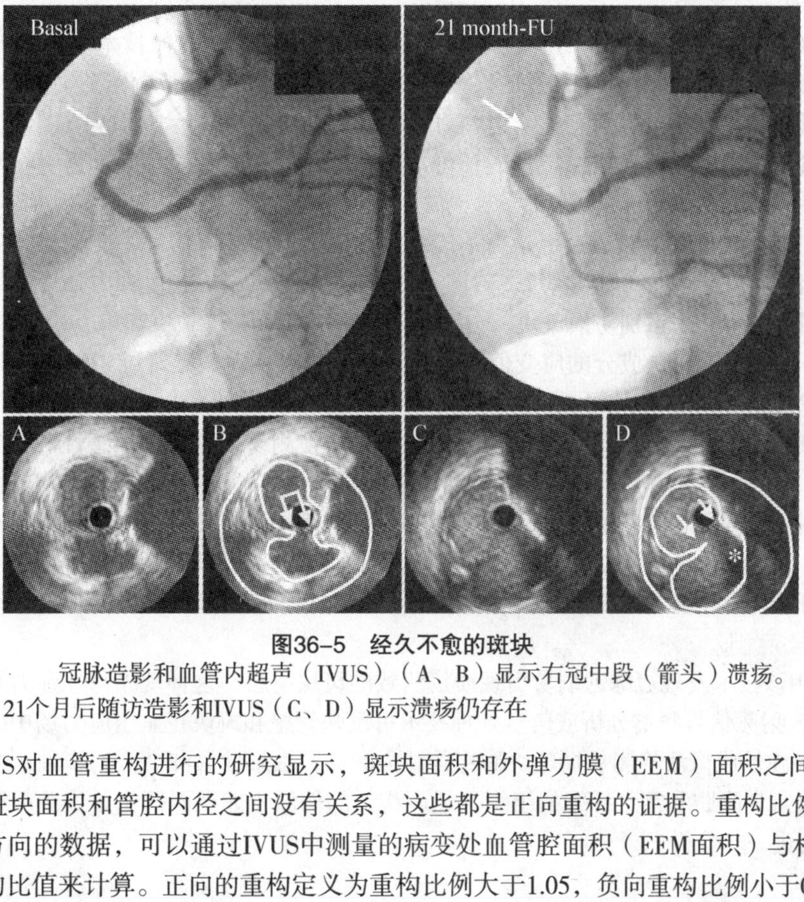

图36-5 经久不愈的斑块

冠脉造影和血管内超声（IVUS）（A、B）显示右冠中段（箭头）溃疡。
21个月后随访造影和IVUS（C、D）显示溃疡仍存在

很多用IVUS对血管重构进行的研究显示，斑块面积和外弹力膜（EEM）面积之间呈现正相关关系，病变部位斑块面积和管腔内径之间没有关系，这些都是正向重构的证据。重构比例是一项定量测量重构程度和方向的数据，可以通过IVUS中测量的病变处血管腔面积（EEM面积）与相应的近端或远端血管腔面积的比值来计算。正向的重构定义为重构比例大于1.05，负向重构比例小于0.95。然而，将这一方法应用于定量重构时，管腔变细、IVUS探头阻塞管腔以及“参照处”可能的重构，都会使得到的结果不准确。病变处管腔内径、斑块、管腔面积等一系列的测量结果均可以判断重构与否及重构程度，但是这种类型的研究缺少逻辑性以及在随访过程中辨认同一病变部位很困难，限制了这种方法的应用。

Schoenhagen等研究了76例非稳定型心绞痛和急性心肌梗死患者，以及40例稳定型心绞痛患者，将他们的病变相对比。病变部位正向和负向重构比例分别定义为大于1.05和小于0.95。在不稳定型心绞痛患者，EEM面积、斑块面积和重构比例的测量值都比相应的稳定型心绞痛患者的测量值明显大。积极的重构在不稳定型心绞痛患者中更常见（51%对18%）。报道了适应性重构的患者倾向于有更多的

血栓和斑块分布、更大的斑块面积和血管横径。缩窄性重构的患者明显倾向于年长者以及有较高心绞痛评分患者。Nakamura等也报道在ACS患者中罪犯斑块的正向重构相对于稳定型心绞痛患者要更常见（74%对37%）。在不稳定症状患者中重构的程度也更高。

重构的程度和方向也取决于斑块的组成和患者的特点。弧形钙化斑的存在被认为是充分重构的独立的负向预测因素，硬斑块被认为是负向重构的独立预测因素。对于不稳定型心绞痛患者，年龄也被认为是影响重构方向的重要因素。

重构和易损斑块之间可能存在病理生理学上的联系。有趣的是，在周围血管中发现斑块易碎性的组织学标志和正向重构相关。在一个对50例股动脉的研究中，进行了1 521处染色显示巨噬细胞（CD68）、T淋巴细胞（CD45R）、平滑肌细胞（α激动剂）和胶原。明显多的巨噬细胞、T淋巴细胞，更少的胶原和α激动剂出现在大斑块处。这些组织学上的细胞和炎症标记物通常和易损斑块相关，并在大的和重构明显的斑块中更常见。另外，人类的血管细胞可以产生金属蛋白酶谱（MMPs），可能对血管重构中的粥样硬化斑块的发展、生长和破裂过程起到重要的作用。对于有巨噬细胞浸润的不稳定型心绞痛患者的大而含脂质多的斑块，这些标记可能提供正向重构的解释。

36.2.2 血管内弹性组织成像 弹性组织图是基于组织变形的成像技术。组织变形的速度（应变）和组织的机械特性直接相关。对于血管，通过IVUS可以确定管腔的变化，连接于变频器的引导探头可以持续测量血压。利用这一信息描绘出弹力组织图（轴向应变图），对IVUS图像进行补充。由于作用力作用于管腔边界，基于对机械特性的评价形成一个平面，叫做接触图。这一技术通过管腔内压力引起的变形，评价组织的局部机械特性。

血管内超声弹性成像法能够通过记录在不同血管内压力下的超声信号，交叉相关分析反映血管壁结构和构成的机械特征（例如纤维组织，纤维脂肪组织或脂肪组织）。血管内弹性成像法也可以按照其自身关于易损度的定义来识别易损斑块。

de Korte 等发现不同斑块成分的应变值差异存在显著意义，尤其是纤维组织与脂肪组织之间，这意味着弹性显像技术与IVUS 相比可更清楚地显示纤维帽和脂核结构。在弹性图中，易损斑块的表面为高应变区，与其相邻的两侧均为低应变区，应用这种方法检测易损斑块的敏感性和特异性分别为88%和89%。此外，纤维帽的应变值与巨噬细胞的含量呈高度正相关，与平滑肌细胞的含量呈负相关。研究显示，弹性图对斑块形态的测量结果比IVUS 更接近于病理结果，而三维弹性图可反映出管壁应变空间分布的情况，并为评价全冠状动脉病变提供信息。然而，IVUS 及其射频信号分析技术对于判断急性血栓形成并不可靠，虽然弹性图技术可以发现IVUS 所不能检出的“软斑块”，但对斑块内出血的检测价值尚不明了。

Gjssl 等利用该技术发现冠脉远端易出现溃疡所致的斑块空腔，这种现象与外弹力膜三维容积线性相关。利用IVUS 射频信号频谱分析或信号处理技术可反映管壁和斑块在血压应力场中的应变情况。根据此定义，IVUS弹性成像法检测易损斑块的特异性为89%，敏感性为88%。初步临床应用表明，使用该技术可以区分富含脂肪和富含纤维的组织。超声相关的伪像（如表面钙化导致的声影）可能会限制对血管壁构成的进一步分析。

36.2.3 冠状动脉血管镜 冠状动脉血管镜这一技术以纤细和弹性的玻璃纤维传送投射的光线，可以直接观察斑块有无裂隙、溃疡、糜烂、表面血栓等；也可以观察斑块的颜色（彩图8）。随着纤维帽的变薄，富含脂质的斑块逐渐变为发亮的黄色，这一现象对于斑块破裂倾向的监测具有很高的敏感性，已有的实验结果显示该方法对于预测斑块破裂具有临床价值。Lehmann等利用三基原比色法（tristimulus colorimetry）提高了冠状动脉血管镜检测血小板聚集和血栓的准确性以及检查的可重复性。技术无法对细小血管进行检查，也无法显示血管壁的信息；进行血管镜检查需要相对无血流区，通常是采用阻塞近端血管或不断用盐水冲刷来完成，这些会产生一定的并发症，同时对斑块的描述存在一定的主观性，这些问题尚需解决。

36.2.4 光学相干断层成像

光学相干断层成像技术：光学相干断层成像（optical coherence tomography，OCT）利用波长近似于红外线的光波能够以极高的分辨率对冠状动脉壁的组织结构进行成像，是目前空间分辨率最高的技术。光学相干断层成像（OCT）和超声成像类似，只不过OCT是用红外线成像，而不是超声波。光束聚焦于组织，通过干涉测量法测量从不同深度的细微组织反射回来的光波延迟时间。对于超声波，声波脉冲到达界面并反射回来所需要的时间是通过电子钟表测量。然而由于光的传播速度太快，这种测量方法对于光学技术是不可行的。当我们应用参考光传播和干涉测量法后，这个局限性得到解决。光是由红外低频二极管（类似于集成播放器盘）产生，或由千万分之一秒激光源产生。光束被平分为两束，一束光到达样本，另一束到达参考镜。测量出经过组织结构反射回来的光束强度，并将其和从运动的参考镜（到达参考镜的距离是明确的）反射回的光束重新整合在一起，只有当这两束光相匹配并和光源长度一致，仅有微米级的差异时，才会发生干涉。

随着光束在不同的横断面持续扫描组织，在血管长轴方向上进行重复的测量，获得图像信息。从内部形态结构组成和组织细胞结构反射回来的光，以及后散射回来的光组成结果数据，形成二维图像。这一技术通常应用于眼科学，比如当怀疑透明组织有病变时。然而OCT在血管内成像中的应用还包括不透明组织的成像。尽管血管和其他组织强烈吸收可见光，但大多数组织相对不吸收红外光。因此，图像深度受限于光的散射，而不是光的吸收。利用较长波长的红外光成像（1 300 nm，通常在OCT中使用的是800 nm），图像在血管组织内的深度可以增加到显示血管壁全层。利用OCT得到的图像轴向分辨率比其他任何成像方法都高，可以达到20 μm，或者更高。

OCT分辨率为2～10 mm，与IVUS相比，OCT可以对薄的纤维帽进行高质量的描述，同时可以对斑块成分进行更好的显示。对于富含脂质的斑块，其敏感性可达92%，特异性达94%；对纤维钙化的斑块，敏感性可达95%，特异性达100%；对纤维性斑块，敏感性可达87%，特异性达97%。另外，近期尸检研究显示OCT信号和纤维帽内巨噬细胞有明显的相关，提示该项检查可以显示纤维帽内巨噬细胞的浸润。虽然组织穿透力只有2 mm，但已经足够评价斑块的稳定性。

目前OCT的局限性依旧很大，这主要和以光为基础的能源相关，包括组织穿透力差以及血液的影响。后者和血管造影一样，也需要无血流区，比如用带有或不带有附近阻塞气球的盐水注射。但这些步骤不允许长时间获取图像，也不能获得长段血管的图像。

OCT 的主要缺点是激光束的穿透深度仅为1～2 mm，帧频＜ 10 帧/ s，且激光束在组织中有多重散射，当透过血液和组织成像时，图像质量明显下降，这是限制OCT发展的最大问题。

按照最近发表的国际共识性诊断标准，纤维帽变薄的定义为纤维帽厚度＜ 100 μm 。OCT 对于分辨厚度＜ 65 μm 的纤维帽的敏感性与特异性均为100%。OCT 对于检测脂质核心、钙化和巨噬细胞浸润与病理结果高度相关，敏感性与特异性均在90%以上，对斑块内巨噬细胞的含量尚可进行定量分析。近来报道利用穿透力较好的波长在750～2 500 nm 的近红外线反射光谱，可以检测出主动脉管壁中含有的胆固醇，Moreno 等的研究显示该技术对斑块内出血具有诊断价值。应用拉曼光谱分析技术（Raman spectroscopy）对发生拉曼效应的入射光源进行光谱分析，能够反映出生物组织化学组成的变化。虽然各种光谱分析手段都可用于纤维帽和脂质核心的检测，但只能提供不同成分在斑块中的含量与组合方式，不能像OCT 技术那样能够直接观察到斑块的各种成分和结构。光谱分析技术采用的入射光源同样为红外激光束，其穿透深度与OCT 相当，拉曼光谱分析是一维技术且图像本底噪声过强，影响了结果的解释，因此该项技术必须与IVUS、冠状动脉血管镜等其他检查手段联合使用。

光学相干断层成像临床信息：OCT中各种斑块成分的特征已经通过静态组织成像建立起来。在这个研究中，通过对动脉节段（n=55）分析，建立了OCT图像对三种类型斑块的区分标准。OCT图像中，纤维斑块的特征是均质的富信号区；纤维钙化斑块的特征是边界清晰锐利的穷信号区；富含脂质的斑块特征是边界不清的穷信号区。这些标准的建立是通过分析307节段动脉分别得到的，其灵敏度和特异度范围分别是：纤维斑块，70%～79%和97%～98%；纤维钙化斑块，95%～96%和97%；富脂斑块，90%～94%和90%～92%。

OCT在检测斑块和区分纤维斑块与钙化斑块的形态上和高分辨率IVUS相比，二者不分上下。对于分辨率，OCT更具有优势，可以检测到内膜增生，内、外弹力膜，以及IVUS不能检测到的富脂斑块。最近，在一项尸体研究中，OCT检测和定量巨噬细胞浸润的能力得到证实。纤维帽中巨噬细胞的出现和光信号相关，通过免疫过氧化物酶对CD68染色，只要染色区内CD68阳性的巨噬细胞比例大于10%，就可得到100%的灵敏度和特异度。

36.2.5 热象图

热象图技术：局部炎性活动的强弱是判断斑块易损性的重要指标，研究表明斑块温度可预测斑块破裂与血栓形成。粥样硬化斑块的炎症在斑块破裂后逐渐明显，肥大细胞和淋巴细胞浸润说明炎症反应的存在，各种金属蛋白酶沉积降解支架胶原，并促进斑块破裂。炎症的特性之一是发炎组织的温度升高。由于炎性反应会在局部产生热量，测量斑块表面的温度可以评价局部炎性反应的程度。无创性的温度图（thermogram）采用磁共振的方法，但受到血管大小及运动伪像的影响。基于接触感应原理的微创性的温度图应用较广泛，测温导丝的直径仅为3F，可满足冠状动脉主要分支检查的要求。很多研究者利用带有温度计的探头试着测量颈动脉和冠状动脉粥样硬化斑块的温度，温度计的灵敏度是0.05 ℃，空间分辨率是0.5 mm。很有可能血管内的血流降低斑块表面的温度，所以要准确测定斑块的温度需要短暂血流阻断。

虽然不同研究中所采用的温度测量导丝和硬件系统不尽相同，但结论基本一致：热斑块（hot plaque）的温度升高0.11 ~ 0.13 ℃，斑块温度的升高与炎性细胞的密度成正比而与细胞簇与血管内膜的距离及平滑肌细胞的密度成反比 。Toutouzas 等发现温度图测量的斑块温度与炎性标记物之间呈高度相关性。根据斑块与正常血管壁之间温度的差异可以预测近期可能破裂的斑块，这非常有利于斑块易损性的检测 。斑块内的pH反映了炎性细胞的代谢增强和酸性代谢产物的积聚。Naghavi等发现冠状动脉管壁中富含脂质区域的pH不仅低于钙化性区域，而且显著低于不受动脉粥样硬化影响的脐动脉管壁，因此推论易损斑块是一个酸性环境。Khan等在人颈动脉斑块体外实验中证实斑块的pH及乳酸生成量在易损斑块与稳定性斑块之间差异存在显著意义。

热象图重要临床信息：Casscells等测量了内膜切除术中得到的冠状动脉标本的内膜温度。标本的温度通过热敏电阻器（带有24个测量针，精确到0.1 ℃，间隔时间0.15 s）测量。这些斑块上的几个区域的表面温度以0.2 ~ 0.3 ℃重复变化，但是37%的斑块大部分区域是温度较高的区域（0.4 ~ 2.2 ℃）。不同温度的区域之间在肉眼上没有什么差别，有时还彼此之间挨得很近（<1 mm）。温度和细胞密度正相关，和细胞簇到管腔表面的距离负相关。绝大部分细胞是巨噬细胞。Verheye等，测量了动态下兔子的主动脉内多处温度。在测量动物主动脉弓和降主动脉表面温度之前的6个月内，这些动物分别给以正常饮食和富含胆固醇的饮食（0.3%）。正常饮食组，不存在斑块形成和斑块温度异质性；在高胆固醇饮食组，斑块主要出现在胸主动脉，并且随着斑块厚度的增加，斑块温度呈现明显的升高趋势。重要的是，随后3个月内，胆固醇降低，斑块厚度没有变化，但是温度异质性却显著降低了。因此，动态下兔子粥样硬化斑块的温度异质性由斑块组成决定。

临床上，冠状动脉温度在急性冠脉综合征患者差异较大。Stefanadis等对90例患者进行研究，其中45例冠状动脉正常，15例稳定型心绞痛患者，15例不稳定型心绞痛患者，15例急性MI患者。对照组动脉的温度是恒定的，然而，和貌似正常的管壁相比，多数粥样硬化斑块的温度偏高；从稳定型心绞痛患者到急性MI患者，粥样硬化斑块温度和貌似正常管壁的温度之间的差异越来越大（相对于基线温度，稳定型心绞痛患者的斑块温度高0.106 ℃ ± 0.110 ℃，不稳定型心绞痛患者斑块温度高0.683 ℃ ± 0.347 ℃，急性MI患者斑块温度高1.472 ℃ ± 0.691 ℃）。斑块内部温度异质性分别是20%、40%和67%，然而在正常对照组，没有观测到温度异质性。

Stefanadis等进行了预测性的研究，粥样硬化斑块和血管造影显示的正常管壁之间的温度差异，以及温度差异和86例经皮介入手术后成活且无发作之间的关系。研究对象包括稳定型心绞痛（34.5%）、不稳定型心绞痛（34.5%）和急性MI（30%）。从稳定型心绞痛到急性MI患者的温度差异逐渐升高（稳定型心绞痛患者0.132 ℃ ± 0.18 ℃，不稳定型心绞痛患者0.637 ℃ ± 0.26 ℃，急性MI患者0.942 ℃ ± 0.58 ℃）。临床随访期中位数是18个月，温度差异在发生恶性心脏事件组要高于没有发生心脏事件组（温度差异：0.939 ℃ ± 0.49 ℃ 对0.428 ℃ ± 0.42 ℃）。温度差异在随访中是预测恶性心脏事件发作强有力的预测因子（优势比为2.14）。作为预测恶性心脏事件发作的温度差异的界限是温度明显升高0.5 ℃。温度差异大于或等于0.5 ℃的患者，恶性心脏事件的发生率是41%，而温度差异小于0.5 ℃的患者，恶性心脏事件的发生率仅是7%。同组患者给予他汀治疗后，冠状动脉斑块的温度差异降低。据报道，72例患者中，21例稳定型心绞痛患者，32例不稳定型心绞痛患者，19例急性MI患者。所有患者中，37例患者经历长于4周的他汀治疗，其他35例患者没有给予他汀治疗。相对于接受他汀治疗组，没有经历他汀治疗组温度差较高（0.56 ℃ ± 0.41 ℃ 对 0.29 ℃ ± 0.33 ℃）。这两组的温度差异都随着病变类型（从稳定型心绞痛到急性MI）的变化而升高。在校正由于不同临床症状引起的温度变化后，多变量分析表明他汀治疗是和温度差异相关的独立因子。

将0.014″ 压力感应线（Radi医学系统，Wilmington 公司，MA）置于冠状动脉内，它也可以测量血液的温度差异。以往的研究也表明在冠状动脉内存在可检测到的温度梯度。相对于临近正常管壁的血液温度来说，和炎症斑块临近的血液温度可能会较高。然而，在明确这一信息的重要性以前还需要更加严格的研究。

目前还不清楚温度升高的确切机制。巨噬细胞的新陈代谢率比其他大多数细胞高，富脂质的脂肪泡细胞的氧耗量比平滑肌细胞高3倍。另外，某些类型的巨噬细胞可以表达线粒体解聚酶，这些酶和生热蛋白同源。生热蛋白在棕色脂肪组织内产生热量。因此，巨噬细胞聚集的地方产热能力增强似乎是有道理的，这些热量可以通过置于冠状动脉内的温度记录仪器测量。细胞黏附标志着炎症向冠状动脉病变处集中，细胞黏附模式和ACS患者在罪犯病变处的温度差异相关。在稳定型心绞痛病变处与不稳定型心绞痛病变处的温度差异之间有一个明确的空缺，然而，尚没有明显的证据表明，温度差异和特定的易碎斑块相关而不是通常的炎症标志。同样，已经报道了温度异质性在个体之间的变异，变异来源于通过狭窄病变处的血流改变、全身炎症或者用药方案的不同，这些都使得热象图评价个体斑块易碎性时可靠性受到质疑。

36.2.6 计算机断层显像技术 相对于磁共振显像、CAG和超声波显像，电子束计算机断层显像（EBCT）和螺旋CT 对冠状动脉内钙化的容积的定量最为准确。最近推出的非EBCT系统，如心电图门控的多排探测器CT技术对于评价冠状动脉狭窄和重构具有高达90%的敏感性和特异性，对斑块钙化容积的定量与EBCT 也有很好的相关性，但成像过程仍然受心脏跳动和呼吸运动的影响，检查成功率< 80%，临床应用受到一定的限制。利用多排探测器技术所获得的多层面CT图像不仅可用于观察冠状动脉的狭窄程度，还可用于管壁的评价，但是与传统CT技术相同的是仅根据CT图像只能将斑块分为钙化性、非钙化性和混合性3 种类型 。随着CT 成像速度的不断加快以及图像处理相关算法的进一步改善，CT对非钙化性斑块和软组织的分辨力也逐渐提高。另一方面，许多研究者利用各种对比剂进一步扩宽CT对易损斑块的识别能力。Zarrabi发现体外培养的小鼠腹腔巨噬细胞能够高亲和性地摄取脂质体包被的碘海醇，而后者可以作为CT显像的造影强化剂，虽然图像的空间分辨率较低，但靶标对比剂的使用有望增强CT对脂核的分辨能力及纤维帽厚度测量的准确性，并可能实现在体斑块炎性细胞活动强弱的判断。

36.2.7 磁共振显像技术 随着115T 磁共振显像（MRI）技术分辨率的提高，已可根据T1 、T2 及PD 加权显像中各种信号强弱的组合来识别斑块纤维帽、脂核和钙化成分并进行定量分析，采样速度的提高在一定程度上解决了呼吸和心跳的影响。系列研究证实这种无创性技术对于监测斑块发生和组织成分的动态改变具有重要价值。根据三维时飞法（ToF）、T1WI、PDWI 及T2WI 4种不同序列图像中信号强弱的不同可以区分纤维帽的厚度和完整性。Yuan等证实三维ToF和T1加权图像联合分析可以区分出脂质核心的坏死和斑块内出血，敏感性和特异性均在90%以上。9T以上高分辨率磁共振的出现更加提高了对纤维帽厚度的识别精度。利用血栓中的高铁血红素作为天然对比剂，实现了T1加权的MRI 直接血栓显像，并可以区分出新形成的血栓、陈旧性血栓等不同阶段的血栓。经对比剂强化的T1加权图像可显著增加MRI对纤维组织和脂质核心识别的准确性，并可根据强化前后图像信号改变的差异区分斑块内出血或新生血管的纤维成分。被巨噬细胞摄取的超顺磁性氧化铁纳米微粒（SPIO）在磁共振显像技术中可作为一种靶标对比剂用于斑块炎性活动的检测。在介入导管前端安装磁性线圈，可以利用介入技术直接在冠状动脉腔内进行成像，分辨率可达到120～300 μm，体外研究显示这种技术对斑块大小和内膜厚度的测值与病理结果的一致性达80%。Cherukuri等在动物实验中，首先注射SPIO，随后使用安装有115T MRI探测器的113 mm的介入导管对动脉进行腔内成像，可以在极高信噪比条件下获得斑块中炎症活动强弱的直观信息。理论上，针对斑块中的各种成分都可以设计相应的具有定向高亲和性的造影剂，以提高MRI斑块显像的能力，从而做到不仅可对斑块进行形态显像而且能够进行功能显像。

36.2.8　核素闪烁显像与免疫荧光显像　将正电子发射断层显像（PET）或单光子发射断层显像（SPECT）技术用于易损斑块显像必须配以适当的标记物。以血小板、纤维蛋白、基质为靶标的标记物已应用于临床和科研中，更多的研究集中于新型标记物的研制和斑块中新标记位点的研究。利用膜联蛋白（annexin）V与凋亡细胞的高亲和力，将前者以Tc299m标记后可检测斑块中的细胞凋亡情况，研究发现斑块的膜联蛋白摄取量是正常管壁的913倍，这种差异与斑块内巨噬细胞的含量呈正相关。经核素标记的氧化特异性抗体可特异性地与斑块中的氧化低密度脂蛋白（Ox2LDL）结合，从而可对Ox2LDL的含量进行测定。应用免疫荧光显像对胶原、弹力蛋白和Ox2LDL进行荧光光谱分析，可识别出正常管壁和斑块，并可估测脂核大小与纤维帽的厚度，准确性达到80%以上。

36.2.9　分光镜成像　通过分析不同化学成分对光的不同波长的散射和吸收，分光镜可以准确分析血管壁的组织构成。目前，有2种方法采用该技术，即Raman分光镜成像和近红外线（NIR）分光镜成像。与IVUS相比，Raman分光镜成像可以更好地检测出胆固醇。同样，在近期的一项体外研究中，NIR分光镜成像对于脂质核心的探测，其敏感性可达90%，特异性达93%；对纤维帽探测，敏感性可达77%，特异性达93%。

36.2.10　血管内磁共振　现有的无创性磁共振（MRI）通过表浅血管的生物物理和生物化学的特性来表现斑块的特点。但是体外核磁的分辨率低（＞300 pm），同时干扰多，无法探及深部血管的病变；血管内显像线圈的使用可以克服上述的不足。最近，一项体外研究显示使用0.5 TMRI和5F的血管内线圈可以将分辨率提高至160 pm。但是，仍然有一些技术限制需要解决，例如由于心脏活动导致的伪差，以及检查时间较长等。

36.3　易损斑块检测方法的进展

易损斑块的识别不仅需要传统的斑块形态学信息，更需要斑块炎症和代谢活动的信息。因此，同时具备这两种功能的显像技术应成为今后的发展趋势。各种靶向造影剂的应用使多种形态显像技术同时具备了功能显像的能力，应用超顺磁性氧化铁纳米微粒的磁共振显像即是范例。将对比超声显像中使用的微气泡与多种生物分子相结合，可显示白细胞和细胞间黏附分子的活性状态。炎性活动改变了斑块成分的分子构成，生物弹性随之发生改变，应力-应变场中的表现也发生相应的变化。从这个意义上说，血管内超声弹性图实现了形态显像和功能显像的结合。Naghavi等 和Varnava等在实验研究中将IVUS或OCT技术与热敏导管相结合，以期同时获得易损斑块形态与功能两个方面的信息。

尸检和血管内超声研究显示年轻和无症状个体的动脉粥样硬化病变很常见，这些斑块中有多少可能会发生破裂尚不清楚。此外，慢性炎症和巨噬细胞/泡沫细胞形成是动脉粥样硬化自然进程中的一部分。这些资料提示只根据斑块形态和慢性炎症标志而不进行筛查尚不能为鉴定易损斑块提供令人满意的预测价值。

诊断和治疗方法可以针对冠状动脉疾病的总体负荷。在这方面用CT检查冠脉钙化评分是个好例子。超速CT可测定所有冠状动脉内钙化动脉粥样硬化斑块的总体负荷。如同炎症的全身指标（如hsCRP），内皮功能不全（测量肱动脉流量介导的血管舒张功能受损）也有助于鉴定动脉易损性，并可以作为筛查工具。

有大量的证据提示，不同类型的易损斑块有各种不同的组织病理和生物学，要评估斑块的易损性，显然既要评估其结构特征（形态学）亦要评估其功能（活性）。血管滋养血管成像（vasa vasorum imaging）是临床检测易损斑块的一个新方法。血管滋养血管是营养血管壁的微血管，在广泛的新生血管形成的情况下，例如在粥样斑块、肿瘤血管生成、糖尿病性视网膜病，新生血管大多脆弱并易于出血和破裂。在动脉粥样硬化领域，最近的证据显示血管滋养血管增殖是和斑块炎症及不稳定性相联系的因素，它先于或者伴随斑块炎症及不稳定性。IVUS是相对较老并广泛应用于临床指导冠状动脉内介入的工具，被越来越多地用于检测动脉粥样硬化斑块。然而它不能测量斑块活性限制了它检测易损斑块的价值。新的资料显示微气泡对比剂增强的IVUS能够通过血管的滋养血管密度成像评估动脉粥样硬化斑块的活性和炎症，它使IVUS第一次能够通过定量血管滋养血管密度和灌注显示动脉粥样硬化斑块炎症。越来越多的证据表明血管滋养血管密度可能是一个很强的斑块易损性的标记。IVUS结构评估（纤维帽厚度、脂质核、钙化等）和血管滋养血管密度成像能够作为检测易损斑块临床可用的最有力的工具

另一种正在兴起的方法是测定冠脉内各项因素的梯度（冠脉口和冠状窦或每支冠脉的近端和远端），这些因素包括细胞因子、黏附因子、温度等。

36.4 目前存在的主要问题及展望

尽管近年来对于易损斑块的研究已取得了很大的进展，但仍存在许多问题：① 斑块破裂与急性心血管事件的因果关系主要来自于尸检的回顾性研究，斑块破裂作为急性心血管事件的发病机制仍有待于前瞻性的临床研究加以证实；②各种病理解剖类型的易损斑块在急性心血管事件中的发生率尚不明了；③与人类易损斑块相比，目前的动物模型存在自发性破裂率较低、炎症反应较轻的缺点，因此仍有待于改进；④何种因素使斑块的慢性炎症转变为急性炎症尚不清楚；⑤目前仍然缺乏无创、简便、准确的检测易损斑块形态和功能的诊断技术，因此无法将易损斑块的病理诊断标准完全应用于临床；⑥尚不了解何种药物能够迅速、充分和持久地稳定易损斑块以及这些疗效能否转变为降低急性心血管事件的长期疗效。因此，应针对上述问题，应进一步深化对易损斑块的基础和临床研究，以求完全阐明斑块易损性的发生机制，建立简便、准确的诊断技术，筛选安全、可靠的治疗方法。找到一种适合于我国目前条件，能进行大规模普查的方法，对预防急性心血管事件发生有极其重要的意义。

（林　红）

参考文献

1. Naghavi M，Libby P，Falk E，et al. From vulnerable plaque to vulnerable patient ：a call for new definitions and risk assessment st rategies. Part I. Circulation，2003，108 ：1664 ~ 1778

2. Willerson JT，Ridker PM. Inflammation as a cardiovascular risk factor. Circulation，2004，109：22 ~ 110

3. Tanaka A，Shimada K，Sano T，et al. Multiple plaque rupture and C-reactive protein in acute myocardial infarction . J Am Coll Cardiol，2005，45：1594 ~ 1599

4. Mauriello A，Sangiorgi G，Fratoni S，et al. Diffuse and active inflammation occurs in both vulnerable and stable p laques of the entire coronary tree：A histopathologic study of patients dying of acute myocardial infarction . J Am Coll

Cardiol，2005，45：1585 ~ 1593

5. Ross R. Atherosclerosis-an inflammatory disease. N Eng J Med，1999，340：115 ~ 126

6. Biasucci LM，Liuzzo G，Grillo RL，et al. Elevated levels of C reactive protein at discharge in patients with unstable angina predict recurrent instability. Circulation，1999，99：855 ~ 860

7. 陈文强，张运，张梅，等. 心绞痛患者血清炎性因子和斑块超声特征的相关性研究. 中华医学杂志，2004，84：1603 ~ 1605

8. Haim M，Tanne D，Boyko V，et al. Soluble intercellular adhesion molecule-1 and long-term risk of acute coronary events in patients with choronic coronary heart disease. J Am Coll Cardiol，2002，39：1133 ~ 1138

9. Wallen NH，Held C，Rehqvist N，et al. Elevated serum intercellular adhension molecule-1 and vascular adhension molecule-1 among patients with stable angina pectoris who suffer cardiovascular death or non-fatal myocardial infarction. Eur Heart J，1999，20：1039 ~ 1043

10. Mulvihill NT，Foley JB，Murphy RT，et al. Risk stratification in unstable angina and non-Q wave myocardial infarction using soluble cell adhesion molecules. Heart，2001，85：623 ~ 627

11. Kockx MM. Apoptosis in the atheroclerotic plaque：quantitative and qualitative aspects. Arterioscler Thromb Vasc Biol，1998，18：1519 ~ 1522

12. Isner JM，Kearney M，Bortman S，et al. Apoptosis in human atherosclerosis and restenosis. Circulation，1995， 91：2703 ~ 2711

13. Cheng GC，Loree HM，Kamm RD，et al. Distribution of circumferential stress in ruptured and stable atherosclerotic lesions：a structural analysis with histopathologic correlation. Circulation，1993，87：1179 ~ 1187

14. 张鹏飞，张运. 动脉粥样硬化易损斑块识别的影像技术进展. 中华医学杂志，2004，84：1140 ~ 1142

15. Schaar JA，de Korte CL，Mastik F，et al. Characterizing vulnerable plaque features with intravascular elastography. Circulation，2003，108：2636 ~ 2641

16. Tearney GJ，Yabushita H，Houser SL，et al. Quantification of macrophage content in atherosclerotic plaques by optical coherence tomography. Circulation，2003，107：113 ~ 119

17. Jang IK，Bouma BE，Kang DH，et al. Visualization of coronary atherosclerotic plaques in patients using optical coherence tomography：comparison with intravascular ultrasound. J Am Coll Cardiol，2002，39 ：604 ~ 609

37　核素显像在急性冠脉综合征中的应用

核心脏病学是核医学中发展最快、应用范围最广的分支之一，也是现代心血管疾病诊断与研究中一种有效的无创伤手段。早在1926年，美国学者Blumgard等人就首先在循环系统中应用天然放射性氡测定动静脉血管床之间的“循环时间”，开创了人体循环系统示踪剂研究的先河。目前核医学不仅可用于心脏病的诊断，还可用来评估心血管疾病的病理生理改变、严重程度以及冠心病的心肌缺血范围、侧支循环状况和发生心肌梗死的风险。本章主要讨论心肌血流灌注及代谢显像、心血池显像在急性冠脉综合征中的应用。

37.1　心肌灌注显像

37.1.1　显像原理　心肌灌注显像是一种无创伤的检查心肌梗死和心肌缺血的方法。正常心肌细胞能选择性摄取某些碱性离子或核素标记化合物而显影，且心肌摄取该放射性药物的量与心肌血流灌注量成正比，而缺血、坏死以及疤痕心肌则表现为放射性摄取减少或无摄取，呈现放射性稀疏缺损区，故此类心肌显像称为心肌灌注显像或称心肌“冷区”显像。目前常用的放射性药物有两类，一类是放射性核素^{201}铊（^{201}Tl），另一类是^{99m}锝（^{99m}Tc）标记的异腈类化合物。

^{201}Tl由回旋加速器生产，在衰变过程中发射69～83 keV（88%）的X线和135 keV、165 keV与167 keV（12%）的γ射线，物理半衰期74 h。^{201}Tl 静脉注射后随冠状动脉血流通过心肌时约85%被心肌细胞吸收，主要通过激活心肌细胞膜的Na-K-ATP酶而转移至心肌细胞中，摄取量与心肌血流量成正相关。^{201}Tl进入心肌后常较快地被心肌细胞所清除。因此，^{201}Tl在心肌内的聚集量取决于心肌血流量、心肌细胞摄取率和清除率三者的动态平衡。心肌缺血时缺血灶对^{201}Tl摄取较正常心肌缓慢，早期显像时缺血区呈放射性稀疏或缺损。随后正常心肌开始清除，而缺血心肌仍继续摄取，经过一段时间后，正常心肌和缺血心肌对^{201}Tl的聚集量基本平衡，再次显像时，由于正常和缺血心肌的放射性差别明显缩小乃至消失，原稀疏或缺损区被放射性填充，出现放射性的再分布图像，而心肌梗死灶因无摄取^{201}Tl功能而无再分布现象。采用运动负荷或药物介入试验加大缺血与正常心肌摄取^{201}Tl的差距来鉴别心肌缺血或梗死，可提高检测的灵敏性。

另一种显像剂是近几年研制成功的^{99m}Tc标记的异腈类化合物。目前最常用的药物是^{99m}Tc标记甲氧基异丁基异脂（^{99m}Tc-methoxyisobutylisonitrile，^{99m}Tc-MIBI），它与^{201}Tl具有相似的生物学特性，心肌摄取量同心肌血流量有明显正相关，故其显像结果的解释和评价与^{201}Tl心肌显像相同。但^{99m}Tc-MIBI在心肌内分布保持相对稳定，清除缓慢，故无再分布现象，因此在运动负荷试验显像后，须经48 h后才能进行静息态显像，以避免第一次显像时心肌放射性本底的干扰，在静息态显像时须再次注射显像剂。

37.1.2　显像方法

^{201}Tl心肌灌注显像：

①负荷显像：采用运动负荷或药物介入试验加大缺血与正常心肌摄取^{201}Tl的差距来鉴别心肌缺血或梗死（图37-1），可提高检测的灵敏度。^{201}Tl心肌灌注负荷显像常用的运动装置是活动平板或电制踏车功率仪。患者于运动前在上臂建立好静脉通道，当达到终止运动指征时，立即从已建立好的静脉通道注入^{201}Tl 74～111 MBq（2～3 mCi），并继续运动1 min，然后分别于注射后10 min和4～6 h进行早期负荷显像和静息再分布显像。

②静息显像：部分患者因临床要求或因禁忌不宜进行负荷试验时，可选择静息显像。患者于静息状况下静脉注入^{201}Tl 74～111 MBq（2～3 mCi），注射后10～30 min进行心肌平面或断层显像，必要时可加做4～6 h显像。

③延迟显像与再注射显像：对于无明显心肌梗死病史的患者，如4～6 h再分布显像时仍呈现为不可逆性缺损时，有必要鉴别是心肌严重缺血抑或为心肌梗死。^{201}Tl 24 h延迟及再注射显像有助于提高严重缺血心肌对^{201}Tl的摄取，如原稀疏缺损区出现放射性填充，说明心肌存活，反之则拟诊心肌梗死。延迟显像多于负荷试验后24 h进行（8～72 h）。再注射法选择在4～6 h再分布显像结束后即刻进行，静脉再注射^{201}Tl 37 MBq（1.0 mCi），30 min后再行心肌显像。再注射显像与延迟显像比，具有省时、心肌摄取高的优点。

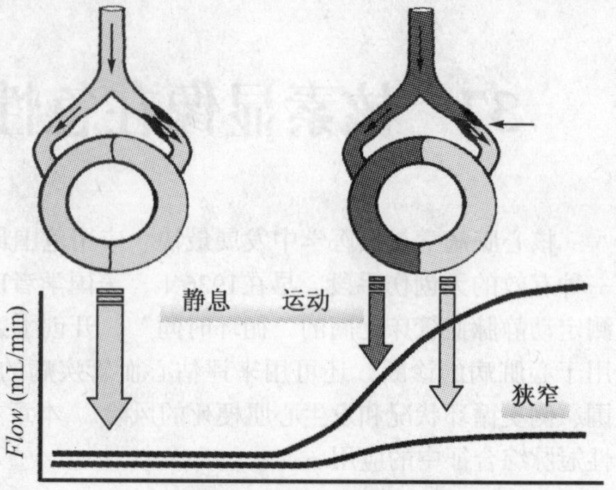

图37–1 正常与狭窄冠脉负荷试验时对心肌血供的影响
右图小箭头指向冠脉狭窄处

^{99m}Tc–MIBI心肌灌注显像：

①隔日法：由于^{99m}Tc–MIBI无再分布显像，因而负荷与静息显像需隔日分2次注射显像剂来完成。患者一般先做负荷显像，若心肌血流灌注无异常，结合患者临床资料分析，可免做静息显像。负荷试验方法同^{201}Tl，当患者达到终止试验指征时立即从已建立的静脉通道注射^{99m}Tc–MIBI 555～740 MBq（15～20 mCi），并继续运动1～2 min，1～2 h后进行心肌平面或断层显像。

②同日法：临床研究已经证实^{99m}Tc–MIBI在探测冠状动脉病变方面的诊断效能可与^{201}Tl媲美，但隔日法的负荷与静息显像有时给临床工作及患者带来不便，因此探讨同日法显像具有较高的临床意义。目前结果表明同日静息—负荷显像法较负荷—静息显像法提供了更为客观的静息心肌血流资料，其结果与隔日法一致，现已推荐临床应用。

双核素法心肌灌注显像：由于^{99m}Tc–MIBI在评价心肌存活性时，存在着低估心肌血流的现象，而静息^{201}Tl显像在这方面具有优势，因此，对于需尽快获取有关心肌整体状况的患者，可借助双核素法进行评价，即利用静息^{201}Tl显像评价心肌存活性、负荷^{99m}Tc–MIBI显像提供心肌灌注状况及功能。

37.1.3 显像采集与处理

图像采集与重建：目前心肌灌注显像多采用180° 断层图像采集，每3°～6° 采集1帧图像，采集矩阵64×64。受检者取仰卧位，双上臂抱头并固定，探头贴近胸壁，视野包括全心脏。断层影像应用滤波反投影法进行重建，重建前滤波函数常用有Shepp–Logan、Hamming、Hanning、Butterworth、Wiener、Ramp等，重建滤波一般应用Ramp。心肌断层切面方向与普通脏器重建轴向不同，是沿心脏本身长短轴方向进行重建并显示的，包括短轴断面影像（short axis slices）、水平长轴断面影像（horizontal long axis slices）和垂直长轴断面影像。

极坐标靶心图（polar bullseye plot）分析：肉眼定性分析心肌断层图像，方法简便，但需逐帧图像进行判断，不但耗时，且诊断结果与阅片者经验有关，重复性欠满意。建立在圆周剖面分析法基础上的极坐标靶心图分析，是目前最为常用的心肌断层定量分析方法之一。该方法把每个短轴层面分成72～60个扇区（5°～6°/扇区），计算机自动分析心肌所有短轴层面中各个扇区内单位像素的最大或平均计数值，并将所有扇区里计数值最大的一个设定为1（100%），其余均与之比较而得出各扇区的最大计数值或平均计数值百分比，以此为纵坐标描绘每一层面形成的圆周剖面计数图。然后，计算机以不同颜色表示心肌不同部位的计数值百分比，并以短轴断层的心尖部分为中心，把从心尖到基底部的各层面影像按同心圆方式依次向外展开，这样就把所有短轴层面压缩形成了一帧二维的原始靶心图（图37–2）。将原始靶心图内同正常值标准靶心图比较，凡低于正常值2.5倍标准差的部位用黑颜色显示，称为变黑靶心图。比较负荷显像和再分布或静息显像时变黑靶心图的病变范围及程度，可以判断有无放射性填充现象，鉴别心肌缺血和心肌梗死。靶心图分析具有客观、定量和重复性好的优点，在冠心病诊断，尤其是疗效和预后评价方面具有较高的临床价值。

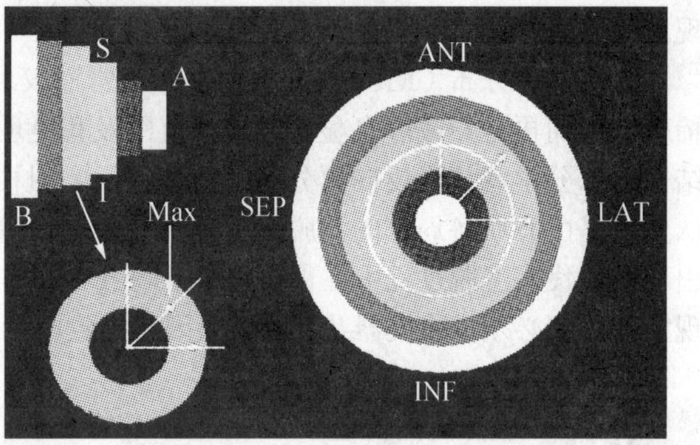

图37-2 靶心图形成示意图

ANT：前壁 INF：下壁 SEP：间壁 LAT：侧壁
S：上 I：下 A：心尖 B：基底段 Max：最大计

门电路心肌断层显像：门电路心肌断层显像方法的建立已有一段较长的时间，但由于软件及计算机容量的限制，直到近年来才广泛进入临床应用。门电路心肌断层显像不但能通过舒张末期与收缩末期计数密度的变化来定性与定量地评价室壁厚度，而且能通过分析室壁运动及室腔大小的改变来计算局部及整体的收缩功能。图像采集与处理方法同平衡法心血池断层显像。定量分析与EF计算主要采用几何法进行，选取左室舒张末期和收缩末期短轴图像，圈定心室感兴趣区并采用阈值法进行本底扣除，计算左室心腔容量及心功能参数。

37.1.4 影像分析

正常影像：水平长轴断层影像为平行于心脏长轴由心肌膈面向上的依次断层影像，呈立位马蹄形，主要显示左室侧壁和间壁；垂直长轴断层影像为垂直于短轴和水平长轴由室间壁向侧壁依次断层的影像，呈横位马蹄形；短轴断层影像为垂直于心脏长轴从心尖到心脏基底部的依次断层影像，呈中空环状，可显示所有左室壁（图37-3）。

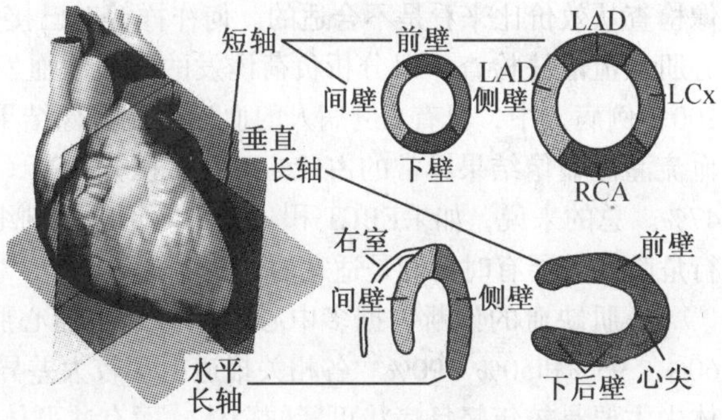

图37-3 心肌断层方向及影像模式图

LAD：前降支 LCx：回旋支 RCA：右冠状动脉

正常时前壁和侧壁的放射性密度较高，下壁与间壁的放射性略呈稀疏，后壁尤其是膜部间壁的放射性密度常明显减低，女性心室前壁的放射性密度由于乳房衰减可略低于下壁。

极坐标靶心图显示时原始及变黑靶心图上放射性分布基本一致，无明显稀疏缺损或变黑区。

异常影像与判断标准：在平面心肌影像上某一节段出现放射性稀疏缺损区，或在两个不同方向的断层影像上连续两个层面在相应部位出现放射性稀疏缺损区，或靶心图上显示稀疏区与变黑区可确定为异常影像，异常影像常见以下匹配类型。

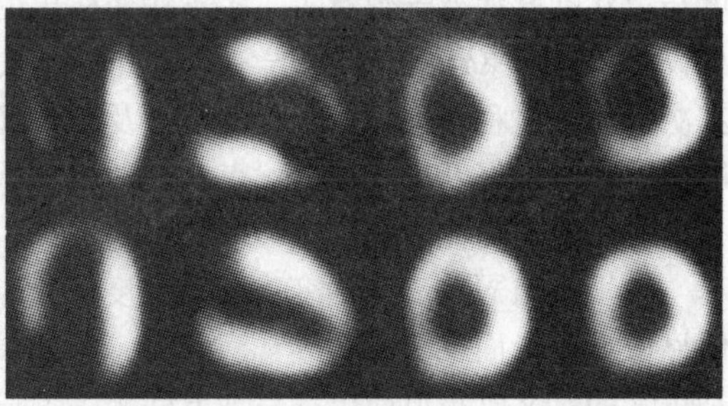

图37-4 心肌缺血患者^{99m}Tc-MIBI心肌断层显像

运动显像（上排）见心尖、前壁及间壁呈稀疏缺损区。静息显像时（下排）放射性明显填充

①可逆性灌注缺损：负荷显像的稀疏缺损在再分布或静息态显像时明显填充，它是心肌缺血的特征性改变（图37-4）。

②不可逆性灌注缺损：负荷和再分布或静息显像均呈放射性缺损区（见图37-5），主要见于急性或陈旧性心肌梗死。然而，严重缺血心肌（心肌顿抑或冬眠）也可有相似的表现。

③混合性灌注缺损：负荷显像的稀疏缺损在再分布或静息态显像时呈现部分填充，提示局部心肌坏死伴有周围心肌缺血。

④花斑状分布：心肌放射性分布，呈弥散性灶性稀疏缺损，可伴有心脏扩大、室壁变薄等影像表

现。

⑤反向再分布（RR）：指负荷显像正常而仅表现为再分布或静息显像时异常，或负荷显像时呈现稀疏缺损而再分布或静息显像时缺损范围及程度明显扩大。目前对反向再分布的临床意义尚无一致性结论，部分学者认为反向再分布的出现预示心肌梗死后较佳的预后或较轻的冠状动脉病变，此种观点认为这是由心肌各局部的洗脱率不同所致，心肌灌注较好的区域^{201}Tl洗脱较好。然而也有学者认为RR出现区域代表洗脱过程中在正常心肌下隐藏有非透壁的疤痕心肌或心内膜下缺血。无论怎样，出现RR现象，首先必须排除仪器及其他人为因素导致的伪影，比如采集数据时移动等。

37.1.5 临床应用价值

心肌血流灌注显像与冠状动脉造影结果比较：临床上冠状动脉造影显示其直径狭窄大于50%就提示有血流动力学意义，但对于小的冠脉分支及其侧支循环状况难以较好评价。同时，常规的血管造影有时也难以确定狭窄的百分率，况且其缺血严重性可能随着血管痉挛和小血管病变而增加或随着有功能的侧支血管的建立而减低。负荷心肌血流灌注显像不但有助于确定狭窄血管导致的血流动力学意义，而且还可帮助临床医师了解心肌存活性，运动负荷试验和再分布或静息心肌灌注显像表现为可逆性灌注缺损对心肌缺血且存活有独特的诊断价值。

与CT冠脉钙化积分比较：目前，各种CT 技术（包括EBCT 和多排螺旋CT）被用于测定冠脉钙化积分以便早期检测冠状动脉粥样硬化。虽然部分病人经CT冠脉钙化积分检查后再进行负荷血流灌注显像会有所帮助，但很明确的是，对所有电子束CT检查发现有动脉粥样硬化的病人都进行核素血流灌注显像检查从效价比来看是不合适的。何祚祥等对已接受EBCT检查的292 例男性和78 例女性进行了SPECT心肌血流灌注检查，以分析负荷诱发的心肌缺血发生率，结果发现在冠脉钙化积分（CCS）≤100 的100多例病人中，只有1 例病人的血流灌注显像结果异常； CCS 积分中等（101～399 分）的病人中，血流灌注显像结果异常的占12%；CCS 积分很高（≥400 分）的病人中，血流灌注显像结果异常的占47%。总的来说，如果EBCT 积分高于同年龄性别组的75%，进一步做血流灌注显像检查以更准确地进行危险度分层有时可能是适宜的。

心肌缺血的诊断：据多中心临床研究报道心肌灌注显像诊断冠心病的灵敏度与特异性分别介于60%～95%和50%～90%。各相关报道出现较大差异的原因主要与所研究的群体不同有关，例如有些群体中主要是较年轻且症状可疑的个体，而有些群体中多是症状典型或多支病变的患者，结果将导致前者灵敏度较低，后者灵敏度较高。总之，对无陈旧性心肌梗死或已知冠心病的受检群体来说，如患者负荷试验时已达到运动量，则诊断灵敏度的合理估计应界于85%～90%。此外，对冠心病诊断的灵敏度与冠状动脉病变支数有关，多支病变检出的阳性率相应提高。关于特异性评价的影响因素更多，如果仅将^{201}Tl显像异常或可能异常作为进行冠状动脉造影的筛选标准的话，无疑将导致较低的特异性。其次，显像过程中运动量、仪器质控及阅片经验对诊断的准确性也有较大影响。靶心图定量分析具有简单、重复性好及半定量的优点，有助增加阅片者的自信，但目前尚没有令人信服的资料表明改善了整个研究的准确性。

对于检出冠状动脉病变支的灵敏度评价，尽管95%～98%的多支病变患者均有异常的心肌图像，但显像难以全面反映所有异常病变支，即如果所有心肌部位都是低灌注的话，显像时相对较好的区域是正常的。文献报道检出率呈现下列顺序：三支病变＜双支病变＜单支病变。多中心的研究表明三支病变的检出率仅为25%～60%，Tamaki等报道^{201}Tl心肌断层显像对三支、双支及单支冠脉病变的诊断灵敏度分别为67%、89%和90%。而平面显像对多支血管的检出率更低，Nohara等的研究结果表明平面显像对三支病变的检出灵敏度仅为19%，而单支与双支病变为91%和50%。借助^{201}Tl心肌洗脱率分析有助于多支病变及左冠状动脉主干病变的诊断，Maddahi等研究证实三支病变的检出率由16%增加至63%，而特异性保持不变，但须注意洗脱率可受心率和其他因素的影响。

门电路技术与心肌断层显像的联合应用有助于提高心肌灌注显像对冠心病的诊断效能。Anagnostopoulos等在研究中发现，除了在局部灌注明显降低的部位难以观察到显像剂摄取外，^{99m}Tc-

MIBI门电路SPECT在评价室壁运动与厚度方面与MRI一致。Depuey 等认为固定缺损但有正常室壁运动的部位提示伪影而非心肌梗死，并提示门控SPECT能提高诊断特异性。Taillifer也证实门控心肌SPECT有助于提高女性患者冠心病的诊断特异性，对于筛选小于50%的冠脉狭窄，特异性从86%提高到94%。

冠状动脉疾病的危险度分级（risk stratification）：负荷心肌显像对于评价不稳定型心绞痛（UA）患者的预后具有较高的临床价值，并具有无创、费用低及安全的优点，因而目前已常规用于冠心病患者罹患严重心绞痛发作、非致命的心肌梗死、冠状动脉旁路手术、心力衰竭及猝死等心脏事件的风险评估，其中心肌血流灌注显像提示高风险心脏事件的指标有多灶性（多支冠脉病变）或大范围心肌放射性稀疏缺损、远离梗死部位的可逆性或混合性缺损、运动诱发的平面肺^{201}Tl高摄取及短暂性左室扩张等。

Machecourt 等报道了1926例急性缺血综合征患者的随访（33 ± 10）个月结果，^{201}Tl显像正常者其致命性心脏事件的发生率仅为每年0.42%，而在显像异常的患者中为2.1%，3个以上节段异常者高达2.4%，后者随访结束时其总发生率达17%，提示正常的^{201}Tl负荷显像具有良好的阴性预测值。Travin对268例^{201}Tl运动心肌显像结果进行了回顾分析，结果表明^{201}Tl提示的心肌缺血范围和程度与随访中心肌梗死的发生率密切相关，而且其致命性心脏事件的出现与异常的肺^{201}Tl高摄取成正相关。Brown和其他学者也证实在无陈旧性心肌梗死病史的患者中，^{201}Tl灌注显像时呈现的可逆性心肌缺损灶数目与未来心脏事件的发生率密切相关，而在仅有单一心肌梗死病灶的患者中具有相对较好的预后。Nestico等还注意到，在急性心肌梗死后的静息显像上出现明显的右室显影是预后很差的征象，这些病人的左室射血分数很低，出现右室显影是由于右室后负荷增加的缘故。

Wackers等在不稳定型心绞痛病人的^{201}Tl静息心肌灌注显像研究中发现，于症状发作后5 h内进行显像的患者中50%出现灌注异常，而5 ~ 18 h内进行的患者中40%心肌灌注异常，而更晚时候显像则只有27%的病人表现为异常。心肌灌注显像出现缺损的病人如在延迟再分布显像时缺损区有充填，其预后远比仅有胸痛症状而^{201}Tl显像正常的病人要差。

^{99m}Tc-MIBI在预后评价中的价值与^{201}Tl类似，Stratmann等对521例受检者进行了为期1年以上的随访分析，选择^{99m}Tc-MIBI运动灌注异常和可逆性缺损为预测指标，结果发现显像正常者心因性死亡和非致命的心肌梗死发生率为0.5%，而显像异常患者高达7%。^{99m}Tc-MIBI心肌断层显像能较好的观察室腔大小，张祥松等应用运动与静息显像左室腔面积比率（LVDR）作为评价参数，76例冠心病患者中21例LVDR增高，其中三支病变占90%（19/21），提示患者预后较差。McClellan等也在研究中证实运动显像出现的短暂性左室扩张是预测未来心脏事件的可靠指标。

协助血运重建治疗病例的选择：荟萃分析显示，有存活心肌的病人经血运重建术治疗后，在长期随访中病人的死亡风险明显降低。如果存活心肌很少，则病人的死亡风险为中等，且血运重建术不能降低病人的死亡危险。治疗前进行心肌血流灌注显像，如局部病变为可逆性心肌灌注缺损，则提示为缺血但存活的心肌，此时选择CABG等手术治疗不但可重建心肌血供而获得治愈，而且有助于降低这些患者出现心脏事件可能性；反之，不可逆性心肌灌注缺损表明局部心肌梗死或疤痕形成，这部分患者预后较好，此时施行CABG也难以挽救已坏死的心肌，因而效益/费用比较低。

37.1.6　急性心肌梗死的评价

心肌梗死的诊断及病变范围判断：心肌血流灌注断层显像诊断心肌梗死的灵敏度和特异性均达90%以上，影像特征为不可逆性灌注缺损。诊断灵敏度在梗死即刻的显像中最高，此时梗死区域与缺血水肿区均可呈现放射性摄取减少或消失，但随着梗死区域再灌注的出现和心肌水肿的减轻，其敏感性呈逐渐下降趋势，较小的心肌梗死区域或心内膜下梗死，发病24 h后显像，其灵敏度可降至60%以下。心肌灌注显像不能区分急性与陈旧性心肌梗死。因此，陈旧性心肌梗死患者新近出现胸痛伴“冷区”时，需进行详细分析与鉴别，最好是先按急性心肌梗死的治疗原则来进行处理，直到其他的检查如ECG、血清酶、^{99m}Tc-焦磷酸盐显像等确诊后再做治疗决策。

静息^{201}Tl平面显像诊断急性心肌梗死的灵敏度与特异性达88%，阳性预测价值为61%，因此可借助床旁移动式γ相机进行显像，以便早期确诊。借助靶心图分析或阈值法心肌容积定量分析可对心肌缺血或梗死范围进行半定量或定量评价。梁宏等借助心脏模型及犬实验性心肌梗死模型研究表明，靶心图法所测得的心肌缺损面积及缺损范围百分数与模型实际值无明显差异，阈值法容积定量分析获得的心肌梗死容积及缺损容积分数（缺损容积/心肌总容积）与病理分析值相关良好。

37.1.7 急性胸痛的评估 临床上尤其在急诊情况下某些急性胸痛患者的处理非常困难，这是由于常规的心电图检查敏感性和特异性均较低，只有少部分能证实或排除急性冠状动脉病变。据报道，约10%的胸痛患者在离院后48 h内可能发展为急性心肌梗死，因而及时发现和监测患者是否有急性心肌缺血与梗死具有重要临床意义，有助于使这部分高危患者得到正确治疗。通过对胸痛病人的急性心肌梗死或不稳定型心绞痛可能性评估及其后心脏事件风险性的评估，可以把这些病人分为不同的危险组：非心脏性胸痛；慢性稳定型心绞痛（SA）；可疑的急性冠脉综合征（ACS）；明确的ACS。心肌血流灌注显像尤适用于可疑的ACS病人，为发现这类患者是否有心肌缺血和梗死提供了一种有效的手段，可作为急诊首选方法。具体做法是病人到达急诊室后进行必要临床处理的同时注射显像剂^{99m}Tc-MIBI，待病情稳定几小时后再行心肌显像。由于^{99m}Tc-MIBI无明显再分布现象，因而后续的心肌显像反映的是入院初期的心肌血流灌注。在胸痛6 h内注射显像剂并行心肌显像，几乎所有的心肌梗死患者都能证明有灌注缺损。

37.1.8 预后评价 ST 段抬高的AMI（STEMI）病人的预后主要取决于其EF、梗死面积和残余缺血心肌。症状限制的运动负荷或药物心肌灌注显像可为危险度分级和预后提供重要的信息，有助于指导临床医师选择治疗方案。高危患者包括梗死周围有明显的残留缺血灶（危险心肌）、急性梗死远处出现缺血（多支血管病变）和肺摄取显像剂增加等，对这部分患者需要做详细评估，并考虑采用适当的血运重建治疗。相反，小而固定的缺损以及显像为正常者提示为低危患者，心脏事件的年发生率仅为6%左右，暂时不需要有创性血运重建治疗。

心肌灌注断层显像可计算心肌梗死范围，Silvman等研究发现，左室心肌梗死面积40%是判断患者预后的较好分界线，梗死面积≥40%的患者中，心肌梗死后9个月内的死亡率高达92%，而＜40%的心肌梗死病人其死亡率仅为7%。吕萍等对41例急性心肌梗死患者进行了为期2年的随访研究，证实梗死灶大于20 cm^{3}者预后较差。目前大量研究证实，通过分析心肌梗死患者^{99m}Tc-MIBI或^{201}Tl显像时心肌缺损面积或体积的大小，可以很好预测病人未来的生活和工作质量，以及未来心脏事件的发生率。

37.1.9 心肌存活性评价 心肌缺血但存活的心肌最终将受益于冠状动脉血管重建术，据估计25%～40%的冠心病伴左心功能低下的患者术后心功能明显改善，从而提高生活与工作质量，因此鉴别心肌存活性具有较高的临床价值。反映心肌细胞代谢及细胞膜完整性的核素方法比功能和冠状动脉解剖参数更具优势。因此，心肌代谢显像是最好的鉴别存活与梗死的方法，一组病人用此法检查和随后进行冠状动脉搭桥手术的结果证明，应用^{18}F-FDG断层显像判断心肌是否仍然存活的预测正确率达85%以上。但代谢显像价格昂贵，大部分患者难于承受。近十余年来，许多研究表明改良的心肌灌注显像方法也能较好提供有关心肌存活性研究的资料。

^{201}Tl运动-再分布-延迟显像：由于严重缺血或冬眠心肌在标准运动再分布显像时可呈现不可逆的^{201}Tl缺损，且有研究发现高达50%的此类缺损在血管重建术后明显改善，故^{201}Tl存在低估心肌存活性的可能。延迟（8～72 h）^{201}Tl显像证实，22%～54%的3～4 h再分布缺损呈现延迟显像时填充，与PET的相关研究类似，但持续缺损仍存在高估心肌坏死程度的可能性。

^{201}Tl运动-再分布-再注射显像与静息-再分布显像：常规再分布显像后即刻进行的再注射静息显像可被用于不可逆性缺损的心肌存活性评价，再注射方法能加速摄取缓慢部位的^{201}Tl聚集，因而有助于鉴别存活与梗死心肌。Dilsizian等报道高达49%的常规再分布缺损在再注射显像时改善或正常，此后进行的24 h延迟显像时仅有3%的无摄取部位呈现出摄取。Kayden 等研究发现24 h延迟显像无放射性再填

充的心肌节段中有38%在再注射显像中放射性摄取改善。目前许多的临床研究资料表明，再注射^{201}Tl显像是一种便利、省时、相对便宜与准确的评价心肌存活性的方法。

心肌显像硝酸酯类介入试验：部分严重或不稳定型心绞痛患者即使在静息状况下仍存有心肌血供不足，^{99m}Tc-MIBI静息心肌显像时可出现放射性稀疏或缺损，但研究发现约40%的静息低灌注区在PET显像时仍属存活心肌。硝酸甘油（NTG）和硝酸异山梨酯具有扩张冠状动脉和改善侧支循环的作用，静脉滴注或舌下含服后能增加缺血区的心肌血供，有助于提高对存活心肌的检出率，而梗死部位由于缺乏存活心肌，因而含服NTG后显像仍无明显变化（图37-5）。Bisi等研究证实硝酸甘油介入显像心肌缺损分数明显降低者仅见于血管重建术后心功能明显改善的患者；Barraud等也报道了25例硝酸异山梨酯的介入显像结果，存活心肌检出率增加40%。

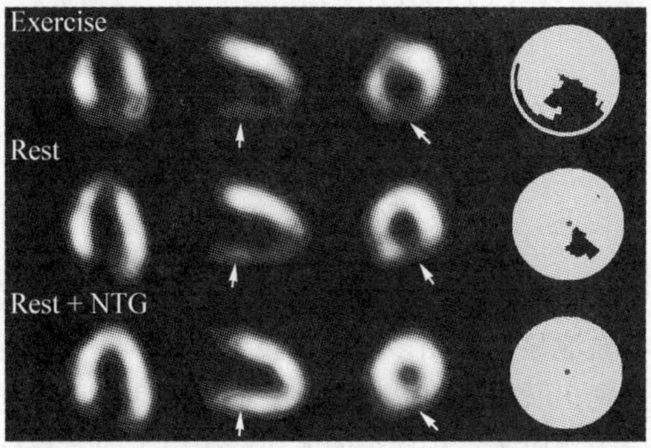

图37-5　心肌缺血硝酸甘油介入心肌断层显像

37.1.10　治疗指导和疗效评价

指导溶栓治疗：治疗急性心肌梗死的主要目的是迅速使梗死相关血管血运重建，从而恢复心肌的血流，挽救濒死的心肌。早期溶栓治疗是当今治疗急性心肌梗死的有效方法之一，过去对溶栓治疗后冠脉是否再通的评价主要是依靠心电图ST降低、心肌酶峰提前，胸痛缓解以及再灌注心律失常等，这些指标由于缺乏客观的定量和特异性，在实际应用中比较困难。^{99m}Tc-MIBI在急性心肌梗死溶栓治疗评价中具有独特的价值。由于^{99m}Tc-MIBI没有明显的再分布，因而可于患者治疗前注射显像剂，然后进行溶栓治疗，待病情稳定后再进行显像，此时提供的是治疗前的心肌受损情况。数天后再次注射^{99m}Tc-MIBI进行显像，可观察溶栓治疗后的心肌血供变化，从而能安全与准确地判断溶栓疗效和指导治疗。Gibbons等报道，91%的溶栓治疗患者心肌病变范围分数下降，而非溶栓治疗组仅25%改善，定量分析显示前者心肌挽救分数达13%，而后者为-4%。单从溶栓疗效评价来看，^{99m}Tc-MIBI较^{201}Tl更具优越性。这是因为^{201}Tl再分布发生迅速，假若注射后因病情严重而需延迟开始显像时间时，正常心肌可因洗脱而聚集减少，但缺血心肌因再分布而摄取逐渐增加，从而造成溶栓前缺血与梗死范围的低估。但如果注射显像剂后先行显像的话，就会延搁溶栓治疗约1 h，而心肌梗死范围与冠状动脉阻塞时间密切相关，因而是不切实际的，同时在病情稳定前搬动患者，对患者的临床处理也十分不利。

冠状动脉旁路术（CABG）与经皮冠状动脉形成术（PTCA）的疗效评价：CABG和PTCA仍然是治疗冠心病的有效方法，对于术后疗效的评价，除了借助冠脉造影评价其血管本身的通畅情况外，更重要的是了解心肌血运改善情况。鉴于费用和创伤性的原因，难以常规应用冠脉造影进行疗效监测。心肌灌注显像由于能够简便、直观地了解心肌血流改善情况，因而对术后患者的评价具有独特的优势。移植血管或再通血管闭塞的概率随着术前原缺损区的恶化或新缺损区的出现而明显增加，术后心肌灌注的改善是手术成功的良好评价指标。相对于激光心肌血管重建术（TMR）的疗效评价，心肌血流灌注显像更具有不可替代的作用。

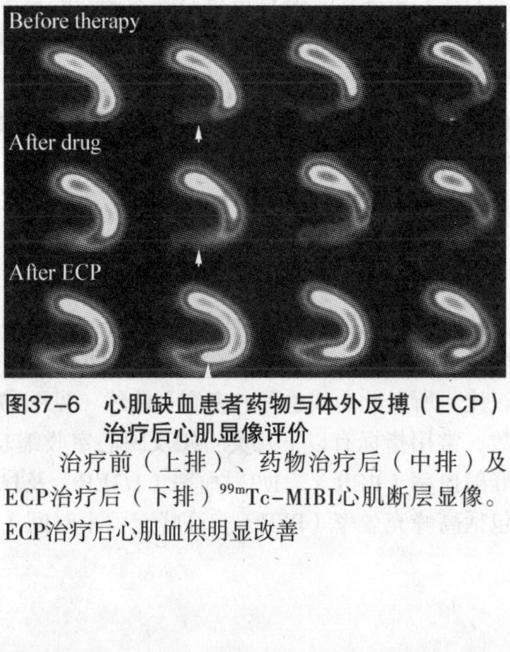

图37-6　心肌缺血患者药物与体外反搏（ECP）治疗后心肌显像评价

治疗前（上排）、药物治疗后（中排）及ECP治疗后（下排）^{99m}Tc-MIBI心肌断层显像。ECP治疗后心肌血供明显改善

体外反搏（ECP）疗效评价：ECP治疗冠心病主要依靠促使缺血区域侧支循环开放而达到改善心肌供血的目的，心肌显像能定量地评价心肌缺血改善的程

度，能显示造影难以发现的变化。我们借助心肌灌注断层定量显像对ECP在冠心病治疗中的作用进行了实验与临床研究（图37-6），通过分析治疗前后心肌缺损分数的变化，进一步论证了它们在改善缺血心肌血供中的作用。

37.2 心脏功能测定

37.2.1 原理与方法

平衡法门电路心血池显像：目前平衡法门电路心血池显像常用多门电路技术（MUGA）进行数据采集，所用血池显像剂是一些放射性核素标记的大分子物质（^{99m}Tc标记的人血清蛋白）或^{99m}Tc标记的红细胞，它们能较长时间在血液循环中存留而不逸出血管壁外，静脉注射后10～15 min，当它在血液内完全混合达到平衡后，用受检者自身的心电图R波作为触发信号启动γ照相机进行连续、自动拍摄心血池影像，即可获得数百个（约500个）心动周期叠加形成的心动周期内心室的系列影像。借助计算机勾画心室感兴趣区（ROI）并计算放射性计数，以每帧图像的总计数为纵坐标，心动周期的始终时间为横坐标作图，得到心室的时间-放射性曲线，或称时间-容积曲线（图 37-7），从而定量分析各项心功能参数。

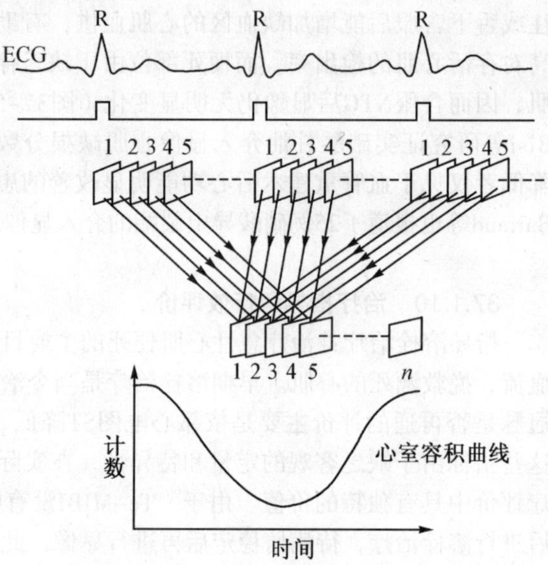

图 37-7 门电路显像原理示意图

患者静息显像后，可按次极量或亚次极量运动试验方案进行踏车运动负荷显像，当出现终止运动指征时，立即采集2 min门控心血池影像，并继续踏车运动保持心率至采集完毕。运动期间要求患者尽量保持身体不动，以免影响影像质量。近年来便携式微型探头的应用，静脉注射显像剂后，可将探头以背心式穿在患者身上，如同Holter可以24 h连续监测患者的心功能指标和心电图变化一样，患者可自由活动，但不能获得心室图像。

平衡法心血池断层显像：平衡法心血池平面显像已广泛应用于临床，但心脏各房室和其他结构间的重叠干扰在一定程度上影响了该法的准确性。心血池断层显像克服了上述的不足，可显示各个断面的心房心室图像，并可进行心脏各房室的三维显示，有助于更准确地评价心室整体、局部功能和室壁运动。同时，断层法可直接测定心室容量，更清楚地观察激动传导、判断异位激动点及观察疗效。心血池断层显像的基本原理是在门控采集的基础上进行断层采集，按心脏长短轴方向重建各个方向的心血池影像，然后根据每个心动周期重排图像数据，可获得心动周期多个时间段里心脏各个断层的图像，再按平面心血池图像处理方法分别处理各个断层图像数据，其中以短轴图像数据所获得心功能定量数据最为精确。

37.2.2 图像分析

心室功能参数：进行图像分析时分别勾画左室或右室ROI，动态提取ROI内心动周期的计数变化，生成心动周期内的心室时间-放射性曲线，由于心室内的放射性计数与心室内血流量（心室容积）成正比，所以此曲线也称心室容积曲线（见图37-7）。根据此曲线并进行傅里叶分析可计算各心功能参数，常用指标有以下几类：①反映心室收缩功能的参数：包括射血分数（EF）、每搏量（SV）、高峰射血率（PER）、1/3射血率（1/3ER）及1/3射血分数（1/3EF）等；②反映心室舒张功能的参数：包括高峰充盈率（PFR）、高峰充盈率时间（TPFR）、1/3充盈率（1/3FR）和1/3充盈分数（1/3FF）

等；③反映心室容量负荷的参数：包括收缩末期容积（ESV）和舒张末期容积（EDV）。临床上常用的心功能指标是整体或局部射血分数及舒张期指标高峰充盈率等。计算EF时，计算机是根据舒张末期心室容积内的放射性计数和收缩末期心室容积内放射性计数自动进行计算，即

$$EF（\%）=\frac{EDC-ESC}{EDC-BGT}\times 100\%$$

式中　EDC为舒张末期放射性计数

ESC为收缩末期放射性计数

BGT为放射性本底计数

世界卫生组织（WHO）推荐EF正常值为静息状态下左心室射血分数（LVEF）>50%，右心室射血分数（RVEF）>40%。正常人运动负荷试验测定值应比静息状态时升高 5 %以上，等于或低于5%即为运动负荷试验阳性。

平衡法心血池断层影像由于避免了平面心血池影像时房室重叠的干扰及本底校正，因此能更准确测定EF值，其方法是将短轴所有断面ED帧的计数（EDC）减去所有断面ES帧的计数（ESC），除以EDC。林伟等在断层及平面心血池显像比较研究中发现断层与平面显像所计算的EF值呈现正相关，但断层显像结果高于平面显像，其平均值分别为75.5%与65.7%，应该认为断层显像的结果更为准确。同时，断层显像能进行左室容量测定，目前测定方法包括几何法、计数法和像素积和法等，一般取短轴图像进行测量。

局部室壁运动（regional wall motion）和功能分析：心动电影是将门电路心血池显像所拍摄的连续影像动态放映，以直观显示心脏室壁运动过程。用计算机对舒张末期和收缩末期的心血池影像进行叠加和勾边处理，还可对室壁运动进行定量评估。正常人室壁运动表现为各节段协调均匀地向内收缩和向外舒张，因不同体位的投影所能看到的室壁部位不同，故对室壁运动的全面分析常需进行多体位观察。同时，可通过心室面积轴线缩短率来定量评价室壁运动功能。室壁运动情况常见以下四种类型。①室壁运动正常：心脏收缩末期室壁明显协调地向内收缩，轴缩短率>25%；②室壁运动低下：心脏收缩末期室壁收缩较正常小，轴缩短率<25%；③无运动：心脏收缩末期室壁不收缩，轴缩短率=0；④反向运动：心脏收缩末期室壁非但不向内回缩，反而向外扩张，是室壁瘤形成的特征。

$$心室轴缩短率=\frac{舒张末期轴长度-收缩末期轴长度}{舒张末期轴长度}\times 100\%$$

时相分析（phase analysis）：心室血池影像的每一个像素都可生成一条时间-放射性曲线，对曲线进行傅里叶转换，即进行正弦或余弦的拟合，可以获得每个像素开始收缩的时间（即时相）和收缩的振幅两个参数，用这两个参数可以重建成心室时相图、振幅图和时相电影三种功能影像并获得时相直方图（图37-8）。时相分析是一种更为精细的研究心肌局部收缩协调性和激动传导途径的分析方法。

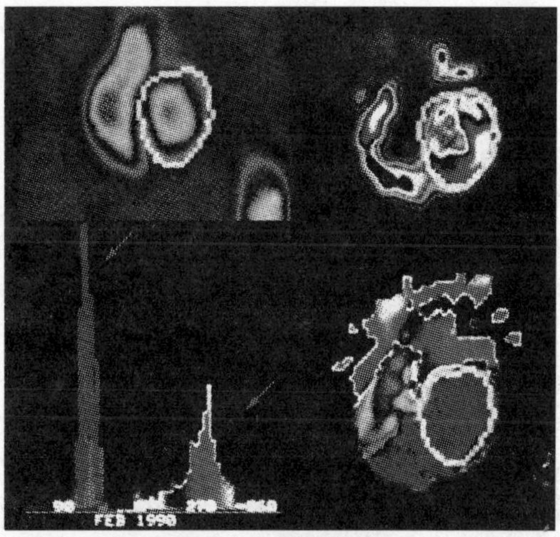

图37-8　正常时相分析

右上为振幅图，左下为心室（蓝色）与心房（红色）相位直方图，右下为相位图

①时相图：将每一像素的时相（单位为度，一个心动周期为360°）以不同的灰度或颜色显示，灰度越高提示时相度数越大，开始收缩的时间越晚。房、室开始收缩的时间相差甚远，故表现为完全不同的灰度或颜色，使房、室影像分界相当清楚。左、右心室各部位的收缩基本同步，表示为两室的灰度或颜色基本一致而均匀，边缘轮廓完整，室间壁分界不清。

②时相直方图：时相直方图为心室时相度数的频率分布图。横坐标为时相度数（0°～360°或-180°～180°），纵坐标为频数。正常心室与心房的时相直方图分别呈正态分布，心室峰高而窄，

心房大血管峰较为低宽，两峰的时相度数相差近180°，心室峰底的宽度为相角程（PSH），是心室内最早收缩时间与最晚收缩时间之差，PSH是反映心室收缩协调性的重要指标。时相标准差（PSD）表示所有像素时相角度的离散程度，也是一个较常用的指标。

③振幅图：本图显示心脏各部位收缩幅度的大小，也是以不同的灰度或颜色显示，灰度越高表示振幅越大。正常左心室收缩振幅明显高于右室，心尖和游离壁收缩振幅较大，局部室壁运动障碍处灰度降低。

④时相电影：将每个像素的时相度数在心动周期系列心血池影像相应一帧的相应部位上标以明显的（如黑色或白色）标志，就可以更形象地显示何处最早收缩以及随后依次收缩的部位，也即以电影方式动态显示心肌激动传导的过程，使显示更为直观、易于分析。正常时相电影显示室壁收缩起于室间壁基底右侧，然后沿着室间壁下行，迅速传导至整个心室，最后消失于左室或右室后基底部。右室收缩稍早于左室。本法主要用于心室传导异常的诊断。

37.2.3 临床应用价值

冠心病病情程度和预后评价：心血池心功能测定能准确反映冠心病患者病情严重程度和预测心脏事件的发生，有助于急性冠脉综合征尤其是心肌梗死发生后迅速评估患者左心功能，对预后判断具有十分重要的意义，必要时可借助移动式γ相机进行心室造影来检测。一组研究结果证实：左室射血分数低于20%的病人1年内死亡率高达45%，而左室射血分数高于40%的病人仅为5%。急性心肌梗死后左室室壁瘤的存在也是预后不佳的重要指征，Meizlish等证明有左室室壁瘤的病人1年死亡率为61%，而没有左室室壁瘤的病人尽管其左室射血分数可能相差不大，但死亡率仅为9%。急性心肌梗死恢复期病人运动负荷试验EF明显降低，远期预后亦较差。心脏手术前应测定心功能以判断患者能否耐受手术治疗，心脏功能的好坏直接影响手术的效果，行冠状动脉搭桥术者，术前LVEF应大于45%，否则手术的危险性增加。

室壁瘤诊断：真性室壁瘤是急性与陈旧性心肌梗死常见的合并症，其发病率为15%～20%。常发生于室前壁及心尖部，平衡法心血池显像常可观察到局部反向运动，相位分析最典型的表现是振幅图上局部收缩幅度明显下降，相位图上可见局部反向相位和相角程增宽，本方法对室壁瘤的诊断符合率可达95%，还可用以判断室壁瘤的术后疗效。

传导异常及心脏起搏器功能评价：心血池相位分析能形象地显示心肌激动传导的起点和径路，因而可用于冠心病心脏传导束枝阻滞的诊断、异常旁路传导的诊断、旁道切除术和射频消融疗效判断以及起搏器功能评价。

左右束支传导阻滞的诊断：当左束支传导阻滞（LBBB）时，左室时相延迟；右束支传导阻滞（RBBB）时，右室时相延迟，二者心室直方图均增宽，峰位后移，有时室峰出现双峰。时相电影能更明确显示传导阻滞的部位、范围和延迟的程度。BBB病人振幅图大多正常，据此可与心肌梗死引起的时相延迟相鉴别，后者局部时相延迟伴振幅降低。

预激综合征、室上性或室性心动过速等心律失常异常兴奋灶的定位诊断：相位分析可以显示心肌激动的起点和传导途径，对判断急性冠脉综合征患者的传导异常具有重要价值。预激综合征、室上性和室性心动过速时相位分析可见时相提前，导致心室直方图增宽和峰位前移，相位电影可以清楚显示旁路及异位兴奋灶，利用心房、心室起搏和断层显像将明显提高诊断率和定位准确性，特别有利于显示隐性旁道。尽管本法的灵敏度达80%以上，但仍不能取代心内膜导管标测（灵敏度95%左右）。

观察起搏器发动冲动的部位及其传导模式：应用相位电影显示可观察起搏器发动冲动的部位及其传导模式，正常传导过程如图37-8所示，安装VVI起搏器后心室传导顺序发生了改变，心室起搏点在右心室（图37-9）。本法也可用于判断起搏器电极的位置变化或脱落情况。

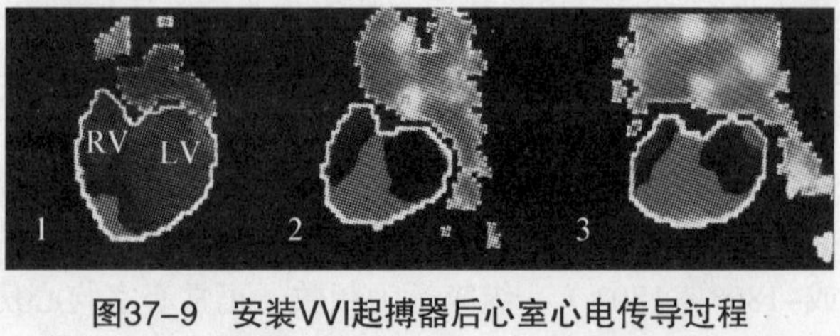

图37-9 安装VVI起搏器后心室心电传导过程

治疗指导和疗效评价：心血池心功能显像所提供的心室舒缩功能的指标可用于判断药物和手术治疗的疗效，各种心功能指标恢复正常或好转说明有效。程光茂等给27例心肌梗死患者静脉注入5 mg异搏定，观察其对左心室功能，特别是舒张功能的影响，结果表明注入异搏定后，反映心脏泵血功能的指标EF和SV没有下降反而上升，说明异搏定对心脏泵血功能无抑制作用；反映心室舒张功能的指标PFR和1/3FR也有增加，表明左室舒张充盈也得到改善。作者认为尽管异搏定具有心肌抑制作用，但因它尚有降低动脉血压，从而降低左室后负荷，使左室射血更加迅速，故可在不抑制心脏泵血功能的情况下改善心肌梗死后患者的左室舒张功能。应用心血池显像评价的心血管药物已报道有洋地黄、硝酸甘油、氨茶碱、心得安及其他β-受体阻滞剂、异丙肾上腺素和钙离子阻断剂等。

37.3　心肌代谢显像

心肌灌注显像虽然能反映心肌在某时刻的血流分布，但不能提供血流量的绝对值，也不能提示心肌的代谢功能，因此有时难以鉴别仍然存活的心肌晕厥抑或心肌疤痕组织。应用PET心肌断层显像技术可以无创地定量测定局部心肌血流量［mL/（min·100 g）］，还可以分析心肌代谢功能，特别是脂肪酸和葡萄糖代谢。但PET显像由于需要在有PET设备的医院内配备电子加速器，现场生产能发射正电子的超短半衰期放射性核素，如^{15}O、^{11}C、^{13}N、^{18}F等供检查时使用，因此设备和检查费用都很昂贵，目前多局限在一些大的医院和医学研究中心应用。

37.3.1　葡萄糖代谢显像

原理与方法：葡萄糖是心肌能量供应的重要来源，用^{18}氟标记的氟代去氧葡萄糖（^{18}F-2-fluoro-2-deoxy-D-glucose，^{18}F-FDG）静脉注射后同葡萄糖一样被心肌细胞摄取，并参与心肌细胞的糖代谢。用PET动态断层显像可以获得心肌^{18}F-FDG分布的代谢影像（图37-10），根据葡萄糖代谢的数学模型计算出局部心肌葡萄糖代谢率。由于^{18}F-FDG所具有的重要性和应用前景，因此，^{18}F-FDG又有“世纪分子”之称。

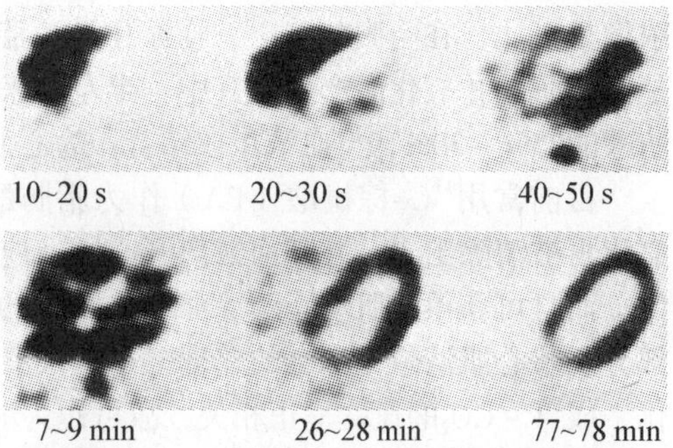

图37-10　心肌^{18}F-FDG动态PET代谢显像

检查前患者一般需禁食12 h以上，非糖尿病患者口服葡萄糖50～75 g；糖尿病患者根据血糖水平给予胰岛素将血糖水平控制在6.7～8.9 mmol/L。血脂高者可口服烟酸类降脂药（阿西莫司、氧甲吡嗪、乐脂平），降低血浆游离脂肪酸，这样可减少循环脂肪酸水平，增加心肌对显像剂的摄取。静脉注射^{18}F-FDG 370～555 MBq 40～45 min后，用2D或3D方式进行图像采集。

^{18}FDG心肌摄取的定量分析：把FDG的动力学设计为三相模型（sokoloff），FDG在血浆为第一相（plasma pool），在细胞内为第二相（precursor pool）和成为磷酸脱氧葡萄糖为第三相（metabolic product pool）。在三个相的交换除了由其血液组织中的浓度控制外，还由一组常数K_1、K_2、K_3和K_4控制。虽然^{18}FDG PET显像可以进行心肌葡萄糖利用率定量测定，但其临床价值尚待确立。

影像分析：葡萄糖负荷后^{18}F-FDG心肌影像与SPECT血流灌注影像相似，左室心肌明显显影，右室心肌由于室壁较薄，不显影或略显影。禁食状态或葡萄糖负荷后坏死心肌均不摄取FDG。正常人禁食12 h后血浆葡萄糖浓度降低，游离脂肪酸浓度增高，此时正常心肌可减少利用甚至不利用葡萄糖作为能源底物，而是增加对游离脂肪酸的β氧化来获取正常能量的需要，PET显示心肌摄取^{18}F-FDG明显减少，影像模糊和心肌葡萄糖代谢率下降。由于缺血心肌氧的供给随血流量减少而减少，此时，耗氧量大的游离脂肪酸的β氧化过程受抑制，而耗氧量较低的葡萄糖氧化，甚至在无氧时状况下，糖原酵解过程仍能继续进行，葡萄糖成为缺血心肌主要的能量来源。因此，禁食后缺血心肌对^{18}F-FDG的聚集量明显地增加，与禁食后正常心肌放射性减低形成鲜明对比。结合心肌血流灌注结果进行分析，如心肌灌注减低节段^{18}F-FDG PET显示相应节段FDG摄取正常或相对增加（灌注/代谢不匹配），标志着心肌缺血但仍然存活。

临床应用：

①心肌存活性检测：结合$^{13}NH_3$、^{82}Rb或^{99m}Tc-MIBI等灌注显像，应用^{18}F-FDG PET显像对冠脉搭桥手术后心肌局部收缩功能恢复进行预测，其灵敏度为73%～95%，特异性为74%～92%。

②^{18}F-FDG显像的预后价值：^{18}F-FDG显像对心肌梗死后心功能的改善和病人存活率有精确的预测作用。Di Carli MF报道，^{18}FDG/$^{13}NH_3$ PET显像显示代谢/灌注的不匹配与冠状搭桥手术后心功能恢复的百分比呈线性关系。Depre C等报道，一组代谢/灌注不匹配的病人，血管再通术与仅作内科药物治疗的病人比较，前者有较高的生存率（80%对50%）。Eitzman D等对一组冠心病并右心功能下降病人随访12个月，代谢/灌注不匹配的病人血管再通术后较仅作药物治疗病人有更低的心脏事件发生率（死亡、心肌梗死、心脏停搏或其后作血管再通术）。Lee KS等随访一组心肌梗死后病人达（17±9）个月，静态血流显像出现灌注缺损而有^{18}FDG摄取的病人，行血管再通术者较仅作药物治疗者心脏事件发生率明显减低（8%对48%）。Vom Dahl J等对一组有局部室壁运动异常，而代谢/灌注不匹配的病人作2年的随访，血管再通术组较单纯药物治疗组有明显低心脏事件发生率（0对22%）。这些结果提示，^{18}FDG PET结合灌注显像，对指导心功能下降的冠心病病人的治疗、判断预后具有重要价值。

37.3.2 脂肪酸代谢显像

原理与方法：心肌细胞生理活动所需要的能量2/3以上来自游离脂肪酸（FFA）β氧化，只有1/3由乳酸、丙酮酸、葡萄糖和糖原等氧化供能。心肌细胞对脂肪酸摄取率与心肌组织供能活性和脂肪酸的浓度呈正比。在空腹状态下，血浆中游离脂肪酸水平高而胰岛素水平低，心肌能量代谢的60%～80%是由脂肪酸β氧化而产生。其中一半左右来自棕榈酸的氧化。在生理状态下，棕榈酸占血液中循环脂肪酸的25%～30%，与血清蛋白结合，为心肌能量代谢的底物。

目前常用^{11}C-棕榈酸（PA）作为脂肪酸代谢显像剂，静脉注射后被心肌细胞摄取，很快经过β氧化再被清除出去，并随血液离开心肌。应用PET进行心肌动态显像，不仅可获得^{11}C- PA心肌分布影像，而且可获得心肌动态清除曲线，曲线的峰值和峰时反映心肌摄取^{11}C-PA的数量和速率，曲线下降部分反映心肌清除^{11}C-PA的速度。早期快清除相的T1/2与心肌耗氧量呈负相关，与^{11}C- PA在心肌内氧化生成^{11}C- CO_2的速度呈正相关，故可作为能量代谢的指标。

影像分析：正常心肌对^{11}C-PA的摄取均匀。心肌细胞损害、激素水平和体液环境的改变均影响心肌对示踪剂的摄取。心肌缺血缺氧时，因脂肪酸的β氧化受到抑制，胞浆中和线粒体内长链脂酰辅酶A和脂酰肉毒碱发生堆积，脂肪酰辅酶A合成酶被抑制，导致病变的心肌对脂肪酸摄取下降，而糖原分解和糖酵解作用增强。由于心肌脂肪酸氧化降低，缺血心肌对^{11}C-PA的清除减慢。

临床应用：^{11}C-PA PET检查可以确定心肌梗死的部位、范围和代谢功能减低的程度，其结果与血清酶学检查的相关性和重复性良好。Geltman等报道，^{11}C-PA PET显示透壁性梗死比非透壁性梗死的缺损区大，前者的放射性是均匀性减低，而后者呈不均匀性。

（梁 宏）

参考文献

1. 岳明纲．^{99m}Tc-MIBI心肌灌注断层显像潘生丁试验对冠心病诊断及疗效观察的临床价值．中华核医学杂志，1994，14（2）：72

2. Tucker K J. The applications of adenosine in noninvasive cardiac imaging. Herz，1992，17：122～136

3. 梁宏，石锐，林增桃，等．^{99m}Tc-MIBI心肌断层图像采集方法比较．核技术，1996，19：285～287

4. Iskandrian A S. Tomographic myocardial perfusion imaging with technetium-99m teboroxime during adenosine induced

coronary hyperemia: correlation with thallium-201 imaging. J Am Coll Cardiol, 1992, 19: 307 ~ 312
5. Rossen J D. Comparison of coronary vasodilation with intravenous dipyridamole and adinosine. J Am Coll Cardiol, 1991, 18: 485 ~ 491
6. 刘秀杰，史蓉芳，刘蕴忠，等. 100例^{99m}Tc-MIBI心肌显像与冠状动脉造影的对比. 中国循环杂志，1992，7: 441
7. 程木华. 应用核素心室造影探讨VVIR起搏器对心功能的影响. 中华心血管杂志，1995，23: 369
8. 梁宏，石锐，林增桃，等. ^{99m}Tc-MIBI心肌断层显像及定量分析在冠心病诊断中的应用. 中华核医学杂志，1993，13: 11 ~ 13
9. 张祥松. ^{99m}Tc-MIBI心肌显像左室暂时性扩大诊断冠脉病变的价值. 中华核医学杂志，2000，20: 72 ~ 74
10. 梁宏. ^{99m}Tc-MIBI心肌显像——断层、门控及平面显像应用价值探讨. 影像诊断与介入放射学，1992，2: 109 ~ 113
11. 刘秀杰. 核素心肌灌注显像对冠心病诊断的特异性评价. 中华核医学杂志，1992，12: 135
12. Vidal R. Impact of attenuation by simultaneous emission/ transmission tomography on visual assessment of ^{201}Tl myocardial perfusion images. J Nucl Med, 1999, 40: 1301 ~ 1309
13. 梁宏，石锐，林增桃，等. 心肌收缩分数在心功能评价及心梗面积预测中的应用. 中华核医学杂志，1994，14: 87 ~ 89
14. Bisi G. Rest technetium-99m-sestamibi in combination with short-term administration of nitrates: feasibility and reliability for prediction of postrevascularization outcome of axymergic territories. J Am Coll Cardiol, 1994, 24: 1282 ~ 1289
15. 朱玫. 心肌断层显像和门电路心血池显像诊断左心室室壁瘤的价值. 中华核医学杂志，1992，12: 204
16. 梁宏. ^{99m} Tc-MIBI心肌断层定量显像在冠心病心功能及疗效评价中的应用. 中国医学影像学杂志，1996，4: 238 ~ 241
17. 蒋茂松. Tl-20心肌灌注显像潘生丁试验在冠状动脉旁路手术患者选择中的应用. 中华核医学杂志，1990，10: 65 ~ 67
18. 梁宏. 心肌血流灌注断层显像在犬实验性心肌梗死范围评价中应用. 中华核医学杂志，2000，20: 132 ~ 133
19. 梁宏. 门控心肌显像在冠心病诊断及心功能评价中的应用. 核技术. 1994，17: 664 ~ 667
20. 周前. Tl-201心肌灌注断层显像诊断心肌梗塞的价值与平面显像及心电图比较. 中华核医学杂志，1986，6: 65
21. 林景辉. 运动负荷心肌灌注显像对PTCA效果的评价. 中华核医学杂志，1992，12: 147 ~ 149
22. Hardoff R. Predicting laterestenosis after coronary angioplasty by very early (12 to 24 h) Thallium-201 scintigraphy: Implications with regard to mechanisms of late coronary restenosis. J Am Coll Cardiol, 1990, 15: 1486 ~ 1491
23. 张晓丽，刘秀杰，吴清玉，等. ^{99m}Tc-MIBI运动—静息心肌显像在PTCA术后的临床价值. 中华核医学杂志，2000，20: 970
24. 张晓丽，刘秀杰，吴清玉，等. ^{18}F-FDG PET心肌显像检测存活心肌的临床评价. 中华核医学杂志，1998，18: 196 ~ 198
25. Di Carli MF, Asgarzadie F, Schelbert HR, et al. Quantitative relation between myocardial viability and improvement in heart failure symptoms after revascularization in patients with ischemic cardiomyopathy. Circulation, 1995, 92: 3436 ~ 3444
26. Vom Dahl J, Altehoefer C, Sheehan FH, et al. Effect of myocardial viability assessed by ^{99m}Tc-sestamibi SPECT and ^{18}F-FDG PET on clinical outcome in coronary artery disease. J Nucl Med, 1997, 38: 742 ~ 748
27. Lund GK, Freyhoff J, Schwaiger M, et al. Predication of left ventricular function recovery by Dobutamine echocardiography, ^{18}F-deoxyglucose or ^{99m}Tc-sestamibi nuclear imaging in patients with chronic myocardial infarction. Cardiology, 2002, 98: 202 ~ 209
28. Hachamovitch R. Clinical application of rest thallium-201/Stress technetium-99m-sestamibi dual-isotope myocardial

perfusion single-photon emission computed tomography. Cardiol Rev, 1999, 7: 83～91

29. Kiat H, Germano G, Friedman J, et al. Comparative feasibility of separate or simultaneous rest thallium-201/stress technetium-99m-sestamibi dual-isotope myocardial perfusion SPECT. J Nucl Med, 1994, 35: 542～548

38　超声心动图在急性冠脉综合征中的应用

超声心动图（ultrasonic cardiography，UCG）近十几年来发展很快，特别是床边超声仪器的改进、心肌造影剂的改良、多项超声测量技术（如背向散射技术、应变率和应变率成像、组织速度多普勒等）的应用，使得UCG在诊断冠心病、急性冠脉综合征、检测冠脉血流重建后存活心肌及测定冠脉血流储备等方面发挥了很大的作用。

38.1　急诊超声心动图

38.1.1　急性冠脉综合征的诊断和鉴别诊断　床边心电图在心血管急诊医学中扮演重要角色，但它在急性冠脉综合征（acute coronary syndrome，ACS）的诊断中仍有许多不足。特别是对于心尖部心肌缺血或梗死，床边心电图存在检查“盲区”，因而会低估心肌缺血或梗死范围。急诊床边UCG直观，不仅可快速判断冠状动脉心肌供血障碍区域，还可提供心脏结构、血流、心功能等数据弥补床边心电图的不足。

心肌梗死时，UCG可检测到与事件有关的主要罪犯血管供血区心肌发生收缩功能障碍，与事件无关的非主要罪犯血管供血区心肌则发生代偿性收缩功能增强。而对孤立的高侧壁及下壁心肌缺血或梗死患者，由于缺血范围较小，在周围正常心肌的“牵拉”下其室壁运动幅度可能正常或接近正常，此时床边UCG检查容易漏诊。为减少漏诊，在床边UCG检查时应观察室壁增厚率而非室壁运动幅度。

急诊床边UCG对怀疑ACS的患者还可进行早期鉴别诊断，可用于ACS与主动脉夹层的鉴别；可用于因左束支传导阻滞或起搏心律影响心肌梗死的诊断时。

38.1.2　急性冠脉综合征并发症的诊断

心脏破裂：心脏破裂是心肌梗死的致命并发症，其发生率为1%～3%，多发生于急性心肌梗死的前3天，常由于心包填塞而导致突然死亡。UCG对心脏破裂的诊断依据是心肌梗死变薄区域连续性中断，同时可发现导致心包填塞的少–中量的心包积液。

室间隔穿孔：如心肌梗死后胸骨左缘突然出现响亮、粗糙的收缩期杂音伴有震颤，提示室间隔穿孔的可能。UCG可直接观察到室间隔缺损，缺损常表现为室间隔连续的突然中断，周围被广泛的运动异常节段所包绕。缺损随心动周期变化，收缩期增大，可达舒张期时的3倍。

UCG对检出室间隔穿孔有重要价值，心尖及剑下四腔心和五腔心及左室长轴，左室短轴等均可见室间隔回声中断于室间隔肌部，这是室间隔穿孔的可靠依据。多普勒血流显像技术可检出过隔血流（图38–1）。

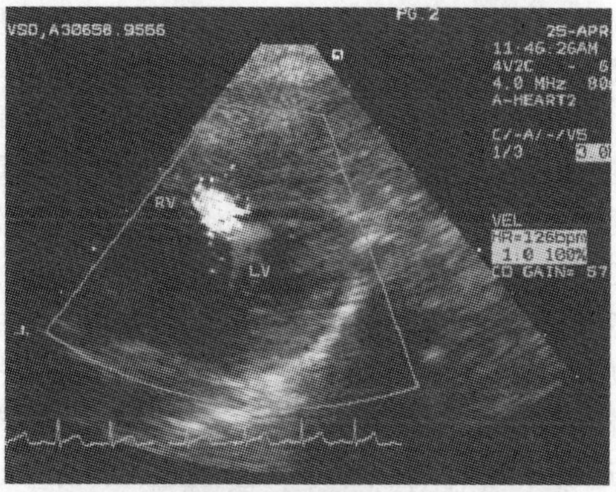

图38–1　UCG检出室间隔穿孔处过隔血流

室壁瘤：心肌梗死后室壁瘤可发生在室壁的任何部位，但以心尖部最常见，左室前壁也较多见，在心肌梗死发病后用超声作随诊观察可及时检出这种并发症，可作为确诊手段。

室壁瘤的UCG特征为室壁局部膨出，心尖部室壁瘤可见左心室心尖部有不同范围的膨出，使左室腔失去正常之圆锥形态（图38–2）。膨出的室壁变薄，回声强弱不等。室壁出现矛盾运动，即收缩期时向外扩张运动，而舒张期呈向心收缩运动，运动异常区与正常运动区之间可见清楚转折处。正常心肌部分与瘤壁间连续性仍完整。瘤颈宽，长径不小于瘤腔最大径，此点是与假性室壁瘤鉴别的要点。

乳头肌断裂：心肌梗死后乳头肌断裂可引起急性重症二尖瓣关闭不全，心动图所见与腱索断裂近似。临床靠听诊杂音的性质及部位难与室间隔穿孔鉴别，而UCG检查可以确诊。乳头肌缺血、坏死、纤维化均可造成乳头肌功能障碍，出现二尖瓣关闭不全。用多普勒技术检测出二尖瓣反流是超声诊断乳头肌功能障碍的主要依据，但必须排除由其他原因（如瓣膜本身病变、心腔增大所致瓣环的拉大等）所造成的反流。

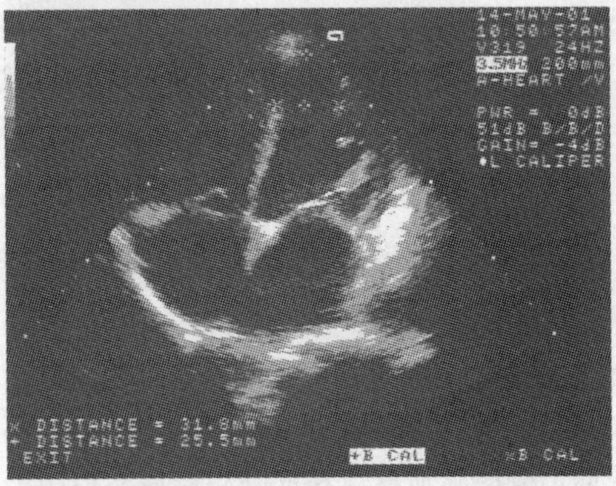

图38-2 左室心尖部室壁瘤-左室心尖部膨出

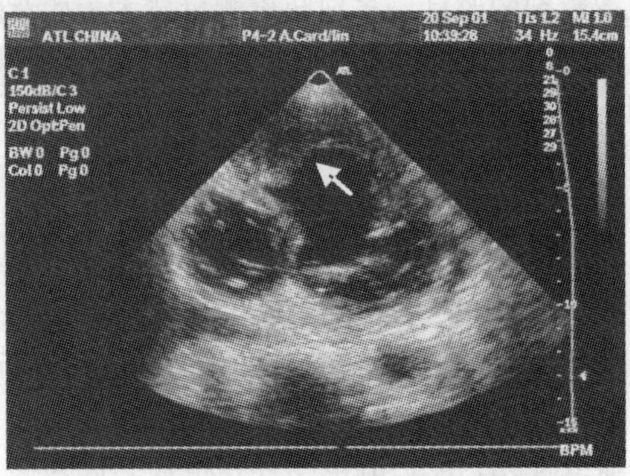

图38-3 左室心尖部血栓（箭头标志处）

左室附壁血栓：UCG可准确地诊断左室附壁血栓，敏感性50%左右，特异性可达70%～100%。血栓多发生在心尖部或其他室壁瘤形成区，UCG可见形状不规则的异常回声团块，回声不均匀，强弱不等，多数较邻近心肌的密度大，基本没蒂样物附着，面积较广，但与心内膜有明确界限（图38-3）。对活动性大的血栓需与左室黏液瘤鉴别，后者一般呈圆形或椭圆形，轮廓规整，位置多在左室流入道内并可见蒂附着。

38.2 超声心动图检测心肌缺血

38.2.1 常规UCG 常规UCG可通过目测心脏室壁节段性运动障碍（segmental wall motion abnormality，SWMA）来判断有无冠状动脉狭窄所致的心肌缺血。

常规静息UCG行胸骨旁左室长轴、左心室乳头肌水平短轴、心尖四腔及心尖两腔心观察整体心脏运动。根据1989年美国UCG学会推荐划分法（图38-4），将左室分为前间隔、后壁、前壁、下壁、室间隔、侧壁，其中前间隔、后壁各分为中段、基底段共4段，前壁、下壁、室间隔、侧壁各分为尖段、中段、基底段共12段，总计16段。各节段心肌运动分为4个等级评分：运动正常（1分）、运动减低（2分）、无运动（ 3分）及矛盾运动（ 4分）。

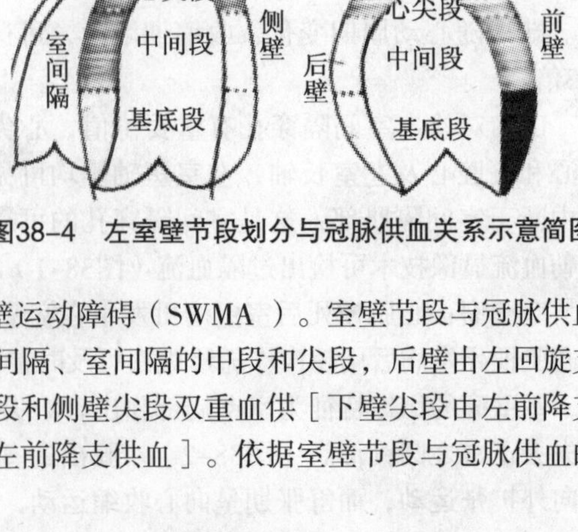

图38-4 左室壁节段划分与冠脉供血关系示意简图

心肌缺血或梗死定义为相邻2个节段左（或右） 心室室壁运动障碍（SWMA ）。室壁节段与冠脉供血的关系多按SEGAR等的分析方法：前降支供应前壁、前间隔、室间隔的中段和尖段，后壁由左回旋支供血，下壁和室间隔基底段由右冠状动脉供血。下壁尖段和侧壁尖段双重血供［下壁尖段由左前降支和（或）右冠状动脉供血，侧壁尖段由左旋支和（或）左前降支供血］。依据室壁节段与冠脉供血的关系可推测受累的冠状动脉。

38.2.2 负荷UCG 心绞痛型冠心病静息状态下血流灌注正常，只有冠脉严重狭窄时才可能在静息状态下检测到灌注缺损。为了提高检测心肌缺血的准确度和特异性，近年来普遍采用负荷UCG（stress echocardiography，SE）来提高诊断冠心病的敏感性。此外，对于因情感或精神因素导致的胸部不适或胸痛这类心脏神经官能症患者，如有ST段或T波改变，可进行负荷UCG来鉴别。SE是利用运动或药物等手段提高心肌耗氧量，使冠脉狭窄区心肌耗氧与供氧失衡，诱发心肌缺血并引起心脏功能障碍，从而在UCG上表现出节段性室壁运动障碍、室壁收缩期增厚率下降等，据此诊断冠心病并初步评价冠脉狭窄程度。与运动负荷试验相比，药物负荷试验可以减少胸廓运动的伪像，并且能提供充足的时间获取图像，从而更适于UCG检查。常用于负荷试验的药物有多巴酚丁胺、腺苷、潘生丁等。与核素心肌显像及冠状动脉造影等技术比较，药物SE诊断冠心病具有良好的敏感性和特异性，已成为诊断冠心病、评价冠心病患者左心室功能状态和判断预后的重要手段。然而，ACS患者不宜行药物负荷超声心动图试验，一般只对病情相对稳定的患者行药物负荷试验。

UCG多巴酚丁胺负荷试验（DSE）：DSE是近年发展起来的一种药物试验方法，已广泛应用于无创检测心肌缺血。是目前诊断冠心病、评价冠心病左心室功能状态和判断预后的重要手段。

大剂量DSE通过观察收缩期节段性室壁运动异常来诊断冠心病，并根据血管供应区推断病变血管。DSE的检测结果与冠脉病变支数、狭窄程度和冠状动脉病变的形态等相关。但是少数患者不能耐受大剂量DSE检查，而且双支或多支冠状动脉存在病变的患者进行大剂量DSE时，往往在狭窄程度最重的血管所支配的区域首先发现节段性室壁运动异常，从而过早终止了试验，掩盖了其他狭窄较轻血管所支配的区域在需要更大负荷才发生的心肌缺血，所以传统的大剂量DSE对冠心病单支和多支病变的鉴别存在着局限性。

小剂量DSE作为一项简单、安全且准确性高的检查技术评价左室节段性室壁运动异常已经被人们所接受。可以用小剂量DSE结合其他超声显像技术评价室壁运动来区分冠心病多支或单支病变，而且DSE与其他超声检测技术如应变率成像、背向反射技术、组织速度成像、心肌超声造影等综合评价可以减少多巴酚丁胺的用量，从而可以减少不良反应的发生，使DSE 更安全。

研究证实，由于心肌收缩存在较强的储备功能，心肌缺血时左室舒张功能的改变早于室壁运动异常。DSE中冠心病患者左室舒张早期充盈指标异常改变比室壁运动异常更敏感，反映了冠脉狭窄时的心肌缺血改变，在DSE中结合舒张期参数变化可为冠心病诊断提供有力帮助。

在应用多巴酚丁胺后达负荷心率时快速静脉注射美托洛尔（metoprololo），即多巴酚丁胺-美托洛尔负荷UCG（dobutamine-metoprololo stress echocardiography，DMSE），可进一步提高DSE检测冠心病的准确性。

心内膜下心肌在左心室收缩中起重要作用。心外膜冠状动脉的血管分支垂直穿过心壁各层，供应心内膜及内膜下心肌，因此与心外膜相比心内膜更易受心肌缺血的影响。研究表明，当冠状动脉血流下降40%时，心内膜与心外膜血流比率从1.16下降至0.37。在DMSE检查过程中，由于多巴酚丁胺兴奋β_1受体的特性，使心肌收缩力增强、心率加快，增加心肌耗氧量，进一步加重因缺血所致的心内外膜冠状动脉血流分布异常，从而诱发或加重心内膜下心肌缺血。而美托洛尔静脉注射后能快速阻断β_1受体，缓解心外膜的高动力状态，有利于揭示由多巴酚丁胺诱导的局限于心内膜下的心肌缺血。

在负荷心率时以肉眼判断SWMA，心内膜下心肌的运动异常可被心外膜下心肌的高动力状态所掩盖。在美托洛尔静脉注射后，由于心外膜下心肌收缩期峰速度较负荷心率时明显降低，从而可有利于显示因缺血所致的心内膜下心肌运动异常。

腺苷负荷UCG（ASE）：腺苷扩血管后引起的心率变化较小，对正常心肌功能影响较小，在超声造影药物负荷检测缺血心肌的动物实验中，腺苷负荷试验优于多巴酚丁胺负荷试验。

腺苷是一种内源性嘌呤核苷，属较强的血管扩张剂，通过扩张冠状动脉的小动脉阻力血管引起血流自缺血区域再分布至非缺血区域，即“窃血现象”，从而引起心肌缺血。ASE在欧美作为规范的诊断手段，用于评价心肌缺血、进行患者的危险分层、评价心功能及冠脉微循环。

有研究报道ASE的诊断冠心病敏感性66.3%～92%，特异性84%～100%，敏感性略低于DSE，特异性高于DSE。虽然ASE试验中不良反应的发生率较高（达81%），多表现为胸闷、心悸、气促、头晕、皮肤潮红，但因其半衰期<10 s，患者很少因出现持续性症状而进行额外治疗，优于DSE。因此ASE可安全、可靠地评价心肌供血情况，对中、高危冠心病险患者进行危险分层和预后评估，对心脏或非心脏大手术的中、老年患者进行心功能评估。

食管心房起搏负荷超声（TEAP-SE）：TEAP-SE时通过食管电极起搏心房，提高心率。由于心率的增快，心动周期的缩短，特别是舒张期的缩短，同时由于心房收缩的提前，心房收缩时房室瓣处于相对关闭状态使静脉回流受阻。当起搏停止后，静脉回流及肺动脉楔压突然明显增加，使心室舒张张力明显增高，心肌负荷增加，从而导致心肌缺血。

目前认为TEAP-SE检测冠心病既安全又准确，与冠状动脉造影对比，其对冠心病诊断的敏感性为75%~93%，特异性为84%~100%。与其他负荷试验比较，TEAP-SE试验比UCG运动试验更准确。TEAP-SE试验诊断冠心病安全可行、诊断准确性高、价廉，尤其适用于年迈、体弱、残疾等不能完成运动负荷的患者及不宜使用潘生丁的患者。根据TEAP-SE试验中出现运动障碍或原有运动障碍加重的室壁节段部位及障碍程度，可初步判断其相关供血动脉的病变程度和范围。少数患者不能完成TEAP-SE试验，往往是由于难以耐受起搏脉冲刺激引起的疼痛和不适。

TEAP-SE试验目前至少可作为其他心脏负荷试验的补充，但要在临床上广泛推广和应用，尚需更大样本的前瞻性盲法对照研究，并标准化起搏方案、目标心率，统一超声切面、室壁节段划分和结果判断标准。

38.3 超声定量评价心室壁运动状况的技术

38.3.1 组织多普勒成像（TDI） 组织多普勒成像已被广泛应用于定量评价局部心肌功能，它是在常规的二维超声节段分析的基础上新增的一项客观定量技术，能够精确测定静息状态和负荷状态时心肌纵向纤维的运动速度。其中定量组织速度成像（quantitative tissue velocity imaging，QTVI）是新近发展起来的组织多普勒成像技术，可同时对多点心肌取样，获得全心动周期的速度曲线，并定量标测各节段心内外膜下心肌运动速度。然而它所检测的局部心肌组织速度，代表的是从某一点心室壁向心尖运动的总和，不能有效区分该处心肌的主动收缩和被动的邻近心肌对它的牵拉。另外，心脏的旋转和摆动也影响速度的测量。以组织多普勒成像为基础的心肌应变率成像可以准确测量心肌形变，其受到心脏位移和邻近组织牵拉效应的影响较小，可以更好地反映局部心肌功能（图38-5）。

38.3.2 应变率（SR）和应变率显像（SRI） SR在定量分析静息状态或负荷诱发的缺血时有以下几项优势：①有较高的时间分辨力；②能定量评价所有左、右室节段的局部纵向变形；③收缩期应变率（SR_{SYS}）的变化与整体收缩力的变化相平行；④SR_{SYS}与整体的射血情况相关；⑤不受心脏移动和邻近心肌牵拉的影响；⑥健康者各节段室壁纵向SR无显著差异，这为SR区分收缩力异常节段提供了前提；⑦SR_{SYS}在心率增加时保持不变，相对不依赖于心率的变化。有学者认为SR_{SYS}更易发现多巴酚丁胺负荷UCG实验时心肌的缺血改变（图38-5），而应变率显像的另一指标应变率则较难发现。

图38-5 A：缺血节段静息状态应变率变化曲线；B：缺血节段40 μg/（kg·min）多巴酚丁胺时应变率变化曲线［引自郭瑞强，等.中华超声影像学杂志，2006，15（4）：262~265］

应变率用于评价缺血引起的收缩储备异常优于应

变。心肌缺血时，心肌的运动状态和时相都会发生相应的改变，包括收缩起始的延迟、心肌的增厚或缩短的程度和收缩后缩短（postsystolic shortening，PSS）。PSS指局部心肌沿纵轴方向上收缩末期后的收缩，发生于主动脉瓣关闭之后，是心肌缺血的敏感指标。在应变率曲线的定量参数上表现为等容舒张期呈负向应变（图38-6）。由于它相对低的振幅以及短期存在的特点，视觉识别较为困难。应变率显像使定量PSS成为可能。单纯PSS的存在并非缺血的特异性表现，因为它可出现于基础状态，收缩期后增厚的应变（ε_{ps}）分别与收缩期峰值应变（ε_{max}）、射血期应变（ε_{et}）的比值可以被用作负荷试验中识别缺血的客观指标。

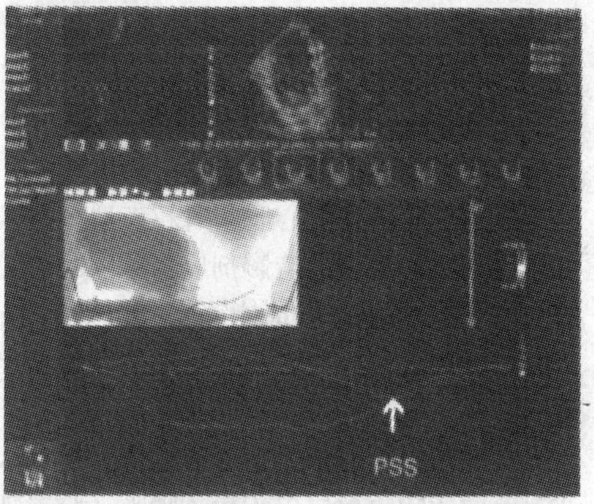

图38-6 心肌梗死状态下前壁基底段（红色）、中间段（黄色）、心尖段（蓝色）的应变曲线。可见基底段曲线正常，中间段运动消失，而心尖段收缩期最大应变为正值，并可见收缩期后负向波明显加深（PSS：收缩后增厚表现）［引自曲海燕，等.中华超声影像学杂志，2006，15（1）：50～53］

应变率显像也有一定的缺陷，易受噪声干扰。应变率显像技术具有一定的角度依赖性，只有当声束与心肌运动的夹角非常小的时候才能获得准确的应变率数据，因此测量时应尽量使声束的方向与组织运动的方向一致。

38.3.3 背向散射技术（IBS） IBS的周期性变化幅度——背向散射积分周期变异（cyclic variation integrated backscatter，CVIB）与心肌本身的收缩性相关，是定量反映心肌收缩功能变化的敏感指标。药物负荷不会引起正常心肌组织的CVIB变化，对狭窄冠脉灌注心肌，在大剂量DSE状态下由于心肌增加的氧耗超过了狭窄冠脉供血心肌的收缩氧耗储备，导致心肌收缩力下降，CVIB 值亦较静息状态下显著降低，

多巴酚丁胺负荷试验联合CVIB诊断冠心病的敏感性和准确性均略高于多巴酚丁胺负荷试验二维目测法，特异性相同。传统目测法受评价者经验水平的影响，对狭窄程度不重的单支病变易产生假阴性结果（表38-1）。背向散射技术由于可定量测定心肌各节段收缩力的改变，可减小或消除上述因素对诊断结果的影响。研究结果表明，尽管目前背向散射技术本身尚存在局限性，在对其分析方法进行规范后，将这项技术应用于临床可提高DSE诊断冠心病的敏感性和准确率，有较好的应用价值。

表38-1 DSE目测法与DSE-CVIB 检测冠状动脉狭窄准确率的比较

检测方法	敏感性	特异性	准确性
DSE目测法			
LAD	82.3%	80.0%	81.3%
LCx	78.6%	77.8%	78.1%
RCA	83.3%	70.0%	75.0%
合计	81.4%	75.5%	78.1%
DSE-CVIB			
LAD	88.2%	86.7%	87.5%
LCx	78.6%	83.3%	81.3%
RCA	83.3%	80.0%	81.3%
合计	83.7%	83.0%	83.3%

引自周青，等．中华超声影像学杂志，2005，14（7）：494

38.4 心肌超声造影

低能量脉冲发射心肌实时超声造影技术和新一代造影剂的应用为无创性定量评价心肌灌注提供了可靠的方法。理想的造影剂应：可顺利通过肺循环又不减弱超声信号，内含高密度低扩散性低溶解度的气体。造影剂SonoVue能够使左心腔实时显影，可增强心内膜的分辨效果，清晰地勾画心内膜边缘，从而改善部分节段心内膜显示不清的超声显像，有助于提高图像质量，提高诊断准确性、可重复性及效率。

既往超声负荷试验结果的解读依赖于心室内膜清楚显示，亦依赖于操作者经验且带有较强的主观性。应用药物负荷后由于患者呼吸、心率加快、心脏位移明显，图像质量欠佳，尤其在肥胖、存在慢性肺疾患或其他胸壁畸形的患者。

在普通二维超声中20%静息超声不能清楚显示心内膜边界，在负荷试验时该比例可上升至30%。虽然应用谐波技术可以提高图像质量，但仍存在5%～10%的病例图像质量欠满意。

近年来，采用低功率发射脉冲的实时心肌超声造影技术可实时连续观察心肌的灌注过程，从而能够定量评价不同缺血状态下的心肌灌注情况。正常情况下，左心室心肌血容量的90%位于毛细血管内，故心肌超声造影可反映心肌微血管的完整性并检测微血管水平的心肌灌注。在休息状态下，只有部分毛细血管开放允许红细胞通过，而另外一部分毛细血管是关闭的。而在心肌负荷状态时，氧需求增加而大量毛细血管开放允许红细胞通过，这个过程称为“毛细血管征募”。静息状态下即使在冠状动脉狭窄85%～90%时，心肌血流量仍可保持正常，而在运动或药物负荷引起心肌氧需求增加时，狭窄50%～85%的冠状动脉即可表现为充血反应降低。在充血状态下狭窄段的心肌床心肌血流量降低，且其降低程度与狭窄严重程度呈正比，这就引起灌注缺损（图38-7）。

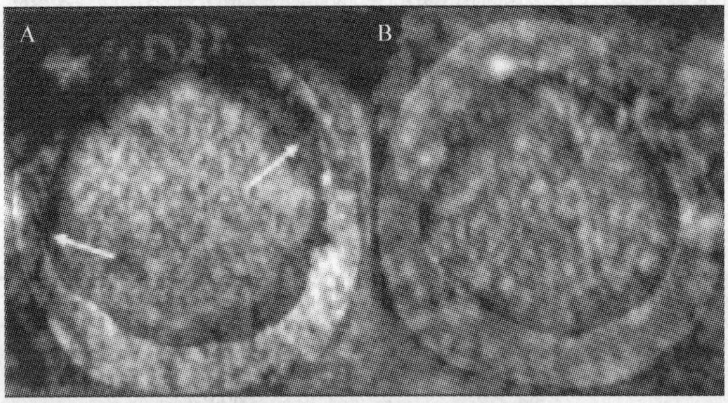

图38-7 部分阻断实验鼠左前降支后，心肌造影心动图（MCE）上心肌梗死部分表现为造影缺损区域（A），再灌注后则造影充填（B）（引自Flordeliza S，et al. Circulation，2007，115：345）

心肌超声造影是经周围静脉或经冠脉注入超声造影剂，随血流进入心腔及心肌，利用造影剂在超声能量作用下发生膨胀、压缩产生超声信号而更清楚的显示心腔轮廓，并可提供心肌血流灌注信息。目前心肌超声造影技术主要应用于显示心内膜边界和心肌血流灌注评价，基础研究中尚涉及对冠脉内皮细胞功能评价、炎性斑块标记和用于基因及其他药物的靶向输送。

38.4.1 超声造影成像技术

二次谐波技术：物体在超声作用下可产生非线性共振，继发产生整倍于源频率的背向散射信号。在较低频率超声作用下超声造影剂比心肌组织更易产生二次谐波，应用二次谐波技术可以使图像更清晰而减少造影剂用量。

间歇成像技术：用于普通超声检查的能量将使超声造影剂微泡破裂，在30 帧/s超声作用下MCE将非常困难。间歇成像技术是指非连续性发射高能超声信号（机械指数>1.0），通常以固定时间或心电图门控触发来实现。利用时间-信号强度曲线可研究不同位置心肌血流灌注情况。但本技术的局限性是不能实时同步评价心肌运动和灌注。

实时成像技术：实时成像技术应用较低能量的超声（机械指数< 0.3），不致大量破坏造影剂，可同步评价心肌运动和灌注，是MCE的最新进展。造影信号强度=$A\cdot(1-e^{-\beta t})$，A代表高峰信号强度，β指最快上升速率，t指时间。从A和β值的变化可反映心肌灌注变化。但该技术使超声信号信噪比下降，图像质量稍差。

38.4.2 心肌超声造影（MCE）的局限性 冠心病静息期冠脉狭窄区供血仍可满足心肌正常代谢需要，心肌超声造影并不能反映出冠脉血流储备的损害，报道显示在心外膜冠状动脉狭窄60%～90%时，由于代谢产物扩张小动脉仍可维持正常的静息心肌血流。因此需要结合负荷试验诱发心肌缺血（运动或多巴酚丁胺）或造成高血流状态（潘生丁或腺苷）才能检出冠心病，且结合负荷超声后MCE才能完全区别正常心肌、顿抑心肌、冬眠心肌、坏死心肌。

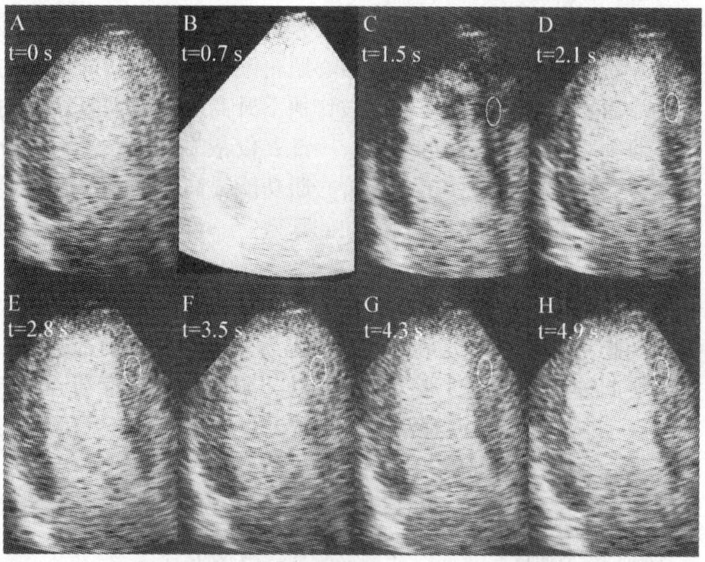

图38-8 腺苷负荷＋心肌造影超声心动图示意图：基础状态（A），造影剂注入开始破裂（B），连续造影剂充填（C to H）。图中白色取样圈可作定量采样用（引自Pieter AD, et al. J Am Coll Cardiol, 2006, 48: 2168）

38.4.3 MCE联合药物负荷UCG应用价值 负荷MCE是新近发展的技术，与目前常用的核素心肌显像技术符合率高。

左室边界描绘：负荷UCG（SE）时图像质量差，不能清楚显示心室内膜，使室壁运动及收缩功能改变不能被准确评价，是阻碍SE在临床广泛开展的原因之一。应用MCE技术可以在组织谐波基础上再提升图像质量，提高诊断的准确性、增加超声医师诊断信心、工作效率及不同医师间的可重复性。

诊断心肌缺血：已有研究证实多巴酚丁胺负荷试验和腺苷负荷试验分别结合心肌超声造影可提高对心肌缺血诊断的敏感性及准确性（图38-8，图38-9）。

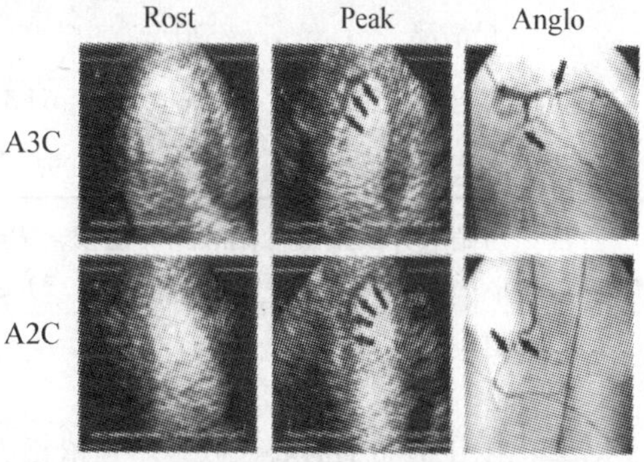

图38-9 多巴酚丁胺负荷＋心肌造影超声心动图显像。心尖三腔心（A3C）和心尖二腔心（A2C）分别显示负荷状态下左室后壁心尖段和左室下壁心尖段心肌灌注缺损。冠脉造影证实左前降支、左回旋支、右冠状动脉有狭窄（引自Pieter AD, et al. J Am Coll Cardiol, 2006, 48: 2168）

有研究比较多巴酚丁胺和腺苷负荷试验分别结合心肌超声造影的价值，显示在严重冠脉狭窄时两者均能在未出现室壁运动障碍时就反映出心肌血流灌注障碍，但多巴酚丁胺可以在较低狭窄程度时即体现血流灌注障碍，可以更好反映室壁运动障碍。而在同样的冠脉狭窄程度，腺苷可以有更大的超声灰阶变化利于观察，且腺苷负荷比多巴酚丁胺负荷心率更慢、心脏摆动幅度较小，有助于提高图像质量。

38.5 药物负荷超声检测存活心肌

存活心肌是指心肌缺血区域呈可逆性功能障碍的心肌。存活心肌不同于坏死心肌，其因缺血所致的功能障碍即收缩运动减弱或消失可随缺血心肌恢复血流后逐渐改善恢复。随着冠心病诊疗技术如溶栓、经皮冠状动脉腔内成形术、冠状动脉搭桥术等的发展和广泛应用，使缺血心肌恢复血流再灌注成为可能，因此准确评价缺血再灌注后心肌收缩功能的恢复对临床判断心肌的存活性以及合理选择进一步的治疗方案具有重要意义。

左室射血分数的提高是存活心肌再灌注后心肌功能恢复的临床表现。术后静息左室射血分数未提高的患者可在低剂量多巴酚丁胺作用下升高。通过恢复冠状动脉血流，改善心肌储备供血可能是高负荷下收缩功能持续提高的基础。因此，仅依靠静息左室射血分数来考察再灌注的疗效并不是一个理想的指标，手术后负荷UCG在评价心肌功能提高方面是一个重要的补充。结合心肌对不同剂量多巴酚丁胺的反应能更完善地评估再灌注的疗效。一部分心肌缺血受损较严重的患者再灌注后近期局部室壁运动已经明显提高。

目前常用的检查存活心肌方法有核素显像、核磁共振及药物负荷超声试验。

药物负荷超声研究最多的是多巴酚丁胺和腺苷负荷超声。多巴酚丁胺是一种选择性β_1受体兴奋剂，心肌梗死后β_1肾上腺素受体密度下调，而且有存活心肌组相应室壁细胞数量较无存活心肌组多，所以在不同负荷量时有存活心肌组较无存活心肌组室壁运动速度明显增高（表38-2）。

表38-2 药物负荷2DE试验识别存活心肌的敏感性与特异性的比较（%）

药物剂量	例数	敏感性	特异性	阳性预测值	阴性预测值	准确性
多巴酚丁胺3 μg	26	46.8	87.1	82.8	55.2	64.4
多巴酚丁胺5 μg	26	$79.9^{\#}$	$70.7^{\#}$	78.3	72.6	$76.0^{\#}$
多巴酚丁胺10 μg	24	$88.6^{\#}$	$64.2^{\#}$	76.1	81.4	77.9
硝酸酯	26	27.6	93.1^{a}	84.0	49.5	56.0
硝酸酯+多巴酚丁胺3 μg	26	$64.5^{\bigstar\triangle}$	80.2	81.0	63.3	$71.3^{\bigstar}$
硝酸酯+多巴酚丁胺5 μg	26	$91.4^{\bigstar\triangle\#}$	$68.1^{\bigstar\#}$	79.0	$85.9^{\bigstar\#}$	$81.4^{\bigstar\#}$

注：与硝酸异山梨酯（硝酸酯）比较，$^{a}P\leqslant 0.01$，$^{\bigstar}P<0.001$；随多巴酚丁胺剂量递增，与前一剂量比较，$^{\#}P<0.001$；与相同剂量多巴酚丁胺比较，$^{\blacktriangle}P<0.05$，$^{\triangle}P<0.01$。引自杨伟宪，等. 中华内科杂志，2005，44（8）：581

多巴酚丁胺负荷时心肌收缩增强依赖于冠状动脉血流的增加。输注多巴酚丁胺后在冠状动脉血管功能正常的非缺血区可通过扩张冠状动脉阻力血管，增加冠状动脉血流来满足心肌对氧的需求。而在冠状动脉血管功能异常的缺血区由于其冠状动脉阻力血管不能充分扩张，导致该区域冠状动脉阻力增加，冠状动脉血管床的灌注减少，此现象类似于心肌窃血现象，使得心肌内的血流重新分布，缺血区心肌内血流减少，负荷时心内膜血供不足，因此缺血区心肌收缩力增强不如正常心肌。

对于左心室收缩功能严重减低患者，小剂量多巴酚丁胺负荷超声试验的不良反应较轻，且停药或含服硝酸甘油后均能缓解，但大剂量多巴酚丁胺负荷超声的副作用发生率较高，易诱发心绞痛和新出现的室壁节段性运动减弱。有报道称硝酸酯与多巴酚丁胺合用，可减少多巴酚丁胺用量，减少副作用，避免或减少诱发心肌缺血，同时也提高检测敏感性和准确性。

二维UCG根据美国UCG协会推荐室壁运动评分，对左室进行半定量记分。室壁运动分为4级：运动正常=1，运动减低=2，运动消失=3，矛盾运动=4。如果室壁运动记分至少减低1级（例如：由运动消失变为运动减低），该节段就认为存活，即有收缩功能储备。若左室节段室壁运动记分无改变，则认为无存活即无收缩功能储备。UCG心肌存活的定义为：≥2个相邻的静息期无运动及反向运动的心肌节段负荷后，室壁运动评分减少≥1分。

由于缺血再灌注心肌存在血管内皮损伤，更容易出现冠状动脉痉挛，导致氧需求与供给的不平衡，心肌缺血时有发生，因而又进一步损伤冠状动脉微血管，形成恶性循环，最终导致心肌不可逆性损伤，心脏功能衰竭。因此临床上任何能够在缺血再灌注后保护冠状动脉微循环的治疗都将有助于打破这个恶性循环，促进心肌功能的早期恢复。再灌注是一个动态发展的过程，故通过连续动态观察多巴酚丁胺负荷试验后心肌收缩功能的变化，可以提高判断存活心肌的准确率，同步测量的冠脉血流储备可从冠状动脉供血的角度进一步反映缺血再灌注后存活心肌的功能恢复情况。

小剂量多巴酚丁胺负荷评估心肌活性，以血运重建术后4～6个月心肌收缩期室壁增厚≥2 mm作为存活心肌的标准，敏感度89%，特异度94%，准确度88%。

国内对经胸UCG检测存活心肌的临床应用做了大量研究，以定性方法评价，其检测存活心肌的敏感度为72%～89%，特异度为72%～92%。

国外学者Rambaldi等以^{18}F-氟脱氧葡萄糖-单光子发射计算机断层显像术（^{18}F-FDG-SPECT）为诊断标准，得出脉冲组织多普勒小剂量多巴酚丁胺负荷试验预测存活心肌的各节段收缩期的峰值速度（Sm）的界值是（1 ± 0.5）cm/ s时，判断存活心肌的敏感度是87%，特异度是51%。

小剂量多巴酚丁胺负荷经胸超声与MRI对比，诊断存活心肌符合率为88%，多巴酚丁胺负荷经食管超声（ TEE ）与MRI对比，两种技术的诊断存活心肌符合率为91%。

多巴酚丁胺负荷MRI检测存活心肌的敏感度较经胸超声高。分析其原因，一个是UCG的图像质量受皮下脂肪、肺部气体及本身侧方回声失落的影响，较MRI质量略差。另一个原因可能是MRI采用定量分析，一些节段心肌轻微的收缩增加，UCG通过定性分析难以发现。

假阳性的原因可能是心肌瘢痕受周围存活心肌的牵拉而表现出运动增加。还有心肌梗死后心室功能的恢复与心肌梗死部位、时间、程度、临床用药、患者体质、是否有侧支循环等多种因素有关。所以，关于血运重建术后多长时间进行复查，作为心室功能恢复的标准目前尚无统一认识。假阳性的另一个可能原因是由于复查时间过早，冬眠心肌功能尚未完全恢复。

假阴性的原因可能是该节段血管重度狭窄或闭塞，心肌灌注储备明显下降，小剂量多巴酚丁胺增加耗氧量的同时，不能相应增加心肌血供，小剂量即导致心肌缺血，因此存活心肌未表现出有收缩功能储备。

Djorjevic Dikic等报道低剂量腺苷负荷UCG在鉴别存活心肌的敏感性为87%，特异性为95%，诊断的准确性为90%，优于Zaglavara等报道的小剂量多巴酚丁胺超声负荷试验鉴别存活心肌的敏感性47%和81%，特异性65%和82%。

超声的优势是方便灵活、检查时间短、经济、易普及。但UCG可重复性差，操作者具有依赖性，且图像质量受其他因素影响，有时可对诊断产生影响。MRI优于UCG，敏感度较经胸超声略高。但MR检查时间较长，且价格较高，技术不易普及。

多巴酚丁胺负荷超声（DSE）作为一种检测存活心肌的方法已得到临床认可，具有安全、方便、价廉等优点，但目前的评价方法多为目测法，难以定量研究。结合一些超声定量检测方法，可提高检测存活心肌的敏感性和特异性

38.6 定量组织速度成像（QTVI）

定量组织速度成像（QTVI）是在组织多普勒成像技术基础上发展起来的一种新技术，能无创分析室壁运动，对心肌速度的测量可直观反映心脏功能。

组织速度成像（TVI）：使用Echo PAC工作站的定量分析软件行处理分析，将取样框置于各节段的中

部，获得各段心肌在心动周期中的速度曲线，取样区的大小设定为3×3个像素，测量静息时和多巴酚丁胺输注10 μg/（kg·min）时各节段收缩期的峰值速度（Sm）和舒张早期的峰值速度（Em），各数值均取3个心动周期的平均值，并计算同一室壁各点在静息时和应用多巴酚丁胺10 μg/（kg·min）时的Sm差值（dSm）。

QTVI测量参数：①等容收缩期峰值运动速度（V_{IVC}）；②收缩期峰值运动速度（V_S）；③等容收缩时间（T_{IVC}）。

小剂量多巴酚丁胺负荷超声程序：PTCA/ PTCA+支架术或CABG术前1周施行小剂量多巴酚丁胺负荷超声检查。检查前24 h停用β_2受体阻滞剂，钙离子拮抗剂、硝酸酯类抗心绞痛药物及其他影响心肌收缩力的药物。多巴酚丁胺注射液的微量注射泵按3 min递增法持续静脉注射，剂量为5～10 μg/（kg·min）。静息状态下及用药各阶段重复以上测量步骤。小剂量多巴酚丁胺负荷超声各阶段均记录血压、心率及心电图。

QTVI是在组织多普勒基础上发展起来的一种新技术，其帧频在70 帧/ s以上，减小扫描角度，帧频可以达到200 帧/ s，其超高帧频组织速度显像技术实现了超声系统实时获取心肌各节段运动的全部信息，因此可实现对等容收缩期、收缩早期、等容舒张期等多个时期内心肌运动的所有瞬时信息进行实时捕获，还可以同时对任意心肌节段组织进行取样，同步获取各个心肌节段和心动周期内速度曲线，从而使得简便直观分析心室壁节段运动异常成为可能。

心肌梗死患者梗死节段由于心肌节段缺血坏死，内在收缩性受到影响，局部心肌收缩力减弱或仅有周边心肌收缩引起的被动运动，导致病变节段室壁运动速度显著降低。

无缺血时QTVI曲线上等容收缩波为一个以正向为主的波，反映左室射血等容收缩期心室肌长轴方向上的轻度收缩；而在心肌缺血坏死时，反映等容收缩期心肌纤维沿长轴方向的缩短，从而能准确预测收缩早期左室收缩功能指标等容收缩期峰值速度V_{IVC}降低，甚至转为以负向波峰为主，表明此期心肌组织的收缩期伸长，时相亦延长，反映心肌功能受损。

小剂量多巴酚丁胺负荷超声下，与静息状态下比较，存活心肌组V_S、V_{IVC}均有显著增高，T_{IVC}显著缩短；非存活心肌组织V_{IVC}、V_S、T_{IVC}各指标较静息状态下则无显著变化。原因在于存活心肌为可逆性收缩功能障碍心肌，多巴酚丁胺负荷下心肌运动速度可呈剂量相关性增加；而非存活心肌为不可逆功能障碍心肌，多巴酚丁胺负荷下心肌运动速度并无显著变化（图38-10）。

A

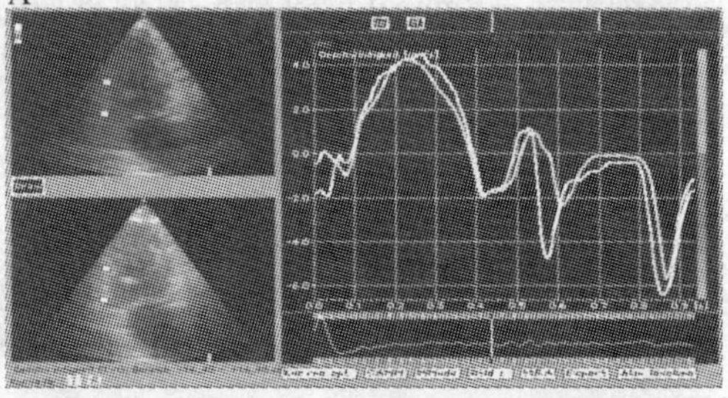

B

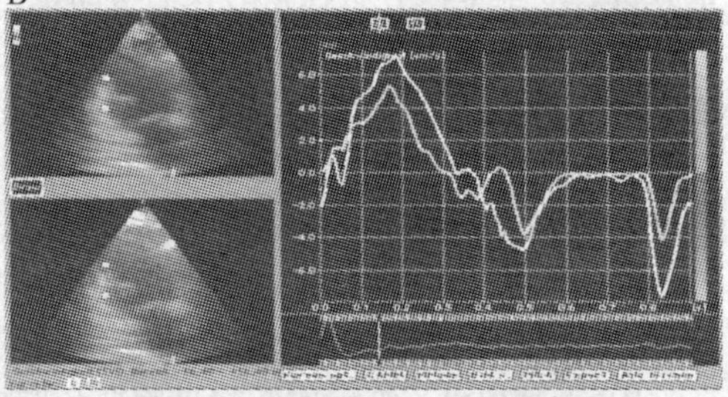

图38-10 QTVI检测下壁心肌存活 基底段（黄色曲线）、中间段（绿色曲线）。A为静息状态，B为小剂量多巴酚丁胺负荷后，基底段收缩期血流显著增高（存活），而中间段血流流速变化不大（无存活）

38.7 实时心肌声学造影（MCE）

实时心肌声学造影（MCE）：应用低机械指数和非线性造影显像技术，能够显著降低常规超声功率对造影剂微泡的破坏，且明显改善低机械指数对造影剂微泡的敏感性，闪烁显像技术在瞬间使用高机械指数击破所有微泡后，应用低机械指数使心肌重新灌注，从而动态显示心肌内造影剂的再灌注过程，Qlab软件可以得到造影剂的灌注曲线$y=A(1-e^{-\beta t})$，因此能够在临床上定量分析MBF即MBF $=A\cdot\beta$。已有很多研究表明，实时心肌声学造影定量的MBF与放射性微球及同位素单光子发射计算机断层扫描的结果高度相关和一致。实时声学造影发现的心肌灌注异常在中剂量多巴酚丁胺负荷试验时即可出现，较室壁运动异常出现早，因此中剂量多巴酚丁胺负荷试验特别适用于难以达到目标心率的患者。

存在微循环是心肌存活的前提。准确评价心脏微循环是判断心脏事件预后及指导治疗的重要指标。与SPECT、正电子发射型计算机断层显像（PET）相比，MCE不依赖于心肌细胞完整性及功能，可直接评价心肌微循环（表38-3，表38-4），联合小剂量多巴酚丁胺负荷试验可提高诊断价值，并区分不同心肌。在静息和负荷相均显示灌注减低并伴室壁运动消失提示心肌坏死；静息相灌注正常、负荷相灌注缺损并伴负荷相可诱发室壁运动障碍提示冠脉狭窄，冠脉血流储备下降；在心脏急性事件后出现室壁运动障碍并伴灌注正常，在小剂量多巴酚丁胺负荷后出现室壁运动改善提示顿抑心肌；室壁运动障碍伴灌注缺损，在小剂量多巴酚丁胺负荷后出现室壁运动改善提示冬眠心肌。

表38-3 心肌造影超声心动图（MCE）与SPECT检测冠状动脉狭窄

作者	病例	显像方式	一致性%（r）		
			病人来源	冠脉狭窄范围	冠脉狭窄节段
Kaul，et al.	30	THI	86（0.71）	90（0.77）	92（0.99）
Heinle，et al.	123	HPD	81（0.60）	76（UN）	70（0.32）
Shimoni，et al.	101	AII	76（0.50）	76～86（UN）	92（0.32）
Wei，et al.	54	HPD	84（0.63）	65（0.41）	UN
Rocchi，et al.	25	HPD	84（0.67）	92（0.81）	UN
Olszowska，et al.	44	HPD	UN	73～91（0.4～0.8）	89（0.81）
Senior，et al.	55	IPI	UN	70（0.37）	UN
Xie，et al.	36	RTI	75（0.50）	85（0.61）	UN
Korosoglou，et al.	120	PPI	UN	83（0.65）	86（0.65）

MCE：心肌造影超声心动图；SPECT：单光子发射计算体层摄影（术）；AII：加速间歇成像；HPD：谐波能量多普勒；IPI：间歇脉冲转换；PPI：能量脉冲转换；RTI：实时显像；THI：触发谐波显像；UN=不详。引自Pieter AD，et al. J Am Coll Cardiol，2006，48：2168

表38-4 心肌造影超声心动图诊断冠心病特异性和敏感性

作者	病例（n）	冠脉狭窄定义	超声显像方式	MCE		SPECT/DSE	
				敏感性	特异性	敏感性	特异性
Shimoni，et al	44	＞50%	AII	75%	100%	75%	81%
Olszowska，et al	44	＞60%	RTHI	97%	93%	93%	84%
Rocchi，et al	25	＞70%	HPD	89%	100%	100%	88%
Elhendy，et al	168	＞50%	RIPI	91%	51%	70%	74%
Senior，et al	55	＞50%	IPI	83%	58%	48%	92%
Peltier，et al	35	＞70%	PM	86%	69%	82%	85%
Tsutsui，et al	16	＞50%	RTI	64%	92%	68%	61%
Xie，et al	27	＞50%	PPI	66%	65%	33%	72%
Jeetley，et al	123	＞50%	TRI	84%	56%	82%	52%
Korosoglou，et al.	89	＞75%	PPI	84%	93%	77%	52%
Karavidas，et al.	47	＞50%	TPD	91%	92%	73%	72%

MCE：心肌造影超声心动图；SPECT：单光子发射计算体层摄影（术）；DSE：多巴酚丁胺负荷超声心动图；PM：能量调节；RTHI：实时谐波显像；RTPI：实时灌注显像；TPD：能量触发多普勒；TRI：再补充造影剂触发显像。引自Pieter AD，et al. J Am Coll Cardiol，2006，48：2168

研究显示在预测急性前壁心肌梗死后左室功能恢复价值时，以MCE检测心脏微循环方法的敏感性为69%，特异性为85%，阳性预测值为74%，阴性预测值为81%，总体准确率为78%。而小剂量多巴酚丁胺负荷试验以室壁运动障碍改善预测左室功能恢复的敏感性为50%，特异性为88%，阳性预测值为72%，阴性预测值为73%，总体准确性为73%。两者的相符率为74%，联合两种方法可使准确性提高到85%。

MCE评价微循环完整性比单纯小剂量多巴酚丁胺负荷评价室壁运动更能预测心功能的改善。MCE联合药物负荷试验是新近出现的新技术，目前正处于实验研究及小规模临床研究阶段，各实验应用造影剂类型、造影剂输注方法、成像技术、评价方法等缺乏标准是其主要不足，有待于大型临床研究结果形成统一技术标准。

38.8 心肌背向散射积分（IBS）

DSE结合IBS技术较单纯DSE使用能提高检测存活心肌的敏感性和准确性。心肌背向散射积分（integrated back-scatter，IBS）是近年发展起来的一项新的超声组织定征技术，可识别正常、缺血或梗死心肌组织，无创性地评价存活心肌。采用全心尖切面对左室16个节段IBS数值进行分析，认为全心尖切面所测左室16个节段背向散射积分参数能够敏感、全面地反映心肌缺血情况。因三个切面均采用心尖探测，其肌纤维方向与超声束之间的夹角很接近，可最大限度地避免方向变异性。

多巴酚丁胺结合IBS技术可以早期识别存活心肌，提高检测存活心肌的准确性。IBS参数可以敏感地识别缺血心肌。以IBS的背向散射积分周期变异（CVIB）最大变化率*K*值作为一定量指标评价存活心肌，以$K>1.3$定为存活心肌，其诊断存活心肌敏感性为90.0%、特异性为92.0%、准确性为90.4%。敏感性、准确性较单纯DSE 均有显著性提高（$P<0.01$）。

38.9 测定冠脉血流储备

冠脉血流储备（coronary flow reserve，CFR）是评价冠脉微循环状态、诊断隐性冠心病、评价经皮冠脉介入（PCI）疗效的一项重要指标，它是最大冠脉扩张状态下的冠脉血流与静息状态下冠脉血流的比值，CFR>3为正常。

多年来一直依靠冠脉内注射罂粟碱后行冠脉内多普勒（ICD）来测量冠脉血流储备，操作复杂，创伤性大，且罂粟碱有延长Q-T间期的不良反应。

有报道认为腺苷负荷经胸超声判断CFR，其敏感性、特异性分别为95.7%和80%。而且用于检测左前降支再狭窄的敏感性91%，特异性95%，阳性预测值96%，阴性预测值97%，可作为冠脉造影的补充。

腺苷负荷超声的禁忌证包括：①二度或三度房室传导阻滞；②病态窦房结综合征；③不稳定型心绞痛及明显心功能不全；④支气管哮喘、已知对腺苷过敏；⑤严重的实性心律失常严重的高血压，SBP≥274 kPa和（或）DBP≥13.33 kPa；⑥先天性心脏病、瓣膜病或心肌病。试验前停用β-受体阻滞剂、血管紧张素受体及钙离子拮抗剂至少48h，停用茶碱类药物至少12 h，空腹4 h。腺苷负荷超声试验前应准备硝酸甘油、氨茶碱。

多巴酚丁胺选择性兴奋β_1受体，可增强心肌收缩力，增加心输出量及冠状动脉血流量。以浓度递增方式持续输入多巴酚丁胺，使心脏的负荷逐渐加大，对冠脉供血需求相应增加，从而准确反映冠脉的储备功能。与潘生丁、腺苷比较，多巴酚丁胺的心脏作用更接近生理过程。

冠状动脉微血管病变者在冠脉造影时并无心外膜冠状动脉狭窄，但可因冠状动脉微血管病变而出现CFR下降。

实时心肌超声造影（RTMCE）是近年来发展起来的无创检测心肌微循环灌注的新方法，不仅能实时观察心肌微循环水平的血流灌注，还能对血流灌注进行定量分析（图38-11）。

心外大的供血动脉与心肌内的阻力血管对心肌的血供可不一致。如完全闭塞的大冠状动脉，所属心肌由于得到充分的侧支循环供应而能长期存活；急性心肌梗死相关冠状动脉再通后，所属心肌由于微血管的损伤可呈现无再流状态。越来越多的证据表明，心肌内微血管对冠状循环的影响在心肌的血供中起重要作用。因此，从微循环水平诊断冠心病，评价再血管化后的疗效已成为冠心病诊断和疗效评价中的焦点。

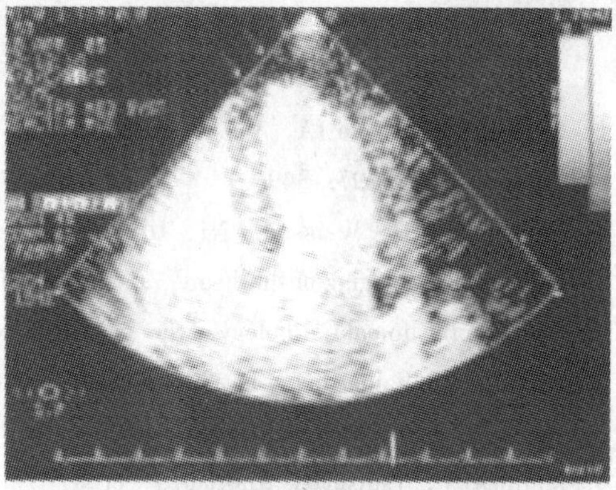

图38-11 实时心肌造影超声心动图显示急性心肌梗死患者PTCA术后梗死心肌无再灌注血流（引自Pieter AD，et al. J Am Coll Cardiol，2006，48：2168）

由此可见，RTMCE具备定性、定量评价心肌微循环灌注的能力，为心肌微循环完整的评价及存活心肌的检测奠定了基础。

38.10 经食管超声心动图

经食管超声心动图（transesophageal echocardiography，TEE）从心脏后方成像，特殊的探查途径排除了肋骨、胸骨和肺气对声束的阻挡，而且使用的探头频率高，显像清晰，可在床旁作急诊检查，在冠心病内、外科领域有广阔的应用前景。

随着探头的小型化和超声对比剂的改进和完善，TEE技术将在冠脉循环生理学研究方面发挥重要作用。心肌对比UCG和声学密度测量的结合，对感兴趣区内的微气泡密度随时间的变化进行定量分析，为评价冠心病患者毛细血管水平的心肌灌注提供了有力的手段，而采用TEE技术评价心肌灌注和分析组织定征，将会取得较经胸UCG更为恒定和可靠的结果。

TEE可用于近端冠状动脉显像、左室室壁运动分析、经食道负荷UCG、心肌梗死并发症的检出以及冠脉血流储备的测量。对冠脉的观察主要限于左主干、左前降支、左回旋支及右冠状动脉近端，了解冠脉形态特征、起源和走行、血管壁厚度、管腔内径、内膜斑块。

TEE结合药物负荷可测定冠脉血流储备（CFR）。CFR指冠脉充分扩张时的最大血流量与基础状态血流量的比值，用来衡量冠脉循环最大供血的潜在能力，评价心外膜冠脉狭窄的病理生理意义，判断CABG或PTCA的效果，了解冠脉微循环病变（图38-12）。1991年Iliceto首次应用TEE结合药物负荷测定CFR，随后国内陈济添等应用该方法对冠心病、高血压及糖尿病患者进行CFR的研究。

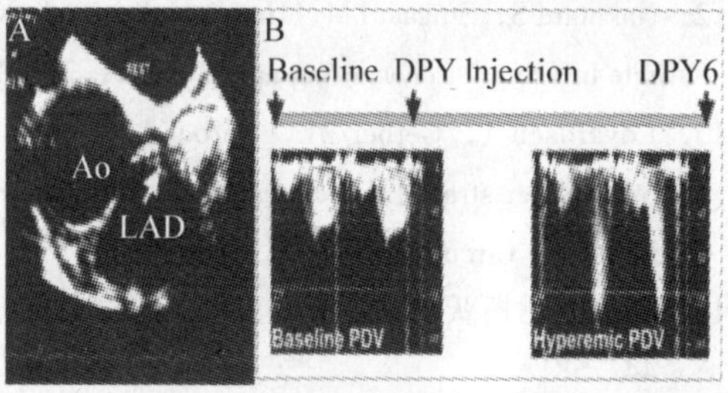

图38-12 经TEE检测左前降支（LAD）CFR（A），基础状态和负荷状态下左前降支舒张期血流速度（B），两者比值即为CFR［引自Youn HJ，et al. Int J Cardiol，2005，28;98（3）：404］

心肌缺血的最早表现为心肌舒张功能受损及室壁运动障碍（SWMA）。动物实验完全阻断冠脉血运后10～15 s，节段心肌即表现运动减弱，5～20 min后组织学发生变化，30 min后TEE可见缺血区心肌无运动，60 min后心肌出现不可逆性坏死，节段心肌在TEE上表现为反向运动。临床上，进行PTCA时当球囊扩张使血流减少50%时，心肌便表现为节段运动减弱。

而心电图ST段的变化在冠脉血流减少20%～80%时比SWMA晚出现10 min，在血流减少＞80%时晚出现2 min，当血流为0时晚出现15 s，故TEE对监测心肌缺血是当前极受推崇的方法。另TEE可监测心室充盈压、心输出量、心脏容积，能在心脏手术中及时诊断血容量不足及心肌抑制的程度，指导治疗。

（刘东红）

参考文献

1. Gowda RM，Khan IA，Vasavada BC，et al. Reversible myocardial dysfunction：basics and evaluation. Int J Cardiol，2004，97：349
2. Cerqueira MD，Weissman NJ，Dilsizian V，et al. Standardized myocardial segmentation and nomenclature for tomographic imaging of the heart：a statement for healthcare professionals from the Cardiac Imaging Committee of the Council on Clinical Cardiology of the American Heart Association. Circulation，2002，105：539
3. Rizzello V，Polder mans D，Bax JJ. Assessment of myocardial viability in chronic ischemic heart disease：current status. Q J Nucl Med Mol Imaging，2005，49：81
4. Mathias W，Tsutsui J，Andrade J，et al. Value of rapid beta-blocker injection at peak dobutamine-atropine stress echocardiography for detection of coronary artery disease. J Am Coll Cardiol，2003，47：1583
5. 姚静，陆凤翔，许迪，等. 美托洛尔在多巴酚丁胺-阿托品负荷超声心动图检测冠心病中的应用价值. 中华心血管病杂志，2005，33：889
6. Mele D，Pasanisi G，Heimdal A，et al. Improved recognition of dysfunctioning myocardial segments by longitudinal strain rate versus velocity in patients with myocardial infarction. J Am Soc Echocardiogr，2004，17：313
7. 郭瑞强，胡佳琪，周青，等. 多巴酚丁胺负荷超声心动图结合应变率评价冠心病的临床研究. 中华超声影像学杂志，2006，15（4）：262
8. Mele D，Pasanisi G，Heimdal A，et al. Improved recognition of dysfunctioning myocardial segments by longitudinal strain rate versus velocity in patients with myocardial infarction. J Am Soc Echocardiogr，2004，17：313
9. Voigt JU，Lindenmeier G，Exner B，et al. Incidence and characteristics of segmental post-systolic longitudinal shortening in normal，acutely ischemic and scarred myocardium. J Am Soc Echocardiogr，2003，16：415
10. 曲海燕，张梅，姚桂华，等. 腺苷负荷心肌组织应变率显像对心肌缺血早期诊断的实验研究. 中华超声影像学杂志，2006，15（1）：50
11. Greenberg NL，Firstenberg MS，Castro PL，et al. Doppler-derived myocardial systolic strain rate is a strong index of left ventricular contractility. Circulation，2002，105：99
12. Nakatani S，Stugaard M，Hanatani A，et al. Quantitative assessment of short axis wall motion using myocardial strain rate imaging. Echocardiography，2003，20：145
13. Edvardsen T，Gerber BL，Gerber J，et al . Quantitative assessment of intrinsic regional myocardial deformation by Doppler strain rate echocardiography in humans：validation against three-dimensional tagged magnetic resonance imaging. Circulation，2002，106：50
14. 杨伟宪，杨跃进，胡奉环，等. 药物负荷超声心动图检测心功能减低者存活心肌. 中华内科杂志，2005，44：581
15. 贺毅，张兆琪，于薇，等. 小剂量多巴酚丁胺负荷MRI与负荷超声心动图检测存活心肌的对比研究. 中华放射学杂志，2006，40：1152
16. 陈金玲，郭瑞强，周青，等. 小剂量多巴酚丁胺试验中定量组织速度成像技术检测存活心肌的研究. 中华超声影像学杂志，2006，15：485
17. Baer FM，Theissen P，Crnac J，et al. Head to head comparison of dobutamine-transoesophageal echocardiography and dobutamine-magnetic resonance imaging for the prediction of left ventricular functional recovery in patients with chronic coronary artery disease. Eur Heart J，2000，21：981
18. 郭瑞强，白静，郝力丹，等. 小剂量多巴酚丁胺负荷超声心动图预测存活心肌的临床研究. 中华超声影像学杂志，2000，19：653
19. Rambaldi R，Poldermans D，Bax JJ，et al. Doppler tissue velocity sampling improves diagnostic accuracy during dobutamine stress echocardiography for the assessment of viable myocardium in patients with severe left ventricular dysfunction. Eur Heart J，2000，21：1091

20. Pagano D, Fath-Ordoubadi F, Beatt KJ, et al. Effect of coronary revascularization on myocardial blood flow and coronary vasodilator reserve in hibernation myocardium. Heart, 2001, 85: 208
21. 周青，郭瑞强，陈金玲，等. 背向散射技术结合多巴酚丁胺负荷试验检测不同部位冠状动脉狭窄. 中华超声影像学杂志，2005，14：494

39 糖尿病合并急性冠脉综合征

糖尿病（diabetes mellitus，DM）是一种全身代谢性疾病，近年来已成为危害人类健康的主要疾病之一。目前，在世界范围内糖尿病的发病呈流行趋势，根据世界卫生组织估计，2003年全世界约有1.94亿人患糖尿病，到2025年将增加到3.33亿。糖尿病和（或）糖耐量异常是心血管疾病的独立危险因素，对冠心病（coronary heart disease，CHD）的发生、发展和转归均有显著影响。与非糖尿病者比较，糖尿病患者不仅急性冠状动脉综合征（ACS）的发病率增加，且ACS的临床表现和治疗也有其相对的特殊性，对糖尿病ACS的深入研究，有助于正确指导临床诊断和治疗，也有助于改善糖尿病ACS患者的预后。

糖尿病血管病变是引发其他复杂病变的基础，其中大血管病变常引起冠心病、脑血管病和周围血管病。糖尿病大血管病变的主要危险因素除了高血压、高血脂和高血糖外，还包括高胰岛素血症和（或）胰岛素抵抗、血小板凝集及黏附功能异常，因而动脉粥样硬化进展更快，冠心病的发生率和病死率急剧增加。糖尿病患者血中葡萄糖浓度较高，糖化血红蛋白增加，导致红细胞携氧能力下降，容易引起心肌缺血、缺氧。另外，糖尿病患者合并高血压和肥胖是诱发冠心病的危险因素。据报道，糖尿病患者并发高血压比非糖尿病者高4倍。糖尿病并发高血压时发生心肌梗死明显高于非糖尿病者。糖尿病患者还可有特异性的微血管病变，可出现在糖尿病发生前8～20年，随着年龄增长而加重。这种特异性的微血管病变可促使冠心病发生。糖尿病患者还可出现血小板黏附性和聚集性增高，血液黏度增加，红细胞变形能力下降，这些因素均容易促发血栓形成，成为导致急性心肌梗死的重要因素。

大型前瞻性流行病学研究明确提示，有糖尿病但无冠心病的患者与无糖尿病但已发生心脏事件者，其后心脏事件的发生率和死亡率相仿。据统计，糖耐量不正常的男性，发生冠心病的危险性要比正常糖耐量者高80%。美国心脏学会（AHA）和糖尿病学会共同认识到糖尿病对心血管系统的危险性，因此美国心脏协会（AHA）在1999年发表的宣言中提出“糖尿病是一种心血管疾病”，并与美国糖尿病学会组成心血管疾病的防治联盟。2001年美国胆固醇教育计划专家委员会（NCEP）颁布的美国胆固醇教育计划成人治疗指南Ⅲ（ATP Ⅲ）中明确将无冠心病的糖尿病从冠心病危险因素提升为冠心病等危症，即糖尿病的代谢紊乱造成对心血管的危害并加重冠心病。糖尿病和冠心病已经不仅仅是单一的内分泌疾病和心血管疾病，而是密不可分、互相渗透，因此重视学科交叉，加强多级预防，全面控制糖尿病患者的心血管危险因素，改善心血管疾病的预后已经势在必行。

39.1 流行病学

1997 年美国国家糖尿病数据组（NDDG）和WHO专家委员会将糖尿病分为1型和2型。1型糖尿病指胰岛B细胞破坏或功能缺失，以及原因和发病机制不明（特发）的糖尿病；2型糖尿病指胰岛素分泌不足，伴或不伴胰岛素抵抗的糖尿病。在西方发达国家，1型糖尿病患病率大约占10%，2型约占90%；而在我国，2型糖尿病患病率高达95%，并有逐年升高的态势。

39.1.1 糖尿病患者急性冠脉综合征的发病情况 随着糖尿病发病率的不断升高，其各种并发症尤其是冠心病的发病率也迅猛增加，发病率显著高于普通人群，并且成为糖尿病死亡的主要原因。如男性糖尿病患者的冠心病发生率比普通人群高2～4倍，糖尿病冠心病患者急性心肌梗死的发生率比非糖尿病冠心病患者高1倍，心梗的猝死率比非糖尿病患者高3倍。在糖尿病患者中，50%～60%死于冠心病。确诊冠心病合并糖尿病的患者中，其7年死亡率达到45%，10年死亡率高达75%。Malmberg等的研究证实，伴不稳定型心绞痛和非Q波心肌梗死的糖尿病患者死亡危险增加57%。糖尿病合并心脏事件患者不论严重与否，其心肌梗死与病死率均增加。糖尿病患者在心肌梗死后长期预后不良，包括再梗死、心力衰竭和病死率均增加。糖尿病是急性心脏事件的独立危险因素。Mak等的研究证实，在排除年龄、体重等多项危险因素影响后，糖尿病发生急性冠状动脉综合征的风险比非糖尿病高2倍。1996年全国流行病学调查资料报道966例2型糖尿病初诊时，冠心病的患病率为9.32%，非糖尿病组冠心病的患病率为2.46%，糖尿病组冠心病的患病率比非糖尿病组约高3.8倍。

初诊糖尿病患者及全部糖尿病患者中有心血管并发症者分别占25%和50%以上，且糖尿病患者中60%～80%最终死于心血管疾病，糖尿病患者发生心血管疾病的危险性是非糖尿病者的2～4倍。而在我国的一项老年人群中的前瞻性研究显示，与正常糖耐量组相比，糖耐量异常或糖尿病组发生心血管疾病的危险性增高2.85倍。1999年《新英格兰医学杂志》发表芬兰East-West研究，提示在为期7年的随访时间里，确诊为糖尿病患者的预后与有心肌梗死史的患者相当。East-West研究对比了1 059例2型糖尿病患者的心肌梗死死亡情况和1 378例有或没有心肌梗死病史的非糖尿病患者的死亡情况，发现有糖尿病而没有心肌梗死病史和只有心肌梗死病史而没有糖尿病的患者的长期死亡率非常接近（图39-1）。正是基于这一发现，2001年美国国家胆固醇教育计划成人治疗指南Ⅲ（NCEP-ATPⅢ）中将糖尿病列为冠心病的等危症。

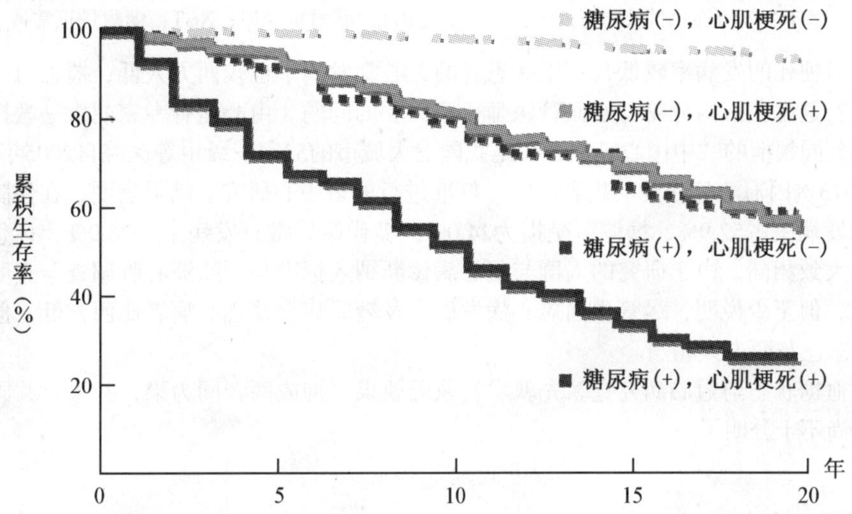

图39-1　糖尿病和心肌梗死病史与长期随访累积生存率的关系

晚近国外流行病学资料发现，经过数十年的积极防治，冠心病的发病率和死亡率明显降低，但这种降低并未出现在糖尿病患者中，20世纪80年代与70年代比较，非糖尿病男性患者校正年龄后的冠心病死亡率下降了36.4%，而糖尿病男性患者冠心病死亡率仅下降了13%；在女性患者中，非糖尿病患者冠心病死亡率下降了27%，而糖尿病患者冠心病死亡率却增加了23%。

39.1.2　急性冠脉综合征患者的血糖状况　2004年发表的“欧洲心脏调查”由欧洲25个国家、110家医疗中心对4 961例急症入院的冠心病患者血糖状况进行研究，发现急症入院的冠心病患者中已知糖尿病占31%，对其他患者进行口服糖耐量试验（OGTT），又检出15%的原先未被诊断的糖尿病患者及22%的糖耐量受损（IGT）者，还有3%空腹血糖≥6.1 mmol/L但＜7.0 mmol/L的空腹血糖受损（IFG）者。三部分人群相加，急症入院的冠心病患者（其中绝大多数为急性冠状动脉综合征患者）中糖尿病和糖调节异常的患者高达71%。早先或其后的美国、瑞典、日本及韩国的调查也有相似的结果。

值得注意的是，既往认为在冠心病急性发作时存在应激性高血糖。然而，2002年发表的GAMI研究（Glucose Tolerance in Patients with Acute Myocardial Infarction）首次证实，急性心肌梗死患者中大约2/3同样存在高血糖。在GAMI研究中，急性心肌梗死患者在出院时、出院3个月和12个月时分别接受

OGTT检测。结果表明，高血糖人群的比例一直维持在“2/3”的规律（分别占总人数的67%、66%和65%，图39–2）。这说明，急性心肌梗死时诊断的高血糖，有相当比例是由于代谢紊乱引起的持续性高血糖，而不是由于应激状态引起的一过性高血糖。“欧洲心脏调查”中即使在择期门诊的冠心病患者（绝大多数为稳定型冠心病患者）中，高血糖状态也达66%，后者说明糖尿病与糖调节异常并非主要由急性心肌梗死时的应激所致。

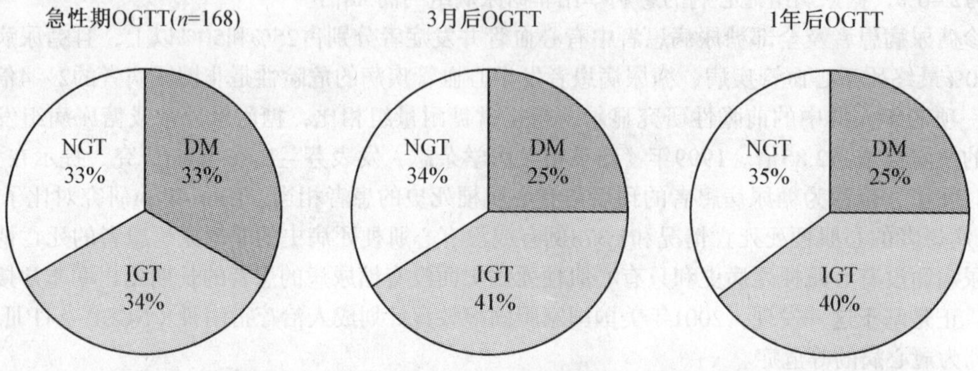

图39–2 GAMI研究中急性心肌梗死患者不同时期（急性期、3个月后、1年后）的血糖异常情况
OGTT：口服糖耐量试验；DM：糖尿病；IGT：糖耐量受损；NGT：糖耐量正常

中国人心肌梗死的发病率较低，糖尿病患者的冠心病发病率也较西方人低，罹患冠心病后糖代谢的情况又如何？这是我国内分泌与心血管医师普遍关心的问题。由心血管专家胡大一教授和内分泌专家潘长玉教授共同领衔的“中国心脏调查”是我国七大城市的52家三级甲等医院自2005年6月1日至9月31日期间对3 513例因冠心病住院的患者以统一标准进行的多中心研究。结果表明，在住院的冠心病患者中糖尿病的发病率占52.9%，糖调节受损为24.0%，糖代谢异常总发病率为76.9%，且急症入院与择期入院者情况大致相同。由于研究的人群与冠心病诊断纳入标准与“欧洲心脏调查”有所不同，两者不能完全相比，但至少说明：尽管中国冠心病发病率及糖尿病合并冠心病者比西方低，但冠心病患者群中高血糖状态已与西方人相当。

然而，高血糖状态与冠心病究竟孰先孰后？孰因孰果？抑或两者同为果，并来自共同的病因？二者的关系目前尚不十分明了。

39.2 发病机制

国内外研究结果均显示，在糖尿病合并冠心病患者中，临床上可先表现为糖尿病，也可先表现为冠心病，由此说明，糖尿病与大血管病很可能存在共同的发病危险因素，即遗传因素和环境因素，也就是两者的“共同土壤”。“共同土壤学说”提出动脉粥样硬化、高血压、高血糖、血脂异常、胰岛素抵抗和肥胖都可能有共同的遗传基础与环境因素，而这些组分的共同发病机制又与慢性全身性低度炎症状态及氧化应激有关，并共同构成代谢综合征。ATPⅢ 认为，代谢综合征具有以下6个方面的特点：腹型肥胖、致动脉粥样硬化的血脂紊乱、血压增高、胰岛素抵抗和（或）糖耐量受损、前炎症状态以及血栓前状态。此外，代谢综合征尚包括高尿酸血症及反映血管内皮细胞功能缺陷的微量白蛋白尿，以及持续低度炎症反应和血液凝溶异常。

心血管系统实际上也是内分泌器官，分泌多种激素与其他化学物质，影响机体内环境包括代谢环境的稳定。脂肪组织分泌的各种因子既影响胰岛β细胞功能和胰岛素敏感性，也对心血管系统的病理生理改变和炎症反应起重要作用，故内脏型肥胖被认为是代谢综合征的基础，也是各组分发病的重要根源。此外，代谢综合征各组分间也可能相互影响，所以糖尿病与冠心病应该是有共同的病因，且两者的病理过程也相互影响。

那么用各种手段干预冠心病是否也可改善高血糖状态？首先，心血管疾病的病理改变（动脉粥样硬化、血管闭塞、动脉硬化等）并不像高血糖那样易于逆转，故这方面的研究也甚为困难。然而，已有的资料表明，控制冠心病的重要危险因素，如用调节血脂异常的药物（如他汀类）、降压药（血管紧张素转换酶抑制剂及血管紧张素Ⅱ受体阻滞剂）、甚至认为主要作用于血凝系统和抗炎症的阿司匹林，在防治血管病变中糖尿病患者的得益较非糖尿病患者更显著，且高血糖状态也得到改善，这也提示这两种疾病的同源性。遗传和环境因素包括后天的肥胖，以及不良生活习惯是基础，在胰岛素抵抗形成后，通过糖代谢障碍、高血压、血脂紊乱、内皮功能损伤、纤溶系统功能异常等的作用，导致冠心病的早发。胰岛素抵抗是糖尿病的根本原因，它集中了一系列冠心病的危险因素，是糖尿病和冠心病的核心因素。

39.2.1 高血糖 糖尿病长期处于高血糖状态，蛋白质糖基化及氧化过程加剧，糖基化终末产物促进动脉粥样硬化的发展。糖基化的低密度脂蛋白（LDL）载脂蛋白被低密度脂蛋白受体识别能力下降，使LDL容易被自由基攻击而发生氧化；糖基化的高密度脂蛋白（HDL）对胆固醇的转运能力降低；糖基化终末产物能够与胶原及其他结构蛋白产生交联反应，使动脉管壁顺应性降低。高血糖还导致多羟基化合物的增多和蛋白激酶C 的活化，这些产物增加氧化应激性从而导致能破坏许多生物分子的过氧亚硝酸盐形成。高血糖也可引起血液中可溶性E-选择素（sE-selectin）和血管细胞黏附分子-1（sVCAM-1）增加，从而使粥样斑块大量形成。此外，高血糖本身损伤血管内皮，一方面增加内皮素的释放，减少一氧化氮（NO）、前列环素的释放，使血管舒缩能力受损；另一方面葡萄糖的直接毒性作用使内皮细胞复制减少，修复能力下降，最终导致内皮细胞损伤，促进了动脉粥样硬化的形成。

餐后高血糖加重内皮功能失调，促进动脉粥样硬化病变的发生和进展。许多前瞻性研究揭示高血糖可致大血管病变，尤其是餐后血糖与死亡率独立相关，与空腹血糖比较，餐后血糖是较好的死亡预测因子。1987年檀香山心脏计划（Honolulu heart program）报告冠心病的发病率和死亡率随糖耐量受损（IGT）增加而逐步增加；1998年糖尿病干预研究（Diabetes Intervention Study）报告IGT是心血管疾病的危险因子，而空腹血糖受损（IFG）不是；1999年巴黎前瞻性研究（Paris Prospective Study）报告冠心病死亡率随餐后2 h血糖增高而增加；1999年英国白厅研究（Whitehall Study）报告餐后2 h血糖分布的高端2.5%男性人群冠心病死亡率显著升高。

39.2.2 高胰岛素血症（胰岛素抵抗） 胰岛素对动脉壁既有血管舒张作用又有血管收缩作用。血管舒张作用是通过内皮细胞产生的一氧化氮所介导的，一氧化氮抑制血管平滑肌细胞从中层到内膜的迁移和增殖，减少血小板黏附和聚集。另外，胰岛素也能增强血小板源性生长因子及其他促有丝分裂生长因子对血管平滑肌细胞增殖的作用，刺激血管平滑肌细胞纤溶酶原激活剂抑制物-1和细胞外基质的产生。高胰岛素血症打破了血栓形成和溶解之间的平衡，引起一氧化氮减少、信号转导失调、一氧化氮合酶功能降低、L-精氨酸缺乏等。内皮依赖性舒张功能紊乱将导致不能有效产生一氧化氮的胰岛素产生增多，但仍能刺激血管平滑肌细胞正常增殖，从而导致胰岛素增加而无血管舒张作用。纤溶酶原激活剂抑制物-1增加可减弱纤维蛋白溶解，导致不稳定斑块形成。胰岛素抵抗影响同型半胱氨酸（Hcy）的分解代谢，可能是通过对Hcy代谢中一些酶，如胱硫醚β合成酶的活性的影响而使血浆Hcy水平升高，胰岛素相对缺乏引起的作用减弱与2 型糖尿病总Hcy升高也有关。高Hcy血症在糖尿病患者中可加剧葡萄糖的直接毒性作用及氧化修饰后的葡萄糖对内皮细胞的作用。有学者提出，高Hcy血症在活体内可能导致暴露于过多糖基化终末产物的血管内皮细胞受损，所以在2型糖尿病中，高Hcy血症进一步加重了冠心病发生的危险性。

39.2.3 高血压 大部分2型糖尿病患者都有高血压，血压是糖尿病患者发生冠心病危险性特别重要的决定因素。究其原因，主要与高血糖损害内皮功能有关，糖基化终末产物能消耗NO，使依赖NO的血管扩张机制受损，造成血管张力改变，引起血压升高。另外，胰岛素能增加远端肾小管对钠和水的重吸收，使血容量增加，同时它能兴奋交感神经系统，通过儿茶酚胺的活动，使外周血管收缩，最终导致血压升高。高血压伴胰岛素抵抗更增加冠心病的危险。

39.2.4 血脂紊乱 2型糖尿病患者血脂紊乱的特点是甘油三酯（TG）、小而密LDL增高和HDL降低。高胰岛素血症可促进肝脏合成VLDL，胰岛素抵抗又使脂蛋白脂酶的作用受损，VLDL 的清除率下降，从而呈现高TG、LDL和低HDL。高TG血症与动脉粥样硬化有关，是冠心病的独立预测因子。富含TG的脂蛋白类型不同，其功能、结构、大小、密度也不同。无论在糖尿病还是非糖尿病患者中，漂浮率12%～60%范围内的富含TG的脂蛋白与血管病变严重性相关。糖尿病患者血中游离脂肪酸和葡萄糖水平增加，肝中TG水平增加和脂蛋白酯酶水平降低，可使已形成的极低密度脂蛋白颗粒清除受损（因为脂蛋白酯酶需要正常功能的胰岛素），分解极低密度脂蛋白功能丧失、肝脂肪酶活性增加和肝脏合成HDL-C颗粒功能紊乱均可导致低HDL-C。高LDL-C主要表现在小而密成分变化，包括胆固醇酯减少和载脂蛋白B增加，更易被氧化，更具致动脉粥样硬化作用。多项研究结果显示，小而密LDL和HDL与冠心病之间都具有独立的相关性，这种相关性主要涉及动脉粥样硬化的早期，如糖基化LDL可被非受体调节途径清除，导致泡沫细胞形成。另外，有研究表明糖尿病合并冠心病的患者血浆脂蛋白（a）水平增加，其成分除与LDL-C相似之外，还携带载脂蛋白（a），具有致血栓形成和动脉粥样硬化作用，被认为是发生冠状动脉事件的一种危险因子。

39.2.5 纤溶系统功能紊乱 胰岛素抵抗患者PAI-1活性增高，PAI-1活性增高是纤溶系统活性降低的主要原因。内源性纤溶活性降低有助于动脉粥样硬化中微小血栓在壁内沉积，血栓在管腔内积聚，从而导致急性冠脉综合征发作。内皮是调节内源性纤溶活性的重要因素，一方面内皮细胞合成和分泌大量的血浆纤溶酶原激活物和PAI-1；另一方面内皮细胞在具有血栓前状态活性的内皮下层和具有栓塞与纤溶活性的循环血液之间起到屏障作用，一旦内皮受损，则会引发一系列血栓形成的瀑布式效应。所以，PAI-1活性增加已被证实为心血管疾病的重要的独立危险因素。

39.2.6 血管病变 众所周知，冠心病是糖尿病大血管病变的重要代表，冠脉造影常显示多支、严重、复杂病变，尸解材料也发现严重而广泛的阻塞性冠状动脉粥样硬化。但是另一些研究也指出，在合并心功能衰竭的糖尿病患者中，尸解或冠脉造影可能正常，提示可能与冠状循环的微血管病变有关。冠状循环的微小血管主要滋养心肌和心脏自主神经，微血管病变直接影响心脏和心脏的功能，使糖尿病冠心病患者呈现出独特的临床表现。例如，微循环障碍引起自主神经功能紊乱，迷走神经受累，交感神经相对兴奋，患者表现为休息时心动过速，且不受各种条件反射的影响。另外，微血管病变常使糖尿病患者发生无痛性心肌梗死，主要是由于自主神经损伤，心肌感觉传入神经受累使疼痛中断，心绞痛的痛觉阈值增高所致。此外糖尿病心肌梗死病死率高，与其冠脉成多支和复杂病变，以及微血管病变和自主神经病变致Q-T延长易猝死有关。

39.2.7 微量白蛋白尿 微量白蛋白尿是糖尿病合并冠心病的一项重要指标，因为微量白蛋白尿是一种内皮损伤和血管病变的重要临床表现之一，具有此临床特征的患者中会有动脉粥样硬化的血管病变。因为非酶糖化蛋白质聚集在肾小球基底膜，使肾小球滤过屏障通透性增加，出现微量白蛋白尿，同时也积聚在全身大血管和（或）微血管壁上，导致大动脉中层脂质堆积和微血管病变，所以微量白蛋白尿与全身血管病变存在相关性。因此微量白蛋白尿不仅是判断临床糖尿病肾病的一个重要指标，也是心血管病变的一个预测指标。

以上多种生物学和代谢性改变可使糖尿病患者易于发生心血管事件，并且也影响血管重建术的疗效（图39-3）。糖尿病患者蛋白质和其他氨基化合物的糖基化及氧化过程加剧，最终导致糖基化终末产物（advanced glycation endproducts，AGE）形成。糖基化终末产物增加可导致内皮功能不全、内皮下细胞增殖和基质增生、细胞因子释放、巨噬细胞激活和黏附分子表达增加，从而促进动脉粥样硬化的

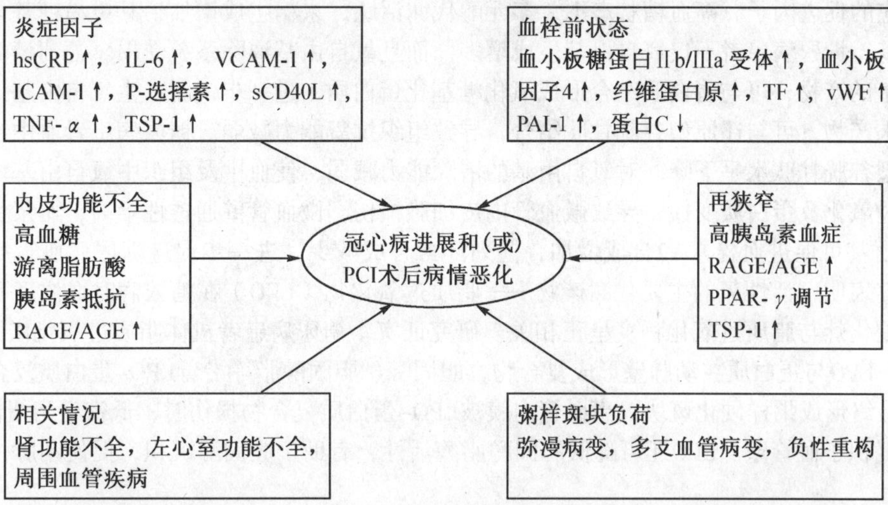

图39-3 导致糖尿病患者冠心病进展和（或）PCI术后病情恶化的可能因素

hsCRP：高敏C反应蛋白；IL-6：白细胞介素-6；VCAM-1：血管细胞黏附分子-1；ICAM-1：细胞间黏附分子；sCD40L：可溶性CD40配体；TNF-α：肿瘤坏死因子α；TSP-1：血小板反应素-1；TF：组织因子；vWF：血管假性血友病因子；PAI-1：纤溶酶原激活物抑制剂-1；RAGE/AGE：糖基化终末产物及其受体；PPAR-γ：过氧化物酶增生

发展。炎症和血栓前状态是糖尿病导致冠心病、急性冠状动脉综合征的最关键的病理生理机制。

血栓前状态：糖尿病患者不仅发生血栓事件的危险性增加，而且存在血栓相关的实验室检查异常，这些都表明糖尿病患者处于血液高凝状态。糖尿病性大血管血栓形成主要涉及三种成分：血小板、凝血蛋白和血管壁。糖尿病患者血小板处于一种活化状态，能产生大量的血栓素A_2并易于聚集。凝血异常还包括血管性假血友病因子、纤维蛋白原、D-二聚体、凝血酶和Ⅶ因子等。对ACS患者的血管镜研究显示，糖尿病患者的斑块溃疡和冠脉内血栓均较非糖尿病患者更常见。病理结果亦与之相似，糖尿病患者的斑块旋切标本较非糖尿病患者更常见血栓形成。糖尿病个体血小板在切应力和激活剂作用下激活聚集的活性增加，促凝血物质如纤维蛋白原、组织因子、血管假性血友病因子、血小板因子4和凝血因子Ⅶ水平增高，而内源性抗凝物质如蛋白C和抗凝血酶Ⅲ水平降低。纤溶酶原激活物抑制剂-1（PAI-1）水平升高可能影响内源性组织型纤溶酶原激活物介导的纤维蛋白溶解。此外，糖尿病患者的血小板体积较大，每个表面的糖蛋白Ⅱb/Ⅲa受体数目增加。

炎症状态：炎症不仅与急性心血管事件有关，而且与动脉粥样硬化的发生、发展有关。包括糖尿病在内的许多公认的心血管危险因素，其最终通路均与诱发炎症状态有关，在急性冠脉综合征患者炎症状态更为明显。通常认为白细胞是血液中介导炎症的主要细胞成分，最近的研究显示血小板也在炎症的发生中起关键作用。血小板是血液循环中可溶性CD40配体（sCD40L）的主要来源，而sCD40L是触发炎症细胞因子和黏附分子瀑布反应链的关键蛋白成分之一，从而链接炎症反应和血栓形成。糖尿病与炎症之间的相互关系特别复杂，与糖尿病相关的代谢紊乱可触发血管炎症，而血管炎症也可诱发或加重糖尿病代谢紊乱。研究表明C反应蛋白（CRP）是发生2型糖尿病的独立预测因子。糖尿病患者可见许多炎症因子水平增高，包括C反应蛋白、白细胞介素-6、肿瘤坏死因子α和可溶性CD40配体等。此外，糖尿病患者黏附分子的表达增加，如E-选择素、血管细胞黏附分子-1和细胞间黏附分子等。研究显示血清高敏C反应蛋白、白介素-6或血管细胞黏附分子-1水平升高与冠心病患者死亡率增加有关，进一步表明炎症与临床结果之间存在客观而显著的联系。取自ACS患者冠状动脉粥样斑块旋切标本的病理形态学研究也显示，糖尿病患者的斑块组织较非糖尿病患者富含脂质的内容物更多，巨噬细胞浸润更显著，血管炎症活性增高更为明显。

此外，氧自由基在糖尿病ACS的发病中也有重要作用。糖尿病患者机体长期处于高血糖状态，代谢异常，糖基化反应增强，体内许多重要蛋白质的性质发生了变化，氧自由基生成增加，且氧自由基是糖基化反应的促进因子。高血糖状态下，多元醇代谢活跃，果糖生成增加，其更易糖基化，因而易产生氧自由基。糖尿病患者不仅氧自由基生成增多，而且氧自由基清除系统受损。葡萄糖氧化过程中形成含2-羟基的产物，可与蛋白质结合形成氧化糖基化蛋白质，进一步代谢产生氧自由基。蛋白质非酶糖基化终末产物，可与还原型谷胱甘肽结合，导致组织抗氧能力减弱。糖尿病患者血中超氧化物歧化酶及还原型谷胱甘肽水平下降，对氧自由基的清除能力减弱，使血中及组织中氧自由基增多，微血管内皮脂质过氧化及蛋白质变性，导致微血管内皮细胞损伤，微血管壁通透性增高，血浆蛋白外渗；同时，氧自由基可促进血栓素A2合成增加，前列环素合成减少，进一步促进糖尿病血管病变的发生和发展。研究表明，活性氧的主要代谢产物——脂质过氧化物（LPO）在糖尿病时血浓度明显增加，而动脉粥样硬化灶与脂质过氧化程度呈正相关。研究证实，糖尿病患者机体脂质过氧化增强。“LPO理论”指出，LPO与蛋白质在动脉壁形成复合物，胆固醇、胆固醇脂等沿着LPO-蛋白质复合物在动脉壁内沉积，最终形成粥样硬化斑块。当血管内膜被LPO-蛋白质复合物损伤时，低密度脂蛋白被LPO激活、变性、沉积于血管壁。LPO还可降低胆固醇脂酶活性，有助于胆固醇沉积，促使动脉粥样硬化的发生。

39.3 临床和影像学特征

与非糖尿病者比较，糖尿病合并冠心病ACS有其自身的特点。

39.3.1 临床特征 ①冠心病发病时间早，病情重，进展快，且随着糖尿病病程的延长，冠心病的发生率增加。②女性的保护作用消失，非糖尿病者中绝经前妇女的冠心病发病率显著低于同年龄的男性，而在糖尿病患者中这种性别差异消失；糖尿病能够抵消绝经前女性雌激素的保护作用而促进其冠状动脉病变的发生、发展。故在临床上对女性糖尿病患者是否并发冠心病应有足够的诊断意识，以防止漏诊。③临床症状不典型，由于糖尿病自主神经病变，痛觉感受器敏感性下降，无症状性心肌缺血的发生率为50%～60%，急性心肌梗死时无痛或轻痛型多见，占24%～42%。④心肌梗死以前壁和多发梗死及大面积梗死多见，且由于儿茶酚胺、肾上腺皮质激素及游离脂肪酸增多，以及心电不稳定，加之糖化血红蛋白HbA1c在心肌细胞上沉积增多，影响心肌收缩功能和顺应性，导致泵衰竭、心源性休克、心律失常和猝死的发生率增高。⑤血管介入术疗效不满意，再狭窄发生率高。

鉴于糖尿病ACS的临床症状不典型，无痛性急性心肌梗死较为常见，心血管临床医生应学会识别糖尿病患者无痛性心肌梗死的蛛丝马迹。糖尿病患者一旦因出现剧烈胸痛或以下症状而就医，应立即进行急诊心电图和心肌酶学等检查，以免延误诊治：①近期内出现胸部闷胀、沉重，难以透气的感觉。②突然出现不明原因的阵发性呼吸困难、气短，难以平卧，咳嗽，咳出白色或粉红色泡沫状痰，尤以老年人多见。③突然出现心慌、恶心，面色苍白，出冷汗，四肢发冷。④糖尿病患者出现昏迷。⑤不明原因的抽搐。

39.3.2 影像学特征 许多冠状动脉造影和病理学研究均显示，多数糖尿病合并冠心病的患者其病变部位、病变范围、狭窄程度和病变性质均较非糖尿病者更为严重。冠状动脉造影多支血管病变发生率高，管腔狭窄程度重，病变呈弥散性分布，复杂病变较多。有研究发现糖尿病合并急性心肌梗死患者血尿酸增高，心电图ST段变化更加显著，冠状动脉病变支数、斑块数明显增多，左室射血分数（LVEF）值显著下降，血管弥散病变、C型病变比例显著增加。

39.3.3 病理特征 糖尿病合并冠心病患者的心脏病理改变亦有其不同于非糖尿病者的特征，不仅有冠状动脉粥样斑块病变引起的血管狭窄与心肌缺血坏死，还可以见到心肌间质纤维化坏死、炎症细胞浸润、小血管壁内膜显著增厚、大量糖基化蛋白沉淀，以及神经纤维减少、神经纤维局部梭形和球形增厚等。在冠脉粥样硬化病变本身，糖尿病患者大而富有脂质的动脉粥样硬化斑块似乎更为常见。糖尿病时心肌葡萄糖转运、糖酵解和葡萄糖氧化速率都显著下降。虽然正常情况下脂肪酸氧化占心脏能量需求的60%～70%，但在未控制的糖尿病患者中脂肪酸氧化可以占心脏能量需求的90%～100%。急性心肌梗死时脂肪酸浓度显著上升，糖尿病患者即使没有心肌缺血或梗死，脂肪酸也可增加，而缺血时则可以增加到很高水平。脂肪酸通过抑制丙酮酸脱氢酶（PDH）而抑制葡萄糖氧化可能是缺血损伤的原因之一，同时脂肪酸还可促发和加重心律失常。

39.4 临床结局

39.4.1 糖尿病合并急性冠脉综合征的死亡率 早在溶栓治疗前时代，合并糖尿病的急性冠脉综合征患者近期和远期死亡率即明显高于无糖尿病者。合并糖尿病的ACS患者一般年龄较大，女性所占的比例较高，有过既往心肌梗死病史的比例也较高，多数肾功能较差，这些不良特征都与合并糖尿病的ACS患者预后较差有关。

溶栓药物治疗无疑显著提高了急性ST段抬高心肌梗死患者的生存率。从溶栓前时代到溶栓时代，急性心肌梗死患者的临床预后得到明显改善，不论患者是否合并糖尿病，而且合并糖尿病的AMI患者从溶栓治疗中获益更大。溶栓治疗试验（Fibrinolytic Therapy Trialists，FTT）研究了AMI患者接受溶栓药物治疗后35天的临床结果，报告对于糖尿病AMI患者，溶栓治疗较非溶栓治疗每1 000人中多挽救了37人的生命，而对于非糖尿病AMI患者，溶栓治疗每1 000人仅多挽救15人。然而，即便在现代药物再灌注治疗的条件下，糖尿病AMI患者的死亡率仍然显著高于非糖尿病者。根据一项涉及10 400例患者的荟萃分析结果，糖尿病AMI患者的早期死亡率较非糖尿病者高66%（95%可信区间1.57～1.77）（图39-4）。在糖尿病患者中，应用胰岛素治疗者死亡率更高（风险比1.34，95%可信区间1.15～1.56）。

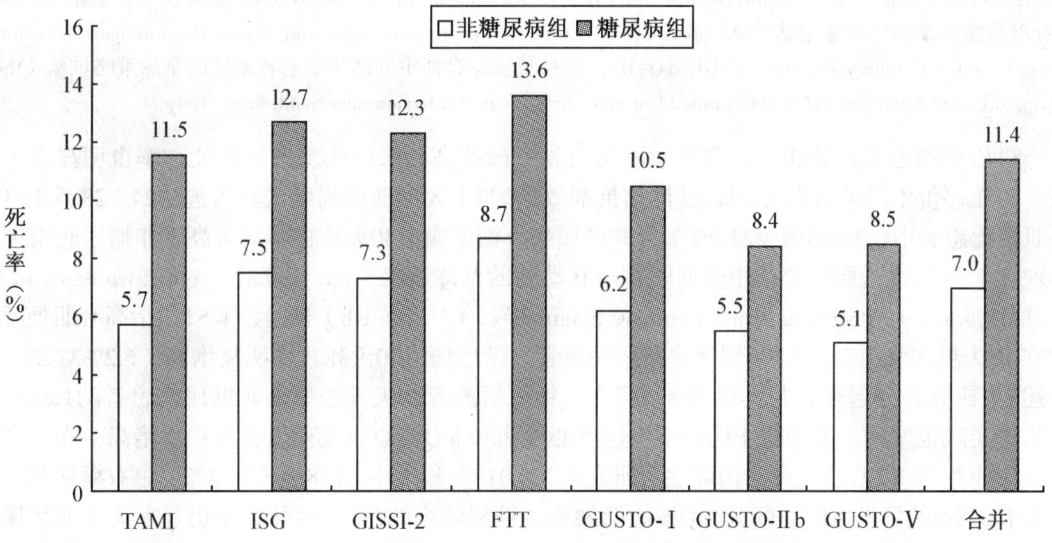

图39-4 急性ST段抬高心肌梗死溶栓治疗大型随机临床试验中糖尿病与死亡率的关系

TAMI：心肌梗死溶栓与血管成形术；ISG：国际组织纤溶酶激活剂/链激酶死亡率试验（International Tissue Plasminogen Activator / Streptokinase Mortality Trial）；GISSI-2：the Second Grouppo Italiano per lo Studio della Sopravvivenza Nell' Infarto Micocardio Study；FTT：溶栓治疗试验合作组（Fibrinolytic Therapy Trialists Collaborative Group）；GUSTO-I：全球应用链激酶和组织纤溶酶激活剂治疗闭塞冠状动脉试验（Global Utilization of Streptokinase and Tissue Plasminogen Activator for Occluded Coronary Arteries）；GUSTO-IIb：急性冠脉综合征中开通闭塞冠状动脉的全球策略试验（the Global Use of Strategies to Open Occluded Coronary Arteries in Acute Coronary Syndromes Study）。图中数值TAMI、ISG和GISSI-2为院内死亡率，FTT为35天死亡率，GUSTO为30天死亡率

在AMI急性期后，6～12个月内糖尿病AMI患者的死亡率仍然高于非糖尿病者（图39-5）。ISIS-2（Second International Study of Infarct Survival）试验报告，以链激酶溶栓的糖尿病AMI患者35天生存率较非糖尿病者约低3.1%（87.9%对91.0%），4年生存率约低18.9%（59.3% 对78.2%）。另有两个丹麦的AMI研究也报道了类似的趋势，随着随访期限的延长，糖尿病与非糖尿病患者死亡率的差异也越大。Glostrup队列研究中两组死亡率的比值从30天的1.17上升至7～9年的2.51，TRACE试验中相应的比值从30天的1.03上升至4～6年的1.74。

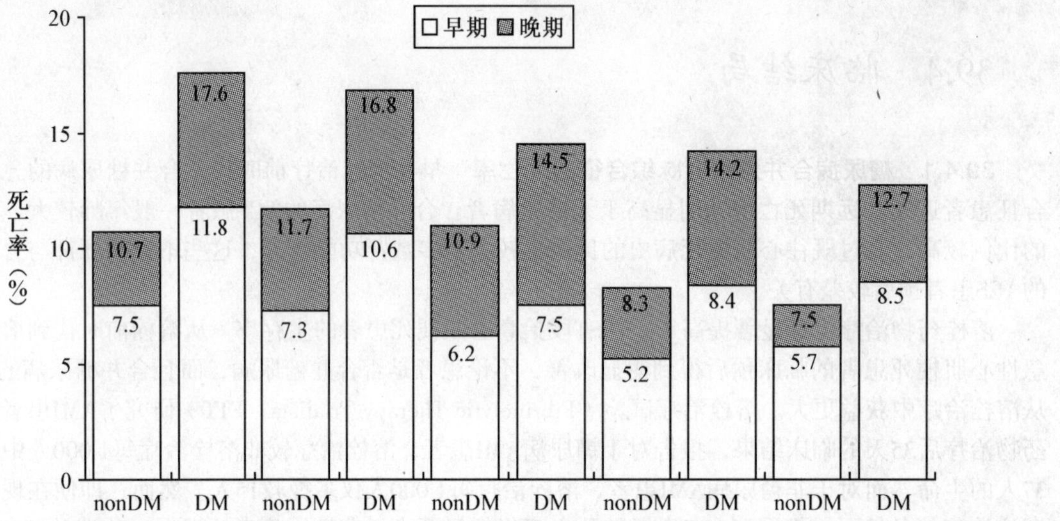

图39-5 糖尿病与非糖尿病患者ST段抬高心肌梗死后早期（30～35天）和晚期（6～12个月）死亡率

nonDM：非糖尿病患者；DM：糖尿病患者；ISG：国际组织纤溶酶激活剂/链激酶死亡率试验（International Tissue Plasminogen Activator / Streptokinase Mortality Trial）；GISSI-2：the Second Grouppo Italiano per lo Studio della Sopravvivenza Nell' Infarto Micocardio Study；GUSTO-I：全球应用链激酶和组织纤溶酶激活剂治疗闭塞冠状动脉试验（Global Utilization of Streptokinase and Tissue Plasminogen Activator for Occluded Coronary Arteries）；GUSTO-IIb：急性冠脉综合征中开通闭塞冠状动脉的全球策略试验（the Global Use of Strategies to Open Occluded Coronary Arteries in Acute Coronary Syndromes Study）

与ST段抬高心肌梗死相似，合并糖尿病的非ST段抬高心肌梗死患者早期死亡率也明显高于非糖尿病者。在评价不同糖蛋白Ⅱb/Ⅲa受体拮抗剂效果的4个大型随机临床试验入选的24 728例非ST段抬高心肌梗死患者中，5 409例（21.9%）合并糖尿病，糖尿病组30天死亡率显著高于非糖尿病组（5.5%对3.0%）。在急性冠脉综合征中开通闭塞冠状动脉的全球策略（the Global Use of Strategies to Open Oceluded Coronary Arteries in Acute Coronary Syndromes，GUSTO-IIb）试验，非ST段抬高心肌梗死患者中1 507例为糖尿病患者，6 503例为非糖尿病患者，糖尿病组30天死亡率明显增高（6.2%对3.3%）。将上述5个研究整合起来，共计32 738例病人，糖尿病患者30天死亡率是非糖尿病患者的1.88倍。同期的临床实践也发现，合并糖尿病的不稳定型心绞痛和非Q波心肌梗死患者死亡率增高。在一个不稳定型心绞痛和非Q波心肌梗死的国际注册研究中，8 013例病人中1 718例（21.4%）患有糖尿病，尽管其中只有约1/5的病人入院诊断为非Q波心肌梗死，糖尿病组的2年全因死亡率仍显著高于非糖尿病组（18%对10%），校正风险比为1.57。

39.4.2 糖尿病合并急性冠脉综合征的其他临床事件 合并糖尿病的ST段抬高AMI患者住院期间更易于发生各种并发症，包括心力衰竭、心源性休克、再发心肌梗死和中风（图39-6）。合并糖尿病的AMI患者临床进程中更易于并发心房颤动或房室传导阻滞。值得注意的是，AMI前已应用胰岛素治疗的糖尿病患者预后更差，与非胰岛素治疗者比较其心力衰竭、休克和中风的发生率均明显增高。

与ST段抬高AMI相似，合并糖尿病的不稳定型心绞痛和非Q波心肌梗死患者临床预后亦较非糖尿病者更差。OASIS（the Organization to Assess Strategies for Ischemic Syndromes）注册研究报道2年随访期糖

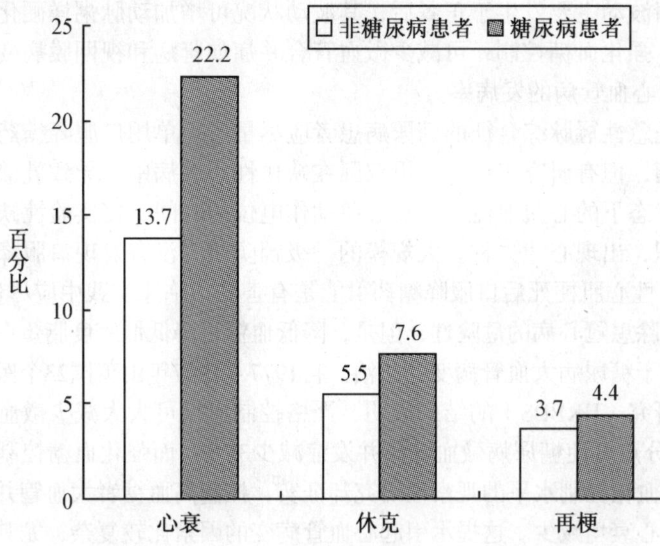

图39-6 糖尿病与非糖尿病患者ST段抬高心肌梗死的临床并发症

尿病组心肌梗死、中风或心衰的发生率显著增加，经校正基线特征后，心肌梗死、中风或心衰的风险比分别为1.34、1.45和1.41。

糖尿病ACS患者的预后不良可归因于多种临床和生物学因素，如糖尿病患者发生ACS时较多无症状或症状轻微且不典型致使就诊延迟，因担心导致眼球内出血等原因而较少进行药物再灌注治疗，溶栓治疗或直接PCI术后血管再闭塞或复发心肌梗死的可能性增加，血管急性闭塞后侧支循环形成的能力受损，以及非心肌梗死区域的高动力效应减弱等。

39.5 防治策略

首先要改变生活方式，增加体育锻炼，减轻体重，戒烟，限制饮酒，限制脂肪食品和总热量，从而改善“共同土壤”中的环境因素。

再次要积极控制多重心血管危险因素，包括治疗脂代谢紊乱、有效降压和积极抗凝等。

糖尿病无痛性心肌缺血发生率高，危害性大，因此对糖尿病患者要加强监测，定期检查运动试验、心肌核素显像等，以利于及时发现冠心病，早期诊断，早期治疗。

糖尿病急性冠状动脉综合征（ACS）与非糖尿病ACS的治疗原则一致，包括药物、介入和外科搭桥。药物治疗除常规外更强调胰岛素的使用，因其能防止和改善糖尿病心肌病。由于糖尿病ACS患者冠状动脉常为多支、严重、复杂病变，介入治疗后再狭窄的发生率较高，过去多倾向于外科搭桥。药物洗脱支架的问世大大减少了再狭窄的发生率，为糖尿病ACS患者提供了更多的选择，带来了更大的益处。

总之，糖尿病远非仅仅是血糖问题，糖尿病所引发的一系列并发症尤其大血管疾病是糖尿病防治的核心。因此，严格控制血糖，全面控制多种危险因素，是防治糖尿病ACS的关键。

39.5.1 强化血糖控制 流行病学研究证实血糖水平增加的同时增加了心血管事件危险性，而且是从低于糖尿病诊断阈值水平（如UKPDS为糖化血红蛋白HbA1c>6.2）开始的。因此，严格控制血糖特别是餐后血糖对于糖尿病合并ACS的治疗非常重要，是预防心血管并发症、减少心血管事件的根本，对于糖尿病ACS患者的一级预防和二级预防都具有重要意义。

糖尿病是一个与早期动脉硬化相关的高危因子，糖尿病患者微循环紊乱早于形态改变，特别是在糖尿病控制不理想者正餐后血糖出现波动，正餐后血糖峰值与颈动脉内膜厚度相关性高于空腹血糖。

在糖尿病和糖耐量异常者中血糖波动主要发生于正餐后，其波动状况可增加动脉粥样硬化的损害。高血糖是糖尿病首要的异常表现，强化血糖控制，可减少微血管合并症如肾病和视网膜病变的危险，也能在一定程度上降低糖尿病患者心血管病的发病率。

然而，出现了并发症特别是急性冠脉综合征的糖尿病患者应尽量避免单用口服降糖药治疗。二甲双胍、磺脲类均可用来控制血糖，但有研究表明，二甲双胍在缺血性心脏病中会导致乳酸性酸中毒的可能，磺脲类药物能降低静息状态下的心肌血流，缩短心肌动作电位的时间，使实验性缺血后收缩功能恢复受损，增加心肌梗死面积，出现心律失常。大规模的一级预防研究没有发现口服降糖药能增加心血管病死亡率的证据，但是急性心肌梗死后口服降糖药可能是有害的，临床实践中应尽量避免。

虽然控制血糖并不能完全消除患冠心病的危险性，但是，降低血糖可降低低密度脂蛋白的糖基化、过氧化及改善血脂紊乱等，有利于糖尿病大血管病变的防治。自1977～1997年由英国23个医疗中心参加的英国前瞻性随机对照糖尿病研究（UKPDS）的结果表明，严格控制血糖可大大减少微血管病变的发生，糖化血红蛋白每下降1个百分点可使糖尿病微血管病并发症减少35%，而强化血糖控制对大血管并发症的作用有限；然而，对不同血糖控制水平的观察性研究却证实，控制高血糖者大血管并发症包括心肌梗死、卒中、周围血管病变、心衰均减少。这提示引起心血管病变的因素比较复杂，尤其是在糖尿病发展的后期，单纯控制血糖的影响可能有限，故应该尽早尽快控制血糖。阿卡波糖于IGT阶段应用预防2型糖尿病的研究（STOP2-NIDDM），不仅减少了IGT患者转化为2型糖尿病，而且其后的心血管事件也显著减少，为此提供了佐证。如果糖尿病与冠心病等危，或两者同源，则在糖尿病发生之前的IGT时心血管病变已经起步，如在此阶段干预高血糖，同时也早期干预了冠心病与糖尿病可能的共同病因（如氧化应激等）。此外，胰岛素抵抗可以加速动脉粥样硬化，其程度与心肌梗死、脑卒中和周围动脉粥样硬化病的增加直接相关。最近资料显示胰岛素增敏剂（thiazolinediones，TZDs）为血糖控制提供了新的途径，在控制血糖的同时使用TZDs往往会取得更好的效果。TZDs连接并激活过氧化物酶增生物激活受体（PPAR-γ），通过降低胰岛素抵抗改善血糖。目前应用于临床的常用药物为罗格列酮（rosiglitazone）和吡格列酮（pioglitazone）。由于PPAR-γ活性可能有抗炎作用，TZDs可能对防治动脉粥样硬化损伤有益。

糖化血红蛋白在糖尿病合并急性冠脉综合征的诊断和治疗中具有重要意义。糖化血红蛋白（glycosylated hemoglobin，GHb）是红细胞中血红蛋白与葡萄糖不可逆地进行非酶促蛋白糖化反应的产物，这一过程缓慢而持续，形成2周后不易分开。由于蛋白质浓度保持相对稳定，糖化水平主要决定于葡萄糖浓度，也和蛋白质与葡萄糖接触的时间长短有关。人体内红细胞的寿命约为120天，在红细胞死亡前，血液中GHb的含量也会保持相对不变。因此GHb水平反映的是在检测前120天内的平均血糖水平，而与抽血时间、患者是否空腹、是否使用胰岛素等因素无关，是判定糖尿病长期控制情况的良好指标。依照2003年中国糖尿病防治指南，糖尿病患者的血糖应该控制到接近正常，冠心病患者群在应用某些降糖药物不会引起低血糖的危险时甚至要达到完全正常，即GHb＜6.5%。总血红蛋白可以分成A、A2和F 三种组分，成人HbA占97%，又可分为HbA0和HbA1两种，HbA0为未被糖基化部分，而HbA1为糖基化部分。正常人维持一定的血糖水平，即会形成正常范围内的HbA1，其中HbA1c为主要组分，HbA1a和HbA1b的含量则非常低，所以在反映血糖水平时主要用HbA1c来表示。应激性高血糖是短暂的，在急性心肌梗死情况下仅凭血糖高低不易鉴别是否真正患有糖尿病。因此检测HbAlc对应激性高血糖具有病因诊断意义，是确定有无糖尿病的良好方法。总之，HbA1c监测是糖尿病日常管理中的一个重要环节，客观反映了患者在一段时间内血糖的水平，能更准确地反映一个阶段的疗效，因此是目前公认的衡量血糖达标的金标准。

部分非糖尿病ACS患者，特别是ST抬高AMI患者可见早期血糖增高，是一种因为ACS的刺激破坏了体内正常调节机制而产生的应激反应。ACS后应激刺激传至下丘脑，引起中枢神经和内分泌反应，致使各种能促使代谢紊乱的物质如儿茶酚胺、肾上腺素和去甲肾上腺素释放增加，同时皮质醇、生长激素、胰高血糖分泌增加，以及抑制了胰岛素的分泌，从而促进血糖增高。增高的血糖可以暂时供给梗死周围缺血组织的能量，抑制脂肪分解，从而降低心肌耗氧，增强心肌收缩力；同时又可以提高血浆渗透压，减轻缺氧心肌水肿，是机体对外界的一种防御反应。故对ACS早期的血糖升高，不应急于给予大剂量胰岛素，可以在6 h内给予葡萄糖-胰岛素-钾溶液（GIK）治疗。但如血糖明显增高（血糖浓度≥15 mmol/L），可使病死率及心律失常、心源性休克等并发症发生率显著性升高，因此有必要进行降糖干预治疗。

糖尿病ACS尤其是心肌梗死急性期患者的临床预后较差，部分原因在于葡萄糖利用受损。缺血再灌注损伤可导致一系列代谢紊乱，包括脂肪分解增加、细胞内钙超载和细胞内缺钾等。这些代谢异常是20世纪60年代静脉应用葡萄糖-胰岛素-钾（glucose-insulin-potassium，GIK）治疗AMI的理论基础。生理学研究认为AMI时GIK可增加细胞内血钾浓度，减少循环脂肪酸、血栓素A2和血小板激活因子水平，对缺血损伤的心肌有益。相关临床试验的荟萃分析表明，应用GIK治疗可使院内死亡率降低28%。研究显示高浓度GIK注射可降低游离脂肪酸水平，减少死亡的相对危险性达48%；相反，低剂量GIK组与对照组比较的随机临床试验表明，两组35天心脏原因死亡和不良心血管事件的发生率没有统计学差异，而且低剂量GIK组35天总死亡率几乎是对照组的成2倍。在进行直接PCI的ST段抬高心肌梗死患者，GIK注射也未能进一步提高生存率。940例患者随机接受GIK治疗8 ~ 12 h或进入对照组，30天死亡率没有显著性差异。有趣的是，在99例合并糖尿病ACS的患者中，GIK组30天死亡率低于对照组。

DIGAMI（Diabetic Patients with Acute Myocardial Infarction）研究入选了620例糖尿病AMI病人，随机选取306例为强化胰岛素治疗组，另314例为安慰剂对照组。强化治疗组在入院后尽早给予静滴葡萄糖-胰岛素持续至少24 h，调节胰岛素浓度，维持血糖在7.0 ~ 10.8 mmol/L，然后改为每日多次皮下注射胰岛素至少3个月，而对照组接受传统治疗，仅在需要使用胰岛素时才临时使用。结果显示强化治疗组3个月后糖化血红蛋白水平显著降低，两组3个月死亡率并无显著性差异，然而1年死亡率却有显著差异，强化组和对照组分别为18.6%和26.1%，强化组1年死亡率较传统治疗组降低29%。亚组分析显示受益最大的是试验前从未使用胰岛素的个体。随诊报告还显示，AMI后3.4年强化组的死亡率仍低于对照组。胰岛素持续24 h静脉滴注时，惟一的副作用是低血糖，发生率约为15%。

39.5.2　调节脂代谢紊乱　血糖控制不佳会加重糖尿病的血脂紊乱，而严格控制血糖可减少游离脂肪酸和肝内极低密度脂蛋白（VLDL）的产生。糖尿病患者的代谢异常与血脂紊乱可以因减轻体重、运动、戒烟和节食而改善。因此，生活方式的改善是治疗的重要步骤。脂代谢紊乱在调整生活方式不能纠正的情况下需要药物治疗。

1994年斯堪的维亚辛伐他汀生存研究（Scandinavian Simvastatin Survival Study，4S）发现，辛伐他汀治疗组总胆固醇降低25%，低密度脂蛋白胆固醇降低35%，高密度脂蛋白胆固醇升高8%，总死亡率的相对危险性降低30%，非致死性心肌梗死的相对危险性降低39%。之后，LIPID试验（Long-Term Intervention with Pravastatin in Ischemic Disease）等都证实，积极降脂治疗可以有效降低冠心病患者的危险性。调脂治疗同样可显著减少糖尿病患者的心血管事件，而且正如大规模的临床研究结果所示，心血管事件危险性高的糖尿病患者调脂治疗比非糖尿病患者更有益处。Pyorala等研究表明，使用辛伐他汀在糖尿病组总病死率降低43%，非糖尿病组为29%，同时降低了心肌梗死的发病率。Elkeles等研究表明，辛伐他汀减少糖尿病亚组急性冠脉综合征、脑卒中或血管重建的发生率。因此NCEP-ATP Ⅲ建议，糖尿病病人应与冠心病病人一样接受严格的调脂治疗，并建议首先应使LDL降至2.60 mmol/L以下，其次使HDL上升至1.17 mmol/L以上，甘油三酯（TG）降至2.24 mmol/L以下。他汀类是目前糖尿病患者调脂治疗的首选药物。贝特类是治疗高TG和高密度脂蛋白（HDL）的一线药物，在糖尿病血脂紊乱的治疗中起重要作用。Rubins等的研究共入选2 531例男性患者，其中25%为糖尿病患者，应用吉非贝齐可减少糖尿病患者心肌梗死的危险性。贝特类调脂药物可能像胰岛素增敏剂一样有独立于调脂之外的抗动脉粥样硬化作用。

对于调脂药物的选择，美国糖尿病学会建议关于糖尿病血脂异常治疗重要性的优先顺序如下：①降低LDL-C，首选他汀类，次选贝特类；②升高HDL-C，首选行为干预，减轻体重，加强体育锻炼，戒烟，药物可选用贝特类、他汀类、烟酸，但烟酸可恶化糖尿病患者的血糖控制；③降低甘油三酯TG，首先是控制血糖，控制饮食，药物首选贝特类，高剂量他汀类中等有效；④混合性高脂血症，首选改善血糖控制加高剂量他汀类，次选改善血糖控制加他汀类或贝特类。他汀类加贝特类联合使用有增加肌溶解的危险性，此两类药物联合应用应慎重。

39.5.3 严格控制血压 高血压是代谢综合征常见的并存疾病。Hsueh等发现在糖尿病和糖尿病前期患者中存在不正常的血管反应，应考虑有隐匿的心血管疾病。糖尿病患者约半数并发高血压，糖尿病患者的高血压发病率是非糖尿病患者的1～2倍。控制高血压对糖尿病患者较非糖尿病患者更为有利，进一步减少糖尿病患者及糖尿病前期患者心血管事件的危险性。UKPDS-3研究证实，收缩压每下降1.33 kPa，冠心病的危险性下降15%。HOT研究发现，糖尿病组主要心血管事件降低与目标血压有关，舒张压≤10.67 kPa组和≤12.0 kPa组比较，其主要心血管事件危险减少一半；随着目标血压水平的降低，脑卒中发生率也降低，舒张压≤10.67 kPa组较≤12.0 kPa组脑卒中降低30%。因此，建议最佳舒张压水平应小于10.67 kPa。JNC-7将糖尿病伴高血压患者列入"高危组"，严格控制血压＜17.33/10.67 kPa为目标，比JNC-6的控制标准17.33/11.34 kPa更为严格。

糖尿病降血压的首选药物有血管紧张素转换酶抑制剂（ACEI）和钙离子拮抗剂。但临床研究证明：①利尿剂、ACEI和β-受体阻滞剂都可减少糖尿病患者初发心血管事件（一级预防）；②ACEI可减少伴有冠心病的糖尿病患者心血管事件的发生率和总病死率（二级预防）；③严格控制血压在较低的水平，可以降低主要心血管事件的危险性；④各种降压药物的临床应用剂量均未发现对代谢或生活质量产生严重不良影响。

ACEI对糖尿病患者特别有益，因其可减少心血管事件和糖尿病并发症，在糖尿病前期ACEI还可减少2型糖尿病的发生。在糖尿病高血压患者，肾素-血管紧张素系统（renin-angiotensin system，RAS）的调节作用似乎更重要。有研究证实，在减少心血管事件和新发糖尿病的比率方面，赖诺普利优于氯氨酮。ACEI除有效降压外，还有延缓糖尿病肾病进展和减少尿蛋白、保护肾功能的作用。HOPE研究发现，在冠心病合并糖尿病患者中使用ACEI长效制剂雷米普利能使心血管病的主要终点死亡、心肌梗死和卒中的发生率分别下降26%、20%和30%，而复合终点发生率下降22%。JNC-7根据循证医学的证据也指出，糖尿病合并高血压是ACEI的强适应证。

如患者不能耐受ACEI，血管紧张素受体拮抗剂（ARB）也是治疗糖尿病高血压的理想选择。Lindholm等研究发现氯沙坦明显降低了糖尿病、高血压、心室肥厚患者的心血管病死率，其药理作用优于氨酰心安对照组。

钙通道阻断剂（CCB）降压效果好，HOT研究表明CCB也可减少心血管疾病的发生率和死亡率，对血脂和胰岛素敏感性无不良影响，推荐使用长效制剂。小剂量噻嗪类利尿剂可用于糖尿病高血压患者，但不可与β-受体阻滞剂合用。传统观点认为β-受体阻滞剂可影响血糖血脂代谢，因而限制其在糖尿病高血压的使用，但目前认为糖尿病合并急性冠脉综合征应积极使用β-受体阻滞剂。此外，研究表明改善胰岛素抵抗的降糖药物如二甲双胍、噻唑烷二酮能降压，应积极推广使用。

39.5.4 糖尿病急性冠脉综合征的介入治疗 经皮冠状动脉介入治疗（percutaneous coronary intervention，PCI）是近20余年来治疗急性冠脉综合征的重要手段。糖尿病ACS患者PCI术后住院期间及30天的结果与非糖尿病患者比较基本相似，但大规模注册研究显示，近年来糖尿病仍然是PCI术后患者长期死亡率和再次血管重建的独立预测因子。导致糖尿病患者PCI术疗效欠佳的潜在机制包括内皮功能不全、血栓前状态、再狭窄发生率增加、负性血管重构、蛋白质的糖基化增加和血管基质沉积，这些机制均可因高血糖和高胰岛素血症所激发（图39-3）。

冠状动脉内支架植入大大降低了再狭窄的发生率，但糖尿病患者需要靶血管重建（TVR）的可能性仍明显高于非糖尿病患者。尽管如此，TARGET试验（Tirofiban and ReoPro Give Similar Efficacy Outcomes Trial）显示，在应用支架并结合多种抗血小板药物基础上的PCI术可有效改善高危人群的疗效。TARGET试验于支架植入术前后采用三联抗血小板药物治疗，在阿司匹林、氯吡格雷和围手术期普通肝素的基础上分别加用血小板糖蛋白Ⅱb/Ⅲa受体拮抗剂替罗非班（tirofiban）或阿昔单抗（abciximab）。结果显示（表39-1），糖尿病患者组（n=1 117）与非糖尿病患者组（n=3 692）30天事件发生率相似，6个月主要心血管事件（MACE）也没有显著性差异，尽管糖尿病组靶血管重建率较非糖尿病组更高，死亡率也高于非糖尿病组。1年时，糖尿病组死亡率增高的趋势仍然存在。虽然TARGET试验关注的主要是死亡率，但该试验中总的事件发生率较低，显示三联抗血小板治疗对糖尿病PCI病人的疗效显著。另一个临床试验EPISTENT（Evaluation of Platelet Ⅱb/Ⅲa Inhibitor for Stenting）也显示联合应用阿昔单抗的糖尿病PCI患者事件发生率较低。

表39-1 TARGET试验中根据是否糖尿病分组后病人的临床结果

时间	事件	糖尿病（n=1 117）	非糖尿病（n=3 692）	P
30天	死亡	4（0.4%）	18（0.5%）	0.577
	非致死性心肌梗死	59（5.3%）	237（6.4%）	0.174
	死亡/心肌梗死	62（5.5%）	248（6.7%）	0.172
	紧急靶血管重建	5（0.4%）	31（0.8%）	0.191
	所有事件	65（5.8%）	261（7.1%）	0.153
6个月	死亡	19（1.7%）	32（0.9%）	0.019
	非致死性心肌梗死	72（6.4%）	278（7.5%）	0.231
	死亡/心肌梗死	88（7.9%）	298（8.1%）	0.824
	任何靶血管重建	115（10.3%）	287（7.8%）	0.008
	所有事件	182（16.3%）	519（14.1%）	0.082
1年	死亡	28（2.5%）	60（1.6%）	0.056

39.5.5 早期介入治疗与保守治疗策略的比较

ST段抬高心肌梗死：直接介入治疗显然能比溶栓治疗更好地实现闭塞冠状动脉再通、恢复缺血心肌再灌注，从而进一步改善ST段抬高心肌梗死患者的短期和长期生存率。在GUSTO-IIb介入治疗亚组中共入选1 138例病人，其中177例合并糖尿病。糖尿病患者中78例接受阿替普酶（alteplase）溶栓，99例直接介入治疗。糖尿病患者PCI成功率与非糖尿病相似，但中、重度出血并发症明显高于非糖尿病患者。接受直接PCI的糖尿病患者30天死亡率与溶栓治疗比较没有统计学差异，但心肌梗死复发率明显降低。与阿替普酶溶栓组相比，接受PCI的糖尿病患者30天死亡、复发心肌梗死和致残性中风的发生率显示了有益的降低趋势，然而两种治疗方法间6个月死亡率和复发心肌梗死率差异很小。与之相反，在另一个糖尿病患者的病例-对照研究中，99例接受溶栓治疗，103例进行直接PCI，直接PCI组1年死亡率和复发心肌梗死率显著降低，校正风险比0.29。在一个随机临床试验的亚组分析中，直接PCI显示了比院前溶栓临床结果更好的趋势，直接PCI组30天死亡、心肌梗死和中风的发生率为5.8%，而溶栓组为21.7%。

糖尿病与非糖尿病患者直接PCI的手术成功率和30天生存率相似，然而糖尿病患者更易于发生支架内血栓形成，1年生存率显著低于非糖尿病者。心肌梗死直接介入治疗（Primary Angioplasty in Myocardial Infarction，PAMI）试验共入选3 742例病人，其中糖尿病患者626人（17%），糖尿病组手术成功率与非糖尿病组相似，而院内和6个月死亡率均明显高于非糖尿病组。经校正基线因素后，糖尿病与6个月死亡率独立相关。然而ZWOLLE心肌梗死研究组报道，经校正基线因素后1 791例直接PCI患者中糖尿病组1年死亡率未见高于非糖尿病组。

非ST段抬高急性冠脉综合征：较早期的研究未能证明不稳定型心绞痛和非ST段抬高心肌梗死患者可从早期介入策略中获益，但新近的临床试验报道早期介入策略可改善这类病人的临床预后。不论是否应用糖蛋白Ⅱb/Ⅲa受体拮抗剂，也不论应用何种低分子肝素，早期介入治疗都能降低6个月和12个月的死亡或心肌梗死发生率（图39-7）。根据FRISC-2、TACTICS-TIMI18、VINO和RITA3试验中共计6 617例病人计算，早期介入治疗可显著降低死亡和心肌梗死。与保守治疗策略比较，早期介入治疗可使6～12个月死亡或心肌梗死的发生率大大降低。

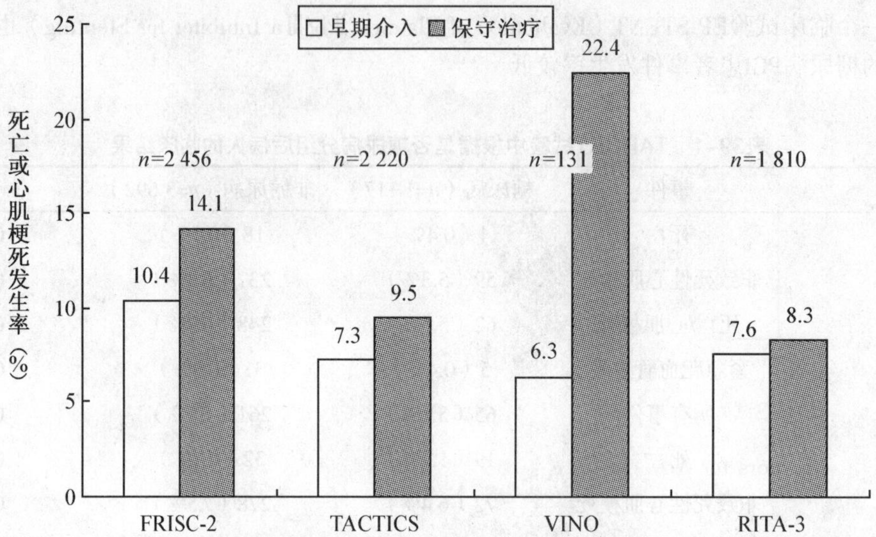

图39-7 非ST段抬高ACS患者早期介入和保守治疗随访6～12个月死亡和心肌梗死发生率的比较

FRISC-2：不稳定冠心病快速血管重建介入试验（Fast Revascularisation during Instability in Coronary Artery Disease Invasive Trial）；TACTICS：应用替罗非班治疗心绞痛及评价介入和保守策略价值（Treat Angina with Aggrastat and Determine Cost of Therapy with an Invasive or Conservative Strategy）；VINO：进展期非ST段抬高心梗首日血管造影/介入治疗的价值（Value of First Day Angiography / Angioplasty in Evolving Non-ST Segment Elevation Myocardial Infarction：an Open Multicenter Randomized Trial）；RITA-3：不稳定型心绞痛介入治疗的随机试验（Randomized Intervention Trial of Unstable Angina）

大规模随机临床试验的亚组分析表明，早期介入治疗对合并糖尿病的非ST段抬高ACS病人有利。FRISC Ⅱ试验（Fragmin and Fast Revascularisation during Instability in Coronary Artery Disease）入选2 500例病人，按介入或保守治疗、应用普通肝素或达肝素（dalteparin）进行2×2析因设计分组。结果发现介入治疗可使6个月死亡/心肌梗死显著降低22%。FRISC Ⅱ试验中入选了298例（12.1%）糖尿病人，糖尿病患者相对危险性的下降幅度相似，但由于糖尿病患者的事件发生率较高，其绝对获益（6.2%）比非糖尿病患者（2.3%）更为明显。接受早期介入治疗的糖尿病患者1年内死亡的相对危险性降低38%，1年死亡或心肌梗死发生率在早期介入与保守治疗组分别为20.8%和29.9%，风险比0.70。

TACTICS（Treat Angina with Aggrastat and Determine Cost of Therapy with an Invasive or Conservative Strategy）-TIMI 18试验表明，48 h内早期介入治疗较早期保守治疗显著降低ACS患者6个月死亡、心肌梗死或再住院的相对危险性达22%。所有病人均接受阿司匹林、氯吡格雷和替罗非班治疗。糖尿病患者从早期介入治疗中获益比非糖尿病患者更大，其6个月事件发生率的绝对和相对危险性分别降低了7.6%和27%，而非糖尿病患者的相应指标分别为1.8%和13%（图39-8）。

ISAR-COOL（Intracoronary Stenting with Antithrombotic Regimaen Cooling-Off）试验评价了冠脉造影和PCI术前延长强化抗栓治疗的效果，入选的410例病人随机分组，207例接受3～5天包括阿司匹林、氯吡格雷、肝素和替罗非班注射的强化抗栓治疗后再进行介入手术，另203例于入院6 h内进行早期介入治疗。结果延长抗栓组死亡和心肌梗死的发生率显著高于早期介入组，其中糖尿病患者也显示了相似的趋势。

因此对于糖尿病ACS患者，早期介入治疗应作为首选的干预策略。

39.5.6 合并糖尿病ACS的冠状动脉多支病变的血运重建 AWSOME（Percutaneous Coronary Intervention Versus Coronary Artery Bypass Graft Surgery for patients with Medically Refractory Myocardial

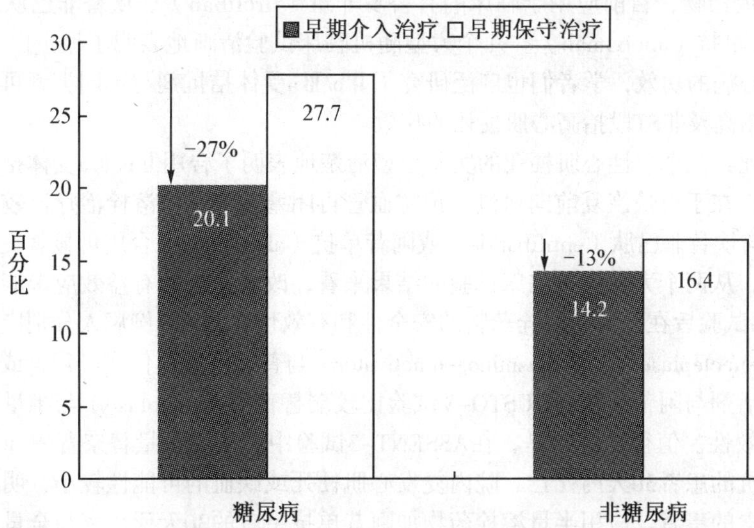

图39-8 TACTICS试验中糖尿病与非糖尿病患者6个月事件（死亡、心肌梗死或ACS再住院）发生率

Ischemia and Risk Factors for Adverse Outcomes with Bypass）试验随机分组比较了介入治疗（PCI）与外科搭桥（CABG）治疗ACS的效果。该试验入选了2 431例药物治疗无效的顽固性不稳定型心绞痛高危病人，其中454例既适合PCI也适合CABG而随机分组，1 650例只适合PCI或CABG而由医生选择治疗方式，另327例既适合PCI也适合CABG但病人拒绝随机分组而自行选择治疗方式。糖尿病患者占754例（31%）。CABG组与PCI组糖尿病患者的3年生存率在随机分组病人分别为72%和81%，自行选择病人分别为85%和89%，医生选择病人分别为73%和71%，两组间比较都没有统计学差异。尽管AWSOME试验进行较早，无论外科搭桥（左侧内乳动脉桥占70%的病例）还是介入治疗（仅54%的病例使用支架，11%的病例应用血小板糖蛋白Ⅱb/Ⅲa受体拮抗剂）都未能达到目前的优化标准，CABG与PCI对于糖尿病ACS的疗效似乎基本相当。

比较多支冠状动脉病变介入治疗（PCI）与外科搭桥（CABG）疗效的研究大多发表于20世纪80年代末和90年代。绝大多数研究显示PCI组需要再次血管重建的比率明显高于CABG组，但死亡、非致死性心肌梗死和脑血管事件的发生率两组无显著性差异（表39-2）。

表39-2 比较冠状动脉多支病变患者PCI与CABG疗效的临床试验

临床试验	病人总数	糖尿病人数	病人入选时间	糖尿病患者CABG是否优于PCI
BARI	1 829	353	1988～1991	是
CABRI	1 054	122	1988～1992	否
EAST	392	59	1987～1990	否
RITA	1 011	62	1988～1991	否
ERACI	127	13	1988～1990	否
GABI	359	43	1986～1991	否
ARTS	1 205	208	1996～1997	否
ERACI II	450	77	1996～1998	否

39.5.7 血小板糖蛋白Ⅱb/Ⅲa受体拮抗剂 溶栓治疗改善急性ST段抬高心肌梗死的预后，但溶栓后早期仍有45%～50%的患者未能获得完全血流恢复，关键原因在于溶栓药物的致血栓效应以及未能同时得到充分的抗血小板治疗。血小板糖蛋白Ⅱb/Ⅲa受体是血小板聚集的最终共同通路，其抑制剂

是一类强力的抗血小板药物，目前应用于临床的有替罗非班（tirofiban）、埃替非巴肽或依替非巴肽（eptifibatide）和阿昔单抗（abciximab）。几个大型随机临床试验清晰地表明了糖蛋白Ⅱb/Ⅲa受体拮抗剂治疗各种类型冠心病的功效，学者们也广泛研究了Ⅱb/Ⅲa受体拮抗剂与不同类型再灌注药物和抗凝药物合用治疗ST段抬高及非ST段抬高心肌梗死的疗效。

ST段抬高心肌梗死：几个急性心肌梗死的实验模型清楚地表明了合用Ⅱb/Ⅲa受体拮抗剂与溶栓治疗的潜在益处，其机制在于更快恢复前向血流、预防血管再闭塞。与单纯溶栓治疗比较，不同类型的全量或减量溶栓药物与埃替非巴肽（eptifibatide）或阿昔单抗（abciximab）合用可显著提高恢复前向血流的患者比率。然而，从两个大型随机临床试验的结果来看，改善血流的有益效应未能取得相应的死亡率降低。ASSENT-3试验旨在评价新溶栓药物的安全性和有效性，20 643例病人分别应用替奈普酶组织纤溶酶原激活剂（tenecteplase-tissue plasminogen activator）与普通肝素或依诺肝素，或应用半量替奈普酶组织纤溶酶原激活剂与阿昔单抗；GUSTO-V试验比较瑞替普酶（reteplase）与半量瑞替普酶加阿昔单抗的安全性和有效性。值得注意的是，在ASSENT-3试验中，接受全量替奈普酶加依诺肝素或半量替奈普酶加阿昔单抗的患者30天内死亡、院内复发心肌梗死或缺血的可能性较小，明显低于应用全量替奈普酶加普通肝素的患者。应用半量溶栓药物加阿昔单抗患者的30天死亡率与全量溶栓药物加普通肝素组无显著性差异。在GUSTO-V试验中，糖尿病患者应用瑞替普酶组的30天死亡率与应用半量瑞替普酶加阿昔单抗者比较没有统计学差异。与之相反，应用阿昔单抗者复发心肌梗死和复发缺血的发生率都有显著降低，其风险比分别为0.62和0.82，但大出血并发症的危险也显著提高。

也有临床试验评价了糖蛋白Ⅱb/Ⅲa受体拮抗剂在急性ST段抬高心肌梗死直接介入治疗患者的应用。Neumann等的研究显示阿昔单抗可改善AMI患者冠脉支架术后的微血管灌注和左心室功能。涉及3 266例病人的荟萃分析显示，Ⅱb/Ⅲa受体拮抗剂未能显著降低30天死亡率和复发心肌梗死发生率，但可明显降低紧急靶血管重建率和总的靶血管重建率。6个月临床随访时，仅紧急靶血管重建率的差异仍有统计学意义。约33例直接PCI患者应用Ⅱb/Ⅲa受体拮抗剂即可使1例病人免行紧急靶血管重建。择期PCI患者应用阿昔单抗可显著改善1年生存率，但对于糖尿病患者是否有同样益处尚不明了。

非ST段抬高心肌梗死：几个临床研究评价了糖蛋白Ⅱb/Ⅲa受体拮抗剂应用于不稳定型心绞痛和非ST段抬高心肌梗死的有效性和安全性。Boersma等荟萃分析了评价不同Ⅱb/Ⅲa受体拮抗剂的有效性和安全性的6个大规模随机临床试验，涉及31 402例病人，发现应用糖蛋白Ⅱb/Ⅲa受体拮抗剂者30天死亡和心肌梗死发生率显著降低，与安慰剂组或对照组比较的风险比为0.91。当然，糖蛋白Ⅱb/Ⅲa受体拮抗剂治疗患者大出血并发症的发生率也有明显增加，与安慰剂组或对照组比较的风险比为1.64。

在上述6个大规模随机临床试验中，6 458例患者（20.5%）合并糖尿病。应用Ⅱb/Ⅲa受体拮抗剂也可明显降低合并糖尿病患者的30天死亡率，与安慰剂组或对照组比较的风险比为0.74（表39-3）。无论是否应用胰岛素治疗的糖尿病患者均可从Ⅱb/Ⅲa受体拮抗剂治疗中获益。在进行PCI治疗的1 279例糖尿病患者，应用Ⅱb/Ⅲa受体拮抗剂可使总的死亡率降低70%，与安慰剂组或对照组比较的风险比为0.30，意味着每治疗36人即可多挽救1例患者。毫无疑问，对于行PCI的不稳定型心绞痛病人而言，糖蛋白Ⅱb/Ⅲa受体拮抗剂可明显改善微血管功能。

表39-3 糖蛋白Ⅱb/Ⅲa受体拮抗剂对合并糖尿病ACS病人30天死亡率的影响

临床试验	病人数	Ⅱb/Ⅲa受体拮抗剂组	安慰剂组或对照组	*P*
PURSUIT	2 163	5.1%	6.1%	0.33
PRISM	687	1.8%	4.2%	0.07
PRISM-PLUS	362	3.6%	6.7%	0.17
GUSTO-IV	1 677	5.0%	7.8%	0.022
PARAGON-A	412	4.6%	6.2%	0.51

续表

临床试验	病人数	Ⅱb/Ⅲa受体拮抗剂组	安慰剂组或对照组	*P*
PARAGON-B	1 157	4.9%	4.8%	0.93
荟萃分析	6 458	4.6%	6.2%	0.007

尽管随机临床试验证明了Ⅱb/Ⅲa受体拮抗剂的益处，这类药物并未能立即广泛应用于日常临床实践。美国心肌梗死全国注册研究（National Registry of Myocardial Infarction，NRMI）之四于2000年7月至2001年7月入选了1 189家医院的110 590例非ST段抬高心肌梗死病人，其中60 770例（55%）适合于早期应用Ⅱb/Ⅲa受体拮抗剂，但实际上于入院24 h内（中位数6 h）应用Ⅱb/Ⅲa受体拮抗剂仅有15 739人（25%），另有4 372例患者于首个24 h之后应用Ⅱb/Ⅲa受体拮抗剂治疗，其中大多数用于PCI围手术期。合并糖尿病的ACS患者早期应用Ⅱb/Ⅲa受体拮抗剂的比率更低。经校正病情危险性、治疗方式和治疗药物等方面的差异后，早期应用Ⅱb/Ⅲa受体拮抗剂的患者住院期间死亡率显著降低。

对于ACS患者急诊PCI术前应考虑给予糖蛋白Ⅱb/Ⅲa受体拮抗剂。大量研究证明，使用糖蛋白Ⅱb/Ⅲa受体拮抗剂可明显降低患者围手术期及6个月的病死率和冠脉事件发生率。糖蛋白Ⅱb/Ⅲa受体拮抗剂对于高危PCI患者的益处得到ISAR-REACT和ISAR-SWEET试验的证实。非ST段抬高ACS首选替罗非班（tirofiban）或埃替非巴肽（eptifabetide），ST抬高AMI首选阿昔单抗（abciximab）。替罗非班的用法为10 μg/kg弹丸式静脉推注，接着以0.15 μg/（kg·min）静滴维持8～24 h；埃替非巴肽180 μg/kg弹丸式静注两次（间隔10 min）并以2 μg/（kg· min）持续静滴12 h；阿昔单抗弹丸式静注0.25 mg/kg后以0.125 μg/（kg·min）静滴维持12 h。

Miller等研究了在ACS病人PCI术前立即合用阿司匹林、负荷量氯吡格雷、依诺肝素和埃替非巴肽的安全性和可行性。共198例病人于术前口服阿司匹林325 mg及氯吡格雷300 mg，静注依诺肝素0.5 mg/kg，埃替非巴肽180 μg/kg弹丸式静注两次后以2 μg/（kg· min）持续静滴。PCI术后3 h拔除动脉鞘并压迫止血。结果仅1例有穿刺部位再出血，未见血肿及其他出血并发症，随访30天未发生支架内血栓形成。

ISAR-REACT 2是一个随机、双盲、安慰剂对照的国际多中心试验，旨在评价阿昔单抗（abciximab）应用于已给予氯吡格雷600 mg负荷量的高危ACS行PCI病人的临床益处。试验共入选2 022例拟行PCI的非ST段抬高ACS病人（平均年龄66岁），全部病例均于术前至少2 h给予氯吡格雷600 mg和阿司匹林500 mg。此后随机分组，一组给予阿昔单抗［弹丸式静注0.25 mg/kg后以0.125 μg/（kg· min）静滴维持12 h，加肝素70 U/kg］，另一组给予安慰剂（安慰剂静注并静滴维持，加肝素140 U/kg）。主要终点为随机后30天内发生的死亡、心肌梗死和紧急靶血管重建，次要终点为院内大出血和小出血发生率。结果主要终点事件发生率阿昔单抗组为8.9%，安慰剂组为11.9%；两组发生出血的比率无显著性差异。主要终点事件发生率的差异归因于肌钙蛋白水平增高的病人，阿昔单抗组和安慰剂组分别为13.1%和18.3%，而肌钙蛋白水平不增高的病人主要终点事件发生率两组均为4.6%。因此，对于已给予氯吡格雷600 mg负荷量的非ST段抬高ACS行PCI的病人，本研究表明阿昔单抗可降低发生不良事件的风险，但阿昔单抗的临床益处似乎仅限于肌钙蛋白水平增高的病人。

39.5.8　恢复心肌灌注（myocardial blush）　恢复心肌灌注是近年来评价急性心肌梗死治疗方法的新概念。早期有关AMI治疗的研究集中关注的是获得心肌梗死相关动脉正常前向血流的重要性，近年来发现恢复正常心肌灌注可更好地预测临床结果，无论采用药物再灌注（溶栓疗法）还是机械再灌注（介入治疗或外科搭桥）策略。临床研究发现，即便在那些经直接PCI获得了正常冠状动脉前向血流的病人，心肌灌注恢复正常的也仅占29%。心肌灌注恢复正常者的1年死亡率（6.8%）远远低于心肌灌注不足（13.2%）或无心肌灌注者（18.3%）。有趣的是，在该研究中糖尿病并非恢复正常心肌灌注的不利预测因子。

急性心肌梗死患者急诊PCI术中约15%的病人可于血管造影时发现远端血栓栓塞，导致不良的临床结果。此外，糖尿病患者微血管功能不全的发生更为普遍，即使临床上未见明显冠状动脉粥样硬化的病人也常见微血管功能不全，因此对于糖尿病患者而言，微循环的保持或恢复成为更关键的问题。Kotani等研究了48例行直接PCI的急性冠脉综合征患者，采用静息、腺苷负荷和冷加压试验正电子发射断层显像（positron emission tomography，PET）检测引起“无复流”现象（no-reflow phenomenon）的病变成分。结果发现“无复流”现象不仅与血栓负荷有关，还与粥样硬化斑块的不同成分有关。糖尿病患者粥样硬化斑块病变更为弥散和广泛，在发生“无复流”现象的病人中糖尿病患者的比率更高。

除了微血管血流恢复的影像和代谢标志外，心电图ST段的回落是血运重建治疗（溶栓或PCI）后恢复心肌灌注的另一重要特征。TIMI研究组的系列临床研究报道，糖尿病与非糖尿病患者接受药物再灌注或机械再灌注后前向血流恢复正常的比率相似，但糖尿病患者溶栓治疗后ST段恢复正常的比率显著低于非糖尿病者。

相反，Iwakura等应用心肌声学造影（myocardial contrast echocardiography）研究，发现糖尿病不是“无复流”现象的预测因子，而急性高血糖（入院时动脉血糖水平≥8.9 mmol/L）不仅是“无复流”现象的强烈预测因子，也能提示梗死面积较大、功能恢复较差（图39–9）。

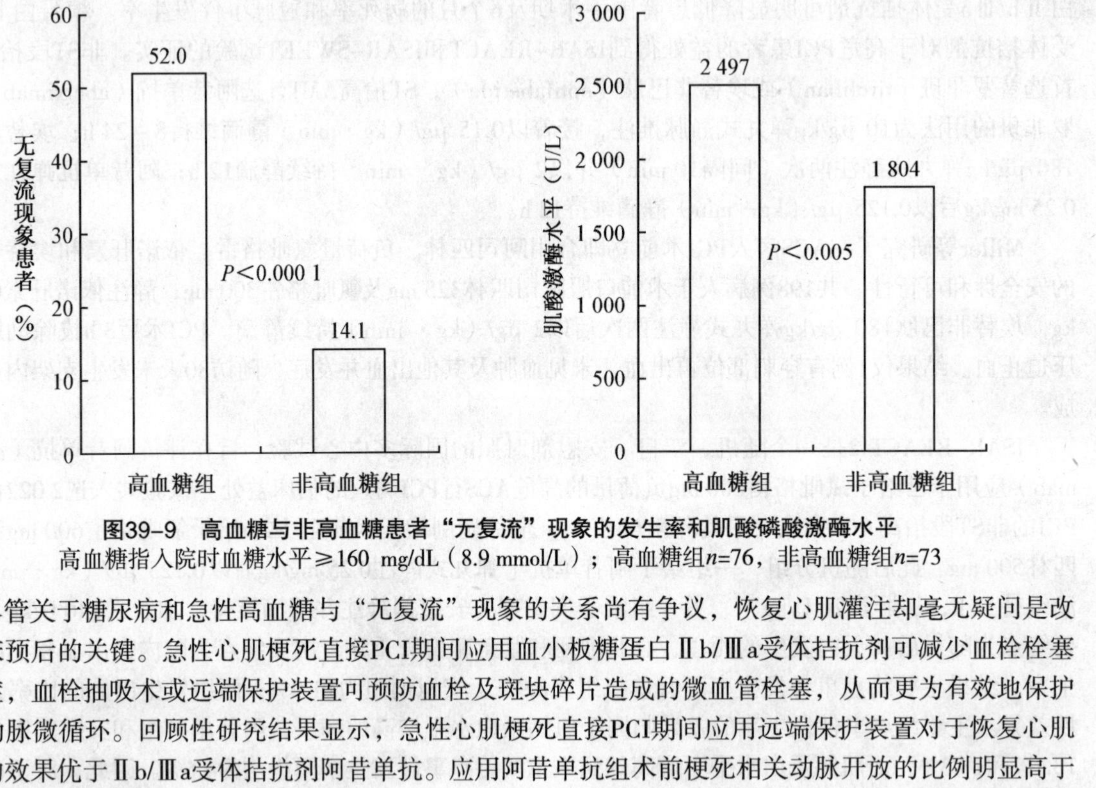

图39–9 高血糖与非高血糖患者“无复流”现象的发生率和肌酸磷酸激酶水平
高血糖指入院时血糖水平≥160 mg/dL（8.9 mmol/L）；高血糖组n=76，非高血糖组n=73

尽管关于糖尿病和急性高血糖与“无复流”现象的关系尚有争议，恢复心肌灌注却毫无疑问是改善临床预后的关键。急性心肌梗死直接PCI期间应用血小板糖蛋白Ⅱb/Ⅲa受体拮抗剂可减少血栓栓塞并发症，血栓抽吸术或远端保护装置可预防血栓及斑块碎片造成的微血管栓塞，从而更为有效地保护冠状动脉微循环。回顾性研究结果显示，急性心肌梗死直接PCI期间应用远端保护装置对于恢复心肌灌注的效果优于Ⅱb/Ⅲa受体拮抗剂阿昔单抗。应用阿昔单抗组术前梗死相关动脉开放的比例明显高于远端保护装置组，但手术结束后恢复正常冠脉血流的比例两组相似。然而，应用远端保护装置组校正TIMI分数明显优于阿昔单抗组，其心肌灌注计分亦较阿昔单抗组显著改善。

39.5.9 口服抗血小板药物 纤溶酶原激活物抑制剂–1（PAI–1）增高减弱纤溶活性在冠心病的发病中发挥重要作用，因此预防性使用阿司匹林已被美国糖尿病协会认可用于伴有或不伴有冠心病的糖尿病患者，推荐剂量为81～325 mg/d。阿司匹林治疗可降低糖尿病患者心肌梗死、脑卒中、冠状动脉缺血的发生率，可作为高危人群的一级预防，也可作为有大血管疾病人群的二级预防。氯吡格雷通过抑制由ADP诱导的血小板聚集反应，稳定血小板膜，抑制血小板与纤维蛋白原的结合，亦有良好的抗血小板作用，减少心脑卒中的发生。

抗血小板试验协作组于2002年荟萃分析了抗血小板治疗对血管疾病二级预防的效果，报告抗血小板治疗可减少总的严重血管事件约1/4。荟萃分析的9个试验中共入选了4 961例糖尿病患者，抗血小板治疗降低严重血管事件的比率约为7%。临床研究证实阿司匹林在一级预防和二级预防中均对糖尿病患者具有保护作用。SCPHS研究共入选22 701名美国医生，结果与安慰剂组对比，在535名糖尿病患者中，阿司匹林（325 mg/d）可以降低急性心肌梗死的危险性。ATC研究证实阿司匹林（650 mg/d）可使糖尿病组血管病死亡、心肌梗死和脑卒中的联合风险较对照组显著降低。虽然目前关于阿司匹林对糖尿病冠状动脉事件影响的前瞻性研究尚不多，但阿司匹林在预防糖尿病冠状动脉慢性病变中的作用是肯定的。因为糖尿病患者易于发生血栓，理论上阿司匹林对糖尿病患者的益处比非糖尿病者更明显。以往使用阿司匹林的争论重点是加重眼部并发症的问题。但研究证明使用阿司匹林并未加重中、重度视网膜病变的眼底出血，也没有显著增加玻璃体、胃肠道或脑出血的危险。鉴于阿司匹林的潜在益处及其低危险性，无论糖尿病程度如何，合并ACS时都应给予阿司匹林。

新一代口服抗血小板药物可提供更多保护，进一步降低不良血管事件。CAPRIE（Clopidogrel versus Aspirin in Patients at Risk for Ischemic Events）试验比较氯吡格雷与阿司匹林预防高危人群缺血事件的效果，共入选19 185例最近有过中风、心肌梗死或外周血管疾病的病人，结果发现氯吡格雷组血管病死亡、心肌梗死或中风的发生率比阿司匹林组降低8.7%。CAPRIE试验中包括了3 866例糖尿病患者，氯吡格雷组每年事件发生率（包括血管病死亡、中风、心肌梗死或因缺血或出血再住院）显著低于阿司匹林组，绝对危险性下降2.1%。经校正基线特征后，糖尿病患者应用氯吡格雷比应用阿司匹林降低不良血管事件的相对危险性达13%。值得注意的是，糖尿病患者应用氯吡格雷组发生任何出血并发症的危险性明显低于阿司匹林组。

CURE（Clopidogrel in Unstable Angina to Prevent Recurrent Events）试验比较了长期应用阿司匹林加氯吡格雷与单用阿司匹林预防不稳定型心绞痛患者复发事件的功效。因心绞痛发作24 h内入院的12 562例患者随机分组给予阿司匹林单药或阿司匹林加氯吡格雷治疗。结果阿司匹林加氯吡格雷组心血管死亡、非致死性心肌梗死或中风的发生率明显降低，其相对危险性仅为单用阿司匹林组的0.80。然而，二联抗血小板治疗在获益的同时也增加了主要出血并发症的发生率，相对危险度1.38。CURE试验中有2 840例糖尿病患者，阿司匹林加氯吡格雷组不良心血管事件的发生率较单用阿司匹林组有所降低，相对危险度0.83。

在CURE试验的亚组研究中，2 658例患者于随机分组后平均10天进行了PCI治疗。大多数病人（80%以上）给予了氯吡格雷治疗4周。此后继续按随机分组给予单用阿司匹林或阿司匹林加氯吡格雷并随访8个月。阿司匹林加氯吡格雷组心血管死亡或心肌梗死的发生率（6.0%）显著低于单用阿司匹林组（8.0%）。在其中的504例糖尿病患者，长期应用氯吡格雷组心血管事件危险性也有明显下降趋势。与之相似，2 154例非糖尿病者长期应用氯吡格雷组心血管死亡或复发心肌梗死的发生率显著降低。糖尿病患者的获益没有统计学意义可能是由于样本量不足所致，也可能与循证医学证明有效的药物应用不足有关。毕竟行PCI的2 658例患者中应用糖蛋白Ⅱb/Ⅲa受体拮抗剂者仅占24%，而且阿司匹林加氯吡格雷组应用此类药物的比例较单用阿司匹林组更低。

CREDO（Clopidogrel for the Reduction of Events During Observation）试验将计划行PCI的病人随机分组，一组于术前给予氯吡格雷负荷量后再于术后继续服用12个月，另一组术前不给负荷量且术后仅应用1个月。该试验入选了560例糖尿病患者，强化氯吡格雷组心血管事件危险性有明显下降。PCI-CLARITY试验研究了PCI术前给予300 mg负荷量氯吡格雷的疗效和安全性。来自于23个国家319个中心的共1 863例行PCI的STEMI病人随机分组，结果发现PCI术前给予氯吡格雷300 mg可明显降低30天内心血管死亡、心肌梗死和中风的发生率，而且不增加出血的发生率。ARMYDA-2试验研究了PCI术前给予600 mg负荷量氯吡格雷的疗效。255例病人随机分为600 mg负荷量组和300 mg负荷量组，主要终点定义为30天内死亡、心肌梗死或靶血管重建。结果主要终点事件的发生率在高负荷量组为4%，低负荷量组为12%。

目前，ACC/AHA指南和ESC指南都明确提出，ACS患者PCI术前应给予充分的抗血小板治疗，急诊PCI术前应同时给予负荷量的抗血小板药物阿司匹林和氯吡格雷。阿司匹林的负荷量一般为

300～500 mg，氯吡格雷负荷量一般为300～600 mg。氯吡格雷300 mg负荷剂量达到抑制血小板效应最大化的时间约为6 h，而600 mg负荷剂量可使其缩短至2 h。临床试验表明，PCI术前给予氯吡格雷600 mg负荷剂量可更为有效地降低围手术期事件，而安全性与300 mg负荷剂量相似。因此，ESC和AHA/ACC指南均推荐急诊PCI术前应用氯吡格雷600 mg负荷剂量。

术后应继续给以阿司匹林加氯吡格雷二联抗血小板治疗。阿司匹林用量为75～150 mg/d，如无禁忌证应终身使用。氯吡格雷用量为75 mg/d，期限视具体情况而定。如植入裸金属支架，氯吡格雷至少应使用1个月；在植入雷帕霉素药物涂层支架者至少3个月；植入紫杉醇涂层支架者至少6个月；对支架术后无出血并发症的患者，最好持续使用氯吡格雷12个月。研究表明，延长氯吡格雷使用期至9～12个月，可明显降低病人的心血管事件发生率。PCI-CURE研究证实了氯吡格雷长期治疗对NSTEACS行PCI患者的疗效。2 658例病人随机分为两组，一组于PCI术后仅予氯吡格雷4周，另一组则延长氯吡格雷使用至9个月，两组均长期应用阿司匹林。结果发现延长使用氯吡格雷组复合终点事件发生率明显降低。如患者存在阿司匹林和（或）氯吡格雷抵抗或不敏感，或有禁忌证，可考虑选用华法林、西洛他唑、戊糖或直接凝血酶抑制剂等替代。

39.5.10 β-受体阻滞剂 有关急性冠脉综合征使用β-受体阻滞剂的研究很多。大规模随机临床试验已经证明AMI后使用β-受体阻滞剂，无论在糖尿病还是非糖尿病患者均可显著降低病死率，即使在已经有左室功能不全和心力衰竭的病人也是如此。基于一项涉及近55 000例病人的荟萃分析表明，长期应用各种β-受体阻滞剂可使死亡的相对风险降低23%。将左室射血分数≤40%（不论其有无心力衰竭症状）的1 959例患者随机分组并随访平均1.3年，卡维地洛（carvedilol）组死亡或心肌梗死的发生率显著低于安慰剂组。

β-受体阻滞剂对糖尿病ACS病人同样有益。Timolol等研究发现，糖尿病AMI患者使用β-受体阻滞剂可将总死亡、心脏原因死亡和再梗死率降低至非糖尿病患者同样程度。一项糖尿病AMI研究观察糖尿病患者340例，使用β-受体阻滞剂后1年死亡率为10%，而未用β-受体阻滞剂者为23%。MIAMI试验观察15天的死亡率也有类似的结果。Augsburg MONICA（Multinational Monitoring of Trends and Determinants in Cardiovascular Disease）注册研究报告，经校正年龄和性别因素后，应用β-受体阻滞剂的糖尿病患者与未用β-受体阻滞剂患者比较其发生心血管事件的相对风险仅为0.62，与非糖尿病者应用β-受体阻滞剂的效果相当。CCP（Cooperative Cardiovascular Project）研究调查了201 752例老年AMI患者，其中59 445例（29.5%）患糖尿病，结果应用β-受体阻滞剂者2年死亡率大大降低。重要的是，降低死亡率的益处并不伴随糖尿病并发症如低血糖、高血糖或糖尿病昏迷的增加。

在强化胰岛素治疗的糖尿病患者，应用β-受体阻滞剂也有额外的益处。DIGAMI试验的多因素分析表明，AMI患者出院后应用β-受体阻滞剂使1年死亡率明显下降，与强化胰岛素治疗的益处相当。

尽管β-受体阻滞剂能改善ACS患者的长期预后，糖尿病ACS患者应用β-受体阻滞剂的比率仍然较低。即使没有禁忌证，调查发现仍有18%的非糖尿病ACS患者未予处方β-受体阻滞剂，而糖尿病ACS未应用β-受体阻滞剂者达35%。CCP研究中无β-受体阻滞剂禁忌证的患者共45 308例，其中非糖尿病患者、未用胰岛素治疗的糖尿病患者和胰岛素治疗的糖尿病患者处方β-受体阻滞剂的比率分别为51%、48%和45%，糖尿病人应用β-受体阻滞剂的比率显著低于非糖尿病者。经校正人口与临床参数后，无论胰岛素治疗的糖尿病患者还是非胰岛素治疗的糖尿病患者应用β-受体阻滞剂的比率均显著低于非糖尿病患者。

39.5.11 血管紧张素转换酶抑制剂 有关血管紧张素转换酶抑制剂（ACEI）应用于急性冠脉综合征的多中心研究很多。对糖尿病AMI患者的研究最有说服力的是GISSI-3（Grouppo Italiano per lo Studio della Sopravvivenza Nell' Infarto Miocardico）试验，研究人员将糖尿病AMI患者随机分为两组，治疗组于AMI发生后24 h内开始给予赖诺普利（lisinopril，2.5～10 mg/d）并持续应用6周，对照组采用安慰剂或硝酸甘油。结果6周内治疗组和对照组的死亡率分别为8.7% 和12.4%，相当于应用ACEI可使每1 000例病人中多挽救37人±12人；更重要的是，糖尿病患者应用ACEI的获益维持到6个月后依然存在，6个月后治疗组和对照组的死亡率分别为12.9%和16.1%。

急性心肌梗死后早期应用ACEI可显著提高生存率。荟萃4个大规模试验共98 496例病人的资料显示，应用ACEI可使4～6周内死亡的相对危险性降低7%，与对照组比较其死亡率分别为7.1%和7.6%，相当于每1 000例病人中可多挽救5人。鉴于糖尿病患者的实际危险性更高，应用ACEI的获益更大。上述荟萃分析的亚组分析显示，非糖尿病者应用ACEI每1 000例病人中可多挽救3人，而糖尿病患者每1 000例病人中可多挽救17人。

几个大规模临床试验的亚组分析都显示了ACEI对于糖尿病AMI的功效，糖尿病患者获益较非糖尿病人更大。SMILE（Survival of Myocardial Infarction Long-term Evaluation）试验研究了糖尿病急性前壁心肌梗死应用ACE抑制剂zofenopril 6周的效果，发现ACEI组1年内死亡或严重心衰的发生率显著低于安慰剂组。有趣的是，SMILE试验中ACEI的益处未见于同时应用β-受体阻滞剂的患者。

ACEI的益处在于潜在的与心肌梗死有关的左室功能异常的改善。即使标准化心肌梗死面积及冠状动脉病变范围后，糖尿病患者充血性心力衰竭发生率仍然比非糖尿病患者高。其他相关状态如以往无症状性心肌梗死，心脏自主神经病变及内皮细胞功能异常，也可加重左室功能障碍，乃至影响预后。由于心力衰竭的发生与肾素、血管紧张素及肾上腺素等分泌的激活有关，使用ACEI理应有益。早期使用ACEI可改善心肌梗死后左室功能，减少糖尿病合并左室破裂等并发症。临床试验显示ACEI对于糖尿病左室功能不全的病人仍能显著改善长期预后。TRACE试验入选的是左室射血分数≤35%的1 746例AMI病人，其中237例（13.6%）糖尿病患者。经过平均26个月临床随访，发现应用ACE抑制剂trandolapril可显著降低死亡率，无论是糖尿病患者还是非糖尿病患者。更长期的随访仍可见死亡率的降低。经校正基线特征和AMI并发症后，26个月生存率改善的益处仅可见于糖尿病患者。应用ACEI组糖尿病患者严重心衰的发生率显著降低，而非糖尿病患者未见严重心衰发生率的改善。

HOPE研究（Heart Outcomes Prevention Evaluation）和MICRO-HOPE亚组研究（Microvascular，Cardiovascular，and Renal Outcomes of HOPE）显示，糖尿病患者长期应用雷米普利（ramipril）获益明显。糖尿病患者3 577例，年龄大于55岁，无临床蛋白尿、心力衰竭或左室功能不全，其中69%有心血管疾病史，平均随访4.5年。结果雷米普利组复合终点事件（包括心血管死亡、心肌梗死或脑卒中）的相对危险性降低25%。更为重要的是，雷米普利组全因死亡率、心肌梗死和脑卒中的发生率均显著低于对照组，其相对危险性分别降低24%、22%和33%。

尽管ACEI的使用益处非常显著，临床上糖尿病AMI病人的使用仍然不足。原因可能是考虑到合并低血压、氮质血症及高钾血症等并发症。有研究报告ACEI可改善胰岛素抵抗，由此解释使用ACEI后发生低血糖的原因。然而只要严密监测血糖，ACEI严重副作用很少，糖尿病AMI并不是使用ACEI的禁忌证。

39.5.12 血管紧张素受体拮抗剂 ACEI通过抑制血管紧张素转换酶而阻断血管紧张素Ⅱ的产生，但体内仍可通过其他独立的途径继续产生血管紧张素Ⅱ。已应用ACEI治疗的心力衰竭患者中仍有50%可见血管紧张素Ⅱ水平增高，经过约3年的随访后，这些仍有血管紧张素Ⅱ水平增高的患者再发心衰或死亡的可能性明显高于对照组。血管紧张素Ⅱ受体的发现和特异性阻断该受体作用的药物的成功研制为预防血管紧张素Ⅱ的不良效应提供了理论基础。然而，早期比较卡托普利与氯沙坦的大规模临床试验结果显示，血管紧张素受体拮抗剂（Angiotensin Receptor Antagonist，ARA）对AMI后高危患者的疗效并不优于ACEI。在5 477例临床或超声显示左室功能不全的AMI病人中，平均随访2.7年后氯沙坦组与卡托普利组的死亡率分别为16%和18%。

2000年开始的缬沙坦治疗急性心肌梗死试验（Valsartan in Acute Myocardial Infarction，VALIANT）共入选14 500例AMI病人，随机分组接受卡托普利、缬沙坦或卡托普利加缬沙坦治疗。

39.5.13 他汀类调脂药物 调脂药物治疗对于预防心血管事件的效果已得到大规模临床试验的证

实。对于以往（至少3个月以前）曾发生过冠状动脉事件的病人，应用他汀类药物也可改善患者的预后。在胆固醇与复发事件（Cholesterol And Recurrent Events，CARE）试验中，既往3～20个月内发生过AMI的病人中有586例（14.1%）患有糖尿病，其低密度脂蛋白（LDL）平均水平为2.94～4.45 mmol/L，患者随机分组接受普伐他汀40 mg/d或安慰剂治疗，平均随访5年。在4S研究中既往发生过AMI或心绞痛的病人中202例（4.5%）患有糖尿病，随机分组接受辛伐他汀20 mg/d或安慰剂治疗，入选患者的血清总胆固醇水平为5.5～8.0 mmol/L，平均随访5.3年。LIPID试验中既往（3～36个月）发生过AMI或不稳定型心绞痛的病人中1 077例（11.9%）患有糖尿病，随机分组接受普伐他汀40 mg/d或安慰剂治疗，入选患者的血清总胆固醇水平为4.0～7.0 mmol/L，平均随访6年。在心脏保护研究（Heart Protection Study，HPS）中，既往有冠心病（包括AMI、冠脉血管重建术、稳定型或不稳定型心绞痛）的病人中1 981例（13.4%）患有糖尿病，随机分组接受辛伐他汀40 mg/d或安慰剂治疗，全体入选患者（n=5 963）的血清总胆固醇和LDL胆固醇平均水平分别为5.7 mmol/L和3.2 mmol/L，平均随访4.8年。上述研究中糖尿病患者与非糖尿病患者胆固醇降低的幅度相当，糖尿病患者接受他汀治疗者心脑血管事件的发生率明显降低，与对照组比较，其相对危险性分别为：冠心病死亡或复发心肌梗死0.73，冠状动脉血管重建术0.71，脑卒中0.65；与安慰剂对照组糖尿病患者比较，他汀治疗组复合终点事件（包括冠心病死亡、复发心肌梗死、冠状动脉血管重建术或脑卒中）发生的相对危险性为0.77。

晚近的研究显示了急性冠脉事件后早期应用他汀类药物的益处。在瑞典心肌梗死注册研究（Swedish Myocardial Infarction Register），经校正43个协同变量后，早期应用他汀组1年死亡率显著降低。与之相似，在MIRACL（Myocardial Ischemia Reduction with Aggressive Cholesterol Lowering）研究中，不稳定型心绞痛或非Q波心肌梗死患者入院24～96 h内开始应用高剂量阿托伐他汀（80 mg/d），报告16周复合终点事件（包括死亡、非致命性心肌梗死、心脏骤停、有客观证据的有症状心肌缺血复发和需要紧急再住院）发生率明显降低。荟萃分析两个大规模临床试验的不稳定型心绞痛或非ST段抬高心肌梗死患者共20 809例病人，他汀药物调脂治疗组6个月死亡率显著降低；其中糖尿病患者4 105例，接受他汀药物调脂治疗组6个月死亡率降低更为显著。糖尿病患者急性冠脉事件后早期应用他汀药物特别有效，原因在于迅速改善内皮功能。

（*罗初凡*）

参考文献

1. King H，Aubert RE，Herman WH. Global burden of diabetes，1995–2025：prevalence，numerical estimates，and projections. Diabetes Care，1998，21：1414～1431
2. Goraya TY，Leibson CL，Palumbo PJ，et al. Coronary atherosclerosis in diabetes mellitus：a population-based autopsy study. J Am Coll Cardiol，2002，40：946～953
3. Malmberg K，Yusuf S，Gerstein HC，et al. Impact of diabetes on long-term prognosis in patients with unstable angina and non-Q-wave myocardial infarction：results of the OASIS Registry. Circulation，2000，102：1014～1019
4. Carson JL，Scholz PM，Chen AY，et al. Diabetes mellitus increases short-term mortality and morbidity in patients undergoing coronary artery bypass graft surgery. J Am Coll Cardiol，2002，40：418～423.
5. Marso SP，Giorgi LV，Johnson WL，et al. Diabetes mellitus is associated with a shift in the temporal risk profile of in-hospital death after percutaneous coronary intervention：an analysis of 25 223 patients over 20 years. Am Heart J，2003，145：270～277.
6. Freeman DJ，Norrie J，Caslake MJ，et al. C-reactive protein is an independent predictor of risk for the development of diabetes in the West of Scotland Coronary Prevention Study. Diabetes，2002，51：1596～1600
7. Marx N，Imhof A，Froehlich J，et al. Effect of rosiglitazone treatment on soluble CD40L in patients with type 2 diabetes and coronary artery disease. Circulation，2003，107：1954～1957
8. Bluher M，Unger R，Rassoul F，et al. Relation between glycaemic control，hyperinsulinaemia and plasma

concentrations of soluble adhesion molecules in patients with impaired glucose tolerance or Type Ⅱ diabetes. Diabetologia, 2002, 45: 210～216

9. Sakaguchi T, Yan SF, Yan SD, et al. Central role of RAGE-dependent neointimal expansion in arterial restenosis. J Clin Invest, 2003, 111: 959～972

10. Zhou Z, Wang K, Penn MS, et al. Receptor for AGE (RAGE) mediates neointimal formation in response to arterial injury. Circulation, 2003, 107: 2238～2243

11. Stenina OI, Krukovets I, Wang K, et al. Increased expression of thrombospondin-1 in vessel wall of diabetic Zucker rat. Circulation, 2003, 107: 3209～3215

12. Sobel BE, Frye R, Detre KM. Burgeoning dilemmas in the management of diabetes and cardiovascular disease: rationale for the BARI 2D trial. Circulation, 2003, 107: 636～642

13. FRISC Ⅱ Investigators. Invasive compared with non-invasive treatment in unstable coronary artery disease: FRISC Ⅱ prospective randomized multicentre study. Lancet, 1999, 354: 708～715

14. Wallentin L, Lagerqvist B, Husted S, et al. Outcome at 1 year after an invasive compared with a non-invasive strategy in unstable coronary artery disease: the FRISC Ⅱ invasive randomised trial. Lancet, 2000, 356: 9～16

15. Cannon CP, Weintraub WS, Demopoulos LA, et al. Comparison of early invasive and conservative strategies in patients with unstable coronary syndromes treated with the glycoprotein Ⅱb/Ⅲa inhibitor tirofiban. N Engl J Med, 2001, 344: 1879～1887

16. Neumann FJ, Kastrati A, Pogatsa-Murray G, et al. Evaluation of prolonged antithrombotic pretreatment ('cooling-off' strategy) before intervention in patients with unstable coronary syndromes: a randomized controlled trial. JAMA, 2003, 290: 1593～1599

17. Sedlis SP, Morrison DA, Lorin JD, et al. Percutaneous coronary intervention versus coronary bypass graft surgery for diabetic patients with unstable angina and risk factors for adverse outcomes with bypass: outcome of diabetic patients in the AWESOME randomized trial and registry. J Am Coll Cardiol, 2002, 40: 1555～1566

18. Mehta SR, Yusuf S, Peters RJ, et al. Effects of pretreatment with clopidogrel and aspirin followed by long-term therapy in patients undergoing percutaneous coronary intervention: the PCI-CURE study. Lancet, 2001, 358: 527～533

19. Steinhubl SR, Berger PB, Mann JT, et al. Early and sustained dual oral antiplatelet therapy following percutaneous coronary intervention: a randomized controlled trial. JAMA, 2002, 288: 2411～2420

20. Bhatt DL, Marso SP, Lincoff AM, et al. Abciximab reduces mortality in diabetics following percutaneous coronary intervention. J Am Coll Cardiol, 2000, 35: 922～928

21. Budaj A, Yusuf S, Mehta SR, et al. Benefit of clopidogrel in patients with acute coronary syndromes without ST-segment elevation in various risk groups. Circulation, 2002, 106: 1622～1626

40 脑钠肽与急性冠脉综合征

急性冠脉综合征（ACS）包括不稳定型心绞痛（UAP）、ST段抬高心肌梗死（STEMI）和非ST段抬高心肌梗死（NSTEMI），占冠心病人的30%～40%。研究表明ACS的发病率逐年升高，目前心源性猝死的病人中，冠心病占80%；在冠心病猝死中，ACS 占20%，是最常见的病因，其发生率甚至大于心律失常。循证医学证实，对ACS患者早期进行危险分层，给予高危患者积极的抗血小板、抗凝及早期血运重建治疗，可明显提高效价比，改善ACS患者的预后。以往应用病史、物理检查、ECG及心脏标记物对ACS患者进行危险分层，准确性相对较差。

晚近研究显示脑钠肽（brain natriuretic peptide，BNP）与ACS患者的预后关系密切。尽管急性冠脉综合征的治疗措施有了很大的进步，但其并发心力衰竭或左室收缩功能不全仍然是目前临床医生面临的巨大问题。很多ACS患者在发病之后仅表现暂时的肺充血并且很快能够恢复，有些患者可并发心力衰竭，临床表现可以从轻到中、重度心力衰竭，甚至心源性休克。某些患者可在发病后数年发展为慢性充血性心力衰竭。几项大型临床试验的资料显示，在急性ST段抬高心肌梗死（STEMI）发病后1个月大约三分之一的患者并发轻到中度心力衰竭。在第二次国家心肌梗死注册（the Second National Registry of Myocardisl Infarction，NRMI-2）研究中约19%的急性STEMI 患者在入院时即有心力衰竭的症状和体征。在全球急性冠脉综合征注册（the Global Registry of Acute Coronary Events）研究中发现15%的STEMI、16%的NSTEMI和9%的不稳定型心绞痛患者在发病之初并发心力衰竭。VALIANT（the Valsartan in Acute Myocardial Infarction）研究中发现高达24%的梗死后患者有心力衰竭的临床表现，心力衰竭和左室收缩功能不全的发生率高达42%，另外还须注意，18%的左室收缩功能不全的患者并无任何心力衰竭的症状和体征。上述治疗均说明心肌梗死后因进展性的左室重构所致的左室功能逐渐下降是“寂静”地发展的。尽可能早地识别这些患者，尤其在发展为心力衰竭之前即识别出来对预防心力衰竭有非常重要的意义。这样可以使我们通过治疗阻止或减慢左室收缩功能不全发展为慢性心力衰竭。

心肌梗死后并发心功能不全或心力衰竭的患者大多数继续有较高的死亡风险。虽然梗死后心力衰竭住院期间的死亡率有了明显的下降（1975～1978年46%，1993～1995年18%），但是出院后的死亡率却仍然没有明显的改善（梗死后1年死亡率21%）。当前各种很多积极的治疗措施可以阻止或逆转梗死相关的左室重构。因而，能够早期识别较差预后的ACS患者包括心力衰竭和进展性的左室重构显得非常重要。B型利钠肽（B-type natriuretic peptide，BNP）和N末端BNP前体（N-terminal pro-BNP，NT-proBNP）是两个在ACS预后判断中有重要意义的生物标记物。

40.1 B型利钠肽（BNP）简述

BNP和NT-proBNP 属于由心肌细胞分泌的利钠肽家族，这些肽类是机体为了对抗室壁增高的激素类物质。1981 年，De Bold 发现心房利钠肽（atrial natriuretic peptide，ANP）后，Maekawa 等于1988 年首先从猪脑中分离出了利钠肽家族的第二个成员——BNP，又称脑钠素或脑钠肽（brain natriuretic peptide），随后于1989 年克隆出了人BNP（hBNP）。1990 年和1992 年又分别发现了C 型利钠肽（C-type natriuretic peptide，CNP）和D 型利钠肽（dendroaspis natriuretic peptide，DNP）（图40-1所示）。这4种利钠肽拥有相似的结构：中央由17 个氨基酸通过二硫键连接构成一环状结构，其中一些氨基酸是保守的，此环状结构对于受体识别和其生物学功能是必不可少的。尽管它们都有类似的环状结构，但氨基端和羧基端结构不相同，因此具有不同的生理功能（前三种利钠肽区别见表40-1）。 NT-proBNP是BNP 激素原分裂后没有活性的N-端片段，与BNP 相比，其半衰期更长，更稳定。其浓度可反映短暂时间内新的合成而不是贮存的BNP释放，因此更能反映利钠肽通路的激活。

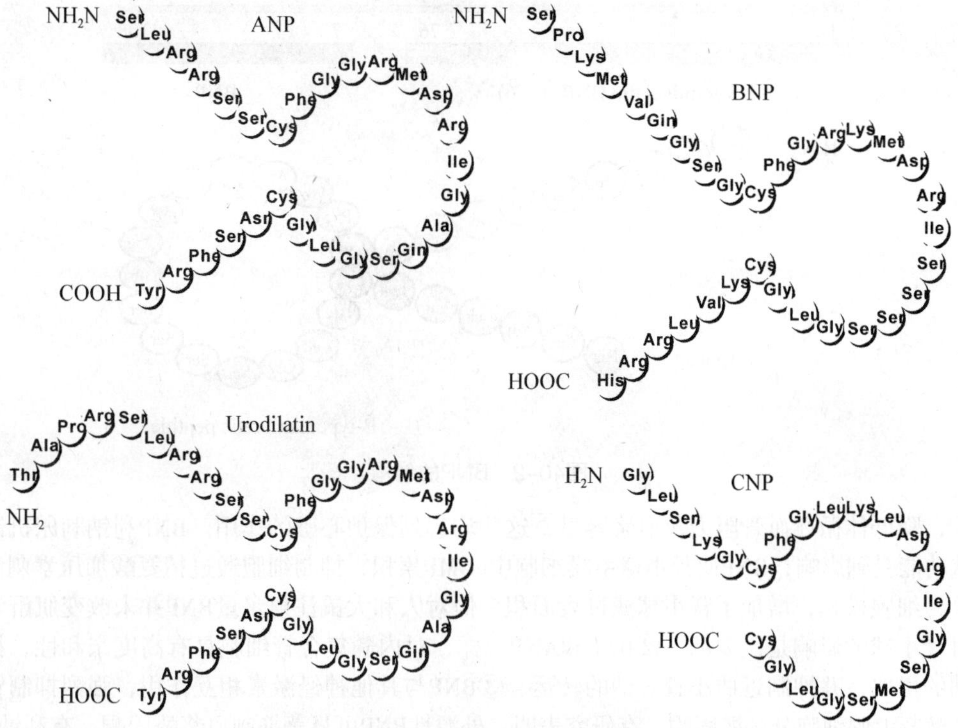

图40-1　利钠肽的分类

表40-1　三种利钠肽的区别

利钠肽	来源	诱发分泌的原因
ANP	心房	心房牵张
BNP	心室	心室负荷增加
CNP	内皮	内皮切应力增加

ANP：A型利钠肽；BNP：B型利钠肽；CNP：C型利钠肽

人类BNP的基因位于人类第1号染色体短臂远端，由3个外显子和2个内含子组成，反向转录成1 900 个核苷酸组成的cDNA，再合成2 200 ~ 2 275 bp的mRNA，翻译成134位氨基酸的前BNP原（prepro BNP）。通过酶切成108位氨基酸的BNP原（pro BNP），再在氨基端切去1 ~ 76位氨基酸，形成NT-pro BNP，所剩下的77 ~ 108位氨基酸即为BNP（图40-2）。BNP相对分子质量3.46×10^3。BNP主要从心室心肌中合成分泌，人类BNP的主要生物学特性通过拮抗RAAS系统发挥利尿、利钠和扩张血管作用，从而实现对血压、血容量以及水、钠的调控。左心室容积增加和压力负荷过重引起心室壁的张力增加，是促进BNP分泌、释放的主要原因。BNP与钠尿肽A受体结合，通过3′-5′ cGMP介导产生抑制肾素分泌和抗细胞分裂等生物学作用。BNP基因核酸包含不稳定的TATTAT序列，当出现心功能不全时，心室BNP mRNA快速转录，突发性合成BNP，BNP半衰期极短，约23 min。

BNP生理功能包括血管扩张、利钠利尿、阻断肾素-血管紧张素-醛固酮系统（rennin-angiotensin-aldosterone-system，RAAS）和交感神经系统（sympathetic nerve system，SNS）。是RAAS的天然拮抗剂，亦可抑制垂体后加压素及交感神经的保钠、保水作用，维持血压，同时降低肺循环及周围循环的血管张力。BNP同ANP一起参与了血压、血容量及水盐平衡的调节，提高肾小球滤过率，利钠利尿，

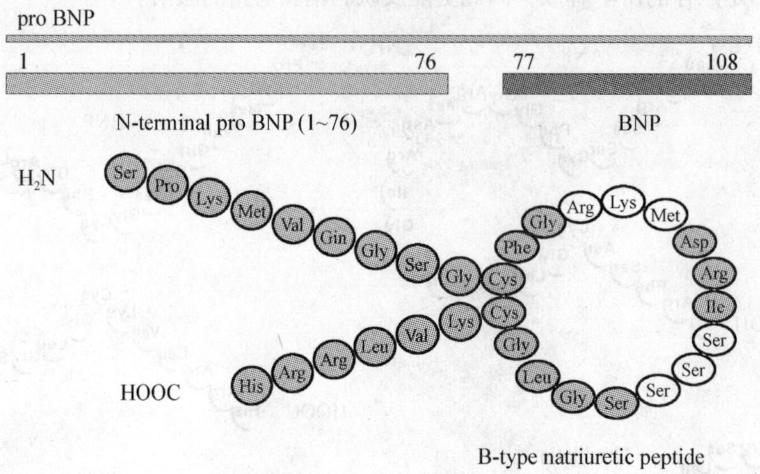

图40-2 BNP的结构

扩张血管，降低体循环血管阻力及血浆容量，这些均起到保护心脏的作用。BNP利钠利尿机制：①在于肾小球功能受到影响，BNP使肾小球系膜细胞中cGMP累积，抑制细胞通过精氨酸加压素刺激产生内皮激素Ⅰ，细胞松弛，增加了肾小球滤过表面积。但对人和大鼠注射足量BNP并未改变肌酐清除率，说明其对肾小球的影响是次要的。②BNP和ANP一样，对内髓集合管细胞具有高度亲和性，抑制这些细胞对钠的摄取，并抑制近曲小管对钠的转运。③BNP与其他神经激素相互作用，强烈抑制肾上腺皮质激素刺激肾上腺细胞分泌醛固酮。有研究表明，外源性BNP可显著抑制血浆醛固酮，有利钠作用。

BNP的中枢性作用主要有以下几个方面：①抑制饮水行为；②抑制摄盐行为；③抑制抗利尿激素（ADH）的释放；④参与中枢性血压调节：BNP可以抑制注射AngⅡ引起的血压升高反应，BNP的降低血压作用，可能是由于ADH分泌受抑制所致；⑤中枢性利尿利钠排钾作用。CNS中给予BNP可引起尿量、尿钠、尿钾增加，这主要是由于BNP抑制ADH和醛固酮的分泌所致。中枢BNP对外周BNP具有调节作用：当血容量和血压增高时，心室壁压力感受器受到刺激，产生兴奋进入脑干和下丘脑，作用于下丘脑AV3V区BNP神经元，后者释放中枢性t3NP。中枢性BNP入血后刺激心室肌细胞分泌外周性BNP，以发挥减容减压等生理效应。许多病理因素如蛛网膜下腔出血（sAH）和急性颅脑外伤（ACI）等导致严重脑功能障碍，特别是当下丘脑、垂体功能受累时，体内存在一系列神经内分泌异常，包括BNP分泌异常，从而出现水盐失衡。如其不被正确认识与处理，会加重脑的继发性损害，甚至成为病人的直接死因。

BNP清除有两种途径：与清除受体结合或通过中性内肽酶（neutral endopeptidase，NEP）使其灭活。BNP与ANP共同贮存，共同释放，在CNS调节下，把BNP作为神经递质释放入血，并调节外周利钠肽的释放，另外由于CNS下丘脑AV3V和PON区受到抑制，BNP、ANP神经元释放神经递质，再经正中隆起进入垂体，再释放入血而发挥其功能。CNS中BNP神经元多集中在AV3V和PON区，该区与水盐代谢有关，损伤该区域必将影响BNP的分泌。NT-proBNP稳定，BNP于 2～8 ℃环境能保存 4～24 h，而NT-proBNP可保存 72 h以上。NT-proBNP主要通过肾脏排泄。BNP和NT-proBNP的半衰期分别为20 min和1～2 h。NT-proBNP的半衰期较长与其片段较大和主要通过肾脏排泄有关。体内不存在与proBNP和NT-proBNP结合的特异受体。

应用放射受体分析证明，在脑内有特异性的BNP受体存在，其分布多数密集于脑室周围（无血脑脊液屏障区）和嗅球部位。已发现在中枢神经系统中有3种利钠肽受体（NPRs）：NPRA、NPRB、NPRC。NPRA、NPRB与颗粒状鸟苷酸环化酶偶联，通过与利钠肽结合，增加胞浆内环化鸟苷酸（cGM）含量而发挥生物效应，BNP与NPRA、NPRB均可结合，A、B受体通过激活颗粒型鸟苷酸环化促进细胞内cGMP的合成，激活G蛋白激酶，参与利钠肽的生物活性作用，并通过cGMP作为第二信使介导生物活性反应。NPRC为清除受体，不通过cGMP作为第二信使起作用，而与利钠肽及其片段结合，参与其代谢。BNP不能通过血脑脊液屏障进入脑内。外周BNP具有抑制肾素-血管紧张素-醛固酮系统，提高肾小球滤过率及抑制肾集合管对Na^+和Cl^-重吸收的作用。A、B受体调节肽类的血管扩张和利钠作用，C型受体似乎主要起清除受体作用，与中性肽链内切酶一起调节肽类的可利用水平。3种人类利钠肽受体（NPR）都是跨膜蛋白。

虽然BNP早在10余年前就被发现，但直到近年有了商业化的试剂盒才在临床上比较容易检测BNP。最初应用BNP在一些观察性研究中诊断有症状的心力衰竭患者，目前越来越多的大型临床试验均证实了BNP在心力衰竭诊断、预后中的重要作用。如果BNP和NT-proBNP水平在呼吸困难的患者中正常即可排除心力衰竭的诊断。相反，如果BNP和NT-proBNP水平在呼吸困难的患者中明显升高，那表明心力衰竭的程度重并且预后差。

BNP的影响因素：尽管循环中的BNP的主要来源是心脏，但血浆BNP浓度也受心脏外其他疾病及药物的影响。中性内肽酶和血管肽酶抑制剂可减少血浆BNP的清除，从而可增加循环中BNP水平。β-受体阻滞剂可轻度升高血浆BNP水平而血管紧张素转换酶（ACE）抑制剂可轻度降低BNP水平。不同的疾病状态，可引起血浆BNP浓度升高：①液体容量负荷增加，如急、慢性肾功能衰竭，肝硬化伴腹水，原发性醛固酮增多症，心力衰竭等其他在多种病理状态下都会升高，尤其在循环血量增加致室壁张力增高和BNP清除减少的情况下，可见于急性心肌梗死、不稳定型心绞痛、心力衰竭、原发性高血压、肾功能不全、房性或室性心动过速、心动过缓、慢性阻塞性肺病、肝硬化、腹水和糖尿病等等。②肾脏清除这类物质的能力下降，如肾功能衰竭。③刺激这些肽类物质产生的疾病，如左心室或右心室肥厚劳损（肺心病、高血压、肺动脉高压、主动脉瓣狭窄或二尖瓣狭窄、肥厚性心肌病），肿瘤引起异位分泌肽类物质、甲状腺疾病、柯兴综合征或异位皮质醇增多症、糖尿病、缺氧等。左心室肥厚对血浆BNP水平的影响，取决于左心室肥厚是生理性还是病理性。许多研究已经证实，在高血压性左心室肥厚者，血浆BNP水平升高，而在生理性左心室肥厚，如运动员心脏，血浆BNP水平并不增加。运动对血浆BNP水平影响较小，这对门诊通过测定血浆BNP浓度检出HF患者很有意义，即使检测前有较大运动量，也不会通过BNP测定将正常人误诊为HF患者。但某些生理因素也会影响其水平，血浆BNP浓度随着年龄的增加而增加，相同年龄组中，女性高于男性。运动后可出现短暂升高，雌激素替代治疗的女性比未用者高21%，比男性高99%。

文献报道血浆脑钠肽浓度的检测方法主要有放射免疫分析法（radiommunoassay，RIA）和免疫放射分析法（immunoradiometric assay，IRMA）。血样一般取平卧位30 min以上、前臂肘静脉获得，注入依地酸二钠（EDTA）和拟肽酶试管，4 h内分离血浆并放于-70～-20 ℃冰箱保存待测。此两种方法测得血浆脑钠肽的正常值范围为0.5～30 ng/L。新近发现的脑钠肽床旁快速免疫荧光测量法——博适（Boisite）脑钠肽快速诊断仪，使用全血标本（不需分离血浆），15 min显示测量结果，使脑钠肽测定由实验室走向临床应用，其推荐的心衰诊断界值为100 ng/L。

现在BNP的检测已经成为临床检验的常规之一，但是我们必须注意到血浆BNP和NT-proBNP水平的异质性，一些非心脏因素如年龄、性别、肾脏功能、肥胖、临床合并症以及遗传倾向均可能影响两者的血浆水平，心肌缺血时血浆BNP和NT-proBNP水平的改变也同样复杂，多种非心脏因素同样可能影响两者的水平。BNP和NT-proBNP之间的区别见表40-2。

表40-2　BNP和NT-proBNP之间的区别

特点	BNP	NT-proBNP
组成	BNP molecule	NT fragment（1～76） NT-proBNP（1～108）
分子量	3.5 kilodaltons	8.5 kilodaltons
是否具有活性	是	否，非活性肽段
来源	从NT-proBNP裂解	心室肌细胞

续表

特点	BNP	NT-proBNP
Half-life	20 min	120 min
清除机制	中性内肽酶清除受体	肾脏清除
是否随年龄增长而增长	+	++++
被批准诊断心衰的切点	100 pg/mL	年龄 <75岁：125 pg/mL 年龄 ≥75岁：450 pg/mL
已完成的研究	1 370项	39项
进入美国市场的时间	2000年11月	2002年12月

40.2 心肌缺血时BNP的病理生理

ACS 的高危患者也存在心脏的神经激素激活，甚至在缺乏心肌坏死证据时，血浆BNP水平已见升高。心肌缺血会刺激BNP的释放是由几项实验观察到的。在一项大鼠的冠脉接扎所致心肌梗死模型中发现，无论是梗死区还是非梗死区的心肌组织内的BNP浓度均迅速升高，这种升高在冠脉闭塞后4 h就会出现。大鼠梗死后心肌组织内的BNP浓度在梗死后1天内与假手术组相比升高可达5倍。心肌组织内的BNP浓度以及随后的血浆BNP和NT-proBNP水平升高的机制比较复杂，可能与低氧、细胞内酸中毒、组织内肾素-血管紧张素-醛固酮系统（renin-angiotensin-aldosterone，RAS）被激活以及交感神经活性增强有关。在心肌细胞内，BNP可能减少胶原的合成，还可能通过cGMP-蛋白激酶G信号途径增强基质金属蛋白酶的合成从而抑制梗死后的左室重构。

心肌梗死后病理生理最早的改变之一为室壁张力的增加，在一组胸痛患者中，不稳定型心绞痛组患者血浆BNP和NT-proBNP水平明显高于稳定型心绞痛和不典型组，虽然需要注意的是不稳定型心绞痛升高的幅度比心力衰竭的患者升高得要低。另外，在检测由运动诱发心肌缺血的冠心病患者的BNP水平时同样发现缺血时BNP水平有短暂的升高，并且升高的幅度与缺血的程度和范围明显相关。在经皮冠状动脉介入治疗（percutaneius coronary angioplasty，PCI）时也同样发现了BNP的升高，同时发现比ANP升高得更为明显。心肌缺血诱发BNP合成和分泌的确切机制尚不清楚。目前较为一致的解释是UAP和NSTEMI 时由于局部缺血导致局部心肌收缩力降低，局部心肌的张力增大，而引起BNP合成和分泌增加。但其确切的分子水平的机制尚不清楚。Kuwahara 等报道细胞因子——心肌调理素-1（cardiotrophin 1）在体外可在转录水平诱导BNP的合成，而心肌缺血时细胞因子如白介素-6（interleukin 6，IL-6）的基因表达增加，且体内BNP合成和分泌的调控亦在转录水平，因此，心肌缺血时一些细胞因子（如白介素-6、心肌调理素-1）的表达增加可能在体内直接刺激心肌细胞而诱导BNP 基因的表达。这有待基础和临床研究的进一步证实。

通常认为，ACS 时的BNP 水平上升是对心肌缺血的一种反应。由于BNP水平与心功能相关，在一些急性心肌梗死（MI）患者，升高的BNP水平直接反映了左室功能障碍的受累程度。MI后梗死周边的心肌组织张力增高使BNP的表达上调；不稳定型心绞痛所致的心肌缺血，由于局部心肌收缩受抑，同样能使室壁局部的张力升高。即使没有心肌坏死（表现为心肌肌钙蛋白释放）和左室功能障碍，可逆损伤引起的心肌缺血也能致左室室壁张力短暂增加，加强BNP的合成与释放，而这足以引起BNP 水平升高。在动物试验中，人为造成透壁性MI，可见在冠状动脉结扎后的 4 h内，左室的BNP基因表达增加 3 倍，无论是梗死区还是非梗死区，组织BNP水平都见上升。在无并发症的PTCA 术后，即使没有肺毛细血管楔压（PCWP）的变化，BNP水平也有短暂上升。在ACS 缺血发生后的24 h内，BNP和NT-proBNP水平常急剧而持续升高，升高水平反映了心肌受损的范围和程度。超声检查可见BNP 的上升水平与室壁局限性运动异常相关，当室壁运动改善时，BNP 水平显著降低。慢性稳定型心绞痛患者在运动负荷后，BNP水平上升迅速而短暂，其升高水平与正电子发射型计算机断层显像（PET）所测得的心肌缺血面积相关。有研究显示，MI患者的BNP水平要高于UAP患者，STEMI患者的BNP水平高于NSTEMI患者；而UAP患者的BNP水平高于稳定型心绞痛患者。这也许反映了心肌坏死的范围不同。

在ACS中检测BNP和NT-proBNP各有何利弊呢？虽然理论上可能更倾向于NT-proBNP，因为其可能对缺血更为敏感（缺血时升高得更明显）、在室温内更稳定等，但在比较两者的研究中却发现在梗死后两者之间升高水平是相似的。Richards等在一项涉及124例梗死后患者的研究中发现：梗死后2～4天以及3～5个月时NT-proBNP和BNP均与用核素检测的左室射血分值明显相关，在入院之初的几天内左室射血分值低于40%的BNP和NT-proBNP的最佳切点分别为145 pmol/L和30 pmol/L。敏感性和特异性为68%～71%和69%。另外BNP和NT-proBNP可以同样预测左室射血分值和两年内生存率。总之两者相比非常相似，尽管理论上它们之间有一些不同。

40.3 BNP与ST段抬高心肌梗死

AMI时，BNP分泌在梗死区和非梗死区均增加，这是由于坏死区和（或）梗死心肌局部张力或伸展力的增加以及继发的收缩功能不全刺激了左室，从而使BNP和NT-proBNP释放增加，其增加的程度与梗死的面积呈正相关。小面积梗死的患者BNP呈单峰形式，高峰出现在AMI后20 h左右，而那些巨大梗死，可在AMI后第5天出现第二高峰（略低于第一峰），且在有前壁心肌梗死、慢性心衰、肌酸磷酸激酶同工酶（CK-MB）水平相对较高和LVEF相对较低的患者中容易形成双峰曲线。这可能与梗死面积扩大及随后的心室重塑有关。

AMI患者血浆BNP水平的临床价值：①反映心肌梗死程度：有研究证实血浆BNP浓度在AMI迅速升高，在AMI第二天达到高峰，约为正常人的10～20倍，并在1个月内持续较高水平，此后逐渐下降。AMI后心脏的梗死部位和非梗死部位增强了BNP的分泌，尤其是梗死区和非梗死区的局部牵拉引起交界地带的心肌细胞分泌BNP增强。而此处的室壁张力最大，因此BNP可准确反映梗死局部室壁张力的变化，而张力又受梗死面积、左室形态改变、心肌机械应力等因素的影响，故BNP水平越高，心肌梗死面积越大。②反映心室重构：研究证实，以左室舒张末期直径（LVED）的增加值（ΔLVED）作为心室重构的指标。可显示ΔLVED＞5 mm 只发生在基础值BNP＞150 pg /mL（尤其＞500 pg/mL）的患者，有左室重构的危险。7天血浆BNP下降不足25%都是预测左室重构的可靠指标。Cataliotti等对112例无充血性心衰（CHF）而有左室肥厚患者研究测定BNP浓度与左室质量指数（LVMI），结果提示BNP浓度高于无左心室肥厚患者。Nagaya等的研究结果提示 AMI慢性阶段尤未实现早期再灌注的患者BNP水平持续升高，结合最近的研究证明高血压左室肥厚患者的BNP水平升高，可考虑心肌梗死的慢性期BNP水平升高与心肌梗死后心室超负荷引起的心肌肥厚有关。故BNP测定有助于预测早期和晚期的重塑并能够判断左室重塑的程度。③判断预后：BNP为预测AMI远期预后的独立指标。Richards等报道在急性心肌梗死后的第1～4天内测定BNP，若BNP＜20 pmol/L可完全预测3～5个月后LEVF＞40%，若BNP＞60 pmol /L，则可完全预测3～5个月后LEVF＜40%，低于平均水平的AMI患者中没有发生早期死亡，而85%的左心室功能障碍发生于高水平BNP患者中。Murdoch等研究表明，全血中的BNP在室温下可保持稳定72 h，而ANP在相同条件下则可轻微升高，并且BNP对肾功能影响较小，由此可见，BNP预测远期预后的准确性及可靠性较其他指标高。④早期危险分层：临床上对AMI进行合适的危险分层很重要，同时也很难确定。BNP与一些传统的细胞坏死的生化标志物如CK-MB、乳酸脱氢酶（LDH）、肌钙蛋白T（TnT）和肌钙蛋白I（TnI）等比较，不仅从坏死心肌细胞中释放，以作为对缺血损伤的反应，同时具有对抗血管收缩、钠水潴留的调节作用，也许能够以一种独特的方式反映其他危险因素的整体。根据BNP浓度进行危险分层：BNP＜100 ng /L为相对低危险；BNP＞100 ng/L为中度危险；BNP＞500 ng/L为高度危险。据此及时调整药物剂量和治疗策略，有望降低整体心血管事件并延长首次心血管事件的发生时间，此方面的研究有待进一步证实，前景可观。

大约15%的ACS是由冠状动脉完全闭塞引起广泛、透壁的心肌损伤，即ST段抬高心肌梗死。早在1993年，Morita等对50例急性心肌梗死（acute myocardial infarction，AMI）患者进行了研究，首次发现：AMI患者在入院时血浆BNP水平较正常对照组明显升高，于心肌梗死后24 h达到第一个高峰（319 ± 58）ng/L，梗死面积较小的患者，血浆BNP水平稳步回落；梗死面积较大的患者，血浆BNP水平回落后又逐步上升，入院第5天，出现第二个分泌高峰（277 ± 66）ng/L。第4周时，血浆BNP水平仍明显高于正常对照组（图40-3）。1994年，Arakawa 等的研究进一步证实血浆BNP水平与肌酸磷酸激酶（CK）水平峰值和梗死面积明显相关。几项早期的研究已经证实BNP血浆水平在急性STEMI患者中升高，升高的幅度与梗死的大小和范围相关。非常有趣的是在冠脉成形术时，血浆BNP浓度与中心灌注压在急性期相关性并不好，但是在后期（4周时）两者相关性非常好。事实上，BNP分泌可分为两个时相及两个高峰，其中一个是入院后16 h，另一个是 5 天。NT-proBNP的分泌亦可分两个高峰，其中一个是梗死后14 ~ 48 h，另一个是4 ~ 8天。BNP分泌呈两个峰值组较单峰组有更多的前壁心肌梗死、症状性心衰、较高的最大肌酸激酶同工酶（creatine kinase isoenzyme，CK-MB）水平和更低的左室射血分数的患者。另外，还有一些样本量较小的研究表明，较高的BNP和NT-proBNP水平无论是在急性期还是在 6 个月都与较低的左室射血分数明显相关，同时对远期预后也有独立于左室射血分数的负性相关关系。在ACS患者中检测BNP和NT-proBNP水平来判断预后，不仅可以帮助诊断，更可以用来判断左室重构的时间。

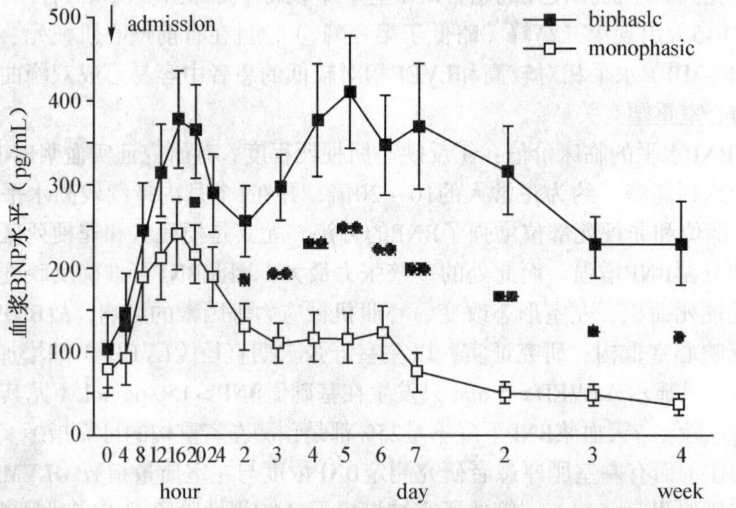

图40-3　血浆BNP和与入院时间的关系

由于在冠脉成形术后4 h即发现了BNP分泌的升高，曾有人认为BNP的升高可能在传统的反映心肌坏死的指标肌钙蛋白或CK-MB升高之前即可被检测到。然而，Gill等在一项小型的NT-proBNP水平是否在急性心肌梗死后较ANP或BNP绝对或相对升高的队列研究中，发现前者在梗死后24 h达到高峰，并持续平均12周。既然，BNP和NT-proBNP均未能在检测早期心肌坏死比传统的反映心肌坏死的标记物显示出明显优势，尤其是在梗死后24 h内，因此，BNP不大可能成为一个用来检测早期心肌坏死的生物标记物。另外，无论是在冠脉成形术（并无可以检测到的心肌坏死）还是在心肌梗死时BNP水平均可升高，因此，也不大可能用BNP和NT-proBNP水平来区分心肌坏死和心肌缺血。这似乎也可以用来解释为何BNP和NT-proBNP在有些研究中对罹患ACS的患者的预后判断价值较差。

虽然，总体上说来BNP升高的程度与心肌梗死的范围有相关性，但是用BNP来判断心肌梗死早期心肌受损的范围的意义却并不肯定。两项早期的规模较小的研究发现梗死后2天以BNP 10 pmol/L（34 pg/mL）和15 pmol/L（52 pg/mL）分别为切点可以区分心脏功能受损（左室射血分数小于40%）与否。但是在CONSENSUS II（the Cooperative New Scandinavian Enalapril Survival Study II）的神经激素亚组研究中，131位心肌梗死患者在其梗死后3天检测血浆利钠肽水平，虽然，BNP水平和左室射血分数有较弱的相关关系，但是，在左室射血分数低于或超过45%的两组患者的BNP水平却没有明确的界限。这种局限也同样在另一项涉及134例心肌梗死后稳定的存活者的研究中观察到。血浆BNP的水平，无论是在急性期还是慢性心力衰竭期，仅能提供对心脏功能较为粗糙的判断。对预后判断的意义可能要比对功能的判断意义要大一些。在一些病例中BNP可以帮助心力衰竭的诊断，但这只是临床层面上的，不像超声心动图那样可以区分收缩功能不全抑或舒张功能不全，BNP无法判断心肌的几何形状、瓣膜功能以及心内分流等信息。

Bettencourt及其同事研究了101名未合并心力衰竭的急性心肌梗死患者，心肌梗死后4～5天进行了经胸超声心动图的检查和BNP的检测。在随访12个月后，BNP可以准确地预测死亡或发展为心力衰竭的几率。这些数据同样得到了另外一些随访90天的透壁心肌梗死后左室重构的研究的支持。Nagaya等研究表明如果将梗死后的BNP超过30.2 pmol/L作为切点来判断将来引起左室重构（以舒末容量指数≥5 mL/m^{2}为定义）的可能，敏感性89%，特异性75%；如果以小于31 pmol/L（相当于106 pg/mL）作为将来不会左室重构的切点的话，敏感性75%，特异性78%。另外，血浆BNP的浓度如果从梗死后30天到梗死后90天下降小于25%者，将来可能发展为左室重构，敏感性100%，特异性83%。急性心肌梗死后血浆BNP水平持续升高可能预示着心肌正在重构，有发展为进展性心力衰竭的风险。

分析OPTIMAAL（the Optimal Therapy in Myocardial Infarction with the Angiotensin II Antagonist Losantan）研究的神经内分泌亚组研究，235例心肌梗死后有心力衰竭或左室功能不全的患者被随机分配至洛沙坦或卡托普利组，分别在梗死后3天、1个月和1年检测血浆NT-proBNP的水平，并不奇怪地发现在死亡病例中NT-proBNP水平明显升高，非常有趣的是：随访时（1个月和1年）的而不是基线的NT-proBNP和随后总的住院天数明显相关。这反映了持续升高的NT-proBNP水平可以预测死亡和心衰进展等临床事件。

不像肌酸激酶同工酶（CK-MB）和心肌肌钙蛋白（cTnI和cTnT）是由损伤或坏死的心肌细胞释放，BNP由完整心肌细胞、甚至是没有缺血的正常心肌细胞释放，反映的不仅是缺血、损伤的范围大小和程度轻重，同时反映缺血、坏死引起的病理生理后果。研究表明，STEMI时血浆BNP水平升高的机制可能为心肌梗死区与非梗死区的交界部位牵拉使心肌室壁张力增加而引起BNP分泌增加，亦与心肌梗死后左室收缩功能不全有关，并可能发展为充血性心力衰竭（congestive heart failure，CHF）和死亡。 有人研究110例AMI患者，随访1年，发现心肌梗死急性期高BNP水平与总心血管事件、心衰、死亡的发生相关。Richids 等对220例AMI患者的研究发现，血浆BNP水平与患者早期（心肌梗死后1～4天）和晚期（心肌梗死后3～5个月）的左室射血分数（left ventricular ejection fraction，LVEF）密切相关。早期血浆BNP水平升高小于正常2倍者，其MI后3～5个月LVEF＜40%的阴性预测值为100%；多元回归分析表明血浆BNP水平是LVEF＜40%的独立预测因子；生存分析显示BNP水平是预测死亡的最有价值指标。说明AMI后早期血浆BNP水平对患者长期左室功能以及HF、死亡的发生具有独立的预测作用。Uusimaa等对32例AMI患者研究发现，BNP水平在入院第2天达到高峰，住院期间BNP水平与心肌梗死急性期和6个月时LVEF显著相关，提示BNP水平是AMI后发生左室功能不全的最有价值的预测因素。Darbar等测定75例AMI患者心肌梗死后第3天的血浆BNP浓度，随访19.7个月（中位数），结果14例（18.4%）发生心源性死亡，单因素分析表明，血浆BNP浓度、LVEF、Killip 分级、左室功能不全与心源性死亡相关； BNP是HF、住院和心源性死亡的独立预测因子；多元逐步回归分析表明，BNP是心源性死亡的惟一独立预测因子；血浆BNP水平每增加10 pmol/L，心源性死亡的风险增加7.33倍； BNP大于20 pmol/L 为阈值判断发生心血管事件的敏感性为72%、特异性为88%。

40.4 BNP与非ST段抬高心肌梗死和不稳定型心绞痛

PTCA术后短暂的心肌缺血亦可引起BNP水平升高，稳定型心绞痛患者，运动诱发BNP水平暂时升高与心肌灌注显像的缺血面积正相关，这表明心肌缺血（没有心肌坏死的存在）可引起BNP的合成和分泌。Kikuta等比较33例UAP、20例稳定型心绞痛和20例健康人的血浆BNP水平发现，UAP患者的血浆BNP水平较稳定型心绞痛和健康人明显升高。Talwar等的研究亦表明UAP患者的血浆BNP 水平较稳定型心绞痛和健康人明显升高。在一些多中心、随机对照的研究中已经证实了在NSTEMI中应用BNP和NT-proBNP的检测来预测致死率和致残率的有效性。在OPUS-TIMI16（Orbofiban in Patients with Unstable Coronary Syndromes-Thrombolysis In Myocardial Infarction 16）的亚组研究中，2 525例住院的ACS患者在平均胸痛开始40 h时采血，利用Biosite Triage分析系统检测BNP的浓度，正如预期的那样，血浆BNP增高者更容易出现充血性心衰症状，更多地出现心电图改变，有更高的CK-MB水平及其他心肌标记物以及更多的肾脏功能不全。血浆BNP水平同样显著地与动脉粥样硬化的程度呈正相关关系，并且在1个月和10个月死亡的患者中BNP水平明显升高。尤其需要注意的是10个月死亡率在逐步回归方法分析中是独立于其他危险因素而存在的。BNP超过23pmol/L的患者更容易死亡或发展为心力衰竭，但是发展为再发的非致命的心肌梗死的患者的人数并无明显的增多（图40-4）。此项研究的结果也同样得到了另外一项涉及681例患者的病例-对照研究TIMI-11B（Thrombolysis In Myocardial Infarction 11B）的证实。在该研究中，NSTEMI患者在入院后24 h内采血检测NT-proBNP，NT-proBNP的升高和6周时的死亡率呈明显的正相关关系，但与复发的心肌梗死并不相关。Sahlgrenska 和Uppsala大学的研究同样明确了NSTEMI和不稳定型心绞痛患者在入院后至少3天后的血浆NT-proBNP和较差的预后明显相关，和NT-

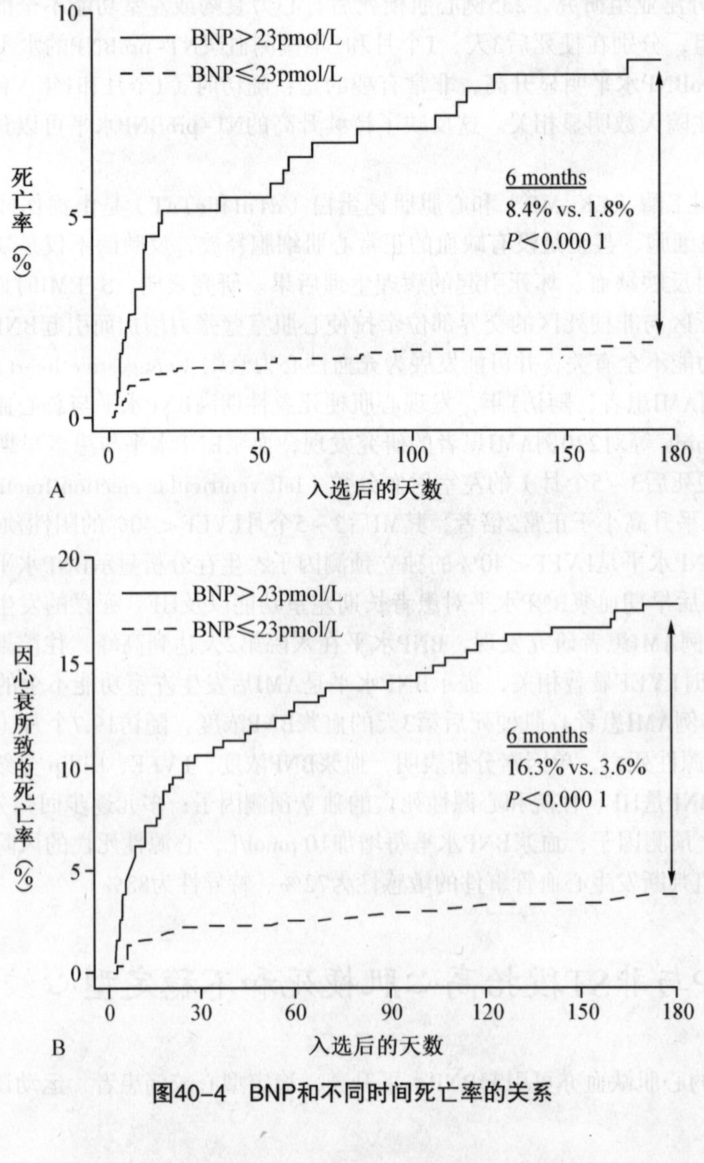

图40-4 BNP和不同时间死亡率的关系

proBNP最低四分位相比，第二、三和四分位40个月的死亡风险分别是4.2、10.7和26.6。正如预期的那样，血浆NT-proBNP升高是长期死亡率的独立的预测因子之一，甚至在考虑到住院期间临床心力衰竭的发生率以及左室功能不全的程度时也同样如此。

在分析TACTICS-TIMI 18（Treat Angina with Aggrastat and Determine Cost of Therapy with an Invasive or Conservative Strategy - Thrombolysis in Myocardial Infarction 18）试验时，Marrow 和其同事检测了两组随机分配至早期介入干预组和传统治疗组的NSTEMI和不稳定型心绞痛患者的血浆BNP水平，基线BNP水平超过23 pmol/L的患者无论是早期7天内还是随访6个月的死亡率均明显升高，毫不奇怪的是阳性的生物标记物水平越高，早期以及长期的风险也越高。然而，BNP并不能像肌钙蛋白那样可以预测哪些患者可以从早期的介入干预中获益。血浆BNP水平确实可以增加肌钙蛋白预测梗死后致死率和致残率的准确性。该研究还分析了1 676例UAP / NSTEMI 患者的血浆BNP水平，结果发现，25.2%的NSTEMI 和15.6%的UAP患者血浆BNP水平超过23 pmol/L；在没有HF病史和症状的UAP患者中，13.6%的患者血浆BNP水平超过23 pmol/L。

在入选FRISC Ⅱ（Fragmin and Fast Revascularization during Instability in Coronary Artery Disease）研究中的2 019名不稳定型冠心病患者时，有人将这些患者按照入院时的NT-proBNP的三分位法进行分组，与最低三分位组的患者相比，较高三分位组的患者2年的死亡率的相对风险比在传统治疗组为4.1，在早期介入干预组为3.5。介入组可以使较高三分位组的绝对死亡率降低3.6%，最低和中间三分位组的患者的绝对死亡率下降0.6%。这种相关关系独立于其他的预后因子如白介素-6和肌钙蛋白T。早期介入治疗降低死亡率最高的是那些NT-proBNP最高三分位组和白介素-6超过5 mg/L的患者。该试验还发现肌钙蛋白T并非死亡率的独立的预测因子，并且NT-proBNP和白介素-6也非将来发生心肌梗死的预测因子。这表明，这些生物标记物反映了不同的病理生理过程。另外，有人研究了PRISM（Platelet Receptor Inhibition in Ischemic Syndrome Management）的亚组，将多种生物标记物扩展到那些并无肌钙蛋白升高也就是说无心肌坏死的不稳定型心绞痛患者，该项研究的结果表明NT-proBNP具有重要的预后价值，另外的研究还发现，血浆NT-proBNP水平的快速、明显下降和临床状况的稳定显著相关。在NSTEMI患者中，相对较低的NT-proBNP水平可能预示30天时有较好的临床结局。

在另一项大型的涉及6 809名患者的临床试验GUSTO-IV ACS（Global Use of Strategies to Open Occluded Coronary Arteries IV-Acute Coronary Syndrome ）的亚组研究中，研究者发现NT-proBNP与年龄、性别为女性、低体重、糖尿病、肾功能不全、有心肌梗死、心衰病史、心率、正在进行的心肌损伤以及距离缺血发生的时间等因素独立相关。随着NT-proBNP四分位的逐级升高，死亡率增高分别是1.8%、3.9%、7.7%和19.2%。 将NT-proBNP和内生肌酐清除率结合起来可以得到最好的预测作用，如果两者均为最差的四分位组则1年的死亡率高达25.7%，而相对应的，如果两者均为最好的四分位组则1年的死亡率仅0.3%，如果将NT-proBNP和入院时的左心室射血分数结合起来也可以比较好的预测远期预后。

Nagaya等研究发现，在 AMI实现早期再灌注和无早期再灌注的两组患者之间，BNP水平在第 2天无明显差异，而在第 7天、14天、30天时未实现早期再灌注的患者 BNP水平明显升高，提示慢性阶段BNP水平持续升高与心肌缺乏早期再灌注有关。

如前所述，BNP水平升高是对ACS进行危险分层的一个重要依据。以往的研究显示，发生STEMI后，血浆BNP水平升高常预示着梗死面积较大，有早期左室重塑、低射血分数、心力衰竭和死亡危险的增加。现已证明，BNP和NT-proBNP与ACS患者的死亡独立并显著相关，包括远期死亡和近期死亡，即使没有证据表明有心肌坏死，这种相关性依然存在。Omland等第一次提出，NST EM I远期死亡患者的NT-proBNP水平高于远期生存的患者。包括心电图变化、肌钙蛋白T等临床变量的多元回归分析表明，NT-proBNP与死亡独立相关。BNP和NT-proBNP与ACS死亡率的相关性独立于年龄、射血分数、既往的心肌梗死病史、心电图变化、肾功能、肌钙蛋白 I或T 水平（提示有无心肌坏死）、C - 反应蛋白和白细胞介素- 6（IL - 6）（提示有无炎症反应）和有无糖尿病等预后因素。James A等对ACS的研究表明，在校正了高血压和心衰，使用利尿剂或ACE I等变量之后，BNP水平仍与ACS的远期死亡相关。

在肌钙蛋白水平不高和没有明显心力衰竭的ACS患者，BNP为ACS的危险分层提供了一个有力依据。但BNP和NT-proBNP并不是复发的缺血性事件的预测因子，特别是非致死性MI，这可能因为BNP 只是心肌的一种调节激素，它并不参与导致缺血性事件的冠脉内斑块破裂和血栓形成过程。发生 ACS 后BNP水平升高提示心脏的神经激素激活，同时预示着死亡危险增加。

研究表明，BNP、NT-proBNP 对STEMI和NSTEMI的预后价值相比差别不大；发生A CS后即刻取血检测BNP 水平与发病几小时、几天后检测BNP水平对预后的意义差别也不明显，但尽早测定BNP 水平将有助于早期的介入干预治疗。BNP对ACS预后的价值类似于NT-proBNP。

虽然ACS患者BNP升高预示着长期死亡率的升高，但是系列观察BNP对随访期间死亡率的研究还比较少，最近有人设计了此方面的一项试验来研究这个问题。4 497名NSTEMI或NSTEACS入选A to Z试验Z部分的患者，来自41个国家，322个中心，研究时间从1999～2003年。主要的观察终点实施随访2年内各种原因的死亡或新发的充血性心力衰竭。入选时，4 266名患者检测了BNP水平，4个月时有3 618名、在12个月时有2 966名病人检测了BNP水平。随访期间共有230名患者死亡和163名新发充血性心力衰竭的患者。在调整了年龄、性别、肾脏功能、高血压、先前的心力衰竭、糖尿病等因素后，BNP升高（超过23 pmol/L）与随访期间的死亡和新发心力衰竭相关。4个月时BNP新升高的患者死亡和新发心力衰竭的风险还是升高的。在入选该试验时BNP 升高但在随访4个月时降低者（低于23 pmol/L），其死亡和新发心力衰竭的风险比入选时BNP就未升高者（低于23 pmol/L）仅轻度升高。因此研究者的结论是在ACS患者中，随时间的变化，BNP浓度的改变同样对死亡和新发心力衰竭的发生有很好的预测作用。

40.5 BNP对正常人群预后的预测价值

Wallén等随访541名年龄85岁以上老人，发现不管是否存在心血管病，BNP与1年、2年、3年、4年、5年死亡率相关。Framingham研究对3 346名无HF的社区人群平均随访5.2年发现，logBNP每增加1个标准差，死亡、首次心血管事件、心衰、房颤和中风或短暂脑缺血发作的风险分别增加27%、28%、77%、66%和53%。脑钠肽＞20 ng/L（男）和脑钠肽＞23.3 ng/L（女）的人群，其死亡、首次心血管事件、心衰、房颤和中风或短暂脑缺血发作的风险分别是低于此阈值人群的1.62倍、1.76倍、3.07倍、1.91倍和1.99倍。

40.6 展望

虽然血浆BNP和NT-proBNP的水平可以比较特异地反映心脏功能，但是用ACS发生时的基线以及随访的BNP和NT-proBNP的水平来检测因缺血而致的心功能不全的价值仍然未得到证实，尤其是在不知道先前血浆BNP水平时更是如此。已经发表的此类文章大多是来自大规模、多中心临床试验，所采用的方法多为事后分析（posthoc analyses），这些试验中，很多均是应用基线的BNP和NT-proBNP的水平来对不同的队列进行危险分层。在这些试验中。没有客观的评价指标来评估ACS事件之前的心脏功能状态。因此血浆BNP和NT-proBNP的升高可能仅仅反映了患者处于死亡的高风险，而不一定与ACS事件有关。另外，当前在临床上随着越来越多的BNP检测，我们也逐步地观察到了在溶栓、冠脉成形术、再灌注、心肌顿抑和心源性休克等的BNP和NT-proBNP的合成和释放的准确的动力学的特点。目前，BNP在ACS的病理生理机制中的具体作用仍未完全阐明。它更大可能是一个“外部现象”，它可能是与左室收缩功能以及预后相关的一个“旁观者”。和肌钙蛋白不同，BNP和NT-proBNP的出现在ACS的危险分层和干预措施中并未引起重大的改变。

然而，目前有非常充足的证据表明，血浆BNP和NT-proBNP在ACS的患者中会升高，并且它们具有一定的除心肌肌钙蛋白和其他临床指标之外的预后价值。传统用于ACS预后评估指标的如肌酸激酶同工酶（CK-MB）和心肌肌钙蛋白是由损伤或坏死的心肌细胞释放，而BNP由完整的心肌细胞合成和分泌，反映缺血或坏死的病理生理结果。因此，测量血BNP水平可给评价心肌缺血或坏死提供重要的补充信息，尤其是对没有心肌细胞损伤或坏死的患者更为重要。但是，因影响BNP合成和分泌的因素很多，尚不能把BNP作为ACS的诊断指标。对BNP增高的ACS患者，积极地、及早给予抗凝、抗血小板、稳定斑块、血运重建并尽早给予神经内分泌拮抗剂（如ACEI类药物和β-阻滞剂）等治疗，可改善ACS的预后。BNP和NT-proBNP用于ACS预后判断的理想阈值，仍有待临床进一步研究确定。另外，BNP的检测并非是临床常规的检查而更多地用于科研方面。大多临床数据主要来自回顾性的资料，ACS中有关肽类的前瞻性的研究应该是有帮助的。由于在心力衰竭患者中BNP的合成、释放以及激活并不是很清楚，我们必须认识到，多种非心脏因素如年龄、性别、体重、肾脏功能等都可能影响BNP和NT-proBNP的水平，为明确BNP和NT-proBNP在ACS中的作用，仍需进一步的研究来确定。

（刘志军）

参考文献

1. Wang TJ，Larson MG，Levy D，et al. Impact of age and sex on plasma natriuretic peptide levels in healthy adults. Am J Cardiol，2002，90：254
2. Hasdai D，Topol EJ，Kilaru R，et al. Frenquency，patient characteristics，and outcomes of mild-to-moderate heart failure complicating ST-segment elevation acute myocardial infarction：lessons from 4 international fibrinolytic therapy. Am Heart J，2003，145：73
3. Bettencourt P，Ferrira A，Pardal- Oliveira N，et al. Clinical significance of brain natriuretic peptide in patients postmyocardialinfarction. Clin Cardiol，2000，23：921
4. Zeller M，Cottin Y，Laurent Y，et al. N-terminal probrain natriuretic peptide levels in patients with Non-ST-elevation myocardial infraction. Cardiology，2004，102：37
5. Wu AH，Parsons L，Every NR，et al. Hospital outcomes in patients presenting with congestive heart failure complicating acute myocardial infarction：A report from the Second National Registry of Myocardial Infarction（NRMI-2）. J Am Coll Cardial，2002，40：1389
6. Hartnann F，Kurowski V，Maghsoudi S，et al. Plasma catecholamines and N-terminal proBNP in patients with acute myocardial infraction undergoing primary angioplasty. Relation to left ventricular function and clinical outcome. Z Kardiol，2003，92：73
7. Hammerer - Lercher A，Neubauer E，Muller S，et al. Head - to -head comparison of N-terminal probrain natriuretic peptide，brain natriuretic peptide and N-terminal probrain natriuretic peptide in diagnosing left ventricular dysfunction. Clin Chim Acta，2001，310：193
8. Bassan R，Potsch A，Aisel A，et al. B- type natriuretic peptide：a novel early blood marker of acute myocardial infarction in patients with chest pain and no ST-segment elevation. Eur Heart J，2005，26：234
9. Bold AJ，Buruneau BG，de Bold MLK. Machanical and neuroendocrine regulation of the endocrine heart. Cardiovasc Res，1996，31：7
10. Richards A，Nicholls M，Espiner E，et al. B - type natriuretic peptides and ejection fraction for prognosis after myocardial infarction. Circulation，2003，107：1784
11. Harrison A，Morrison LK，Krishnaswamy P，et al. B-type natriuretic peptide predicts future cardiac events in patients presenting to the emergency department with dyspnea. Ann Emerg Med，2002，39：131
12. Tang WH，Girod JP，Lee MJ，et al. Plasma natriuretic peptide levels in ambulatory patients with established chronic symptomatic systolic heart failure. Circulation，2003，108：2964
13. Tziakas DN，Chalikias GK，Hatzinikolaou EI，et al. N-terminal pro-B-type natriuretic peptide and

matrixmetalloproteinases in early and late left ventricular remodeling after acte myocardial infarction. J Cardiol, 2005, 96: 31

14. Leroy G, Uzan L, Bugugnani MJ, et al. The value of repeated determinations of brain natriuretic peptide for the diagnosis of unstable angina. Arch Coeur Vaiss, 2003, 96: 305
15. Tsuruda T, Boerrigter G, Huntley BK, et al. Brain natriuretic peptide is produced in cardiac fibroblasts and induces matrix metalloproteinases. Circ Res, 2002, 91: 1127
16. Jernberg T, James S, Lindahl B, et al. NT- proBNP in unstable coronary artery disease experiences from the FAST, GUSTO-Ⅳ and FRISC Ⅱ trials. Eur Heart Fail, 2004, 6: 319
17. Ogawa A, Seino Y, Yamashita T, et al. Difference in elevation of N-terminal proBNP and conventional cardiac markers between patients with ST elevation vs non-ST elevation acute coronary syndrome. Circ J, 2006, 70: 1372
18. James SK, Lindahl B, Siegbahn A, et al. N-terminal pro brain natriuretic peptide and other risk markers for the separate prediction of mortality and subsequent myocardial infarction in patients with unstable coronary artery disease - a global utilization of strategies to open occluded arteries (GUSTO-Ⅳ) substudy. Circulation, 2003, 108: 275
19. Morrow DA, de Lemos JA, Blazing MA, et al. Prognostic value of serial B-type natriuretic peptide testing during follow-up of patients with unstable coronary artery disease. JAMA, 2005, 14, 294: 2866

41　炎症因子与急性冠脉综合征

急性冠脉综合征（ACS）是危害人类身体健康最严重的疾病之一，它是在冠状动脉粥样硬化基础上斑块破裂，血小板黏附、聚集，冠状动脉内血栓形成，造成冠状动脉严重狭窄或完全闭塞引起心肌缺血、坏死，包括从不稳定型心绞痛到急性心肌梗死的一组病症。一般认为高血压、高血脂、吸烟、糖尿病等是其主要危险因素。

随着研究的深入，一系列血浆标志物已用于预测ACS的危险程度。冠状动脉斑块破裂、血小板聚集、血栓形成是冠状动脉粥样硬化导致ACS的关键，大量证据表明炎症是ACS发展的重要促发事件，目前许多炎症标志物已被用来预测ACS心脏事件的发生。炎症是贯穿于心血管疾病不同阶段的主要参与者，从最初的泡沫细胞核动脉硬化斑块的形成到易损斑块、随后的裂隙、破裂和血栓形成均有炎症的参与。以往有关冠脉的严重狭窄是ACS病因的假说由于病理学、介入或非介入技术的发展而受到了挑战，通过这些技术手段发现ACS主要发生于狭窄小于50%的冠脉中。目前已经比较清楚地了解到不稳定型心绞痛患者的冠脉中存在比较弥散的炎症，说明ACS患者冠脉内有增高的炎症反应。既然已认识到了冠脉事件主要由炎性的易损斑块所致，因此研究的热点转到了炎症过程在ACS中的作用和寻找检测这个过程中的炎症标志物。一些标志物如急性期反应产物C反应蛋白（C-reactive protein，CRP）、可溶性CD40配体（soluble CD40 ligand，sCD40L）和髓过氧化物酶（myeloperoxidase，MPO）逐渐被确定为在易损斑块或易损病人中具有潜在的诊断和判断预后的指标。在本章中我们将对这些标志物和一些新出现的生物标志物在ACS中的诊断、预后中的作用作一一阐述。

41.1　炎症与动脉硬化性疾病

动物实验观察到血液中的白细胞特别是单核巨噬细胞在动脉粥样硬化损害早期会黏附到完整的血管壁内皮上，进一步研究表明，在高胆固醇喂食4～8周后，大鼠动脉壁内皮细胞高表达结合白细胞的血管细胞黏附分子1（VCAM-1），该分子能结合单核细胞、淋巴细胞及动脉壁中的其他细胞，促使这些细胞结合到血管内膜表面。进一步观察显示，VCAM-1突变体会阻止VCAM-1的功能，从而减弱动脉粥样硬化的进一步发展，证明VCAM-1在动脉粥样硬化起始中发挥重要作用，在动脉粥样硬化的早期介导了细胞的黏附血管壁的作用。实验表明，炎症细胞因子和氧化型脂蛋白会诱导培养内皮细胞VCAM-1的表达，实验家兔高胆固醇喂食1周后主动脉斑块内皮细胞高表达VCAM-1，VCAM-1可以促使白细胞结合到血管内膜表面，由化学因子传递信号使白细胞渗透到血管外，例如单核细胞吸附蛋白 1传递信号促使血流边界的单核细胞进入动脉壁的损伤内膜下，动脉粥样硬化小鼠在缺乏单核细胞吸附蛋白 1受体时，脂质在动脉壁中的沉积将减少。动脉壁炎症细胞促进局部炎症发展，由于内皮细胞和巨噬细胞表达清道夫受体，调节脂质代谢，巨噬细胞内吞脂质而变成泡沫细胞。单核细胞也会被单核细胞集落刺激因子（colony stimulating factor，M-CSF）所刺激，然后在有丝分裂剂的协同作用下转变成为泡沫细胞。在动脉斑块内有内皮细胞和平滑肌细胞产生的M-CSF，不仅诱导清道夫受体的表达而且参与了动脉粥样硬化的进一步发展。在LDL受体缺乏的小鼠中，M-CSF可促使斑块面积增大，并且M-CSF突变会减小斑块面积。同样，T 细胞会产生炎症介质，比如干扰素（IFN）和TNF，这些因子同样会刺激巨噬细胞沉着血管壁，促使血管内皮细胞和平滑肌细胞的增殖。此外，这些炎症细胞因子的刺激能导致细胞外基质的形成，从而导致动脉粥样硬化的发生和形成。

动脉硬化性疾病的最初病变是脂质条纹的形成。低密度脂蛋白（low-density lipoprotein，LDL）的化学和氧化修饰，比如通过过氧化物酶、MPO裂解在脂质氧化的启动及在血脂异常患者中具有重要作用。具有生物活性的脂质氧化产物启动和扩大了炎症环境，包括上调内皮和血管黏附分子、具有趋化作用的蛋白及其他促炎细胞因子和趋化因子。单核细胞聚集和渗出至血管内皮下的位置进一步激活炎性动脉硬化的过程，包括通过分化成清道夫受体-巨噬细胞，后者可以吞噬修饰的LDL形成泡沫细胞以及富含脂质的动脉硬化斑块。伴随着平滑肌细胞的迁移、增殖以及进一步的炎性信号分子的精细调解，通过细胞外的基质蛋白如胶原和弹性蛋白形成纤维帽。

其他的一些炎性细胞在斑块的进展过程中也起到了重要的作用，同单核细胞类似，淋巴细胞亦黏附于内皮黏附分子并进入内皮下，一旦进入内皮下，它们即可通过sCD40L和它的受体CD40与单核巨噬细胞相互作用。这种相互作用导致了一些中介物如组织因子和基质金属蛋白酶（matrix metalloproteinases，MMPs）的产生，后两者在斑块的重构、变薄、破裂和血栓形成中均起了重要作用。另外，内皮下的T淋巴细胞如果遇到一些抗原如热休克蛋白，细菌和病毒抗原，和新的抗原会作用于氧化的脂质和脂蛋白。这些相互作用会导致进一步的细胞因子如干扰素γ（interferon-γ，IFN-γ）的释放，IFN-γ在斑块的进展和破裂中起非常重要的作用。因此，炎性细胞类型、信号分子和氧化或炎性同路的聚合在复杂的动脉硬化斑块的生成和进展中起到了极其重要的作用。

41.1.1 炎症和易损斑块 有关斑块破裂的假说中研究的最为广泛和被基本证实的是纤维帽的破裂和组织因子及凝血因子的暴露。近年来的研究发现，冠脉粥样斑块病变在进展过程中可无管腔的严重狭窄，但可发生破裂，继发血栓形成，致管腔急性严重狭窄或闭塞，临床产生ACS。目前，将这种易破裂的斑块称之为易损斑块（vulnerable plaque）或不稳定斑块（unstable plaque），许多心源性猝死的病例也与易损斑块破裂及其急性合并症有关。目前对ACS的诊断和危险分层主要依据患者的临床症状和心电图上心肌缺血的变化，但临床上有近三分之一的患者没有特异性的临床症状（如胸痛等），特别在糖尿病和老年人中居多。易损斑块和稳定性斑块在其破裂之前的判别，是21世纪具有重大意义的课题。即使未呈现高度有意义狭窄的斑块，如判定其为易损的，则应进行强力的内科治疗或介入治疗；而即使显示为75%程度的狭窄斑块，如判定其为稳定性的斑块，就可能不进行有侵袭的治疗，这些都涉及新的治疗策略问题。易损斑块是机体处在一个炎症、免疫和平滑肌细胞相互作用并产生炎症因子和趋化因子时而容易形成的病理过程。除产生基质蛋白之外，平滑肌细胞和巨噬细胞还生成一些蛋白酶如胶原酶、明胶酶类和MMPs等，这些酶类能够降解胶原和弹性蛋白从而使纤维帽变薄。这一过程可被其他的炎性成分比如MPO产生的氧化产物激活潜在的MMPs及其他的蛋白酶瀑布而加强。最终，本过程可以使纤维帽变薄、开裂和不稳定而易于破裂。寻找判断易损斑块的标志物的意义非常重大，目前有下述标志物正逐步被人们用来判断斑块的稳定性。

41.1.2 预示斑块易损的生化标志物

炎症急性期反应物：CPR是研究比较多的炎症标志物之一，它由肝细胞合成，相对分子质量105×10^3，因与肺炎双球菌夹膜C多糖反应而得名。近年的流行病学已证实CRP是冠状动脉粥样硬化的重要危险因子，与ACS密切相关，是易损斑块的血清标志物之一。Gromholdt 等报道，血中炎症急性期反应物（acute phase reactant，APR）——CPR和血清淀粉样蛋白A的升高与富含TG的脂蛋白水平呈正相关，与高密度脂蛋白胆固醇（HDL-C）水平呈负相关，与斑块体积及无回声超声也呈正相关，血浆高TG乃斑块破裂因子。HDL-C水平升高有稳定斑块作用：抑制黏附分子表达，阻断蛋白酶表达。当APR增高时，HDL-C降低，可使斑块变为易损。斑块体积增大和无回声提示脂核心扩大。因此，认为CPR及血清淀粉样蛋白-A水平升高预示有破裂倾向的易损斑块存在。

氧化型低密度脂蛋白（ox-LDL）：Ehara 等研究了急性心肌梗死（AMI）、不稳定型心绞痛（UA）、稳定型心绞痛（SA）三组各45例患者，另46例作为对照组，测定各组ox-LDL水平，结果AMI组为（1.95 ± 1.42）ng/μg LDL蛋白；UA组（1.19 ± 0.74）ng/μg LDL蛋白；SA组为（0.89 ± 0.48）ng/μg LDL蛋白；对照组为（0.58 ± 0.23）ng/μg LDL蛋白；AMI ox-LDL水平最高，与其他各组有显著差异，UA组较对照组也有显著差异，除提示ox-LDL水平与ACS严重度显著正相关外，也提示ox-LDL水平增高与人类冠脉粥样损害有斑块易损性有关。

白介素-6（IL-6）：是一种多基因多效应的细胞因子，可刺激肝的CRP 的基因转录；是诱导CRP表达的主要刺激因子，它选择性表达于鼠和人的粥样斑块；可刺激血管平滑肌细胞增殖和巨噬细胞产生组织因子，能够加速鼠模型早期动脉粥样硬化（AS）的形成；它可能与AS血栓形成有因果关系。血循环中的IL-6水平与CRP的水平相关良好，所以循环中的IL-6水平与CRP 的水平一样，也反映预后。在60%易损性心绞痛患者中，血循环中IL-6水平升高，而稳定型心绞痛患者却无明显变化。

黏附分子：包括细胞间黏附分子（ICAM）、血管细胞间黏附分子（VCAM）及选择素，是一类介导细胞及细胞外基质黏附的糖蛋白。近期临床研究认为，内皮细胞或粥样斑块受损并激活，表面表达大量可溶性黏附分子释放入血液中，促进了淋巴细胞、单核巨噬细胞、白细胞及血小板在受损内皮或斑块处黏附和聚集，促进炎症的发生和发展，导致ACS的发生。因此可通过检测循环血中黏附分子的水平来判断粥样斑块的稳定性。

可溶性CD40和CD40L（sCD40和sCD40L）：CD40是细胞表面Ⅰ型跨膜糖蛋白，CD40配体（CD40L）为Ⅱ型跨膜糖蛋白，同属肿瘤坏死因子超家族。研究表明，在AS斑块中CD40及CD40L表达明显增加，且主要集中于斑块的肩部和破裂区，而正常动脉壁表达很少，与活化的T 淋巴细胞和巨噬细胞浸润密切相关。CD40L可激活斑块中的细胞分泌细胞因子、基质金属蛋白酶等活性物质，削弱纤维帽，使斑块易于破裂。因此，CD40～CD40L途径可能是AS中巨噬细胞和平滑肌细胞表达基质降解酶的重要信号转导机制，可能是AS斑块破裂的始动因素。表达CD40、CD40L的细胞还能进一步分泌sCD40、sCD40L，这为临床检测提供了有效途径。Aukrust等报道，UA患者sCD40、sCD40L的水平明显高于SA患者，差异显著；说明sCD40和sCD40L在ACS 发生及斑块稳定性中起重要作用。

核因子-κB（NF-κB）：可作为斑块破裂的标志物，它参与AS 炎症过程中基因表达的多向转录调节，通过调节IL-2、IL-6、IL-8、单核细胞趋化蛋白-1（MCP-1）、组织因子（TF）、黏附因子等基因的转录而在斑块破裂中发挥重要作用。在ACS中，NF-κB 的活性明显高于SA，说明NF-κB 与斑块的破裂关系密切。

基质金属蛋白酶（matrix metalloproteinase，MMPs）：MMPs（主要为MMP1、2、3、9、12）是一类含锌原子、活性依赖钙离子的蛋白酶，该酶主要降解胶原和细胞外基质，削弱斑块结构，使纤维帽变薄。有研究表明，其在AS 斑块脂核纤维帽边缘和肩部高表达，可使上述部位的细胞外基质降解大于合成，促使斑块破裂。Kai 等报道，在ACS 患者外周血中MMP2 和MMP9 浓度明显升高，提示MMPs与斑块易损性密切相关，可作为预测易损斑块破裂的血清学指标。肝细胞生长因子（hepatocyte growth factor，HGF）是来源于间质细胞的一种多功能细胞因子，体内来源于肝、肾、脾、肺等组织，血管组织中主要来源于单核巨噬细胞、内皮和平滑肌细胞等。在AS 晚期，斑块破裂后的血栓部位及邻近血栓的损伤组织中，HGF 免疫组织化学染色在炎性细胞如单核巨噬细胞中呈强阳性，在平滑肌细胞中几乎为阴性。说明动脉粥样斑块的进展和破裂与HGF 表达的变化有内在联系。临床研究发现，ACS 患者外周血HGF 值急速升高，因此推断血清HGF 升高可能与斑块破裂有关。

妊娠相关性蛋白A（pregnancy associated plasma protein A，PAPPA）：近来Bayes-Genis 等对ACS猝死患者进行尸检，发现破裂或糜烂的易损斑块细胞和细胞外基质中含有大量的PAPPA，稳定斑块中的PAPPA却含量极少。同时测定存活的ACS患者外周血中PAPPA浓度，发现其水平明显升高，且其升高程度与CRP水平有一定的相关性，提示PAPPA参与了局部的炎症过程，从而促进斑块破裂导致血栓形成。推测认为，PAPPA水平在ACS患者局部及血清中明显升高可能是由于AS易损斑块局部激活的巨噬细胞或平滑肌细胞等分泌增加并释放入血引起的。预示PAPPA可以作为易损斑块的早期识别标志物，有助于ACS患者的早期诊断。

白介素-18（IL-18）：IL-18是重要的前炎症细胞因子，在动脉粥样硬化（AS）的发生、发展以及粥样斑块破裂的过程中都有重要作用。血浆 IL-18浓度作为心血管患者死亡预测的独立指标，与冠脉事件有独立的相关性。有作者检测了10 600例 50～59岁欧洲健康男性的血浆 IL-18并随访5年，观察其冠脉事件的发生率，结果显示血浆 IL-18水平是预测欧洲中年男性发生冠脉事件的独立危险因子，证实给予外源性IL-18可导致动脉粥样硬化斑块面积扩大，而内源性的IL-18缺乏则导致动脉粥样硬化斑块面积减小，使用IL-18拮抗剂则使动脉粥样硬化斑块面积减小。随着人们对AS炎症机制的认识深入，IL-18将可能用来作为心血管疾病危险因素的评价工具。

41.2 炎性标志物与急性冠脉综合征

41.2.1 C反应蛋白（CRP） 长期以来，CRP是被视为炎症、感染和组织损伤急性反应的非特异性产物。CRP的增高表明机体内存在有一定程度的炎症反应。由于它不能提供更多的临床信息，多年来，人们并未重视它的意义。CRP是第一个被发现的机体急性期反应产物，普遍认为是一种非常敏感的炎症和组织损伤标志物。1930年由Tillet和Frances最初在肺炎链球菌肺炎的急性期发现的，由于可使肺炎链球菌肺炎患者的体细胞C多糖沉淀而得名。随后人们发现，不仅在链球菌肺炎患者，还可能在其他各种急性感染，炎症性疾病、坏死、外伤和恶性肿瘤患者都有类似反应，其本质是机体对炎症状态的化学反应。它是机体在急性或慢性炎症时由肝细胞分泌的，总分子量11 800。人类CRP分子由5个相似的非糖基化多肽亚单位组成，每个亚单位包含206个氨基酸残基。其原体为环状结构以非共价键相连，以5个为基数形成循环对称结构。每个原体具有特征性的"外源凝集素折叠"，由两层平坦胶冻卷状的β片段组成。配体部位由2个Ca^{2+}结合组成的环构成，被蛋白侧链分开，位于凹面，其他面携带一个单独的α螺旋。人类CRP与磷酸胆碱残基结合最为紧密，也可与其他各种自身的和外来的S配体结合，它聚集或沉积在细胞、微粒体或分子结构内运载这些S配体。当与大分子配体结合时，人CRP被C1q识别并有效地激活经典补体通路，与C3结合，最终形成膜攻击复合物C5-C9。CRP与S配体结合后的继发效应与抗体的一些主要特性相似，说明CRP可帮助宿主抵御感染。CRP在人类进化过程中，其结构保持高度的保守性和稳定性，迄今为止未发现CRP的缺乏个体及变异型。新近研究发现，CRP在加热、氧化等条件下，可形成CRP亚型，后者主要发挥促炎作用。机体的细胞因子如白介素-6（IL-6）在炎症时会刺激肝细胞产生急性期蛋白如CRP，血清淀粉样蛋白A（serum amloid A，SAA），铜蓝蛋白和纤维蛋白原。除了具有增强机体天然的保护功能之外，CRP可能通过诱导单核细胞炎性细胞因子和组织因子的释放而增加机体损伤。矛盾的是，CRP可能也通过减少炎症部位嗜中性粒细胞向内皮细胞的聚集而减轻炎性反应。CRP还可能通过增强吞噬细胞的吞噬功能而增强凋亡细胞的清除。因此CRP具有明显的促炎和抗炎作用。

无感染的健康成人CRP正常范围一般在5.2 μg/mL以下。疾病发生时，如风湿性关节炎或脓毒血症，于发病6～8 h内开始升高，约48 h达峰浓度300 μg/mL。新近有学者研究发现，机体尚存在其他的局部合成及分泌CRP的部位如动脉粥样斑块中的部分细胞。同时，其他细胞因子如IL-1、肿瘤坏死因子α（TNFα）等亦可刺激CRP表达上调节。CRP血浆半衰期约19 h，在健康和疾病稳定状态下，其血浆水平基本保持不变，所以决定循环中CRP浓度的主要因素是合成速率。当刺激CRP浓度增加的因素控制后，循环中CRP浓度亦随之迅速下降。血清平均CRP浓度随年龄增加而轻度增加，而无性别差异。女性在怀孕后期有所增加。基础研究表明，CRP浓度在一定范围内保持稳定，基线CRP浓度无显著的时间与季节等周期性变化。健康个体24 h内无显著差异，饮食改变亦无明显影响，故任何时间测定的CRP均有参考价值。

20世纪70年代末期，CRP的测定均使用定性或半定性实验室技术，可作为排除法。因为任何程度的炎症都可产生阳性结果。目前开发的CRP测定方法包括激光比浊法、速率免疫比浊法和酶联免疫法，这些方法均可精确、快速、定量地获取CRP值。早期的研究多使用ELASA法，最近心血管内科强调高敏CRP（hsCRP），事实上给人一种假象，hsCRP的测定只是在某种程度上不同于常规CRP。"高敏"事实上是使用更为灵敏的方法检测CRP。换言之，高敏CRP和普通CRP测量的CRP均是同一种物质，只是测量方法的灵敏度（检测下限）和测量范围不同，通常可检测到＜0.2 μg/mL的水平，以便于区分低水平的炎症状态，这对于确定冠心病的危险性很重要。使用敏感分析法，低于0.04 μg/mL的CRP水平亦可在30 min内得到。

虽然CRP已经被明确作为炎症标志物，但其在参与动脉硬化血栓形成的过程尚不很清楚。CRP在天然宿主保护作用中的一些功能具有潜在的致动脉硬化的特点。在离体实验中发现CRP可激活补体，增强T细胞通道的内皮细胞损伤，诱导黏附分子的表达，刺激巨噬细胞生成组织因子，减少一氧化氮的产生，增强内皮细胞的纤溶酶原激活物抑制剂-1（plasminogen activator inhibitor-1，PAI-1）的活性，上调血管平滑肌血管紧张素-1受体，抑制血管生成，促进儿童的内膜-中层厚度等。

新近的研究表明，CRP位于动脉粥样硬化斑块内，具有调节单核细胞聚集作用。CRP是补体激动剂，与膜攻击复合物共同存在于早期动脉粥样硬化病变内。而且，CRP可刺激组织因子生成，并且聚集的CRP可激活补体。组织因子主要启动血凝过程，可以解释CRP在冠心病中的重要作用。有报道得出相似的结论，即CRP可刺激单核细胞释放炎症介质如IL-1β、IL-6和TNFα，也可作为促炎症介质通过与FcγRⅡ受体结合激活吞噬细胞的功能。生物体外的研究表明，聚集的CRP通过与低密度和极低密度脂蛋白结合可激活补体，通过巨噬细胞刺激组织因子生成，从而启动血凝过程。最近的研究资料表明CRP可刺激健康人的单核细胞产生IL-6，时间曲线观察表明CRP刺激后4 h内IL-6产物迅速增加，然后继续以较低的速率增加，24 h达到高峰。这为心血管疾病和CRP的关系提供了重要信息。

另外，还有研究表明CRP可刺激血管内皮细胞，导致细胞间黏附因子1（ICAM-1）和血管黏附因子 1（VCAM-1）的表达增加，并调节单核细胞趋化蛋白1（MCP-1）的分泌，诱导内皮细胞致炎因子的表达。最近资料表明血清CRP可调节巨噬细胞摄取LDL，然后转化为泡沫细胞。CRP与心血管疾病关系的另一解释为它是与冠心病相关的炎症状态下增加的一种重要标志物，例如，巨细胞病毒、肺炎衣原体或幽门螺旋杆菌感染后的炎症状态。但几项新近的研究表明一种疾病的标志物与CRP浓度的相关性较差。一个新的理论认为CRP是动脉粥样硬化形成的罪魁祸首；它可能是促凝剂，增加了调理素作用。另一种观点认为，CRP是血管炎症的标志物，由动脉粥样硬化斑块释放，增加在伴有不稳定冠状动脉斑块炎症病史的患者中，表现为前臂血管反应性降低支持了这一观点。目前已有大量的研究显示CRP是重要的心脑血管疾病的危险因素（图41-1）。

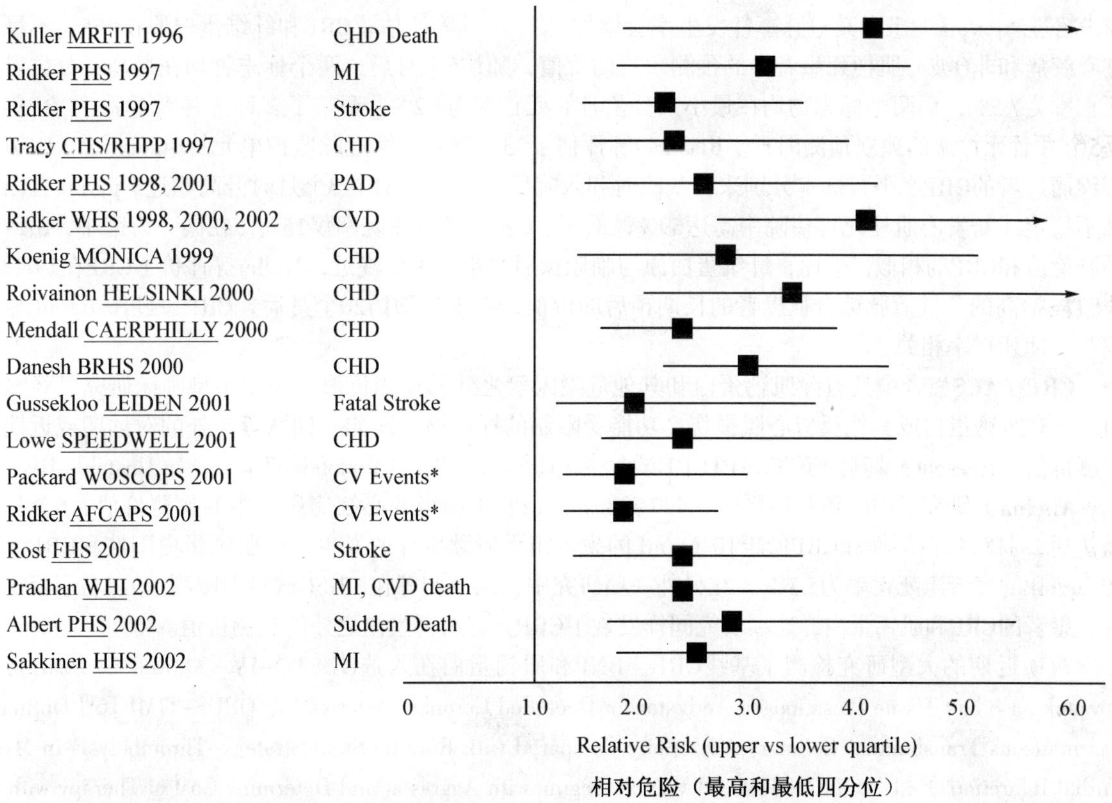

图41-1　研究显示CRP是重要的心脑血管疾病危险因素

尽管如此，CRP在体内是否具有调节动脉硬化形成过程的功能及具体步骤目前尚不是很清楚，还需要进一步的研究来证实。

CRP和ACS：大量的重要证据都支持CRP可以作为心血管疾病的危险因素。但临床上用CRP作为急性心血管疾病的危险因素的研究却比较少。在不稳定型心绞痛患者中血清CRP水平升高的短期和长期预后都比较差。这种关联在大多数研究中都独立于其他传统的心脏危险因素，例如，严重的不稳定型心绞痛患者基线CRP大于3 μg/mL者发生再发缺血、急性心肌梗死和需要血运重建者都比CRP水平低者的风险显著增大。在急性心肌梗死的溶栓试验TIMI 11A研究中，死亡率最高者是那些肌钙蛋白阳性和基线CRP水平高于0.155 μg/mL者，相反，肌钙蛋白阴性和基线CRP低于0.155 μg/mL者死亡率低。在FRISC（the Fragmin and Fast Revascularization during Instability in Coronary Artery Disease）研究中，CRP对预后的预测价值按照三分位法进行队列分组（<0.2 μg/mL，0.2~1 μg/mL和>1 μg/mL），5个月内的死亡率和非致命性心肌梗死的发生率在上述CRP分组中分别是2.2%，3.6%和7.5%。随访37个月后，基线CRP最高的那组患者心源性死亡率为16.5%，而最低的那组死亡率却只有5.7%。

1982年的一项早期研究表明，CRP峰浓度与CK-MB具有相关性，伴有并发症的心肌梗死患者CRP升高时间延长。来自于急性心肌梗死患者的资料表明使用链激酶成功治疗的患者CRP升高的水平仅为未使用该药物治疗的20%，并与心肌梗死面积相关。Liuzzo等观察了31例伴严重不稳定型心绞痛而无心肌坏死证据的患者，在肌钙蛋白T正常的情况下，入院时CRP>3 μg/mL与心绞痛复发、冠状动脉血运重建、心肌梗死和心血管死亡事件的增加有关。国内的研究表明，CRP增高的不稳定型心绞痛患者与短期不良临床事件有关，且对常规治疗反应较差。De Winter等报道了150例非ST段抬高的急性冠状动脉综合征患者，入院时CRP>3 μg/mL，6个月时主要心脏事件增加，而与肌钙蛋白I无关。但在冠状动脉痉挛的患者（变异性心绞痛），尽管ST段抬高频繁发作，但CRP水平却持续正常，表明CRP升高可能继发于一种潜在的促炎状态，并非一定由心肌缺血所致。

在另外一项涉及2 121名心绞痛患者（1 030名不稳定型心绞痛，743名稳定型心绞痛和348名不典型心绞痛）的大型试验中，无论是在稳定型和不稳定型患者中CRP均与冠脉事件相关。在该研究中，CRP超过3 μg/mL的患者其冠脉事件发生率会增加2倍。Toss等评估了CRP和纤维蛋白原在965位不稳定型心绞痛和非Q波心肌梗死患者中的预测预后的价值，随访5个月后，两个标志物均在最高三分位者的死亡率为7.5%，而两个标志物均在最小三分位者的死亡率为2.2%，调整了多种合并因素后，CRP仍然是5个月后死亡率的独立预测因子。Biasucci等评估了53名进入急性冠脉监护单元的Braounwald III级的心绞痛患者的CRP水平，标本分别采自基线时和入院后3个月，CRP在3个月时升高超过3 μg/mL者因冠脉不稳定或新发心肌梗死再住院率高达69%，低于3 μg/mL者再住院率仅15%，在同一研究中，SAA的预测价值和CRP的相似，然而，纤维蛋白原与临床预后并不相关。晚近，Muller等评价了CRP在1 042名非ST段抬高的急性冠脉综合征患者的长期预后的价值，在平均随访20个月后，CRP超过10 μg/mL显著地与长期死亡率相关。

CRP在ACS患者中具有除肌钙蛋白和其他危险因素之外的预测价值。很多小型临床研究已经显示CRP具有肌钙蛋白或其他反应心肌损伤、功能受限制的标志物（比如脑钠肽等）外的对远期或近期的预测价值。Heeschen及其同事在CAPTURE试验中（Chimeric 7E3 Antiplatelet Therapy in Unstable Refractory Angina）研究了CRP和肌钙蛋白在447名Braounwald IIIB级的心绞痛患者中的预测价值，6个月的随访后，肌钙蛋白阴性和CRP低于10 μg/mL的患者组无冠脉事件的发生，而肌钙蛋白阳性和CRP大于10 μg/mL的患者组死亡率为5.3%。在另外一项研究中，Lindahl等在FRISC试验中监测了917名不稳定冠心病患者的CRP和肌钙蛋白，这项研究同样发现了CRP具有肌钙蛋白之外的预测价值。

两项近期的大型研究检测了基线CRP、BNP和肌钙蛋白在入选GUSTO-IV（Global Utilization of Streptokinase and Tissue Plasminogen Activator for Occluded Coronary Arteries）、OPUS-TIMI 16（Optimum Percutaneous Transluminal Coronary Angioplaty Compared with Routine Stent Strategy-Thrombolysis in Myocardial Infarction）和TACTICS-TIMI 18（Treat Angina with Aggrastat and Determine Cost of Therapy with an Invasive or Conservative Strategy-Thrombolysis in Myocardial Infarction 18）试验中的不稳定型心绞痛患者

中的预测价值。在GUSTO-IV研究的6 809名患者中，经logistic回归分析显示每一标志物均可预测1年的死亡率。Sabatine等在OPUS-TIMI 16试验的450名患者和TACTICS-TIMI 18试验的1 635名患者中也得到了类似的结果，具有1、2和3个升高的标志物的患者在6个月时发生死亡、心肌梗死、或充血性心力衰竭的风险明显增高（比值比分别为2.1、3.1和3.7）。

另外的一些研究表明，在无心血管疾病的健康人，基线CRP水平是未来心肌梗死、中风、外周血管疾病和血管性死亡的强预测因子。10个前瞻性研究（6项在美国4项在欧洲）一致表明，CRP是健康男性和女性首次冠状动脉事件的强预测因子。多危险因素干预实验（MRFIT）表明，在随访17年间CRP与男性冠心病死亡呈正相关。最近的研究表明CRP是所有炎症和血脂标志物中惟一的心血管危险的强预测因子。在这一多变量分析中，匹配年龄和吸烟并校正其他心血管危险因素后，发现仅CRP和TC/HDL-C比值是未来心血管事件的独立预测因子。现有的研究表明CRP浓度测定加上血脂谱可显著提高心血管危险的预测价值，尤其是当LDL较低时。总体来说，CRP是冠心病，尤其是ACS的重要危险因素（图41-2）。

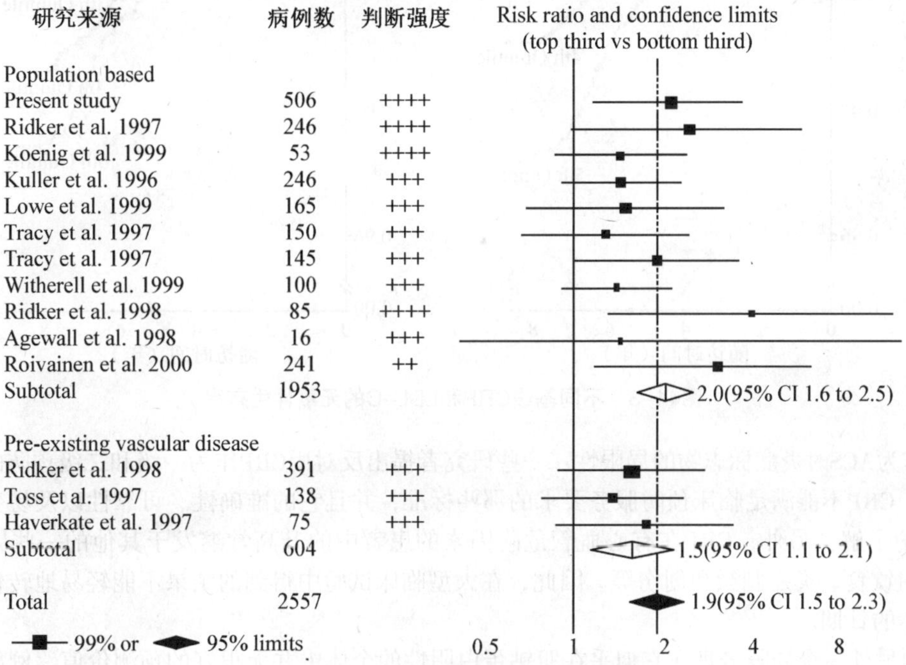

图41-2　CRP是冠心病重要的危险因素

虽然已经发表的大多数文章均表明CRP和随访的临床事件的发生有显著的正相关关系，但是仍需注意的是也有几项研究未能证实这种相关关系。Oltrono等研究了CRP在Braounwald IIIB级的心绞痛患者中的预测价值，切点定为10 μg/mL，结果发现在入院后的72 h内两组之间的心脏事件、用Holter检测的缺血事件的发生率并无差别。在另外一项研究中，检测了不稳定型心绞痛和非Q波心肌梗死患者的基线和48 h的CRP水平，14天时并未发现CRP（切点定为5 μg/mL）和临床结果有相关关系。

CRP和血管重建：CRP在行经皮冠脉介入治疗（percutaneous coronary internentions，PCI）和冠脉搭桥术的患者中也具有判断预后的价值。Chew等的研究显示PCI前的基线CRP水平可以预测30天的死亡和心肌梗死的发生。Muller等的研究发现了相似的结果，在进行冠脉介入治疗的不稳定型心绞痛患者中CRP可以预测近期和远期的死亡率。CRP超过10 μg/mL者的长期死亡率可增高4倍。另外的一些研究均得到了相似的结果。有趣的是，一些研究发现，那些CRP增高的介入患者可能会从特定的药物如他汀累活氯吡格雷中获得最大的益处。

CRP和一级预防：一些前瞻性的流行病学资料显示在无冠心病的个体中CRP可以预测将来的心血管事件。非常有趣的是CRP 与将来发生心血管事件的相关关系是独立于年龄、吸烟、胆固醇水平、糖尿病和其他主要的心血管危险因素而存在的。另外，CRP也可以判断那些LDL-C并不升高的个体将来发生心血管事件的总体危险。在这项有关生殖的研究中，检测了超过27 000名健康的美国妇女的基线和随访平均8年的CRP水平，即使调整了Framingham评分，CRP仍能预测心血管事件的发生，另外，CRP是较LDL-C更为有意义的预测指标。最后CRP具有LDL-C之外的预测价值强烈地支持了CRP是独立于血脂之外的动脉硬化的病理生理机制（如图41-3所示），如炎症的一个重要的标志物。

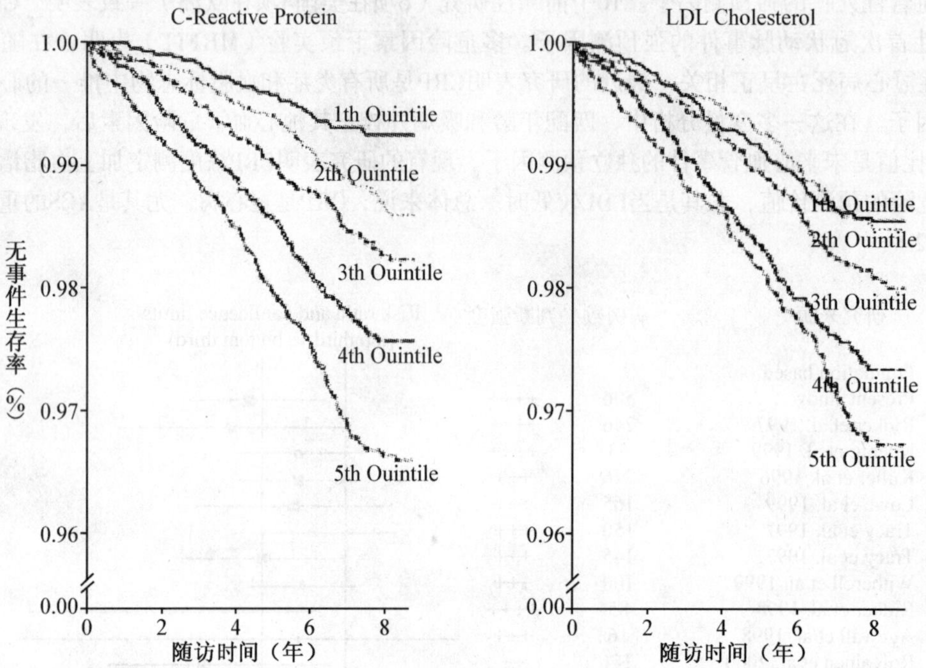

图41-3 不同基线CRP和LDL-C的无事件生存率

CRP作为ACS时炎症标志物的局限性：一些研究者提出反对用CRP作为一级和二级预防的标志物。他们认为，CRP不能满足临床预防服务要求的那些标准，并且它的准确性、可靠性以及易变性均未能得到很好的了解。另外，CRP在有心血管危险因素的患者中的升高常继发于其他的一些因素比如应激、高蛋白饮食、炎症刺激和创伤等。因此，在大型临床试验中得到的结果不能轻易地转化为具体的个体和具体的日期。

CRP的另外一个局限表现在它似乎在肌钙蛋白阴性的个体中并无很好的预测价值，例如在最近的一项研究中，涉及604名胸痛患者，入院时和随访期肌钙蛋白阴性的患者中，CRP未能预测30天和6个月的主要的心血管事件的发生。

41.2.2 CD40/CD40L 正常动脉未发现sCD40L，仅在内皮细胞有少量CD40表达。在人类动脉硬化发生过程中，CD40/sCD40L在T淋巴细胞、内皮细胞（ECs）、平滑肌细胞（SMCs）和巨噬细胞等表达的始动原因，目前尚未明确。氧化低密度脂蛋白（oxLDL）、长期感染（如衣原体感染和微生物抗原）的慢性刺激、血流动力学异常、热休克蛋白、细胞因子特别是γ干扰素（IFNγ）均可能是它的促发因素。此外，CD40/sCD40L还可正反馈地促进其自身的表达。而人类动脉硬化斑块内的ECs、SMCs和巨噬细胞均表达CD40/sCD40L，二者在斑块的肩部，即斑块与正常动脉交界处最多。由于肩部是不稳定斑块最容易破裂的地方，因此CD40/sCD40L与斑块的稳定性密切相关。斑块内的$CD4^+$T淋巴细胞也表达sCD40L，表明T淋巴细胞处于激活状态。体外细胞实验也证实，人血管ECs、SMCs和单核/巨噬细胞在无血清条件下也能组成性地表达这两种蛋白质，而在各种细胞因子如IL-β，TNFα和IFNγ刺激下表达明显增强。近年来的一些研究将热点投入了CD40和它的可溶性配体sCD40L在动脉硬化中的潜在作用，CD40配体是一个三聚的跨膜蛋白，它很明显地参与了斑块的形成。sCD40L，即CD154，一种与TNF家族同源的膜蛋白。sCD40L具有免疫细胞信号传递的功能，经过CD40的信号，T细胞激活B细胞使B细胞成熟并且分泌抗体。在体内，sCD40L或受体突变会导致B细胞成熟障碍，产生高IgM综合征。sCD40L除了参与免疫细胞间的信息传递，还能导致VCAM-1的产生，从而诱导血管炎症反应。事实上，不像其他的细胞因子在动脉粥样硬化中的作用，sCD40L还能诱导巨噬细胞产生组织因子，组织因子是斑块凝血酶原激活的关键因子。同时sCD40L具有激活Caspase-1作用，Caspase-1是触发凋亡的酶原。而且，sCD40L也会诱导内皮细胞、平滑肌细胞、巨噬细胞表达金属蛋白酶1（MMP-1），在动脉粥样硬化的进一步损害中有重要作用。sCD40L通过其受体能使血管细胞和巨噬细胞产生大量的致炎细胞因子，sCD40L会诱导血管内皮细胞和平滑肌细胞释放IL-6，IL-8及IL-1β。最后，sCD40L会诱导内皮细胞表达一系列的内皮黏附分子，包括E-选择素（CD62），血管黏附分子1（VCAM-1，CD106）以及细胞间黏附分子1（ICAM-1，CD54）；在巨噬细胞内，sCD40L会增加CD54、CD80和CD86，主要组织相容性复合体Ⅱ（MHCⅡ）以及CD40的表达。这些炎症细胞因子的高表达促进动脉粥样硬化的发生发展。最初，人们认为CD40和sCD40L只在B淋巴细胞和$CD4^+$的T淋巴细胞表达，并介导T细胞依赖的B细胞的激活和分化。然而，最近的研究显示CD40和sCD40L在很多细胞上都有存在，比如血管内皮细胞、平滑肌细胞、血小板以及其他细胞类型。ACS不同阶段的许多病理生理改变都有CD40和sCD40L的相互作用和参与的结果，例如，sCD40L在血小板和其他细胞如内皮细胞以及单核细胞之间的作用起到了非常重要的中介角色。这种相互作用导致了趋化因子和黏附分子的释放，后者可以进一步促进白细胞向血管损伤的部位迁移。另外，正如前所述CD40的信号可以导致一系列的致动脉硬化中介物如基质金属蛋白酶和Caspase-1等的表达，从而在动脉硬化的过程中起到一定的作用。

血小板在动脉血栓形成过程中起到了至关重要的作用。非常有趣的是血浆中90%的sCD40L被认为是来自被激活的血小板。一旦被激活，sCD40L即从血小板释放出来并与不同细胞上的受体相互作用。这种相互作用导致了很多趋化因子和细胞因子的释放。另外，内皮细胞和血小板通过CD40和CD40L的这种相互作用引起组织因子的表达增强，而后者是重要的促血栓形成的物质。因此，CD40和其配体是动脉硬化血栓形成的潜在参与者，它的血清水平可能有一定的临床意义。

研究显示，在动脉粥样硬化易感的大鼠体内利用CD40配体抗体中和的策略，证明了CD40配体参与了动脉粥样硬化的起始以及其发展过程。在大鼠体内，给予CD40配体抗体中和CD40配体，发现这些大鼠的粥样斑块的面积和厚度都大大减小，同时动脉中VCAM-1的水平也降低了。更重要的是，抑制CD40配体的功能不仅能阻止损害的进展，而且能改善损害的特性，例如斑块内有较少的炎症细胞，有较多的平滑肌细胞和胶原，这在一定程度上阻止了疾病的进展。总之，抑制CD40配体的作用会抑制动脉粥样硬化的形成，阻止已有粥样斑块的进一步发展，使斑块更具稳定性。进一步，基因敲除动物同样证明了这样的事实。

CD40，CD40L和sCD40L的影响因素：经皮血管腔内成形术（PTCA）可以诱导sCD40L和血小板相关CD40L的升高。经高分辨率磁共振成像术（MRI）发现有脂质池的颈动脉斑块患者同样有sCD40L的升高。一项前瞻性研究表明，在健康的妇女中，升高的sCD40L可以作为心血管事件的高危因子，并且发现人群中升高的sCD40L与急性冠脉综合征（ACS）的严重性和预后相关。

sCD40L和ACS：sCD40L在动脉粥样硬化和血栓形成的疾病中发挥着重要的作用。近年研究认为血小板源CD40L可作为急性冠状动脉血栓形成的标志物，ACS、介入治疗、外周血管栓塞和心肺外科手术等情况下的血栓形成和炎症反应过程中sCD40L水平均明显增高。Aggarwal等发现介入干预的罪犯血管开口处血浆sCD40L高于外周血。Cippollone等也发现血浆sCD40L升高水平与再狭窄相关。国内外均有报道，在ACS患者血浆中sCD40L高于稳定型心绞痛患者，血小板源sCD40L的产生和促血栓的形成与血小板GPⅡb/Ⅲa的作用密切相关。Nannizzi Allaimo等发现GPⅡb/Ⅲa受体拮抗剂呈浓度依赖性地减少活化血小板sCD40L的释放，其拮抗剂可以直接阻断活化的但还未聚集的血小板GPⅡb/Ⅲa受体，这提示GPⅡb/Ⅲa与CD40L分化和sCD40L产生直接相关，CD40/CD40L具有促进血小板聚集和血栓形成的作用。

病理研究证实，CD40/CD40L的分布与某些和动脉硬化的发生发展密切相关的功能性分子的分布具有一致性。这些分子包括黏附分子、细胞因子、基质金属蛋白酶和组织因子等。体外细胞实验也证实，CD40/CD40L的相互作用可以促进人ECs、SMCs和巨噬细胞对上述物质的表达。动脉硬化斑块中丰富的炎性细胞因子IL-1、TNF α、IFN γ，增强了体外ECs表达CD40。相应地，在发炎皮肤组织的血管ECs层CD40原位表达增加。CD40和sCD40L均在培养的EC s、SMCs和巨噬细胞表达，且功能性介导了不同促动脉硬化生成过程。体内及体外的研究证实，不论是自身、局部或外源性的sCD40L 均可刺激粥样斑块相关细胞（淋巴细胞、血管ECs、SMCs和巨噬细胞）表达和产生一系列与斑块发生、斑块破裂和血栓形成有关的活性物质。

早期的实验发现在动脉硬化斑块中有炎症和免疫介导的机制参与。在特定基因敲除的小鼠模型上发现CD40L参与了斑块的破裂和血栓的形成。在低密度脂蛋白敲除的小鼠中用抗CD40L的单克隆抗体明显减少了斑块的大小、巨噬细胞、T细胞和脂质含量。Schonbeck等利用同样的模型发现抗CD40L能使斑块更加稳定。在另一项令人鼓舞的实验中，在载脂蛋白（apo）E和CD40L基因敲除的模型发现了斑块面积明显缩小，斑块内炎症细胞减少，并且斑块更稳定。更甚者，CD40L缺陷的动物可以避免血栓的形成，当使用重组的可溶性的CD40L后可以恢复血栓的形成。这些研究都表明了CD40L作为一个重要的角色参与了动脉血栓疾病的形成和发展。

有证据表明CD40/CD40L反应在动脉斑块破裂过程中起着重要的作用。在人血管平滑肌细胞上由免疫机制介导的CD40L可以增加MMP的表达，特别是MMP-1、MMP-3、MMP-9和激活的MMP-2。T细胞相关的CD40L可以激活人血管内皮细胞的MMP-2，诱导MMP-9的合成和释放，上调MMP-1、MMP-3的表达。人血管平滑肌细胞上的CD40L活化可以通过MMP使间质纤维胶原降解和斑块纤维帽变薄，这种由于细胞外基质蛋白的丢失而导致的斑块不稳定尤为引人重视。在人脐静脉内皮细胞上，血小板相关的CD40L能上调膜锚蛋白和MMP-1的表达，促进内皮细胞分泌组织纤溶酶原激活物、MMP-1，增强MMP-2和MMP-9的蛋白酶活性，而且还通过增加反应性的氧分子中和NO来抑制NO依赖的内皮细胞迁移。同型半胱氨酸可以诱导内皮细胞表达CD40L，并且发现H_2O_2与CD40L呈正相关，提示同型半胱氨酸致动脉硬化可以通过CD40L的高表达产生氧化应激。相反，Ⅱb/Ⅲa抗体和GPⅡb/Ⅲa拮抗剂能减少血小板诱导的MMP-9的激活和表达。上述研究表明CD40L通过上调细胞外基质（ECM）降解酶与阻止侵袭斑块和机械损伤的内皮细胞再生而使斑块变得进一步不稳定。对于CD40L是否参与了斑块核心的细胞凋亡仍值得进一步的研究。

Urbich等发现重组CD40L（rCD40L）可以阻断VEGF诱导的内皮细胞迁移，抑制血管损伤后内皮细胞再生，促使平滑肌细胞活化和增殖，提示CD40L在再狭窄中也发挥重要的作用。

基质金属蛋白酶（MMPs）在破坏斑块组织的完整性以致斑块破裂的过程中起重要作用。动脉硬化斑块局部基质MMPs的表达异常增高，导致基质合成与降解失衡，是斑块由稳定向不稳定方向发展，最终导致斑块破裂的关键因素之一。研究发现，CD40/sCD40L相互作用可诱导人的内皮细胞、平滑肌细胞和巨噬细胞表达和释放间质胶原酶（MMP-1）和基质溶解素（MMP3），胶原酶B（MMP-9）在内皮细胞和平滑肌细胞的表达也增加。此外，ECs和SMCs中无活性的胶原酶A（MMP-2）在sCD40L作用后以激活的形式被释放。CD40/sCD40L诱导上述酶的表达比TNFα或IL-1β的最大效应还大。一项研究发现，激活单核/巨噬细胞可以显著增加MMP-12的表达，而对MMPs的天然抑制物TIMP-1和TIMP-2的表达无明显影响，从而有利于局部基质降解，导致斑块不稳定。正常血管细胞不表达或仅少量表达组织因子，但在动脉硬化斑块中，上述3种细胞均大量表达组织因子，这是斑块破裂后导致局部血栓形成的关键因素。活化的T细胞或人rCD40L能诱导ECs、SMCs和巨噬细胞组织因子的表达，并伴随细胞促凝活性的增强，这种效应可被抗CD40L抗体抑制。Miller等发现，ECs不仅组织因子（TF）表达增加，而且伴有血栓调节素表达下调。由于血栓调节素与凝血酶结合后能启动纤溶系统，故CD40/sCD40L的相互作用在增强ECs凝血活性的同时，降低其纤溶活性，从而有利于局部血栓形成。CD40/sCD40L的相互作用可以抑制单核细胞凋亡，促进动脉硬化斑块中环氧化酶2（COX2）的高表达，而后者的产物前列腺素E2能促进T细胞MMPs的合成以及组织重塑。

sCD40L是39 kDa的蛋白质，是以可溶性生物活性状态存在的。Aukrust最早观察到了sCD40L水平和不稳定型心绞痛之间的联系。他们分别分析了29名稳定型心绞痛患者、26名不稳定型心绞痛患者和对照者的可溶性且与膜结合的CD40L的水平。与稳定型心绞痛组以及对照组相比，不稳定型心绞痛组的sCD40L水平显著升高。这些研究同时显示在体外血小板一旦被激活就会释放相当数量的sCD40L，那些不稳定型心绞痛患者与对照组相比有更大比例的脱颗粒的血小板。在另外一项涉及221名ACS患者的研究中，sCD40L与心血管事件的发生率增高相关，与sCD40L低于5.0 μg/L者相比，sCD40L高于5.0 μg/L者风险比为2.71（图41-4）。另外，在本研究中还发现，sCD40L升高者与未升高者相比，能从阿西单抗中获得更大的益处。

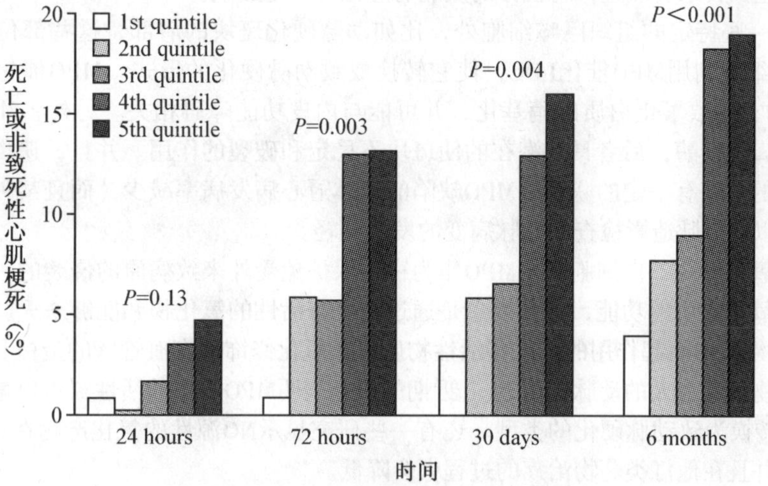

图41-4　sCD40L与临床事件之间的关系

在另外一项研究中，Vero等研究了195名OPUS-TIMI 16试验中死亡、心肌梗死或近瞻性的心力衰竭的患者和年龄、性别相匹配的195名对照者，在调整了CRP和肌钙蛋白I（Cardiac Troponin I，cTnI）后，sCD40L仍与死亡、心肌梗死和进展性心力衰竭相关。值得注意的是，sCD40L和cTnI均升高者比两者都低者死亡、心肌梗死、心力衰竭以及三者的复合的发生率都明显升高。sCD40L在健康人群中也有一定的预测价值。在Schonbeck等的一项研究中发现健康女性的血浆sCD40L水平与心肌梗死、中风和心血管死亡的发生密切相关。另外还有人发现在高胆固醇血症患者中sCD40L水平也是增高的。

sCD40L作为ACS的炎性标志物的局限性：关于sCD40L是否启动了炎症反应，仍然有着相冲突的实验数据。重组的sCD40L可以上调内皮细胞黏附因子的表达，可以增加外周血单核细胞趋化因子的产生。但是自然的sCD40L在体外不能诱导内皮细胞的炎症反应。这些结论上不一致可能由于两者的结构不一致导致生物学特性不一样。蛋白结构上的不一致性可能是因为在翻译后的变化，也可能是使用不同的细胞（如细菌细胞，哺乳动物的细胞）导致的差异。

正如前面谈到CRP时所提到的那样，sCD40L的局限性同样存在。直到目前为止，sCD40L仍未达到临床预防服务指南所设定的标准，它的准确性、可靠性和干预获益的可能性均未能确定。然而，它在ACS中的作用的科学基础越来越强，一些新的数据也越来越多。将来的临床试验重点应该评估在不同人群中检测sCD40L的价值。另外，随着检验试剂盒的价格、有效性和标准化的提高，使得检测sCD40L在临床中更容易。目前的资料尚不支持在ACS患者中常规检测sCD40L。

41.2.3　髓过氧化物酶（MPO）和ACS　MPO最初是在中性粒细胞的溶酶体中发现的，中性粒细胞被激活后MPO被释放到吞噬泡和血浆中。MPO是由活化的吞噬细胞分泌的一种血红素蛋白（一种糖蛋白），由一条血红素蛋白Ⅸ及与三价铁离子结合的四个吡咯氮构成。Andrews等报道正常人相对分子质量为75×2 kDa，由两条重链和轻链亚单位组成，每个重链亚单位分子质量约为57 kDa，轻链亚单位分子质量约为14 kDa。MPO基因，在小鼠位于第11号染色体，在大白鼠则位于第10号染色体上。含有12个外显子11个内含子，大小为10KB，调控其表达的因子是生长因子。MPO基因位于人类第17号染色体长臂（17q231）（美国国家生物技术信息中心，OMIM的number：606 989），含有12个外显子和11个内含子，DNA大小为14 638 bp，调控其基因表达的是生长因子。MPO的mRNA在早期髓细胞中表达，其中早幼粒细胞的表达水平最高，当细胞分化成熟时，表达迅速下降。目前筛选出的与疾病有关的位点有：463G/A，R569W，Y173C，M251T和外显子9的碱基缺失，研究最多的是MPO基因上游 463处G/A的突变，该位点位于SP1转录因子识别结合的顺式作用原件中，内含4个Alu重复序列。G/A的突变导致位于Alu激素反应元件的SP1转录因子结合位点消失，从而使MPO转录水平显著下降，MPO基因的多态性影响其基因转录和表达，对机体的疾病易感性有一定影响。

MPO出现在一些特定的组织巨噬细胞处，比如动脉硬化斑块的肩部，这些部位比较容易出现裂隙和破裂。单核细胞利用MPO催化LDL，使它转换成致动脉硬化的形式。MPO催化时利用一氧化氮（NO）作为底物，导致了蛋白质的硝基化，并可能与内皮功能障碍相关。另外，MPO产生的氧化物可以激活基质金属蛋白酶，后者具有潜在的使斑块不稳定和破裂的作用。并且，遗传学的研究也发现MPO与动脉硬化的发展有一定的联系。MPO缺陷的个体冠心病发病率减少，而且某种使MPO表达减少的基因多态性可以使冠脉造影检查的冠脉病变的发展减轻。

MPO介导的氧化反应：白细胞利用MPO作为宿主保护免受外来致病原的侵袭的一部分，MPO具有增加过氧化氢的氧化作用的功能，这种观念是通过产生有活性的氧化物和能够杀灭微生物的物质如亚氯酸、酪胺激活物和NO而起作用的。这些活性物质可以氧化修饰病变血管壁的蛋白和脂质，由MPO产生的很多氧化产物聚集在人的动脉瘤附近。 近期的研究表明MPO产生的活性氮可以增加内源性的脂质过氧化和将LDL转换为致动脉硬化的类型。还有一些研究显示NO源性的氧化产物在ACS患者的血浆中水平是增高的，并且在他汀类药物治疗的过程中会降低。

MPO，氧化应激标志物和ACS：在人类的动脉粥样硬化斑块组织中发现MPO，是依靠免疫组织化学法和物质光谱测定法。MPO作用于氯化物形成次氯酸（hypochlorousacid，HOCL）；另外，其作用于酪氨酸，产生酪氨酰基。HOCL和酪氨酰基都能改变LDL的结构，使被其氧化修饰的LDL能被巨噬细胞更加有效地代谢，且生成具有硝基化的酪氨酸残基的载脂蛋白B 100和把LDL转变成为能被巨噬细胞的CD36受体识别的脂蛋白颗粒。MPO近来也已被证明可以调节LDL的酶促反应（如图41–5所示）。

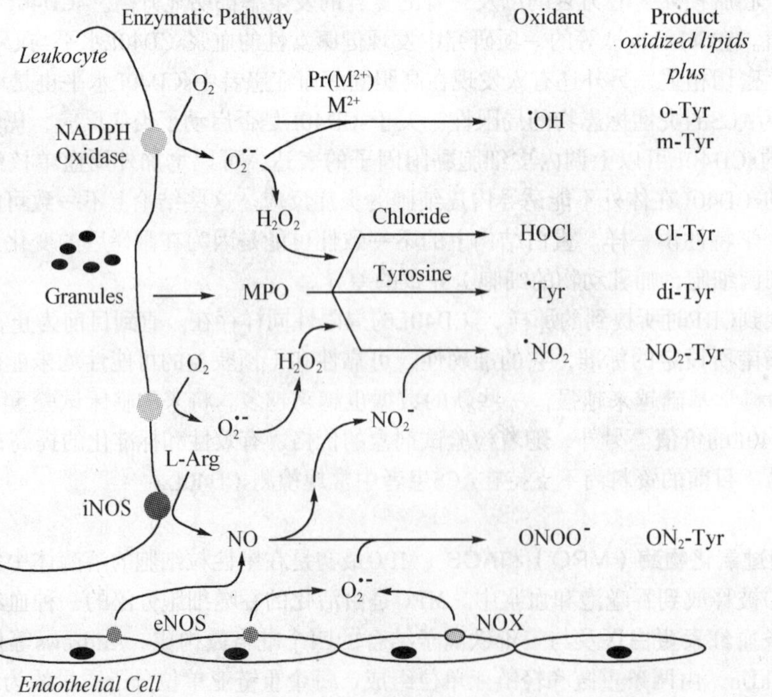

图41–5 MPO形成过程

Biasucci等研究发现CHD病人白细胞内MPO含量显著升高，ACS患者循环中的巨噬细胞经脱颗粒释放MPO。Zhang等认为MPO促进粥样斑块内脂蛋白的氧化，高水平的MPO与CHD相关。Brennan等研究发现：血浆MPO的水平可以预测发生心肌梗死的危险，甚至在肌钙蛋白T（cTnT）阴性（<0.1ng/mL）的患者也是如此。MPO水平也可以预测冠心病患者30天、6个月心血管事件（急性心肌梗死，需要再次血管再通，死亡）的发生危险。

2001年，有研究首次发现MPO水平和用冠脉造影量化的冠心病之间有明确的相关关系，共有158名明确诊断的冠心病患者组和178名冠脉造影无冠心病证据的对照组患者入选该试验，白细胞MPO水平与传统的冠心病危险因素共同被检测，多元回归分析结果显示MPO水平是独立的危险因素。

在最近的一项研究中，有学者研究了604名因胸痛进入急诊室的急性冠脉综合征患者的MPO水平的诊断和预后价值，MPO最高四分位者与最低四分位者相比30天和6个月的主要心血管事件的发生率明显增高，入院时的MPO水平可以预测所有病人发生心肌梗死的可能，甚至在那些最初肌钙蛋白阴性的个体也同样如此。在肌钙蛋白持续阴性的队列研究中，MPO仍然对1个月和6个月的心脏事件的发生有预测价值，即使在调整了传统的危险因素如CRP、心电图持续的缺血样改变、冠心病病史或血管重建术等之后。这些结果提示即使肌钙蛋白阴性的患者也可能存在不稳定斑块并可能发生冠脉事件。

在另外的一项研究中，Baldus等观察到了类似的研究结果，他们检测了血清MPO水平在ACS患者中的预测价值，随访了血清MPO水平在1 090名入选CAPTURE试验的静息时心电图有改变的胸痛患者中的预测价值，一级终点是6个月时的死亡和非致命性心肌梗死，该研究显示，MPO升高的患者（>350 μg/L）死亡和心肌梗死的风险显著升高，更重要的是，在入院时肌钙蛋白阴性的患者中MPO水平可以预测6个月时的死亡和非致命性心肌梗死的联合终点的发生。因此在两项独立的研究中，当MPO联合肌钙蛋白和CRP时在胸痛或ACS患者中还具有附加的预测价值。还需注意的是CRP在这两项研究中并非一个很显著的预测指标，血清MPO升高的患者比那些较低者可以从阿西单抗中得到最大的获益。

oxLDL被认为是导致动脉粥样硬化的一个重要因素，并且有许多证据表明氧化剂HOCL来源于MPO。Hazell等报道，和正常的血管比较，在动脉粥样硬化的血管中发现了更多的染色的载脂蛋白B 100（apo B，为LDL的标记）、MPO和oxLDL。在同样的病变血管中，有病变的节段上述3种物质的染色比正常的节段中更多。然而更具重要意义的是动脉内膜/中膜（Ⅰ/M）的值（代表动脉粥样硬化的程度）和apo B、MPO、oxLDL之间具有正相关，apoB、MPO、oxLDL的染色程度会随着I/M值增高而增高。在单一血管的不同部分，如果I/M值>1.8，则这种正相关会更加明显。在动脉粥样硬化的血管中oxLDL的浓度是正常人血管中的30倍。

MPO参与动脉硬化的可能机制为：①MPO消耗过氧化氢，催化氯化物离子氧化为次氯酸，具有很强的杀微生物活性；然而，在特定条件下，MPO催化的反应所产生的氧化剂（次氯酸、3 氯化酪氨酸、酪氨酰基、硝基酪氨酸等）生成过量，超过局部抗氧化剂的防御反应时，导致氧化应激和氧化性组织损伤。MPO产生的次氯酸能降解蛋白多糖，减少细胞外基质与内皮细胞的黏附，促进内皮细胞脱落，内皮功能受损；同时，MPO通过降解细胞外基质，使纤维帽变薄，脂质中心扩大使动脉硬化斑块不稳定性增加。②MPO通过产生一氧化氮（NO）衍生的氧化剂，在致动脉硬化的级联中启动大量的病理事件。除了产生多种潜在致AS的因子外，可以利用具有保护性因素的NO作为底物，这些因素与内皮功能障碍泡沫细胞沉积斑块的易损性有关。③MPO是氧化LDL反应中的一个关键酶。LDL是血液中胆固醇的主要载体，高水平的LDL是动脉硬化的一个主要危险因素。研究表明LDL必须被氧化修饰后才能促进血管疾病的发生。如前所述oxLDL是动脉硬化形成的一个重要的早期事件，oxLDL可以对动脉内膜产生功能性损伤，诱导血管内皮细胞表达黏附分子、集落刺激因子、血管平滑肌生长因子和单核细胞化学趋化蛋白 1；促使平滑肌细胞和单核细胞转化为泡沫细胞并在内皮细胞下堆积形成脂质条纹。MPO可以通过两条不需要游离的金属离子的LDL氧化路径，其中一条是MPO通过H_2O_2产生细胞毒性氧化剂次氯酸，它可以帮助宿主抵御病原体的侵入，同时这些氧化剂也潜在性地氧化损害宿主的大分子，如使LDL氧化产生ox LDL；另外一条路径是MPO可以把L 酪氨酸转化为酪氨酰基，通过从多不饱和脂肪酸的二烯丙基亚甲基中获得氢，在蛋白质内形成O，O′ 酪氨酸交联来发动脂质过氧化。④MPO促进HDL的氧化，影响其胆固醇的逆向转运作用。O′ Connell B研究表明，HDL与血管内皮细胞发生相互作用而产生有益的血管保护作用，HDL可以将细胞内多余的胆固醇直接或间接地转运给肝脏组织或转运给产生类固醇的组织，可以抑制血小板的激活，增加NO的合成和释放，调节内皮细胞对黏附分子的表达，调节内皮素的分泌等。体外研究发现，MPO催化产生的氧化剂次氯酸使载脂蛋白AⅠ（apolipoprotein AⅠ，apoAⅠ）发生氧化修饰，降低了其促进胆固醇的逆向转运作用，可能机制是影响apoAⅠ与B族Ⅰ型清道夫受体（scavengerreceptor BⅠ，SRBⅠ）的相互作用。

MPO作为ACS炎性标志物的局限性：MPO作为ACS的炎性标志物的最大局限性是其进入该领域相对较新。尽管目前有很多非常令人兴奋的试验结果，但是至今在怀疑心源性的胸痛患者的检测中MPO仍然不被推荐为常规项目。氧化应激和心血管疾病之间的联系可能会使MPO有更为广阔的应用前景，MPO在临床应用中还需要更多的试验予以确定，目前仅用于科研方面。

41.2.4 其他潜在的炎性标志物 还有其他很多炎性标志物值得研究，但是它们尚缺乏可重复性和稳定性，另外也没有足够的试剂盒可供购买。

CRP和SAA是两项研究较多的急性期反应产物，且前有很多研究都在观察急性期产物和ACS的关系，但研究结果却并不一致。比如，Liuzzo等评估了慢性稳定型心绞痛、严重的不稳定型心绞痛和急性心肌梗死患者的CRP、SAA和住院期间的心肌梗死和死亡之间的关系，研究结果显示，CRP和SAA水平升高是不稳定型心绞痛患者不良预后的强烈的预测因子。然而，在另外一项研究中Haverkate等在2 121名患者中随访2年却发现SAA并非一个可以预测冠脉事件的因素。有关纤维蛋白原的研究也发现了类似的矛盾的结果，比如，Toss等发现在965名不稳定型心绞痛和非Q波心肌梗死患者中纤维蛋白原和更差的临床结果之间有很好的相关关系，但是Montalescot等在不稳定型心绞痛和非Q波心肌梗死患者中却发现纤维蛋白原于14天和30天的死亡、心肌梗死、复发性心绞痛和血管重建术的联合终点之间无任何相关性。

SAA是由同一基因编码的一组多形性蛋白，代表一个相对分子质量为12 000的家族。它们存在于各种脊椎动物中，SAA家族包含急性期SAA（acute phase serum amyloid A，A SAA）和结构性SAA（constitutive serum amyloid A，CSAA）两种主要产物。A SAA是脊椎动物的主要急性反应蛋白，C SAA仅在人类和鼠中发现，急性期反应血浆浓度变化不大。人类SAA由相关蛋白（SAA1-SAA4）组成。SAA1和SAA2蛋白仅有7个氨基酸不同，它们编码A SAA，两蛋白产物结构近93%一致（98/104），通过使用SAA1单抗，采用ELISA法检测SAA1在健康群体和类风湿患者的水平及其占总SAA（Total SAA，TSAA）的比率，发现SAA1/TSAA在健康群体和类风湿患者分别为（74% ± 12%）和（77% ± 12%）。证实SAA1是急性期SAA的主要成分并可能决定总SAA的价值。SAA3是一个假基因，SAA4在急性期反应中变化不大，是一个在动态平衡中与高密度脂蛋白（HDL）胆固醇一起出现的异形物。

SAA主要由肝细胞产生，心脏、骨骼肌等肝外也有生成。正常情况下SAA（1 ~ 5 mg/L）以恒量水平存在，但在炎症刺激4 ~ 6 h之后SAA水平快速上升，24 ~ 48 h内可达到500 ~ 1 000 mg/L的水平，升高达1 000倍以上，SAA由单核细胞弹力蛋白酶降解清除。人类A SAA（SAA1和SAA2）和C SAA（SAA4）的mRNAs已发现在包括THP 1细胞的血单核/巨噬细胞表达。Meek等在人冠状动脉和颈AS病灶中的绝大多数内皮细胞、某些平滑肌细胞、巨噬细胞源泡沫细胞、外膜巨噬细胞和脂肪细胞中均发现了SAAm-RNA。SAA1/SAA2和SAA4蛋白已经被发现在AS斑块病变中，尤其在泡沫细胞中存在。

一项采用免疫组化方法研究LDL R（-/-）与apoE（-/ -）小鼠10天、50天、70天SAA，apoA Ⅰ的表达发现：两种动物所有的时间点在AS损伤的细胞外基质中都能检测到SAA，而且SAA的范围与损伤区域高度相关，表明SAA可出现在鼠类AS损伤的任何时期。炎症与颈动脉粥样硬化风险研究（ICARAS）连续观察1 268位患者，进行一系列颈动脉超声检查，检测颈动脉血流速度，并按照狭窄程度分类，从开始时及随访中测定hsCRP和SAA，发现hsCRP和SAA从基础状态到随访过程中均与动脉粥样硬化进展显著相关。快速进展的颈动脉粥样硬化的形态学特征与炎症反应之间存在密切的相关性，这表明炎性标志物hsCRP和SAA的增加可以鉴定活动型AS疾病的存在。

SAA血浆浓度与斑块的稳定性有关，随着SAA血浆浓度的升高，斑块的稳定性下降，发生急性冠脉综合征的危险性增加，其血浆浓度的检测可作为判定斑块不稳定性及预后的指标。Jousilahti等在芬兰PAIS大规模人群研究中，平均随访3年后横断面分析该亚组人群冠心病的流行情况。结果发现，发生冠心病者的基础SAA水平明显高于不发生冠心病者，同时还发现发生冠心病者血清SAA水平在行降血脂治疗较未行降血脂治疗有显著性下降。该研究表明，炎症标志物水平如血清SAA与冠心病的流行有明显正相关性。

虽然有一些基础和临床的研究显示SAA在ACS患者中升高，但是目前，在ACS患者中利用SAA作为炎性标志物的地位尚不很清楚。

在ACS患者中，人们还在研究另外的一些标志物如炎性细胞因子［白介素IL（IL-6，IL-10）和肿瘤坏死因子（TNF-α）］、黏附分子［包括可溶性血管细胞黏附分子（soluble vascular cell adhesion，sVCAM-1）、可溶性细胞间黏附分子（soluble intracellular adhension molecule，sICAM-1）以及可溶性E-选择素和可溶性P-选择素等］。IL-6是一种可以刺激肝脏细胞分泌多种急性期反应产物如CRP的炎性细胞因子，CRP和IL-6之间有明确的相关关系。Ridker等的研究显示IL-6有独立于CRP的预测将来发生心肌梗死的作用。在另外一项涉及3 489名患者的研究中，血浆IL-6超过5ng/L明显地与死亡率相关，还有，IL-6水平升高的患者可以从介入治疗措施中获得最大益处。

肿瘤坏死因子α（TNF-α）与CRP也有相关关系。在一项CARE试验中的包括272名患者的病例对照研究中，TNF-α升高者具有较高的心血管死亡和再发心肌梗死的危险。多种整合素、免疫球蛋白和选择素也被认为具有独立于CRP和IL-6的潜在的临床价值。Ridker等的一项有关女性健康的研究显示sICAM-1可以预测心血管事件的发生，即使在调整了CRP和IL-6等其他危险因素后也是如此。然而，由于缺乏稳定性和可重复性，这些炎性标志物的资料尚比较滞后，研发一些更为敏感的测试方法可能会更好地在ACS患者中利用这些炎性标志物。

最近，一些和炎性标志物相关的蛋白酶如妊娠相关性蛋白A（pregnancy-associated plasma protein A，PAPPA）已经在ACS患者中得到了一些关注，一项最新研究结果显示，在男女两性体内均存在PAPPA，其血清水平增高是局部炎症状态增加的潜在标记因子，PAPPA在不稳定性动脉粥样硬化斑块内含量高，而在稳定斑块中少见，该蛋白酶激活胰岛素样生长因子（IGF），介导动脉粥样硬化形成。1974年Lin等首先报道PAPPA是孕妇血清中4种不同的妊娠相关血浆蛋白A，B，C，D（PAPPA，B，C，D）中的一种大分子糖蛋白，在母体血浆中随着孕周的增加逐渐增多，并认为是产前监护胎儿核型异常及宫内生长迟缓，妊高征等高危妊娠的有效指标之一。用放射免疫法在未孕妇女血清和男性睾丸、精液内均可测到PAPPA，但含量较早孕者低。然而当时PAPPA的生理作用不为人们所知。此后研究证实，PAPPA属于锌结合蛋白超家族成员中的金属蛋白酶，PAPPA含有一段锌结合蛋白超家族所特有的锌结合基因序列（HEXXH），这段锌结合基因序列为（HEXXHXXGXXH，His482 His492 in PAPPA），与存在于众多其他的锌结合蛋白酶的HEXXH不同，这段基因序列在催化活化部位的锌离子中起协同作用。除了锌结合基因序列外，PAPPA还包括LNR1 3和SCR1 5基因序列，其功能未明。目前除了胰岛素样生长因子结合蛋白5（IGFBP 5）的蛋白水解酶PAPPA2外，未发现有与PAPPA具有高度一致基因序列的蛋白。

对动脉粥样硬化患者的研究证实，活动性斑块内血管平滑肌区域IGF-I mRNA高度表达，而在稳定的斑块中表达水平较低。IGF BP 4是由血管平滑肌细胞分泌的结合蛋白，能抑制IGF的介导作用。PAPPA是IGF依赖性IGF BP 4特异性蛋白酶，通过裂解IGF BP 4释放IGF-I。Bayes-Genis等研究了急性心肌梗死、不稳定型心绞痛、稳定型心绞痛患者和对照组的PAPPA血浆水平，结果发现与稳定型心绞痛组和对照组相比急性心肌梗死组和不稳定型心绞痛组患者的PAPPA显著升高，提示升高的PAPPA水平可能参与动脉粥样硬化不稳定斑块的形成。

已有研究显示，在人类真皮的成纤维细胞修复过程中，血小板源性生长因子、表皮生长因子、成纤维细胞生长因子对成纤维细胞中PAPPA的mRNA表达无影响，而当加入肿瘤坏死因子α，白介素1β后会导致时间和剂量依赖的PAPPA的mRNA和蛋白产物的增加（最大可增加3～4倍），这种效应可被放线霉素D所抑制。Fialova等在对慢性肾功能不全患者PAPPA的血清浓度的研究中，PAPPA血清水平可敏感地反映出肾功能的变化，并与反映炎症的指标CRP和AOPP（advanced oxidation protein products）呈正相关。

通过对AMI患者，不稳定型心绞痛（UAP）患者，慢性稳定型心绞痛（SAP）患者和正常对照组的研究发现，UAP患者循环血中的PAPPA水平大大高于SAP患者和正常对照组。他们的研究结果表明，将PAPPA域值定为10mIU/L，早期诊断ACS的敏感性可达89.2%，特异性为81.3%。研究还发现，ACS患者的PAPPA水平与CRP显著相关，与游离IGF I也存在相关性，但与反映心肌损伤的指标（CKMB和TnT，TnI）无关。通过计数有明显冠状动脉管腔狭窄的受累血管数目和Jenkins冠状动脉狭窄程度积分，行多因素回归分析显示，PAPPA水平与受累血管数目显著相关，但与Jen kins积分不相关。这种结果可能反映了在冠状动脉血管内静止的粥样硬化斑块与活动的、易损的、有裂隙的斑块并存的情况。

Hamm及其同事的几项研究表明，用肌钙蛋白来诊断UAP患者阳性率很低，仅22%患者早期TnT阳性，36%患者TnI阳性。而只有65%患者入院时CRP值会升高。Qin等对ACS患者PAPPA的释放曲线进行了相关研究，在他们的研究中，15名ACS患者PAPPA水平显著升高，与Bayes的结论一致，与Bayes的研究不同之处在于，Qin等的研究提示PAPPA与cTnI存在弱相关性而与CRP无关。不稳定斑块肩部的PAPPA在斑块破裂后血栓形成之前释放入血循环中被检测出来，即可识别出UAP患者的不稳定斑块，这也证实了PAPPA比其他反映心肌损伤的标志物更好地检测出UAP患者的作用原理。因此可作为ACS患者的识别标志物。但Qin等的研究发现，在AMI患者，PAPPA水平显著升高可发生在胸痛症状出现后的2～30 h内。因此，仅在一个时间点采血不能对AMI的诊断提供诊断依据。PAPPA升高时间的不一致性可能归于坏死心肌在不同的时间对血管内其他不稳定斑块的影响，例如促使其他不稳定斑块的破裂。更重要的是，在14名AMI患者中，仅4名患者PAPPA水平在症状出现后的6 h内升高，此点在其他人的研究中也得到了证实，Dominguez Rodriguez等分别测定了80名急性心肌梗死患者与80名相同年龄之对照组的血清PAPPA水平，结果显示两组间的PAPPA值并无明显差异，这提示PAPPA并非早期诊断AMI的理想指标。

已经知道肌钙蛋白和CRP水平升高可预测患者发生心血管事件和死亡的危险性。对200名入院诊断为ACS的患者进行长达6个月的随访，一级终点包括心血管死亡、心肌梗死或再血管化（经皮腔介入治疗或冠状动脉搭桥术）；次级终点包括非心血管死亡、因UAP而需要再次入院、心力衰竭加重（充血性心衰）、卒中；结果提示，入院时PAPPA水平可作为独立的预测因子，PAPPA＞2.9mIU/L的患者6个月内发生一级终点的相对危险性为3.7。

如前所述，尽管有一些试验显示PAPPA在ACS患者中升高，但还需进一步的研究确定PAPP-A的预测价值。

41.3 CDC/AHA有关炎性标志物和心血管疾病的指南

2002年，有一个工作组发布了题为“CDC/AHA有关炎性标志物和心血管疾病的建议：临床应用和公众健康”的报告，报告中阐述了逐年增多的与心血管疾病有关的炎性标志物，报告的目标是确定可行性的试验、哪些患者可被检测、哪些条件下可试验以及确定高危因素的标准。CRP被作为当前心血管危险分层的炎性标志物，然而，其他炎性标志物因其大多数都处于研究的起始阶段，尚缺乏可供选择的商业化的临床检测试剂盒，这样就明显地限制了它们的应用，一些新的标志物如MPO和sCD40L，可能会在将来的ACS危险分层中开创一个新的时代。

CDC/AHA推荐的临床上可用于心血管疾病中的炎性标志物。

41.3.1 检测CRP的适应证 根据目前的指南，如果患者处于感染或其他的炎性状态，不应用CRP作为危险分层的指标。为了报告的标准化，建议CRP以μg/mL作为单位，为减少个体内的变异性，建议检测至少相隔两周的空腹或非空腹的结果，两者的平均值为最终稳定的结果。CRP水平超过10 μg/mL，首先要排除继发感染，这种结果可待两周后复查后再发报告。报告建议的切点为：低于1.0 μg/mL为低危，1.0～3.0 μg/mL为中危，超过3.0 μg/mL为高危。这些切点是依据来自超过40 000人、15个人群的结果得出的。

41.3.2　应检测哪些患者　工作组认可CRP可用于10年冠心病发生率在10%～20%即所谓的重危组患者的危险分层。但医生仍需更多信息来指导进一步的诊断和治疗时采用CRP的检测。根据该报告，对10年冠心病发生率超过20%的患者常规检测CRP并无益处，因为这些患者已被认为是冠心病的等危症并需要积极的治疗。目前尚不建议按照CRP的靶目标指导治疗。

41.3.3　炎症可否被治疗　应用洛伐他汀的AFCAPS/TexCAPS试验和应用阿司匹林的医师健康研究的结果显示CRP升高者可从这些治疗中获得最大的绝对风险减低。然而，到目前为止，仍然尚无随机对照试验评估在ACS患者中减轻炎症的临床获益。有两项研究CHARISMA和JUPITER正在试图回答部分问题，尚缺乏这方面的试验。

CDC/AHA的工作组报告开启了总体危险因素评估的新纪元，然而，虽然基础和临床的很多证据将炎症看做是致动脉硬化的危险因素，炎性标志物和心血管危险因素之间有相关关系，但是还缺乏证实动脉炎症假说的随机试验。

心血管病学在过去的10～15年经历了显著的转变，目前认为动脉硬化斑块并非仅是内源性脂质的堆积，还是一个处在具有复杂生物活性环境之中的病理生理过程，或许有一天，炎性和血栓的新的标志物可能用来监测那些冠脉事件发生前的具有易损斑块的患者。

（刘志军）

参考文献

1. Lusis. Atherosclerosis. Nature，2000，407：233
2. Libbby P，Ridker PM，Maseri A. Inflammation and atherosclerosis. Circulation，2002，105：1135
3. Rioufol C，Finct C，Ginon I，ct al. Multiple atherosclerotic plaque rupture in acute coronary syndrome：a three-vessel intravascular study. Circulation，2002，106：804
4. Ferri N，Paoletti R，Corsini A. Biomarkers for atherosclerosis：pathophysiological role and pharmacological modulation. Curr Opin Lipidol，2006，17：495
5. Lobbes MB，Lutgens E，Heeneman S，et al. Is there more than C-reactive protein and fibrinogen? The prognostic value of soluble CD40 ligand，interleukin-6 and oxidized low-density lipoprotein with respect to coronary and cerebral vascular disease. Atherosclerosis，2006，187：18
6. Davi G，Ferroni P. CD40-CD40L interactions in platelet activation. Thromb Haemost，2005，93：1011
7. Varo N，Vicent D，Libby P，et al. Elevated plasma levels of the atherogenic mediator soluble CD40 ligand in diabetic patients：a novel target of thiazolidinediones. Circulation，2003，107：2664
8. Kinlay S，Schwartz GG，Olsson AG，et al. For the Myocardial Ischemia Reduction with Aggressive Cholesterol Lowering（MIRACL）Study Investigators. Effect of atorvastatin on risk of recurrent cardiovascular events after an acute coronary syndrome associated with high soluble CD40 ligand in the Myocardial Ischemia Reduction with Aggressive Cholesterol Lowering（MIRACL）Study. Circulation，2004，110：386
9. Libby P，Simon DI. Inflammation and thrombosis：the clot thickens. Circulation，2001，103：1718
10. Khera A，de Lemos JA，Peshock RM，et al. Relationship between C-reactive protein and subclinical atherosclerosis：the Dallas Heart Study. Circulation，2006，113：38
11. Zhou T，Zhou SH，Qi SS，et al. The effect of atorvastatin on serum myeloper oxidase and CRP levels in patients with

acute coronary syndrome. Clin Chim Acta, 2006, 368: 168

12. Brennan ML, Penn MS, Van Lente F, et al. Prognostic value of myelo- peroxidase in patients with chest pain. N Engl J Med, 2003, 349: 1595
13. Gough PJ, Gomez IG, Wille PT, et al. Macrophage expression of active MMP-9 induces acute plaque disruption in apoE-deficient mice. J Clin Invest, 2006, 116: 59
14. Singh U, Devaraj S, Jialal I. C-reactive protein decreases tissue plasminogen activator activity in human aortic endothelial cells: evidence that C-reactive protein is a procoagulant. Arterioscler Thromb Vasc Biol, 2005, 25: 2216
15. Vasan RS. Biomarkers of cardiovascular disease: molecular basis and practical considerations. Circulation, 2006, 113: 2335
16. Marschang P, Friedrich GJ, Ditlbacher H, et al. Reduction of soluble P-selection by statins is inversely correlated with the progression of coronary artery disease. Int J Cardiol, 2006, 106: 183
17. Tardif JC, Heinonen T, Orloff D, et al. Vascular biomarkers and surrogates in cardiovascular disease. Circulation, 2006, 113: 2936
18. Heeschen C, Dimmeler S, Hamm CW, et al. Pregnancy-associated plasmaprotein-A levels in patients with acute coronary syndromes: comparison with markers of systemic inflammation, platelet activation, and myocardial necrosis. J Am Coll Cardiol, 2005, 45: 229
19. Pearson TA, Mensah GA, Alexander RW, et al. Markers of inflammation and cardiovascular disease: application to clinical and public health practice: a statement for healthcare professionals from the centers for disease control and prevention and the American heart association. Circulation, 2003, 107: 499

42　急性冠脉综合征诊治方式的经济学分析

人类文明的发展、科学技术的进步，促成了人类寿命的逐步延长，比如在美国，人均寿命在1900年为49.2岁，至2001年时已延长到77.2岁。但是随着人们寿命的延长，老年人口逐渐增加，慢性病的发病率及患病人数也随之升高，产生了庞大的社会健康服务要求。另外，科技进步使新的诊治技术不断增加，也相应促使医疗保健费用日益上涨。结果为保障人类的健康，大量的社会资源被迫投入到医疗服务之中。如在美国，医疗开支在1900年仅占GDP的3%，而1997年已增长至13.6%。这些改变逐渐引起了人们对疾病防治中经济学分析的高度关注，尤其是对于急性冠脉综合征这类多发于中老年，同时平均医疗费用相对较高的疾病来说，评价其经济学指标更是十分重要。

在医疗领域中，最初经济学家和决策者使用的经济学分析主要用于评估如何更好地诊断、预防和治疗疾患。其结果主要是用来指导作为决策制定者的医生，并能够帮助医生更清楚地认识目前临床问题的分歧，同时为临床研究者确定优先考虑的项目。后来随着诊疗技术的迅速发展，一方面确实提高了疾病的诊治水平，另一方面也增加了诊治成本。这就要求医师在选择诊治手段时，不但要考虑所选方法的安全有效，而且还要考虑其经济性。

42.1　医疗卫生经济学分析的常用方法

42.1.1　成本最小化分析（cost- minimization analysis，CMA）　成本最小化分析法主要用于比较同样结果的2个或多个诊疗方案。如果已知要比较的各诊疗方案最终结果相同，这时就只需要比较各方案哪个成本最小，以成本最小者为最佳。

42.1.2　成本-效果分析（cost-effectiveness analysis，CEA）　当干预措施不仅成本不同，结果也不相同时，就不能采用成本最小化分析的方法。如果此时的结果可以用非货币的形式来表示时则称之为效果，在这里指的是健康效果，通常用抢救病人数、诊断准确率、治愈的病例数、血压降低的程度，以及由于健康检查的有效开展而促进死亡率降低等指标来衡量。在这种情况下，通常要比较哪一项目的单位效果成本最小。其指导思想是以最低的成本去实现确定的诊疗方案。 当方案之间成本相同或接近，选择效果较好的方案。当方案之间的效果接近时，选择成本较低的方案。另外，成本-效果分析一般用于相同目标或同类指标的比较，如果目标不同，活动的性质和效果就不同，这样的指标就难以比较，即使比较也没有什么实际意义。

42.1.3　成本-效用分析（cost-utility analysis，CUA）　成本-效用分析法是通过对结果和实际成本进行比较而判断各种诊疗方案优劣的方法。这里的“效用”一般采用特殊的测量单位来评价，即质量调整生命年（quality adjusted life years，QALYs）。例如，当利用某种新诊疗技术而缩短了疾病确诊时间并提高了诊断准确率，从而延长了患者的生命并改善了患者的生存质量时，就要计算每延长一个QALY 所用的成本来评价这一新方法。 这种评价方法也可以认为是成本-效果分析的一种类型，但由于这里各方案的结果都是用一致的指标来表示，与成本相联系对方案进行评价，在比较不同诊疗方案上更为方便，不像成本-效果分析严格要求方案效果的可比性。在成本-效用分析中需用生活质量效用值为权重调整生命年数，该效用值是反映个体健康状况的综合指数，取值范围在0～1 之间，在确定时常用敏感性分析来评价。例如对突发胸痛，ECG无ST段抬高，且暂无并发症征象的可疑急性心肌梗死病人，是收住正规冠心病监护病房（CCU）还是带有远程监护的普通病床？在进行经济学分析时，关键在评估两套医疗系统中原发性心室颤动复苏成功率的差异。评估的差异越大，收住CCU的经济性越高。如果两种医疗系统的效益相同，则收住CCU导致此类患者花费大量的额外费用而没有产生额外效益。但由于目前对此类问题尚无随机对照资料，所以这两套医疗系统对可疑心肌梗死病人治疗的任何经济学分析都只能进行粗略的估计。但如果我们运用灵敏性分析，将卫生活动方案实施后各方面的不同效应、成本和产出结果，进行计算和加总，得出远程监护普通病床对约20%的可疑急性心肌梗死病人有更好的成本-效用比这一评价结果，就能指导我们决策。它将要求我们对非ST段抬高或缺血性ST-T改变而没有其他并发症依据的患者进行危险分度，只有高危者才需要收住CCU。

42.1.4 成本-效益分析（cost-benefit analysis，CBA） 成本-效益分析是通过比较不同备选方案的全部预期成本和全部预期效益来评价备选方案（即研究方案的效益是否超过其资源消耗的机会成本），只有效益不低于机会成本的方案才是可行的方案，其决策标准比较简单，总的来说只要方案的净社会效益＞0就是经济上可行的。与CEA不同的是，CBA不仅要求成本，而且产出标准也要用货币单位来测量。但因为把卫生保健效益赋予货币价值相当困难，故此方法在卫生经济学分析中难于操作。

42.2 卫生经济学分析的一些原则

卫生经济学分析目的并不是为了充分利用最低费用来实现最大利益，因为我们知道，这两者永远是互相对立的。我们的目标是应该去确定可利用的财力，然后通过这些财力达到可能的最大效益或实现所希望的效益，最后才考虑实现最低费用。基于上述情况，确定医疗期望值以及可接受的费用与疗效相对比很重要。尽管获得真实利益必须花钱，但是考虑成本效益不应等同于成本节约。省钱而达到相同更好结果的决策显然是成本-效果；用适宜的成本产生附加价值，同样也是属于卫生经济学。

在经济学分析中，任何新考虑的方案都应计算增加成本／增加效果比率与现行的或标准的方案相比较。另外，在确定成本时，必须考虑各种费用，并根据费用的特点选择合适的记入方式，例如影像中心开始做的100次心脏扫描可能花费10万美元，由于昂贵的设备资本费用，每个扫描平均成本为1 000美元。而下一个100次心脏扫描递增成本将比开始的100次扫描成本低很多。因为不管是做了100次扫描还是200次扫描，设备的固定费用是不变的。这样，我们就有必要区分第二个100次扫描的递增成本与所有200次扫描的平均成本。

此外，在进行成本分析时，要考虑成本和结果的时间价值。由于很多卫生活动的效果不是马上就可以看到，如预防心血管疾病，目前的投资不能像做冠状动脉搭桥术那样立即得到收效，而要等到许多年后才能收效。这就得将不同时间的成本和结果折算成同一时间点上的值，或折算成等年值。贴现（discount）就是把将来不同时间的成本和效益换算成现在这一时点上的价值，而其换算的比率称为贴现率。但在贴现时，要充分考虑成本和获得效益的时间相关性。比如，现有金额或健康利益比未来金额或健康利益的许诺具有更高的价值；即时达到的费用和利益比以后达到的费用和利益具有更高的价值。人们更愿意今天花1万美元预防明天可能发生的死亡，而不愿今天花1万美元预防10年后可能发生的死亡。优先考虑实现即时获益的原因是多方面的：首先，事件预测的未来死亡可能不发生，而未来利用少于1万美元费用的新手术同样可能避免不幸事件；其次，在10年期间，随时可能因新出现的第二疾病结束生命。

42.3 急性冠脉综合征诊疗措施的经济学分析

42.3.1 诊断试验的经济学分析 现代心脏病检查包括一系列完善的诊断策略。进行正确临床判断要求医生通过成本经济学分析选择具体方案，以个别或系列试验来改善诊断和治疗的效果。使用诊断试验的经济学分析需要医生进行病人评估、诊断试验选择、分析试验与临床资料、制定治疗决策等一系列的逻辑活动。为选用适当的诊断试验，上述每一个步骤都必须仔细衡量。

首先不管实际情况如何，医生应该利用病史和体格检查资料估计疾病存在的概率。例如评估胸痛病人时，医生应考虑病人的年龄、性别以及胸痛发作的特征如胸痛性质、位置、持续时间、诱因、对休息和硝酸甘油的反应等，将胸痛分为典型心绞痛、不典型心绞痛或非心绞痛胸部不适。虽然这些临床概率估计多基于有高年资内科医生的判断，但在某些特定情况下，内科医生通过积累大量的临床资料而得到启示。然后根据对病人情况的评估，选择合适的检查手段。但在考虑安排各项检查时，医生必须确定该检查是否有效或指征是否非常明确，其他检查是否不能替代，危险是否最小或价格是否便宜，以及当前是否安排检查的最适时间。例如1977年心脏核素技术应用于临床不久后有人进行了研究，结果发现35%的接受核素扫描者的指征并不明确。而20世纪90年代的对照研究则证实二维超声心动图的广泛应用是恰当的，事实上其应用亦受到众多临床工作者的推崇。一般认为，能够影响治疗行为的检查结果是最有价值，并最具经济性。

评价特定检查项目的正确性，要求我们必须理解“敏感性、特异性和阳性预测值”等术语。比如运动心电图，其结果（即ST段压低程度）多分为正常或异常以有利于检查结果的阐述。但是，我们应该认识到增加敏感性时，特异性就会下降。具体而言，通过降低ST段下移深度标准，可使运动心电图发现冠状动脉病变病人的敏感性明显增加，如当“阳性”定义“ST段压低从2 mm改为1 mm”时敏感性明显增加，但同时特异性将降低，ST段压低在1～2 mm而实际无冠状动脉病变者很可能被诊断有冠心病，并为此承担巨大的心理负担和支付大笔不必要的治疗费用。

此外，检查措施的选择，要考虑不同环境下该检项的阈值途径 。所谓阈值途径是评价“效用和决策制定”的指标。它强调只有当检查结果能改变疾病存在可能的概率，并使之足以影响对病人的处理时，该检查才有意义。应该指出，对于特殊人群，其诊断阈值可能需要专门界定。例如反复非典型胸痛而平素健康的飞行员，为排除严重的冠状动脉疾病，单独界定诊断阈值显得非常重要。此种情况下，即使联合正常运动心电图与正常运动铊闪烁扫描仍不足以排除冠心病。考虑到飞行员职业的特殊需要，必须考虑直接进行冠状动脉造影。

Bayes定理的应用对筛选诊断措施大有益处。但理解Bayes定理首先要掌握先验概率、阈值和诊断检查效果等概念。当我们知道类似病人的先验概率，并知道所安排检查的敏感性和特异性时，就能计算检查后实际患病的概率。例如已知某项检查有90%敏感性和95%特异性，如果病人患病的先验概率为10%，那么检查后阳性结果将有67%患病概率；类似地，同样检查结果在50%先验概率的病人中则患病概率上升至95%。显然，67%与95%的患病概率对临床的决策有不同的影响强度。因此，当新的检查影响疾病概率，并足以超过决策阈值时，则认为该检查有实际应用价值。例如在评价典型心绞痛、非典型心绞痛和可能非心绞痛的胸痛病人运动心电图和运动铊试验的意义时，首先通过查询文献中的有关资料，明确典型心绞痛、非典型心绞痛和可能非心绞痛的胸痛病人的罹患冠心病的先验概率，如典型心绞痛者的先验冠心病概率为80%～85%，然后应用Bayes定理可以估算出不同检查结果的可能患病概率，如图42-1。

对于具有典型心绞痛症状者，仅依据病史就有较高冠心病概率（80%～85%）；如果运动心电图阳性则概率更高（95%），进一步做验证性的运动铊扫描后概率则更高，达99%。然而，如需确定运动试验结果阴性者无冠心病，运动铊试验则对判断几乎没有帮助。虽然铊运动负荷检查存在可能的附加预后价值，多数情况下认为该检查的结果不能为冠心病的诊断增加具有重大价值的独立信息。如果运动心电图和铊运动负荷检查提供信息不一致时，具有典型心绞痛者实际患冠心病的概率约为80%～90%；如果两种检查均为阴性，典型心绞痛者患冠心病的概率仍有30%。也就是说，即使两种检查都是阴性也不能排除典型心绞痛者冠心病的存在。但在一定程度可以减轻患者的忧虑，即使冠状动脉病变存在也提示预后良好。如试图排除典型心绞痛者的冠心病，仍需进行冠状动脉血管造影。在非典型心绞痛者，心电图运动试验和铊运动负荷检查两者都为阳性使冠心病概率从40%升至95%～99%。相反，两种检查均为阴性则将使冠心病概率大为降低，至8%。除非特殊职业人群，否

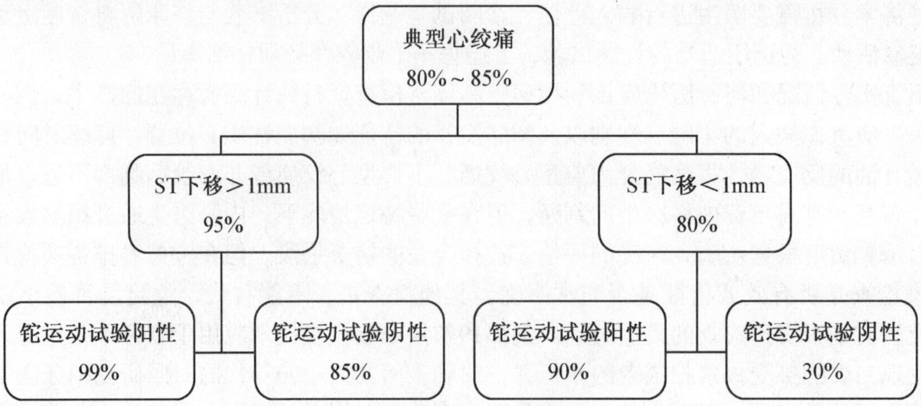

图42-1　典型心绞痛患者罹患冠心病的Bayes分析

则概率的降低足以使人们难以考虑冠状动脉造影检查。如果两种检查得出结果不一致，则两种检查的患病概率无疑会明显地改变。至于无症状健康人，由于先验概率的低下，静息心电图作为筛选检查几乎没有价值；同样，筛选性的运动试验收益过小以致它们在健康人群中毫无实际价值。然而，如果在冠心病高发年龄段的无症状者出现强阳性运动心电图，则冠心病概率将明显升高（由约5%升至约50%），铊运动负荷检查阴性并不能排除冠心病的存在。我们决不能简单地以阴性运动铊扫描而断定运动心电图是假阳性。为明确运动心电图是真阳性或假阳性，需要考虑介入性检查，尽管其筛选方案费用将大为增加。如果医生能估算试验前疾病概率，安排合适检查，适当地将检查结果与可利用的临床信息结合，检查安排将更经济有效。也就是说，特定检查仅在其提供有效信息时有帮助。然而，我们必须强调不论结果是“阳性”或“阴性”，该检查应该能提供比原有资料更多的有效信息。

总之，诊断措施的经济学要求我们尽量安排能为病人治疗提供有价值信息的检查。如果财力消耗很大而无显著健康结果差别，则提示许多检查和治疗不符合成本经济学标准，是不必要的。因此，节省财力可通过减少低-中效费用检查项目及减少应用昂贵技术来实现。

42.3.2　院前急救的经济学评估　院前急救包括许多前期生命支持措施，如除颤、气管内插管、静脉或肌内药物治疗等。据统计，在美国约有60%心肌梗死的死亡发生在院外；因此院前急救水平的提高对改善病人的存活率有重大影响。大量的资料提示及时有效的院前急救对拯救室颤和心脏停搏者的生命非常有益，如患者能在5 min内得到有效的复苏措施，则有2/3的患者能存活出院。不幸的是，许多该类患者在最初的5 min内不能得到急救处理，致使院前急救结果令人失望，即使具有良好的后续方案也仅有15%～20%的患者可能存活出院。在某些地区，此类患者存活出院率甚至仅为1%～5%。另外，数据显示有医务人员参与的院前生命支持能达到较高成功率，病人活着送达医院的百分率可从19%升至34%，存活出院率从7%升至17%。

院前急救方案的成本-效果很难估计。有人估计，流动冠心病监护单元（mobile coronary care unit，MCCU）挽救每个生命的增加费用约2.5万美元，超过了社会救护系统的原有费用。亦有研究指出，MCCU成本-效果是挽救每一生命需10万美元，挽救每一生命年需花费5万美元。院前急救的成本-效果分析依赖平均应答时间和病人的预后分析。分析中常使用估计寿命和生活质量、神经损害等概念。在心脏停搏存活的患者中，如果院前心脏停搏的时间越长，该患者就越有可能出现神经损害。此时患者虽然存活，从院前急救中获得了一些生命年，但其生活质量显然受神经损害的影响，势必不如采取预防措施延缓疾病发生所获得的生命年质量。在成本-效果分析时，如以没有神经损害的生命年进行校正，则院前复苏效益将必然减少。另外，经院前急救存活的患者，可能在今后的生存年中需要长期完善的医疗随访，还需包括PCI、冠状动脉搭桥等昂贵的治疗措施。而现有的多数研究没有考虑这些现实，即院外停搏幸存者将要花去不同于其他患者的费用，例如康复和监护医疗费用、辅助诊断和治疗可能诱发停搏的严重冠状动脉病变的费用等。当这些费用一起列入考虑时，院前急救的相对成本-效果可能不再具有优越性。

42.3.3　急性心肌梗死治疗中的经济学分析

溶栓治疗：在急性心肌梗死的抢救措施中，发病后尽早开始药物溶栓治疗的策略已经相当完善。数据显示院前溶栓治疗比院内溶栓平均提前55 min，并使心源性死亡和总死亡的发生率均明显降低17%左右。虽然目前尚无详细的费用资料可参考，但从英国家庭或救护车提供的静脉溶栓资料表明，院前溶栓具有较好的成本–效果。此外，荟萃分析结果表明发病后7～12 h进行溶栓仍有益处，但溶栓每提早1 h能使相对死亡率下降约10%～15%，而发病超过12 h的病人，溶栓治疗结果尚无定论。虽然老年人溶栓费用高而相对利益稍低，但老年急性心肌梗死较高的绝对死亡率换算为总利益后很可能与年轻病人相等。

溶栓药物：在对溶栓药物的成本–效果分析中，以不同条件、运用不同分析方法，结果都表明链激酶静脉溶栓对所有年龄范围病人，包括治疗开始时急性心肌梗死尚未明确诊断的高危者均具有良好的成本–效果比。而对组织型纤维蛋白溶解酶原激活物（t–PA），虽然目前尚无统一意见，但有资料提示其使梗死相关动脉90 min内的再通率优于链激酶，并且死亡率亦稍低，在计算挽救每生命年费用时可节省2.5万～3万美元。与链激酶相比，t–PA在高危病人中，其相对利益能转变为较大的绝对利益，增加的成本–效果更有意义。

急诊PCI：早期急诊经皮腔内冠状动脉成形术（primary PCI）是急性心肌梗死血管再通治疗的又一方法。有些临床试验表明，早期急诊PCI使犯罪血管有效再灌注的比例比静脉溶栓高，且死亡率明显降低；同时因住院时间短，费用没有过多增加而更具有吸引力。但医生是否应该动员更多急性心肌梗死病人接受早期急诊PCI尚无定论，因为有数据提示急诊PCI的结果除与病人的条件有关外，还很大程度上与手术者的经验、手术单位的质素有关。对于在有经验的单位或中心，由高度熟练的心内科医生（每年至少进行75例选择性PCI及11例急诊PCI）所进行的急诊PCI，目前一般认为其结果具有较好的成本–效果。

后续治疗与危险分层：在急性心肌梗死的后续治疗和危险分层方面，溶栓后侵入性手术仅适用于心绞痛症状反复发作的患者，与常规心导管检查后对明显狭窄的血管干预有同样疗效。虽然心肌梗死后危险分层受到广泛推荐，但应用静息和运动心电图、负荷铊闪烁扫描、放射性核素心室造影和24 h心电图进行的临床试验提示，它们对急性心肌梗死患者随后发生临床事件的预示可靠性极其有限。比如我们看到，尽管美国对急性心肌梗死后的患者实行较加拿大更积极的决策，但产生的却是相似的存活率和再梗死率。因此，心肌梗死后病人的危险分层和据此采取的各种治疗决策的相对成本—效果亦无定论。在药物的维持治疗上，大量的临床资料表明，心肌梗死后即刻至6周内开始的血管紧张素转换酶抑制剂治疗能使心肌梗死后2.5～4年死亡率降低19%～27%，其挽救每生命年的费用低于2.5万美元。心肌梗死后长期β–肾上腺素能受体阻滞剂的应用，能使再梗死和心源性死亡的相对危险减少25%，并伴有较好的成本–效果。据估算β–受体阻滞剂在高危或中危的患者中，挽救每生命年费用少于1万美元，在最低危患者亦不超过3万美元。因此，上述药物的维持治疗均具有较好的经济性，值得提倡。

42.3.4　重症监护的经济学评估　心血管监护病房（CCU）的开设，最初主要是为急性心肌梗死患者提供复苏服务，因为当时尚无其他有效的治疗措施。后来CCU得到多方向的发展。首先，大量可疑心肌梗死的患者住进了CCU，一旦他们出现明确的心肌梗死证据便于复苏抢救。其次，CCU作为心脏加强监护单位，为心肌缺血、泵衰竭或严重心律失常等提供紧急治疗。最后，急性心肌梗死的溶栓治疗和急诊PCI的出现也大大扩展了CCU的工作范围。

可疑急性心肌梗死者常处于诊断和治疗困境。是否收入监护病房，主要取决于病人的危险程度。目前一般认为，除非患者心肌梗死的发生概率接近20%，否则入住CCU不是最合成本–效果的选择。因此在对疑似心肌梗死的患者进行分诊时，应根据病史、体格检查、心电图、肌钙蛋白等心肌血清标志物等信息将病人分为不同的危险组别，然后再依据预计概率决定患者是否收住CCU，帮助指导哪些病人应收入普通病房，使他们接受更经济、有效的治疗。对有急性心肌缺血、或有不能解释的心电图表现（如左束支传导阻滞或逸搏心律），肌钙蛋白升高和有高危的临床征象者，由于他们有较高心血管事件的发生率，收入CCU具有经济性。

对于已入住CCU的患者，为了提高CCU使用的经济性，也要根据患者的情况变化，反复评估患者的危险程度。对于无严重并发症的急性心肌梗死的患者，在监护1～2天后，由于他们处于低危状态，移出CCU多无安全之忧；溶栓后，低危病人可于入院后4天出院。对疑似急性心肌梗死的患者，为排除急性心肌梗死的存在，宜每隔12 h或6 h跟踪心电图和心肌标志物一次，如心肌梗死不存在或危险程度较低，应及早将病人由监护病房转至普通病房，并有助于早期出院。

42.3.5 冠状动脉血管重建的经济学评估 直接的冠状动脉粥样斑块切除术与传统的PTCA相比死亡率和费用没有明显差异，但前者一方面使冠状动脉腔径增加更多，再狭窄发生率稍低，另一方面早期并发症发生率约高2倍。冠状动脉球囊扩张支架植入也能增加术后冠状动脉直径和降低临床再狭窄发生率。然而，手术达到的最初冠状动脉直径越大，则急性并发症发生率越高，住院时间也越长。与常规PTCA相比，冠状动脉支架的成本-效果尚可，但需要长期临床和经济随访以取得精确的成本-效果比率。

虽然冠状动脉旁路移植术（CABG）仅降低冠心病死亡率约3%，但与许多内科治疗相比CABG益处显而易见。然而，不幸的是许多CABG的指征不肯定，个别甚至使用不当，通常仅在进行大量CABG的中心有较好的结果。

对单支血管病变，PCI改善症状比内科治疗好。在单支血管或多支血管病变者，PCI与CABG相比，PCI病人需再次手术和心绞痛复发率较高，但死亡率、心肌梗死发生率和总费用两者则相近。非随机资料表明CABG改善三支血管病变或重度二支血管病变者的生存状况比PCI好，病变不严重者应选择PCI或内科治疗。CABG的成本-效果估计取决于病人症状和狭窄病变程度。

总之，目前通常认为 ACS死亡率的显著下降是各种一级、二级预防和治疗方法效果最有力的证明。因而，有必要对现时和未来的诊疗措施进行评估，以期在可应用的财力范围实现降低心血管致残率和死亡率的最大医疗收益。在与最佳治疗方案矛盾时，医生不能只注重成本-效果，病人也不应根据一些数字来选择治疗，最适宜的医疗方案并不能死板地从公式获得。医生的主要责任是为病人提供最佳个体化医疗服务。成本-效果原则将使医生能更好地进行诊断和治疗决策的选择，协助医生确定接纳或修改这些策略以更适合具体病人。因此，成本-效果管理的意义在于既对具体病人有较好的照料，又节省财力以利于增进对全体人民的关怀。

（王礼春）

参考文献

1. Welnstein M C, Stason W B. Foundations of cost-effectiveness analysis for health and medical practices. N Engl J Med, 1997, 296: 716
2. Detsky, A S and Naglle J G. A clinician's guide to cost-effectiveness analysis. Ann Intern Med, 1990, 113: 147
3. Kupersmith J, Holmes-Rovner M, et al. Cost-effectiveness analysis in heart disease Part I: Gennaral principles. Prog. Cardiovasc. Dis, 1994, 37: 161
4. Fryback. D G, Dasbach E J, Klein R, et al. The beaver dam health outcomes study: Initial catalog of health-state quality factors. Med Decis Making, 1993, 13: 89
5. Goldman L. Quantitative aspects of clinical reasoning. In Isselbacher. K J, et al. Harrison's Principles of Internal Medicine. 13thed. New York, McGraw-Hill Book Co, 1994, 43
6. Diamond G A, Staniloff H M, Forrester J S, et al. Computer assisted diagnosis in the noninvasive evaluation of patients

with suspected coronary artery disease. J Am Coll. Cardiol, 1983, 1: 444
7. Goldman L, Feinstein A R, Batsford W P, et al. Ordering patterns and clinical impact of cardiovascular nuclear medicine procedures. Circulation, 1980, 62: 680
8. Pauker S G, Kassirer J P. The threshold approach to clinical decision making. N. Engl. J. Med, 1980, 302: 1109
9. Weintraub W S, Madeira S W, Bodenheimer M M, et al. Critical analysis of the application of Bayes' theorem to sequential testing in the noninvasive diagnosis of coronary artery disease. Am J Cardiol, 1984, 54: 43
10. Pamelis F X, Gibon R S, Watson D D, et al. Prognosis with chest pain and normal thallium-201 exercise scintigrams. Am. J. Cardiol, 1984, 54: 43
11. Gordon D J, Ekelund L, Karon J M, et al. Predictive value of the exercise tolerance test for mortality in North American men. The lipid research clinics mortality follow-up study. Circulation, 1986, 74: 252
12. Weinberg J E, Freeman J L, Culp W J. Are hospital services rationed in New Haven or over-utilised in Boston? Lancet, 1987, 1: 1185
13. Kellerman A L, Hackman H B, Somes G. Dispatcher-assisted cardiopulmonary resuscitation validation of efficacy. Circulation, 1989, 80: 1231
14. Cum mins R O, Eisenberg M S. Prehospital cardiopulmonary resuscitation: Is it effective? JAMA, 1985, 253: 2408
15. Mark D B, Hlatky M A, Califf R M, et al. Cost-effectiveness of thrombolytic therapy with tissue plas minogen activator as compared with streptokinase for acute myocarioal infarction. N Engl J Med, 1995, 332: 1408
16. Ziljstra F, de Boer M J, Hoorner J C A, et al. A comparison of immediate coronary angioplasty with intravenous streptokinase in acute myocardial infarction. N. Engl. J. Med, 1993, 328: 680
17. van Bergen, P F M M, Jonker J J C, van Hout B A, et al. Costs and effects of long-term oral anticoagulant treatment after myocardial infarction. JAMA, 1995, 273: 925
18. Weinstein MC, Stason WB. Cost-effectiveness of coronary artery bypass surgery. Circulation, 1992, 66: 56

43 急性心肌梗死治疗的地区差异

在循证医学时代，临床医生在进行治疗决策时，更多的是根据临床研究的结果。基于这些临床研究，美国心脏病学会/美国心脏病协会（ACC/AHA）和欧洲心脏协会（ESC）都制定并公布了自己的关于急性心肌梗死的治疗指南。由于这些研究都是基于相同的临床研究制定的，这些指南在核心内容方面也大致是一致的。但在临床实践中，多项注册研究及随机对照临床研究均显示出，无论是患者基础情况，还是治疗策略的选择以及临床转归方面，各个国家及地区之间均存在一定差异。在对治疗指南的依从性上，不同地区之间也存在差异。目前，在一些新药物和新的治疗措施的使用方面，各个地区也有不同。这就导致了急性心肌梗死治疗上的地区差异。

本章结合最近的一些临床研究，对急性心肌梗死治疗上的地区差异，以及这一差异带来的临床结果及患者生活质量方面的差异进行探讨，并简单分析产生这些差异的可能原因。

43.1 不同类型急性心肌梗死治疗的地区差异

43.1.1 ST段抬高急性心肌梗死 早期的5项临床研究比较了无并发症的ST段抬高急性心肌梗死的侵入性治疗与保守治疗之间的差异。因此，早期探讨治疗差异的临床观察研究也侧重于ST段抬高急性心肌梗死的治疗。

美国和加拿大之间的差异：最初对急性心肌梗死治疗的地区差异进行研究的文章比较了美国和加拿大对ST段抬高急性心肌梗死治疗的差异。这一差异也反映了两个国家健康卫生保障系统之间的差异。加拿大的保障系统是单一的，而美国则有多家保障系统。SAVE研究（Survival and Ventricular Enlargement）比较了1987～1990年间，19家加拿大医院和93家美国医院对ST段抬高急性心肌梗死治疗的情况。其结果显示，选择性冠状动脉造影在美国进行得更为广泛（68%对35%）；介入再灌注治疗在美国进行得也更为广泛（31%对12%）。这一差异对1年内死亡率（22%对23%）或再次心肌梗死的发生率（14%对13%）并未产生显著影响。但加拿大患者出现限制患者活动的心绞痛的比例明显高于美国患者（33%对27%）。

更积极的治疗策略，如冠状动脉搭桥手术（CABG）会带来更高的医疗费用。但在累计死亡率和再梗死的发生率方面的差异不大，SAVE研究对这些治疗手段的成本-效益比提出了质疑。

之后的一项回顾性队列研究比较了美国斯坦福医疗中心和加拿大皇家维多利亚医院在临床工作模式之间的差异。这一研究也证实了SAVE研究的结果，美国医生更倾向于采取侵入性的治疗策略，加拿大医生使用非侵入性检查的比例更高。研究还观察到，两家医院1年再梗死和死亡的累积风险相似。但是，斯坦福医疗中心的患者再发心绞痛的比例较低（33%对40%），患者心功能状态也较好（Duke积分28.8对34.4）。

还有一些其他的研究也证实了上述两项研究的结果。Tu等的研究显示出，根据对1991年接受Medicare保险支付的患者的追踪结果，美国急性心肌梗死患者接受器械治疗的比例更高，但1年死亡率与加拿大患者相当（34.3%对34.4%）。Pilote等还观察了1988～1994年间，用于治疗急性心肌梗死的技术在不同年代的变化。美国对新技术的应用较加拿大更快，例如PTCA在美国由7%增长至18%，而同期魁北克仅由2%增长至6%。但死亡率的降低在两地相似，美国心肌梗死患者的1年死亡率由39.1%降至32.8%，而魁北克由37.6%降至32.1%。

Langer等的研究显示出，加拿大和美国对于ST段抬高的急性心肌梗死治疗的差异在近期依然存在。CARS研究（Coumadin/Aspirin Reinfarction Study）显示出，美国对于急性心肌梗死患者的治疗更为积极。与之前研究不同的是，当以死亡、非致命性再梗死和非致命性缺血性卒中为主要评价终点时，美国患者1年累计事件发生率较低（8.0% 对11.3%）。但作者同时也指出，这一结果可能与美国入选患者多为相对低危有关。随着加拿大医生对急性心肌梗死患者治疗的策略向更为积极的方向转化，我们需要进行一些新的研究来评价两国之间的差异。

欧洲国家对ST段抬高急性心肌梗死治疗的情况（Euro Heart Survey ACS）：为了了解及评价欧洲国家对于急性冠脉综合征的治疗情况，欧洲心脏病学会（ESC）于2000～2001年和2004年相继进行了两次调查研究，即Euro Heart Survey ACS-Ⅰ和Euro Heart Survey ACS-Ⅱ。对两次调查结果对比可以发现，患者的年龄、性别比例及危险因素（糖尿病、高血压、肾功能不全、吸烟史、体重指数、既往动脉硬化疾病史）在5年间变化不大。患者接受选择性冠脉造影、PTCA及支架植入的比例明显增加（56.3%对70.2%，40.4%对57.8%，31.0%对52.4%），而接受冠状动脉旁路手术（CABG）的患者比例有所降低（3.4%对2.9%）。药物治疗方面，阿司匹林应用较为普遍（93.0%及96.8%），华法令的应用有所增加（5.3%对13.1%），肝素/低分子肝素的应用有所减少（81.5%对77.2%），而抗血小板药物抵克力得/氯吡格雷（36.1%对69.8%）和血小板糖蛋白Ⅱb/Ⅲa受体拮抗剂（19.6%对30.7%）应用明显增加，ACE抑制剂/血管紧张素Ⅱ受体拮抗剂应用增加（63.8%对75.4%），静脉/口服β-受体阻滞剂比例增加（78.4%对83.0%），他汀类药物更为普遍地被接受（49.2%对80.7%）。这一改变显示出对急性心肌梗死治疗指南的贯彻和落实的提高，相应的住院期间死亡率（4.9%对4.0%）和30天死亡率（6.2%对5.1%）均有降低。

其他国家的情况：ST段抬高心肌梗死国际注册研究显示，美国的治疗措施较其他国家更为积极。例如基于早期使用链激酶和组织型纤溶酶原激活物溶栓的临床研究（GUSTO-I，Global Utilization of Streptokinase and Tissue Plasminogen Activator for Occluded Coronary Arteries）的资料库，Van de Werf等比较了美国和其他14个国家对急性ST段抬高的心肌梗死治疗的差异。美国使用经皮腔内血管成形术（31%对10%）和冠状动脉旁路手术（13%对3%）较其他国家更广泛。患者在美国接受治疗是良好预后的预测因子（30天死亡率6.8%对7.2%），但有学者认为，这一差异主要是由于美国治疗策略更为积极所带来的。

然而，Matsui等进行的另外一项国际调查研究对比了美国、日本、巴西、德国以及瑞士数家教学医院的694例急性心肌梗死患者接受治疗的情况，结果并未显示出美国在使用侵入性治疗手段方面更为积极。然而，美国医院的住院时间更短，使用溶栓治疗的比例也较低。这一研究的结果可能与参与研究的医院有一定关系。

Giugliano等还比较了参与早期静脉nPA治疗急性心肌梗死（InTIMI-Ⅱ）研究中，西欧、东欧、北美以及拉丁美洲国家之间治疗策略的差异。结果显示北美医院使用侵入性治疗的比例更高，药物治疗也更为积极和充分。

再灌注治疗策略的地区差异：ST段抬高急性心肌梗死治疗的地区差异主要体现在再灌注治疗策略上的差异。如前所述，各国间在进行冠状动脉造影和腔内血管成形术之间差异很大。根据GRACE国际注册研究，ST段抬高急性心肌梗死的患者中，47%接受了溶栓治疗，仅18%接受了直接介入再血管化治疗。但在所有适合接受再灌注治疗的患者中，美国仅有25%接受了再灌注治疗，欧洲也仅有39%。GRACE注册研究最新的资料也显示出，欧美接受直接介入再血管化的患者的比例在逐渐增加。心肌梗死的国家注册研究3、4（NRMI-3，NRMI-4，National Registry of Myocardial Infarction）和欧洲急性冠脉综合征普查（Euro Heart Survey ACS）显示出，接受了直接介入再血管化治疗的美国患者占28%，欧洲患者占20%。

曾有学者认为，溶栓治疗之后的再血管化治疗的地区差异可能影响了患者预后的地区差异。在InTIMI-II研究中，拉美患者校正后的死亡率明显高于欧洲患者，但两者进行再血管化治疗的比例相当。在ASSENT-2研究中，加拿大在溶栓治疗后接受再血管化治疗患者的比例仅为美国的1/3（17.3%对56.5%），但两国患者30天死亡率相当（4.5%对5.1%）。在溶栓药物的选择方面，链激酶在欧洲的应用较美国更为广泛，这可能与经济条件的差异有关。

发病至溶栓治疗之间的时间这一影响患者预后的重要因素在不同地区之间也存在明显差异。在GRACE研究中，欧洲和美国患者接受溶栓治疗和直接介入再血管化治疗的患者的比例相似。然而自症状出现至患者到达急诊室的时间在欧洲较长（152 min对120 min，中位数时间）；患者到达急诊室至球囊扩张时间在美国较长（158 min对93 min，中位数时间）。在欧洲进行的急性心肌梗死患者转诊接受紧急介入再血管化治疗的临床研究中，半数以上患者能够在接受随机之后90 min内接受介入治疗。而在NRMI-2研究中，美国患者到达急诊室至球囊扩张时间接近2 h，仅有不到8%患者在60 min之内。出现这一现象的具体原因尚不清楚，但急诊室组织协调的差异可能对此会产生部分影响。

患者出现症状之后寻求医疗帮助的情况在各地区之间也存在差异。GRACE研究中，加拿大、澳大利亚、新西兰、美国的患者在出现症状之后能比欧洲的患者更早寻求医疗帮助。另一项研究也显示出，在出现胸痛症状之后，美国患者比日本患者更早至急诊就医。就诊时间的差异可能对之后再灌注治疗的选择有一定影响。与可以开展急诊介入再血管化治疗的医院的距离和院前急救的组织对就医时间的延迟也有一定影响。ASSENT-3 PLUS研究中，症状出现至患者到达医院的时间英国患者比荷兰患者长50%（98 min对62 min）。症状开始时间至院前溶栓治疗时间荷兰患者平均为96 min，而英国患者平均为125 min。

43.1.2 非ST段抬高急性心肌梗死 近期关于急性冠脉综合征治疗地区差异的临床研究侧重于非ST段抬高的急性冠脉综合征或不稳定型心绞痛的患者。这一研究重点的改变，反映了对非ST段抬高急性心肌梗死病理机制及治疗研究的进展。另一方面，肌钙蛋白这一检测手段的广泛应用，也使得局灶性心肌坏死的检出率提高，非ST段抬高的急性心肌梗死的发生率明显高于ST段抬高的急性心肌梗死。

美国和加拿大之间的差异：Anderson等利用TIMI-Ⅲ研究的资料比较了1990～1993年间美国和加拿大对非ST段抬高急性心肌梗死患者进行侵入性治疗的情况。结果显示，两国非ST段抬高急性心肌梗死患者在首次住院期间接受冠状动脉造影的比例相当（63.4%对66.9%），1年死亡率也接近（10.0%对10.2%）。Fu等对GUSTO-IIb研究的数据库进行了分析，比较了1994～1995年间美国和加拿大非ST段抬高的急性心肌梗死患者接受治疗情况的差异。美国患者接受侵入性治疗的比例同样较高。例如，美国在首次住院期间接受冠脉造影的患者比例较加拿大高近1倍（81%对42%）。出院期间，两国患者用药情况大致相似，但美国患者使用β-受体阻滞剂的比例较低（55%对69%）。两国患者1年死亡率也基本相当（10.5%对10.6%），出院后6个月内再发心肌梗死的比例也大致相似（9.3%对11.8%）。

欧洲国家对非ST段抬高急性心肌梗死治疗的情况（Euro Heart Survey ACS）：欧洲心脏病学会（ESC）于2000～2001年和2004年相继进行的两次调查，即Euro Heart Survey ACS-I和Euro Heart Survey ACS-II也对非ST段抬高急性心肌梗死治疗的情况进行了研究。对两次调查结果对比可以发现，在患者构成比例方面，初诊为 ST段抬高急性心肌梗死的患者由42%增加至47%，而初诊为非ST段抬高急性心肌梗死的患者两次研究分别为51%和48%。患者的年龄、性别比例在5年间变化同样不多。糖尿病、高血压患者比例两次调查比例相近。既往动脉硬化疾病病史患者比例有减少。患者接受选择性冠脉造影、PTCA及支架植入的比例明显增加（52.0%对62.9%，25.4%对37.1%，18.1%对33.8%），接受冠状动脉旁路手术（CABG）的患者比例也有所增加（5.4%对7.4%）。药物治疗方面，阿司匹林应用更为普遍（88.5%及94.5%），华法令的应用有所增加（5.7%对17.1%），肝素/低分子肝素的应用有所减少（79.1%对72.9%），而抗血小板药物抵克力得/氯吡格雷（27.6% 对67.4%）和血小板糖蛋白Ⅱb/Ⅲa受体拮抗剂（10.0%对20.8%）应用明显增加，ACE抑制剂/血管紧张素Ⅱ受体拮抗剂应用增加（58.8%对69.5%），静脉/口服β-受体阻滞剂比例增加（76.9%对82.8%），他汀类药物更为普遍地被接受（50.6%对73.7%）。住院期间死亡率和30天死亡率也有所降低。

其他国家的情况：有临床注册研究比较了美国和其他地区之间关于非ST段抬高急性心肌梗死之间治疗方面的差异。Yusuf等利用OASIS注册研究的资料比较了美国和其他5个国家治疗不稳定型心绞痛和非ST段抬高急性冠脉综合征的差异。结果提示，患者入院后7天内接受冠状动脉造影的比例巴西（60%）和美国（58%）最高，加拿大（35%）和澳大利亚（22%）其次，而匈牙利（15%）和波兰

（2%）最低。巴西和美国应用侵入性治疗的比例较高并不能带来死亡率的降低，患者6个月内发作顽固性心绞痛的风险有降低，但卒中的风险增加。

43.2　地区差异产生的可能原因

急性心肌梗死治疗地区差异产生的原因在很大程度上与健康保障系统的差异有关。在同一国家的同一保障体系内，根据执行人员的要求不同也有一定差异。Pilote等将GUSTO-I的资料与美国医院协会的资料合并分析后发现，使用侵入性治疗的区域性差异在美国很大，其中新英格兰最小。住院期间药物治疗方面也有一定差异，新英格兰地区使用口服β-受体阻滞剂硝酸酯和ACE抑制剂比例最高，但使用钙拮抗剂、利多卡因和洋地黄类药物较少。与其他地区相比，新英格兰地区的治疗策略更接近指南要求。侵入性心脏治疗的地区差异并不影响患者的临床终点，1年死亡率在8.6%~10.3%。

除了前述在溶栓药物选择的差异外，欧洲国家和美国在使用肝素方面也存在明显差异。尽管欧洲指南并不提倡在溶栓治疗的同时使用低分子肝素（low-molecular-weight heparin，LMWH），GRACE研究的资料提示，欧洲ST段抬高的急性心肌梗死的患者在接受溶栓治疗时，60%使用LMWH，而美国则仅占25%。血小板糖蛋白Ⅱb/Ⅲa受体拮抗剂在美国应用得更为广泛。

SYMPHONY研究的资料还显示，出院时患者服用他汀类药物的比例在东欧和拉丁美洲国家较低，这也许与经济情况有一定关系。但难以解释的是，在东欧国家，ACE抑制剂使用的比例较高，但阿司匹林和他汀类药物使用的比例较低，这是用经济条件的差异难以解释的。

通过对Medicare资料库的分析，Guadagnoli等发现，心肌梗死的治疗在美国各州之间也存在差异。例如在1990年，美国得克萨斯州心肌梗死的患者较纽约接受冠状动脉造影的比例高。患者2年死亡的风险纽约较低。与之前的研究不同的是，接受更为积极侵入性治疗的患者出现心绞痛的风险反而更高。

1992年始，为更好利用健康服务资源，美国开展了心血管协作服务计划（CCP）。通过对该计划资料库的分析，O' Connor等发现患者按指南要求服用药物的情况差异很大，例如患者出院时服用β-受体阻滞剂的比例可由0~92%。Krumholz等发现，1994~1996年间，患者于新英格兰发病是地区差异的独立预测因子。对患者临床特点、医院特点（收治心肌梗死患者数目、教学状况等）和州际差异（平均收入、医院分布等）进行调整后，β-受体阻滞剂在新英格兰使用的比例最高，而阿司匹林和再灌注治疗的州际差异较小。新英格兰的患者调整后的30天死亡率最低。这提示，通过对合适或不合适的患者按之间建议进行积极的治疗可以改善患者生存。

即便在同一区域内，急性心肌梗死患者接受冠状动脉造影的差异也广泛存在。例如Selby等报道，1990~1992年间，美国北卡罗来纳州16家医院中冠状动脉造影的应用和心脏病的风险及死亡率成反比。冠状动脉造影比例高的医院，进行溶栓治疗和ACE抑制剂使用的比例也较高。对指南依从性高可能是这些医院死亡率低的原因。Rodrigues等发现，加拿大魁北克地区的不同医院间，在使用心血管药物和侵入性治疗之间也存在相当差异。患者1年内累计接受心导管检查的比例在27%~40%之间。65岁以上患者出院后3个月内使用β-受体阻滞剂的比例为32%~54%。1997~1999年的观察资料也发现了类似的区域差异。

对于非ST段抬高的急性冠脉综合征，影响介入治疗开展的主要原因可能是介入设施和医疗保障条件。ESSENSE研究中，再血管化治疗的比例在美国和法国最高。欧洲ENACT调查研究中，不稳定型心绞痛患者接受介入诊治的比例约为40%，其中英国为19%，法国为68%。对这些资料的亚组分析提示，影响介入诊治的主要因素更多的是不同地区的临床实践情况，而不是患者的基础疾病风险。患者TIMI风险计分与是否采取介入诊治无关。

综上所述，有相当多的临床研究资料提示，在对ST段抬高或非ST段抬高的急性心肌梗死的患者进行药物或侵入性治疗时，不同地区之间存在着差异。美国的一些地区和部分国家较其他国家和地区对循证医学指南的顺应性更好，相应也带来患者生存质量的提高。美国等地使用侵入治疗的比例更高，但并未显示出能明确降低患者再梗死的发生率及死亡率。这些研究的资料多数是在介入治疗手段还没有充分发展时获得的，随着介入诊治技术的不断提高，尤其是冠脉内支架的广泛应用以及近年来对药物支架的应用中的争议广泛存在，我们有必要对介入治疗时代急性心肌梗死治疗的地区差异进行重新评估。

43.3 临床转归的差异

43.3.1 死亡率和再梗死风险

ST段抬高的急性冠脉综合征：尽管目前关于急性心肌梗死治疗指南的原则基本一致，但不同地区之间患者的死亡率差异仍然较大。GUSTO-I研究中，患者于美国接受入选及治疗是生存预后改善的预测因子。研究者认为美国能更好按照指南进行治疗及更积极使用侵入性治疗是产生这一差异的原因。近期的HERO-2研究中，患者死亡率的地区差异也相当显著。尽管患者的基础条件及治疗相似，西方国家的死亡率为6.7%，东欧国家为10.2%，而俄罗斯为13.2%。在TIME-Ⅱ研究中，北美患者的死亡率最低（5.7%），而拉丁美洲患者的死亡率最高（10.1%）。

死亡率的地区差异可能反应了不同地区之间按循证医学进行治疗的情况的差异，包括在介入治疗围术期使用血小板糖蛋白Ⅱb/Ⅲa拮抗剂的差异等。参与研究的非西方国家一般进行介入治疗比例较低，这可能与基础设备不完善有一定关系。其他一些对患者临床转归不同的可能解释还包括患者基础情况的不同。尽管冠心病的传统危险因素在全世界大致相同，临床研究时入选的偏差有可能导致地区间患者风险的差异。例如在GUSTO-Ⅰ、GUSTO-Ⅱ和ASSENT-2研究中，非西方国家入选的患者Killip泵功能分级更高，更多患者为前壁心肌梗死。患者人种和基因的差异可能对不同的预后也有一定影响。例如即便按照体重调整剂量之后，与西方人种相比，亚洲人种仅需要更小剂量的溶栓药物即可收到良好的效果。目前已有研究在探讨亚洲人种及低体重人群中，溶栓药物的量效关系。

非ST段抬高的急性冠脉综合征：非ST段抬高急性冠脉综合征临床转归的地区差异也同样存在。在ESSENCE研究中，死亡和30天内心肌梗死的发生率在阿根廷患者中明显高于荷兰患者（14.8%对4.9%）。SYMPHONY研究中，90天死亡率地区间差异也很明显，亚洲患者死亡的风险最高（3.3%），其次为拉丁美洲患者（3.2%），加拿大（1.2%）和美国（1.3%）患者最低。死亡和非致命性再梗死的发生率亚洲患者也是最高。

在一些早期临床研究中，非ST段抬高的急性心肌梗死无论是否接受介入诊治似乎对死亡率影响不大。Fu等的研究显示，积极进行介入干预能降低患者再梗死的风险。Yusuf等的研究提示，积极介入干预能降低患者因心绞痛而再次入院的风险及出现顽固性心绞痛的风险。这些研究为非ST段抬高急性心肌梗死的患者接受积极介入干预提供了临床依据。这些临床注册观察研究的结果与随机临床研究的结果也是一致的。FRISC-Ⅱ和TACTICS-TIMI 18研究中积极介入干预组患者再梗死的风险明显降低。

研究者认为，这些临床研究提示，技术的优势和术后监护条件的差异是接受积极介入干预患者死亡率降低的原因。与ST段抬高的急性心肌梗死的患者相比，由于这些患者出现复发心脏事件的风险较高，因此从积极介入治疗中的获益也会更大。

43.3.2 心功能和生活质量 累计死亡率和再梗死的风险是任何心脏疾病的临床研究中评价治疗手段有效性的重要指标。但心肌梗死后缓解症状的治疗及患者的心功能情况和生活质量也是相当重要的。不同的治疗模式在影响患者死亡率的同时，对患者的心功能和生活质量也产生影响。GUSTO-I研究的亚组分析探讨了ST段抬高的急性冠脉综合征不同的治疗手段对生活质量等结局的影响。该研究对美国和加拿大入选GUSTO-I研究患者1年后的生活质量进行了评估，发现美国患者的生活质量优于加拿大患者。例如1年内，加拿大患者出现胸痛或呼吸困难的风险较高（34%对21%，45%对29%）。加拿大患者的心功能状况也较差。加拿大患者在随访期内接受全科医生的诊治较多，而接受专科医生诊治较少。研究者认为，更积极的侵入性治疗和专科医生随访诊治能改善心肌梗死后患者的生活质量。Pilote等对加拿大魁北克5家具有冠状动脉造影条件和5家无冠脉造影条件的医院进行了对比研究，发现具有冠脉造影条件的医院及早期介入干预能改善患者的生活质量。但Beck等对其资料的亚组分析提示，患者的基础条件和院内治疗情况并不能很好预测患者之后的生活质量，患者的年龄和心理社会状况才是心肌梗死后生活质量的预测因子。

与死亡率等“硬指标”不同，生活质量评价上的主观性给这些临床研究带来了更多的不确定因素，残疾、抑郁、对健康服务的满意度等指标就更加难以评价了。而且，目前的临床研究的重点多在于死亡率等方面，对生活质量和心功能状况等指标的研究较少。我们对于患者的治疗除了降低患者的死亡率外，提高患者的生活质量也是极为重要的，因此这些方面的研究有待进一步开展和完善。

43.3.3 住院时间和费用的差异 欧美的指南均提倡对于无并发症的急性心肌梗死患者可早期出院，再血管化治疗的患者早期出院是安全的，同时还可避免不必要的医疗支出。住院时间的地区差异也是广泛存在的。根据欧洲ENACT调查，不稳定型心绞痛患者住院时间最长的是比利时、荷兰和东欧患者（平均11天），最短的是英国和爱尔兰（平均7天），总体平均住院时间与ST段抬高的急性冠脉综合征的患者相当。Kaul等对GUSTO-Ⅰ、GUSTO-Ⅲ和 ASSENT-2的汇总分析提示，ST段抬高急性心肌梗死患者平均住院时间欧洲明显长于美国、加拿大和澳大利亚，且各国平均住院时间都有缩短的倾向。美国和新西兰的低危患者中40%在4日后出院，而波兰仅0.2%，德国的低危患者住院时间更可达14日。

社会经济情况的差异也是影响患者治疗因素的原因。从总体而言，国民总产值与死亡率成反比。Orlandini等的分析发现，患者30天死亡率与国民总产值成反比。经济条件的差异还可通过患者的基础情况影响总体死亡率，低-中等收入国家的死亡率明显高于高收入的国家。这提示，在对急性心肌梗死患者的临床终点进行比较时，经济条件也应考虑在内。但即便是经济条件相似的国家，住院费用的差异也很大，例如心肌梗死后2年生存期内的平均医疗费用法国较比利时高50%。

43.4 影响开展介入治疗的原因

对于急性心肌梗死治疗的差异的解释有很多（见表43-1）。医生可能对治疗指南的确信度和依从性不一。在某一地区的医院中，对临床研究和指南的贯彻和理解情况可能与该医院专科医生与全科医生的比例及宣教情况有关。医生对各种临床治疗手段的态度以及患者的意向也会影响治疗策略的选择。这些因素也会影响介入治疗的应用（见表43-1）。其他一些非临床情况，如患者的经济情况等，也会对治疗决策产生影响。这些差异会严重影响循证治疗指南的贯彻和落实。因此，为了能够按照循证医学的结果提高对患者的治疗质量，有必要对医生进行进一步的教育，尤其是在介入治疗的选择方面。

表43-1 可能影响开展介入诊治的因素

环境因素	医生因素	患者因素
医疗保障情况（医疗费用的支付情况）	诊断上的确定性	患者的意向性
医院能否开展需要的诊治操作	专科医生与全科医生	人文及地缘因素
距离最近的能够开展介入诊治的医疗中心的距离	医生的临床技能	疾病的严重程度
	医生对患者及医疗条件不恰当的评估和判断	患者对疾病的态度
		对疾病表述的差异
		合并疾病和医疗保障情况

有一项临床研究对GUSTO-Ⅰ研究的资料库进行了亚组分析，探讨影响采用介入诊断及再血管化治疗的预测因素。根据该研究，患者年龄及就诊医院是否具备冠脉造影条件是影响患者是否接受冠状动脉造影的主要因素，而冠状动脉病变解剖情况是影响再血管化治疗策略的主要因素。在其他一些研究中，就诊医院是否具备冠脉造影条件则是主要影响因素。医生倾向于对年轻的、无并发症的急性心肌梗死的低危患者进行介入干预，但高龄、有并发症的高危患者却能从治疗中获益更大。

最近的临床调查还提示，其他非临床因素，如社会经济条件，也是影响诊疗决策的重要因素。Pilote等发现，尽管加拿大拥有全民卫生保障系统，但社会经济情况较差的患者接受介入诊治的比例明显低于社会经济条件好的患者。Alter等的临床研究也证实了这一现象。

总之，目前尽管在急性心肌梗死的治疗方面已拥有广泛的临床研究依据，临床实践中的国际和地区差异仍然广泛存在。这一差异与疾病的严重程度和临床表现无关。尽管有些研究显示介入干预与保守治疗相比并不能降低患者的死亡率。但有资料充分显示，急性心肌梗死患者接受介入治疗能降低心脏并发症，改善患者的生活质量。一些非临床因素也是产生这些差异的原因。这些差异提示，目前对于急性心肌梗死的治疗模式有不足之处，有待进一步完善和改进。这些差异还显示出，有限的医疗资源可能影响医生和患者的治疗决策，从而影响疾病的死亡率和患者的生活质量。在药物治疗方面，如阿司匹林和β-受体阻滞剂的应用仍然有进一步改善的空间。更积极使用介入治疗能改善患者的预后和生活质量，但是否能降低健康资源的消耗还有待进一步研究。

（李　怡）

参考文献

1. Bertrand ME，Simoons ML，Fox KA，et al. Management of acute coronary syndromes in patients presenting without persistent ST segment elevation. Eur Heart J，2002，23：1809～1840

2. Braunwald E，Antman EM，Beasley JW，et al. ACC/AHA 2002 guidelines update for the management of patient with unstable angina and non-ST-segment elevation myocardial infarction-summary article：a report of the American College of Cardiology/American Heart Association Task Force on Practice Guidelines Committee on management of Acute Myocardial Infarction. J Am Coll Cardiol，1999，40：1366～1374

3. Ryan TJ，Antman EM，Brooks NH，et al. Update ACC/AHA guidelines for the management of patients with acute myocardial infarction：a report of the American College of Cardiology/American Heart Association Task Force on Practice Guidelines Committee on Management of Acute Myocardial Infarction. J Am Coll Cardiol，1999，34：28～66

4. Van de Werf FJ，Ardissino D，Betriu A，et al. Management of acute myocardial infarction in patients presenting with ST-segment elevation. The Task Force on the Management of Acute Myocardial Infarction of the European Society of Cardiology. Eur Heart J，2003，24：28～66

5. Hasdai D，Behar S，Wallentin L，et al. A prospective survey of the characteristics，treatment and outcomes of patients with acute coronary syndromes in Europe and the Mediterranean basin. The Euro Heart Survey of Acute Coronary Syndromes（Euro Heart Survey ACS）. Eur Heart J，2002，23：1190～1201

6. Mandelzweig L，Battler A，Boyko V，et al. The second Euro Heart Survey on acute coronary syndromes：characteristics，treatment and outcome of patients with ACS in Europe and the Mediterranean Basin in 2004. Eur Heart J，2006，27：2285～2293

7. Van de Werf FJ，Topol E，Wee K，et al. Variations in patient treatment and outcomes for acute myocardial infarction in the United States and other countries. JAMA，1995，273：1586～1591

8. Giugliano RP，Llevadot J，Wilcox RG，et al. For the In TIME（Intravenous nPA for the Treatment of Infarcting Myocardium Early）II investigators. Geographic variation in patient and hospital characteristics，management and clinical outcomes in ST-elevation myocardial infarction treated with thrombolysis. Results from InTIME-II. Eur Heart J，2001，22：1702～1715

9. Fox KA，Goodman SG，Anderson FA，et al. From guidelines to clinical practice：the impact of hospital and geographical characteristics on temporal trends in the management of acute coronary syndromes. The Global Registry of Acute Coronary Events（GRACE）. Eur Heart J，2003，24：1414～1424

10. Steg PG，Goldberg RJ，Gore JM，et al. Baseline characteristics，management practices，and in–hospital outcomes of patients hospitalized with acute coronary syndromes in the Global Registry of Acute Coronary Events（GRACE）. Am J Cardiol，2002，90：358～363

11. Bonnefoy E，Lapostolle F，Leizorovicz A，et al. Primary angioplasty versus prehospital fibrinolysis in acute myocardial infarction：a randomised study. Lancet，2002，360：825～829

12. Andersen HR，Nielsen TT，Rasmussen K，et al. A comparison of coronary angioplasty with fibrinolytic therapy in acute myocardial infarction. N Engl J Med，2003，349：733～742

13. Cannon CP，Gibson CM，Lambrew CT，et al. Relationship of symptom–onset–to–balloon time and door–to–balloon time with mortality in patients undergoing angioplasty for acute myocardial infarction. JAMA，2000，283：2941～2947

14. Goldberg RJ，Steg PG，Sadiq I，et al. Extent of，and factors associated with，delay to hospital presentation in patients with acute coronary disease（the GRACE registry）. Am J Cardiol，2002，89：791～796

15. Wallentin L，Goldstein P，Armstrong PW，et al. Efficacy and safety of tenecteplase in combination with the low–molecular–weight heparin enoxaparin or unfractionated heparin in the prehospital setting：the Assessment of the Safety and Efficacy of a New Thrombolytic Regimen（ASSENT）–3 PLUS Randomized Trial in Acute Myocardial Infarction. Circulation，2003，108：135～142

16. Fu Y，Chang W–C，Mark D，et al. Canadian–American defferences in the management of acute coronary syndromes in the GUSTO–IIb trial. One–year follow–up of patients without ST–segment elevation. Circulation，2000，102：1375～1381

17. Yusuf S，Flather M，Pogue J，et al. For the OASIS（Organization to Assess Strategies for Ischemic Syndromes）registry investigators. Variations between countries in invasive cardiac procedures and outcomes in patients with suspected unstable angina or myocardial infarction without initial ST elevation. Lancet，1998，352：507～514

18. Pilote L，Califf R，Sapp S，et al. For the GUSTO investigators. Regional variation across the United States in the treatment of acute myocardial infarction. N Engl J Med，1995，333：565～572

19. Budaj A，Brieger D，Steg PG，et al. Global patterns of use of antithrombotic and antiplatelet therapies in patients with acute coronary syndromes：insights from the Global Registry of Acute Coronary Events（GRACE）. Am Heart J，2003，146：999～1006

20. O'Connor G，Quinton H，Traven N，et al. Geographic variation in the treatment of acute myocardial infarction：the Cooperative Cardiovascular Project. JAMA，1999，281：627～633

21. Krumholz HM，Chen J，Rathore S，et al. Regional variation in the treatment and outcomes of Myocardial infarction：Investigating New England's Advantage. Am Heart J，2003，146：242～249

22. Rodrigues EJ，Simpson E，Richard H，et al. Regional variation in the management of acute myocardial infarction in the province of Quebec. Can J Cardiol，2002，18：1067～1076

23. Mark D，Naylor C，Hlatky M，et al. Medical Resource and quality of life outcomes following acute myocardial infarction in Canada versus the United States：the Canadian–U. S. GUSTO substudy. N Engl J Med，1994，331：1130～1135

24. Pilote L，Lauzon C，Huynh T，et al. Quality of life after acute myocardial infarction among patients treated at sites with and without on–site availability of angiography. Arch Intern Med，2002，11：553～559

25. Kaul P，Newby LK，Fu Y，et al. International differences in evolution of early discharge after acute myocardial infarction. Lancet，2004，363：511～517

44 冠心病报告卡及质量控制

冠状动脉性心脏病（coronary artery disease，CAD）是现代社会严重危害人类健康的最常见的疾病之一，是西方发达国家人民的主要死亡原因。由于对冠心病进行了二级预防和积极的干预治疗，1968年后冠心病死亡率开始下降，1978～1985年下降了48%。我国目前冠心病发病率和死亡率仍相对较低，然而和一些发展中国家一样，近年有升高趋势。如何加强预防和早期进行合理的干预是目前急需解决的重要问题。

健康管理服务在国外发展得比较成熟，对降低国家整体医疗费用功不可没。美国的健康服务体系始于20世纪60年代，通过纳税所得、购买商业医疗保险等多种方法来支付医疗健康费用。这些方法在适当控制医疗健康消费支出方面起到一定的作用，但目前健康服务质量体系要受到财政的制约。决策者们需要一些方法来改进这个系统，这就需要学术界尽快参与，提供一些行之有效的方法。依靠不断发展的计算机技术和统计学方法等，才能合理地比较所收集的数据，因此各种报告卡应运而生，而相关方面的质量控制技术正显示出它存在的必然性。

追溯报告卡的历史，美国健康医疗保险中心在1986年曾公开报道了各家医院的死亡率，并作为一个先例，按照死亡率这个结果来评价医疗健康服务机构的质量。以后大量有关心血管方面的报告陆续出现，如纽约州心脏手术及冠脉成形报告系统，宾夕法尼亚州健康服务费用管理委员会有关的“心脏病发作与医院行为”的报告，加利福尼亚州医院冠心病结果的报告项目，国家合作的心血管计划项目，国家急性心肌梗死报告项目，有关心脏病健康的专业服务报告卡也被提供在国际互联网站上（www.Healthscope.org和www.Healthgrades.com.），此外还有由制药工业赞助的国家心肌梗死登记报告项目，美国心脏病协会及美国心脏病学院的不稳定型心绞痛患者的危险因素分层报告项目等。自2002年7月1日，美国健康促进委员会要求医院收集下列常见疾病医疗职责的履行情况，包括急性心肌梗死、心力衰竭、社区获得性肺炎及妊娠相关情况等。要求每间医院至少报告上述四种情况中的两种。美国健康促进委员会将使用这些数据进行分阶段的评价并公布在他们的网站上。美国国会也将医疗健康服务体系的质量评价结果与提供医疗服务的单位执行医疗业务时所需要的费用结合比较（包括急性心肌梗死、心力衰竭、肺炎等疾病的处方用药），以期改进和规范医疗工作。

近十年来，循证医学的概念和模式深入人心，以循证医学为基础的临床实践指南是针对某一特定的临床问题，系统制定出的帮助临床医生作出恰当处理的指导性意见，其目的是为了提高医疗质量和控制医疗费用的不断上涨。根据临床试验结果制定的指南在我们日常医疗实践中发挥着重要的指导作用。实践指南一般是由政府机构或学术组织（医学会等）出面组织制定而形成的医疗文件。制定实践指南需要多学科的参与，需要全面收集和评价证据。临床实践指南的产生有重要意义：①可以提高医疗质量，因为指南中形成的诊断治疗决策都是以循证医学为基础，集中了新近最佳科学研究和专家意见，所以可以提高医疗机构的医疗质量，给予病人最佳的和最合理的治疗。②可以减少因不同医疗机构和不同临床医师由于素质不同造成医疗水平的差异。③不少的临床指南都经过临床经济学成本-效果分析，所形成的诊断治疗意见的成本-效果分析都是最好的，可以减少医疗费用。④实践指南中集中了新近最佳临床科研结果，并且不断更新，因此也是继续教育很好的教材。⑤实践指南还可作为政府部门对医疗机构医疗质量检查的依据。⑥可以作为医疗保险机构掌握医疗保险政策的依据。

中国医师协会循证医学专业委员会组织全国各地的心血管专家制订了多套心血管疾病防治中国专家共识、如阿司匹林在动脉硬化性心血管疾病中的临床作用、冠心病PCI辅助抗栓治疗中国专家共识、急性ST段抬高心肌梗死共识等，按照规范化的治疗使得患者和社会共同获益。但中国地大，人口众多，真正达到上述统一化的标准还需要努力。在心脏病的流行病学方面中国心脏调查项目也在进行并定期组织新闻发布会。各地疾病控制中心及社区的慢性病防治工作也正在逐步开展，如上海疾病预防控制中心收集的“上海市心脑血管病发病、死亡报告卡”，“成都市冠心病发病现状分析报告”等。

随着这些报告卡的出现，患者、健康医疗服务机构、医疗费用的提供者及对医疗健康事业关注的国民普遍意识到将医疗服务体系的质量监控、评价结果系统与医疗单位履行医疗业务的费用结合相比较的有效性及其重要意义，并从中获益。然而，由于报告卡的来源、标准的不统一，可能导致结果的差异。根据报告卡数据进行分析至少有下列三种因素可能导致结果差异：①患者疾病的严重程度不同；②各间医疗单位不同的质量和技术水平；③事件发生概率的变化。由于不同地区医疗机构的医疗水平的差别，有学者认为比较理想的结果系统评价将主要考虑疾病的严重程度和机遇变化，而提供医疗服务的单位被视为外部因素，医疗质量的水平将代表更好或更坏的医疗实践。本文讨论如何通过更准确的结果采集和分析，进一步改进冠心病报告卡的质量评价控制，以利于心血管医疗实践更加完善。

44.1 全面质量控制的概念

根据质量管理之父多那比第安（Avedis Donabedian）提出的医疗质量的结构-过程-结果的内涵，质量管理控制包括结构质量管理控制、环节质量管理控制、终末质量管理控制。医疗质量的控制也必然涉及结构-过程-结果这个三维的立体内涵，报告卡结果的比较至少是质量控制中较有意义的一项指标，但是基础结构质量（医疗单元的资质及可获取的专业医疗服务），环节质量（如良好的医学临床实验结果的准确、规范的指南及指南普遍化的运用等）都是不容忽视的重要环节。

结构质量也称基础质量，医疗系统中的各种基本要素如人员、经费、物资、设备、信息系统都涉及基础医疗质量，但在上述要素相对固定的情况下，各种规章制度是基础医疗质量最重要的保障。

环节质量管理是医疗全面质量管理中最为复杂、难度最大，也是最为重要的关键所在。由于医疗措施的风险性，医疗意外的不可预见性，医疗效果的不确定性，医疗费用的不一致性，决定了医疗质量管理除具一般质量管理的共性外，还有其自身固有的特性，如时间性、效应性、安全性、可靠性等方面的质量要求。但由于医疗系统是一个结构严谨、知识密集、门类繁多的综合系统，环节质量管理中存在众多的质量控制链，每个控制链中又有若干环节质量控制点，每个环节质量控制点又各有其不同的质量特性与质量标准要求，可见环节质量管理的特殊性、复杂性和多变性。目前开展的环节质量控制主要针对的是：以病人的就医流程进行的环节管理，以每一项具体操作步骤进行的环节管理，以各部门专业分工内容进行环节管理，以上三个过程和其他相关工作结合的“接口”进行的环节管理，最终实现对全过程的环节控制。在环节质量管理中，基本知识、基础理论、基本技能与严肃的作风、严谨的态度、严密的组织是其重要的保证。

终末医疗质量即结果质量，除取决于基础质量和环节质量外，管理人员对质量工作的管理理念，尤其是专业人员的质量意识也十分重要。建立个人、科室、医疗单位三级质量控制体系和医生医疗质量档案，开展全员教育与全员参与是终末医疗质量的保障。

44.2 质量控制的方法

质量控制的基本方法是建立公共卫生信息发布内容的基本结构模式，推荐媒体报道使用，实施多媒体收集信息并建立同一信息的准确检测程序和方法，探讨科学合理的信息质量控制标准，评价媒体监测质量水平。

传统的医疗质量控制往往以终末质量即结果质量的评价与反馈为主，通过信息反馈间接控制下一个医疗环节，弥补能很好地预防医疗过程的缺陷。如今，大到宏观管理决策，小到微观管理服务，数字化建设已渗透到医疗系统管理的方方面面。各种信息系统、监控系统可实现管理者随时跟踪质量情况、发现质量问题，实施质量控制、进行质量评价，使传统的终末质量评价与管理方式逐渐转向过程质量的实时控制。建立医疗质量管理系统软件作为医院信息系统（Hospital Information System，HIS）的子系统，根据管理目标，从HIS中获取相关信息，可实时掌握处方信息、医疗文书信息以及危重病人病情、各项医嘱执行情况、手术病人的术前和术后情况、科室三级查房等医疗、护理信息，快速统计临床科室、临床医生经治病人的工作量、手术工作量，浏览病人费用信息，并根据需要定时生成各种统计表格，全面实现医疗质量环节控制及环节质量生成后的及时反馈。实时质量控制的管理思想，最本质的就是把医疗质量管理与计算机技术结合起来，实现医院决策层、管理层、执行层对医疗质量实时信息的有效检测和控制，发挥管理中的预防作用。

结构质量管理、环节质量管理、终末质量管理三者环环相扣，良好的结构质量基础加上严格的环节质量控制必定会改善结果质量，而仅仅依靠结果质量来评估是欠科学的。因此把全面的质量管理体系应用在冠心病报卡的全过程，才能更进一步地改善报告卡的质量控制。

44.3 冠心病报告卡内容的设计

冠心病报告卡作为疾病监测的一项内容，是长期、连续收集、核对、分析疾病的动态分布和影响因素的资料，并将信息及时上报和反馈，以便及时采取干预措施。冠心病报告卡内容的设计至今在世界范围也尚无统一格式，通常都是依据研究项目的要求或被动监测（passive surveillance）下级单位常规向上级机构报告监测数据和资料，而上级单位被动接受。各国常规法定传染病报告属于被动监测。这种常规监测有一个严重的缺陷，即不能包括未到医疗机构就诊的病人，对于诊断的疾病可能错误分类，特别是发生了某种异常的疾病时更是如此或主动监测（active surveillance，根据特殊需要，上级单位亲自调查收集资料，或者要求下级单位尽力去收集某方面的资料，努力提高报告率和报告质量）来设计，建立监测报告系统。

①疾病报告卡的设计：在使用计算机网络进行电子病历数据库传输之前，疾病报告卡可由国家级疾病预防控制机构统一设计。提供基本项目和内容，各省级疾病预防控制中心可在此基础上，结合本地实际情况，增加所需项目和内容，但应满足基本项目和内容。

根据疾病监测部门层次的区别，疾病报告卡的基本内容分别为：按国际疾病分类命名；各级疾病预防控制机构应进行各种人群特征的构成比、发病率等描述性统计，包括不同人群特征的发（患）病率，地区发（患）病率，校正发（患）病率，标准化发（患）病率，最小发（患）病年龄，劳动人口发（患）病率等；医院收集漏报率、错报率、重报率，如急性冠心病事件漏报率、住院病人漏报率等。统计指标为趋势分析和预测，绘制疾病流行趋势图、疾病构成谱、疾病经济损失趋势、劳动力损失趋势、疾病调整生命年、伤残调整生命损失、健康寿命损失年等。建立健全的监测机构，收集下列资料：①死亡登记资料。②医院、诊所、化验室的发病报告资料。③流行病学调查的资料。④实验室调查资料（如血清学调查、病原体分离等资料）。⑤个例调查资料。⑥人群调查资料。⑦暴露地区或监测地区的人口资料。

②冠心病报告卡设计：具体到冠心病报告卡的内容设计，除上述的流行性疾病监测外，在医疗环节的质量监测中应注意的环节包括：患者的一般特征、伴随疾病、患者发病至就诊的时间、哪一级的医务工作者接诊（家庭医生、社区医务工作者、综合性医院医生、心血管专科医生等）及快速诊断；是否在迅速诊断后立即按照国际标准治疗指南予以抗凝、及时溶栓或进行PCI开通冠脉；择期PCI治疗及等候时间、医师PCI治疗技术掌握的熟练情况；心肌梗死后30天、60天、90天及1年的心绞痛、心力衰竭或再梗死的再入院率；心肌梗死后90天及1年后ACEI、β-受体阻滞剂、钙通道阻滞剂的使用情况；冠脉成形术后冠脉再通率；心肌梗死出院后30天、60天、90天及1年内患者的生存情况；接诊医疗单位的规模，是否教学医院；医疗实验室及相应设备的装备情况；是否需要转院治疗等。同时各级卫生行政部门应高度重视卫生统计报表工作，要认真做好相关的组织协调、督查和督办工作。各单位汇

总上报数据中必须包括本级的报表数据，并注意历年年报数据的可延续性，以确保数据的准确性、连续性和完整性。

44.4 急性心肌梗死报告卡

美国三个著名的有关急性心肌梗死的报告卡是加利福尼亚州医院的结果研究报告项目、宾夕法尼亚州健康服务费用管理委员会的聚焦心脏事件心脏病发作与医院履行工作职责的报告和国家合作的心血管计划项目——国家急性心肌梗死报告项目。加利福尼亚州医院及宾夕法尼亚州的项目报告主要针对结果的报告，而国家急性心肌梗死报告项目主要是针对医疗治疗环节的报告项目。加利福尼亚州医院及宾夕法尼亚州的结果项目报告主要设计为一种“消费报告卡”的类型，比较医院之间的此类疾病医疗费用使用情况；典型的报告还涉及不同地区、不同医院，甚至不同医务人员之间的费用差别，并预设一些指标判断结果是否在正常需求的范围。加利福尼亚州医院研究也公开发表一些有关不同医院、不同医生医学研究的侧重点不同，从而导致加利福尼亚州医院研究报告的局限性的评论文章。宾夕法尼亚州的结果项目报告提供详细的有关真实的、预期的及危险因素调节的死亡率的可信区间范围，还额外比较住院天数及费用。上述两种报告都主要针对公众关心的治疗结果及结果比较的局限性进行描述。国家合作的心血管计划项目——国家急性心肌梗死项目报告主要包括在1994～1995年，全美50个州组织的医院进行急性心肌梗死治疗过程的综合报告。报告中监测一些指标：抗栓治疗或β－受体阻止剂在医院的使用情况及局部地区的使用率，如不能完成心血管计划项目要求的数据内容，要求医院有责任说明原因。1999年美国健康医疗保险中心又重复进行国家合作的急性心肌梗死项目，即在合适的患者中按照急性心肌梗死治疗指南的要求治疗患者，观察连续的200 000名因急性心肌梗死而入院的患者，并随访到发病后8个月时间。一些急性心肌梗死的监测指标，如每个州被调查取样的血管成形术与阿司匹林等抗栓治疗的平均数之比为6∶301。美国健康医疗保险中心确定的过程质量测量包括六个测量指标：在入院前或后的24 h内服用阿司匹林、在到达医院后的24 h内服用β－受体阻滞剂、出院时使用阿司匹林、左心室功能障碍的患者出院时带血管紧张素转化酶抑制剂（ACEI）、住院期间给予戒烟的辅导工作、及时的冠脉再灌注治疗术等。由于国家急性心肌梗死项目样本数较小，因此数据分析仅在州的层面进行，患者起病到实施冠脉再灌注术的时间反映的数据显示不足，而冠脉再灌注术的实施率也没有数据显示。没有足够的资料用于分析再灌注治疗的速度和再灌注治疗的实施率。

率先由制药工业赞助的美国国家心肌梗死登记报告项目及不稳定型心绞痛患者的危险因素分层的报告项目在提高冠心病报告的质量控制方面起到一定的先河作用。由于这些项目中有一些专业药物的使用，特别是还处于专利保护之内的某些抗栓药物的使用，医药工业也从中获得一定的财政收益。被支助的国家心肌梗死登记报告项目从1990年起已经经历了四次更新，分别实施在1990年、1994年、1998年及2000年。每一次的更新都是以冠心病治疗的最新指南为基础。这个项目实施最初阶段有超过1 600家医院的参与，在超过200万例患者中收集数据。每一次项目收集和提呈的数据都包括患病人数的人口统计学、诊断程序、标准化的治疗报告书。在相类似的医院所有的数据被集中收集，通过分析得出的结果以信息发布的形式每季度发表一次。而被制药工业赞助的、意在推进冠心病诊断治疗的质量控制系统改善的美国不稳定型心绞痛患者的危险因素分层的报告项目，则主要是针对非ST段抬高的急性冠脉综合征，同样收集数据分析结果得出结论后公开发表。

我们国家近年来也积极建立并实施各种慢性病的流行病调查，但尚未具体到详细的冠心病报告卡方面。政府已经开始关注慢性病的早期预防，如天津市慢性病综合干预项目的流行病学调查在国内率先启动以天津示范社区人群为对象，调查脑卒中和冠心病的发病率，分析干预前后示范点和对照点人群心脑血管疾病的主要危险因素和脑卒中、冠心病发病的变化情况，作为进行卫生经济学评价的指标之一。通过该项目建立的慢性病疾病和死亡监测系统：①脑卒中、急性冠心病流行病学监测。脑卒中和急性冠心病事件的诊断根据WHO-MONICA方案的统一标准判定。急性冠心病事件包括急性心肌梗死和冠心病猝死。按照“天津市恶性肿瘤、冠心病、脑卒中、高血压发病登记报告管理办法”进行报病。各报病单位每月组织一次院内自查，核实病历与报告卡，发现错报、漏报、迟报及时更正和补报。各区（县）防病站每季度组织一次报病工作漏报调查，市卫生防病中心负责报病的质量控制和过程监督，每半年组织一次全市的报病工作检查和漏报调查，漏报率要求≤5‰，每年做好年终汇审统计，提交全市报病数据的分析报告。本监测系统已经连续5年实现市区医院住院病人0漏报。②死亡原因监测。天津市居民死因统计监测系统根据“天津市居民死亡医学证明书”进行死因统计工作，由天津市卫生防病中心统一按卫生部标准组织“死亡证”印制，经各区（县）防病站下发到基层医疗卫生单位，行政区内最低下发到街（乡）卫生院。防病站每月10日以前派专人到本区（县）公安分局收取“死亡证”第二联作为统计凭证，与公安人员一起对每月户籍管理登记情况进行核对。如有无证注销的死亡案例，防病站负责抄录有关信息，由当地卫生院补报“死亡证”。防病站收到补报“死亡证”后，及时进行入户死因核实。各区（县）在漏报检查、死因核实和统计执法检查的基础上，根据与公安、妇幼核对的死亡资料按时编制本区月报、季报和年报并按时上报市卫生防病中心。全市每半年进行一次漏报检查，每年年终进行一次死因检查，漏报率要求≤5‰。市卫生防病中心根据各区（县）年报，经与当年各次季报核实和年报质检后，汇总编制全市年报。③数据处理及分析方法。上述两类资料由区（县）站录入全市统一的Foxbase V.2.0数据库，传输到市防病中心慢性病科汇总。分析结果显示：经过7年的综合干预，干预点男性脑卒中绝对发病率下降16.3%，女性下降14.8%。由于同时期对照点的脑卒中发病率逐年上升，因此脑卒中相对发病率下降92.3%（男）和82.8%（女）；急性冠心病事件的相对发生率下降53.0%（男）和30.6%（女）。因此，天津项目的综合干预措施对控制脑卒中和急性冠心病事件的发病率非常有效。

44.5 冠状动脉成形术报告卡

有关急性冠脉综合征的治疗已经设计有多种报告卡，美国纽约州冠状动脉成形报告系统冠状动脉成形记分卡就是其中之一。自1991年始，州内所有医院都要求开展并对有适应证的患者实施PCI，并同时要求提供当地的人口统计、疾病的严重程度、并发症及相关过程的结果数据。每三年健康部门都要公开发表各家医院PCI的数量及死亡数量、期望寿命及校正危险因素的死亡率及可信区间等。由于PCI较低的死亡危险，死亡率的比较是有限的，因此，健康部门尝试着把诊断治疗心肌梗死的过程作为第二个质量控制的指标。在实践中这一类型报告卡在数据收集及发布信息的时间过长，通常需要2～3年的时间总结并报告信息结果。

44.6 质量控制结果的比较

在结果报告的质量控制方面最关键的问题是能均衡比较结果或分层比较。通常可通过统计学模式均衡比较不同的医院及患者，或设定对照组及控制组来比较结果。数据收集及不同统计学方法的使用也成为争论的焦点，因为这两点明显影响结果的监测。需要按照不同的方法学来评估报告卡的质量控制结果并得出结论，以便能发现结论的有效性。

44.7 影响质量控制数据结果的因素

44.7.1 商业医疗保险公司 大多数地区结果报告卡系统受医疗保险公司要求数据的影响，如限定在投保的患者，且疾病的严重程度控制在一定范围的患者。医疗保险公司要求的基本数据包括患者身份、日期、诊断治疗过程、费用及偿还保险费用情况，诊断按照国际疾病标准化系统分类确定。政府根据标准健康服务提供的报告和账单来采用或适当改变疾病分类系统。医疗保险公司要求的常规数据收集有它一定益处，如固定的计算机输入文本、各个不同地区均各有其一定基础的样本人群。凭借人群的身份证明、日期等就可以纵向构建每个人群样本的健康医疗服务的记录。在自助医疗服务系统，病人的诊断治疗收据往往是惟一可以得到的信息资源，说明患者经历了的医疗服务过程。

44.7.2　合并症与并发症的影响　因为商业医疗保险公司要求提供的数据更多的是为了支付保险的目的，而较少考虑疾病危险因素的调节，因此在结果的比较方面有一定的局限性。最大的限制涉及在有关诊断要求，如何从并发症中区别出合并症来，例如，充血性心力衰竭或心源性休克可以表现在入院之初或作为首发症状入院，它们也可能是在住院期间才发生。尽管有许多方法尝试着区分并发症和合并症，但目前还没有可靠的方法来区分这两者。如果在结果比较时用并发症来代表合并症，医院和医生将由于使用并发症的诊断而给以较低死亡率的判断的评估。因此在危险因素调节的统计模型计算中应充分注意这些因素的影响。

44.7.3　医疗保险要求的其他数据的影响　医疗保险要求的其他数据在危险因素调节方面的局限性包括缺乏一些症状的诊断，而更加重视是否给予赔偿的诊断指标。避免这种情况出现的可能方法是认识这组数据存在的局限性，按医疗保险的要求提供数据，尽可能地利用诸如年龄、性别、较高质量的诊疗技术及死亡率等可靠指标。

美国国家急性心肌梗死报告项目及宾夕法尼亚州有关的心脏病发作报告项目都主要涉及单纯急性心肌梗死的患者，而没有包括相当一部分急性心肌梗死伴有并发症的患者，如没有包括急性心肌梗死合并心源性休克或乳头肌功能失调或断裂的患者。研究显示21%的伴有并发症的急性心肌梗死患者院内死亡率为28%，而单纯急性心肌梗死的患者院内死亡率为14%。如果除了这些并发症的患者，那么在判断高危组患者结果的差别时，系统将失去辨别的机会。因此在报告急性心肌梗死患者时应包含有并发症的急性心肌梗死患者。

44.7.4　收集数据的其他渠道　为了克服医疗保险数据存在的局限性，许多结果系统也希望通过其他的资源渠道获取数据。美国国家心肌梗死登记报告项目及不稳定型心绞痛患者的危险因素分层报告项目均通过不同医院事先设立入选标准，每一个监控点人员通力合作，共同收集数据。为保护健康医疗信息的私密性，通常不包括患者的身份，这也就相对影响了在患者出院后对其临床结果继续进行随访的可能性。在纽约州心脏外科和冠脉成形报告系统，每间医院提供给健康部门的数据都是按照特定的医疗质量报告卡，随访所有冠状动脉成形术全过程，并对每一个数据元素进行详细的定义。在宾夕法尼亚州，医院必须按照医疗保险质量系统的要求提供数据，并根据许多关键的临床症状、体征来判断疾病的严重程度。国家合作的心血管计划项目——国家急性心肌梗死报告项目从原始病历资料中收集至少超过200个数据元素。虽然通过多种渠道收集数据需要投入相当大的人力及物力资源，但能充分获得有利于疾病程度分级的相关数据，从而使结果在不同患者、医生及医院之间具有可比性、更有意义，也避免了单单为了某些需求而得到的数据所可能带来的偏倚。

尽管通过多渠道的收集所得出的报告卡系统结果比仅仅依靠某些需求（如医疗保险单要求）有了实质性的改进，但仍有一定的局限性。上述特定的医疗质量报告卡也存在着如何区分合并症与并发症的问题。医疗质量系统按照包括病情、体征及实验室结果等23个基本的临床特征将疾病的严重程度分为5个级别，研究者必须在患者入院48 h内选择有价值的临床证据。在入院48 h内，早期的并发症有可能被认为是合并症，例如，在第一个48 h内出现的并发症如低收缩压或实施的机械通气可能被包括在入院时较严重组，这就无形中增加了患者入院时的高危因素。同样的问题也出现在医院或医疗保险相关诊断分组所要求的数据中。为了克服合并症与并发症混淆的情况，在特定的医疗质量报告卡中要求所有患者危重程度分组应局限在入院时，而代表并发症的任何临床情况都应尽可能地排除。

44.7.5 可能存在的不确定因素 许多依靠自身要求设计的结果报告卡系统如纽约州心脏手术及冠脉成形报告系统、美国国家心肌梗死登记报告项目及美国心脏病协会与美国心脏病学院的不稳定型心绞痛患者的危险因素分层报告项目均有许多不确定因素，某些有倾向性的不确定性因素可以理解为对评估最高预期死亡率的危险因素所做的详细说明。危险因素最容易受主观因素、较宽泛疾病诊断分级（心绞痛分级）或紧急病程的影响。为了减小上述原因导致结果的不可比性，可以尝试使用下面的一些方法。首先，危险因素调节模型都应该更注重于疾病严重程度的客观测量，如入院时收缩压可能比心源性休克代表更客观的循环指标；其次，危险因素定义应尽可能精确和详细；第三，应根据最新指标定期调整危险因素模型，且要求数据提供者能重视并全面报告危险因素；第四，某些层面独立的数据审核应常规应用到系统结果全过程。另外，要注意排除霍桑效应（Hawthorne effect），是指在临床疗效考核中，受试对象将受到许多特别的注意，而向医生报告更多好的结果，而实际上治疗本身带来的效益并没有那么多的影响。

临床结果的一致性是指临床医生在实践中包括诊断、治疗及评价防治效果的过程中，进行多次观察、测量和评价，其结果的一致程度。即使是经验丰富的医务工作者，在几乎相同的条件下检查同一病人、分析同一实验数据并做出诊断和评价某种治疗措施的有效性时，其结果也很难一致。这种不一致的现象在临床研究中广泛存在，是影响临床数据及结论可靠性的原因之一。充分认识产生临床观察与结果不一致的原因和可能出现的环节，是提高临床医疗质量和研究结果可靠性的一项重要措施。因此提高临床的一致性可以极大地帮助冠心病报告卡数据收集的准确性。具体措施包括：①核实关键性资料，如复查病史及体征并验证其正确程度，应用旁证资料、实验室的客观资料以肯定关键性资料，必要时组织专家进行会诊；②用盲法评价原始数据，实验室检查结果的判断采用盲法，即应在不知道病史和体征的情况下，独立地做出判断，使结果不受倾向性的影响，特别是处于临界值附近的病例，更应使用盲法；③应同时报告推论及事实根据，在报告经过推理做出结论的同时，应客观叙述检查所得到的依据；④尽量使用客观的、定量的辅助检查方法；⑤临床的科研设计要周密，应有可比性、重复性、精确性和代表性。

临床决策分析几乎渗透到临床各个方面，决策是为了达到同一目标而从可以采取的众多方案中选定最优方案，其实质在于实现主观与客观的一致，避免盲目性和减少风险。如急性心肌梗死患者可以选择溶栓、冠脉介入等治疗，医生针对不同年龄、不同合并症、不同疾病严重程度的患者在短时间内就要做出最优化临床治疗方案。对于较复杂的临床问题，任何高明的医生都不会只想到一个方案。而会考虑多种方案。许多不确定因素可能影响最终决策，如各方案不同的效果、副作用及成本等。这些不确定因素包括：①疾病临床表现的多样性和复杂性，给诊断和判断预后带来困难；②诊断方法的多样性，每一种方法可出现不同的假阳性、假阴性、危险性和不同的费用；③治疗方案的多样性，不同的方法有不同的效果、副作用、并发症，由于个体体质、经济等因素的差异，同样的疾病用同一治疗方法也会出现不同的结果；④在临床资料方面，病人的回忆偏性、医生的疏忽、资料不全或错误的记录、设计缺陷的研究结果，都将影响临床决策的准确性。因此，正确决策的前提是掌握充分的、有价值的信息和准确地预测。临床上可通过问诊、体检、诊断实验来获得许多信息，通过分析病例、手术记录和进行临床研究来获取不同层次、时间的众多信息。完备的信息是临床决策分析的基础。同一事物中，不同的决策者会得到不同的信息和做出不同的预测。因此，正确的决策要求决策者应具备医学、概率、决策和逻辑多方面的知识，通过把复杂的问题分解成简单的成分，在时间、逻辑上重新组合，从而达到全面看问题的目的。

44.7.6 缺失的数据、多中心的数据及数据结果收集的统计质量管理 在目前的记分卡系统中数据缺失是经常发生的情况，在上述特定的医疗质量报告卡系统中数据的缺失有一定范围的限制。在医疗保险要求的数据中，如果诊断缺失就会导致与相应缺失的诊断结果相关的患者的权益丧失的危险，例如，在上述特定的医疗质量报告卡系统中，如果患者不能生存足够长的时间，不能较长时间跟踪监测左心室射血分数，可能会缺失左心室射血分数监测的数据，而结果通常会被误认为这种患者的左心室射血分数处于较低的水平。对医疗保险要求的数据，高血压常常伴有较低的死亡率，大家也就习惯地认为许多伴有较低死亡率的慢性疾病则很少机会被诊断为严重疾病。

缺失数据的情况可以从下面几方面考虑解决：①如果反映某些特征的数据有相当量的丢失，应当从危险因素调节模型中去除这一特征因素；②而在统计学方法中有时可以通过其他数据归纳总结，如左心室射血分数的评估可以基于循环状态的测量——Killip 分级、梗死的部位等；③在医疗保险数据系统中，早先的研究已经证实急性心肌梗死、糖尿病等严重疾病更容易被记录在案并具有可靠性，而嗜烟酒情况的可靠性就会存在差异。

因此，设立监查员在收集数据的各个层面常规全面检查并及时补充，不失为减少缺失数据的良好方法。监查员的职责包括：监查的目的是为了保证受试者的权益受到保障，试验记录与报告的数据准确、完整无误，保证遵循已批准的方案和有关法规。监查员是申办者与研究者之间的主要联系人，其人数及访视的次数取决于所需研究的复杂程度和参与相关的医疗机构的数目。监查员应有适当的医学、药学或相关专业学历，并经过必要的训练，熟悉有关法规，熟悉有关方面的信息以及相关的文件。监查员应遵循标准操作规程，督促各项研究按方案执行。具体内容包括：①在研究数据采集前确认健康医疗承担单位已具有适当的条件，包括人员配备与培训情况，具备各种与医疗过程有关的检查与治疗的条件。②在研究过程中监查研究者对诊断治疗等医疗方案的执行情况，确认入选者的资格合乎标准。③确认所有数据的记录与报告正确完整，所有病例报告表填写正确，并与原始资料一致。所有错误或遗漏均已改正或注明，经研究者签名并注明日期。每一入选者的医疗诊断改变、治疗变更、合并用药、间发疾病、失访、检查遗漏等均应确认并记录。④核实入选者的退出与失访已在病例报告表中予以说明。⑤确认所有不良事件均记录在案。⑥协助研究者进行必要的通知及申请事宜，向申办者报告研究数据和结果。⑦应清楚如实记录研究者未能做到的随访、未进行的试验、未做的检查以及是否对错误、遗漏做出纠正。⑧每次访视后作一书面报告递送申办者，报告应述明监查日期、时间、监查员姓名、监查的发现等。

在记录与报告中应重视下列问题：①病历作为原始文件，应完整保存。病例报告表中的数据来自原始文件并与原始文件一致，试验中的任何观察、检查结果均应及时、准确、完整、规范、真实地记录于病历和正确地填写至病例报告表中，不得随意更改，确因填写错误，作任何更正时应保持原记录清晰可辨，由更正者签署姓名和时间。②临床研究中各种实验室数据均应记录或将原始报告复印件粘贴在病例报告表上，在正常范围内的数据也应具体记录。对显著偏离或在临床可接受范围以外的数据须加以核实。检测项目必须注明所采用的计量单位。临床研究总结报告内容应与预先设立方案要求一致，包括：随机进入各组的实际病例数，脱落和剔除的病例及其理由；不同组间的基线特征比较，以确定可比性；对所有疗效评价指标进行统计分析和临床意义分析；统计结果的解释应着重考虑其临床意义；安全性评价应有临床不良事件和实验室指标合理的统计分析，对严重不良事件应详细描述和评价。

多中心研究评价疗效，应考虑中心间存在的差异及其影响。多中心研究是由多位研究者按同一研究方案在不同地点和单位同时进行的临床研究。各中心同期开始与同时结束研究。多中心研究由一位主要研究者总负责，并作为临床研究各中心间的协调研究者。多中心试验的计划和组织实施要考虑以下各点：研究方案由各中心的主要研究者与申办者共同讨论认定，各中心同期进行临床研究；各中心临床研究样本大小及中心间的分配应符合统计分析的要求；保证在不同中心以相同程序管理进行；根据同一试验方案培训参加该研究的研究者；建立标准化的评价方法，研究中所采用的实验室和临床评价方法均应有统一的质量控制，实验室检查也可由中心实验室进行；数据资料应集中管理与分析，应建立数据传递、管理、核查与查询程序；保证各研究中心研究者遵从研究方案，包括在违背方案时终止其参加研究。多中心试验应当根据参加研究的中心数目和研究的要求，建立管理系统，协调研究者负责整个研究的实施。

数据管理与统计分析中，应注意数据管理的目的在于把研究数据迅速、完整、无误地纳入报告，所有涉及数据管理的各种步骤均需记录在案，以便对数据质量及试验实施进行检查。用适当的程序保证数据库的保密性，应具有计算机数据库的维护和支持程序。研究中受试者分配必须按研究设计确定的随机分配方案进行；研究资料的统计分析过程及其结果的表达必须采用规范的统计学方法。各阶段均需有生物统计学专业人员参与。需有统计分析计划，并在正式统计分析前加以确认和细化。若需作中期分析，应说明理由及操作规程。对治疗作用的评价应将可信区间与假设检验的结果一起考虑。所选用的统计分析数据集需加以说明。对于遗漏、未用或多余的资料须加以说明，研究的统计报告必须与研究的总结报告相符。

为保证研究及数据采集质量为后期信息准确报告奠定基础，研究者应履行各自职责，并严格遵循研究方案，采用标准操作规程，以保证研究的质量控制和质量保证系统的实施。研究中所有观察结果和发现都应加以核实，在数据处理的每一阶段必须进行质量控制，以保证数据完整、准确、真实、可靠。研究者也可委托稽查人员对研究相关活动和文件进行系统性检查，以评价研究是否按照设计的研究方案、标准操作规程以及相关法规要求进行，研究数据是否及时、真实、准确、完整地记录。稽查应由不直接涉及该研究的人员执行。

44.7.7 结果数量较少的问题 小容量医疗单位提供小数量的数据，在确定质量的医疗单位提供小数量的报告卡时，结果可能会受到一定的限制。这种情况可能由于结果的数量较少，如血管成形术并发的死亡数低，小的数量可能会导致结果评估有一个较宽的可信区间。

在实施冠脉成形术医院容量规模指南方面，有关小数量的数据结果的问题具有特殊的意义。在美国大约五分之一的医生和四分之一的医院在实施冠脉血管成形术时，没有受到专家讨论过的有关医院血管成形术病员容量规模指南的限制。几项研究一致发现：在低病员容量的血管成形术实施的医院，患者的手术结果或预后相对较差，包括加利福尼亚州的医疗保险记录、纽约州的多项冠脉血管成形与介入的研究报告中都发现有较高的冠脉搭桥手术例数及死亡例数。纽约州、新英格兰北部地区的医疗保险记录及某些学科组的登记也发现某些实施手术例数较少的医生或医院，也同样存在患者的手术结果指标欠佳或相对较差的预后。但也有少数几项研究并没有发现实施手术例数较少的医生及医院，与较差的手术结果或预后方面有相关性。如果依靠有关医院血管成形术容量规模的指南，可能会限制一部分低容量血管成形术医院的高技术医生参予实践。医院血管成形术容量规模指南认为：加强环节过程的质量测量是在实施手术容量低的医院中确定血管成形术结果的最可靠的方法。

为了增加手术容量低的医院的质量评估的机遇，系统可以纳入更常见的、更确定的或可代表负面数据的结果。而在哪些结果能代表有意义的并发症、哪些作为研究终点等问题时很难达成一致意见。其他确定实施手术容量低的医院的质量评估的方法是需要经过许多年血管成形术结果的经验总结。

有关低容量手术例数实施医院所收集的小数量的数据结果的问题在对急性心肌梗死的早期PCI方面也具有特殊的意义。最新资料也显示早期PCI治疗急性心肌梗死优于溶栓治疗。在处理了极早期危及生命的情况，稳定了生命体征后，几项研究已经证实：实施PCI低容量医院伴有较差的手术结果或预后，而当患者需要转入血管成形手术中心再实施手术可能获得较好的结果。因此，基于目前的资料，对急性心肌梗死患者积极有效的处理方法是包括快速入院实施PCI治疗或从缺乏适当设备及手术经验的医院尽快转运病人到PCI治疗中心救治。在美国，近年的临床医学实践已证实，对冠心病患者，进行分流和必要的转院治疗能明显改善治疗及预后。目前美国AMI患者从发病就医到实施PCI治疗的时间大约为120 min，仍然未达到临床指南要求的90 min。发病到手术的时间偏长的原因考虑与组织管理转运系统、实施PCI医院的财力资源分配等有关，例如，归属某地区的急救转运系统可能会阻止常规医院的跨州界的转运；有足够患者来源的郊县医院由于医院的财力资源问题可能只能维持一般性的服务或面临资源匮乏的急性心肌梗死患者的转运系统。目前有关冠脉血管再通时间的研究包括健康促进组织委员会及国家的心肌梗死联合项目，其中入选的患者中排除了需要转运其他医院或接受被转运来的急性心肌梗死患者。为了获得医疗及转运服务质量的总体评估，质量系统的评估指标应包括测量被转运患者冠脉血管再通时间，这将有助于了解急性心肌梗死的治疗指南是否能在日常的医疗实践中实施，以便能够有机会改进基层医疗单位的PCI实施过程。

44.7.8 报告卡结果提供者的身份 有关报告卡质量控制的重要内容之一是为患者提供医疗服务系统中的医生或医院。在医疗服务过程中对结果影响可能最大的医生或医院应该作为重要的调查对象，许多医疗过程的研究均有指标来比较冠状动脉介入科的医生或外科医生。急性冠脉综合征患者的生存率就受到早期决定使用何种治疗方法的影响，而具体实施过程取决于医生或医院的具体条件和水平。

有关报告卡提供者的最大可能的偏倚包括“Will Rogers”效应，这是对人们从一个地区移居到另一个地区的幽默的说法。这样的结果就会导致两个地区的有关患者信息问卷的数量重复或增加了。在报告卡的事件中某些医院或医生更可能选择病变复杂的患者，从而导致不良的治疗和预后的结果；同样的偏倚也可能会过度评估转运复杂病情患者的提供者的行为。在宾夕法尼亚州有关的“心脏病发作与医院行为”的报告存在这种偏倚，被转运到另一间医院才死亡的患者就增加了接受医院的死亡数，而转运医院的死亡数则减少。这确实存在着初诊医院由于最初实施血管再通术治疗导致心力衰竭后再转运到接受医院从而增加接受医院重症患者的比例，因而可能会影响接受医院总体预后结果。为了避免因患者的转运而导致的偏倚，结果系统应该比较包括最早期提供服务的医疗单位等因素。同样，这种情况也出现在当临床转运需要紧急实施PCI的急性心肌梗死病人到确定性医院治疗时的全面的数据信息的采集。

结果报告系统主要依靠医院的建制、医院的报告表等了解不断变化的医院情况。理想的结果系统应该把所有提供健康医疗服务单位的全部数据记录，包括转运中提供的一过性的医疗服务，出入院的时间记录，所入医院的卫生资源及出院时患者的状态等。确定医务工作者的身份特征可能会更困难，原因之一是一名患者可能会得到许多医生的服务，包括不同医疗部门的协作，如急诊部门的首诊服务、友科会诊及转运中的医疗服务等。在美国不同州的卫生监控系统依靠不同的方法，身份证号码是确定经治医生的办法之一。1992年开始，所有的医生都要提供他（她）的惟一的医生代码及从业记录给医疗保险单位。在联邦政府健康组织医院外的治疗急性冠脉综合征的医生也都参与在有关独立的医生代码系统，联邦政府率先开始确定提供医疗服务的医务人员，按照国家医务人员资格认定标准，确认的范围扩展到正在实习的医生、执业护士及医生助理。在参与医疗保险的患者中，对医务工作者的身份确认至少有两种途径：①医院要求提供在医疗过程中的有关医生及主治医生的身份证明。主治医生被定义为从患者入院开始就接触患者，并且在以后的治疗过程中起主要作用的医生。②参与全程医疗服务的医务工作者包括在最初医院的综合评估、相关的会诊等诊疗全过程提供身份证明或医生职业登记表。当按照医院提供的医师说明或医生职业登记表比较时，发现上述两种途径来源的所有经治医生大约80%是一致的，两种途径来源不一致的一部分主要是由于针对患者主要疾病过程的专业医生的区别。正如前面已提到的，在医疗服务过程中，不同层次的医疗服务对结果有很大的影响。同时为了避免包括转运等影响因素带来的偏倚，在结果分析中最早提供一过性医疗服务的医院或医生都应该列入比较，通过定义最早接触患者的医疗工作者，也可以通过医疗过程职业表上的记录来确定最早的医疗服务的提供者。

44.7.9 危险因素调节模型 许多统计学方法可以对结果进行均衡的比较。目前大部分报告结果都比较衡量疗效的指标或终点，如并发症或死亡的发生情况。Logistic 回归模型可进行结果的均衡比较。针对某些结果变异较大的指标，常常需要包括患者和医疗服务提供者等许多因素，如医疗服务提供者的身份、专业等因素，提供数据的质量、伴随的危险因素、结果的筛选及各种模型方法学的改进等。无论使用何种统计学方法，结果比较的最重要的意义是利用现行的统计学方法进行比较，得出的结论可以让读者了解导致结果的差异是否取决于统计学方法、患者或医疗服务质量的差别。危险因素调节模型的选择也有可能对结果造成影响，而不完全是由医疗监控质量的差别决定。有学者建议各个医疗单位所收集的数据资源可以直接提供给医疗质量监控中心作为记分报告的一部分统一计算，这样或许会减少由于各个医疗单位使用不同的危险因素调节模型而导致的结果偏倚。

关于信息评估报告的方法学方面，美国加利福尼亚州医院结果报告项目及宾夕法尼亚州健康服务费用管理委员会有关的心脏病发作报告项目是两个信息发布的较好的例子。这些报告对纳入与排除标准、疾病伴有危险因素、原始研究结果、使用危险因素调节模型的原因与方法都有清晰的描述。差异性是按照受试者工作特征（receiver operator characteristic，ROC）曲线下的形状和面积来描述的。受试者工作特征曲线被广泛用于医学诊断试验的评价，ROC曲线下的面积反映诊断试验的准确性，面积越大，准确性越高。ROC曲线可用于比较两种或两种以上诊断试验的诊断价值，同时考虑检查的费用、安全性及患者的依从性等方面因素，这对临床医生选择最佳的诊断方法很有帮助。ROC曲线下的面积越大，越接近1.0，诊断的真实度越高，越接近于0.5，则诊断的真实度越低。而上述项目报告系统的大多数模型曲线下面积在0.70～0.85范围。可靠性又称精确性、可信度，或可重复性，通常用于诊断试验，是指诊断试验在相同的条件下进行重复操作获得相同结果的稳定程度或一致性，也是模型预测的结果具有与随访观察的结果密切一致的能力。通过可靠性较好的模型产生的评估结果对观察的结果具有良好的代表性。有效性也即真实性或准确度，反映诊断试验实际测量结果与真值之间的符合程度，即反映客观事物的正确程度，这也是诊断试验研究与评价的主要内容。诊断试验真实性评价的基本方法是将所考核的诊断试验结果与“真实”情况进行比较，真实情况由标准诊断方法来确定。所谓标准诊断方法或称参照标准，也称“金标准”（gold standard）是指当前为临床医学界所公认的诊断该病的最可靠的方法。应用标准的诊断方法能比较公正地确诊疾病。常用的标准诊断方法有病理学诊断（活组织检查和尸体解剖）、外科手术发现、特殊影像诊断（如冠状动脉造影诊断冠心病），也可采用公认的综合临床诊断指标或长期随访获得肯定诊断。标准诊断方法的选择应结合临床具体情况决定。比较诊断试验的结果与标准诊断试验的结果应实施“独立”的“盲法”评价。所谓“独立”指所有研究对象都要同步进行诊断试验和标准诊断方法的测定，不能根据诊断试验的结果有选择的采用标准诊断方法测定。所谓“盲法”是指诊断试验与标准诊断方法的解释相互不受影响。研究对象能代表试验检查对象的总体，为此，病例组应包括该病的各种临床类型：轻、中、重型；早、中、晚期；典型与不典型；有和无并发症者；治疗过和未治疗过等。对照组应选择确实无该病的其他病例，且应包括易于与该病混淆的其他病例，研究对象是同期进入研究的连续性样本或按比例随机抽样的样本。

44.7.10 结构与环节质量管理的监控 医务人员的专业性与医院诊病容量的影响，医疗健康服务组织降低医疗费用的一种常用方法包括对患者进入专业的医疗服务的限制。这种在医疗服务的转变代表了一种在医疗结构（专业资质）与医疗过程（专业关怀）等方面的基本改变。当医疗健康服务的质量得到一定程度的改善，如社区全科医生已能够提供更好、更全面的医疗技术给患者时，初治医生就可以为许多常见病、多发病的诊治过程提供较完善的医疗服务。而一旦病情危重需要医疗专业服务的连续介入时，可能就会涉及较高额的医疗费用。

当医疗专业医师介入严重疾病治疗时通常能获得较好的效果，如急性冠脉综合征的治疗。许多研究也已证实相关专业医师在急性冠脉综合征治疗时的影响。在得克萨斯州及纽约的有关1 211名参与此类疾病治疗的医师的研究报告中，心血管专业医生在治疗急性心肌梗死时比家庭医生或全科医生更能及早地诊断并及早地使用安全有效药物。宾夕法尼亚州有关的心脏病发作报告的部分结果显示：经心血管专业医生处理的院内急性心肌梗死患者有更低的死亡率。1993年宾夕法尼亚州一项有关40 684例因急性心肌梗死入院患者的研究报告显示：在校正了患者的疾病严重程度后，经心血管专业医生治疗的患者比全科医生处理有更低的死亡率（相对危险度 1.26，95%的可信区间1.17～1.35），比家庭医生也有更低的死亡率（相对危险度 1.29，95%的可信区间1.18～1.40）。研究显示综合性医院有专业医生参与治疗的患者生存期延长，其中预后改善较好地为心血管专业医生参与治疗的心肌梗死患者。

医疗保险患者中的研究，校正了疾病的严重程度及医院的不同，发现接受心血管专科医生诊治的冠心病患者较接受全科医生诊治的患者有更长的生存期，在经历最初的全科医生诊治后再接受心血管专科医生会诊的患者有一个中等程度的生存期。医学专业与医疗结果方面的关系可以有下面几种解释：①心血管专科医生更熟悉规范的急性心肌梗死诊治指南，患者因而受益并延长生存期。②长期随访心血管专科医生的患者的并发症可能被及时发现并被控制。在宾夕法尼亚州的一项有关死亡患者的医疗保险的研究中发现，导致加重患者病情的危险因素会明显在增加患者的死亡率。③相关医学专业的服务会改善患者的生存，例如，许多急性心肌梗死患者会集中在某些综合性医院就诊，而这类医院训练有素的急诊科医生具有早期识别及早期处理急性心肌梗死的能力，同时医院心血管专科医生能及时施行冠状动脉造影术及冠脉再通手术并具有良好的处理并发症的能力。在医疗保险有关的急性冠脉综合征的一项研究中，发现病例数较多的医院比病例数较少的医院有更多的经验处理疑难患者，因而有更低的死亡率。这些研究也说明了医生的良好专业技能、及时的再灌注治疗及良好的医院地理位置等在改善患者预后方面有重要作用。

44.8 网络为基础的报告卡系统

随着消费者权益的不断增加及网络时代的飞速发展，包括基础结构、环节过程及结果质量控制的网络报告卡系统也较快发展起来。加利福尼亚商业雇主协会支持的网络报告卡系统（www.Healthscope.org）就是其中之一。在这个系统中，医院、医生、接受消费者监督的健康医疗计划项目、健康组织的综合评价及加利福尼亚政府的工作报告都被作为调查研究的内容。调查者提供一张调查表，内容包括：患者的满意度，预约专科医生的时间，高脂血症、高血压及糖尿病的治疗情况，冠状动脉造影患者的等候时间及急性心肌梗死患者的死亡率等等。

在美国以国家范围为基础的评价医生与医院的健康网络报告卡系统（www.healthgrades.com），按照出院诊断的病例数、急性心肌梗死的治疗过程及PCI实施过程的数据记录联系医院死亡率来作为区分医院等级数的指标。控制质量过程采用类似于1980年医疗保险服务中心使用的方法，符合ICD-9CM（International Classifications of Disease Ninth Edition，Clinical Modification）的诊断标准确定患者并校正患者的疾病严重程度。按照简单的结构标准评价医生，如评价医生受教育的背景、学业证明、近5年的工作经历及考核指标等，医院按照评审考核的分级指标记录等级。医院的数据免费可得，消费者支付6美元就可以获得医生的专业报告。质量控制中心可以提供一系列有关医院和医生专业的数据。随着因特网的发展及与健康有关的网络视觉之争，以网络为基础的报告卡系统必将会发生实质性的改变。

44.9 报告卡系统有助于改善结果吗

第一个地区级别的报告卡系统建立于1990年，主要是关于冠状动脉搭桥手术研究报告。此后许多研究尝试着评价报告卡系统对死亡率的影响。随后的结果报告卡系统显示在纽约州及新英格兰北部经冠状动脉搭桥术后的患者死亡率下降，有学者认为质量控制的积分报告卡系统是这些地区医疗结果改善的原因。在这些地区进行的对比研究显示使用医院报告卡系统后经冠状动脉搭桥术后患者的短期死亡率确实已下降。参考1994～1999年美国国家医疗保险提供的数据，在纽约州、宾夕法尼亚州、新泽西州、新英格兰北部地区、俄亥俄东北部地区都发现有一个相对较低的校正的死亡率。医疗技术力量的改善与加强、地区医疗控制质量的进步应该是死亡率下降普遍认同的原因，但地区报告卡系统在改善结果方面也确实起了作用。

44.10 冠心病报告卡质量评价系统

这篇文章主要是强调如何改善报告卡系统。值得注意的是：目前现有的结果质量监测系统的作用远超过仅关注医疗健康服务而没有任何测量、比较和评估的质量监控系统。而后者简单的类比也难免出现不正确的观点。作为整个社会发展和人类进步的一部分，医疗保健工作在强调其社会效益的同时也要讲究经济效益，因为投入的经费有限。当然医疗保健工作的效益评价不能仅从医院和个人的角度出发，应与社会的发展水平相适应，应该用最少的成本取得最佳的效果。对于每一项医疗和预防措施包括诊断试验和治疗措施，只有对其投入和效果进行分析才能从经济学上提供决策依据。因此，要改善冠心病报告卡系统就要通过分析报告卡相关的质量控制影响因素，探讨相应的医疗保健治疗方案在经济上的合理性、可行性。通过确定、测量和评估所有备选方案的成本和结果，从中选出最佳方案，从经济学的角度为决策者提供信息，帮助医生最合理地利用有限的资源，以获得最佳效果。应该注意到，在冠心病积分报告卡系统中，完善质量控制的结果报告系统肯定优于仅有的结果数据的报告系统。在目前流行的冠心病积分报告卡中，也都是在简单获得医疗保险数据为主的结果系统领域经历较长时间的摸索及比较，得出的依靠危险因素调节系统获取数据信息的结果报告系统。考虑到目前结果质量监测系统的局限性，有学者建议应直接进行除获取数据信息结果报告系统以外的研究，以确定最好的实践方法。

44.11 冠心病报告卡质量评价系统的展望

随着医疗质量服务领域有关信息需求的日益扩大，政府和商业团体在比较提供者的信息方面可能会投入更大的努力，通过比较观察获得的数据进而获得客观公正的技术方法正在逐步被确立。正如上文中提到的一样，我们应当了解到疾病严重程度的差异、医疗健康服务质量水平的区别及机遇的变化均会影响到结果的不同。然而在努力研究和探索报告卡质量评价系统并加以评价以确定最好的实践方法之前必须克服以下问题：①最大的问题是足够资源的投入。在结果比较的过程中，足够有效的资源应直接投入到数据的收集和有效性数据的整理中，只有这样才会极大地促进这方面的努力进程。②有关患者隐私权的问题，随着互联网数据库的扩展，导致健康信息私密性的下降，人们会更加防范自己健康信息可能被公开的问题。由于这个原因，有关个人健康信息转而保存在相关政府机构中，因此医学数据库中无个人的身份证明，这样可维护个人的隐私权。这种合法的隐私权在一定层面上既尊重了患者的隐私又改善了患者的医疗健康关怀；当然，在另一层面上，这种合法的隐私权也允许一些特定条约的存在，如专家委员会需要进行某些问题的探论时可允许介入调查。但在现实的结果信息系统中，如果没有患者的身份，结果的比较可能会受到极大的限制。这种确定的身份可能会密切地联系不同时期的健康服务、健康服务相应的设施、社会经济地位特征、密不可分的各种数据资源以及长期的结果追踪随访等。设立适当的对隐私权的安全防范意识，如设立允许调查身份等隐私权的特殊条例、专家急需进行的特殊研究等确实能帮助有效地维护个人的隐私权，但多数学者认为患者在医疗健康服务中提供个人身份所获得的益处远大于暴露个人私密所带来的危险。③如何能使数据提供者积极参与在结果比较的过程中。在结果质量控制系统比较的过程中，许多数据的提供者常常被放在无足轻重的位置，这样会大大地降低数据提供者的积极性。在一个长期质量问题的调查评论中，无论数据提供者的意愿如何，有关提供者的比较必将连续扩展。以互联网为基础的有偿私营服务或志愿者服务平台以扩展并弥补公众或医院医生支持的系统的不足。一些学者认为确保医院及医生队伍的长期稳定和发展的同时不断改善患者医疗健康服务最好的方法是医院及医生积极地承认结果比较系统。各层次医疗健康的服务者积极把关，确保数据来源清楚、结果可靠。应当承认医生和医院在患者诊治过程中的主导地位，由医生选择最好的健康医疗实践。

（詹　红）

参考文献

1. Green J, Wintfeld N. Report cards on cardiac surgeons: assessing New York State's approach. N Engl J Med,

1995, 332: 1229 ~ 1232

2. Hannan EL, Stone CC, Biddle TL, DeBuono BA. Public release of cardiac surgery outcomes data in New York: what do New York state cardiologists think of it? Am Heart J, 1997, 134: 55 ~ 61
3. Leyland AH, Boddy FA. League tables and acute myocardial infarction. Lancet, 1998, 351: 555 ~ 558
4. Chassin MR, Hannan EL, DeBuono BA. Benefits and Hazards of repoting medical outcomes publicly. N Engl J Med, 1996, 334: 394 ~ 398
5. Jencks SF, Cuerdon T, Burwen DR, et al. Quality of medical care delivered to medicare beneficiaries: a profile at state and national levels. J AM Med Assoc, 2000, 284: 1670 ~ 1676
6. Roe MT, Ohman EM, Pollack CV, et al. Changing the model of care for patience with acute coronary syndromes-implementing practice guidelines and altering physician behavior. AM Heart J, 2003, 146: 605 ~ 612
7. Rogers WG, Canto JG, Lambrew CT, Tiefenbrunn AG, Kinkaid B, Shoultz DA, Frederick PD, Every N. Temporal trends in the treatment of over 1. 5 million patience with myocardial infarction in the US form 1990 through 1999. Am Coll Cardiol, 2000, 36: 2056 ~ 2063
8. 天津市卫生局. 天津市恶性肿瘤、冠心病、脑卒中、高血压发病登记报告管理办法. 天津市卫生局, 1992
9. Jollis JG, Romano PS. Pennsylvania's Focus on Heart Attack - grading the scorecard. N Engl J Med, 1998, 338: 983 ~ 987
10. Hibbard JH, Stockard J, Tusler M. Hospital performance reports: impact on quality, market share, and reputation. Health Aff (Millwood), 2005, 24: 1150 ~ 1160
11. McGrath PD, Wennberg DE, Malenka DJ, et al. O perator volume and outcomes in 12998 percutaneous coronary intervention. Northern New England Cardiovascular Disease Study Group. J Am Coll Cardiol, 1998, 31: 570 ~ 576
12. Jha AK, Li Z, Orav EJ, et al. Care in U. S. hospitals-the Hospital Quality Alliance program. N Engl J Med, 2005, 353: 265 ~ 274
13. Tu JV, Pashos CL, Naylor CD, et al. Use of cardiac procedures and outcomes in elderly patients with myocardial infarction in the United States and Canada. N Engl J Med, 1997, 336: 1500 ~ 1505
14. Schneider EC, Epstein AM. Influence of cardiac-surgery performance reports on referral practices and access to care: a survey of cardiovascular specialists. N Engl J Med, 1996, 335: 251 ~ 256
15. Andersen HR, Nielsen TT, Rasmussen K, et al. DANAMI-2 Investigators. A comparison of coronary angioplasty with fibrinolytic therapy in acute myocardial infarction. N Engl J Med, 2003, 349: 733 ~ 742

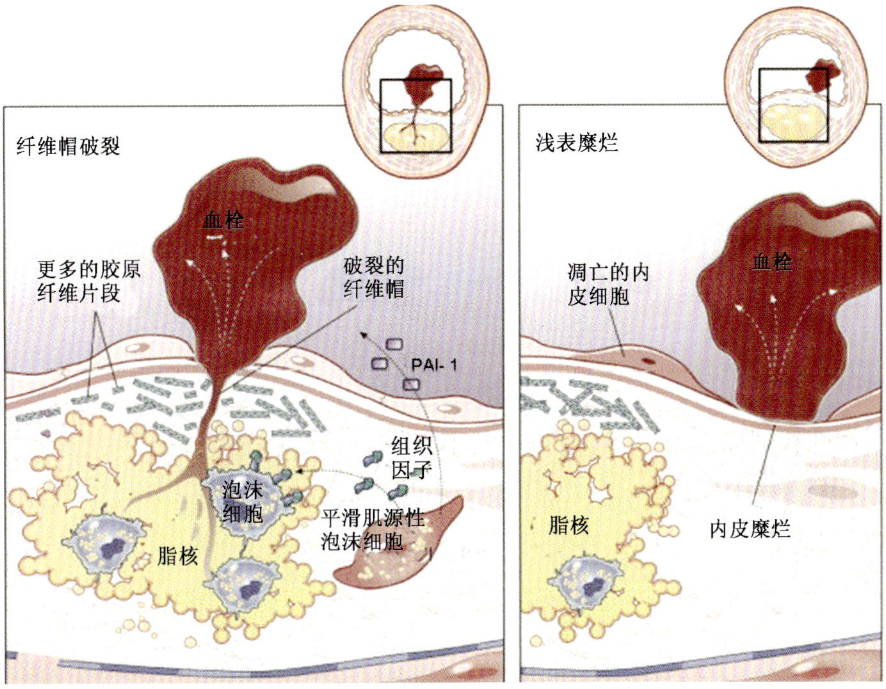

彩图1　动脉粥样硬化血栓形成

斑块的纤维帽破裂和内皮细胞浅表糜烂导致血栓形成

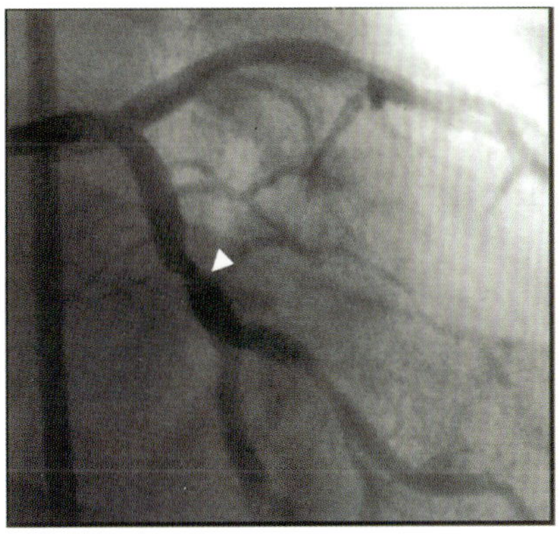
A

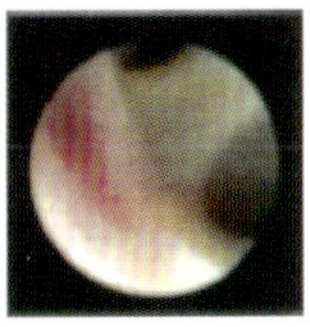
B

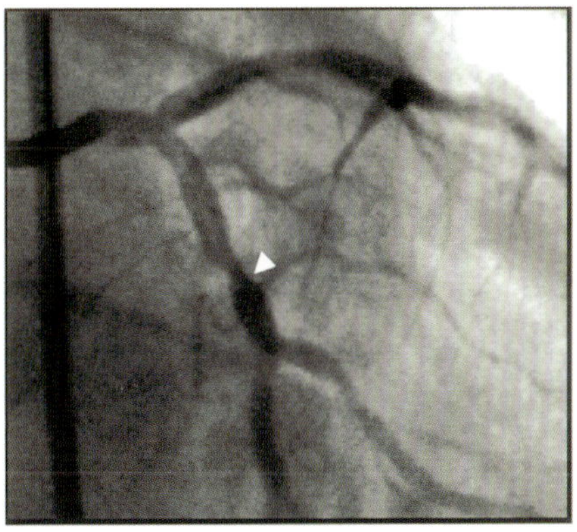
C

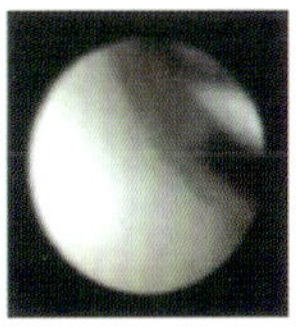
D

彩图2　急性冠脉综合征的易损斑块

A：冠脉造影显示左回旋支中段病变。B：左回旋支中段病变处黄色斑块上红-白色血栓。C：治疗后12个月随访的冠脉造影。D：左回旋支中段病变处黄色斑块上的血栓消失，可见光滑的白色内膜

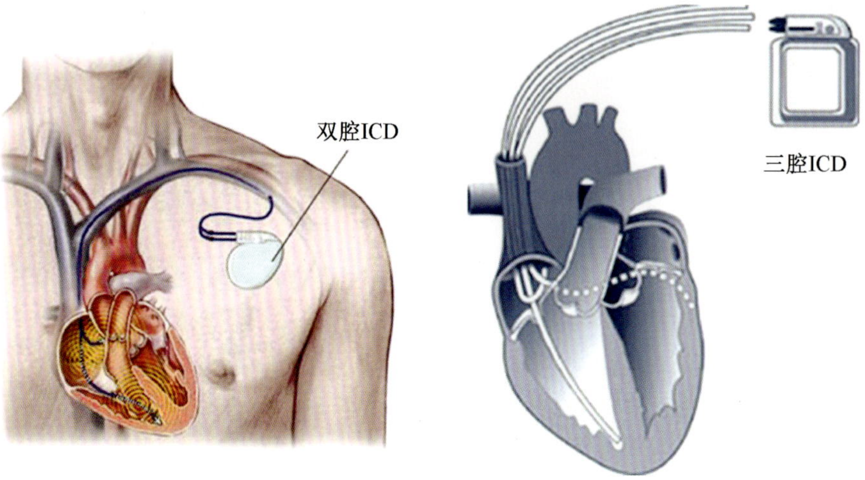

彩图3　植入式心脏复律除颤器（ICD）

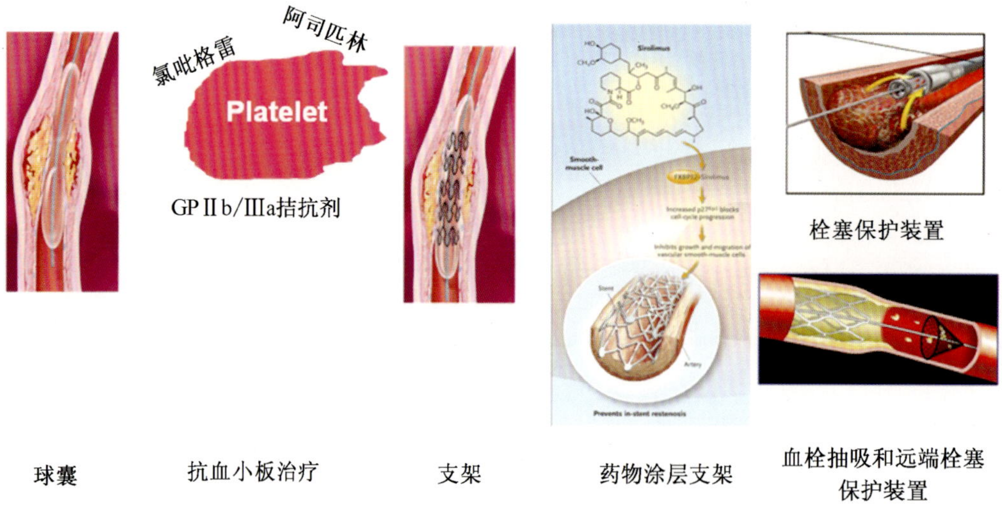

彩图4　急性ST段抬高心肌梗死经皮冠状动脉介入治疗（PCI）技术的进展

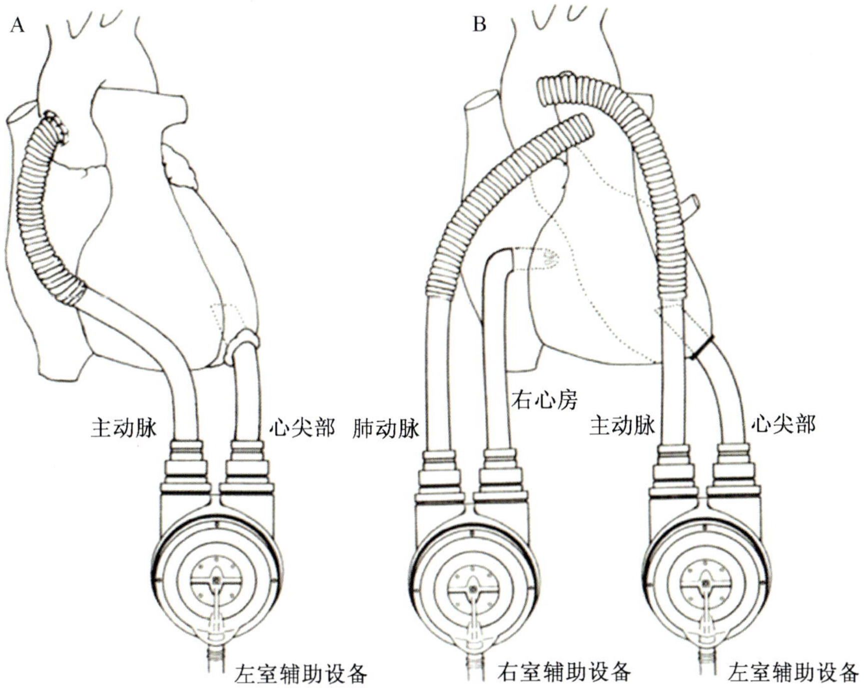

彩图5　左室辅助设备（A）和双室辅助设备（B）

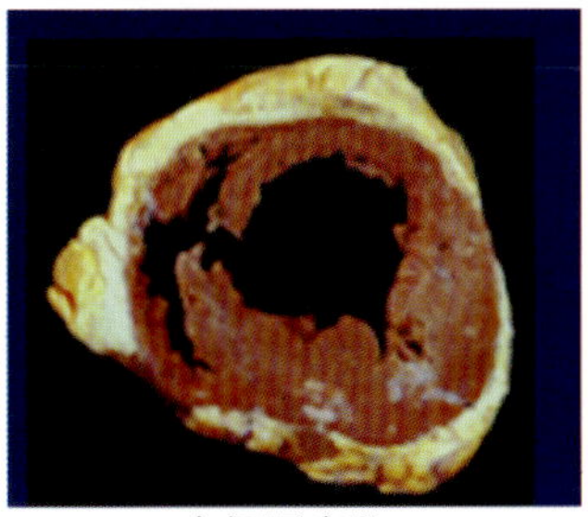

室间隔穿孔

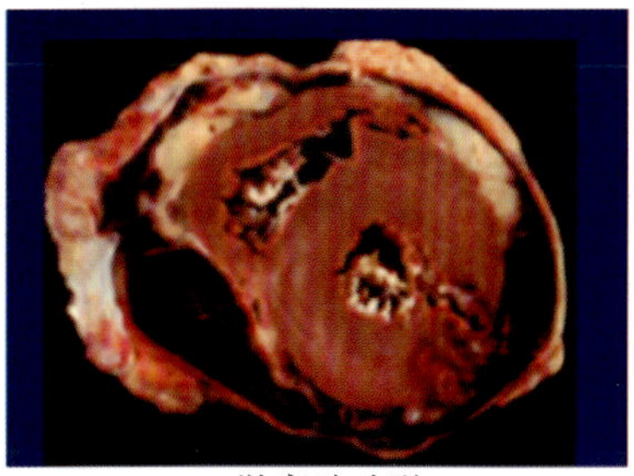

游离壁破裂

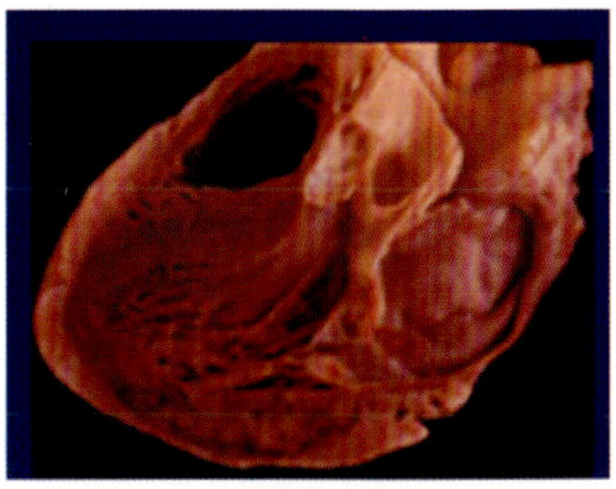

二尖瓣反流

彩图6　急性心肌梗死的机械并发症

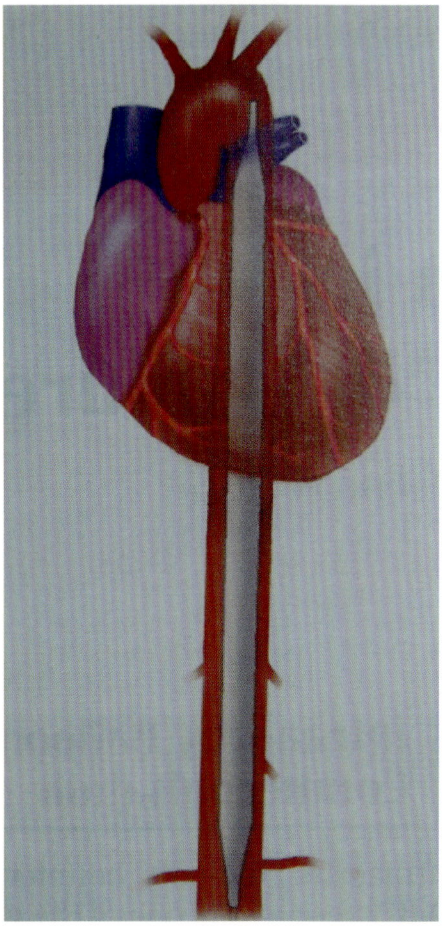

彩图7 主动脉内球囊反搏（IABP）导管定位于锁骨下动脉和肾动脉之间

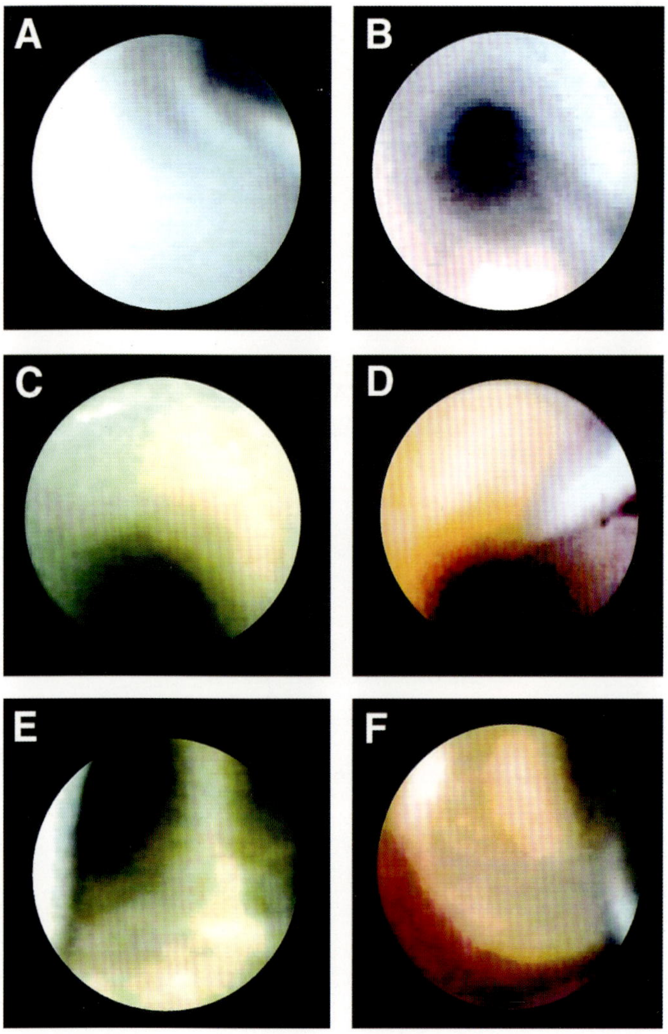

彩图8 冠状动脉粥样硬化斑块血管镜检查

A：白色斑块；B：淡黄色斑块；C：黄色斑块；D：深黄色斑块；E：黄色不规则斑块；F：黄色斑块伴红色血栓